全国高等卫生职业院校课程改革规划教材

供五年制高职护理、助产专业使用

案例版™

外科护理学

主　编　刘梦清　余尚昆
副主编　郭书芹　王　艳
编　委（按姓氏汉语拼音排序）
　　　　陈宝玲（江西护理职业技术学院）
　　　　方　琳（岳阳职业技术学院）
　　　　方　煜（岳阳职业技术学院）
　　　　高　鹏（曲靖医学高等专科学校）
　　　　郭书芹（沧州医学高等专科学校）
　　　　何美林（曲靖医学高等专科学校）
　　　　李春华（四川护理职业学院）
　　　　刘　冰（河套学院）
　　　　刘　波（岳阳职业技术学院）
　　　　刘斌焰（山西大同大学医学院）
　　　　刘斌钰（山西大同大学医学院）
　　　　刘梦清（岳阳职业技术学院）
　　　　沈　凤（南昌市卫生学校）
　　　　王　艳（河套学院）
　　　　徐辉航（广西医科大学护理学院）
　　　　余尚昆（长沙卫生职业学院）

科学出版社

北　京

内 容 简 介

本教材是全国高等卫生职业院校课程改革规划教材之一。全书共分为19章,主要包括绪论,水、电解质紊乱和酸碱平衡失调患者的护理,外科休克患者的护理,外科营养支持患者的护理,麻醉患者的护理,围术期患者的护理,手术室护理工作,肿瘤患者的护理,外科感染患者的护理,损伤患者的护理,微创外科患者的护理,移植患者的护理,颅脑疾病患者的护理,颈部疾病患者的护理,胸部疾病患者的护理,腹部疾病患者的护理,周围血管疾病患者的护理,泌尿及男性生殖系统疾病患者的护理,运动系统疾病患者的护理,以及常用的外科护理操作技术(包括手术室护理技术)等内容。本教材是使用护理程序教学的护理专科教材,基本体例分为:概述、护理评估(健康史、临床表现、心理状况、辅助检查)、治疗要点、主要护理问题、护理措施、健康教育。根据五年制学生课时较多,基础较薄弱的特点,辅助编写了链接、案例、护理实训园地、目标检测等内容,帮助学生掌握与巩固知识要点。为了帮助学生参加护士执业资格考试,本教材对重点、难点知识及历年护士执业资格考试的知识点以考点的形式标注,并通过目标检测题帮助学生复习和应考。为了方便教学,本教材配备有全部教学内容的PPT课件。

本教材可供五年制高职护理、助产专业教师及学生使用,同时也可作为护士执业资格考试复习或参考用书。

图书在版编目(CIP)数据

外科护理学 / 刘梦清,余尚昆主编 . —北京:科学出版社,2014. 12
全国高等卫生职业院校课程改革规划教材
ISBN 978-7-03-042446-4

Ⅰ. 外… Ⅱ. ①刘… ②余… Ⅲ. 外科学-护理学-高等职业教育-教材
Ⅳ. R473.6

中国版本图书馆 CIP 数据核字(2014)第 261688 号

责任编辑:丁海燕 邱 波 / 责任校对:胡小洁
责任印制:徐晓晨 / 封面设计:范璧合

科 学 出 版 社 出版
北京东黄城根北街 16 号
邮政编码:100717
http://www.sciencep.com

北京虎彩文化传播有限公司 印刷
科学出版社发行 各地新华书店经销

*

2014 年 12 月第 一 版 开本:787×1092 1/16
2018 年 8 月第三次印刷 印张:28 1/2
字数:664 000
定价:**69.00 元**
(如有印装质量问题,我社负责调换)

前　言

　　《外科护理学》是五年制高职护理、助产专业必需的教材，是护理、助产专业主干课程之一，是护士执业资格考试的必考科目。本次编写教材的指导思想是：①紧扣新版教学计划和教学大纲，强调与护士执业资格考试紧密衔接；②充分考虑五年制高职学生学情特点，运用大量案例引导、背景知识链接、丰富图表，使内容更加直观易懂，增强学习兴趣；③基本理论和基础知识以"必需、够用"为度，更注重基本技能的培养；④注重运用护理程序进行整体护理能力的培养；⑤充分体现"以就业为导向、以能力为本位、以发展技能为核心"的职业教育理念。

　　为了与本套其他教材格式统一，本教材编写基本模式为疾病概述(病因、病理等)、护理评估(健康史、临床表现、心理状况、辅助检查)、治疗要点、主要护理问题、护理措施、健康教育等，部分章节还设链接、案例、考点、目标检测等，并在相关章节后编写了20个常用外科护理技术实训园地。其中目标检测题型设计参考历年护士执业资格考试真题，为学生参加护士执业资格考试奠定基础；案例力求开发学生创造能力和分析、解决问题的能力；护理实训园地主要是训练外科临床常用护理技能，缩短了教学与护理岗位的差距，实现无缝衔接，有利于毕业后学生尽快适应临床工作。为了方便教学，本教材配备有全部教学内容的PPT课件。

　　全书共分为19章，重点介绍了外科常见疾病的护理和外科临床常用护理技能，主要包括绪论，水、电解质紊乱和酸碱平衡失调患者的护理，外科休克患者的护理，外科营养支持患者的护理，麻醉患者的护理，围术期患者的护理，手术室护理工作，肿瘤患者的护理，外科感染患者的护理，损伤患者的护理，微创外科患者的护理，移植患者的护理，颅脑疾病患者的护理，颈部疾病患者的护理，胸部疾病患者的护理，腹部疾病患者的护理，周围血管疾病患者的护理，泌尿及男性生殖系统疾病患者的护理，运动系统疾病患者的护理，以及常用的外科护理操作技术(包括手术室护理技术)等内容。教材中带"※"号的章节部分，各学校可根据自身情况采取选修或自学。本书按照规定采用了国家要求的规范化医学名词、药物名称、检验项目和计量单位。

　　本教材主要供五年制高职护理、助产专业教师及学生使用，建议学时为200学时；同时也可作为护士执业资格考试的复习或参考用书。

　　本教材的十六位编者均是具有多年临床及教学经验的一线教师，在编写中互勉互助，共同努力，在此表示感谢！

　　尽管各位编者做了最大努力，但由于编写经验不足，书中难免存在不妥之处，在此恳请各院校的师生和临床护理工作者在使用中多提宝贵意见，以便再版时修订、完善。

刘梦清　余尚昆

2014年6月

目　　录

第一章 绪 论

一、外科护理学的定义与研究范畴

外科护理学是研究如何对外科患者进行整体护理的临床护理学科,是以外科患者为研究和服务对象,以患者健康为目标,依据临床外科学原理、遵循基础护理规律和护理程序等发展而来的一门技术性学科,包含了基础医学理论、护理学基础理论和技术操作、外科学理论,以及护理心理学、护理伦理学、社会学等人文科学知识。

外科疾病是指以手术或手法治疗为主的疾病,大致可分为五类。①感染:由致病菌入侵人体导致局部组织与器官的损害、破坏,发生坏死和形成脓肿。此类局限性的感染患者多适宜手术治疗,如阑尾切除术、脓肿引流术。②损伤:由外力或各种致伤因子引起的人体组织的损伤和破坏,如骨折、烧伤和内脏器官破裂,多需经手术修复。③肿瘤:可分为良性肿瘤和恶性肿瘤,绝大部分需手术切除,恶性肿瘤患者除需予以手术治疗外,大多数还需进行综合治疗,如化学治疗和(或)放射治疗等。④畸形:多数先天性畸形,如先天性唇腭裂、先天性心脏病等,需手术治疗。部分影响生理功能、活动或生活的后天性畸形,如烧伤后瘢痕收缩,也常需手术整复矫正,以恢复功能和改善外观。⑤其他:常见的有结石病(如胆结石、尿结石)、器官梗阻(如胆道梗阻、肠梗阻、尿路梗阻)、内分泌功能失常(如甲状腺功能亢进症)、血液循环障碍:门静脉高压症、血栓闭塞性脉管炎等。外科护理学与外科学紧密联系,密切配合,因此有关外科疾病的护理理论知识和护理技术,就是外科护理学的内容,外科疾病的围术期护理,已成为外科护理中最核心的内容。

考点: 外科疾病的分类

二、外科护理学发展简史

早在远古时代人们已认识到了外科,在早期的外科实践中,出血、手术疼痛、伤口感染等曾是妨碍外科学发展的主要因素之一。因此,当时外科仅限于浅表疮、痈和外伤的诊治。直到19世纪中叶,无菌术、止血、输血、麻醉止痛技术的问世,使外科学的发展得到飞跃。与此同时,在克里米亚战争中弗洛伦斯·南丁格尔和她的同事们成功地应用清洁、消毒、换药、包扎伤口、改善休养环境等护理手段使战伤死亡率从50%降至2.2%,充分证实了护理工作在外科治疗中的重要作用,并由此创建了护理学,因此现代护理学是以外科护理为先驱问世的,护理学的发展也需要外科护理理论、技能的丰富与完善。

外科护理学的发展与现代护理学和外科学的发展紧密相关。许多现代护理学的概念和理论、外科医学研究和实践的进展都不断地引导外科护理学进入新的领域,从而促进了外科护理学的发展,同时也提高了外科护理人员对护理的认识和实践水平。现代护理学的发展经历了以疾病为中心、以患者为中心和以人的健康为中心三个发展阶段。在不同的发展阶段中,人们对人、健康、环境和护理的概念及其相互联系的认识不断深入,使护理实践和理论不断向前发展。20世纪50~70年代,世界卫生组织(WHO)提出:"健康不仅是没有身体上的疾病和缺陷,还要有完整的心理状态和良好的社会适应能力",人们对健康的认识发生了根本性改变,由此,护理工作的重点从疾病护理转向以患者为中心的护理。20世纪70年代后期,基于疾病谱和健康观的改变,以人的健康为中心的护理观念使护理对象从患者扩展到对健康者的预防保健,工作场所从医院延伸至社区和家庭,护理方式是以护理程序为框架的整体护理。现代护理理念的逐步改变、时代的进步、各学科间的交叉,大大丰富了外科护理学的内涵,对从事外科护理专业者的要求越来越高,要求外科护理人员必须在现代护理观的指导下,"以人为本",对外科患者进行系统的评估,提供身、心整体的护理和个体化的健康教育,真正体现"人性化服务"的宗旨。

新中国成立后,我国医学事业得到飞速发展。1958 年首例大面积烧伤患者的抢救和1963 年世界首例断肢再植在我国获得成功,既体现了外科学的发展,也体现了我国外科护理工作者对外科护理学所做出的贡献。外科领域有关生命科学新技术的不断引入、计算机的广泛应用、医学分子生物学和基因研究的不断深入,为我国外科学和外科护理学的发展提供了新的舞台,同时也提出了新的挑战。外科护理工作者应不断认清形势,看到自身的不足之处及与世界发达国家之间的差距,加强与各国外科护理人员的交流,吸取外国先进的技术和经验,推出自己成功的经验,承担起时代赋予的历史重任,遵照以人为本的原则,不断提高自身素质,为外科护理学的发展做出应有的贡献。

三、外科护理人员的素质要求

外科疾病一般具有危急、突发、易休克、易致残、易死亡、高度风险、高额医疗费的特点,且病情复杂多变,麻醉与手术又有潜在并发症的危险。外科疾病的突发性和病情演变的急、危、重常使患者承受巨大的痛苦和精神压力,必须予以紧急或尽快处理,因此外科护理工作急诊多、抢救多和工作强度大。这些特点对外科护理人员的综合素质提出了更高的要求。

(一) 高度的责任心和良好的沟通能力

护理人员的职责是治病救人,维护生命,促进健康。如果护理人员在工作中疏忽大意、掉以轻心,就会增加患者的痛苦,甚至丧失抢救患者的时间。人的生命是宝贵的,每个护理人员都应认识到护理工作的重要性,树立爱岗敬业的精神,具备高度的责任心、视患者为亲人、全心全意地为人民服务。同时,外科护理人员要有很好的语言表达和沟通、安抚能力(因为疼痛、焦虑患者多);临危不惧、忙而不乱的应变能力(因为突发抢救多);话语谨慎,遇事冷静的承受能力(因为医疗误解、纠纷多);打扮得体、仪表庄重的审美能力(因为外科护理人员要给患者带来严谨感、庄重感、安全感)。

(二) 精湛的技能及敏锐的观察力

作为一个外科护理人员,正确运用知识、熟练操作、解决问题是学习的核心和能力的最终体现。现代外科护理要求护理人员掌握多种技能,如不同情况下的血管穿刺技术、ICU 病室的监护、各种医疗设备的操作、无菌技术的运用、病房的有序管理、各种突发的抢救等。因此,外科护理人员必须刻苦学习外科护理学知识,具备丰富的理论知识、娴熟的操作技能以及敏锐的观察能力和判断能力。学会应用护理程序提供整体护理,通过对患者的正确评估,能发现患者现有或潜在的生理、病理、心理问题,并协助医师进行有效的处理。

(三) 良好的心理素质

外科工作的特点要求外科护理人员除了要具有博而专的知识和熟练的技能,还应具有良好的心理素质。表现在应以积极、有效的心理活动,平稳、正常的心理状态去适应和满足事业对自己的要求;能善于自我调节,善于通过自己积极向上、乐观自信的内心情感鼓舞患者以增进护患之间的情感交流。加强自我修养,自我磨炼,自我体验是培养护理人员良好心理素质的重要方法和途径之一。

（四）良好的身体素质

当发生工伤、交通事故或特发事件时，短时间内可能有大批伤员送达并需立即治疗和护理。此种情况下，工作负荷骤然加大，护理人员需要具备健全的体魄、开朗的性格和饱满的精神状态，才能保证有效、及时地参与抢救工作。

四、怎样学好外科护理学

（一）了解外科护理发展的趋势

生物-心理-社会医学模式要求每一位外科护理人员注重患者的心理，注意到社会、文化层面的不同，提供身心两方面的护理；要能给予患者个性化的协助，满足其心理需要。人类寿命延长及受社会文明和环境污染的影响，使老年人、慢性病及癌症的罹患人数大量增加，这一人群需要大量的医疗资源。外科护理人员应加强对这些患者的护理服务，以提供更完善、更舒适的护理照顾。

WHO 认为：康复是指综合地和协调地应用医学、社会、教育、职业等措施，对残疾者进行训练和再训练，减轻致残因素造成的后果，以尽量提高其活动功能，改善生活自理能力，重新参加社会活动。随着时代的进步，康复护理——这一崭新的护理业务成为护理工作很重要的内容。康复护理除包括一般基础护理内容外，还应用各种专门的护理技术，对患者进行残余功能的训练，努力挖掘残疾者心理上、躯体上的自立能力，为回归社会做准备。

协助濒死患者平静安详地接受死亡，使危重患者在人生旅途最后一段过程的需要得到满足，是外科护理人员工作的目标之一。加强对濒死患者的关心和护理，提供生理和情绪上的照顾和支持，以维持、控制患者的基本生活品质，这是外科护理人员努力的方向。

（二）应用现代护理观指导学习

现代护理学把患者这一服务对象（即人），看成生理、心理和社会、精神、文化等多方面因素构成的统一体，护理的宗旨就是帮助患者适应和改造内外环境的压力，达到最佳的健康状态。整体护理要求护理人员要以现代护理观为指导，以护理程序为手段针对人们不同的身心需要、社会文化需要提供最佳护理。护理服务的对象从患者扩大到健康人，即护理人员不仅要帮助患者恢复健康，还包括健康人的预防和保健工作；从个人发展到家庭和社区。护理服务的期限从胎儿、新生儿、小儿、儿童、青年、中年、老年直至临终，包括了人生命的全过程。护理人员的角色是照顾者、管理者、支持者、教育者和保护者。护理人员的工作要求以患者为中心，它是整体护理的核心。新的医学模式和护理模式要求护理人员要有爱心、诚心、同情心，有积极奉献的价值观，有灵活的沟通技巧，能建立良好的护患关系；要运用所学的外科学知识和护理学理论，随时对患者实施健康教育，鼓励患者从被动接受护理到主动参与护理；帮助即将出院的患者，做好出院准备，学会健康自护，回归家庭与社会；要遵照整体护理的观念，注重外科学和外科护理学的科学性，关注其艺术性，用爱心发扬护理的精髓，以实现自身价值。

（三）坚持理论联系实际

外科患者急症多、抢救多、病情重，变化复杂，伴随着身体的整体反应，微小的病情变化也不能忽视。因此，外科护理人员必须掌握好理论知识，能透过细微之处看到本质，用心观察，早发现，早处理。外科病房的特点是外科医师去手术室手术的时间长，在病房里时间相对较短；而外科护理人员每日工作在患者身边，随时能观察到患者的症状及体征。因此，要求外科护理人员做好临床观察，发现问题后独立思考、当机立断，及时反映并做简单处理。针对不同的疾病、不同的患者可能发生的病情进行仔细观察，预防并发症。外科患者住院期间大多有不同程度的心理负担，难以适应角色的转变。因此，外科护理人员要学会沟通与交流技巧，学会观察了解患者的心理问题;到患者身边,利用理论知识结合病情做好心理护理;引导患者正视现实,提高信心,努力配合治疗与护理,学会自我照顾与康复训练。整体护理要求给予患者精神、文化、社会的全方位护理。这就需要外科护理人员做到理论联系实际,同时也要学习与护理有关的自然科学和人文科学知识,如伦理学、社会学、经济学等,更好地贯彻整体护理的观念。

 目 标 检 测

A₁/A₂型题

1. 现代外科工作中护理的地位和作用应是（　　）
   A. 附属于医疗工作,不能单独处理患者
   B. 主要在生活护理上照顾患者
   C. 执行打针、发药等有关基础护理的工作
   D. 以执行医嘱为主,是医师的助手
   E. 按护理程序独立对患者进行护理,与医师是合作关系

2. 以下哪项不是护理人员必备的思想和心理素质（　　）
   A. 高尚的道德情操
   B. 热爱护理工作
   C. 责任心强,有献身精神
   D. 全心全意为患者服务
   E. 有市场经济头脑

3. 以下哪项不是护理人员仪表应有的要求（　　）
   A. 仪表文雅大方　　　B. 举止端正稳重
   C. 服装整洁美观　　　D. 佩戴金银饰物
   E. 待人彬彬有礼

4. 当组织一个抢救团队,执行一个特大工伤事故的抢救任务时,挑选护理人员时必须考虑（　　）
   A. 身体健康　　　　　B. 仪表文雅
   C. 举止稳重　　　　　D. 性格开朗
   E. 待人有礼

5. 关于外科护理学下列叙述不正确的是（　　）
   A. 外科疾病不是都需要手术
   B. 现在的外科学奠基于 19 世纪 40 年代

   C. 外科学与内科学范畴是相对的
   D. 满足患者的基本需求是外科护理人员的全部工作
   E. 应具有应急与适应的能力,护理的功能之一是增进人的适应能力

6. 下列哪种疾病不是以外科治疗为主（　　）
   A. 胰腺炎　　　　　　B. 肝破裂
   C. 胃溃疡　　　　　　D. 下肢静脉曲张
   E. 急性梗阻性化脓性胆管炎

7. 下列哪项不是外科护理的特点（　　）
   A. 发病急　　　　　　B. 抢救多
   C. 病情变化快　　　　D. 老年患者多
   E. 多数患者存在躯体移动受限

A₃/A₄型题

　外科 9 床患者诉伤口痛,10 床患者诉腹胀（肝硬化腹水所致）,某护理人员在执行医嘱时,误将 9 床患者的止痛药用于 10 床患者。

8. 该护理人员所致的差错是由于（　　）
   A. 思想素质差
   B. 心理素质差
   C. 业务素质差
   D. 身体素质差
   E. 违反操作规程

9. 为避免类似差错发生,护理人员应（　　）
   A. 有高尚的道德情操
   B. 有正确的人生观
   C. 热爱护理工作
   D. 坚定的信念
   E. 高度的责任心

（余尚昆）

第二章 水、电解质紊乱和酸碱平衡失调患者的护理

体液是指机体内的水与溶解在其中的物质的总称。体液及其渗透压的相对稳定,是人体正常代谢和各器官功能正常进行的基本保证。这种人体内环境的动态平衡由神经-内分泌调节控制,当遭受创伤、感染、手术等外科相关因素影响时可能被破坏,如不及时处理,可导致严重后果。因此,如何及时发现和护理各种水、电解质紊乱和酸碱平衡失调患者,是外科护理人员必须掌握的基本技能之一。

第一节 正常体液平衡

 案例 2-1

患者,女性,40 岁,因急性肠梗阻频繁呕吐,出现口渴、尿少、皮肤干燥等症状,体温 38℃。

问题:接诊护理人员应该从哪几个方面对患者水分丢失进行评估?

一、水的平衡

(一)体液的组成及分布

人体内体液含量因性别、年龄和体型不同而有所差别(表 2-1)。体液包括细胞内液和细胞外液,细胞外液又包含组织间液和血浆。肌肉组织含水较多、脂肪组织含水较少;老年人体液含量与年轻人相比也有所下降。正常情况下,体液分布比例保持着相对恒定的动态平衡。

考点:各类人群体液分布量及特点

表 2-1　人体体液的组成及分布

		成年男性	成年女性	儿童(<14 岁)	老年人
体液占体重		60%	55%	65%~80%	50%
细胞内液		40%	35%	35%~40%	30%
细胞外液	组织间液	15%	15%	20%~40%	15%
	血浆	5%	5%	5%	5%

(二)液体出入量的动态平衡

正常人体每日水分摄入与排出保持着动态平衡,为 2000~2500ml(表 2-2)。摄入水分来源包括饮水、食物和内生水。其中内生水由机体内糖、蛋白质和脂肪三大物质氧化代谢产生。肾是调节水分排出的主要器官,成人 24 小时尿量为 1000~1500ml,且至少需要 500ml 尿量才能将体内代谢废物全部排出。呼吸和皮肤表面蒸发水分为不显性失水,又称无形失水,即使在人体缺水、未进水、不活动的情况下,仍然照常进行。

考点:每日液体出入量及组成

表 2-2　正常成人 24 小时水分出入量

摄入水方式	入水量（ml）	排出水方式	出水量（ml）
饮水	1000~1500	尿	1000~1500
食物	700	粪	150
内生水	300	呼吸蒸发	350
		皮肤蒸发	500

注：出入总量均为 2000~2500ml。

二、电解质平衡

（一）钠的平衡

Na^+ 在维持细胞外液渗透压和容量中起主导作用，是细胞外液的主要阳离子。血清钠浓度正常值为 135~145mmol/L，平均值为 142mmol/L。成人每日需氯化钠 5~9g，主要来自于食物中的盐。Na^+ 主要由尿液排出，少量由汗液排出。钠的代谢特点是"多入多排，少入少排，不入几乎不排"。

（二）钾的平衡

人体 K^+ 总量的 98% 位于细胞内，是细胞内液的主要阳离子。细胞外液中 K^+ 含量较少，血清钾浓度正常值为 3.5~5.5mmol/L，但是其生理功能极为重要，与维持神经-肌肉兴奋性、心肌收缩功能、细胞代谢和酸碱平衡调节等方面都有较高关联。成人每日需钾 2~3g，主要从食物中摄取，如香蕉、紫菜、核桃等含钾较高。K^+ 主要由尿液排出。钾的代谢特点是"多入多排，少入少排，不入也排"。

三、酸碱平衡

人体正常生理功能及代谢活动需要酸碱适宜的体液环境，其正常酸碱度（pH）为 7.35~7.45，平均值为 7.40。但是，机体在代谢活动中产生的酸性或碱性物质，往往会使体液酸碱度发生变化。为了使体液酸碱度维持在一个相对稳定的范围内，机体通过血液缓冲体系、肺的呼吸、肾的排泄及细胞自身缓冲功能来完成调节作用（图 2-1）。

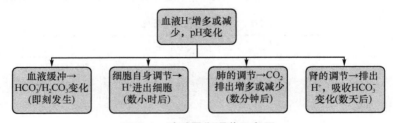

图 2-1　酸碱平衡调节示意图

（一）血液缓冲体系

血液缓冲体系中最重要的是 HCO_3^-/H_2CO_3 缓冲体系。血液 HCO_3^- 浓度为 22~27mmol/L，平均值为 24mmol/L，血液 H_2CO_3 平均值为 1.2mmol/L。无论二者绝对值如何变化，只要 HCO_3^-/H_2CO_3 比值维持在（24∶1.2）~（20∶1）时，血浆 pH 就维持在 7.40 左右的正常范围内。当体内酸增多时，HCO_3^- 就与其结合，生成 CO_2 和水，使 pH 增高；相反，当体内碱增多时，H_2CO_3 就与其结合，形成 HCO_3^- 和水，使 pH 降低，达到调节作用。血液缓冲体系调节的特点是：迅速、短暂而有限,需要依靠其他调节方式,如肺、肾进一步作用,将酸排出体外。

（二）肺的呼吸作用

肺主要通过呼吸运动的幅度和频率变化,呼出不同量的 CO_2 来调节血液中的 H_2CO_3 浓度,维持正常 pH。当血液中 H_2CO_3 浓度增高,血 PCO_2 升高,呼吸中枢兴奋,呼吸加深加快,CO_2 排出增加;相反,当血液中 H_2CO_3 浓度减少,血 PCO_2 降低,呼吸中枢抑制,呼吸减慢变弱,CO_2 排出减少。肺呼吸作用调节的特点是:调节量很大,但是只对挥发性酸(碳酸、酮体)起作用。

（三）肾的调节作用

肾在酸碱平衡的调节中起最重要的作用,能排出一切非挥发性酸和过剩的碱。尿液常呈酸性,pH 约为 6.5。其调节机制为:Na^+-H^+ 交换排 H^+;NH_3 与 H^+ 结合生成 NH_4^+ 排出;HCO_3^- 重吸收;尿酸化排出 H^+。肾调节的特点是:作用强大而持久,但起效较慢。

（四）细胞的调节作用

细胞内液通过细胞膜也对酸碱平衡有一定缓冲作用。细胞内每进入 1 个 H^+ 和 2 个 Na^+,可将 3 个 K^+ 替换到细胞外液。当细胞外液 H^+ 增多时(酸中毒),H^+ 进入细胞内,K^+ 排到细胞外,因此酸中毒患者常伴有高钾血症;相反,当细胞外液 H^+ 减少时(碱中毒),细胞内 H^+ 排出,K^+ 进入细胞内,因此碱中毒患者常伴有低钾血症。

案例 2-1 分析

该患者失水量包括:①呕吐导致的失水量;②大小便排出的水量;③皮肤及呼吸蒸发的水量(包括正常成人每日无形失水量和体温增高导致的额外丧失量)。

第二节　水和钠代谢紊乱患者的护理

案例 2-2

患者,男性,41 岁,体重 60kg,因"食管癌"入院。主诉:进行性吞咽困难半年,乏力、极度口渴、尿少色深。查体:体温、血压正常,唇干舌燥,皮肤弹性差,眼窝深陷。

问题:1. 请判断该患者的脱水类型吗?

2. 该患者补液治疗的原则是什么?

3. 接诊护理人员如何计算其入院第 1 日的补液总量呢?

（一）概述

在机体细胞外液中,水和钠的关系非常密切,当发生代谢障碍时,水和钠代谢紊乱常同时存在。不同病因造成的水和钠代谢紊乱,在缺水和缺钠的程度上有所不同,水和钠可以按比例丢失,也可以缺水少于或多于缺钠。不同缺水类型所引发患者的病理改变和临床表现各不相同,临床护理工作也应有所区别。

1. **高渗性脱水**　又称原发性脱水,指水和钠同时缺失,缺水多于缺钠,血清钠浓度高于 145mmol/L,细胞外液高渗,细胞内液向细胞外转移,细胞内液、外液均减少。高渗性脱水患者以口渴为最早和最突出的临床表现。

考点: 三种类型脱水的含义及病理生理特点。高渗性脱水最早出现的临床表现

2. 低渗性脱水　又称慢性脱水或继发性脱水,指水和钠同时缺失,缺水少于缺钠,血清钠浓度低于135mmol/L,细胞外液低渗,细胞外液向细胞内转移,细胞内液增加,而外液明显减少。低渗性脱水患者临床表现口渴不明显,以较早出现周围循环衰竭为特点。

考点: 临床最常见的脱水类型

3. 等渗性脱水　又称急性脱水或混合性脱水,是外科患者临床最常见的脱水类型,指水和钠成比例缺失,血清钠浓度维持在135～145mmol/L。细胞内液的量早期一般无变化,细胞外液渗透压虽正常,但细胞外液的量(循环血量)迅速减少,如不及时发现和处理,细胞内液会逐渐向细胞外转移,致细胞脱水。等渗性脱水患者临床既有缺水表现又有缺钠表现。

4. 水中毒　又称稀释性低血钠,指机体摄入水总量超过排出水量,导致体内水潴留,血浆渗透压下降、循环血量增多。水中毒发生较少。

(二) 护理评估

1. 健康史　了解有无缺水、缺钠病史。

(1) 高渗性脱水

1) 水分摄入不足:如食管癌晚期吞咽困难者;因手术和病情需要禁食时间较长者。

2) 水分丢失过多:如高温环境工作大量出汗而未及时补水者;高热、呼吸增快、气管切开术后及大面积开放性创面等造成大量不显性失水者。

(2) 低渗性脱水

1) 体液大量、反复、长期丢失:如反复呕吐、长期胃肠减压、肠瘘、大创面慢性渗液。

2) 钠补充不足:如高渗性脱水只补水不补钠者;等渗性脱水补水过多、补钠不足者。

(3) 等渗性脱水

1) 消化液急性大量丢失:如大量呕吐、急性腹泻、急性肠梗阻等。

2) 大量体液丧失于感染区或软组织内:如急性腹膜炎、肠梗阻、大面积烧伤早期等。

(4) 水中毒

1) 因休克等原因所致抗利尿激素分泌过多。

2) 肾功能不全致排尿能力下降。

3) 摄入水分或补液过多。

2. 临床表现

(1) 高渗性脱水:根据临床表现,将高渗性脱水分为轻、中、重3个程度,并可据此估计患者的已丧失水量(表2-3)。

表2-3　高渗性脱水患者脱水程度评估

程度	临床表现	失水量/体重
轻度	口渴	2%～4%
中度	极度口渴、尿少、尿比重高、皮肤弹性差、口唇干燥、眼窝内陷、四肢无力、烦躁或精神委靡	4%～6%
重度	除上述症状外,出现狂躁、谵妄、昏迷、血压下降,甚至休克	>6%

(2) 低渗性脱水:根据临床表现,将低渗性脱水分为轻、中、重3个程度,并可据此估计患者的钠盐丢失量(表2-4)。

表 2-4　低渗性脱水患者缺钠程度评估

程度	临床表现	血清钠（mmol/L）	缺 NaCl（g/kg）
轻度	疲乏、头晕、手足麻木、厌食、尿量正常或增多、尿比重低、尿中 Na$^+$ 和 Cl$^-$ 减少	130～135	0.5
中度	除上述症状外,出现恶心、呕吐、直立性晕倒、尿量减少、尿中几乎不含 Na$^+$ 和 Cl$^-$	120～130	0.5～0.75
重度	上述症状加重,少尿并有休克、抽搐、昏迷等	<120	0.75～1.25

（3）等渗性脱水:患者有缺水、缺钠及血容量下降表现（表 2-5）。

表 2-5　等渗性脱水患者躯体表现

缺水	皮肤弹性差、黏膜干燥、眼窝内陷、尿少等
缺钠	恶心、呕吐、厌食、乏力
血容量下降	
急性体液丧失量达体重的 5%	心率加快、脉搏细速、血压不稳、肢端湿冷
体液丧失量达体重的 6%～7%	意识模糊,甚至昏迷等重度休克表现

（4）水中毒:急性水中毒发病急骤,因脑细胞水肿导致颅内压增高,表现为头痛、呕吐、躁动不安、惊厥、谵妄,甚至昏迷,严重者可发生脑疝危及生命。慢性水中毒症状不明显,患者可出现软弱乏力、恶心、呕吐、体重增加、皮肤苍白湿润、肺水肿等表现。

3. 心理状况　因病情重、输液时间长、管道多等原因,患者易产生紧张、烦躁的情绪,护理人员需要了解患者及家属对疾病的认知程度、家庭与社会支持情况、患者经济和心理承受能力等。

4. 辅助检查

（1）血常规检查:三种类型脱水均可有血液浓缩,表现为红细胞计数、血红蛋白、血细胞比容等增高;水中毒可出现血液稀释。

（2）血清钠测定:可提示脱水类型,高渗性脱水>145mmol/L;低渗性脱水<135mmol/L;等渗性脱水 135～145mmol/L;水中毒可低至 120mmol/L。

（3）尿液检查:高渗性脱水、低渗性脱水和等渗性脱水后期均可出现少尿,但低渗性脱水早期可出现尿量增多。高渗性脱水、等渗性脱水尿比重增高,低渗性脱水尿比重降低。高渗性脱水尿钠增高,低渗性脱水尿钠减少,等渗性脱水尿钠正常。

（三）治疗要点

1. 高渗性脱水　轻度者饮水即可。较重者,静脉滴注 5% 葡萄糖溶液或 0.45% 低渗盐溶液,高渗状态缓解后,为防止继发低渗性脱水,应及时补给适量含钠溶液。

2. 低渗性脱水　采用含钠溶液或高渗溶液静脉滴注。轻度、中度患者给予等渗含钠溶液。重度患者先以晶体液（如平衡盐溶液）和胶体液（如血浆、右旋糖酐）补充血容量后,再用高渗盐溶液纠正低钠血症。

3. 等渗性脱水　针对脱水程度不同,一般使用平衡盐溶液或等渗盐溶液尽快补充血容量。目前常用的平衡盐溶液有乳酸钠林格液、碳酸氢钠等渗盐溶液。

4. 水中毒　立即停止水分摄入,严重者需用利尿剂、脱水剂促进水分排出,减轻脑细胞水肿。

（四）主要护理诊断及合作性问题

1. 焦虑　与担心体液平衡失调的预后有关。

2. 体液代谢失调　与水及钠摄入不足、摄入过多或丢失有关。

3. 有受伤的危险　与肌无力、意识障碍、站立性晕倒等有关。

4. 潜在并发症:低血容量性休克、脑水肿等。

（五）护理措施

1. 一般护理

（1）根据患者病情,指导其适当的休息与活动。对于低渗性脱水等可能出现晕倒的患者,应尽量卧床休息,移去环境中的危险品,避免意外伤害。

（2）能进食者,指导其正确饮食。大量出汗患者,应及时口服含盐饮料。

（3）对自理能力下降患者,给予适当协助,并做好口腔护理、皮肤护理及呼吸道护理。

2. 病情观察　严密观察病情变化是获得良好治疗效果的基础。

（1）观察输液情况:输液过程中定时巡视,保持输液通畅,观察静脉穿刺部位有无肿胀、漏液,控制和调整输液速度,注意有无输液反应发生。

（2）观察患者液体出入量:遵医嘱记录患者 24 小时出入量,为修正液体治疗方案提供参考。出量除尿量外,还应记录胃肠减压、引流液、呕吐物、大便等。

考点:尿量、中心静脉压等观察指标

（3）监测心肺功能:心肺功能不全时,患者可出现心率增快、呼吸急促、咳粉红色泡沫痰,双肺出现湿啰音等,应及时减慢或停止输液并报告医师。

（4）观察治疗反应:可以帮助判断治疗方案是否正确,原有体液平衡失调是否恢复,有无继发体液平衡失调,并为后续治疗方案的制订提供依据。

1）生命体征:密切观察体温、呼吸、脉搏、血压等变化。体温升高时,应注意由散热和出汗导致的体液大量丢失;心率加快、血压下降可提示血容量不足;补液过程中,发现患者脉搏由快转慢且有力、呼吸平稳、血压回升,说明血容量逐渐恢复,体液平衡失调得到改善。

2）神志:重度脱水患者可出现躁动、谵妄、昏迷等神经精神症状。患者经治疗后由躁动转为安静、合作,由昏迷转为清醒,说明病情好转。

3）尿量:患者尿量<30ml/h,提示血容量不足。经补液治疗后每小时尿量达 30ml 以上,尿比重由高变低,说明血容量基本得到恢复。

4）皮肤黏膜:体液平衡失调时,皮肤苍白湿冷、弹性减退、黏膜干燥。经治疗后前述情况好转,说明缺水已有改善。

5）中心静脉压（CVP）:正常值为 $5\sim12cmH_2O$,CVP<$5cmH_2O$ 提示血容量不足,应积极补液;CVP>$15cmH_2O$ 且血压低,提示心功能不全,应减慢或停止输液,进行强心治疗。

6）其他:定时复查血常规、血生化、血气分析等。

3. 配合治疗护理

（1）配合医师积极治疗患者原发疾病:对于某些体液平衡失调患者,如幽门梗阻、肠瘘、胆瘘等,治疗原发外科疾病显得尤为重要。

考点:液体疗法补液总量的计算

（2）正确实施液体疗法:液体疗法是通过补液来纠正体液平衡失调的方法。做好液体疗法的护理,必须以明确补液总量(补多少)、补液种类(补什么)、补液方法(怎么补)三个问题为基础。

1）计算补液总量:24 小时补液总量包括生理需要液体量、已丧失液体量和继续丧失液体量三部分,遵循"缺多少,补多少"的原则进行补液。

生理需要液体量:成人 24 小时生理需要量为 $2000\sim2500ml$。

已丧失液体量:患者从发病到入院累计丢失的体液量,可通过询问患者健康史、了解躯体状况和辅助检查结果来估计（表 2-6）。

表 2-6　已丧失液体量/缺钠量计算举例

脱水类别举例	体重	每千克体重缺水量/缺钠量	计算过程	计算结果
中度高渗性脱水	50kg	缺水量 5%	50kg×5%	2.5kg, 即补液 2500ml *
轻度低渗性脱水	60kg	缺钠量 0.5g/kg	60kg×0.5g/kg	30g

注:* 1kg 补水 1000ml。

考点:发热、出汗、气管切开等特殊情况下继续丧失液体量的估计

继续丧失液体量:患者入院后,在治疗过程中继续丧失的体液量,如高热、出汗、气管切开、呕吐、腹泻、伤口渗液、体液引流等。体温每升高 1℃,每 24 小时每千克体重水分蒸发增加 3~5ml;出汗致全身衬衣裤湿透,丢失体液约 1000ml;气管切开术后患者每 24 小时从呼吸道丧失水分增加 700~1000ml。

补液总量计算:生理需要量是在每个 24 小时中均有。已丧失量应该在第 1 个和第 2 个 24 小时各补入一半。继续丧失量计算前 1 个 24 小时的实际继续丢失液量(表 2-7)。

表 2-7　补液总量计算公式

补液时间	补液总量
第 1 个 24 小时	生理需要量+1/2 已丧失量
第 2 个 24 小时	生理需要量+1/2 已丧失量+第 1 个 24 小时继续丧失量
第 3~n 个 24 小时	生理需要量+前 1 个 24 小时继续丧失量

2)选择补液种类:生理需要量一般使用 5% 葡萄糖氯化钠和 5%~10% 葡萄糖溶液补充盐、糖的日需量;已丧失液体量则取决于患者脱水、缺钠的类型;继续丧失量遵循"同质"原则由实际丢失液体成分决定(表 2-8)。

考点:液体选择和补液原则

表 2-8　补液种类

体液丢失类型	补液种类
生理需要液体量	5% 葡萄糖氯化钠 500ml 和 5%~10% 葡萄糖溶液 1500~2000ml
已丧失液体量	
高渗性脱水	5% 葡萄糖溶液
低渗性脱水	
轻度、中度	等渗盐溶液
重度	高渗盐溶液(3%~5% 氯化钠溶液)
等渗性脱水	等渗盐溶液
继续丧失液体量	按实际丢失成分配置

3)制订补液方法:口服补液最安全,如需静脉补液,应遵循补液原则:①先盐后糖,除高渗性脱水(为了迅速降低血浆渗透压,须先补给 5% 葡萄糖溶液)以外,一般先输入盐溶液,再输葡萄糖溶液。②先晶后胶:一般先输入一定量的晶体液迅速扩容,改善组织微循环灌注。如先输入胶体溶液,则可能导致组织脱水加重、血液黏稠度增加、微血栓形成等不良后果。③先快后慢,严重脱水、血容量不足的患者,先快速输液纠正缺水,待症状好转后,应减慢输液速度,避免增加心肺负担。含钾溶液、心肺功能不全的患者须控制输液速度。④液种交替,输入液体量多时,应避免较长时间内单纯输入同种液体,防发生医源性体液平衡失调。⑤尿畅补钾,患者尿量>30ml/h 时方可补钾,以免发生高钾血症。

4)水中毒患者的治疗配合:轻症患者严格限制饮水,小于 1000ml/d,一般可自行缓解。重症患者,除禁水外可静脉输注高渗盐溶液或脱水剂、利尿剂排水,常用药物如 20% 甘露醇 200ml 快速滴注(20 分钟内滴完)。必要时可用透析治疗,效果较好。

（六）健康教育

1. 控制病因　通过健康教育,使患者及家属能够警惕可能导致体液平衡失调的因素和原发疾病,及时治疗。

2. 预防脱水、缺钠　教育高温环境工作者、高强度体育活动者,因出汗较多需及时补充水分,以含盐溶液为最佳。

案例 2-2 分析

1. 该患者的脱水类型是高渗性脱水。

2. 补液原则为先盐后糖、先晶后胶、先快后慢、液种交替、尿畅补钾。

3. 该患者第一个 24 小时补液量=生理需要量+1/2 已丧失量=2000ml+1/2×60kg×5%×1000ml=3500ml。

第三节　钾代谢异常患者的护理

案例 2-3

患者,男性,40 岁,体重 60kg,反复呕吐 1 周,入院后护理人员测得血钠 125mmol/L,血钾 3mmol/L。

问题: 1. 该患者有哪些水电解质紊乱?

2. 护理人员在给患者补钾过程中应遵循哪些原则?

一、低钾血症患者的护理

（一）概述

低钾血症是指血清钾浓度低于 3.5mmol/L。

（二）护理评估

考点: 低钾血症的病因及临床特点

1. 健康史　导致低钾血症的常见原因有以下三种。

（1）钾摄入不足:如长期禁食而未补钾或补钾不足者。

（2）钾排出过多:如从消化道丢失的严重呕吐、持续胃肠减压、肠瘘等;从肾途径丢失的使用排钾利尿剂、急性肾衰竭多尿期、醛固酮增多症等。

（3）细胞外钾向细胞内转移:如碱中毒、大量输注葡萄糖和胰岛素等。

2. 临床表现

（1）神经-肌肉兴奋性降低:最早表现为四肢无力,然后延及躯干肌、呼吸肌导致呼吸困难或窒息,还可出现腱反射减弱或消失。

（2）消化系统功能障碍:可出现腹胀便秘、恶心、呕吐等。

（3）循环系统障碍:血压下降、传导阻滞和节律异常,甚至心搏骤停。

（4）中枢神经系统抑制:淡漠、嗜睡、神志不清等。

（5）泌尿系统:多尿,反常性酸性尿等。

（6）碱中毒:K^+由细胞内移出,细胞外 H^+ 移入细胞内,同时远曲肾小管排 K^+ 减少,排 H^+ 增多。

3. 辅助检查

（1）血清钾测定:血清钾浓度<3.5mmol/L。

（2）心电图检查:T 波降低、变宽、双向或倒置,ST 段降低,QT 间期延长,出现 U 波(图 2-2)。

（三）治疗要点

严密观察,控制病因,及时补钾。

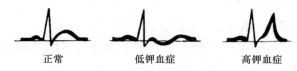

图 2-2　钾代谢紊乱心电图表现

（四）主要护理诊断及合作性问题

1. 气体交换受损　与呼吸肌无力有关。

2. 有受伤的危险　与肌无力、意识障碍等有关。

3. 活动无耐力　与缺钾引起四肢软弱无力有关。

4. 潜在并发症：心律失常、心搏骤停等。

（五）护理措施

1. 一般护理　卧床休息，鼓励进食含钾高的食物。

2. 病情观察　严密观察患者呼吸、脉搏、血压、尿量及血清钾和心电图监测。

3. 配合治疗护理

（1）控制病因：止吐止泻，防止钾盐继续丢失。

（2）及时补钾：口服补钾最安全，一般选用 10% 氯化钾溶液，每次 10ml，每日 3 次。不能口服或病情较重的患者，需经静脉滴注，但应严格遵循如下原则。 **考点：** 补钾的原则

1）控制浓度：静脉滴注时，每 1000ml 液体中氯化钾不可超过 3g，即溶液钾盐浓度必须 ≤0.3%。如 5% 葡萄糖溶液 500ml 中，最多加入 10% 氯化钾溶液 15ml。

2）控制滴速：成人一般 ≤60 滴/分，输钾速度 ≤20mmol/h。严禁静脉注射。

3）控制总量：根据监测血钾情况及时调整每日补钾总量。禁食患者无额外钾盐损失，每日补充 10% 氯化钾 30ml，即 3g。严重缺钾患者，可适当多补，但每日氯化钾总量不超过 8g。

4）尿畅补钾：尿量 >30ml/h 方可补钾。

（六）健康教育

长期禁食、胃肠减压、反复呕吐腹泻的患者，应及时补钾；低钾血症倾向患者，应注意增加含钾较高食物的摄入。

案例 2-3 分析

1. 水电解质紊乱类型：中度低渗性脱水伴低钾血症。

2. 补钾原则包括：控制浓度、控制滴速、控制总量、尿畅补钾。

二、高钾血症患者的护理

（一）概述

高钾血症是指血清钾浓度高于 5.5mmol/L。

（二）护理评估

1. 健康史　导致高钾血症的常见原因有以下三种。 **考点：** 高钾血症的病因

（1）钾摄入过多：如补钾过快或过量、大量输注库存血等。

（2）钾排除障碍：如肾衰竭、长期使用保钾利尿剂等。

（3）细胞内钾向细胞外转移：如酸中毒、组织损伤（如挤压综合征）、溶血等。

2. 临床表现

（1）神经-肌肉兴奋性异常：早期兴奋，但很快转入抑制状态，出现神志淡漠、感觉异常、

体软乏力、手足麻木、腱反射消失等。

（2）消化系统功能障碍：腹胀、腹泻、恶心、呕吐等。

（3）循环系统障碍：心动过缓、心律失常，最危险的是心搏骤停，微循环血管收缩还可导致皮肤苍白、发冷、低血压等。

3. 心理状况　患者生活自理能力下降，有无助感及焦虑，有对心律不齐及心搏骤停的恐惧感。

4. 辅助检查

（1）血清钾浓度>5.5mmol/L。

（2）心电图检查：T波高尖，QT间期延长，随后出现QRS波群增宽，PR间期延长（图2-2）。

（三）治疗要点

考点：高钾血症的心电图特征

严格禁钾，积极处理可造成高钾血症的病因，及时降低钾浓度和对抗心律失常。

（四）护理诊断及合作性问题

1. 气体交换受损　与呼吸肌无力有关。

2. 有受伤的危险　与肌无力、意识障碍等有关。

3. 心排血量减少　与心肌收缩无力、心律失常、血容量不足等有关。

4. 知识缺乏　缺乏对高钾血症危害的认识。

5. 潜在并发症：呼吸困难或窒息、心律不齐、心搏骤停等。

（五）护理措施

1. 一般护理　卧床休息，禁食含钾高的食物和药物。

2. 病情观察　严密观察患者呼吸、脉搏、血压、尿量及血清钾和心电图监测，及时发现心律失常及心搏骤停。

3. 配合治疗护理

（1）控制病因：积极配合医师处理原发疾病。

（2）及时降低血清钾浓度：主要包括以下原则。

1）禁钾：停用一切含钾食物和药物，禁止输入库存血。

2）转钾：使K^+转移入细胞内。静脉滴注5%碳酸氢钠溶液，碱化细胞外液；静脉输入25%葡萄糖溶液200ml+胰岛素10U，使K^+随糖原合成进入细胞内。

考点：对抗高钾血症心律失常的常用急救药物

3）排钾：口服或直肠灌注阳离子交换树脂，从消化道带走大量K^+；还可以使用透析疗法（血液透析、腹膜透析），对于严重高钾血症患者（血清钾浓度>7mmol/L）效果显著。

4）抗钾：使用钙剂对抗高钾血症造成的心律失常等心肌抑制作用。常用10%葡萄糖酸钙20ml+5%葡萄糖溶液20ml缓慢静脉注射。

（六）健康教育

1. 防止高钾血症　大量输注库存血、肾功能不全患者、严重损伤、长期使用保钾利尿剂患者应注意观察高钾血症身心表现，监测血钾浓度，防止高钾血症发生。

2. 防止溶血　对输血患者严格核查血型信息。

第四节　酸碱平衡失调患者的护理

 案例2-4

患者，男性，36岁，小肠破裂修补术后5日发生肠瘘。体格检查：面色潮红，心率110次/分，血压90/60mmHg，呼吸深快，腱反射减弱。实验室检查：pH 7.20；血浆HCO_3^- 15mmol/L。

问题:1. 该患者水电解质紊乱类型是什么?

2. 你能说出其护理重点吗?

患者体内酸性、碱性物质超过负荷,或机体酸碱代谢功能障碍可导致酸碱平衡失调。由于体液正常酸碱度为 7.35~7.45,当 pH 小于 7.35 时称为酸中毒,pH 大于 7.45 时称为碱中毒。以 HCO_3^-(正常值 22~27mmol/L)减少或增多为原发改变的称代谢性酸中毒或代谢性碱中毒,以 $PaCO_2$ 增高或降低为原发改变的称为呼吸性酸中毒或呼吸性碱中毒。以上酸碱平衡失调类型可单独发生,也可同时存在两种及以上的,称为混合性酸碱平衡失调。

一、代谢性酸中毒患者的护理

(一) 概述

代谢性酸中毒是指患者体内酸性物质产生、积聚过多,或 HCO_3^- 丢失过多。这是临床最多见的酸碱平衡失调类型。

(二) 护理评估

1. 健康史 了解患者有无引起代谢性酸中毒的基础疾病。

(1)酸性物质产生过多:如休克、严重感染、损伤、发热等。

(2)酸性物质排出减少:如肾功能不全。

(3)碱性物质丢失过多:见于腹泻、胆瘘、胰瘘、肠瘘等。

2. 临床表现

(1)呼吸代偿的表现:最典型表现是呼吸深快(频率可达 40~50 次/分),呼出气体有烂苹果味。

(2)心血管系统的表现:心率增快、心音低弱、血压下降,面色潮红,口唇樱红色。

(3)中枢神经系统的表现:轻者无明显症状。重者可有头昏、头痛、嗜睡,甚至昏迷。

3. 辅助检查

(1)动脉血气分析:是明确酸碱平衡失调诊断,判断病情轻重程度的重要指标。代偿期,血液 pH 可在正常范围内,但 HCO_3^- 浓度有一定下降。失代偿后,血液 pH 和 HCO_3^- 浓度明显下降(表 2-9)。

表 2-9 酸碱平衡失调动脉血气分析变化

类型	分期	pH	HCO_3^-	$PaCO_2$	BE(碱剩余)
正常值		7.35~7.45	22~27mmol/L	35~45mmHg	±3mmol/L
代谢性酸中毒	代偿期	正常	↓	↓	↓
	失代偿期	↓	↓	正常或↑	↓
代谢性碱中毒	代偿期	正常	↑	↑	↑
	失代偿期	↑	↑	↓或正常	↑
呼吸性酸中毒	急性期	↓	正常	↑	正常
	慢性期	正常或↓	↑	↑	↑
呼吸性碱中毒		↑	↓	↓	↓

(2)血清钾测定:患者常伴有高钾血症。

(3)尿液检查:尿 pH 正常值 4.5~8.0,平均为 6.5。pH 降低提示酸中毒。

(三) 治疗要点

控制病因,及时补液多可好转,重者可使用碱性液体纠正,首选 5% $NaHCO_3$ 溶液。

（四）护理诊断及合作性问题

1. 焦虑　与担心体液平衡失调的预后有关。
2. 有受伤的危险　与嗜睡、肌无力、腱反射减弱等有关。
3. 知识缺乏　缺乏对体液平衡失调的认识。
4. 潜在并发症：高钾血症致心律不齐及心搏骤停、休克等。

（五）护理措施

1. 一般护理　协助患者采取适当体位，移去环境内危险品，避免跌落等意外伤害。
2. 病情观察　严密观察患者生命体征及临床表现，动态监测血气分析。
3. 配合治疗护理
（1）积极控制病因：纠正患者高热、腹泻、休克等。
（2）轻度代谢性酸中毒（$HCO_3^- > 16mmol/L$）或低血容量性休克引起的代谢性酸中毒患者，不宜过早使用碱性药物，通过及时的补液治疗多能自行好转。

考点：代谢
性酸中毒治
疗的首选
药物

（3）对于较重的代谢性酸中毒患者，及时遵医嘱给予碱性溶液，最常用的是5%碳酸氢钠单独缓慢静脉滴注，首次剂量为100～250ml，用后2～4小时复查动脉血气分析，以决定是否继续输液。碳酸氢钠中的HCO_3^-与体液中H^+结合成H_2CO_3，在分解成CO_2和H_2O后，CO_2自肺排出体外，酸中毒明显改善。但应注意，酸中毒时，可能因Ca^{2+}和K^+增多而掩盖低钙血症和低钾血症，酸中毒纠正后，应注意观察，避免发生低钙血症和低钾血症。

（六）健康教育

重视高热、腹泻、严重感染等原发疾病的及时治疗，避免发生代谢性酸中毒。

二、代谢性碱中毒患者的护理

（一）概述

代谢性碱中毒是指患者体内酸性物质丢失过多或HCO_3^-增多。

（二）护理评估

考点：代谢
性碱中毒的
常见原发
疾病

1. 健康史　了解患者有无引起代谢性碱中毒的主要原因。
（1）酸性物质丢失过多：见于使酸性胃液大量丢失的情况，如幽门梗阻、急性胃扩张、持续胃肠减压等。如同时有Cl^-丢失、HCO_3^-增高，可导致低氯性碱中毒。
（2）碱性物质摄入过多：见于长期服用碱性药物、输液补碱过量使酸中毒转变成更难处理的碱中毒等。
（3）低钾血症：细胞自身的调节作用，使细胞内出现酸中毒，细胞外出现碱中毒。
2. 临床表现　患者常出现呼吸浅慢、低钾血症、手足抽搐、腱反射亢进（血离子化钙减少）等。重者可有嗜睡、谵妄、精神错乱，甚至昏迷。
3. 辅助检查
（1）血气分析：代偿期，血液pH可在正常范围内，但HCO_3^-、BE（碱剩余）有一定增高。失代偿后，血液pH和HCO_3^-浓度明显增高（表2-9）。
（2）血清钾测定：患者常伴有低钾血症。
（3）尿酸碱度：因低钾使H^+-Na^+交换占优势，患者可出现反常性酸性尿。

（三）治疗要点

控制病因，给予生理盐水和适量补钾可好转，重者可使用酸性溶液缓慢静脉滴注。

（四）护理诊断及合作性问题

1. 低效性呼吸　与呼吸效力降低有关。

2. 有受伤的危险　与意识障碍、手足抽搐等有关。

3. 潜在并发症：低钾血症。

（五）护理措施

1. 一般护理　协助手足抽搐致困难患者进行生活自理，鼓励进食含钾、钙丰富的食物，做好心理护理稳定情绪。

2. 病情观察　严密观察患者生命体征及手足抽搐等的变化，动态监测血气分析和血清电解质。

3. 配合治疗护理

（1）积极配合医师处理可能导致代谢性碱中毒的原发疾病。

（2）轻度代谢性碱中毒患者，一般给予生理盐水和适量氯化钾溶液后，病情多能自行好转，尤其对于丢失胃液造成的碱中毒效果明显。

（3）对于较重的代谢性碱中毒（HCO_3^- 45～50mmol/L，pH>7.65）患者，遵医嘱及时给予0.15mmol/L稀盐酸溶液缓慢（25～50ml/h）经中心静脉导管滴注。

（4）因低钙血症手足抽搐者，可遵医嘱给予10%葡萄糖酸钙溶液20ml，缓慢静脉注射。

（六）健康教育

重视幽门梗阻、急性胃扩张、持续胃肠减压等可能诱发代谢性碱中毒的原发性疾病的观察和治疗。

三、呼吸性酸中毒患者的护理

（一）概述

呼吸性酸中毒是指患者肺泡通气及换气功能减弱，不能充分排出体内的 CO_2，致血 $PaCO_2$ 增高导致的高碳酸血症。

（二）护理评估

1. 健康史　任何引起肺泡通气、换气不足的疾病，如全身麻醉过深、心搏骤停、呼吸机使用不当、慢性阻塞性肺疾病等均可致 CO_2 排出障碍，引起 CO_2 蓄积。

2. 临床表现　患者常出现胸闷气促、呼吸困难、躁动不安、头痛、发绀等。随酸中毒加重，可出现血压下降、谵妄，甚至昏迷。

3. 辅助检查　血气分析显示：急性期血液 pH 明显下降，$PaCO_2$ 增高，HCO_3^- 正常；慢性呼吸性酸中毒，血液 pH 下降不明显，$PaCO_2$ 增高，HCO_3^- 也有增高（表2-9）。

（三）治疗要点

积极处理原发疾病，改善通气。

（四）护理诊断及合作性问题

1. 焦虑　与担心体液平衡失调的预后有关。

2. 气体交换受损　与呼吸系统疾病有关。

3. 潜在并发症：心搏骤停、休克等。

（五）护理措施

协助医生处理原发疾病和改善通气功能，必要时实施气管插管术或气管切开术，并使用呼吸机控制气道。注意呼吸机的正确使用,避免因呼吸机频率、压力和容量不当造成的医源性呼吸性酸中毒。慢性呼吸性酸中毒治疗较困难,应针有对性地控制感染、扩张小支气管、促进排痰等,以改善换气功能减轻酸中毒程度。

(六) 健康教育

积极治疗原发疾病、改善通气。对呼吸功能不全的患者,应指导其适当进行体育锻炼,增强四肢活动耐力,提高呼吸肌运动能力。

四、呼吸性碱中毒患者的护理

(一) 概述

呼吸性碱中毒是指患者肺泡通气过度,体内 CO_2 排出过多,血 $PaCO_2$ 降低导致的低碳酸血症。

(二) 护理评估

1. 健康史　凡是引起过度换气,使体内 CO_2 丢失过多的因素均可致病,如癔症、高热、中枢神经系统疾病、疼痛、创伤、低氧血症、呼吸机辅助通气过度等。

2. 临床表现　部分患者有呼吸急促,或由急促变为浅慢及不规则的表现。较重者有头痛、眩晕及精神症状,由于血钙降低,可有手足和口周麻木、肌肉震颤及手足抽搐等表现。

3. 辅助检查　血气分析血液 pH 升高,$PaCO_2$ 和 HCO_3^- 降低(表 2-9)。

(三) 治疗要点

控制病因,对症治疗。

(四) 护理诊断及合作性问题

1. 焦虑　与担心体液平衡失调的预后有关。
2. 气体交换受损　与呼吸系统疾病有关。

(五) 护理措施

指导患者运用纸袋罩住口鼻呼吸,减少 CO_2 排出,或直接吸入含 5% CO_2 的氧气,以提高血液 $PaCO_2$。如系呼吸机使用不当造成的呼吸性碱中毒,应及时调整呼吸机频率及潮气量。

(六) 健康教育

及时发现和处理可能导致过度通气的因素。

案例 2-4 分析

1. 水电解质紊乱类型　代谢性酸中毒伴高钾血症。
2. 护理重点　①配合医师积极治疗肠瘘;②遵医嘱给予 5% 碳酸氢钠溶液 100ml 缓慢静脉滴注;③定时复查动脉血气分析;④注意观察,避免低钙血症和低钾血症。

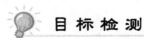

目 标 检 测

A_1/A_2 型题

1. 急性消化道失液的患者,应首选输入的是
( )
　A. 5% 葡萄糖盐溶液
　B. 5% 葡萄糖溶液
　C. 10% 葡萄糖溶液

　D. 右旋糖酐溶液
　E. 5% 碳酸氢钠溶液

2. 患者,男性,41 岁,出现了呼吸性酸中毒症状,请问机体调节酸碱平衡最迅速的途径是( )
　A. 神经-内分泌系统
　B. 肾

C. 细胞内外交换系统

D. 肺

E. 血液缓冲体系

3. 患者,男性,46 岁,十二指肠溃疡并发瘢痕性幽门梗阻,反复呕吐宿食,消瘦,皮肤干燥,弹性下降。入院后拟行手术治疗,该患者入院时可能出现的酸碱平衡失调是(　　)

　　A. 混合性酸中毒　　　　B. 呼吸性碱中毒

　　C. 呼吸性酸中毒　　　　D. 代谢性酸中毒

　　E. 代谢性碱中毒

4. 以下关于正常成人 24 小时液体出入量表述错误的是(　　)

　　A. 总入量 2000~2500ml　B. 内生水约 300ml

　　C. 不显性失水 850ml　　D. 呼吸蒸发 350ml

　　E. 总尿量约 500ml

5. 以下致病因素中,不会引起高钾血症的是(　　)

　　A. 挤压综合征　　　　　B. 急性肾衰竭

　　C. 输入大量库存血　　　D. 长期胃肠减压

　　E. 大面积烧伤

6. 将 10% 氯化钾 30ml 稀释于 5% 葡萄糖溶液中,最合适的稀释液量是(　　)

　　A. 200ml　　　　　　　B. 600ml

　　C. 400ml　　　　　　　D. 800ml

　　E. 1000ml

7. 关于正常体液组成及分布,下列叙述错误的是(　　)

　　A. 成年男性体液总量占体重 60%

　　B. 男性体液比例多于女性

　　C. 成年人多于老年人

　　D. 成年人体液比例多于婴儿

　　E. 肌肉发达者多于肥胖者

8. 严重低渗性脱水纠正低钠应首选(　　)

　　A. 3% 氯化钠溶液　　　B. 5% 碳酸氢钠溶液

　　C. 5% 葡萄糖溶液　　　D. 葡萄糖盐溶液

　　E. 平衡液

9. 静脉补钾的首要条件是(　　)

　　A. 心率大于 120 次/分

　　B. 尿量大于 30ml/h

　　C. 嗜睡程度

　　D. 神志情况

　　E. 血钾浓度

10. 患者,男性,60kg,出现口渴、皮肤弹性减退、眼窝深陷、乏力、尿量减少、尿比重增高等,入院后第 1 日胃管引流液 500ml,请计算入院第 2

日患者补液总量(　　)

　　A. 2000ml　　　　　　B. 3000ml

　　C. 4000ml　　　　　　D. 5000ml

　　E. 5500ml

11. 患者,男性,48 岁,因幽门梗阻呕吐宿食 1$^+$ 个月。动脉血血气分析测得其 pH 7.50,CO_2 CP 32mmol/L。该患者酸碱平衡失调最可能的类型是(　　)

　　A. 呼吸性酸中毒　　　　B. 代谢性碱中毒

　　C. 呼吸性碱中毒　　　　D. 混合性酸中毒

　　E. 代谢性酸中毒

12. 患者,男性,25 岁,高热 3 日,发生代谢性酸中毒,其可能出现的最典型临床表现是(　　)

　　A. 呼吸浅而慢　　　　　B. 呼吸深而快

　　C. pH 升高　　　　　　　D. 尿液呈碱性

　　E. 腱反射亢进

13. 患者,男性,40 岁,体重 60kg,反复呕吐 1 周,测得血钠 125mmol/L,血钾 3mmol/L。初步考虑为(　　)

　　A. 低钾血症,高渗性脱水

　　B. 高钾血症,重度缺钠

　　C. 低钾血症,轻度缺钠

　　D. 低钾血症,中度缺钠

　　E. 血钾正常,等渗性脱水

14. 患者,女性,呕吐腹泻数日,测得血钾 2.5mmol/L,护理工作中发现以下临床表现不可能的是(　　)

　　A. 四肢无力　　　　　　B. 厌食

　　C. 反应迟钝　　　　　　D. 腱反射亢进

　　E. 心律不齐

15. 患者,男性,50 岁,行胰十二指肠切除术后,并发肠瘘,每日从腹腔引流管中丢失大量胰液。该患者最可能存在(　　)

　　A. 钾代谢紊乱　　　　　B. 代谢性酸中毒

　　C. 代谢性碱中毒　　　　D. 呼吸性酸中毒

　　E. 呼吸性碱中毒

16. 患者,女性,28 岁,双大腿挤压伤。急诊测得血清钾 5.9mmol/L,脉搏 50 次/分,并有心律不齐。目前首选的护理措施是立即注射(　　)

　　A. 等渗盐溶液

　　B. 5% 碳酸氢钠溶液

　　C. 10% 葡萄糖酸钙

　　D. 11.2% 乳酸钠溶液

　　E. 50% 葡萄糖溶液加胰岛素

17. 某炼钢工人,工作时大量出汗后,作为预防体液平衡失调的健康教育,以下叙述哪项是正确的(　　)
   A. 可以暂不补水
   B. 及时补给适量葡萄糖溶液
   C. 及时补足含盐开水
   D. 需入院行正规液体疗法
   E. 需进食水果及补充水分

18. 患者,女性,32岁。测得血 pH 7.30,血清 HCO_3^- 18mmol/L,提示存在(　　)
   A. 代谢性碱中毒　　　B. 代谢性酸中毒
   C. 呼吸性碱中毒　　　D. 呼吸性酸中毒
   E. 代谢性碱中毒合并呼吸性酸中毒

A_3/A_4 型题

   患者,女性,40岁,因急性肠梗阻频繁呕吐,查体发现其出现口渴、恶心、呕吐、尿少、脱水征、血压偏低。

19. 估计该患者的脱水类型是(　　)
   A. 高渗性脱水　　　　B. 原发性脱水
   C. 低渗性脱水　　　　D. 继发性脱水
   E. 等渗性脱水

20. 患者进行液体疗法时,静脉滴注应选用的液体是(　　)
   A. 5%葡萄糖溶液　　　B. 右旋糖酐
   C. 5%葡萄糖盐溶液　　D. 10%葡萄糖溶液
   E. 0.3%氯化钾溶液

21. 对此患者实施纠正脱水的护理工作中,尤其应注意发生(　　)
   A. 低钙血症　　　　　B. 低钾血症
   C. 低钠血症　　　　　D. 低氯血症
   E. 低镁血症

（李春华）

第三章 外科休克患者的护理

第一节 休克概述

休克是指机体受到强烈致病因素的侵袭,引起有效循环血量锐减、组织灌注不足、微循环障碍、细胞代谢紊乱和内脏器官功能受损的一种危急的临床综合征。有效循环血量是指在心血管系统中运行的血液量,占全身血容量的80%~90%。维持有效循环血量取决于三个条件:充足的血容量、有效的心排血量和适宜的周围血管张力。任何原因使三者之一发生改变,均可引起休克。

> **链 接**
>
> **休克的认识过程**
>
> 人类对休克的认识,经历了一个由浅入深,从现象到本质的认识过程。很早以前,人们对休克时外部表现做过详细而生动的描述,把机体受到强烈"打击"(这个词原意是"震荡")后,面色苍白、四肢厥冷、出冷汗、脉搏快而微弱、表情淡漠或神志不清等综合现象称为休克。
>
> 第一次世界大战以后,确认休克是个循环问题。
>
> 20世纪60年代引入"微循环"概念。
>
> 70年代区分出了"高动力型"和"低动力型"休克。
>
> 80年代提出了"氧输送-氧耗"理论,制订了以满足机体氧需求作为纠正休克的策略。
>
> 90年代人们进一步把纠正机体缺氧的监测和治疗深入到器官乃至细胞水平,并把血乳酸监测运用到临床,同时还发明了pHi(胃肠黏膜内pH)的监测方法,能够更早地识别休克和使复苏更加完善。
>
> 以上历史反映了人们对休克的认识、监测的手段和复苏目标经历了由全身→系统→局部→细胞不断深入的过程。

(一) 病因与分类

1. **低血容量性休克** 包括失血性休克(如肝脾破裂大出血、上消化道出血、外伤大血管破裂等)、失液性休克(如大面积烧伤引起的创面渗液、严重腹泻、呕吐、急性肠梗阻等)。另外,严重外伤引起的创伤性休克也属于低血容量性休克。

2. **感染性休克** 常见于败血症、急性梗阻性化脓性胆管炎、急性化脓性腹膜炎等严重的感染性疾病。

3. **心源性休克** 见于急性心肌梗死、心包填塞、心肌炎、心力衰竭等,使左心室收缩功能减退,或舒张期充盈不足,致心排血量锐减。

4. **过敏性休克** 某些物质和药物、异体蛋白等,可使人体发生过敏反应致全身血管骤然扩张,引起休克,如青霉素过敏、普鲁卡因过敏等。

5. **神经源性休克** 由于剧烈的刺激(如疼痛、外伤等),引起强烈的神经反射性血管扩张,周围阻力锐减,有效循环量相对不足所致。

考点: 休克分类

(二) 病理生理

各类休克共同的病理生理基础是有效循环血量锐减和组织灌注不足,以及由此导致的微循环、代谢的改变及内脏器官的继发损害。

1. 微循环的变化　　主要分为微循环收缩期、微循环扩张期和微循环衰竭期。

（1）微循环收缩期（微循环缺血期）：微循环毛细血管前括约肌强烈收缩，动静脉短路和直接通道开放，周围血管阻力和回心血量均有所增加，并有助于组织液回吸收，使血容量得到部分补偿，故此期又称为休克代偿期。微循环此期的变化为"少进多出"，组织处于低灌注、缺氧状态。若能在此时去除病因积极处理，休克较易得到纠正。

（2）微循环扩张期（微循环淤血期）：长时间、广泛的微动脉收缩，动静脉短路和直接通道开放，使进入毛细血管的血量进一步减少，组织细胞发生无氧代谢，大量乳酸积聚，毛细血管前括约肌由收缩转为扩张，但毛细血管后括约肌由于对酸性物质耐受力较强，仍处于收缩状态，故大量血液淤滞在毛细血管床中。此时微循环的变化为"多进少出"，毛细血管静水压增高，血管通透性增加，血浆外渗，有效循环血量进一步减少，重要器官灌注不足，休克进入抑制期。

（3）微循环衰竭期（DIC 期）：若病情继续发展，休克进入不可逆阶段。淤滞在微循环内的黏稠血液在酸性环境中处于高凝状态，红细胞和血小板容易发生凝集并在血管内形成微血栓，甚至引起弥散性血管内凝血（DIC）。微循环处于"不进不出"的停滞状态；同时因凝血因子大量消耗和纤维蛋白溶解系统激活等原因，致内脏和全身广泛出血、组织坏死、器官功能障碍，最终形成多器官功能障碍综合征（MODS）。

2. 代谢改变　　由于组织灌注不足和细胞缺氧，导致儿茶酚胺大量释放，丙酮酸和乳酸产生过多，血管紧张素和醛固酮分泌增加，蛋白质分解加速等使机体出现血糖升高、代谢性酸中毒、水钠潴留，以及尿素氮、肌酐、尿酸增高等代谢变化。

3. 重要器官继发性损害　　休克时全身组织处于持续缺血、缺氧状态，组织细胞发生变性、出血、坏死，导致脏器功能障碍，甚至衰竭。若两个或两个以上的重要器官或系统同时或序贯发生功能障碍或衰竭，成为多系统器官功能障碍或衰竭（MODS/MODF），是造成休克患者死亡的最主要原因。休克持续超过 10 小时未纠正，可依次发生肺、肾、心、脑、肝、胃肠道等内脏器官功能损害。

（1）肺：休克时低灌注和缺氧可使肺毛细血管内皮细胞和肺泡上皮细胞受损，肺毛细血管通透性增加而造成间质性肺水肿；同时，肺泡表面活性物质减少，导致局限性肺不张；因为缺氧，肺动脉阻力增高，导致急性呼吸衰竭，呈进行性低氧血症和呼吸困难，临床上称为休克肺。

（2）肾：休克时肾皮质小血管收缩，肾髓质中动-静脉短路分流增加，肾皮质血流量锐减，尿量明显减少，可发展为急性肾衰竭。

（3）心：休克时心率加快，心脏的舒张期缩短，冠状动脉血流量 80% 来源于舒张期，故冠状动脉血流量减少，心肌缺血缺氧而受损。

（4）脑：休克时持续性低血压可引起脑组织血液灌注不足，脑组织缺血缺氧，毛细血管周围胶质细胞肿胀，同时毛细血管通透性升高，血浆外渗，引起脑水肿、颅内压增高，甚至出现脑疝。

（5）肝：血流减少，引起肝脏缺血缺氧，部分组织坏死，肝功能受损，解毒和代谢能力下降，加重代谢紊乱和酸中毒。

（6）胃肠道：休克时处于严重缺血缺氧的状态，胃黏膜缺血、糜烂、出血，表现为上消化道出血；同时，肠黏膜缺血缺氧，上皮细胞屏障功能受损，可发生肠源性感染和毒血症。

第二节　外科常见休克

考点：外科休克最常见的类型

低血容量性休克和感染性休克是外科最常见的休克类型。

一、低血容量性休克

（一）概述

低血容量性休克是指各种原因引起的循环容量丢失，或液体积聚在第三间隙而导致的有效循环血量不足与心排血量减少、组织灌注不足、细胞代谢紊乱和功能受损的病理生理过程。低血容量性休克包括失血性和失液性休克，创伤失血是低血容量性休克最常见的原因，据国外资料统计，创伤导致的失血性休克死亡者占创伤总死亡例数的 10%～40%。主要死因是组织低灌注以及大出血、感染和再灌注损伤等原因导致的多器官功能障碍综合征（MODS）。

（二）临床表现

低血容量性休克的发生与否及其程度，取决于机体血容量丢失的量和速度。以失血性休克为例估计血容量的丢失。成人的平均估计血容量占体重的 7%（或 70ml/kg），儿童的血容量占体重的 8%～9%，新生儿估计血容量占体重的 9%～10%。大量失血可以定义为 24 小时内失血超过患者的估计血容量或 3 小时内失血量超过估计血容量的一半。

主要表现为中心静脉压（CVP）降低、回心血量减少所导致的低血压；经神经内分泌机制引起的周围血管收缩、血管阻力增加和心率加快，以及由微循环障碍造成的各种组织器官功能不全和病变。

（三）治疗要点

低血容量性休克的最终结局自始至终与组织灌注相关，因此提高其救治成功率的关键在于尽早去除休克病因的同时，尽快恢复有效的组织灌注，以改善组织细胞的氧供，重建氧的供需平衡和恢复正常的细胞功能。

二、感染性休克

（一）概述

感染性休克是外科多见和治疗较困难的一类休克。它可继发于释放内毒素的革兰阴性杆菌为主的感染，如急性腹膜炎、胆道感染、绞窄性肠梗阻及泌尿系统感染等，又称为内毒素性休克。内毒素与体内的补体、抗体或其他成分结合后，可刺激交感神经引起血管痉挛并损伤血管内皮细胞。同时，内毒素可促使组胺、激肽、前列腺素及溶酶体酶等炎症介质释放，引起全身性炎症反应，导致微循环障碍、代谢紊乱及器官功能不全等。

（二）临床表现

感染性休克的血流动力学有高动力型和低动力型两种。前者周围血管扩张，阻力降低，心排出量正常或增高（又称高排低阻型，较少见），有血流分布异常和动-静脉短路开放增加，细胞代谢障碍和能量生成不足。患者皮肤比较温暖干燥，又称暖休克。低动力型（又称低排高阻型）周围血管收缩，微循环淤滞，大量毛细血管渗出致血容量和心排出量减少。患者皮肤湿冷，又称冷休克（表3-1）。

表 3-1　感染性休克的临床表现

临床表现	冷休克	暖休克
神志	躁动、淡漠或嗜睡	清醒
皮肤色泽	苍白、发绀或花斑样发绀	淡红或潮红
皮肤温度	湿冷或冷汗	比较温暖、干燥
毛细血管充盈时间	延长	1~2 秒
脉搏	细速	慢、搏动清楚
脉压（mmHg）	<30	>30
尿量（ml/h）	<25	>30

（三）治疗要点

感染性休克的病理生理变化比较复杂，治疗也比较困难。原则是在休克未纠正以前，着重治疗休克，同时控制感染；在休克纠正以后，则应着重治疗感染。

第三节　休克患者的护理

案例 3-1

患者，男性，35 岁，因骑自行车被汽车撞倒，右上腹被车轮碾过。伤后腹痛、头昏、乏力，急诊入院。体格检查：体温 36.7℃，脉搏 120 次/分，血压 80/50mmHg，呼吸 22 次/分，右上腹皮肤有瘀斑，腹肌稍紧张，右上腹深压痛，轻度反跳痛，有移动性浊音，肠鸣音减弱，腹腔穿刺抽出大量不凝固的鲜血。
问题：1. 该患者的主要护理诊断是什么？
　　　2. 该患者的主要护理措施有哪些？

（一）护理评估

1. **健康史**　了解患者有无外伤大出血、肠梗阻、严重腹泻、大面积烧伤渗液等病史，是否存在严重的局部感染或脓毒症，发病后是否进行过补液等治疗。

2. **临床表现**　按照休克的发病过程，临床上一般将休克分为两期（即休克代偿期和休克抑制期）和三度（即轻、中、重三度）。轻度称为休克代偿期，中度、重度称为休克抑制期（表 3-2）。

3. **心理状况**　休克患者起病急、进展快，抢救时使用的监测治疗仪器较多，易使患者及家属有病情危重和面临死亡的感觉。休克患者的意识是清醒的，对突然的病情变化易产生不同的心理效应，如害怕、恐惧、焦虑等。评估患者及家属对疾病的认知程度、心理承受能力及家庭经济状况等。

4. **辅助检查**

（1）血、尿常规检查：红细胞计数、血红蛋白值可提示失血情况；血细胞比容增高表示血浆丢失；白细胞计数和中性粒细胞比例增高提示感染存在。尿比重增高常提示血容量不足。

（2）动脉血气分析：有助于了解有无酸碱平衡失调。动脉血氧分压（PaO_2）正常值为 80~100mmHg（10.7~13kPa），动脉血二氧化碳分压（$PaCO_2$）正常值为 36~44mmHg（4.8~5.9kPa）。休克时，肺过度换气可致 $PaCO_2$ 低于正常，换气不足则 $PaCO_2$ 明显升高。若超过 45mmHg（6.0kPa）而通气良好，提示严重肺功能不全。$PaCO_2$ 高于 60mmHg（8.0kPa），吸入纯氧后仍无改善，应考虑有急性呼吸窘迫综合征（ARDS）存在。

表 3-2 休克的临床表现

分期	休克代偿期		休克抑制期
程度	轻度	中度	轻度
神志	神志清楚,精神紧张,兴奋或烦躁不安	表情淡漠,反应迟钝	意识模糊,甚至昏迷
皮肤黏膜	开始苍白,正常或发凉	苍白或发绀,发冷	显著苍白,肢端青紫厥冷(肢端更明显)
脉搏	<100/次分,尚有力	100~120 次/分,较弱	速而细弱,或摸不清
血压	收缩压正常或稍升高,舒张压升高,脉压<30mmHg	收缩压 70~90mmHg,脉压<20mmHg	收缩压<70mmHg 或测不到
体温	正常	偏低	偏低
呼吸	增快	浅速	微弱或不规则
尿量	正常	尿少	少尿或无尿
估计失血量	<20%(<800ml)	20%~40%(800~1600ml)	>40%(>1600ml)

(3)中心静脉压(CVP):代表右心房或胸腔段静脉内的压力,其变化可反映全身血容量和右心功能之间的关系。正常值为 5~12cmH$_2$O(0.49~1.18kPa)。<5cmH$_2$O(0.49kPa)表示血容量不足;>15cmH$_2$O(1.47kPa)提示心功能不全;>20cmH$_2$O(1.96kPa)提示充血性心力衰竭。临床上,常进行连续测定,动态监测以准确反映右心前负荷的情况。

☆链 接

中心静脉压测定方法

1. 静脉选择:经锁骨下静脉或右颈内静脉穿刺插管至上腔静脉。

2. 中心静脉压测定装置:用一直径 0.8~1.0cm 的玻璃管和刻有"cmH$_2$O"的标尺一起固定在输液架上,接上三通开关与连接管,一端与输液器相连;另一端接中心静脉导管。有条件的医院可用心电监护仪,通过换能器、放大器和显示仪,显示压力波形与记录数据。

3. 插管前将连接管及静脉导管内充满液体,排空气泡,测压管内充液,使液面高于预计的静脉压。

4. 穿刺部位常规消毒、铺巾、局部麻醉穿刺后插入静脉导管,无论经锁骨下静脉、颈内静脉或股静脉穿入导管,导管尖端均应到达胸腔处。在扭动三通开关使测压管与静脉导管相通后,测压内液体迅速下降,当液体降至一定水平不再下降时,液平面在量尺上的读数即为中心静脉压。不测压时,扭动三通开关使输液瓶与静脉导管相通,以补液并保持静脉导管的通畅。中心静脉压正常值为 5~12cmH$_2$O(0.49~1.18kPa)。

(4)血小板计数、纤维蛋白原、凝血酶原时间测定(DIC 的监测):当下列五项检查中出现三项以上异常,结合临床有休克及微血管栓塞症状和出血倾向时,便可诊断 DIC。它包括:①血小板<80×10^9/L;②凝血酶原时间较正常延长 3 秒以上;③血浆纤维蛋白原<1.5g/L;④3P(血浆鱼精蛋白副凝)试验阳性;⑤血涂片中破碎红细胞超过 2%。

(5)动脉血乳酸盐测定:休克患者组织灌注不足可引起无氧代谢和高乳酸血症,动脉血乳酸盐有助于估计休克及复苏的变化趋势。正常值为 1.0~1.5mmol/L,休克时间越长,血流灌注障碍越严重,动脉血乳酸盐浓度也越高,提示病情严重、预后不良。

(6)肺毛细血管楔压(PCWP):反映肺静脉、左心房和左心室的功能状态。正常值为 6~15mmHg(0.8~2.0kPa)。低于正常提示血容量不足(较 CVP 敏感),高于正常提示左心房压力增高,如急性肺水肿。

（二）治疗要点

针对导致休克的原因和不同发展阶段的特点采取相应的治疗措施。其治疗要点主要包括:尽快恢复有效循环血量,积极处理原发病,纠正酸碱平衡失调,保护重要脏器功能和预防MODS 等。

（三）主要护理诊断及合作性问题

1. 体液不足　与大量失血、失液有关。

2. 组织灌流量不足　与大量失血、失液引起有效循环血量不足有关。

3. 气体交换受损　与心排血量减少、组织缺氧、呼吸型态改变有关。

4. 体温过低或过高　与体表灌注减少或细菌感染有关。

5. 焦虑　与病情危重、担心预后等因素有关。

6. 潜在并发症:损伤、感染、压疮、MODS 等。

（四）护理措施

1. 一般护理

考点:抗休克体位

（1）体位的安置:休克患者宜取平卧位或中凹位,即头和躯干抬高 20°～30°,下肢抬高 15°～20°,以减少腹腔器官对心肺的压迫,利于呼吸与促进冠状循环,并利于下肢静脉的回流。

（2）吸氧并保持呼吸道通畅:为改善细胞缺氧,患者应常规吸氧,氧流量 6～8L/min,病情好转后可间断吸氧。同时,保持呼吸道通畅,昏迷患者头应偏向一侧,有气道分泌物时应及时清除。严重呼吸困难者,可行气管插管或气管切开,必要时用呼吸机辅助呼吸。

考点:休克患者禁忌用暖水袋局部加温

（3）保持正常体温:休克时患者体温降低,应予以保暖,室温以 20℃ 左右为宜。保暖时切忌使用热水袋、电热毯等直接进行体表加温,以防皮肤血管扩张而致心、脑、肺、肾等重要器官的血流灌注进一步减少,而且体表加温可增加局部组织耗氧量,加重缺氧,不利于休克的纠正。感染性休克高热时可进行物理降温,也可用 4℃ 等渗盐溶液灌肠,必要时结合药物降温。

（4）适当应用镇静药:保持患者安静,并避免过多搬动患者。

2. 病情观察

（1）神志:是脑组织血液灌流和全身循环情况的反映。如患者神志清楚,说明患者循环血量基本足够;若患者神志淡漠、烦躁不安或嗜睡、昏迷,则说明脑组织因全身血循环不良而出现缺血性功能障碍。

（2）生命体征:每 15～30 分钟测体温、脉搏、呼吸、血压 1 次,或进行心电监护,随时观察患者病情的变化。

考点:休克指数的计算

1）血压:维持稳定的血压在休克治疗中十分重要,收缩压<90mmHg、脉压<20mmHg 是休克存在的表现,血压回升、脉压增大则是休克好转的征象。

2）脉率:脉率的变化常先于血压的变化。当血压还较低,但脉率已恢复且肢体温暖者,常表示休克趋向好转。用脉率/收缩压(mmHg)可计算休克指数,指数为 0.5 多提示无休克,1.0 提示有休克,>1.0 为休克,>1.5 为严重休克,>2.0 为重度休克。

3）呼吸:包括观察呼吸的频率、节律、深度及氧疗效果。休克加重时呼吸急促、变浅、不规则。呼吸>30 次/分或<8 次/分提示病情严重。

4）体温:休克患者常有体温偏低,感染性休克患者可有高热。若体温突然升高至 40℃ 以上或突然降到 36℃ 以下提示病情危重。

（3）皮肤色泽和温度:反映末梢循环血液灌流情况。休克患者皮肤黏膜由苍白转为发绀,表示休克加重;发绀并出现皮下瘀点、瘀斑,则提示可能发生弥散性血管内凝血(DIC);若发绀程度减轻逐渐转为红润,肢体皮肤干燥温暖,说明末梢循环改善。

（4）尿量:是观察休克病情变化最简便有效的指标。它反映肾血流灌注情况,间接提示全身血容量充足与否。若尿量持续少于 25ml/h,提示发生急性肾衰竭的可能。尿量维持在 30ml/h 以上时,提示休克好转。

（5）辅助动态监测:定时监测血常规、尿常规、粪常规、血电解质、肝肾功能、血气分析、CVP、PCWP 等检查,了解休克状态和治疗效果。

3. 治疗配合

（1）补充血容量、恢复有效循环血量

1）迅速建立静脉通路:应快速建立两条静脉通道,一条通过大静脉插管快速输液,同时可兼做中心静脉压测定;另一条从周围浅静脉输入药物,如血管活性药物等。一般先快速输入平衡盐溶液、等渗盐水等晶体液以增加回心血量和每搏输出量,然后输入全血、血浆、白蛋白等胶体液以减少晶体液渗出血管外。

2）合理补液:根据血压及 CVP 监测情况调整输液速度（表 3-3）。

表 3-3　CVP、血压与补液的关系

CVP	BP	原因	处理原则
低	低	血容量严重不足	充分补液
低	正常	血容量不足	适当补液
高	低	心功能不全或血容量相对过多	给强心药,减慢输液
高	正常	容量血管过度收缩	舒张血管
正常	低	心功能不全或血容量不足	补液试验*

考点:CVP、血压和补液关系。补液试验的意义

* 补液试验:取等渗盐水 250ml,在 5~10 分钟经静脉滴入,若血压不变而 CVP 升高 3~5cmH$_2$O,提示心功能不全;若血压升高而 CVP 不变,则提示血容量不足。

3）记录 24 小时出入量:准确记录输入液体的种类、数量、输入时间、滴速等,并详细记录 24 小时出入量,作为后续治疗的依据。

（2）应用血管活性药物:休克患者常用血管活性药物缓解周围血管舒缩功能的紊乱,改善组织灌注,维持重要脏器的血供。护理人员应遵照医嘱给药并注意:①血管扩张药,必须在补足血容量的基础上使用,否则可使有效循环血量减少,血压进一步下降。②血管收缩药,静脉滴注时切忌漏到皮下,防止造成局部组织坏死。若不慎致药液外漏应立即拔针,并迅速用普鲁卡因或扩血管药局部封闭以解除血管痉挛。③强心药,心功能不全者,遵医嘱给予强心药（如毛花苷丙等）治疗。用药时注意观察心律变化及药物的不良反应,并注意监测血压的变化,及时调整输液速度。使用时均应从低浓度、慢速开始,并密切监测血压变化,及时调整输液速度。临床上常使用微量泵,以保证血管活性药物用量准确。

考点:血管扩张药的使用必须在血容量补足基础上应用

（3）纠正代谢紊乱:休克时由于微循环严重灌流不足,组织无氧代谢产生较多酸性物质而发生代谢性酸中毒。合并呼吸衰竭者,也可因呼吸抑制,CO$_2$ 潴留出现呼吸性酸中毒。纠正酸中毒的首选药物为 5% 碳酸氢钠溶液。一般成人中度以上休克应补 5% 碳酸氢钠 250~500ml,用药时注意滴速要缓慢,首次用量一般宜在 2~4 小时滴完。溶液不必稀释,宜单独滴入,不加进其他药物。

（4）维护重要脏器功能

1）应用糖皮质激素和能量合剂:有利于改善心脏功能,可选用氢化可的松 200~500mg/d 或地塞米松 30~60mg/d,疗程以 1~3 日为宜;能量合剂可选用三磷腺苷、辅酶 A、细胞色素 C 等。

2）抗凝血药物：可防止弥散性血管内凝血，常用肝素抗凝，但需避免过量使用，以防发生自发性出血。

3）利尿剂：有利于维护肾功能，适用于休克伴尿少的患者，常用呋塞米等。

（5）处理原发疾病：为抗休克的根本措施。外科疾病引起的休克，多存在需手术处理的原发病变，如内脏大出血的控制、坏死肠段切除、消化道穿孔修补和脓液引流等。因此，有时不得不在积极抗休克的同时进行手术，以免延误抢救时机。

4. 心理护理　应充分理解患者焦虑不安的心情，关心、安慰患者，给予耐心细致的护理。病情严重者，各项操作应轻柔，尽量减少患者的痛苦。

（五）健康教育

1. 做好外伤现场处理，及时止痛、止血、保暖及包扎固定。

2. 积极治疗感染性疾病。

 目 标 检 测

A₁/A₂型题

1. 各类休克共同的病理生理基础是（　　）
   A. 有效循环血量锐减　　　B. 心排血量不足
   C. 细胞代谢紊乱　　　　　D. 周围血管扩张
   E. 酸碱平衡失调

2. 观察休克病情变化最简便有效的指标是（　　）
   A. 生命体征　　　　　　　B. 神志
   C. 尿量　　　　　　　　　D. 皮肤色泽
   E. 中心静脉压

3. 休克患者代偿期的主要表现为（　　）
   A. 脉细速、血压低、脉压显著缩小
   B. 脉细速、血压低、脉压轻度缩小
   C. 脉细速、血压正常、脉压无变化
   D. 脉细快、血压正常或稍高、脉压缩小
   E. 脉细速、血压轻度降低、脉压无变化

4. 在应用血管扩张剂前最需要注意（　　）
   A. 测量血压　　　　　　　B. 了解尿量
   C. 控制输液　　　　　　　D. 补足血容量
   E. 调整体位

5. 脾破裂引起下列何种休克（　　）
   A. 过敏性休克　　　　　　B. 低血容量性休克
   C. 感染性休克　　　　　　D. 损伤性休克
   E. 神经性休克

6. 休克时扩容治疗，首选（　　）
   A. 5%葡萄糖溶液　　　　B. 10%葡萄糖溶液
   C. 平衡盐溶液　　　　　　D. 0.5%氯化钠溶液
   E. 胶体溶液

7. 休克患者的合理体位是（　　）
   A. 头及躯干抬高10°～15°，下肢抬高20°～30°
   B. 头低足高位　　　　　C. 头高足低位
   D. 头高足平位　　　　　E. 头高足高位

8. 休克患者的神志意识变化可反映（　　）
   A. 血容量变化情况
   B. 周围血管阻力变化情况
   C. 心排血量变化情况
   D. 脑部血液灌流情况
   E. 组织缺氧程度

9. 出血性休克患者，下列哪项护理是正确的（　　）
   A. 取头低足高位
   B. 用热水袋以改微循环功能
   C. 用冰袋降温以降低氧消耗
   D. 不加热水袋，也不用冰袋，但注意保暖，勿受凉
   E. 用乙醇擦拭以降低代谢

10. 患者，男性，42岁，因"急性梗阻性化脓性胆管炎"急诊入院，患者寒战、高热，体温高达41℃，脉搏112次/分，血压85/65mmHg，其休克类型是（　　）
    A. 感染性休克　　　　　B. 低血容量性休克
    C. 心源性休克　　　　　D. 神经性休克
    E. 过敏性休克

11. 王某，48岁，休克患者，进行扩容疗法快速输液时，检测得中心静脉压15cmH₂O，血压80/60mmHg，应采取的措施是（　　）
    A. 大量输液，加快速度
    B. 控制速度，减慢输液
    C. 减慢输液，加用强心剂
    D. 暂停输液

E. 用升压药

12. 患者,女性,56 岁,因烧伤引起神志淡漠、面色苍白、皮肤湿冷。体格检查:血压 60/40mmHg,脉搏 110 次/分,呼吸 40 次/分,尿量 10ml/h,实验室检查 HCO_3^- 浓度为 18mmol/L,该患者的护理措施不包括( )
  A. 止痛   B. 扩容
  C. 应用肝素   D. 纠正酸中毒
  E. 使用血管活性药物

A_3/A_4型题
(13~15 题共用题干)
  患者,男性,30 岁,胸腹背部大面积烧伤 8 小时。体格检查:血压 68/50mmHg,脉搏 121 次/分,CVP 2.5cmH_2O,尿量 15ml/h,诊断为烧伤并发休克。

13. 该患者的休克,属于( )
  A. 感染性休克   B. 失血性休克
  C. 创伤性休克   D. 失液性休克
  E. 心源性休克

14. 应立即为患者采取的治疗措施是( )
  A. 扩充血容量   B. 应用强心药
  C. 纠正酸中毒   D. 给予糖皮质激素
  E. 使用血管活性药物

15. 对该患者的护理措施不正确的是( )
  A. 快速补液   B. 安置半卧位

C. 观察生命体征   D. 记录尿量
E. 适当保暖

(16~19 题共用题干)
  患者,男性,38 岁,因车祸发生脾破裂,立即手术并输入大量血液。

16. 在等待配血期间,静脉输液宜首选( )
  A. 5%葡萄糖溶液
  B. 5%葡萄糖等渗盐溶液
  C. 平衡盐溶液
  D. 林格液
  E. 5%碳酸氢钠溶液

17. 输血的目的是为了补充( )
  A. 蛋白质   B. 抗体
  C. 血红蛋白   D. 血容量
  E. 凝血因子

18. 若输入大量库存血有可能发生( )
  A. 低钾血症,酸中毒
  B. 低钾血症,碱中毒
  C. 高钠血症,酸中毒
  D. 高钾血症,碱中毒
  E. 高钾血症,酸中毒

19. 在下列抗休克措施中,错误的是( )
  A. 吸氧,输液   B. 置热水袋加温
  C. 平卧位   D. 测每小时尿量
  E. 测中心静脉压

(陈宝玲)

第四章 外科营养支持患者的护理

第一节 营养支持概述

20世纪60年代末,营养支持应用于临床,取得了明显的效果,使许多患者得到康复,同时对临床营养的输液技术和疾病的代谢有了广泛、深入的研究。50年来,营养支持在营养制剂、输液方法和代谢理论上,都有着迅速的发展、进步,甚至有些概念也在改变。例如,在开始阶段提出要给予高热量(hyperalimenlation),经临床实践证明,给予超高热量并不能被机体所接受。在机体应激状况下,即使是根据测定或计算的热量都难以给予,并且还有加重机体代谢紊乱的可能,从而提出了低热量(hypocaloric)的概念。其后又发现,长期低热量营养不利于机体的恢复,在应用上要有一定的时限性。社会的发展是在实践中反复改善而进步的。医学亦然,在实践中不断认识,不断提高。临床营养支持(nutrition support,NS)是一门新兴技术,人们对它的认识更是较频繁地在更改,逐步深入,不断发展。临床营养支持是指经口、肠道或肠外营养途径为患者提供较全面的营养素,包括肠内营养(enteral nutrition,EN)和肠外营养(parenteral nutrition,PN)。

(一)营养代谢

单纯禁食、饥饿状态下,机体通过减少活动、降低基础代谢率、减少能量消耗从而减少机体组成的分解以维持生存。手术、创伤、感染后,机体通过神经-内分泌系统发生一系列应激反应,表现为交感神经系统兴奋,胰岛素分泌减少,肾上腺素、去甲肾上腺素、胰高血糖素、促肾上腺皮质激素、肾上腺皮质激素及抗利尿激素分泌均增加。这些神经内分泌改变使体内营养素处于分解代谢增强而合成代谢降低的状态。

严重创伤或感染时机体处于应激状态,交感神经系统兴奋性增强,促分解代谢的激素如儿茶酚胺、糖皮质激素、生长激素、胰高血糖素等分泌增多,胰岛素的分泌减少或正常。在物质代谢方面可造成以下影响:①高血糖伴胰岛素抵抗,创伤后糖异生活跃,葡萄糖生成明显增加,胰岛素分泌受抑制,机体对胰岛素反应降低,出现胰岛素抵抗;②蛋白质分解加速,尿氮排出增加,出现负氮平衡;③脂肪分解明显增加;④水、电解质紊乱及酸碱平衡失调;⑤微量元素、维生素代谢紊乱。此种状态下,适当的营养支持是创伤、感染时合成代谢的必备条件。

(二)营养不良的分类及评定

【营养不良的分类】

营养不良是因能量、蛋白质及其他营养素缺乏或过度消耗,导致营养不足,影响机体功能乃至临床结局。目前,营养不良通常指能量或蛋白质摄入不足或吸收障碍造成的特异性营养缺乏症状,即蛋白质-能量营养不良(PEM),其在临床上有三种形式:干型(消瘦、干燥)、湿型(水肿、肿胀)及介于二者之间的复合型。临床表现形式取决于非蛋白质来源和蛋白质来源的能量之间的平衡。每一种形式又可分为轻度、中度和重度三级。严重程度分级按国际标准计算体重占期望身高体重的百分比来确定(正常90%~110%;轻度85%~90%;中度75%~85%;严重<75%)。

1. 消瘦型营养不良(marasmus) 常为能量缺乏,人体测量指标值下降为主,是因近乎饥饿、蛋白质和非蛋白质营养素缺乏所致。消瘦型营养不良小儿几乎不吃食物(多因其母亲不能母乳喂养),小儿肌肉和体脂丢失,十分消瘦。

2. 低蛋白型营养不良(kwashiorkor)　该词来自非洲,意思是"第一个孩子-第二个孩子",即当第二个孩子出生后取代第一个孩子吃乳时,第一个孩子即发生 PEM,断乳的小儿喂食营养质量差(与母乳相比)的稀粥,不能生长。通常蛋白质缺乏症比能量缺乏症更明显,导致水肿,故又称为水肿型。低蛋白型营养不良儿童似比消瘦型营养不良儿童长相老,且在断乳后易患疾病。

3. 混合型营养不良(marasmic kwashiorkor)　系慢性能量缺乏及慢性或急性蛋白质丢失所致,临床兼有上述两种类型的特征。

【营养评定】

营养评定是临床营养专业人员通过膳食调查、人体组成测定、人体测量、生化检验、临床检查及综合营养评价方法等手段,对患者营养代谢和机体功能等进行全面检查与评估,以确定营养不良类型及程度,估计营养不良所致后果的危险性,用于制订营养支持计划,考虑适应证以及可能的不良反应,检测营养支持疗效。

1. 健康史　包括有无慢性消耗性疾病、手术创伤、感染等应激状态,注意摄食量的变化、体重变化,以及是否有呕吐、腹泻等消化道症状。

2. 人体测量

(1) 体重:综合反映蛋白质、能量的摄入、利用和储备情况。短期内出现的体重变化可受水钠潴留或脱水影响,故应根据患病前 3~6 个月的体重变化加以判断。当实际体重仅为标准体重 90% 以下时,即可视为体重显著下降。

☆链　接

如何推算标准体重

身高>165cm 者:标准体重(kg)=(身高−100)×0.9

身高<165cm 者:男性标准体重(kg)=(身高−105)×0.9

女性标准体重(kg)=(身高−100)×0.9

(2) 体质指数(BMI):BMI=体重(kg)/[身高(m)]^2。"中国肥胖问题工作组"提出中国成人 BMI 正常参考值为 18.5~24kg/m^2。

(3) 营养物质需要量:人体需要的能量来自于食物中的三大营养物质:糖类、脂肪和蛋白质,是生命活动的重要供能物质。营养物质中的能源物质是蛋白质、脂肪与糖类,其供能各占总能量的一定比例(表 4-1)。正常状态下,脂肪与糖类提供非蛋白质的热量,蛋

表 4-1　正常和分解状态下三大营养物质功能比例

机体状态	正常	分解状态
蛋白质	15%	25%
脂肪	25%	30%
糖类	60%	45%

白质作为人体合成代谢原料,热氮比为 517.5~602.1kJ:1g(125~150kcal:1g)。严重应激状态下,营养素供给中应增加氮量,减少热量,降低热氮比,即给予代谢支持,以防止过多热量引起的并发症。

可选择以下估计患者能量需要量。

1) 基础能量消耗:健康成年人按 Harris-Benedict 公式计算。因患者能量代谢不同于健康人,故应用 H-B 公式时应作相应校正,常用以下公式估算:

男性 BEE(kJ)=[66.5+13.7×体重(kg)+5.0×身高(cm)−6.8×年龄(岁)]×4.184

女性 BEE(kJ)=[65.1+9.56×体重(kg)+1.85×身高(cm)−4.68×年龄(岁)]×4.184

2）静息能量消耗：用代谢仪测得，能直接测定患者的实际能量消耗情况。

3）实际能量消耗：AEE＝BEE×AF×IF×TF，其中 AF 为活动因素（完全卧床 1.1；卧床加活动 1.2；正常活动 1.3），IF 手术、损伤因素（中等手术 1.1；脓毒血症 1.3；腹膜炎 1.4），TF 为发热因素（正常体温 1.0；每升高 1℃，系数增加 0.1）。

4）简易估算：根据患者性别、体重、应激情况估算。对高度应激、肥胖、多发性创伤患者，采用代谢仪测定可提供更为准确的信息（表 4-2）。

表 4-2　按患者体重及应激估计每日基本能量需要

机体状态	非应激状态	应激状态
男性	103.5~124.2kJ(25~30kal/kg)	124.2~144.9kJ(30~35kal/kg)
女性	82.8~103.5kJ(20~25kal/kg)	103.5~124.2kJ(25~30kal/kg)

（4）其他：三头肌皮褶厚度是测定体脂储备的指标，取上臂背侧肩峰与鹰嘴间距之中点，用卡钳夹住皮皱 3 秒后读数并重复 3 次取平均值。测定值若较正常值减少 24%，则存在营养不良。上臂肌围用于判断骨骼肌或体内瘦体组织群的量，上臂肌周径(cm)＝上臂周径(cm)−3.14×三头肌皮皱厚度(cm)。营养不良者此测量值会明显缩小。

3. 实验室检测

（1）内脏蛋白：包括血清清蛋白（白蛋白）、转铁蛋白及前清蛋白，是营养评定的重要指标。清蛋白浓度降低是营养不良最明显的生化特征，但清蛋白的半衰期较长(20 日)，而转铁蛋白及前白蛋白的半衰期均较短，分别为 8 日及 2 日，后者常能反映短期营养状态变化，是营养不良早期判断和评价营养支持效果的敏感指标。

（2）氮平衡：能动态反映体内蛋白质的平衡情况。如患者营养不良，则 24 小时氮的排出量大于氮的摄入量，呈持续负氮平衡状态。在正常口服饮食情况下，氮平衡计算公式为：氮平衡＝氮摄入量[静脉输入氮量或口服蛋白质(g)/6.25]−氮排出量[尿中尿素氮+4(g)]。

（3）免疫指标：营养不良时常伴有免疫功能下降。目前临床有两种测试方式。如患者营养不良，则免疫皮肤试验可见皮肤反应低下；周围血淋巴细胞计数低于 1.5×10⁹/L 常提示营养不良。

将上述检测结果与标准值比较，以判断患者的营养状态（表 4-3）。

表 4-3　患者营养状态的评定

评价指标	正常范围	轻度营养不良	中度营养不良	重度营养不良
标准体重百分率(%)	>90	81~90	60~80	<60
清蛋白(g/L)	>35	28~34	21~27	<21
转铁蛋白(g/L)	2.0~2.5	1.8~2.0	1.6~1.8	<1.6
前白蛋白(g/L)	0.18~0.45	0.14~0.16	0.10~0.14	<0.10
氮平衡(氮的克数/24 小时)	0±1	−10~−5	−15~−10	<−15
总淋巴细胞计数(×10⁹/L)	1.5	1.2~1.5	0.8~1.2	<0.8
皮肤超敏试验阳性反应(>5mm)	至少对 2 种抗原有反应	只对 1 种抗原有反应	只对 1 种抗原有反应	对抗原无反应

（三）营养支持的指征

1. 无法从胃肠道正常摄食者,如高位肠瘘、食管瘘、短肠综合征、癌肿放疗及化疗期间严重胃肠道反应等。

2. 高代谢状态者,如大面积烧伤、复杂性多发性创伤,严重感染、处于消耗状态的营养不良患者手术前后等。

3. 胃肠道需休息或吸收不良者,如溃疡性结肠炎、克罗恩病、长期腹泻等。

4. 其他特殊病例,如急性坏死性胰腺炎、急性肾衰竭、肝功能障碍等。

第二节　肠　内　营　养

肠内营养(enteral nutrition,EN)是用口服或管饲经胃肠道途径供给患者营养素的临床营养支持方法。其优点是营养物质经肠道和门静脉吸收,能很好地被机体利用,整个过程符合生理;可以维持肠黏膜细胞的正常结构,保护肠道屏障功能;无严重代谢并发症,安全、经济。因此,凡胃肠道功能正常或存在部分功能者,应首选肠内营养。

（一）适应证和禁忌证

【适应证】

1. 胃肠道功能正常　①不能正常经口进食者,如意识障碍及口腔、咽喉、食管疾病;②处于高分解状态者,如严重感染、大面积烧伤、复杂大手术后、危重患者(非胃肠道疾病);③处于慢性消耗状态者,如结核、肿瘤等;④肝、肾、肺功能不全及糖不耐受者。

2. 胃肠道功能不良　如消化道瘘、短肠综合征、急性坏死性胰腺炎等经肠外营养至病情稳定时,可逐步增加或过渡到肠内营养。

【禁忌证】

肠梗阻;消化道活动性出血;腹腔或肠道感染;严重腹泻或吸收不良;休克。

（二）肠内营养的途径

多数患者因经口摄入受限或不足而采用管饲,有经鼻插管或造瘘口途径。

1. 经鼻胃管或胃造瘘口　适用于胃肠功能良好的患者。鼻胃管多用于短期(1个月内)肠内营养支持者;胃造瘘口适用于需长期营养支持者。

2. 经鼻肠管或空肠造瘘口　适用于胃功能不良、误吸危险性较大者。鼻肠管多用于短期(1个月内)营养支持者;空肠造瘘口适用于长期营养支持者,后者可同时进行胃十二指肠减压或经口进食。

投给方法有:①一次投给,用注射器注入营养液250~400ml,每日4~6次;②间歇滴注,将营养液装入有盖的吊瓶内,缓慢注入400~500ml,滴注时间为30~60分钟,每日4~6次;③连续滴注,将全日的营养液在12~24小时持续滴入。

（三）肠内营养液的配制

1. 多聚体膳　一般是以整蛋白为主的制剂,易消化的自然食物或大分子聚合物。其蛋白质源为酪蛋白、乳清蛋白等,糖源为麦芽糖、蔗糖或糊精,脂肪源是大豆油、花生油等植物油,含有多种电解质、维生素及微量元素,通常不含乳糖。多聚体膳适用于肠道功能基本正常者,如植物人。

2. 要素膳食　是以蛋白质水解产物(短肽、氨基酸)为主的制剂,临床应用的产品有Elental(爱伦多)、Peptisorb(百普素)等。要素膳食适用于胃肠道消化功能障碍者,而仍有一定吸收能力的患者,如短肠综合征、高位消化道瘘。

近年来,肠内营养制剂的研究和发展较快,已有组件制剂或配方(如蛋白质组成、脂肪组件等),以适应患者的特殊需要;也有特殊治疗用制剂(如肝衰竭用制剂、肾病专用制剂等),以满足个性化营养支持的需要。

(四) 肠内营养的护理要点

1. 预防误吸

(1) 管道护理:①妥善固定喂养管,注意观察喂养管在体外的标记;经鼻置管者妥善固定于面颊部;造瘘口置管者采用缝线固定于腹壁;患者翻身、床上活动时防止压迫、扭曲、拉脱喂养管;②输注前确定导管的位置是否恰当,可用 pH 试纸测定抽吸液的酸碱性,必要时可借助X 线透视、摄片确定管端位置。

(2) 取合适体位:经鼻胃管或胃造瘘口途径肠内营养时,取 30°~45°半卧位有助于防止营养液反流和误吸;经鼻肠管或空肠造瘘口途径者可取随意卧位。

(3) 及时评估胃内残留量:每次输注营养液前及连续输注过程中(每隔 4 小时)抽吸并评估胃内残留量,若超过 100ml,应减慢或暂停输注,必要时遵医嘱加用胃动力药物,以防胃潴留引起反流和误吸。

(4) 加强观察:若患者突然出现呛咳、呼吸急促或咳出类似营养液的痰液时,疑有误吸可能。鼓励和刺激患者咳嗽,排出吸入物和分泌物,必要时经鼻导管或气管镜清除误吸物。

2. 提高胃肠道耐受性

(1) 加强观察:倾听患者主诉,注意有无腹泻、腹胀、恶心、呕吐等胃肠道不耐受症状。若患者出现上述不适,查明原因;针对性采取措施,如减慢速度或降低浓度;若对乳糖不耐受,应改用无乳糖配方营养制剂。

(2) 输注环节的调控:输注时注意营养液的浓度、速度及温度。①经胃管给予:开始即可用全浓度(20%~24%),滴速约 50ml/h,每日给予 500~1000ml,3~4 日逐日增加滴速至100ml/h,达到 1 日所需总量2000ml;②经空肠管给予:先用 1/4~1/2 全浓度(即等渗液),滴速宜慢(25~50ml/h),从 500~1000ml/d 开始,逐日增加滴速、浓度,5~7 日达到患者能耐受和需要的最大输入量。用肠内营养专用输注泵控制输注速度为佳。输注时保持营养液温度合适(38~40℃),室温较低时可使用恒温加热器。

(3) 防止营养液污染:配制营养液时遵守无菌操作原则;现配现用,1 次仅配 1 日量;暂不用时置于 4℃冰箱保存,使用前 0.5~1 小时取出,室温下 24 小时内用完;每日更换输注管或专用泵管。

(4) 支持治疗:伴有低蛋白血症者,遵医嘱给予清蛋白或血浆等,以减轻肠黏膜组织水肿导致腹泻。

3. 避免黏膜和皮肤损伤　经鼻置管常引起患者鼻咽部不适,可采用细软材质的喂养管,用油膏涂拭鼻腔黏膜可起润滑作用,防止鼻咽部黏膜长期受压而产生溃疡;经胃、空肠造瘘口者,保持造瘘口周围皮肤干燥、清洁,防止造瘘口周围皮肤损伤。

4. 感染性并发症的护理

(1) 吸入性肺炎:多见于鼻胃管行肠内营养发生误吸者。护理措施见本节护理措施。

(2) 急性腹膜炎:多见于经空肠造瘘口置管行肠内营养者。①加强观察:若患者突然出现腹痛、造瘘口管周围渗出或腹腔引流管引流出类似营养液的液体,应怀疑饲管移位致营养液进入游离腹腔,立即停输并报告医师,尽可能协助清除或引流出渗漏的营养液。②遵医嘱合理应用抗生素,避免继发性感染或腹腔脓肿。

5. 其他

(1) 保持喂养管通畅:每次输注前后、连续输注过程中每间隔 4 小时、特殊用药前后,均以温开水 30ml 冲洗管道,防止营养液残留堵塞管腔。喂养管通常只用于营养液的输注,如需管饲药物,务必参考药物说明书,药物经研碎、溶解后直接注入喂养管,避免与营养液混合而凝结成黏块附于管壁或堵塞管腔。

（2）代谢及效果监测:注意监测血糖或尿糖,及时发现高血糖和高渗性非酮性昏睡。记录液体出入量,监测电解质变化,防止水、电解质紊乱。定期监测肝、肾功能及内脏蛋白质,留尿测定氮平衡,进行人体测量,以评价肠内营养效果。

6. 健康教育　告知患者肠内营养的重要性和必要性,降低自行拔管的风险;指导患者和家属饮食护理的内容,保持均衡饮食;指导带喂养管出院的患者及家属掌握居家喂养和自我护理方法。

第三节　肠外营养

案例 4-1

患者,女性,70 岁,左半结肠切除术后第 4 日,禁食,胃肠减压,治疗除使用抗生素外仅每日补液 1500ml。体格检查:T 38.5℃;P 100 次/分;R 24 次/分;BP 90/60mmHg;腹平软,无压痛、反跳痛和肌紧张。实验室检查:血清白蛋白 25g/L;血红蛋白术后第 1 日 100g/L,术后第 3 日 97g/L,术后第 4 日 75g/L;粪便隐血试验(+++)。

问题:1. 护士将为该患者实施何种营养支持,为什么?

　2. 该种营养支持方式输注营养液的途径有哪些,如何选择?

肠外营养(parenteral nutrition,PN)是经静脉滴注等胃肠外途径供给患者营养素的临床支持方法。如患者所需的合理配制的各种营养素完全由肠外途径供给,就称为全肠外营养(total parenteral nutrtion,TPN)。

（一）适应证和禁忌证

【适应证】

1. 不能从胃肠道进食者,如高流量消化道瘘、食管胃肠道先天性畸形、短肠综合征、急性坏死性胰腺炎等。

2. 消化道需要休息或消化不良者,如肠道炎性疾病(溃疡性结肠炎和 Crohn 病)、长期腹泻等。

3. 处于高分解代谢状态者,如严重感染、大面积烧伤、复杂手术特别是腹部大手术后。

4. 需要改善营养状况者,如营养不良者的术前应用、放疗和化疗期间胃肠道反应重者、肝衰竭者。

【禁忌证】

1. 胃肠功能正常,适应肠内营养或 5 日内可恢复胃肠功能者。

2. 不可治愈、无存活希望、临终或不可逆昏迷患者。

3. 需急诊手术、术前不可能实施营养支持者。

4. 心血管功能或严重代谢紊乱需要控制者。

（二）肠外营养的途径

1. 输注途径　可经周围静脉或中心静脉途径给予。临床上选择 PN 途径时,考虑营养液渗透压、预计输注时间、既往静脉置管史、拟定穿刺部位的血管条件、患者疾病及凝血功能等。

（1）浅静脉营养:经周围静脉途径优点是操作简便,并发症少。通常仅适用于不超过 2

周的短期胃肠外营养,或较长期输入接近等渗的营养液。

(2)深静脉营养:经中心静脉途径优点是腔静脉管径粗、流量大和流速快,输入的液体很快能被血流稀释,对血管壁的刺激小,因而输液的浓度和速度的限制不大。长时间静脉营养,特别是输入25%高渗葡萄糖溶液,已选择经颈内静脉、颈外静脉或锁骨下静脉。

2. 输注方法

(1)全营养混合液(TNA):将 PN 各营养素配制于3L塑料袋中,又称全合一(all in one,AIO)营养液。其优点是:①以较佳的热氮比和多种营养成分同时进入体内,增加节氮效果,降低代谢并发症发生率;②混合后液体的渗透压降低,使经外周静脉输注成为可能;③单位时间内脂肪乳剂输入量大大低于单瓶输注,可避免因脂肪乳剂输注过快引起的不良反应;④使用过程中无需排气及更换输液瓶,简化了输注步骤;⑤全封闭的输注系统减少了污染和空气栓塞的机会。目前,已有将 TNA 制成两腔或三腔袋的产品,腔内分装氨基酸、葡萄糖和脂肪乳剂,有隔膜将各成分分开,临用前手加压即可撕开隔膜,使各成分立即混合。

(2)单瓶输注:不具备 TNA 输注条件时可采用单瓶输注。但由于各营养素非同步输入,不利于所供营养素的有效利用。

(三)肠外营养液的配制

1. 葡萄糖　是 PN 主要的非蛋白质能源物质,常用10%、25%、50%葡萄糖溶液。25%、50%葡萄糖溶液渗透压大,对静脉壁刺激大,不宜从周围静脉输入。葡萄糖代谢依赖于胰岛素、对糖尿病和手术创伤致胰岛素不足的患者必须补充外源性胰岛素。一般每8~10g 葡萄糖给予1U 胰岛素(可从 10g:1U 左右开始,再按血糖、尿糖的监测结果调整胰岛素剂量)。

2. 脂肪乳剂　是 PN 的另一种重要能源,提供能量(含热量高)、生物合成的碳原子及必需脂肪酸,维持人体脂肪组织恒定,脂肪乳剂大多制成等渗液,特别适用于外周静脉营养。乳剂能量密度大,10%脂肪乳剂溶液含热量 4.18kJ/ml,但注意输注速度不宜过快,先从 1ml/min 开始(<0.2g/min)。临床多用 16~20 个 C 原子组成的 10% 长链脂肪乳剂(LCT)1000ml 可产热 4600kJ;6~13 个 C 原子组成的中链脂肪酸(MCT),易透过血-脑屏障,向脑的肌组织供能。临床上对于危重患者、肝功能不全者常选用中或长链脂肪乳剂混合液。此外,新型脂肪乳剂,如含有橄榄油或鱼油的脂肪乳剂对维护机体免疫功能、减少炎症反应和血栓形成等有一定临床效果。

3. 复方氨基酸　是 PN 的唯一氮源,正常机体氨基酸需要量为 0.8~1.0g/(kg·d),应激、创伤时需要量增加,可按 1.2~1.5g/(kg·d)供给。复方氨基酸溶液有平衡型及特殊型两类:①平衡氨基酸溶液含有 8 种必需氨基酸及 8~12 种非必需氨基酸,其组成比例符合正常机体代谢需要,适用于大多数患者;②特殊氨基酸溶液配方系针对某一疾病的代谢特点设计,兼有营养和治疗双重作用,如用于肝病的制剂中支链氨基酸含量较多,而芳香氨基酸含量较少;用于肾病的制剂中 8 种必需氨基酸含量较多,非必需氨基酸较少。

4. 电解质　肠外营养时需补充钾、钠、氯、钙、镁及磷。常用制剂有 10%氯化钾、10%氯化钠、10%葡萄糖酸钙、25%硫酸镁等,有机磷制剂为甘油磷酸钠,含磷 1mmol/ml。

5. 维生素　常用制剂有水溶性维生素及脂溶性维生素。前者在体内无储存,因此 PN 时应每日给予;后者在体内有一定储备,禁食时间超过 2 周才需补充。

6. 微量元素　复方微量元素静脉用制剂,含人体所需锌、铜、锰、铁、铬、钼、硒、氟和碘 9 种元素。短期禁食者可不予补充,TPN 超过 2 周时应静脉给予微量元素。

(四)肠外营养的护理要点

1. 合理配制及输注　营养液每日在无菌环境下配置,储存于4℃冰箱内备用。如存放超过 24 小时,不宜使用。每日可取残余营养液 3ml 做细菌学检查。

合理安排输液顺序和控制输注速度:①对已有缺水者,先补充部分平衡盐溶液;已有电解质紊乱者,先予纠正;②为适应人体代谢能力并充分利用输入的营养素,TNA 输注不超过200ml/h,并保持连续性,不可突然大幅度改变输液速度;③根据患者 24 小时液体出入量,合理补液,维持水、电解质和酸碱平衡。

2. 静脉导管的护理

(1) TPN 导管处严禁输入其他液体、药物及输血,也不可在此采血标本或测中心静脉压,以免导管堵塞或污染。每日以 0.01% 肝素盐水 20ml 冲洗,以保持管道通畅。

(2) 每隔 12~24 小时在无菌操作下更换与静脉导管相连接的输液管及输液瓶 1 次;输液装置各连接部分应紧接牢固,用碘伏消毒后包裹无菌纱布;输液瓶进气孔应有空气过滤装置以过滤空气。

(3) 每日无菌操作下更换 1 次插管部位的敷料,敷料四周以医用胶带密封。注意观察局部皮肤有无红肿、渗液等感染征象。

(4) 保持 24 小时持续点滴,注意防止液体中断、走空或接管脱落,否则可能造成空气栓塞。

3. 定期检测和评价 PN 最初 3 日监测血清电解质、血糖水平,3 日后视稳定情况每周测1~2 次。血清清蛋白、转铁蛋白、前清蛋白、淋巴细胞计数等营养指标及肝肾功能测定每 1~2周 1 次,每周称体重,有条件时进行氮平衡测定,以评价营养支持效果。

4. 并发症的观察和护理

(1) 技术性并发症:与中心静脉插管或留置有关,静脉穿刺插管后,重点注意患者的呼吸、循环、中枢神经系统症状,穿刺后易致气胸、血管损伤、胸导管损伤、空气栓塞、导管移位等。① 气胸:患者出现胸痛、呼吸困难,患侧呼吸音减弱,X 线气胸征。处理:穿刺抽气,胸腔闭式引流、给氧。②血管损伤:局部出血或血肿形成。处理:退出穿刺针,压迫止血。③胸导管损伤:见于左锁骨下静脉穿刺,见有清亮淋巴液渗出。处理:退出针头、拔除导管,少数需手术处理。④空气栓塞:患者呼吸困难,可致死,是最严重的并发症。一旦发现,后果严重,甚至导致死亡。处理:立即左侧卧位,气管插管、给氧或人工呼吸机辅助呼吸。⑤导管移位:常为置管后导管固定不妥所致,故静脉穿刺置管成功后必须妥善固定导管。一旦发现导管移位,应立即停止输液、拔管和局部处理。

(2) 感染性并发症

1) 导管性脓毒症:与输入液污染、插管处皮肤感染或其他感染部位的病原菌经血行种植于导管有关。护理措施:①导管护理,穿刺 24 小时后消毒置管口皮肤,更换透明敷贴并注明时间,以后每周更换 2 次,局部有异常时及时消毒和更换敷贴。每日更换输液管,遵守无菌操作原则。②严密观察,观察患者有无发热、寒战,局部穿刺部位有无红肿、渗出等。怀疑出现导管性脓毒症者,应做营养液细菌培养及血培养;更换输液袋及输液管;观察 8 小时后仍不退热者,拔除中心静脉导管,导管端送培养。24 小时后仍不退热者,遵医嘱用抗生素。③规范配制和使用 TNA,配制过程由专人负责,在层流环境、按无菌操作技术要求进行;配制过程符合规定的程序,按医嘱将各种营养素均匀混合,添加电解质、微量元素等时注意配伍禁忌,保证混合液中营养素的理化性质保持在正常状态;营养液现配现用,不得加入抗生素、激素、升压药等;TNA 液在 24 小时内输完,暂时不用者保存于 4℃冰箱内,输注前 0.5~1 小时取出置室温下复温后再输。④防止管腔堵塞,中心静脉导管不可用于输注血品、抽血及测压;保持滴注通畅,防止回血凝固致导管堵塞;采用正压封管技术,保持管腔通畅。

2) 肠源性感染:长期 TPN 时肠道缺少食物刺激而影响胃肠激素分泌、体内谷氨酰胺缺乏等引起肠黏膜萎缩、肠屏障功能减退、肠内细菌和内毒素移位有关。因此,当患者胃肠功能恢复,尽早开始肠内营养。

(3)代谢紊乱

1)高血糖和高渗性非酮性昏迷:较常见。与外科应激患者对葡萄糖的耐受力及利用率降低、输入葡萄糖浓度过高、速度过快有关。当血糖浓度超过40mmol/L可致高渗性非酮性昏迷。患者主要表现为血糖异常升高、渗透性利尿、脱水、电解质紊乱、神志改变等。因此,葡萄糖的输入速度应小于5mg/(kg·min)。一旦血糖异常升高,立即报告医师,停止输葡萄糖溶液或含大量糖的营养液;输入低渗或等渗盐水以纠正高渗环境,加用适量胰岛素以降低血糖;但应避免血浆渗透压下降过快引发急性脑水肿。

2)低血糖:外源性胰岛素用量过大或高浓度葡萄糖输入时,促使机体持续释放胰岛素,若突然停止输葡萄糖后可出现低血糖。因很少单独输注高浓度葡萄糖液,此类并发症已少见。患者主要表现为脉搏加速、面色苍白、四肢湿冷和低血糖性休克。一旦发生应协助医师处理,推注或输注葡萄糖溶液。

3)脂肪代谢紊乱:长期肠外营养,若营养液内不含脂肪,则可发生必需脂肪酸缺乏症,故应每日补充脂肪乳剂作为供能物质之一,至少每周输2次,每次50g。但是长期超量输入脂肪乳剂和葡萄糖,因其不能被完全利用,可引起肝脂肪变性。

(4)肝功能异常:主要原因是葡萄糖超负荷引起肝脂肪变性,其他相关因素包括必需脂肪酸缺乏、长期TPN时肠道缺少食物刺激、体内谷氨酰胺大量消耗,以及肠黏膜屏障功能降低、内毒素移位等。表现为转氨酶升高、碱性磷酸酶升高、高胆红素血症等。通过有效地控制感染,特别是腹腔感染,降低TPN配方中非蛋白能量;减少糖的供给;尽可能恢复肠道营养;给予外源性缩胆素(CCK),补充腺苷蛋氨酸。

(5)血栓性静脉炎:多发生于经外周静脉输注营养液时。主要原因:①化学性损伤,静脉管径细小时,血流缓慢,输入的高渗营养液不能得到有效稀释,导致血管内皮受损;②机械性损伤,静脉穿刺针或留置的导管对血管壁的碰触刺激引起损伤。一般经局部湿热敷、更换输液部位或外涂经皮吸收的抗凝消炎软膏后可逐步消退。

5. 健康教育 告知患者及家属合理输注营养液及控制输注速度的重要性,不能自行调节速度;告知保护静脉导管的方法,避免翻身、活动、更衣时导管脱出;当患者胃肠功能恢复或允许进食情况下,鼓励患者经口进食或行肠内营养;制订饮食计划,直到均衡营养,定期到医院复诊。

案例 4-1 分析

1. 应对该患者实施肠外营养支持。主要依据:①该患者血清清蛋白25g/L,属严重营养不良;②为术后禁食期,每日仅补液1500ml,系摄入不足;③血红蛋白进行性下降且粪便隐血试验(+++),提示患者存在消化道活动性出血,此为肠内营养支持的禁忌证。故该患者应首选肠外营养支持。

2. 肠外营养液输注的途径包括周围静脉和中心静脉两个途径,其选择需视病情、营养支持时间、营养液组成、输液量及护理条件等而定。当短期(<2周)、部分补充营养或中心静脉置管和护理有困难时,可经周围静脉输注;但当长期、全量补充时则以选择中心静脉途径为宜。

目 标 检 测

A₁/A₂型题

1. 消瘦型营养不良患者主要缺乏( )

  A. 蛋白质   B. 能量

C. 维生素   D. 矿物质

E. 微量元素

2. 下列有关营养支持的叙述正确的是( )

A. 营养支持仅提供能量

B. 营养支持仅提供蛋白质

C. 营养支持仅提供能量和蛋白质

D. 营养支持仅涉及营养素的代谢调理、免疫作用

E. 营养支持为患者提供能量及蛋白质,还涉及营养支持、代谢调理、药理和免疫作用

3. 下列适宜选用肠内营养支持的患者为(　　)

　　A. 麻痹性肠梗阻

　　B. 食管静脉曲张出血期

　　C. 克罗恩病,腹泻>10 次/日

　　D. 大面积烧伤休克期

　　E. 短肠综合征术后稳定期

4. 关于手术前后患者营养补充途径的选择不正确的是(　　)

　　A. 消化道功能正常者,以口服为主

　　B. 昏迷或不能进食的患者可用管饲

　　C. 结肠手术前准备患者可用要素饮食

　　D. 对口服或管饲有困难的营养不良患者采用 PN

　　E. 手术后患者应提倡早期给予肠外营养支持

5. 为实施肠外营养而进行静脉穿刺置管时,不可能出现的并发症有(　　)

　　A. 气胸　　　　　　　B. 血管损伤

　　C. 胸导管损伤　　　　D. 空气栓塞

　　E. 非酮性高渗性高血糖性昏迷

6. 营养支持的指征有(　　)

　　A. 血清白蛋白水平 34g/L

　　B. 具营养不良风险或可能发生手术并发症的高危患者

　　C. 近期体重下降大于正常体重的 5%

　　D. 体重<50kg

　　E. 3 日以上不能正常进食

7. 下述关于肠内营养输注途径和方式的描述,正确的是(　　)

　　A. 首选经管饲途径给予

　　B. 鼻胃管途径多用于需长期肠内营养支持者

　　C. 空肠造瘘途径适用于需短期肠内营养支持者

　　D. 对喂养管尖端位于胃内的患者可用分次输注方法

　　E. 胃肠道功能和耐受性均较差的患者不适合连续输注

8. 关于预防肠内营养时喂养管阻塞的措施中不要的是(　　)

A. 营养液需快速输注,以免黏附于管壁

B. 输注前后用 30ml 温开水冲洗喂养管

C. 营养液过于黏稠时可根据情况适当稀释或用输液泵动力输注

D. 若需经喂养管给药,药丸必须经研碎、溶解后再注入

E. 特殊用药前后应冲洗喂养管

9. 患者,女性,80 岁,胃大部切除术后,腹胀明显,禁食,肺部感染,需肠外营养支持,选择肠外营养输注途径(即经中心静脉还是周围静脉时),最主要的决定因素是(　　)

　　A. 患者的基础疾病

　　B. 病房的护理条件

　　C. 患者的依从性

　　D. 患者的经济条件

　　E. 肠外营养支持的量和时间(日)

10. 患者,女性,65 岁,入院行结肠癌姑息切除术,术中置空肠造瘘管,术后第 3 日自造瘘管给予肠内营养制剂(500ml/d)后不久,患者主诉腹部出现疼挛性疼痛,随之腹泻,考虑为肠内营养液温度过低所致,为避免此并发症应(　　)

　　A. 在输注管远端自管外加热营养液,温度控制在 37℃左右

　　B. 在输注管远端自管外加热营养液,温度控制在 65℃左右

　　C. 在输注管近端自管外加热营养液,温度控制在 37℃左右

　　D. 在输注管近端自管外加热营养液,温度控制在 65℃左右

　　E. 先将肠内营养制剂连瓶加热到 65℃再输注

A_3/A_4型题

(11~13 题共用题干)

　　患者,男性,72 岁,脑梗死后 1 周,消瘦,嗜睡状态,进流质饮食,但进食即出现呛咳,除经静脉予 10% 葡萄糖溶液 1000ml/d 外未用任何营养制剂。血生化检查:清蛋白 26g/L。无消化道出血和肠道严重感染;既往除高血压外无其他疾病史。

11. 根据其血清清蛋白水平,患者的营养状况属于(　　)

　　A. 正常　　　　　　　B. 轻度营养不良

　　C. 中度营养不良　　　D. 重度营养不良

　　E. 极重度营养不良

12. 此时对患者的营养支持应首选(　　)

　　A. 肠外营养支持

　　B. 肠内营养支持

C. 肠外营养+肠内营养,但以肠外营养为主

D. 先治疗原发病再考虑进行营养支持

E. 静脉补充能量即可

13. 营养支持时首选的给予途径是(   )

A. 周围静脉   B. 中心静脉

C. 空肠造瘘   D. 鼻胃管或鼻肠管

E. 口服

(14~16 题共用题干)

患者,男性,60 岁,食管癌术后,因鼻肠管滑脱而改行肠外营养支持,经周围静脉输注;TNA,每日2000ml,数日后输注部位见长条索状红肿、触感硬,并有触痛。

14. 应首先考虑为(   )

A. 血栓性浅静脉炎

B. 血栓性深静脉炎

C. 过敏性荨麻疹

D. 局部蜂窝织炎

E. 局部静脉曲张

15. 最可能的原因是(   )

A. 输液的静脉管径过粗

B. 深静脉瓣膜功能不全

C. 营养液过敏

D. 全身或局部感染

E. 营养液渗透压过高

16. 处理原则包括(   )

A. 立即给予抗生素抗感染

B. 外涂消炎软膏后继续原位输液

C. 立即给予抗过敏药物

D. 停止经该静脉途径输液,并局部湿热敷

E. 以上都是

(沈　凤)

第五章 麻醉患者的护理

第一节 麻醉概述

临床麻醉的基本任务是消除手术所致的疼痛和不适感觉,保障手术患者的安全,并为手术创造良好的工作条件。麻醉作用的产生主要是利用麻醉药对神经系统抑制的结果。

通过麻醉药的作用使中枢神经系统抑制,患者的意识和痛觉消失,肌肉松弛,反射活动减弱称全身麻醉;麻醉药作用于周围神经系统某一(或某些)神经时,只产生躯体相应区域的疼痛消失,运动出现障碍,但患者意识清醒称局部麻醉。为方便学生了解麻醉技术操作的特点,以便于在以后工作中更好地完成对麻醉患者的护理工作,现分别列出以下各种具体的麻醉方法(表5-1)。

考点:全身麻醉与局部麻醉的区别

表 5-1 麻醉方法分类

分类	方法	抑制部位	备注
全身麻醉	吸入麻醉	中枢神经系统	常用
	静脉麻醉	中枢神经系统	常用
	肌内注射麻醉	中枢神经系统	用作基础麻醉
局部麻醉	蛛网膜下隙阻滞(腰麻)	蛛网膜下隙神经根	常用
	硬膜外隙阻滞	硬膜外隙脊神经	常用
	神经丛阻滞	神经丛	以臂丛神经阻滞最常见
	神经干阻滞	神经干	以眶下神经、下颌神经、股神经、坐骨神经等组织较常见
	局部浸润麻醉	手术野神经末梢	常用(习称"局麻")
	表面麻醉	黏膜下神经末梢	主要用于五官科手术

第二节 麻醉前患者的护理

案例 5-1

患者,男性,50 岁,无吸烟史和肺部疾病史,拟行全麻下行肠道手术。术前 1 日患者禁食 12 小时,禁饮水 4 小时,并给予术前常规用药。

问题:1. 该患者术前禁食、禁水的目的是什么?

2. 手术麻醉前用药的目的是什么?

麻醉前的护理是麻醉患者护理工作的开始,也是麻醉患者工作的重要环节之一。加强麻醉的护理工作,对于保证患者麻醉期间的安全性、提高患者对麻醉和手术的耐受力、减少麻醉后并发症等都具有重要的意义。

(一)护理评估

1. 健康史

(1)病史:了解患者既往有无中枢神经系统、心血管系统及呼吸系统疾病,有无脊柱畸形或骨折,有无腰椎间盘突出、腰部皮肤感染病灶、静脉炎等。

（2）麻醉及手术史：既往是否接受过麻醉与手术,如果有应详细询问当时所用麻醉药物、麻醉方法及围术期的有关情况。

（3）用药史：详细了解患者近期是否应用强心剂、利尿剂、降血压药、降血糖药、镇静剂、镇痛剂、抗生素及激素等。如曾应用,要进一步询问用药时间、所用剂量及药物反应等。有无药物、食物等过敏史,如果有,应进一步询问。

（4）家族史：了解患者有无家族遗传性疾病。

（5）个人史：包括工作经历、饮食习惯、烟酒嗜好,以及有无药物成瘾等。

2. 身体状况

（1）重点观察患者的生命体征及营养状况；牙齿有无缺失或松动,有无义齿,注意患者有无贫血、发绀、发热、脱水等症状；肺部有无疾病及胸片证实的肺部异常；心电图有无异常。神志清醒者还应详细询问患者的近期体重变化情况,以便对患者麻醉和手术的耐受力做出初步诊断。

（2）麻醉手术风险评估

1）麻醉前准备的主要目的是使患者术前尽可能处于最佳状态,麻醉前对患者的估计经常考虑两个问题：①患者是否在最佳身体状态下接受麻醉；②手术给患者健康带来的好处是否大于因并存疾病所致的麻醉手术的风险。

2）可能导致手术患者术后并发症和死亡率增高的危险性因素。

3. 心理社会状况   了解患者对疾病、手术方式、麻醉方式的认知程度及其对术前准备、护理配合和术后康复知识的了解程度。麻醉前对患者进行与麻醉和手术相关事项的解释说明,安慰并鼓励患者,减缓其恐惧、焦虑的紧张情绪,取得信任和配合,确保麻醉与手术的顺利实施。

（二）主要护理诊断及合作性问题

1. 恐惧/焦虑   与对手术室环境陌生、缺乏对手术和麻醉的了解有关。

2. 知识缺乏   缺乏有关麻醉及麻醉配合知识。

（三）护理措施

1. 禁食水   麻醉前应常规禁食12小时,禁水4~6小时,以减少术中、术后误吸导致窒息的危险性；急诊手术的患者,只要手术时间允许,也应尽量准备充分；饱食后的急诊手术患者,可以考虑局部麻醉方式；手术必须全麻者,则应清醒插管,主动控制气道,避免引起麻醉后误吸。

考点：麻醉前胃肠道的准备

2. 局麻药过敏试验   普鲁卡因、丁卡因等能与血浆蛋白结合产生抗原或半抗原,可发生过敏反应。目前规定普鲁卡因使用前应常规做皮肤过敏试验。

3. 麻醉前用药   麻醉前用药（表5-2）是为了稳定患者情绪,确保麻醉顺利实施。另外,麻醉前用药还可以减少麻醉药用量,减轻麻醉药的毒副反应。临床工作中,常根据患者护理评估结果、患者病情、手术方案、拟用麻醉药及麻醉方法等确定麻醉前用药的种类、剂量、用药途径和用药时间。一般根据医嘱,多在术前30~60分钟应用。

考点：麻醉前用药的目的

表 5-2   麻醉前用药

药物类型	药名	作用	用法和用量（成人）
镇静安定药	地西泮	安定镇静、催眠、抗焦虑、抗惊厥	肌内注射 5~10mg
	咪达唑仑		肌内注射 0.04~0.08mg/kg
催眠药	苯巴比妥	镇静、催眠、抗焦虑	肌内注射 0.1~0.2g
镇痛药	吗啡	镇痛、镇静	肌内注射 0.1mg/kg
	哌替啶		肌内注射 1mg/kg
抗胆碱药	阿托品	抑制腺体分泌,解除平滑肌	肌内注射 0.01~0.02mg/kg
	东莨菪碱	痉挛和迷走神经兴奋	肌内注射 0.2~0.6mg

（四）健康教育

1. 术前向患者详细讲解麻醉方法和手术进程,减轻患者的陌生与恐惧感。

2. 指导患者自我控制情绪,保持精神愉快、情绪稳定。

3. 介绍有关疾病术后并发症的表现和预防方法,争取患者合作。协助患者合理安排休息与活动,鼓励患者尽可能生活自理,促进康复。

案例 5-1 分析

1. 防止患者在麻醉中因呕吐引起窒息。

2. 消除患者紧张焦虑;提高患者疼痛痛阈;抑制呼吸道腺体分泌功能;抑制手术或麻醉引起的不良反应。

第三节　各类麻醉患者的护理

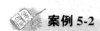 **案例 5-2**

患者,女性,48 岁,腰麻下行"子宫肌瘤切除术"后 3 日出现头痛,自述抬头或坐起时头痛加重,平卧后减轻或消失。患者意识清醒,T 37.8℃,P 88 次/分,R 20 次/分,BP 130/80mmHg。体格检查:瞳孔等大、等圆。脑电图检查未发现异常。

问题:1. 引起该患者头痛最可能的原因是什么?

2. 应采取什么措施预防其头痛的发生?

3. 应采取什么措施缓解其头痛?

一、局部麻醉

局部麻醉简称局麻,是指导患者神志清醒,身体某一区域感觉神经传导功能暂时被可逆性阻断,运动神经可能被部分阻断或保持完好。局麻种类较多,用途广泛是临床上常用的麻醉方式。

（一）常用局麻药

1. **根据化学结构的不同分类**　可分为酯类和酰胺类。临床常用的酯类局麻药有普鲁卡因、氯普鲁卡因、丁卡因和可卡因等。酰胺类局麻药有利多卡因、布比卡因、依替卡因和罗哌卡因等。酯类局麻药在血浆内水解或被胆碱酯酶分解,产生的对氨基化合物可形成半抗原,可引起过敏反应而导致少数患者出现过敏反应症状。而酰胺类局麻药引起过敏反应的极为罕见,因此在做麻醉药物过敏试验时首选酯类局麻药中的普鲁卡因作为皮试液。

2. **根据局麻药作用维持时间分类**　可分为短效局麻药、中效局麻药和长效局麻药。一般将作用时间短的普鲁卡因和氯普鲁卡因称为短效局麻药,作用时间稍长的利多卡因称为中效局麻药,作用时间长的布比卡因、丁卡因称为长效局麻药。

（二）常用局部麻醉方法

局部麻醉分为表面麻醉、局部浸润麻醉、区域阻滞、神经阻滞麻醉和椎管内麻醉。

1. **表面麻醉**　将渗透性能强的麻醉药与局部黏膜接触,穿透黏膜作用于神经末梢而产生的局部麻醉作用称为表面麻醉。一般眼部的表面麻醉多采用滴入法,鼻腔内黏膜常采用棉片浸药填敷法,咽及气管内黏膜用喷雾法,尿道内黏膜表面麻醉用灌入法。

2. 局部浸润麻醉　沿手术切口线分层注射局麻药,阻滞组织中的神经末梢称为局部浸润麻醉(图5-1)。本法是临床上用途最广的局部麻醉方法。最常用的是普鲁卡因,普鲁卡因过敏的患者可选用利多卡因或布比卡因。操作方法:穿刺针经皮丘刺入,分层注药。注射局麻药液时应加压,使其在组织内形成张力性浸润,达到与神经末梢广泛接触,以增强麻醉效果。

3. 区域阻滞麻醉　围绕手术区四周和底部注射局麻药,以阻滞进入手术区的神经干和神经末梢,称为区域阻滞麻醉(图5-2)。区域阻滞常用的麻醉药、操作要点及注意事项与局部浸润麻醉相同,但不是沿切口注射局麻药,而是环绕被切除的组织(如小囊肿、肿块活检等)做包围注射。

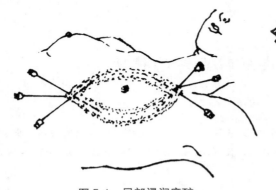

图5-1　局部浸润麻醉

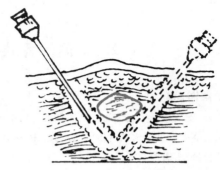

图5-2　区域阻滞麻醉

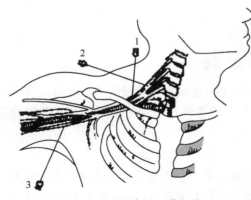

图5-3　臂丛神经阻滞麻醉

1. 锁骨上径路;2. 肌间沟径路;3. 腋路

4. 神经阻滞麻醉　指将麻醉药注射于神经/神经节组织内或注射于神经/神经节的周围,使麻醉药渗入神经组织的麻醉方法(图5-3)。

(三)局部麻醉患者的护理

1. 护理评估　麻醉期间和麻醉后重点应评估有无局麻药的毒性反应和过敏反应。

(1)了解患者有无局麻手术史,是否发生过麻醉药物过敏和麻醉药物中毒等情况。

(2)了解心、肝、肾功能情况,估计患者对局麻药物的耐受力,是否可用肾上腺素。

(3)麻醉药毒性反应的原因和表现:局麻药吸收入血后,单位时间内血中局麻药浓度超过机体耐受剂量就可发生毒性反应,严重者可致死。常见原因:①药液浓度过高;②用量过大;③药液误注入血管;④局部组织血运丰富,吸收过快;⑤患者体质差,对局麻药耐受力低或有严重肝功能受损,局麻药代谢功能障碍,血药浓度升高;⑥药物间相互影响使毒性增高,如普鲁卡因和琥珀胆碱都由血内同一种酶分解,两者同时使用,普鲁卡因的分解减少就容易中毒。

考点: 麻醉药毒性反应的原因

毒性反应主要见于普鲁卡因中毒。患者中枢神经核交感神经兴奋,表现为精神紧张,出冷汗、呼吸急促,心率增快。严重者有谵妄、狂躁、肌肉震颤、血压升高,甚至意识丧失、惊厥、发绀、心律失常,患者常惊厥不止,可发生窒息而心跳停止。

(4)局麻药物的过敏反应:在使用很少量局麻药后,可发生过敏反应,即出现荨麻疹、喉头水肿、支气管痉挛、低血压及血管神经性水肿等,严重者可发生过敏性休克而死亡。

2. 主要护理诊断及合作性问题

(1)心排血量减少 与局麻药中毒或过敏有关。

(2)低效性呼吸状态 与局麻药中毒或过敏有关。

(3)焦虑/恐惧 与担心会出现麻醉意外或麻醉产生后遗症有关。

(4)知识缺乏 缺乏麻醉相关知识及麻醉出现不良反应的认知。

3. 护理措施

(1)麻醉前用药:常规应用苯巴比妥钠,因其有镇静和预防局麻药中毒的作用。

(2)麻醉药物皮肤过敏试验:酯类麻醉药使用前需做皮肤过敏试验,皮肤阳性或有过敏史者,宜改用利多卡因或其他麻醉方法。 **考点:**麻醉药毒性反应的护理及预防

(3)局麻药毒性反应的护理:立即停止用药;确保呼吸道通畅并吸氧;一般兴奋型患者,可用地西泮 0.1mg/kg,气管内插管,人工呼吸;抑制型患者以面罩给氧,机械人工呼吸,静脉输液加适当血管收缩剂(如麻黄碱、间羟胺)以维持循环功能;如发生呼吸心跳停止,立即进行心肺复苏。

(4)局麻药毒性反应的预防:①麻醉前应用巴比妥类、地西泮、抗组胺类药物,可预防或减轻毒性反应;②限量用药,一次用量普鲁卡因不超过 1g,利多卡因不超过 0.4g,丁卡因不超过 0.1g;③注药前均须回抽,以防注入血管;④在每 100ml 局麻药中加入 0.1% 肾上腺素 0.3ml,可减慢局麻药的吸收,减少毒性反应的发生,并能延长麻醉时间。指(趾)和阴茎神经阻滞、高血压、心脏病、老年患者忌用肾上腺素。

(5)过敏反应的护理:一旦发生过敏反应立即抗过敏处理,对严重患者的抢救应立即静脉注射肾上腺素 0.2~0.5mg,然后给予糖皮质激素和抗组胺药物。

二、椎管内麻醉

椎管内有两个可用于麻醉的腔隙,即蛛网膜下隙和硬脊膜外隙,将局麻药注入上述腔隙中即能产生部位麻醉称为椎管内麻醉,常分为蛛网膜下隙阻滞(简称腰麻)和硬脊膜外隙阻滞。椎管内麻醉属于局部麻醉,患者神志清醒,镇痛效果确切,肌松弛良好(图5-4)。

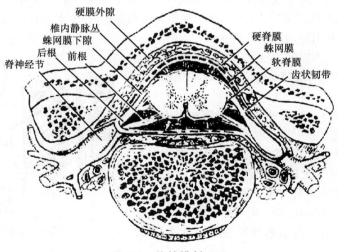

图 5-4 椎管横断面图

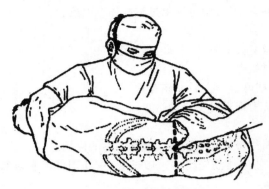

图 5-5　腰麻体位与穿刺点

（一）蛛网膜下隙阻滞麻醉

将局部麻醉药注入蛛网膜下隙,使脊神经根、神经节及脊髓表面部分产生不同程度的阻滞,称为蛛网膜下隙阻滞麻醉,简称腰麻。主要作用部位在脊神经发根的前根和后根(图 5-5)。

1. **给药方式**　患者侧卧位,患侧在下位,背部与手术台的边缘平齐,双手抱膝,脊椎尽量弯曲,使腰椎棘突间隙增宽,利于穿刺。穿刺点选择在第 3~4 或 4~5 腰椎棘突间隙,使用重比重溶液,注射药物时穿刺针斜面向下,可使患侧阻滞平面高于健侧,且作用时间也长于健侧。

2. **麻醉前用药**　蛛网膜下隙阻滞麻醉前用药不宜过重,用量不宜过大,应使患者保持清醒状态,利于进行阻滞平面的调节。麻醉前晚常规口服巴比妥类药,如苯巴比妥 0.06g。麻醉前 1 小时肌内注射地西泮 10mg(成人量),阿托品或东莨菪碱可不用或少用,以免患者术中口干不适。

3. **常用麻醉药**　蛛网膜下隙阻滞常用的局麻药有普鲁卡因、丁卡因、利多卡因和罗哌卡因。

4. **影响蛛网膜下隙阻滞平面的因素**　影响蛛网膜下隙阻滞平面的因素很多,如穿刺间隙高低、患者体位、年龄、腹内压、体温、麻醉药的性质、剂量、浓度、容量、比重、注药速度及针尖斜面方向等。

（二）硬脊膜外隙阻滞麻醉

硬脊膜外隙阻滞麻醉也称硬膜外阻滞或硬膜外麻醉,是指将局麻药注入硬膜外间隙,阻滞脊神经根,使其支配区域产生暂时性麻痹的麻醉方法。理论上讲,硬脊膜外阻滞可适用于除头部以外的任何手术,给药方式可有单次法和连续法两种。

1. **常用麻醉药**　用于硬脊膜外阻滞的局麻药应该具备穿透性和弥散性强、毒副反应小、起效时间短、作用时间长等特点,临床最为常用的是利多卡因、丁卡因和布比卡因。

2. **影响硬膜外阻滞的因素**

(1) 药物容量和注药速度:药物容量越大,注射速度越快,其阻滞平面及范围越广。分次间隔给药可增强阻滞效果。

(2) 导管位置和方向(图 5-6):导管向头端插入时,药物易向头端扩散;向尾端插入时,多向尾端扩散;导管偏于一侧,可出现单侧麻醉。但最终决定药物扩散方向的仍是导管口所在位置。

(3) 妊娠:妊娠后期由于下腔静脉受压,硬膜外间隙静脉充盈,间隙相对变小,用药量减少。

(4) 低凝状态:容易引起硬膜外隙出血、硬膜外隙血肿。

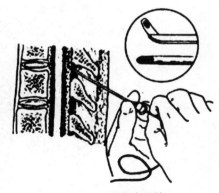

图 5-6　硬膜外置管

（三）椎管内麻醉患者的护理

1. 麻醉中的护理　主要由麻醉医师负责,巡回护理人员做好以下配合工作:事先准备好腰麻或硬膜外麻醉器械包;协助麻醉师摆好患者麻醉体位,并保护好患者预防麻醉操作中患者坠床等危险(图5-5);协助麻醉师做好病情观察及麻醉意外的抢救工作;执行医嘱,如输液、用药等。

考点:椎管内麻醉并发症的防治及护理

2. 麻醉后并发症防治及护理　严密监测生命体征变化,每15~30分钟测量血压、脉搏、呼吸,做好记录,待病情稳定后可适当延长监测间隔时间;继续输液,连接和妥善固定好各种引流导管;注意患者的尿量、各种引流量、体温及肢体的感觉和运动情况;注意有无恶心、呕吐、尿潴留、头痛及穿刺处疼痛等。若发现异常,应及时向医师汇报,并做相应处理。其相关并发症如下。

（1）血压下降:由于使麻醉区域交感神经阻滞,周围血管扩张,回心血量减少,患者表现有血压下降。血压降低的幅度与麻醉范围及患者身体状况密切相关。交感神经被阻滞,迷走神经兴奋增强,加上内脏牵拉反应等,都可致心率减慢或心动过缓。

（2）头痛:腰麻后头痛,其原因是多次穿刺或穿刺针太粗使穿刺孔较大,脑脊液不断从穿刺孔漏至硬膜外隙,致颅内压下降,颅内血管扩张而引起血管性头痛。蛛网膜下隙出血、某些麻醉药品或消毒时的碘酊随针带入脑脊液等,也可刺激脑膜而引起头痛。腰麻后头痛多在手术后1~2日开始,第3日最剧烈,可持续10~14日。14日后往往不治自愈。头痛部位不定,但枕部最多,顶部和额部次之。头痛的特点是坐起时加剧,平卧后减轻。椎管内麻醉手术后,应将患者常规去枕平卧6~8小时,预防头痛,为患者解释头痛原因,做好心理护理。

（3）呼吸抑制:腰麻平面过高、高位硬膜外麻醉时局麻药浓度过高或用量过大,可抑制呼吸肌运动功能,患者可出现胸闷气短、咳嗽及说话无力、发绀等。如果硬膜外阻滞穿刺时不慎刺破硬脊膜而未被发现,并将麻醉药全部或大部分注入蛛网膜下隙,即可导致全脊髓麻醉(是硬膜外麻醉中最严重的并发症)。表现为注射后几分钟内患者出现进行性呼吸困难,继而呼吸停止,血压下降,意识消失,甚至呼吸、心搏骤停。术后有呼吸减弱或呼吸困难者,应继续吸氧或气管插管、人工呼吸等。若麻醉中辅助药物应用过多或用量过大,术后尚未苏醒者,应将患者置于平卧位,头偏向一侧,并及时清除呼吸道分泌物,以保持其通畅。对曾发生全脊髓麻醉者,继续实施人工呼吸等抢救措施,密切检测各项呼吸指标变化。

（4）恶心、呕吐:因迷走神经兴奋性增强,术中牵拉腹腔脏器,使迷走神经反应活跃,某些麻醉药或辅助用药(如哌替啶)的不良反应等,以上因素均易诱发恶心、呕吐。

（5）尿潴留:原因是骶神经阻滞后使排尿反射抑制,下腹部或会阴、肛门手术后伤口疼痛致尿道括约肌痉挛,还有患者卧床而不习惯床上排尿。发生尿潴留后可利用中医针灸穴位,也可用下腹部热敷、听流水声等诱导方法,无效时可导尿。麻醉后应保持每小时尿量在30ml以上。

（6）肢体感觉或运动障碍及椎管内感染:多因穿刺操作的经验不足、操作粗暴或无菌操作不严、穿刺器械污染、术后穿刺点感染引起,也可见于全身性化脓性感染的患者。它可损伤脊神经根,使相应的支配区域感觉障碍、肌力减弱,发生硬脊膜外脓肿或化脓性脑脊膜炎。

三、全 身 麻 醉

（一）概述

全身麻醉是临床最常使用的麻醉方法,其安全性、舒适性均优于局部麻醉和椎管内麻醉。按给药途径的不同,全身麻醉可分为吸入麻醉、静脉麻醉及静脉复合麻醉。

☆ 链 接

近代全身麻醉的发展

1842年3月30日美国乡村医生Long使用乙醚吸入麻醉给患者做颈部肿物手术成功,是使用乙醚做临床全身麻醉的开创者,只是因为地处偏僻一直到1849年才予以报道。为纪念第一位施行乙醚麻醉的医师Long,美国将这一天定为国家医生节。为什么会选Long医生做第一例乙醚麻醉的日子来做医生节呢? 在发明麻醉以前,已经有非常成熟的外科手术技术了,但是那时需要将患者捆绑在手术台上或将患者用酒灌醉,有时将其击晕,甚至放血到休克后再进行手术,但1842年3月30日,这一切彻底发生了改变。大家都认识到,麻醉的发明对促进人类的健康发展、人类文明的进步具有划时代的意义。

1. 吸入麻醉

(1) 常用吸入麻醉药:①氟烷,优点是术后恶心、呕吐发生率低,因其可降低心肌氧耗量,适用于冠心病患者的麻醉。缺点是安全范围小,须有精确的挥发器。②恩氟烷,优点是不刺激气道,不增加分泌物,肌松弛效果好,可与肾上腺素合用。缺点是对心肌有抑制作用,在吸入浓度过高时可产生惊厥,深麻醉时抑制呼吸和循环。③异氟烷,优点是肌松良好,麻醉诱导及复苏快,无致吐作用,循环稳定。缺点是价格昂贵,有刺激性气味,可使心率增快。④氧化亚氮,也称笑气,1844年Wells首先将其用于拔牙麻醉,目前它仍是广泛应用的吸入麻醉药之一。其优点是麻醉诱导及复苏迅速,镇痛效果强,不刺激呼吸道黏膜。缺点是麻醉作用弱,使用高浓度时产生缺氧。此外,吸入性麻醉药还有七氟烷、地氟烷、甲氧氟烷等。

(2) 吸入麻醉的实施:包括麻醉前准备、麻醉诱导、麻醉维持和麻醉复苏。①麻醉诱导:是患者从清醒转入麻醉状态的过程,此时机体各器官功能受麻醉药影响出现亢进或抑制,是麻醉过程中的危险阶段。实施吸入麻醉诱导剂之前,应监测心电图、血压和血氧饱和度,并记录麻醉前的基础值。②麻醉维持:麻醉维持期间应满足手术要求,维持患者无痛、无意识,肌松弛及器官功能正常,抑制应激反应,及时纠正水、电解质紊乱及酸碱平衡失调,补足血容量。目前低流量吸入麻醉是维持麻醉的主要方法。③麻醉复苏:复苏与诱导相反,使患者从麻醉状态转向清醒的过程。

2. 静脉麻醉 无需经气道给药,不污染手术间。缺点是:①无任何一种静脉麻醉药能单独满足麻醉的需要;②可控性不如吸入麻醉;③药物代谢受肝肾功能影响;④个体差异较大;⑤无法连续监测血药浓度变化。

(1) 常用静脉麻醉药:①巴比妥类,临床麻醉中最常用的是超短效的硫喷妥钠和硫戊巴比妥钠,主要用于静脉诱导。②氯胺酮,属分离性强阵痛静脉麻醉药,其特点是体表镇痛作用强,麻醉中咽喉反射存在,临床主要用于体表小手术的麻醉及全身麻醉的诱导。③地西泮类,临床常用的是咪达唑仑,起作用强于地西泮。④异丙酚,属于超短效静脉麻醉药,临床主要用于全身麻醉的诱导与维持,以及人工流产等短小手术的麻醉。复苏迅速,苏醒后无后遗症。⑤肌松药,根据作用机制的不同主要分为两类:去极化肌松药和非去极化肌松药。去极化肌松药以琥珀胆碱为代表,起效快,肌松完全且短暂,主要用于全麻时的气管插管。非去极化肌松药以筒箭毒碱为代表,主要用于麻醉中辅助肌松。

(2) 常用麻醉方法

1) 氯胺酮分离麻醉:临床主要用于全麻诱导和小儿基础麻醉。静脉注射后30~60秒起效,维持15~20分钟。分次肌内注射法通常仅用于小儿短小手术的麻醉,常用量为4~10mg/kg肌内注射。

2) 异丙酚静脉麻醉:用于麻醉诱导剂时,按2~2.5mg/kg缓慢静脉注射,同时严密观测血压,若血压下降明显,应立即停药或在肌松药辅助下行气管内插管。

3. 复合全身麻醉 是指用两种或两种以上的药物或方法达到最佳麻醉效果。

(1) 全静脉复合麻醉:是完全采用静脉麻醉药及静脉全麻辅助药物而满足手术要求的全

身麻醉方法,临床上较常见。

（2）静-吸复合麻醉：一般在静脉麻醉的基础上,在麻醉渐浅时间段吸入挥发性麻醉药（如恩氟烷、异氟烷等）。优点是麻醉相对稳定,避免由于全静脉麻醉的给药不及时而发生麻醉突然变浅的局面,同时可减少吸入麻醉药的用量,有利于麻醉后快速苏醒。

（二）主要护理诊断及合作问题

1. 有窒息的危险　与舌后坠、黏痰堵塞、误吸等呼吸道阻塞因素有关。

2. 低效性呼吸状态　与呼吸道阻塞、麻醉过浅或过深等因素有关。

3. 心排血量减少　与全麻药不良作用、失血、失液或原有心血管疾病等有关。

4. 体温过高或体温过低　与手术中内脏暴露过久、大量输液输血、中枢性体温调节失常等因素有关。

（三）全身麻醉患者的护理

1. 麻醉中护理　手术室巡回护理人员应协助麻醉医师做好病情观察,并在输液、输血、导尿、胃肠减压、麻醉意外的抢救等方面做好密切配合。

考点：全身麻醉并发症的护理

2. 并发症的观察及护理　全麻手术后未苏醒前须留住麻醉恢复室或 ICU 室,应有专人护理,每 15~30 分钟测血压、脉搏、呼吸 1 次,直至患者完全清醒,循环和呼吸稳定。

（1）呕吐与误吸：麻醉前未禁食、胃扩张、肠梗阻、上消化道出血等患者易发生呕吐与误吸,某些全麻药物对胃肠或对呕吐中枢的刺激也会引起呕吐。呕吐物吸入气管,可造成窒息而立即致死。即使吸入物不多,亦可引起吸入性肺炎。为防治误吸,麻醉前至少应禁食 6 小时。若患者饱食后而又必须立即在全麻下施行手术时,应于麻醉前放置粗大胃管抽吸和清洗以排空胃内容物,或采用清醒气管插管。在全麻苏醒前,若患者出现呕吐先兆,应立即将其头偏向一侧、摇低床头,使呕吐物容易排出,并用干纱布或吸引器清除口鼻腔内食物残渣。必要时立即气管插管,反复吸引清除吸入气管内的异物,直至呼吸音正常。

（2）呼吸道梗阻

1）舌后坠：麻醉后患者下颌肌肉松弛,舌根后坠,使上呼吸道不全梗阻而产生鼾声。当出现鼾声时,用手托起下颌,使下颌切牙咬合于上颌切牙之前,鼾声即消失,呼吸道梗阻随之解除,必要时插入口咽或鼻咽通气管。

2）呼吸道分泌的增多：麻醉药物的刺激、术前未用抗胆碱药或用量较小、术前呼吸道感染等原因,均可使分泌物增多并积存于咽喉部、气管或支气管内。患者呼吸困难、发绀、喉部发出高调鸡鸣音,可用吸引器吸去咽喉及口腔内分泌物,遵医嘱注射阿托品以减少口腔和呼吸道腺体分泌。若发生喉痉挛,立即设法解除诱因,加压给氧,如不能缓解,可用一针头经环甲膜刺入气管输氧。如痉挛仍不能解除,需静脉注射肌肉松弛剂后做气管插管,以麻醉机控制呼吸。

（3）呼吸抑制：麻醉过浅或过深都会使呼吸节律及深度变化,可能导致肺通气量不足。尤其麻醉过深,可致呼吸衰弱甚至呼吸停止。如出现立即加压给氧,必要时气管插管人工呼吸。

（4）肺不张和肺炎：麻醉过程中麻醉药和气管插管的刺激使呼吸道分泌物增多,痰液阻塞支气管是引起肺不张的主要原因,如麻醉前有呼吸道感染、吸烟史等都容易引起肺炎。

（5）血压下降：常见原因是麻醉过深、麻醉前血容量不足、术中失血与失液、内脏牵拉反应或直接刺激迷走神经引起的反射性低血压及心率减慢,以上原因都可导致血压下降。对全麻患者应进行血压、脉搏、心率、心律及心电图、中心静脉压等循环功能和血流动力学监测,发现异常（如血压下降、心律失常等）及时告诉医师,并遵医嘱做相应处理,如调整输血输液速度、使用升压药或抗心律失常药物等。

（6）心律失常：手术刺激、低血容量、缺氧及二氧化碳蓄积,可引起心动过速;内脏牵拉反应、体温过低等可使心动过缓。另外,麻醉过浅或过深、高钾血症或低钾血症、高碳酸血症或原有心脏疾病患者,在术中或术后更易发生心律失常,其至心搏骤停。

（7）高热与惊厥:常见于小儿,由于小儿的体温调节中枢尚未发育健全、全麻药不良作用引起中枢性体温失调故而出现高热,其至发生惊厥。高热与惊厥也可能与脑组织细胞代谢紊乱、患者体质情况差等原因有关。如抢救延误,可致呼吸和循环功能衰竭而死亡。

（8）苏醒延迟或不醒:全麻后苏醒时间长短与麻醉药种类、麻醉深浅程度、有无呼吸和循环系统并发症等因素有密切关系。如见患者眼球活动,睫毛反射恢复,瞳孔稍大,呼吸加快,其至有呻吟、躁动,是即将苏醒的表现。若患者术后长时间昏睡不醒,瞳孔散大是麻醉过深或继发性脑损伤所致。

3. 麻醉恢复室的护理　麻醉恢复室靠近手术室,环境应安静、整齐、清洁,室温维持在22～25℃。室内监护和抢救设备完整,如吸氧设备、气管插管设备、气管切开包、呼吸机、除颤仪、起搏器、多参数监护仪、各种抢救药品和外科换药设备等。护理人员应将所有设备准备齐全,确保其使用性能良好。

考点: 全麻患者转回病房的指征

麻醉恢复室患者达到以下标准方可回病房:①神志清醒,有定向力,能正确回答问题;②呼吸平稳,能深呼吸和咳嗽,动脉血氧饱和度>95%;③血压、脉搏平稳30分钟以上,心电图无严重心律失常和ST-T波改变。

案例 5-2 分析

1. 引起患者头痛的最可能原因　硬脊膜和蛛网膜血供较差,行腰麻后其穿刺孔不易愈合,脑脊液漏出导致颅内压降低和颅内血管扩张。

2. 预防头痛发生的措施　①麻醉时选用细针穿刺;②提高穿刺技术,避免反复多次穿刺;③围术期足量补液并预防脱水;④术后常规去枕平卧6～8 小时。

3. 缓解头痛的措施　平卧休息;遵医嘱给予镇痛剂或地西泮类药物;严重者可给予硬膜外隙注入生理盐水或5%葡萄糖溶液。

目标检测

A₁/A₂型题

1. 腰麻术后去枕平卧 6 小时是为防止（　　）
   - A. 血压下降
   - B. 头痛
   - C. 呼吸抑制
   - D. 恶心、呕吐
   - E. 意外情况发生

2. 全身麻醉患者清醒前,下列哪一项护理最重要（　　）
   - A. 每 15 分钟测生命体征一次
   - B. 去枕平卧,头偏向一侧
   - C. 保持输液通畅
   - D. 注意观察伤口渗血情况
   - E. 防止意外损伤

3. 全身麻醉患者完全清醒的标志是（　　）
   - A. 睫毛反射恢复
   - B. 能睁眼看人
   - C. 眼球转动
   - D. 呻吟翻身
   - E. 能准确回答问题

4. 患者,女性,55 岁,全麻下乳腺癌根治术,尚未清醒前卧位是（　　）
   - A. 平卧位
   - B. 去枕平卧位
   - C. 俯卧位
   - D. 仰卧位,头转向一侧
   - E. 半卧位

5. 患者,女性,35 岁,在局麻下行阑尾切除术,术中用 1% 普鲁卡因 150ml 后出现嗜睡、心律常、血压下降,首先考虑为（　　）
   - A. 过敏反应
   - B. 癔症发作
   - C. 兴奋性中毒反应
   - D. 中毒反应
   - E. 中毒性休克

6. 某患者行腰麻后,先感胸闷,继而心慌、烦躁、恶心、血压下降,随后呼吸困难,首先考虑为（　　）
   - A. 中毒反应
   - B. 过敏反应
   - C. 注药过快
   - D. 剂量过大
   - E. 麻醉平面过高

7. 患者,男性,30 岁,行臂丛麻醉,局部注入利多

卡因 0.4g 后,表现呼吸急促、心率增快、血压升高、谵妄、肌肉震颤应考虑(　　)

A. 精神高度紧张　　B. 过敏反应

C. 局麻药物中毒　　D. 局麻药用量不足

E. 局麻药不良反应

8. 全身麻醉最严重的并发症是(　　)

A. 窒息　　　　　　B. 呼吸道梗阻

C. 心排血停　　　　D. 低血压

E. 低氧血症

9. 全麻患者出现上呼吸道梗阻的原因不包括(　　)

A. 气管导管紧贴于气管壁

B. 舌后坠

C. 口腔分泌物误吸

D. 口腔异物阻塞气道

E. 喉头水肿

10. 全脊髓麻醉发生的原因是(　　)

A. 术前准备不充分　B. 麻醉药用量过大

C. 患者不配合　　　D. 呼吸道梗阻

E. 麻醉药误入蛛网膜下隙

11. 腰麻后头痛的主要原因是(　　)

A. 脑脊液外漏致颅内压降低和颅内血管扩张

B. 脑脊液外漏致颅内压降低和颅内血管收缩

C. 脑脊液容量增加致颅内压增高和颅内血管扩张

D. 脑脊液容量增加致颅内压增高和颅内血管收缩

E. 脑膜受刺激致脑脊液分泌增加引起颅内压增高

12. 对腰麻平面调节影响最小的是(　　)

A. 穿刺间隙高低　　B. 患者体位

C. 药物剂量　　　　D. 注药速度

E. 针尖斜面方向

13. 硬膜外麻醉最严重的并发症是(　　)

A. 呼吸抑制　　　　B. 低血压

C. 局麻药毒性反应　D. 全脊髓麻醉

E. 硬膜外血肿

14. 以下哪项不是椎管内麻醉中恶心、呕吐的主要原因(　　)

A. 麻醉平面过高致低血压引起脑缺氧

B. 迷走神经兴奋引起胃肠道蠕动增加

C. 患者对术中辅助用药较敏感

D. 局麻药误注入蛛网膜下隙

E. 手术牵拉腹腔内脏

15. 硬膜外阻滞引起截瘫的原因是(　　)

A. 全脊髓麻醉　　　B. 局麻药毒性反应

C. 穿刺导管折断　　D. 硬膜外血肿

E. 化脓性脑脊膜炎

16. 以下哪项不属于局部麻醉(　　)

A. 表面麻醉　　　　B. 局部浸润麻醉

C. 吸入麻醉　　　　D. 蛛网膜下隙麻醉

E. 硬膜外麻醉

17. 不属于引起局麻药毒性反应的原因是(　　)

A. 一次性用药量过大　B. 注药速度过快

C. 注药部位血供丰富　D. 局麻药误注入血管

E. 局麻药吸收过快

18. 常用的麻醉前用药哪项不对(　　)

A. 巴比妥类　　　　B. 镇痛类药

C. 抗胆碱药　　　　D. 安定类

E. 抗生素类

19. 麻醉前禁食水的主要目的是(　　)

A. 预防术中呕吐物误吸

B. 防止术中排便

C. 防止术后腹胀

D. 利于术后胃肠功能恢复

E. 防止术后尿潴留

20. 非急症手术麻醉前(　　)

A. 禁食 12 小时,禁水 4~6 小时

B. 禁食 8 小时,禁水 4 小时

C. 禁食 4 小时,禁水 4 小时

D. 禁食 4 小时,禁水 5 小时

E. 禁食 2 小时,禁水 2 小时

A_3/ A_4 型题

(21~25 题共用题干)

患者,女性,29 岁,平时身体健康,询问无麻醉药物过敏史。局部浸润麻醉下行"前臂纤维瘤切除术",局部注入利多卡因 300mg,患者突然出现眩晕、寒战、四肢抽搐、惊厥,继之呼吸困难、血压下降、心率缓慢。

21. 此时患者最可能的诊断是(　　)

A. 全脊髓麻醉　　　B. 局麻药毒性反应

C. 脑血管意外　　　D. 局麻药过敏反应

E. 低血压

22. 出现这一并发症最可能的原因是(　　)

A. 一次性用药量过大　B. 药物吸收速度过快

C. 注药部位血供丰富　D. 局麻药误注入血管

E. 患者对麻药耐受性差

23. 针对该原因,采取什么措施可预防(　　)

A. 控制药物用量

B. 减慢药物注射速度

C. 降低药物浓度

D. 注药前回抽确定无血液

E. 加强营养,提高患者耐受性

24. 选用哪种药物静脉注射可以控制其抽搐和惊厥( )

　　A. 地西泮　　　　B. 异丙嗪

　　C. 氯胺酮　　　　D. 哌替啶

　　E. 硫喷妥钠

25. 针对其心率缓慢,可选用( )

　　A. 阿托品　　　　B. 氯胺酮

　　C. 麻黄碱　　　　D. 异丙嗪

　　E. 硫喷妥钠

(26~30题共用题干)

　　患者,男性,62岁,全麻下行"甲状腺癌切除术"后转回普通病房监护。意识清醒,测 T 37.5℃, P 102 次/分, R 23 次/分, BP 149/92mmHg。开始呼吸有鼾声,且呼吸较急促,继之出现鼻翼扇动和三凹征。

26. 此时,应首先考虑并发( )

　　A. 窒息　　　　　B. 上呼吸道梗阻

　　C. 下呼吸道梗阻　D. 低氧血症

　　E. 支气管痉挛

27. 以下哪种因素不会引起这一并发症( )

　　A. 气管导管紧贴气管壁

　　B. 喉头水肿

　　C. 口腔分泌物

　　D. 口腔异物

　　E. 舌后坠

28. 患者出现鼾声和呼吸急促提示已出现( )

　　A. 上呼吸道完全梗阻　B. 上呼吸道部分梗阻

　　C. 下呼吸道完全梗阻　D. 下呼吸道部分梗阻

　　E. 上、下呼吸道均有部分梗阻

29. 患者出现鼻翼扇动和三凹征提示已出现( )

　　A. 上呼吸道完全梗阻　B. 上呼吸道部分梗阻

　　C. 下呼吸道完全梗阻　D. 下呼吸道部分梗阻

　　E. 上、下呼吸道均有部分梗阻

30. 对患者的预防和处理措施不包括( )

　　A. 舌后坠者予以托起下颌并头后仰

　　B. 及时清除咽喉部分泌物或异物

　　C. 轻度喉头水肿者静注皮质激素

　　D. 严重喉头水肿者行气管切开

　　E. 立即静脉注射支气管解痉剂

(31~37题共用题干)

　　患者,男性,69岁,急诊行"颅内血肿清除

术",拔除气管插管后转入麻醉复苏室。呼之能应, T 37.6℃, P 112 次/分, R 22 次/分, BP 126/89mmHg, SpO_2 99%。2 小时后患者突然呕吐大量胃内容物,并出现呼吸急促、烦躁不安、口唇轻度发绀。测 P 128 次/分, R 28 次/分, BP 108/76mmHg, SpO_2 86%。听诊肺部有明显湿啰音。血气分析示: PaO_2 68mmHg, $PaCO_2$ 43mmHg。

31. 该患者出现了什么并发症( )

　　A. 窒息　　　　　B. 上呼吸道梗阻

　　C. 下呼吸道梗阻　D. 低氧血症

　　E. 急性肺水肿

32. 最可能引起这一并发症的原因为( )

　　A. 气管导管扭折　B. 喉头水肿

　　C. 口腔分泌物误吸　D. 呕吐物误吸

　　E. 舌后坠

33. 此时,首要的处理措施为( )

　　A. 加大氧流量　　B. 机械通气

　　C. 气管切开　　　D. 置入口咽通气管

　　E. 清除呼吸道误吸物

34. 抢救过程中,以下哪项措施不正确( )

　　A. 平卧,头偏一侧

　　B. 立即改为半坐侧卧位

　　C. 加大氧浓度

　　D. 定时听诊肺部呼吸音

　　E. 清除口腔内呕吐物

35. 经积极治疗 1 小时后,患者出现呼吸困难、口唇明显发绀, R 36 次/分,测 SpO_2 72% , PaO_2 55mmHg, $PaCO_2$ 52mmHg,该患者发生了( )

　　A. 高碳酸血症　　B. 低氧血症

　　C. 呼吸衰竭　　　D. 急性肺水肿

　　E. 心功能不全

36. 针对这一新情况,以下哪项处理措施最正确( )

　　A. 面罩吸氧

　　B. 置入口咽通气管

　　C. 控制输液速度

　　D. 经气管插管行机械通气

　　E. 气管切开行机械通气

37. 该患者最有可能继发的其他并发症是( )

　　A. 喉头水肿　　　B. 支气管炎

　　C. 坠积性肺炎　　D. 气管炎

　　E. 肺气肿

(刘　冰)

第六章 围术期患者的护理

围术期(perioperative period)是指从确定进行手术治疗时起,至与这次手术有关的治疗基本结束为止的一段时间,可分为手术前、手术中和手术后三个阶段。手术是一种侵入性的诊疗过程,围术期患者不仅要受到疾病本身的影响,还要受到麻醉和手术的打击,而且任何手术都具有一定的危险性,必然对患者的生理和心理产生不同程度的影响。做好围术期护理,对保证最佳手术治疗效果,减少或避免手术并发症,起到至关重要的作用。

外科手术种类繁多,分类方法主要有以下几种。

考点:手术的分类

1. 按手术的时机大致可分类 ①择期手术:施行手术的迟早,不影响治疗效果。手术时间可选择在做好充分术前准备后进行,如可复性腹股沟疝的修补术和无并发症的消化性溃疡的胃大部切除术等。②限期手术:手术的时间虽然可以选择,但应有一定限度,不宜延长过久,应在尽可能短的时间内做好术前准备,以免延误手术时机,如恶性肿瘤患者、已进行药物准备的甲状腺功能亢进患者等。③急症手术:患者病情危急,应根据病情的轻重缓急,在最短时间内进行必要的准备,迅速实施手术,否则将对生命构成威胁,如各种创伤、急性大出血和急腹症等。

2. 按照手术中细菌接触情况分类 ①无菌手术:是指手术中无细菌污染手术野,整个手术操作过程在无菌条件下完成,如颅脑、甲状腺、骨科等手术。②可能污染的手术:手术中可能有少量细菌接触手术野,但经术中、术后积极处理,一般并不发生感染,如胃大部切除术、肠切除肠吻合术等。③感染性手术:手术中有大量细菌污染手术野,如脓肿切开引流术、污染创面的清创术等。

3. 按照手术的彻底程度分类 ①根治性手术:手术切除病灶、病灶周围一部分正常组织及其所属淋巴结,一般为早期恶性肿瘤手术方式。②姑息性手术:手术切除范围较局限,一般用于恶性肿瘤晚期不能做根治的患者,手术仅能暂时缓解症状、延续生命。

4. 按照手术的程序计划分类 ①一期手术:一次手术可以将病灶彻底切除,如疝修补术、阑尾切除术等。②分期手术:由于病变范围较大或疾病本身复杂,需要分次完成手术过程,如大面积烧伤后植皮手术等。

第一节 手术前准备和护理

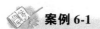 **案例 6-1**

患者,男性,50岁,农民。上腹部隐痛不适8个月,加重2个月入院。半年前上腹部时时隐痛不适,伴反酸、嗳气,因担心疾病花费,未去医院诊治。近2个月来,上腹疼痛明显,食欲下降、消瘦。既往慢性支气管炎史10年。体格检查:T 36.5℃,P 82次/分,R 20次/分 BP 150/90mmHg;贫血貌,有轻度肺气肿体征,未闻及干湿啰音。心律齐,无杂音。上腹部压痛,未扪及肿块,肝脾未触及。胃镜下显示胃底部肿块。入院诊断:胃癌。

问题:1. 为了更好地进行术前准备,还应该评估哪些内容?

2. 患者当前主要的护理问题有哪些?

3. 对患者的术前护理工作应从哪些方面展开?

手术前期(pre-operative phase)指从患者决定手术之日起到进入手术室为止的一段时间。

此期主要工作是做好充分的术前准备,使患者平稳、安全地渡过手术期,并在术后尽快恢复生理功能。完善的术前准备是手术成功的重要条件。

（一）护理评估

1. 健康史　主要包括患者一般资料,如年龄、性别、籍贯等;本次发病的诱因、主诉、病情摘要、症状和体征、治疗经过和护理经过、入院诊断等;有无神经、心血管、血液、消化、呼吸、泌尿、生殖、运动及内分泌系统等疾病史,尤应注意有无糖尿病、高血压、心脏病、肺气肿等疾病史;有无使用降压药、抗凝药、糖皮质激素等,有无药物过敏史;既往有无外伤手术史,手术经过是否顺利及手术效果和机体康复情况;了解患者的生活和工作的环境,有无烟酒嗜好;家族中有无类似疾病或遗传性、传染性疾病史;了解月经初潮年龄、周期、末次月经时间,以及结婚的年龄、生育情况等。

2. 身体状况

（1）重要脏器功能状况:①心血管系统,了解患者血压、脉搏、心率、心律及四肢末梢循环情况,有无皮肤色泽、温度的改变,有无水肿等;有无高血压、心脏病、贫血等疾病。结合辅助检查结果判断患者心脏功能状态。②呼吸系统,了解患者有无哮喘、咳嗽、咳痰、胸痛等表现,注意痰液的性状、颜色,观察呼吸频率及幅度;有无呼吸功能不全、呼吸道感染疾病及吸烟史。结合辅助检查结果判断患者呼吸功能状态。③神经系统,了解患者有无意识障碍、头痛、眩晕、耳鸣、肢体活动障碍、抽搐及瞳孔不等大等表现;有无癫痫、帕金森病等疾病。判断神经系统功能。④血液系统,了解患者有无牙龈、口腔黏膜出血,皮肤有无出血点、瘀斑等出血倾向,是否用过抗凝血剂;有无血液病。判断患者凝血功能状态。⑤泌尿生殖系统,了解有无尿频、尿急、尿痛、排尿困难、尿失禁、血尿或无尿等症状,观察患者尿量及尿液是否浑浊,有无前列腺增生、肾功能不全等疾病。判断肾功能状态。⑥消化系统,了解患者有无恶心、呕吐、便秘、腹泻、黄疸、腹水、肝掌、蜘蛛痣、呕血、黑便等表现;有无肝炎、肝硬化等疾病。判断肝功能状态。⑦内分泌系统,了解患者血糖、尿糖情况,有无糖尿病病史;了解有无突眼、颈部增粗、性情急躁、血压及脉率改变等,有无甲状腺功能亢进病史。

（2）生理状况:观察患者的精神、面容;测量体温、脉搏、呼吸、血压等生命体征;称量体重,评价营养状况;了解饮食、睡眠、排泄、活动、自理能力等。

3. 心理社会状况　了解有无恐惧、紧张、焦虑等心理改变,患者有无失眠、食欲减退、排尿次数增多、行为被动和依赖,以及脉搏、呼吸增快、手掌湿冷等表现。了解亲属对患者的关心程度、心理支持,以及家庭经济状况、医疗费用的承受能力等。

4. 辅助检查　了解各项检查结果,如血、尿、粪三大常规,出、凝血时间,电解质,血气分析,肝、肾功能、血糖等实验室检查;X线、B超声、CT及MRI等影像学检查;心电图、内镜检查报告和其他特殊检查等。通过辅助检查,结合病史了解患者全身情况,综合判断其对手术麻醉的耐受情况。同时各项检查结果还可作为基础指标,以便与手术中、手术后进行比较。

5. 手术耐受性　根据病变程度、主要脏器功能状态及全身健康情况,可将患者对手术的耐受性分成四级,见表6-1。

表6-1　手术患者耐受性的分级

患者情况	I级	II级	III级	IV级
外科疾病对机体的影响	无或极小	较少,易纠正	较明显	严重
主要脏器的功能变化	基本正常	早期,代偿期	轻度,失代偿期	严重,失代偿期
全身健康状况	良好	较好	差	极差
术前准备的要求	一般准备	准备	全面准备	纠正失代偿脏器的功能

I、II级患者经过一段时间一般准备后即可进行手术;而III、IV级患者对手术的耐受性

差,需要对主要器官的功能进行认真检查,有针对性地做好细致的特殊准备后,才能考虑手术。如有必要,可分期手术,先采取简单地紧急措施(如止血、气管切开、结肠造瘘等),待患者全身情况改善后,再行彻底的手术。

(二)主要护理诊断及合作性问题

1. 焦虑　与不适应住院环境、不了解疾病性质及手术的必要性、缺乏手术和麻醉的相关知识及经济负担等因素有关。

2. 恐惧　与无法预知手术情况及手术后可能的器官损害和身体形象改变等因素有关。

3. 营养失调:低于机体需要量　与患病后摄入不足、丢失过多或机体分解代谢增强有关。

4. 体液不足　与疾病所致体液丢失、体液量摄入不足或体液在体内异常分布等有关。

5. 睡眠型态紊乱　与疾病导致的身体不适、不适应住院环境和担忧疾病预后等有关。

6. 知识缺乏　缺乏手术、麻醉相关的知识及术前准备知识。

(三)护理措施

1. 心理护理　心理负担过大可降低患者对手术和麻醉的耐受力,影响创伤的愈合和手术效果,故术前应全面评估患者的心理反应,正确引导和及时纠正不良的心理反应,保证各项医疗护理措施的顺利实施。导致患者术前焦虑、恐惧的主要原因有:①夸大手术的危险性;②不理解麻醉的过程;③不知道疼痛的程度;④对预后悲观。

为了缓解术前焦虑、恐惧等不良情绪,护理人员应做好以下工作:①用认真、负责、严肃、细致的工作作风,以亲切、和蔼、同情、关心的态度,取得患者的信任,使患者有安全感;②加强与患者交流沟通,以便采取针对性措施;③鼓励患者说出所担心的问题,向患者解释疑问,及时发现情绪变化诱因,对症疏导;④向患者解释有关手术和手术后的问题,深入浅出地讲解疾病及手术治疗相关知识,说明手术的重要性和必要性以及术前、术中和术后治疗中的有关问题,详细介绍麻醉后反应和注意事项;⑤列举成功病例或邀请恢复期患者介绍手术配合治疗的经验和体会,通过现身说法,增强患者对手术治疗的信心和勇气,同时可消除不必要的顾虑;⑥提供心理支持,根据患者要求安排他所期望的人前来探望、陪护,安排患者参加一些娱乐活动等。

2. 手术前常规准备

(1)健康教育:为保证手术及护理计划顺利实施,促进患者身体功能恢复,减少手术后并发症,可采用讲述、动作模拟、演示等,对患者进行以下教育。

考点:术前训练内容及要点

1)术前训练:①深呼吸,先从鼻慢慢深吸气,使腹部隆起,呼气时腹肌收缩,由口慢慢呼出。胸部手术者,训练腹式呼吸;腹部手术者,训练胸式呼吸。②有效咳嗽,手术后患者因伤口疼痛不愿咳嗽、排痰或咳嗽、排痰无效,故术前应指导有效的咳嗽、排痰方法。患者可取坐位或半坐卧位,上身微向前倾,先轻咳数次,使痰液松动,在深吸气后用力咳出。如果是胸腹部手术的患者,咳嗽时用双手放在切口两侧,向着切口方向按压,以减轻切口的张力和振动,使切口疼痛减轻。③翻身和肢体运动,向患者解释手术后身体活动有助于血液循环,促进肺换气及肠蠕动,减少肺部并发症。指导患者利用床头栏杆向两侧翻身和从床头坐起的方法。对术后需要较长时间卧床的患者,应指导训练肌肉的收缩运动和关节的完全活动。④排便练习,指导患者练习床上使用便盆和尿壶的方法,训练床上排便的习惯。

2)知识教育:①说明手术的名称、目的、时间、麻醉方式,教会患者应对术中、术后不适的方法;②介绍术前各种检查的方法、意义、要求,如尿及粪标本的采集方法,B超等特殊检查的准备及注意事项等,告知患者如何配合;③说明术后可能带有各种管道及其意义、注意事项等,教会患者适应的方法,以减轻不适和保持引流通畅;④介绍术前用药的方法及注意事项;⑤教会家属如何与医护人员配合,如何做好患者的陪护工作。

（2）胃肠道准备

考点：术前禁食、禁水时间

1）禁食水：成人一般手术前12小时禁食，4～6小时禁水，以保持胃肠道空虚，防止麻醉和手术过程中呕吐引起吸入性肺炎或窒息；小儿术前4～8小时禁食（奶），手术前2～3小时禁饮水。胃肠道手术前1～3日开始进流质饮食，手术前12小时禁食，4～6小时禁饮。

2）胃管留置或洗胃：适用于胃肠道手术患者。①胃管留置：上腹部或胃肠道手术患者在术前或术日晨插胃管，以吸出胃肠内容物，防止术中呕吐，便于术中操作，减轻手术后腹胀，利于吻合口愈合；②洗胃：幽门梗阻的患者常伴有胃潴留、胃扩张、胃壁充血、水肿、糜烂等，术前3日每晚用等渗生理盐水洗胃，以减轻胃黏膜水肿、糜烂，有利于吻合口愈合，减少术后并发症。

3）灌肠：术前晚常规用0.5%～1.0%肥皂水灌肠一次，防止术中因麻醉作用使患者肛门括约肌松弛，粪便排出，增加手术污染的机会。大肠手术，术前3日起口服缓泻剂（如番泻叶、硫酸镁、蓖麻油）；每晚用肥皂水灌肠一次，手术前1日晚及手术日晨清洁灌肠；同时手术前2～3日开始口服肠道抑菌药物（甲硝唑、卡拉霉素、庆大霉素），减少术后并发感染的机会。

（3）呼吸道准备

考点：呼吸道准备的要求

1）戒烟：吸烟者术前戒烟2周以上，以免呼吸道黏膜受刺激、分泌物增加导致肺部并发症。

2）抗感染：适用于有肺部感染及咳脓痰的患者，遵医嘱使用抗生素或超声雾化吸入、祛痰药物，帮助痰液咳出，必要时采取体位引流；支气管哮喘者，术前可以地塞米松雾化吸入，以减轻支气管黏膜水肿。

3）呼吸排痰训练：对上腹部大手术及胸腔手术患者术前应鼓励并掌握深呼吸、有效咳嗽排痰的方法。

（4）备血和药物过敏试验：大手术可能需要输血者，应遵医嘱测定血型、做交叉配血试验，备足术中用血。根据麻醉方法及病情，术前24小时内做好普鲁卡因、抗生素等过敏试验。

（5）手术区皮肤准备：皮肤准备简称备皮，包括去除毛发、皮肤清洁及消毒等。通过去除

考点：常用手术皮肤准备的范围

手术区毛发、皮脂和污垢，以减少细菌的种类和数目，达到预防手术切口感染的目的。

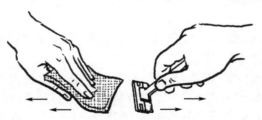

图6-1　剃除毛发的方法

1）传统去毛方法主要是剃刀剃毛（图6-1），但有研究表明剃毛可增加皮肤微小损伤而使切口感染的机会增高，其他去毛方法有使用脱毛剂及用推剪剪毛，部分患者对脱毛剂有过敏反应。除剃除毛发外，还应指导或协助患者修剪指（趾）甲、洗头、沐浴等。

2）常用手术皮肤准备的范围见表6-2、图6-2。

表6-2　常用手术皮肤准备的范围

手术部位	备皮范围
颅脑手术	剃除全部头发及颈项部毛发，保留眉毛
颈部手术	上自唇下，下至胸骨角，两侧至斜方肌前缘
胸部手术	上至锁骨上及肩上，下至脐水平，包括患侧上臂和腋下，胸背均超过中线5cm
上腹部手术	上自乳头水平，下至耻骨联合，两侧至腋后线，剃除阴毛
下腹部手术	上自剑突，下至大腿上1/3前内侧及会阴部，两侧至腋后线，剃除阴毛
腹股沟手术	上自脐平线，下至大腿上1/3内侧，包括会阴部，剃除阴毛
肾手术	上自乳头平线，下至耻骨联合，前后均过正中线
会阴部及肛门手术	上自髂前上棘，下至大腿上1/3，包括会阴部及臀部，剃除阴毛
四肢手术	以切口为中心包括上、下方各20cm以上，一般超过远、近关节或选择整个肢体

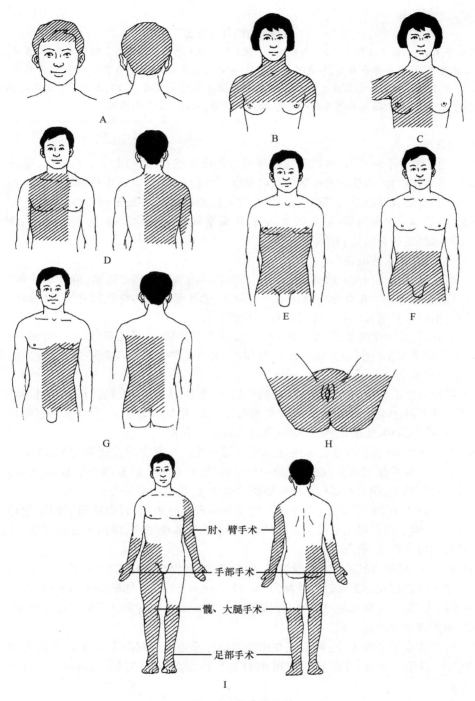

图 6-2 备皮范围

A. 颅脑手术；B. 颈部手术；C. 乳房手术；D. 胸部手术；E. 上腹部手术；F. 腹股沟及阴囊部手术；

G. 肾手术；H. 会阴部手术；I. 四肢手术

☆链 接

特殊部位的备皮方法

颅脑手术者,术前3日剃除头发,每日洗头1次(急症手术除外),术前2小时剃净头发,再用肥皂水洗头,戴清洁帽子;颜面部手术者,尽量不剃除眉毛;骨科无菌手术者,术前3日开始备皮,即第1、2日用肥皂水洗净,70%乙醇溶液消毒后无菌包扎,第3日剃净毛发清洗消毒、包扎,术日晨重新消毒包扎;阴囊、阴茎手术者,入院后每日局部用温水浸泡,肥皂水洗净,术前1日剃除阴毛。

3. 特殊准备

(1) 纠正营养不良状态:根据病情指导或协助患者进食,原则上给予高蛋白、高热量、高维生素的易消化饮食,必要时遵医嘱行肠内或肠外营养支持;低蛋白血症和贫血的患者,输注人体清蛋白、血浆、红细胞等,当血清白蛋白>35g/L、血红蛋白>90g/L时,方可手术。

(2) 纠正体液平衡失调:若存在水、电解质及紊乱酸碱平衡失调,应遵医嘱给予液体疗法,使血清电解质和血液的pH恢复正常。

(3) 特殊患者术前准备

1) 高血压:血压在160/100mmHg以下,无需特殊准备。血压过高者,麻醉诱导和手术应激有并发脑血管意外和充血性心力衰竭的危险,应遵医嘱使用药物控制血压,并做好监测和观察工作,但并不要求血压必须降至正常水平才手术。

2) 心脏病:对心律失常者,遵医嘱给予抗心律失常药物;急性心肌梗死者,发病后6个月以内不做择期手术,6个月以上无心绞痛发作者,可在监护条件下实施手术;心力衰竭者,应在心力衰竭控制3~4周后再手术。

3) 呼吸系统疾病:对有支气管哮喘和肺气肿的患者,术前应常规进行血气分析和肺功能检查,以评估其对手术的耐受性;训练呼吸和有效咳嗽,增加肺通气量;合并肺部感染者,应先遵医嘱应用抗菌药物、协助排痰,待感染控制以后再行手术。

4) 肝脏疾病:肝炎和肝硬化是最常见的肝脏疾病。对存在严重肝损害者,应给予高糖、适量优质蛋白、高维生素饮食,必要时给予保肝药物,补充维生素K和维生素C、输注人体清蛋白,以改善肝功能,纠正低蛋白血症和凝血功能异常,提高手术耐受力。

5) 肾脏疾病:麻醉、手术创伤、某些药物均会加重肾的负担,肾功能损害程度越重,手术耐受性越差。术前应尽可能地改善患者的肾功能,维持体液平衡,禁用肾毒性药物。检测肾功能指标,如血尿素氮、肌酐等。

6) 糖尿病:糖尿病患者手术耐受性差,伤口愈合能力和抗感染能力低下。术前应使用降糖药物,使血糖控制在正常或轻度升高(5.6~11.2mmol/L)状态,尿糖(+)~(++),无尿酮;纠正体液平衡失调;术前常规使用抗生素预防感染。同一手术间有多台手术时应尽量安排第一台,减少术前禁食时间。

7) 肾上腺皮质功能不全:凡是正在用激素治疗或近期曾用激素治疗1~2周者,肾上腺皮质功能可有不同程度的抑制。应在术前2日给予氢化可的松100mg/d,手术当日给予300mg。

4. 手术日晨准备

(1) 测量体温、脉搏、呼吸、血压及女性患者月经情况等,如有不明原因的发热或女性患者月经来潮等异常情况时,应及时通知手术医师,以决定是否延期手术。

(2) 检查备皮区情况,更换清洁衣、裤,嘱患者取下身上饰物、眼镜、义齿等,贵重物品交给患者家属或护士长妥善保管。

(3) 遵医嘱灌肠,留置胃管、导尿管等,进入手术室前排空膀胱。

（4）遵医嘱给予麻醉前用药或其他用药,麻醉前药物大多在术前30分钟给予。

（5）整理医疗文件及术中所需特殊用药及物品。

（6）推送或等待手术室护理人员接患者至手术室,并将病历、X线片、CT片及术中所需特殊用药及物品一并带入手术室。务必按科室、床号、姓名、年龄、住院号、手术名称等与手术室护理人员认真交接。

（7）根据手术及麻醉要求,准备好术后床单位及其他专科用物,等待迎接手术后患者。

5. 急症手术准备　外科急症手术患者病情往往危急,为保证手术能及时、顺利地进行,应尽快做好必要的术前准备。

（1）抗休克:密切观察病情变化,如有休克征象,立即开放两条静脉通路。迅速补充血容量,并采取其他抗休克措施。

（2）处理伤口:有伤口者应先用无菌敷料覆盖伤口,以防进一步污染或加重损伤。

（3）禁食术和胃肠减压:立即禁食、禁饮;对已进食者,应插胃管给予胃肠减压。

（4）完善术前准备:尽快采集标本,送检血常规、出凝血时间、血型、尿常规等检查;做好皮肤准备、交叉配血、药物过敏试验、术前用药等;遵医嘱准时注射麻醉前用药,插胃管、尿管,备好术中必需物品并与手术室工作人员进行交接。

（5）心理护理:关注患者和家属的心理反应,尽量多与他们沟通,以稳定其情绪,减轻恐惧心理。

（6）密切观察病情变化:注意生命体征、神志、瞳孔、肤色及肢端温度等变化,并做好记录,发现异常及时与医师联系,配合处理。

案例 6-1 分析

1. 评估内容　①患者药物过敏史、用药史、手术史、生活史、家族遗传史;②重要脏器的功能的检查,如心功能、肝功能、肾功能;③心理状况等。

2. 主要护理问题　疼痛、焦虑和恐惧、营养失调、知识缺乏、舒适的改变、潜在并发症。

3. 护理措施　①心理指导;②纠正营养不良,纠正脱水、电解质紊乱和酸碱平衡失调;③训练深呼吸和有效咳嗽;④排便练习;⑤练习翻身和床上运动;⑥协助完成术前各项检查;⑦呼吸道准备:戒烟,抗生素治疗呼吸道感染;⑧术前 12 小时禁食,4 小时禁水;术前放置胃管;⑨备皮、备血、皮试、手术部位确认;⑩ 术前健康教育。

第二节　手术后患者的护理

手术后期(postoperative phase)是指从患者离开手术室到基本康复出院(若未愈出院则到最后一次院外随访)为止的一段时间。手术后护理的重点是尽快恢复患者正常生理功能,尽可能地减少患者生理和心理的痛苦与不适,预防术后并发症,帮助患者早日康复。

（一）护理评估

1. 麻醉及手术情况　了解麻醉类型和手术方式,术中生命体征是否平稳,手术经过是否顺利;术中输液、输血及用药情况,术后诊断情况;有无需要立即执行的医嘱或需要特别注意的问题等。

2. 临床表现

（1）生命体征:监测体温、脉搏、呼吸、血压有无异常。

（2）意识状态:判断患者意识是否清醒;昏迷患者瞳孔大小,对光反射是否存在。

（3）切口情况:观察切口有无出血、渗血、渗液、疼痛、感染或敷料脱落等。

（4）引流管情况：了解留置引流管的种类、数目、引流部位、引流液性状及量等。

（5）疼痛：了解有无切口疼痛。

（6）麻醉反应：了解有无恶心、呕吐、腹胀、尿潴留等不适。

（7）肢体情况：麻醉作用消失后，评估肢体感觉、温度、活动是否自如。

3. 心理社会状况　术后患者最关心手术是否成功，术前诊断未明的肿瘤患者担心肿瘤的性质，组织器官部分切除或自我形象改变时患者会表现出各种不同的情绪反应，生活方式改变、康复过程等，均可引起焦虑等心理反应；术后切口疼痛、生活不能自理、家庭角色变化、担心医疗费用等，还会增加焦虑程度；若术后出现并发症或恢复过程不顺利，还能使患者产生疑虑和恐惧心理。护理人员应根据患者的具体情况评估引起心理变化的原因。

4. 并发症　评估有无术后出血、切口感染、切口裂开、肺部感染、尿路感染、血栓性静脉炎形成等并发症的发生及其相关因素。

（二）主要护理诊断及合作性问题

1. 舒适的改变：疼痛、恶心、腹胀、尿潴留　与手术创伤反应、麻醉反应、卧床等有关。

2. 有体液不足的危险　与手术创伤、术后禁食水和摄入不足等有关。

3. 营养失调：低于机体需要量　与术后禁饮食、手术创伤后分解代谢增强有关。

4. 焦虑　与恶性肿瘤的确诊、器官损害、身体形象改变和生活方式改变等因素有关。

5. 知识缺乏　缺乏术后治疗、护理和康复等方面的知识。

6. 躯体移动障碍　与伤口疼痛、管道约束有关。

7. 自理缺陷　与术后疼痛、虚弱、活动受限有关。

8. 潜在并发症：术后出血、切口感染、切口裂开、肺不张和肺炎、尿路感染、深静脉血栓形成等。

（三）护理措施

1. 床单位的准备　患者进入手术室后护理人员要做好床单位的准备，以便患者术后回到病房能得到及时有效的治疗和护理，并根据手术情况准备好急救器械和药品。

2. 患者的搬运与交接　手术结束后，应多人联合轻缓地搬运患者，妥善保护切口敷料和携带的各种导管。一般中、小手术患者可送回病房；全麻或大手术患者应送外科重症监护病房（SICU）。与手术室巡回护理人员、麻醉医师做好交接，了解术中情况及术后应注意的问题。

考点：手术、麻醉后常用体位

3. 术后患者的卧位　全身麻醉未清醒的患者，应取仰卧位，头偏向一侧。蛛网膜下隙麻醉患者，术后去枕平卧6小时，硬膜外麻醉患者平卧4~6小时。麻醉作用消失后，若血压、脉搏平稳，应根据手术需要安置合适体位。

（1）颅脑手术：安置床头抬高15°~30°卧位，以促进脑部静脉回流，防止或减轻脑水肿。

（2）颈部、胸部、腹部手术：一般安置半卧位（颈部、胸部手术取高半卧位，腹部手术取低半卧位）。其临床意义：有利于血液循环；有利于颈部、胸部、腹部引流；使膈肌下降，增加肺通气量；可降低腹壁切口张力，使患者感到舒适；可使腹部手术后渗血渗液流至盆腔，避免形成膈下脓肿。

（3）脊柱、臀部手术：安置仰卧位或俯卧位，以利于引流或防止切口受压。

（4）四肢手术：安置患肢抬高位，以利于静脉回流和淋巴回流，减轻患肢肿胀和疼痛。

4. 病情观察

（1）生命体征的观察：大型手术或有出血可能者，术后一般每15~30分钟测量脉搏、血压、呼吸1次，至少连续4次，直至生命体征平稳后可改为1~2小时测量1次；检测24小时或至平稳；对呼吸、循环不稳定者，应使用多功能监测仪进行连续监测。中、小型手术者，手术当日每 1~2 小时测量脉搏、呼吸、血压 1 次,平稳后可改为每 4 小时 1 次。体温一般为每 2~4 小时测量 1 次。

(2) 切口观察:了解患者伤口敷料有无脱落、有无松动、渗血、渗液,必要时给予更换、重新包扎固定。无菌手术切口第 3 日更换敷料,观察有无红、肿、热、痛等感染征象,若无特殊可待其愈合后拆除缝线;若切口有感染征象,按切口感染护理。

(3) 尿量观察:术后患者尿量是反映机体组织灌注最简单且较客观的指标,一般术后 6~8 小时患者可自主排尿。护理中应及时了解患者有无排尿、尿量多少等,对于术后长时间不能自行排尿、尿量过少者,及时查明原因并处理。

(4) 引流护理与观察:手术后引流的种类繁多,其共性的护理原则为:①妥善固定,应熟知引流管放置的目的和作用,多根管道应分别做好标志,正确连接引流装置,按引流需要妥善固定;②保持通畅,应定时挤捏引流管,防止导管扭曲、折叠或受压,必要时用无菌生理盐水冲洗;③观察引流液的性质和量,并准确记录;④预防感染,应严格无菌操作,定时更换引流瓶或引流袋;⑤正确拔管,应掌握引流管的拔除指征、时间和方法,在适当的时候协助医师拔管。 **考点:**引流管护理要点

(5) 其他:根据病情需要及手术情况进行其他监测,如大量输液者监测中心静脉压、颅脑手术后监测颅内压、肢体血管手术后监测指(趾)端末梢循环状况等。

5. 起床和活动　术后患者早期活动具有以下优点:①增加肺通气量,有利于肺扩张和分泌物排出,预防肺部并发症;②促进血液循环,预防压疮和深静脉血栓形成;③促进肠蠕动恢复,减轻腹胀,预防肠粘连;④促进排尿功能的恢复,防止尿潴留和尿路感染。所以只要没有禁忌证,应鼓励患者早期活动,活动方式主要有以下几种。 **考点:**术后患者早期活动的意义

(1) 床上活动:一般手术当日可进行床上活动,如指导和协助患者进行深呼吸和有效咳嗽、四肢屈伸运动、间歇翻身等。

(2) 下床活动:病情许可,鼓励患者尽早下床活动。根据患者的身体状况决定活动的强度和范围。

一般性局麻手术,只要病情允许,术后应尽早下床活动;病情较重和大手术后的患者,次日即可在医护人员指导和帮助下,做深呼吸运动和四肢伸屈运动,并逐步增加活动量和活动范围;对休克、心力衰竭、内出血、严重感染等病重、极度衰弱者及血管吻合、肝或肾部分切除者,应卧床休息或非制动部位进行被动床上活动,不宜早期下床活动。当病情允许下床活动时,应协助患者取半坐卧位或在床边坐几分钟,随后扶患者在地上走几步,观察患者面色、呼吸和脉搏,并询问其感受,若无不适,可逐渐增加活动时间和活动量,患者的活动量以不感到疲劳为度。

6. 饮食与营养　术后提供足够的营养,有利于切口愈合及各系统、器官功能的恢复。

(1) 非胃肠道手术:局麻或小手术不限制饮食;全麻宜在次日进食,但大手术需待 2~3 日后方可进食;椎管内阻滞无恶心、呕吐者,术后 6 小时可进流质饮食,以后可逐渐改为半流质、普通饮食。

(2) 胃肠道手术:一般禁食 2~3 日,待肠道功能恢复、肛门排气、拔出胃管后开始进流质饮食,以后酌情改为半流质,直至普通饮食。术后禁食或饮食不足期间,应遵医嘱由静脉补充水、电解质、能量及维生素等,必要时输注血浆、全血、人体清蛋白等;长期禁食或不能进食者,遵医嘱给予肠内或肠外营养支持。

7. 维持重要器官生理功能

(1) 维持呼吸功能:保持呼吸道通畅,及时清除呼吸道分泌物和口腔呕吐物。常规给氧 6~12 小时,腹腔镜手术多采用 CO_2 气腹,给氧有利于促进 CO_2 的排出。如发现患者烦躁不安、鼻翼扇动、呼吸困难,应立即查明原因,尽快处理。待患者生命体征平稳后,鼓励其在床上翻

身、变换体位,指导患者做深呼吸和有效咳嗽、排痰。

(2) 维持有效循环血量和体液平衡:遵医嘱静脉补液,记录 24 小时出入液量,根据中心静脉压、肺动脉楔压、尿量、尿比重、脉搏的变化调整补液速度和量。定期检查皮肤温度和颜色,观察敷料渗血情况,并采血了解电解质与酸碱平衡状况,及时纠正失调。掌握好输液速度,维持血压在正常范围,防止因输液过快导致的心力衰竭、肺水肿或因输液过慢导致脱水等。

8. **基础护理**　保持患者皮肤和口腔卫生。协助卧床患者进行口腔护理、洗脸、擦浴、会阴护理等,使患者清洁舒适。定期翻身,预防压疮。

第三节　术后不适及并发症的预防和护理

(一) 术后常见不适与护理

考点:术后常见不适及护理要点

1. **疼痛**　切口疼痛与切口大小、部位、术后体位、情绪状态和切口感染等因素有关。麻醉作用过后,切口开始感觉疼痛,一般在术后 24 小时内最剧烈,2~3 日后逐渐减轻。术后应观察患者疼痛的时间、部位、性质和规律,评估疼痛的程度。临床疼痛评估的方法有语音描述评分法、面部表情分级评分法、视觉模拟评分法等。

疼痛不仅造成患者痛苦,重者还会影响各器官的生理功能,须有效解除。具体措施有:①解释疼痛原因、持续时间及特点,协助安置舒适卧位;②教会患者翻身、深呼吸、咳嗽时用手按扶切口;③教给患者分散对疼痛的注意力的方法,如深呼吸、听音乐等;④疼痛程度轻、能够耐受者可暂不处理;⑤疼痛明显、影响休息和睡眠时,可通过改变体位、遵医嘱给予止痛药物和减轻焦虑方式缓解;⑥对疼痛严重、持续时间长、患者不能耐受者,应及时查明原因,给予相应的处理和护理。目前,临床常在手术结束后使用患者自控镇痛泵(PCA)来控制术后疼痛,受到患者、家属及医护人员的普遍欢迎。

2. **恶心、呕吐**　术后早期恶心、呕吐的常见原因是麻醉反应,待麻醉作用消失后即可停止。患者呕吐时,应将其头偏向一侧,并及时清除呕吐物,防止吸入性肺炎或窒息。记录呕吐次数及呕吐物性状和数量;鼓励深呼吸和主动吞咽活动,以抑制呕吐反射;遵医嘱给予阿托品、甲氧氯普胺(胃复安)、氯丙嗪等,以缓解症状。如反复呕吐不止,应考虑急性胃扩张、肠梗阻、颅内压增高、尿毒症、糖尿病酮症酸中毒、低钾血症等,配合医师做对因治疗。

3. **发热**　中等以上手术,术后 3 日内,体温可略有增高,一般不超过 38℃,是由于机体对手术创伤产生炎症反应及渗血、渗液吸收所致,临床上称为外科热或吸收热。这种发热不需处理,3 日以后体温会逐渐恢复正常。但术后出现高热或 4~6 日仍有发热或体温恢复正常后再次升高,应考虑肺不张或其他部位感染,除应用药物或物理降温外,应协助医师寻找原因,尽快明确诊断并做相应处理。

4. **腹胀**　术后早期腹胀一般是由于胃肠道蠕动受抑制、肠腔内积气不能排出所致。肠蠕动恢复,肛门排气后,即可自行缓解。如手术后数日仍未排气,无肠鸣音,可能是腹膜炎或其他原因所致的肠麻痹,应禁食、持续胃肠减压、腹部热敷、电针双侧足三里,必要时插肛管排气。

5. **尿潴留**　手术后尿潴留较为多见,尤其是老年患者。全身麻醉或蛛网膜下隙麻醉后排尿反射受抑制,切口疼痛引起膀胱和后尿道括约肌反射性痉挛,以及患者不习惯在床上排尿等,都是常见原因。凡手术后 6~8 小时尚未自行排尿,即应在下腹部耻骨上区做叩诊检查,如发现有明显半球形浊音区,即表明有尿潴留,应及时处理。处理原则:稳定患者情绪,减轻因焦虑、紧张引起的括约肌痉挛;如无禁忌,可协助患者做于床沿或站立起排尿;下腹部热敷、轻柔按摩、针刺足三里等穴位、应用止痛镇静药解除切口疼痛,促使患者自行排尿;经过上述处理患者仍无法自行排尿时,则必须在严格无菌技术下进行导尿,若一次性导尿量超过 500ml,应留置导尿管 1~2 日。

6. 呃逆　并不少见,多发生于术后 8~12 小时,多有神经中枢或膈肌直接受刺激引起。一般为暂时性,少数患者可出现顽固性,常见原因为胃潴留、胃扩张,其次为膈下积液或膈下感染,B 超检查可帮助诊断。手术早期出现者可压迫眶上缘,胃管留置抽吸胃内积气、积液,给予镇静解痉药物等。明确原因者应针对病因进行处理,如膈下积液、感染的穿刺引流等;原因不明而一般措施无效者可肌内注射哌甲酯(利他林),必要时封闭颈部膈神经。

(二)术后常见并发症及护理

1. 出血　可发生在切口、空腔器官或体腔内。主要表现:伤口敷料浸血或引流管引流出少量血液(少量出血);急性大量出血时,患者常突然出现面色苍白、四肢湿冷、脉搏持续加快、脉压缩小及尿量减少等失血性休克表现(大量出血)。腹腔内出血行腹腔穿刺时可抽出不凝血液;胸腔术后引流出血性液量每小时持续超过 200ml 或胸腔穿刺抽出不凝血液等,均可明确诊断。

考点: 术后常见并发症及护理要点

(1)主要原因:①术中止血不完善,创面渗血未完全控制;②术后结扎线松脱;③原痉挛的小动脉舒张;④凝血机制障碍等。

(2)预防措施:①手术时严格止血,关腹前确认手术野无活动出血点;②术中出血多者术后可使用止血药物;③凝血机制异常者及时纠正。

(3)处理方法:①少量出血,更换敷料、加压包扎、使用止血药(巴曲酶、氨甲苯酸等);②出血量大,补充血容量,立即做好术前准备,再次手术探查止血。

2. 切口感染　常发生于术后 3~4 日,主要表现为体温升高及切口局部变化。患者主诉切口疼痛加重或减轻后又加重,伴有体温升高、脉搏加快、白细胞计数和中性粒细胞比例增高,应及时检查切口部位有无红、肿、热、痛和硬结或波动感。

(1)主要原因:①手术操作未严格执行无菌技术;②患者体质差、慢性贫血、营养不良、糖尿病或过度肥胖;③术中止血不彻底,缝合技术不正确,切口有红肿、无效腔形成;④术后切口保护不良。

(2)预防措施:①预防医源性交叉感染,认真准备手术区域的皮肤和胃肠道;②严格手术过程中的无菌技术操作;③手术前改善患者的营养状况,纠正易感因素,增强抵抗力;④保持切口敷料的清洁、干燥、无污染;⑤正确、合理使用抗生素。

(3)处理方法:①炎症早期,未形成脓肿者应局部热敷、乙醇湿敷、使用抗生素等;②脓肿形成,应间断拆除局部缝线,伤口敞开引流,加强换药,争取二期缝合。

3. 切口裂开　最易发生在手术后 1 周左右,腹部切口裂开较常见。切口裂开分为部分裂开和全层裂开两种。主要表现:患者往往在一次用力后,感到切口疼痛和突然松口,可有缝线崩裂的响声;部分裂开者切口处有大量淡红色液体流出;全层裂开者切口处可伴肠襻、网膜脱出。

(1)主要原因:①患者体质差、营养不良或过度肥胖;②切口感染、切口缝合不佳;③术后严重腹胀使腹壁切口张力增大;④术后剧烈咳嗽、喷嚏、呕吐、用力排便增加腹压。

(2)预防措施:①手术前后加强营养支持,纠正贫血和低蛋白血症、补充维生素 C 等;②肥胖患者可用张力缝线或延长拆线时间,拆线后继续腹带加压包扎伤口;③避免和及时处理术后腹胀、呕吐等导致腹压增高因素;④预防切口感染,观察体温等生命体征的改变及伤口局部变化,化脓的切口需及早间隔拆除部分缝线,引流脓液,防止切口裂开。

(3)处理方法:①全层裂开伴有内脏脱出者,立即用无菌生理盐水纱布覆盖切口和脱出的器官(勿还纳入腹腔),安慰患者,安置其平卧屈膝位,嘱其勿咳嗽、禁饮食;建立静脉通路,插胃管,并做好手术前准备,通知医师,护送患者进手术室重新缝合处理,术中常采用腹壁减张缝合处理切口全层裂开;②部分裂开,可用蝶形胶布固定,并用腹带加压包扎。

4. 肺不张和肺部感染　常见于胸部、腹部大手术后,多发生在老年人、长期吸烟、有呼吸道感染史及实施全麻的患者,故术后要定时观察体温和肺部情况。主要表现:术后早期出现发热、呼吸急促、心率增快等,应首先考虑肺不张,如果同时伴有血白细胞计数增高,提示合并肺部感染。肺部叩诊呈浊音或实音,听诊有局限性啰音、肺底部呼吸音减弱、消失或为管状呼吸音,血气分析 PaO_2 下降和 $PaCO_2$ 增高等,X 线可帮助诊断。

(1) 主要原因:①有吸烟史;②术前有呼吸道感染;③术后有导致呼吸道感染的因素;④麻醉剂、气管内插管和氧气吸入导致支气管分泌物增多;⑤术后疼痛剧烈或有胸部或腹部高位切口;⑥术后缺乏活动;⑦开胸手术导致肺泡萎陷等。

(2) 预防措施:①术前锻炼深呼吸,有效咳嗽,术后鼓励患者每小时重复做深呼吸 5~10 次,每 2 小时至少做咳嗽与咳痰一次;②术前 2 周戒烟,并治疗支气管、肺部慢性感染,术中尽量不用吸入麻醉;③外用腹带或胸带包扎松紧适宜;④预防全麻术后呕吐物、分泌物误吸;⑤注意保暖、预防呼吸道感染;⑥保持足够的水分摄入;⑦评估患者是否有呼吸不畅和咳嗽抑制现象,给止痛药物之前计数呼吸次数,若呼吸次数低于 12 次/分,不能给药。

(3) 处理方法:①协助患者翻身、拍背及体位排痰,以解除支气管阻塞,使不张的肺重新膨胀;②鼓励患者深呼吸、自行咳嗽与排痰,痰液黏稠,带有颜色,或有气味,采用超声雾化吸入,使痰液稀薄,利于咳出,必要时吸痰或行气管切开;③全身或局部采用抗生素治疗。

5. 尿路感染　尿潴留是并发尿路感染的常见原因。主要表现:若有尿频、尿急、尿痛、排尿困难、尿中有较多红细胞和脓细胞,应考虑膀胱炎;若有发现患者有畏寒、发热、肾区疼痛、血细胞升高、尿中有大量白细胞和细菌,应考虑为肾盂肾炎。

(1) 主要原因:①尿潴留;②留置导尿;③摄入水分不足。

(2) 预防措施:①术前锻炼床上排便、排尿,术后指导患者尽量自主排尿;②无禁忌证者术后鼓励和协助不习惯床上排尿者在床沿,或站立排尿;③给予镇痛药物控制疼痛;④积极解除排尿困难,防止尿潴留诱发尿路感染;⑤鼓励留置导尿者多饮水,以冲洗泌尿道,导尿操作时注意无菌原则。

(3) 处理方法:①及时解除尿潴留;②指导患者多饮水,维持充足的尿量($>1500ml/d$),以冲刷尿路;③遵医嘱输液和使用有效抗生素。

6. 血栓性静脉炎　常发生于长期卧床的老年人、肥胖及使用高渗刺激性液体的患者。最常见于下肢深静脉,如髂-股静脉、小腿深静脉等。主要表现:患者出现小腿疼痛(压痛)、腹股沟区疼痛(压痛)、患侧肢体水肿;沿浅静脉走行皮肤发红、变硬、触痛,体温升高,并可触到索条状变硬的静脉。

(1) 主要原因:①术后卧床过久或肢体制动活动少,使下肢血流缓慢、血液高凝状态;②反复静脉穿刺置管或输注高渗性液体、刺激性药物等致血管内膜损伤。

(2) 预防措施:①鼓励患者术后早期下床活动,卧床期间加强肢体的活动或局部按摩;②高危患者可以用弹力绷带或穿弹力袜促进静脉的回流;③避免久坐,定时抬高患肢;④血液高凝状态者可用抗凝药物。

(3) 处理方法:①抬高患肢和制动,给予 50% 硫酸镁溶液湿热敷或理疗;②停止经患肢静脉输液;③禁止患肢按摩,以防血栓脱落造成血管栓塞;④遵医嘱使用抗凝药物(如阿司匹林、复方丹参、低分子右旋糖酐)、溶栓药物(如尿激酶)和抗生素等。

（三）健康教育

1. 讲解手术后体位安置、饮食管理、携带引流管、早期活动的目的和注意事项。

2. 教会患者根据疾病性质和手术后的要求，建立良好的饮食及卫生习惯；规律作息，劳逸结合；按医嘱进行功能锻炼；切口缝合拆除1周后，若无特殊情况可洗澡；告知患者应保持良好心态，逐渐适应术后身体状况和生活方式。

3. 告知继续使用药物治疗的患者，应严格执行医嘱，并注意药物不良反应。

4. 说明复诊的必要性，并交代复诊的时间、地点和应携带的资料等。

护理实训园地 1

【实训项目】　手术区皮肤准备。

【实训目标】　去除毛发和污垢，预防切口感染。

【实训用物】　治疗盘内盛一次性剃毛刀、弯盘、纱布、橡胶单及治疗巾、毛巾、汽油（或松节油）、棉签、手电筒；治疗碗内放肥皂、软毛刷；毛巾、盛有热水的面盆；屏风。骨科手术备75%乙醇、治疗巾、绷带。

【实训方法】

1. 集中讲解，示教实训内容。

2. 分组实训，播放电教片。

3. 学生代表演示，学生自评、互评，教师点评。

【操作步骤】

1. 评估

（1）核对医嘱：操作前核对医嘱、治疗卡、患者姓名、床号、操作目的。

（2）患者评估：全身情况、手术区皮肤情况、心理状况、健康知识。

（3）环境评估：宽敞清洁，室温适宜，符合操作要求。

（4）自身评估：着装整齐，熟悉备皮的方法及相关知识。

（5）用物评估：检查用物是否齐全、一次性剃毛刀功能是否良好、无菌巾灭菌日期等。

2. 实施

（1）带用物至床旁，再次核对患者，向患者说明备皮目的，必要时应以屏风遮挡。

（2）安置合适体位，铺好橡胶单和治疗巾，暴露手术部位。

（3）用软毛刷蘸肥皂水涂局部，一手绷紧皮肤，另一手持剃毛刀分区剃净毛发。

（4）用手电筒照射，仔细检查有无毛发残留或皮肤损伤。

（5）用毛巾浸热水洗净局部毛发及肥皂液（腹部手术应用棉签蘸汽油或松节油清洁脐窝污垢，然后用75%乙醇消毒）。

（6）协助患者更换清洁衣裤，整理用物，洗手。

（7）健康教育：①解释术前备皮的重要性，告知注意事项；②指导患者注意保持备皮部位的清洁，不要搔抓皮肤；③无菌备皮部位防止无菌巾松脱，如被污染，及时告诉医护人员应重新备皮。

3. 评价

（1）护理人员操作方法正确、动作轻巧、细致，患者满意。

（2）患者手术区皮肤毛发剃干净，皮肤无损伤。

（3）患者及家属理解术前备皮的意义。

【注意事项】

1. 剃毛刀片应锐利,最好使用一次性剃刀,减少交叉感染。

2. 剃毛时,应绷紧皮肤,不能逆行剃除毛发,以免损伤毛囊。

3. 剃毛后须检查皮肤有无割痕或裂缝及发红等异常情况,一旦发现应详细记录并通知医师。

4. 操作过程应注意保暖,避免受凉感冒。

5. 小儿皮肤备皮,一般不剃毛,只做清洁处理。

6. 皮肤准备时间越接近手术开始时间越好,剃毛时间不宜距手术时间太久,一般择期手术和限期手术于手术前 24 小时内备皮,若皮肤准备时间已超过 24 小时,应重新准备。

7. 备皮范围见第 6 章。

目标检测

A₁/A₂型题

1. 下列哪种患者对手术的耐受力较好(　　)
  A. 中青年急性阑尾炎患者
  B. 老年肺癌患者
  C. 小儿营养不良患者
  D. 心力衰竭患者
  E. 胃溃疡患者血红蛋白<10g/L

2. 手术前的一般准备,下述哪项不正确(　　)
  A. 吸烟患者劝其戒烟 2 周以上
  B. 胃肠道以外的手术可不禁食
  C. 需要输血者,配血备用
  D. 急诊手术可不给予灌肠
  E. 术前 1 日晚,一般于睡前给安眠药或镇静药

3. 手术前有关皮肤的准备,哪一项是不正确的(　　)
  A. 手术前 1 日沐浴,洗头
  B. 修剪指(趾)甲,更换衣服
  C. 剃去手术区皮肤的毛发
  D. 腹部手术擦净脐部污垢
  E. 备皮由患者或家属来完成

4. 一般情况下,颈部、胸部、腹部手术后采用(　　)
  A. 半坐卧位　　　　B. 平卧位
  C. 侧卧位　　　　　D. 俯卧位
  E. 头低足高位

5. 手术前应行清洁灌肠的是(　　)
  A. 结肠或直肠手术　B. 胃部手术
  C. 慢性阑尾炎　　　D. 脊椎手术
  E. 十二指肠手术

6. 全麻后未清醒前的体位应取(　　)
  A. 平卧位,头偏向一侧
  B. 头高斜坡位
  C. 俯卧位,头偏向一侧
  D. 半坐卧位
  E. 头低足高位

7. 下列疾病中应行急诊手术的是(　　)
  A. 胆囊结石
  B. 胰头癌致梗阻性黄疸
  C. 胃癌
  D. 直肠癌
  E. 乙状结肠癌伴肠梗阻

8. 胃肠道手术,术前禁食的主要目的是(　　)
  A. 避免手术困难
  B. 避免手术后腹胀
  C. 预防麻醉中呕吐造成窒息
  D. 防止术后吻合口瘘
  E. 早期恢复肠蠕动

9. 下列哪项防治术后尿潴留的措施不妥(　　)
  A. 术前练习卧床排尿
  B. 术前或术后常规放置导尿管
  C. 及时恰当地镇静、止痛
  D. 下腹部热敷、轻柔按摩
  E. 患者情况允许可坐起或站立排尿

10. 术后肺不张的防治哪项是错误的(　　)
  A. 术前锻炼深呼吸
  B. 鼓励咳痰,利用体位或药物使支气管分泌物排出
  C. 防止手术后呕吐物或口腔分泌物的误吸
  D. 及时应用镇咳药
  E. 手术后避免限制呼吸的固定或绑扎

11. 手术后早期恶心、呕吐常与下列哪项因素有关(　　)
  A. 颅内压增高　　B. 急性胃扩张
  C. 麻醉反应　　　D. 肠梗阻

E. 糖尿病酸中毒

12. 预防切口感染的重要环节是(　　)
    A. 术前备皮
    B. 术前进高营养饮食
    C. 术前使用抗生素
    D. 术后使用抗生素
    E. 术后及时拆线

13. 下列哪种手术属于限期手术(　　)
    A. 脾破裂后脾切除术
    B. 阑尾穿孔切除术
    C. 乳腺纤维瘤切除术
    D. 结肠癌根治术
    E. 无严重并发症的胃大部切除术

14. 手术后早期离床活动的目的,下列哪项是不正确的(　　)
    A. 预防肺部并发症
    B. 预防下肢静脉血栓形成
    C. 减少腹胀和尿潴留
    D. 促进切口愈合
    E. 减少感染扩散

15. 若手术后发生腹部切口裂开,下列哪项做法错误(　　)
    A. 立即通知医师
    B. 立即让患者平卧
    C. 立即将脱出的内脏器官还纳
    D. 立即用无菌生理盐水敷料覆盖切口
    E. 应用腹带或蝶形胶布固定

16. 术后尿潴留多发生于(　　)
    A. 颅脑手术后
    B. 胸部手术后
    C. 胃大部切除术后
    D. 肾部手术后
    E. 肛门直肠术后

17. 腹部手术后多采取低半坐卧位的原因不包括(　　)
    A. 防止恶心、呕吐
    B. 防止发生膈下脓肿
    C. 降低腹壁张力
    D. 增加肺通气量
    E. 减轻切口疼痛

18. 胃肠道手术患者术后进食时间为(　　)
    A. 术后即可进食
    B. 术后3~6小时可进食
    C. 术后呕吐消失即可进食
    D. 术后肛门排气后开始进食

E. 拆线后可开始进食

19. 患者,男性,58岁,拟行左结肠癌根治术,需术前几日开始服用肠道消炎药(　　)
    A. 1日　　　　　　B. 2日
    C. 3日　　　　　　D. 4日
    E. 5日

20. 患者,男性,36岁,昨日在硬膜外麻醉下行疝修补术,今日体温38℃,脉搏88次/分,最可能是(　　)
    A. 肺部感染　　　　B. 泌尿道感染
    C. 伤口感染　　　　D. 吸收热
    E. 腹腔感染

21. 患者,女性,38岁,患慢性结石性胆囊炎,住院后拟行胆囊切除术,原有风湿性心脏病15年。近日感冒后心慌、胸闷,端坐呼吸,诊断心力衰竭。以下方案正确的是(　　)
    A. 放弃手术,药物治疗为主
    B. 本周内可手术,做好心肺监护
    C. 心力衰竭控制后1~2周后,再考虑施行手术
    D. 心力衰竭控制后3~4周后,再考虑施行手术
    E. 心力衰竭控制后6个月后,再考虑施行手术

22. 患者,女性,27岁,因急性阑尾炎手术后第5日,诉切口疼痛,体温38.5℃,应考虑(　　)
    A. 外科手术热　　　B. 腹部切口感染
    C. 盆腔脓肿　　　　D. 血肿吸收热
    E. 肺部感染

23. 患者,男性,56岁,全身情况差,因"门静脉高压症伴脾功能亢进"入院,经积极的术前准备行脾切除术,现术后第6日,出现顽固性呃逆,应警惕的是(　　)
    A. 切口感染　　　　B. 肺不张
    C. 膈下感染　　　　D. 急性胃扩张
    E. 肠梗阻

24. 患者,女性,62岁,胃癌,血压150/95mmHg,中度贫血,消瘦,术前准备不是必要的项目是(　　)
    A. 纠正贫血　　　　B. 改善营养状态
    C. 检测肝功能　　　D. 血压降至正常
    E. 血生化检查

25. 患者,男性,70岁,上腹部隐痛1年,近1个月加重,且疼痛规律改变,精神状态差,消瘦明显,经胃镜检查确诊为胃癌,将于近日择期行

胃癌根治术。术前准备中不妥的一项是
（　　）

A. 术前 1~2 周禁止吸烟

B. 术前 1~2 日进流质饮食

C. 术前 3 日起每晚温盐水洗胃

D. 术前晚灌肠

E. 积极纠正营养不良

26. 患者,女性,42 岁,乳腺癌根治术后 5 日,发热,体温 39.5℃,脉搏 90 次/分,呼吸急促。在右肺底叩诊浊音,听诊呼吸音减弱,有局限性湿啰音,X 线摄片见右肺底密度增高影,应考虑（　　）

A. 气胸　　　　　B. 肺脓肿

C. 肺气肿　　　　D. 肺不张

E. 慢性支气管炎

27. 患者,男性,75 岁,胃癌根治术后 7 日,剧烈咳嗽时,突然出现切口疼痛,并留出少量淡红色液体,患者最可能是出现了（　　）

A. 切口内癌细胞种植

B. 切口感染

C. 切口裂开

D. 切口血肿

E. 切口脂肪液化

28. 患者,女性,腰麻下行阑尾切除术,术后 6 小时患者烦躁不安,主诉腹胀,测血压、脉搏、呼吸均正常,下腹部膨隆,叩诊浊音,首先考虑（　　）

A. 肠梗阻　　　　B. 急性胃扩张

C. 腹腔内出血　　D. 急性腹膜炎

E. 尿潴留

29. 患者,女性,24 岁,因慢性胆囊炎入院行胆囊切除术,切除术后 24 小时,突然出现面色苍白、心慌、气短、血压下降,腹腔引流管引流出大量鲜红色血性液体,考虑可能出现（　　）

A. 内出血　　　　B. 切口感染

C. 切口血肿　　　D. 急性腹膜炎

E. 切口裂开

A₃/A₄ 型题

（30~32 题共用题干）

患者,男性,65 岁,因右上腹不适收住入院,医疗诊断为胆囊炎,预行胆囊切除术。患者肥胖,既往有高血压史 15 年,吸烟史 20 年。

30. 下列哪项术前准备欠妥（　　）

A. 劝其戒烟

B. 做好皮肤准备

C. 做药物过敏试验

D. 血压降至正常

E. 保证患者的睡眠及休息

31. 术后患者麻醉清醒后应采取下列何种体位（　　）

A. 去枕仰卧位　　　B. 中凹仰卧位

C. 侧卧位　　　　　D. 俯卧位

E. 半坐卧位

32. 若患者术后 4 日切口疼痛加重,换药时发现伤口红肿,且有脓性分泌物,最重要的处理是（　　）

A. 应用抗生素　　　B. 拆线引流

C. 应用镇痛药　　　D. 局部热敷

E. 局部理疗

（33~35 题共用题干）

患者,男性,50 岁,十二指肠溃疡 30 年,上腹部隐痛 1 年,近 1 个月又出现呕吐并逐渐加剧,呕吐隔夜宿食,精神状态差,消瘦明显,皮肤弹性差,贫血貌,经胃镜检查确诊为十二指肠溃疡并发幽门梗阻,将于近日择期行胃大部切除术。

33. 从提高患者对手术的耐受力考虑,首先的护理问题是（　　）

A. 焦虑

B. 知识缺乏

C. 营养失调:低于机体需要量

D. 活动无耐力

E. 有感染的危险

34. 特殊的术前准备是（　　）

A. 术前禁食水

B. 术前 1~2 日进流质饮食

C. 术前 3 日起每晚生理盐水洗胃

D. 术前晚肥皂水灌肠

E. 术日晨插胃管

35. 术后饮食指导正确的一项是（　　）

A. 术后第 1 日进流质饮食,2 日后改半流质饮食

B. 术后第 2 日进流质饮食,5 日后改半流质饮食

C. 肛门排气后可进流质饮食,酌情改半流质饮食

D. 肛门排气后,可进半流质饮食

E. 迅速补足营养,不必限制饮食

（36~38 题共用题干）

患者,男性,28 岁,身高 180cm,体重 80kg,因急性阑尾炎合并穿孔,急诊在硬膜外麻醉下行阑

尾切除术。

36. 患者回病房后采取何种体位(　　)
    A. 仰卧位 4 小时
    B. 平卧位 4~6 小时
    C. 中凹位 6 小时
    D. 去枕平卧位,头偏向一侧 4 小时
    E. 去枕仰卧位 2 小时

37. 患者术后第 2 日体温 38℃,并诉伤口疼痛难忍,应采取何种体位(　　)
    A. 仰卧屈膝位　　　B. 右侧卧位
    C. 头高足低位　　　D. 端坐位
    E. 坐位

38. 护理人员如何协助患者体位稳定和舒适(　　)
    A. 胸前放枕,支起上身
    B. 抬高床头 30~50cm,膝下垫高 15cm
    C. 背部放枕支托,防侧倒
    D. 足下放软枕,防下滑
    E. 身前放小桌及枕,以求稳定舒适

(39~41 题共用题干)

患者,男性,70 岁,脊柱手术后卧床 2 周,出现右侧小腿疼痛、紧束感,并逐渐出现水肿。

39. 应考虑到此患者出现的术后并发症可能是(　　)
    A. 肌肉萎缩
    B. 水、电解质紊乱
    C. 关节炎
    D. 切口感染
    E. 下肢深静脉血栓形成

40. 在护理此患者时,应注意要禁止(　　)
    A. 抬高患肢　　　B. 热敷
    C. 理疗　　　D. 按摩患肢
    E. 应用抗生素

41. 预防该并发症的主要护理措施是(　　)
    A. 早期下床活动
    B. 定时观察,早期发现
    C. 预防性应用抗生素
    D. 抬高患肢
    E. 热敷,理疗

(刘梦清)

第七章 手术室护理工作

手术室是医院对患者进行诊断与治疗的重要场所,更是外科手术的主要场所。手术室的环境与设备、管理制度与操作规程关系到手术的成败、患者的安危。手术室护理工作是外科护理的重要组成部分。

第一节 手术室环境

手术室为临床各科室患者进行手术治疗的重要部门,要求建筑位置和布局科学、合理,配备先进齐全的仪器设备,同时还要有一系列严格的管理制度,以确保手术的安全性,提高手术效率。

(一) 手术室的位置

手术室一般位于医院内空气洁净处,是外科病房及重症监护病房的中心,与各外科病房的距离均不宜太远,方便接送患者,与相关科室如血库、中心化验室、病理科、放射科、重症监护室等靠近,便于术中、术后及时诊断和处理,最好有直接的通道或通信设备联系。楼层以东西方向延伸为好。主要的手术间应建在北侧,因北侧光线稳定,可避免阳光直射。手术室以手术间为中心,再配上其他附属房间组成。

(二) 手术室的布局

手术室采用双通道或三通道布局,人(医务人员和患者)物分道,以免污染。传统手术室采用单通道布局。

1. 手术室房间 一般分为两大类,一类是手术间;另一类是辅助用房。手术间分为无菌手术间、一般手术间和感染手术间。手术室清洁区辅助用房包括:刷手间、无菌器械间、敷料间、仪器间、药品间、麻醉间、病理间、护理站及术后恢复室等。手术室供应区附属房间包括:更鞋间、更衣及洗浴间、手术器械准备间、敷料准备间、器械洗涤间、消毒间、办公室、库房、男女值班室和污物间。手术间与附属间各占一侧,多采用紫外线照射、喷射药物或熏蒸的方法消毒,因灭菌效果不稳定,故易产生交叉污染,所以目前国内医院逐渐采用生物洁净手术室。

2. 洁净手术室 是采用一定的空气净化措施,使室内细菌浓度控制在一定的范围,空气洁净度达到一定的级别,是现代化医院的重要标志,建设洁净手术室是当代医院发展的必然趋势。

(1) 洁净手术室的净化标准:手术室空气的洁净程度是以含尘浓度来衡量的,含尘浓度越低洁净度则越高,反之则越低。我国手术室按洁净程度分为以下四个等级(表7-1)。

表 7-1 洁净手术室的等级标准

等级	手术室名称	静态空气洁净度级别		细菌浓度	
		级别	≥0.5μm 微粒数(粒/m³)	浮游菌(菌落/m³)	沉降菌(菌落/30分钟，Φ90皿)
Ⅰ	特别洁净手术室	100	≤3500	≤5	≤1
Ⅱ	标准洁净手术室	1 000	≤3.5 万	≤75	≤2
Ⅲ	一般洁净手术室	10 000	≤35 万	≤150	≤3
Ⅳ	准洁净手术室	100 000	≤1050 万	≤400	≤10

（2）洁净手术室的净化技术：采用不同气流方式和换气次数，通过初、中、高效三级过滤器控制室内尘埃含量，使空气达到一定级别标准的净化。空气净化系统主要由空气处理器、过滤器（初、中、高效）、加压风机、空气加温器、回风口、送风口等组成。按气流类型可分为：①乱流型，为流线不平行、流速不均匀、方向不单一，而且有交叉回旋的气流。②层流型，为流线平行、流速均匀、方向单一的气流，又分为垂直层流和水平层流。气流平行于地面的为水平单向流洁净室；气流垂直于地面的为垂直单向流洁净室。③辅流型，气流流线向一个方向流动，性能接近水平单向流。

（3）洁净手术室使用的范围：①特别洁净手术室，适用于关节置换手术、器官移植手术，以及脑外科、心脏外科、眼科等手术中的无菌手术。②标准洁净手术室，适用于整形外科、胸外科、肝胆外科、泌尿外科、骨外科手术和普通外科中Ⅰ类切口手术。③一般洁净手术间，适用于胸外科、泌尿外科、妇产科、耳鼻喉科、普通外科的非Ⅰ类切口手术。④准洁净手术室，适用于肛肠外科及污染类手术。

3. 手术室的配置

（1）手术间的数目、大小与分类：①手术间的数目与手术科室的病床数有关，两者的比例为（1∶20）～（1∶25）。②手术间的大小与医院的规模、手术的种类有关。普通手术间一般25～40m²，特殊手术（如心内直视手术），因设备多，故需60m²以上。③手术间的类别有无菌手术间（供无菌手术用）、相对无菌手术间（供胃肠手术用）和有菌手术间（供感染隔离手术用）。④手术室内温度恒定在22～25℃，相对湿度以40%～60%为宜。

（2）走廊宜宽，不少于2.5m，便于运送患者与器材。

（3）手术间的设置：手术间内装修必须有利于洁净环境，达到耐久、耐磨、耐药物、易于擦拭消毒的要求。墙面、吊顶应具备光滑、易清洁、易消毒、耐腐蚀、保温、隔声、防火、耐用的材料；颜色可采用浅绿色或淡蓝色，能消除手术者视觉疲劳。墙面安装阅片灯及温、湿度调节开关。地面采用抗静电橡胶地板，墙面与地面、天花板交界处呈弧形，便于清洁。门最好为高密闭性足踏式电动推拉门或感应门。

（4）手术间设施：手术间内只放置必需的器具和物品，各种物品应有固定的放置地点，基本设施有手术床、器械台、无影灯、麻醉机、药品柜、吸引器、氧气筒、输液架、血压计、踏脚凳等。条件较好的医院有中央空调、心电监护仪、空气净化、中心吸引及供氧装置、显微外科设备等。大型手术室应设置中心供气系统、中心负压吸引、中心压缩空气等设施，并配备各种监护仪、X线摄影、显微外科和闭路电视等装置。总之，医院规模越大，级别越高，条件越好，设备越齐全。

（三）手术室的分区

为保证洁净，防止交叉感染，要求手术室符合功能流程与洁污分区，一般常规按洁净度将手术室分为三个区域，即洁净区（限制区或无菌区）、准洁净区（半限制区或清洁区）和非洁净区（非限制区或污染区）。分区的目的是防止区域之间的相互干扰，保证各区域的空气质量达到国家卫生和计划生育委员会颁布的空气净化标准，防止医院内感染。

1. 洁净区　洁净度要求最高，设在手术室最靠内的位置，包括洗手间、手术间、手术间内走廊、无菌物品间、储药室、麻醉准备室等。此区内的所有人员及其活动都必须遵守无菌原则。

2. 准洁净区　洁净度要求较高，设在手术室的中间位置，包括敷料室、器械室、洗涤室、消毒室、麻醉复苏室、石膏室等。该区为由非洁净区进入洁净区的过渡性区域，凡已完成手臂消毒或穿好无菌手术衣者不得进入，以防污染。

3. 非洁净区　洁净度要求不高，设在手术室最靠外的位置，包括值班室、更衣室、医护人员休息室、办公室、会议室、标本室、实验室、污物室、资料室、电教室、手术患者家属等候室等。交接患者时，应在此区域更换平车。

第二节　手术室管理

手术室的管理制度与操作规程关系到手术室的无菌条件,影响到患者的安危,故应健全并严格执行。

1. 手术室工作制度

(1) 工作人员应具有高度的责任心,熟练掌握手术室护理专业知识及技术,作风严谨,思维敏捷,反应灵活,有较强的应变能力。

(2) 手术室应建立健全并落实规章制度、技术操作流程、工作流程、岗位职责,严格执行质量控制措施,为手术科室提供 24 小时连续服务,随时准备接受紧急手术。

(3) 进入手术室的工作人员不得佩戴饰物、涂亮甲油或戴假指甲,必须按规定穿戴手术室专用的衣、裤、鞋、帽,进入无菌区或洁净手术室洁净区戴好口罩,用后放置指定地点。手术室衣服不得穿出室外,外出时应更换外出衣和鞋。手术患者进入手术室应更换清洁的衣裤,戴好圆顶帽。

(4) 严格控制手术室内人员的密度和流量,凡进入手术室的见习人员和参观人员,应遵守手术室的参观制度,接受手术室人员的指导,在指定的手术间参观学习,非当班人员不得擅自进入手术室,尽量减少不必要的人员走动。实施感染手术的人员,术毕不得进入其他手术间。

(5) 制订并认真执行仪器设备管理制度及药品管理制度,保证手术需要。手术室物品一般不外借,特殊情况需外借时,急救器材需经手术室护理人员长同意,贵重器材需经医务科批准。

(6) 手术室布局应合理,洁污流线分明,便于疏散。

(7) 制订并严格执行医院感染管理规定及清洁卫生制度和消毒隔离制度。手术人员操作时,严格遵守无菌操作规程,如有违反必须立即纠正,采取补救措施。

(8) 手术室内应保持肃静,禁止吸烟和高声喧哗,禁止携带手机进入手术间。工作时严肃认真,不得在手术间内谈论与手术无关的话题。

(9) 重大手术或新开展手术,有关手术人员应参加术前讨论,做好充分准备。

(10) 遵照《接送患者制度》按时接手术患者进入手术间。危重、急诊患者应有经管医师一道陪送。患者进入手术间后需医护人员守护。手术过程中,严密观察,及时准确提供物品。手术结束后,护送患者至麻醉恢复室或病区,向当班护理人员详细交班,并做好记录。

(11) 手术室应对手术患者做详细记录,做好手术量与切口愈合情况统计、上报。无菌手术伤口发生感染时,应与临床医师共同讨论,找出原因并提出改进措施。

2. 接送患者制度

(1) 常规手术患者一般在术前 30 分钟由手术室护理人员按手术通知单接入手术室(低温麻醉的患者需提前 1 小时)。急诊手术,病房应做好一切术前准备,由医护人员护送至手术室。

(2) 仔细核对手术患者的科室、姓名、床号、住院号、手术部位、手术名称、血型、术前用药等,并清点带来的物品,核对无误后送到所安排的手术间。

(3) 手术结束后,将患者随同病房带来的物品送回病房,并与病房接班护理人员当面交清。

3. 手术安全核查制度

(1) 手术安全核查是由具有执业资格的手术医师、麻醉医师和手术室护理人员三方(以下简称三方),分别在麻醉实施前、手术开始前和患者离开手术室前,共同对患者身份和手术部位等内容进行核查的工作。

(2) 手术患者均应佩戴有标示患者身份识别信息的标识以便核查。

(3) 手术安全核查由手术医师或麻醉医师主持,三方共同执行并逐项填写《手术安全核查表》。

（4）实施手术安全核查的内容及流程。

1）麻醉实施前：三方按《手术安全核查表》依次核对患者身份（科室、床号、姓名、性别、年龄、住院号）、手术方式、知情同意情况、手术部位与标识、麻醉安全检查、皮肤是否完整、手术野皮肤准备、静脉通道建立情况、患者过敏史、抗菌药物皮试结果、术前备血情况、假体、体内植入物、影像学资料等内容。

2）手术开始前：三方共同核查患者身份（同上）、手术方式、手术部位与标识，并确认风险预警等内容。手术物品准备情况的核查由手术室护理人员执行并向手术医师和麻醉医师报告。

3）患者离开手术室前：三方共同核查患者身份（同上）、实际手术方式、术中用药、输血的核查，清点手术用物，确认手术标本，检查皮肤完整性、动静脉通路、引流管，确认患者去向等内容。

4）三方确认后分别在《手术安全核查表》上签名。

（5）手术安全核查必须按照上述步骤依次进行，每一步检查无误后方可进行下一步操作，不得提前填写表格。

（6）术中用药、输血的核查：由麻醉医师或手术医师根据情况下达医嘱并做好相应记录，由手术室护理人员和麻醉医师共同核查。

（7）住院患者《手术安全核查表》应归入病历中保管，非住院患者的资料由手术室负责保存1年。

4. 手术室参观制度

（1）参观人员应严格限定人数，一般 $25\sim30m^2$ 的手术间不超过4人。有条件的医院应安排在有闭路电视的教学参观室观摩手术。

（2）参观人员必须经手术室批准后，在指定的时间和指定的手术间内参观。

（3）参观人员必须严格遵守手术室的管理规则，更换手术室的参观衣、口罩、帽及鞋方可进入。

（4）参观人员应严格遵守无菌原则，不能随意出入和四处走动，不可距手术人员太近，以免造成污染。

5. 手术间清洁消毒制度

（1）每日手术结束后，采用湿式打扫法将手术台、器械台、托盘、无影灯、输液架、脚凳、吸引器、门窗各处的污迹清洗干净，拖净地板，所使用的清洁工具一般应选用不掉纤维织物的材料制作，清扫工具应固定使用。

（2）手术室应每日进行空气消毒，可用紫外线消毒 $30\sim60$ 分钟。

（3）每周末彻底大扫除一次，对吊顶和墙壁等进行擦拭清洁，打扫后密闭门窗进行空气熏蒸消毒。

（4）每月做一次空气洁净度和生物微粒监测。

（5）特殊感染手术后，按有关规定和方法随即进行消毒处理，如地面及房间物品的擦拭用 $2000mg/L$ 有效氯消毒液进行消毒。手术室空气可用 $3g/m^3$ 过氧乙酸熏蒸消毒，密闭30分钟。

第三节 手术常用物品和器械

（一）布类物品

手术室布类物品包括手术衣和各种手术单及手术包的包布，宜细而厚，应选择白色、深绿色或淡蓝色。

1. 手术衣 在术中用于覆盖未经消毒的衣服和手臂,以免细菌侵入手术野,穿上后能遮至膝下;胸腹部及衣袖为双层棉布,胸前有护手袋,袖口有松紧,防止手术时血水浸透,起无菌隔离作用。折叠时将正面叠于内、反面叠于外,领端在外。

2. 手术单 有大单、中单、手术巾、剖腹单、孔巾、各类包布,用于覆盖手术野和无菌区或包裹手术用品及敷料,均有不同的规格要求和折叠方法。

所有布类物品均需经过高压蒸汽灭菌后才能使用,灭菌后无菌包储存于无菌柜内,保存时间为 7 日,过期应重新灭菌。

(二) 手术敷料

手术敷料包括纱布类和棉花类,须用脱脂棉花制作,以增加吸水性,用于术中压迫止血、拭血及包扎等,均有不同规格及使用方法。

1. 纱布类 包括不同大小的纱布垫、纱布块、纱布球及纱布条。

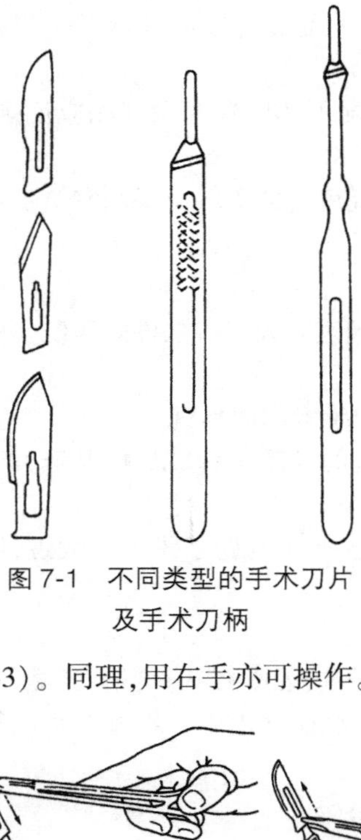

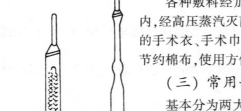

2. 棉花类 常用的有棉垫、带线棉片、棉球、棉签。

各种敷料经加工制作后包成小包或置于无菌敷料容器内,经高压蒸汽灭菌后供手术时用。目前,常使用无纺布制成的手术衣、手术巾单、手术帽、口罩等一次性物品,价格便宜,节约棉布,使用方便。

(三) 常用手术器械

基本分为两大类:基本手术器械和专科手术器械。基本手术器械为所有手术的基本工具,专科手术器械为某一专科需要而特制的器械。

1. 刀刃类 有手术刀和手术剪等。

(1) 手术刀:用于切割组织,包括刀片与刀柄(图 7-1)。刀片安装时,用持针器夹持刀片前端背侧,将刀片与刀柄槽对合,向下嵌入;取下时,再以持针器夹持刀片尾端背侧,稍提起刀片,向上顺势推下(图 7-2);传递手术刀时,传递者左手握持刀片与刀柄衔接处背侧,将刀柄尾端递于操作者右手中(图

图 7-1 不同类型的手术刀片
及手术刀柄

7-3)。同理,用右手亦可操作。

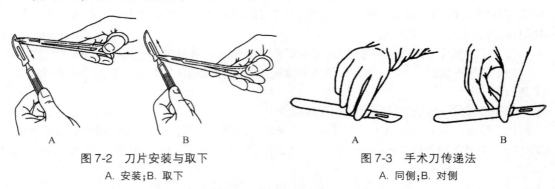

图 7-2 刀片安装与取下
A. 安装;B. 取下

图 7-3 手术刀传递法
A. 同侧;B. 对侧

(2) 手术剪:有组织剪和线剪。组织剪又有直、弯两类,分别用于浅部组织及深部组织的剪开、分离与解剖。线剪用于剪线。传递方法为传递者握持手术剪的中部,弯剪应将弯头向上,然后将剪柄尾端递给操作者(图 7-4~图 7-6)。

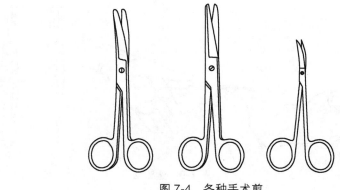

图 7-4　各种手术剪

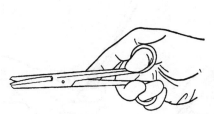

图 7-5　正确持剪法

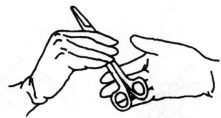

图 7-6　剪刀传递法

2. 钳、镊类　包括各种钳类、镊等(图 7-7 至图 7-12)。

(1)止血钳:是手术时用来止血或进行钝性分离的器械,直止血钳用于皮下止血,弯止血钳用于深部止血和分离组织。持钳法与递钳法同剪刀的操作方法,弯钳的钳尖背向手掌。

(2)组织钳用于夹持较坚韧组织。

(3)环钳用于夹持敷料或夹提组织。

(4)持针钳用于夹持缝针缝合各种组织,有时也用于器械打结。

(5)巾钳用于固定手术巾。

(6)无齿镊用于夹持血管、神经及其他较脆弱组织。

(7)有齿镊用于夹持皮肤和筋膜等较坚韧组织。

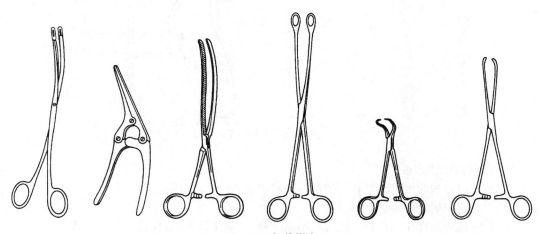

图 7-7　各种钳类

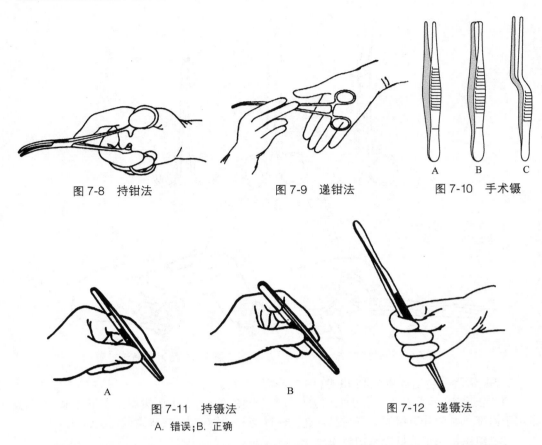

图 7-8　持钳法　　　　　　　　图 7-9　递钳法　　　　　　　图 7-10　手术镊

图 7-11　持镊法　　　　　　　　　　　　　图 7-12　递镊法
A. 错误；B. 正确

3. 牵拉用器械　用于牵开组织、暴露深部手术野,如各种拉钩、自动牵开器等(图 7-13)。直角拉钩用于牵开腹壁,"S"形拉钩用于牵引腹腔脏器,爪形拉钩用于牵开皮肤、肌肉,自动牵开器用于暴露胸腔、腹腔。

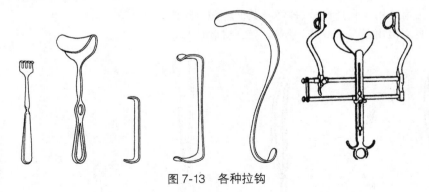

图 7-13　各种拉钩

4. 器械使用注意事项
(1) 任何器械的传递都要将器械柄传递给术者。
(2) 将器械柄轻击术者手掌。
(3) 注意无菌操作,勿离台面过高,不高于肩,不低于腰平面,切忌在背后传递。
(4) 钳类的用法:右手拇指、环指分别穿入把环,示指把持关节处固定,中指辅助。
(5) 持针钳(持针器、针持):穿针带线时要做到 3 个 1/3,即缝线的返回线占总线长的

1/3;缝针被夹在针尾的后 1/3 处,持针钳开口前端的 1/3 夹持缝针。

（6）使用拉钩时,应用湿纱垫将拉钩与组织隔开,以保护组织。

（7）由于一般缝针的针尾较粗,损伤性相对较大,故缝合血管、神经等精细的组织时,选用无损伤缝针,即一次性带线缝针。

（四）缝合针与缝合线

缝合针用于缝合组织与贯穿结扎。缝合针种类繁多,以外形分直针与弯针两种;以针尖形状分圆针与三角针两类。三角针用于缝合较坚韧的组织,如皮肤、韧带;圆针用于缝合一般软组织,如血管、神经、脏器等。缝合线在手术中用于结扎血管、缝合组织及脏器。线的粗细以号码表明。号码越大,表示越粗,常用的丝线有 1~10 号线。细线则以 0 表明,0 越多,缝线越细,常用的合成化纤线有 0 号、00 号、000 号、0000 号、00000 号,显微外科用到 10 个"0"号。缝合线分为不吸收和可吸收两类。

（五）引流物

常用的引流物有管状引流、纱布条引流、"烟卷"引流、橡皮片引流等。

1. 管状引流物　有一般引流胶管、双腔式引流管、T 形管、蕈状引流管、气囊导尿管等。其中一般引流胶管、双腔式引流管多用于胸腔、腹腔或深部组织引流,T 形管用于胆总管引流,蕈状引流管用于膀胱或胆囊手术引流。

2. 纱布条引流　包括凡士林纱条及碘仿纱条等,用于浅表部位引流。

3. "烟卷"引流　用于腹腔或深部组织的引流,制作时将细纱布卷成卷烟状,外面用橡胶膜缠裹即可。

4. 乳胶片引流条　用于浅在部位引流,如甲状腺手术或脑部手术。

第四节　常用消毒和灭菌方法

手术物品、手术人员的手及患者手术野的皮肤都必须经过无菌处理,常用的方法包括清洁、消毒和灭菌。清洁是指用物理方法清除物体表面的污垢、尘埃和有机物,其目的是去除和减少微生物,并非杀灭微生物。常用的清洁方法包括:水洗、机械去污和去污剂去污,适用于医院地面、墙壁、家具等物体表面的处理和物品消毒灭菌前的处理。消毒是指用物理或化学方法清除或杀灭除芽孢以外的所有病原微生物,使其数量减少到无害程度的过程。灭菌是指用物理或化学方法杀灭全部微生物,包括致病的和非致病的微生物,以及细菌芽孢的过程。手术室消毒灭菌的方法较多,常用的有消毒灭菌方法有两大类:物理消毒灭菌法和化学消毒灭菌法。

（一）物理消毒和灭菌法

物理消毒灭菌法是利用物理因素作用于病原微生物,将之清除或杀灭。常用方法有热力、光照、辐射、过滤除菌等。

1. 热力消毒灭菌法　是利用热力破坏微生物的蛋白质、核酸、细胞壁和细胞膜,从而导致其死亡。常用的方法有压力蒸汽灭菌法、煮沸消毒法和燃烧法。

（1）压力蒸汽灭菌法:主要用于耐高温、耐高压、耐潮湿物品的灭菌,如各类器械、敷料、搪瓷、橡胶、玻璃制品及溶液等,是热力消毒灭菌中效果最为可靠、临床使用最广的一种方法。它分为下排气式压力蒸汽灭菌和预真空压力蒸汽灭菌。

方法:①下排气式压力蒸汽灭菌是利用重力置换的原理,使热蒸汽在灭菌器中从上而下,将冷空气由下排气孔排出,利用蒸汽释放的潜热使物品达到灭菌。其工作参数为:温度 121~126℃,压力 102.97~137.30kPa,时间 15~30 分钟。②预真空压力蒸汽灭菌器是利用机械抽真空的方法,使灭菌柜室内形成 2.0~2.7kPa 的负压,蒸汽得以迅速穿透到物品内部进行灭菌,其工作参数为:温度 132℃,压力 205.8kPa,时间 5~10 分钟。

注意事项:①器械或物品灭菌前须洗净并晾干或擦干;②灭菌包的体积不可过大,用下排气式压力蒸汽器的物品包不大于 30cm×30cm×25cm,用预真空压力蒸汽灭菌器的物品包不得超过 30cm×30cm×50cm;③灭菌包放置合理,各包之间留有空隙,布类物品放于金属、搪瓷类物品之上;④盛装物品的容器应有孔,消毒前将容器孔打开,以利于蒸汽进入;消毒完毕,关上容器孔;⑤被灭菌物品待干燥后才能取出;⑥随时观察压力及温度情况;⑦定期监测灭菌效果。

压力蒸汽灭菌效果的监测:①物理监测法,将甩至 50℃ 以下的 150℃ 或 200℃ 的留点温度计放入待灭菌包裹内,灭菌后检查其读数是否达到灭菌温度;②化学监测法,利用化学指示卡或化学指示胶带在 121℃、20 分钟或 135℃、4 分钟灭菌后观察颜色或性状的改变来判断灭菌效果;③生物监测法,是最可靠的监测法,利用对热耐受力较强的非致病性嗜热脂肪杆菌芽孢作为指示剂,灭菌后取出培养,全部菌片均无细菌生长表示灭菌合格。

(2)煮沸消毒法:是应用最早的消毒方法之一,也是家庭常用的消毒方法之一,适用于耐湿、耐高温的物品,如金属、搪瓷、玻璃和橡胶类等。

方法:将物品刷洗干净,全部浸没在水中,加热煮沸,从水沸开始计时,经 5~10 分钟可杀灭繁殖体,多数细菌芽孢煮沸 15 分钟可将其杀灭,但某些热抗力极强的细菌芽孢需煮沸更长的时间,如破伤风杆菌芽孢需煮沸 60 分钟方可杀灭,而肉毒杆菌芽孢则需煮沸 3 小时才能将其杀灭。将碳酸氢钠加入水中,配成 1%~2% 浓度时,沸点可达到 105℃,除增强杀菌作用外,还有去污防锈作用。

注意事项:①煮沸消毒前,物品必须刷洗干净,空腔导管内预先灌水;②玻璃类物品用纱布包裹,应在冷水或温水时放入,水沸后计时 10~15 分钟;③橡胶类物品用纱布包好,水沸后放入,消毒时间为 5 分钟;④器械的轴节及容器的盖要打开,大小、形状相同的容器不能重叠;⑤如煮沸途中加入物品,则在再次水沸后开始计时;⑥高山地区气压低、沸点低,应适当延长消毒时间,海拔每增高 300m,延长消毒时间 2 分钟。

(3)燃烧法:是一种简单、迅速、彻底的灭菌方法,常用于无保留价值的污染物品,如污纸及破伤风、气性坏疽、铜绿假单胞菌等特殊感染的敷料处理;某些金属器械和搪瓷类物品,急用时也可用燃烧法灭菌,但锐利刀剪禁用此法,以免锋刃变钝。金属器械可在火焰上烧灼 20秒;搪瓷类容器可倒入少量浓度 95% 以上乙醇,点火燃烧至熄灭。在此过程中不断转动容器,使火焰分布均匀,注意不可中途添加乙醇以免引起火灾。

2. 光照消毒法　又称辐射消毒,主要利用紫外线的杀菌作用,使菌体蛋白光解、变性而导致细菌死亡。常用的方法有紫外线灯管消毒法,多用于空气和物体表面消毒。①空气消毒:每 10m² 安装 30W 紫外线灯管一只,有效距离不超过 2m,照射时间为 30~60 分钟。②物品消毒:消毒时,有效距离为 25~60cm,照射时间为 20~30 分钟。

3. 电离辐射灭菌法　应用 γ 射线或电子加速器产生的高能电子束进行辐射灭菌。由于此法是在常温下进行,又称为"冷灭菌",适用于不耐热的物品灭菌。金属、橡胶、塑料、高分子聚合物(如一次性注射器)、精密医疗器械、生物制品及节育用具等均可用此法灭菌。因放射线对人体有害,应选用机械传递物品。

4. 过滤除菌　通过三级空气过滤器,选用合理的气流方式,除掉空气中 0.5~5μm 的尘埃,达到洁净空气的目的。

(二)化学消毒和灭菌法

利用液体或气体的化学药物抑制微生物的生长繁殖或杀灭微生物的方法。凡不适用热力消毒灭菌的物品,都可采用化学消毒灭菌法,如患者皮肤、黏膜、排泄物及周围环境、光学仪器、金属锐器和某些塑料制品的消毒。

1. 化学消毒剂的分类　各种化学消毒剂按其作用分为灭菌剂、高效消毒剂、中效消毒剂和低效消毒剂四类。

(1) 灭菌剂：可以杀灭一切微生物，包括细菌芽孢，使其达到灭菌效果的制剂，如甲醛、戊二醛、过氧乙酸、环氧乙烷等。

(2) 高效消毒剂：指可杀灭一切细菌繁殖体（包括分枝杆菌）、病毒、真菌及其孢子，并对细菌芽孢有显著杀灭作用的制剂，如含氯消毒剂、过氧化氢等。

灭菌剂和高效消毒剂主要应用于受到结核杆菌、真菌、病毒、细菌芽孢等各类微生物严重污染的物品的消毒处理，或接触进入人体后对人体健康可能构成严重危害的物品的消毒处理，如胃镜。

(3) 中效消毒剂：能杀灭除细菌芽孢以外的细菌繁殖体、真菌、病毒及其他微生物的制剂，如乙醇、碘消毒剂等。中效消毒剂主要应用于受到细菌、真菌、病毒等非细菌芽孢污染的各类物品的消毒处理，人体体表消毒以及接触人体后对人体健康可能构成危害的物品的消毒，如体温计的消毒。

(4) 低效消毒剂：只能杀灭细菌繁殖体、亲脂病毒和某些真菌的制剂，如氯己定等。低效消毒剂主要用于受到细菌繁殖体、亲脂病毒污染物品的消毒及体表清洁卫生处理等。

2. 化学消毒剂的使用方法

(1) 浸泡法：将物品洗净、擦干后浸没于消毒液中，按标准的浓度与时间达到消毒灭菌作用，如用 70%~75% 乙醇浸泡体温计 30 分钟。

(2) 擦拭法：用标准浓度的消毒剂擦拭物品表面，如桌、椅、墙壁等，达到消毒作用的方法。一般选用易溶于水、穿透力强、无显著刺激的消毒剂。

(3) 喷雾法：用喷雾器均匀喷洒消毒剂于空气中和物体表面，如墙壁、地面等，按标准浓度和时间达到消毒作用。

(4) 熏蒸法：将消毒剂加热或加入氧化剂，使消毒剂呈气体，在标准浓度和时间内达到消毒灭菌作用，如手术室用甲醛熏蒸电灼刀等。

3. 常用的化学消毒剂

(1) 戊二醛：为灭菌剂，具有广谱、高效杀菌作用，对金属腐蚀性小，受有机物影响小的特点。其灭菌浓度为 2% 以上，常用制剂有 2% 碱性戊二醛、2% 强化弱酸戊二醛和 2% 中性戊二醛。它用于不耐热的医疗器械和精密仪器的消毒灭菌。常用浸泡法，将洗净晾干的待消毒物品浸没于装有 2% 戊二醛的容器中，加盖浸泡。消毒时间为 20~45 分钟，灭菌时间为 10 小时。

(2) 环氧乙烷：在低温下为无色液体，沸点为 10℃，在常温下为无色气体，易燃，易爆，空气中浓度达 3% 以上就有爆炸危险。环氧乙烷气体穿透力强，可穿透玻璃纸、聚乙烯薄膜，具有高效广谱杀菌作用，为灭菌剂。环氧乙烷不损坏消毒的物品且穿透力强，故大多数不宜用一般方法消毒的物品均可用环氧乙烷消毒灭菌，如电子仪器、光学仪器、医疗器械、书籍、皮毛、棉、化纤、塑料制品、木制品、陶瓷、金属、橡胶制品、一次性使用的诊疗用品等。由于环氧乙烷易燃，易爆，且对人体有毒，故操作必须密闭进行。少量物品可放入丁基橡胶袋中消毒，大量物品需使用环氧乙烷灭菌柜，作用时间为 6 小时。

(3) 过氧乙酸：为灭菌剂，具有广谱、高效、低毒、对金属及织物有腐蚀性、受有机物影响大、稳定性差等特点。过氧乙酸用于耐腐蚀物品、环境及皮肤等的消毒与灭菌，可采用浸泡、擦拭和喷洒法消毒，0.2% 溶液用于皮肤消毒，0.02% 溶液用于黏膜冲洗，浸泡消毒用 0.2%~1% 溶液，环境喷洒消毒用 0.2%~0.4% 溶液，作用时间为 30~60 分钟。

(4) 乙醇：为中效消毒剂，具有速效、无毒、对皮肤黏膜有刺激性、对金属无腐蚀性、受有机物影响大、易挥发、不稳定等特点。乙醇用于皮肤、物品表面及医疗器械的消毒。①浸泡法:用75%乙醇加盖浸泡消毒物品5~10分钟及以上;②擦拭法:用75%乙醇棉球擦拭待消毒皮肤或物体表面。

（5）碘酊:为中效消毒剂,具有速效、无毒、对金属有腐蚀性、对皮肤黏膜有刺激性、受有机物影响大等特点。碘酊多用于皮肤消毒。2%碘酊用于创面周围皮肤、手术及注射部位的皮肤消毒,作用1分钟后用75%乙醇脱碘。

（6）碘伏:为中效消毒剂,具有速效、低毒、对皮肤黏膜无刺激并无黄染、对金属（铜、铝、碳钢等）有腐蚀性、受有机物影响大、稳定性好等特点。碘伏用于皮肤、黏膜等的消毒。①浸泡法:将待消毒物品清洗晾干后浸没于装有0.05%碘伏溶液的容器内加盖浸泡30分钟;②擦拭法:用0.25%~0.5%碘伏溶液擦拭消毒部位两次,作用2~3分钟;③冲洗法:用0.025%碘伏溶液冲洗阴道黏膜及伤口黏膜创面3~5分钟,达到消毒作用。

（7）氯己定:为低效消毒剂,具有速效、对皮肤黏膜无刺激性、对金属及织物无腐蚀性、受有机物影响大、稳定性好等特点。氯己定用于外科洗手消毒、手术部位皮肤消毒、黏膜消毒等。①用4%氯己定乙醇溶液擦拭手术及注射部位皮肤两遍,作用2分钟。②冲洗法:用0.05%~0.1%氯己定水溶液冲洗阴道、膀胱或伤口黏膜创面,预防或控制感染。

第五节　手术人员及患者术前准备

（一）手术人员准备

为保证手术室的环境清洁和空气洁净,凡进入手术室的人员必须换鞋、更衣、戴帽及口罩,进行手术的人员还要进行手臂消毒、穿无菌衣、戴无菌手套。

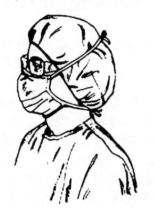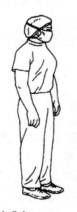

1. 一般准备
（1）修剪指甲。
（2）着装准备:换手术室准备的洗手衣、口罩、帽及鞋。
注意:洗手衣应系在裤子里面,衣袖卷至肘关节以上10cm(图7-14)。

2. 消毒手臂　目的是去除手臂皮肤表面的细菌,简称外科洗手,是指用手消毒剂清除或杀灭手部暂居菌和减少常驻菌的过程。

（1）清洁洗手法:用流动水冲洗手臂,取适量洗手液按七步洗手法清洁洗手,目前在临床广泛应用(图7-15)。

图7-14　手臂消毒前的准备

第一步:洗手掌。流动水湿润双手,涂抹洗手液(或肥皂),掌心相对,手指并拢相互揉搓。
第二步:洗背侧指缝。手心对手背沿指缝相互揉搓,双手交换进行。
第三步:洗掌侧指缝。掌心相对,双手交叉沿指缝相互揉搓。
第四步:洗指背。弯曲各手指关节,半握拳把指背放在另一手掌心旋转揉搓,双手交换进行。
第五步:洗拇指。一手握另一手拇指旋转揉搓,双手交换进行。
第六步:洗指尖。弯曲各手指关节,把指尖合拢在另一手掌心旋转揉搓,双手交换进行。
第七步:洗前臂与上臂。交替搓擦手腕至上臂下1/3。

（2）外科洗手法:所谓外科洗手法是指手术人员通过机械性刷洗及化学药物作用来刷除双手及前臂的暂居菌和减少常驻菌,从而达到消毒手的目的。目前外科洗手法有两大类:一类是传统的刷手式外科洗手;另一类是免刷式外科洗手。

肥皂水刷手法(目前临床上很少用):按先将双手及前臂用肥皂和清水洗净 → 用消毒毛刷蘸取消毒肥皂液刷洗双手及手臂,从指尖到肘上 10cm;刷完一遍,指尖朝上肘向下,用清水冲洗手臂上的肥皂水;同法进行第二、第三遍刷洗,共约10分钟 → 无菌小毛巾擦干 →将双手及前臂浸泡在75% 乙醇桶内 5 分钟,浸泡范围至肘上 8cm 处。

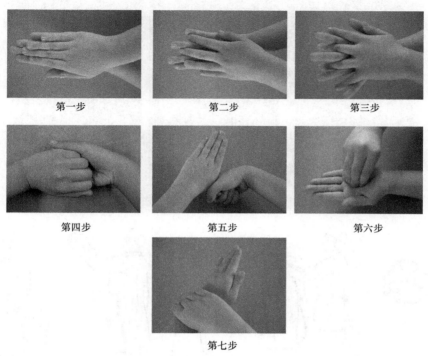

第一步　第二步　第三步

第四步　第五步　第六步

第七步

图 7-15　七步洗手法

免刷式外科洗手法(图 7-16):特点是省时、使用方便,减少对皮肤的机械性刺激,目前在临床上已经普遍应用。在流动水下浸湿双手,用肥皂原液或者普通洗手液按七步洗手法的步骤洗 1 次至肘上 10cm → 无菌小毛巾擦干双手及手臂 → 取适量手消毒剂于右手掌心,左手指尖于右手掌心内擦洗,用剩余的手消毒剂均匀地涂抹于左手的手背及手臂至肘上 10cm → 同法于对侧 → 取适量手消毒剂于掌心,双手稍作揉搓,按七步洗手法充分揉搓双手及腕部 → 双手自然干燥后即可戴手套(图 7-16)。

3. 穿无菌手术衣　目的是进一步减少手术人员手和臂上的细菌与患者伤口接触的机会。目前无菌手术衣有两种:对开式手术衣和遮背式手术衣。

(1) 穿对开式手术衣:洗手后,拱手姿势走到无菌台前,取无菌手术衣一件,退到比较空旷的地方(前面无障碍物就行),圆领对向自己 → 提起衣领的角,把衣服放下抖开,将衣服轻轻向上抛起,两手五指并拢伸直,对准袖笼迅速准确插入,双手向前伸直,不能高过肩,低于腰,超过腋前线 → 巡回护理人员在身后协助提拉手术衣的里面,使穿衣者的手伸出袖口外,巡回护理人员系好后面的带,穿衣者微屈上身,双手交叉提起腰带,巡回护理人员在其身后接过腰带并系好,穿衣者双手回到胸前,保持拱手姿势(图 7-17)。注意巡回护理人员协助穿衣时,不能接触手术衣的外面。

(2) 穿遮背式手术衣:目前许多医院已使用遮背式手术衣(图 7-18)。它有三对系带:领口一对系带;左襟背部与右襟内侧腋下各一系带组成一对;右襟宽大,能包裹术者背部,其上一系带与左腰部前方的腰带组成一对。

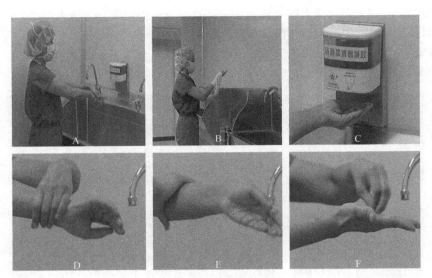

图 7-16　免刷式外科洗手法

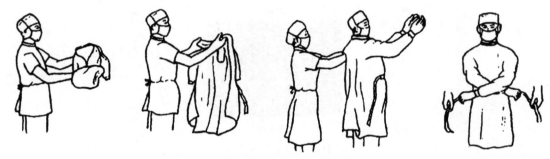

图 7-17　穿对开式手术衣

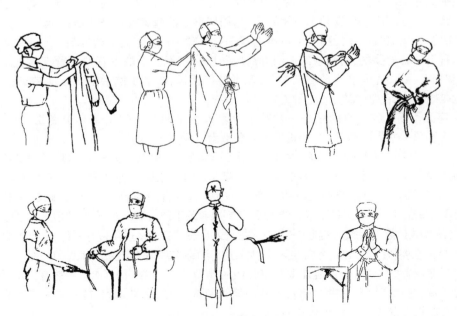

图 7-18　穿遮背式手术衣

操作方法:同传统方法穿无菌手术衣,双手向前伸出袖口外,巡回护理人员协助提拉并系好领口的一对系带及左襟背部与右襟内侧腋下的一对系带 → 按常规戴好无菌手套 → 术者解开腰间活结(由左腰带与右包围襟上的带结成)→ 由器械护理人员直接用戴好手套的手拿住或巡回护理人员用无菌持物钳夹取右襟上的带,由术者后面绕到前面或术者旋转身体,使手术衣右襟遮盖背部左襟,将带交术者与左腰带一起系结于左腰部前。

4. 戴无菌手套(图7-19)

(1)穿无菌手术衣后,拱手姿势走到无菌台前,要求巡回护理人员提供一双适合自己手大小的无菌手套。

(2)捏住手套的反折端,打开手套检查是否为一对,且方向是否正确、无误。

(3)一手捏住手套反折面,一手对准五指插入,戴手套的四指(除外大拇指)插入另一手套的反折下,没戴手套的手五指对准手套插入,整理手套的反折部分,盖住袖口。

(4)无菌0.9%氯化钠冲去手套外滑石粉。

注意戴手套的原则是:没戴手套的手不能接触手套的外面,戴手套的手不能接触手套的里面。

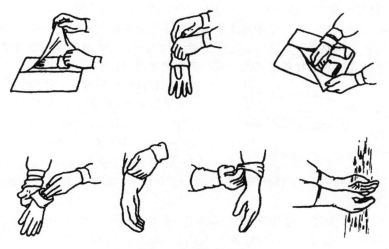

图7-19　戴无菌手套

5. 连台手术更衣法　无菌性手术完毕,手套也未曾破损,若须连续进行另一台手术时,可按下列程序更换手套与手术衣。

(1)洗净手套上的血渍,在巡回护理人员协助下先脱手术衣,后脱手套。注意皮肤不与手术衣、手套外面接触。

(2)以流动水冲去手上的滑石粉,用无菌毛巾揩干后,直接用消毒液涂抹1次即可,或浸泡在70%乙醇中5分钟。

(3)重新穿无菌手术衣戴无菌手套(注意若先进行的是感染手术,连台手术时必须按常规重新刷洗手)。

穿好无菌手术衣,戴好无菌手套者,双手必须置于胸前,保持拱手姿势,必要时可放入胸前的保护袋。此时的绝对无菌区域为:肩以下腰以上,两侧腋前线以前及双手、前臂。

（二）患者准备

1. 接送患者原则　目前临床上因为手术室护理人员接送患者查对不严出现的护理事故比较多,如接错手术患者、暴露错误的手术部位等。因此,护理人员应意识到严格查对患者的重要性,把手术室差错事故降至最低。

（1）接送患者一律用手术室专用平车。外科手术科室平车接送患者至手术室非限制区,由手术室专用平车将患者接送出入手术室,并注意安全。

（2）接送患者要严格查对科别、姓名、性别、年龄、病室号、病床号、住院号、诊断、手术名称及部位、麻醉方法等,无误后送患者于指定手术间的手术台上。

（3）患者进入手术室后必须戴清洁帽、换鞋等,巡回护理人员要核查或做好患者、病历、X线片、物品等交接手续。

（4）手术结束后,待生命体征平稳、病情允许时将患者送回到病房,并与病房护理人员交接术后注意事项、输液及输血情况、病历及随带物品等手续。

2. 手术体位的安置　患者到达手术室后,首先根据麻醉需要摆体位,并协助麻醉医师进行麻醉操作,麻醉后根据手术需要摆体位并固定,暴露手术野,等待手术人员对其皮肤进行消毒。

安置手术体位时应考虑以下要求:①患者安全舒适,骨隆突处要衬海绵垫或其他软垫,以免压迫性损伤。②按手术要求,充分暴露手术野。③不影响呼吸和循环功能,在胸、腹下面放置软垫时,垫与垫之间要留一定空间。④避免神经、血管受压,上肢外展不得超过 90°,以免损伤臂丛神经;下肢要注意保护腓总神经。⑤便于麻醉和病情监测。

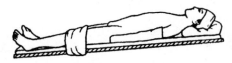

图 7-20　腹部手术仰卧位

（1）仰卧位:为最常见的体位。

1）腹部手术:患者水平仰卧位。两臂用中单固定在体侧;头部置软枕;膝部用较宽固定带固定,膝下放一软枕;足跟部用软垫保护(图 7-20)。

2）乳房手术:患者取仰卧位,手术侧靠近台边;肩胛下垫以卷折的中单;上臂外展,置于臂托上;对侧上肢用中单固定于体侧;其余与水平仰卧位相同(图 7-21)。

3）颈部手术:取头过伸仰卧位:患者仰卧位;手术台躯干部抬高 10°～20°,头板适当下落;颈后垫以圆枕,双肩下垫一肩垫,使头颈向后仰或转向健侧;其余与水平仰卧位相同(图 7-22)。

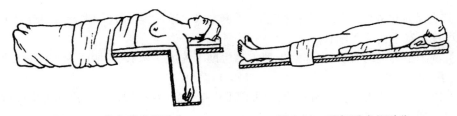

图 7-21　乳房手术仰卧位　　　　　　　图 7-22　颈部手术仰卧位

（2）侧卧位

1）胸部手术:患者健侧侧卧 90°;背部、胸部、腋下各垫一软枕;两手伸直固定在托手架上;多数需上面一腿屈曲 90°,下面一腿伸直,两腿间用软枕垫妥;髋部及膝部以固定带固定(图 7-23)。

2）肾部手术：患者健侧侧卧90°，肾区对准手术台腰桥；两手臂伸展，固定在托手架上；腰部垫软枕，将手术台桥架摇起，上面一腿伸直，下面一腿屈曲90°，两腿间用软枕垫平；将头尾部适当摇低，使腰部抬高便于手术野暴露明显；臀部及腘窝处用固定带约束（图7-24）。

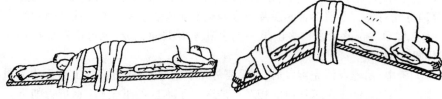

图7-23　胸部手术卧位　　　图7-24　肾部手术卧位

（3）俯卧位：用于脊柱及其他背部手术。患者取俯卧位，头转向一侧或支撑于头架上；在胸上部、耻骨及髂嵴处各放大小合适的软枕，使患者腹部不接触床面，减轻对胸腹部压迫；患者双臂半屈，置于头旁；小腿、足背垫一软枕，使踝关节自然下垂，腘

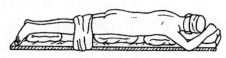

图7-25　俯卧位

窝部用固定带固定；手术床的头、足端均摇低使胸椎间隙拉开，充分暴露手术野（图7-25）。

（4）膀胱截石位：适用于会阴部、尿道、肛门部手术。患者取仰卧位，臀部位于手术床尾部摇折处，臀下及手术台摇折下垂部覆以橡皮单，必要时在臀下放一小枕，以便手术操作；患者换上裤套，两腿分放在两侧腿架上，腘窝部垫以软垫，外用扎脚带固定（图7-26）。

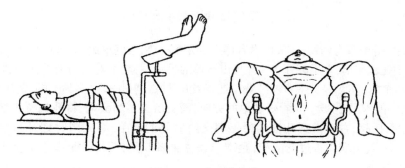

图7-26　膀胱截石位

3. 患者手术区皮肤消毒　此项工作一般由第一助手或低年资医师担任，但护理人员应熟悉消毒的范围与方法，协助并监督医师完成此项工作。

（1）皮肤消毒剂：不同年龄和手术部位所用的消毒剂不尽相同。

1）婴幼儿、面部皮肤、黏膜消毒一般用0.5%络合碘消毒。

2）颅脑外科、骨外科、心胸外科手术区皮肤消毒用2.5%～3%碘酊消毒，待干后，用70%乙醇脱碘。

3）普通外科手术皮肤消毒用2.5%～3%碘酊消毒，待干后，用70%乙醇脱碘或0.5%络合碘消毒2遍。

4）植皮术：对供皮区的皮肤消毒用70%乙醇涂擦2~3遍。

（2）具体操作方法：先检查暴露范围够不够，手术区皮肤有无破损、感染，如正常即进行消毒。消毒者洗手后不穿无菌手术衣,站立于患者的右侧,消毒钳取蘸满药液的纱布两块,右手持消毒钳,从手术区中心部向四周、从上至下依次涂擦,污染或感染部位手术则从四周向中心涂擦,如会阴部手术。消毒的范围应包括手术切口周围大于 15cm 的区域。最后整理消毒范围。再取消毒纱布重复 1~3 次(共 2~4 次)。消毒完毕准备铺单。

(3) 注意事项:①消毒时要稍微用力。②消毒皮肤不能留有空白,如有空隙,应及时补上,不能等消毒完再补。③消毒者的手及消毒纱布不能接触患者的衣物或其他物品。

4. **手术区铺单法**　此项工作多由第一助手和术者共同完成,也可由器械护理人员协助完成。具体操作如下。

(1) 铺无菌巾:消毒者消完毒以后,拱手姿势站立于原地,接过其他上台手术人员无菌准备后递过来的无菌巾,铺于手术切口的相对不洁区或手术区的下侧(注意折边朝下),接过第二块无菌巾铺于第一块的对侧,折边朝下,第三块一般铺对侧(铺单者的对侧),第四块铺自己一侧,最后在切口的四周用巾钳将无菌巾固定。这时消毒铺单者去泡手或再次消毒手臂,穿衣戴手套,准备上台。铺单由其他上台手术人员继续进行(图 7-27)。

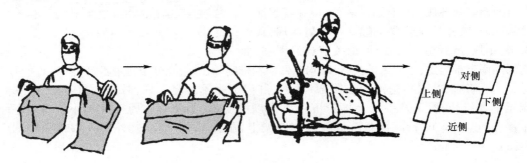

图 7-27　铺无菌巾法

(2) 铺中单:中单有两块,一般由术者操作。先拿一块,看好单边,单边对准切口的一边(多为下边),左手托起布单,右手翻开布单并找出布单的另一端,交给对面的助手,两人同时找到并抓住布单的两个角(注意保护手不被污染),把布展开,同法铺另一端(多为上端)的中单。

(3) 铺大单:又称孔被。先看好被单的方向,箭头所指多为头端,将孔被置于切口上方一半的位置,左手托起,右手找到孔被的另一端交给对侧的助手,两人同时翻开布单并找到布头,注意保护手,其头端应盖过麻醉架,足端遮盖住患者双足,两侧及足端应下垂于手术床沿下 30cm。(图 7-28)。

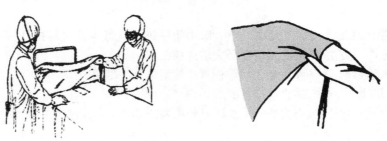

图 7-28　铺大单法

注意事项:严格无菌操作,戴手套的手和没戴手套的手不能接触,铺下的布单只能向外移动,铺对侧的无菌巾不能从切口上方飘过,切口大小要适宜,手不能碰到其他物品。

第六节　手术室的无菌操作原则及术中配合

 案例7-1

患者,男性,48岁,司机,因反复上腹部疼痛伴反酸、嗳气10余年,出现呕吐宿食3日来医院就诊,经医师诊断为十二指肠球部溃疡并幽门梗阻。体格检查:T 36.5℃,P 72次/分,R 18次/分,BP 110/70mmHg。经充分术前准备后由巡回护理人员接进手术室进行胃大部分切除术加胃空肠吻合术。

问题:1. 手术护理人员和巡回护理人员的主要职责是什么?

　　2. 为了防止术后感染,手术过程中应注意哪些无菌原则?

(一)手术室无菌原则

在手术过程中,所有参加手术的人员必须严格执行一定的无菌操作原则,以保持手术操作的无菌环境。

(1)手术开始前,应尽量妥当安置手术所用的一切物品和设备,减少在手术过程中的移动。

(2)手术开始后,不要打开窗户,不要使用电扇。使用室内空调机时,风口也不能直吹向手术台。

(3)手术人员穿无菌手术衣、戴无菌手套之后,其肩部以上、腰部以下和背部仍被视为有菌区域,手术人员双手和无菌物品不得与这些区域接触;同样,也不能接触手术台或器械台边缘以下的布单。手术台上使用的手术器械和物品,不能在手术人员的背后传递。

(4)铺好布单的手术台及器械台属无菌区,其上面放置的手术物品都是无菌的。如果无菌物品已被污染或可疑污染,均应撤离无菌区。坠落至手术台、器械台边缘以下的器械,不得拾回再用。

(5)在手术中,手套破损或接触到有菌处,应立即更换无菌手套。前臂或肘部触碰到有菌处,应加穿无菌袖套或更换无菌手术衣。无菌布单被水或血液浸透时,应加盖无菌布单。

(6)在手术中,同侧手术人员如需调换位置时。其中一人先退后一步,与另一人背对背地转身换位;若与对侧手术人员调换位置,应面向手术台绕到对侧;在经过未穿无菌手术衣人员的面前时,应相互让开,以免碰撞污染。

(7)手术中尽量少说话,咳嗽、打喷嚏时,应将头转离手术台。为防止手术人员滴汗,可在其前额部加一无菌汗带。手术人员请他人擦汗时,头应转向一侧。

(8)巡回护理人员从无菌容器或无菌包中取无菌物品时,要用无菌持物钳夹取,同时注意其身体应与无菌物、无菌区保持一定距离,并避免前臂跨越无菌区。倾倒无菌溶液时只许瓶口进入无菌区边缘的上空。无菌容器打开后,及时盖好,减少暴露。无菌包中无菌物品一次未取完时,及时包好,并限4小时内使用,否则要重新灭菌处理。如果要取出小无菌包内的全部物品时,也可用左手持无菌包,用右手打开外包布,并抓住外包布的四角以裹住左手,稳妥地将包内物品直接递向手术台。凡取出的无菌物品,虽未被使用,也不能再放回无菌容器(包)中。

(9)手术室严格限制参观人数。凡参观手术的人员,不得靠手术者太近,也不可站得过高,尽量避免在室内走动。

（二）手术室护理人员分工与职责

1. 手术室护理人员职责

（1）在护士长领导下和专科组长指导下进行工作。

（2）负责手术室的各项工作,参加手术室值班,负责术前准备、术中配合和术后护理工作及手术间的管理。

（3）严格执行各项规章制度、技术操作流程、岗位职责等有关规定,确保患者安全。督促检查参加手术人员的无菌操作,防止发生医院内感染。

（4）做好重点手术患者的术前访视、术后回访工作。

（5）加强职业道德、人文素质修养及沟通交流技巧,加强专业理论和技术学习,不断提高个人综合素质和工作能力。

（6）承担护士长分配的工作任务及科研教学任务,注意总结经验。

（7）指导卫生员进行清洁、消毒和整理工作。

2. 手术护理人员工作职责　手术护理人员又称洗手护理人员或器械护理人员,主要工作是严格监督无菌技术操作规程,管理好器械台,主动而默契地配合手术操作。

（1）术前1日了解病情,熟悉局部解剖,掌握手术步骤及配合要点,以利于手术配合,并做好特殊用物的准备。

（2）术日上台前,再次检查手术间物品准备是否齐全,发现遗漏,及时补充。

（3）提前15~20分钟进行外科手消毒,穿无菌手术衣,戴无菌手套,整理器械台,物品定位放置。检查台上物品是否齐全,器械性能是否良好,发现问题及时解决。

（4）严格执行"三人三次清点及五数"规定,严防异物遗留在体腔或组织内。

（5）手术进行中,应密切关注手术进展及术中需要,主动、迅速、准确传递所需手术器械及物品,严格无菌技术操作,保持器械台和手术区整洁、干燥、无菌。

（6）妥善保管术中切下的组织或标本,并亲自交给手术医师或巡回护理人员处理,防止遗失。

（7）术毕负责将使用后的手术器械分类置于专用容器,及时送交手术部供应室或消毒供应中心处理。确保器械数目与器械配置卡符合,防止器械损坏与丢失。

3. 巡回护理人员工作职责　巡回护理人员是手术间内的负责护理人员。主要工作是在指定的手术间内配合手术做台下巡回护理工作。作为台下工作人员,工作范围大,事情繁杂,需要高度的工作热情与责任心才能圆满完成工作任务。

（1）术前1日按规定进行术前访视,了解患者病情,熟悉所实施手术、手术部位、手术要求及特殊用物准备等,并准备和检查手术时所需物品。

（2）术日再次检查手术间内各种物品及药物是否齐全,抢救设备是否做到"五到位",设备是否适用。

（3）与相关人员按"五查十二对"(五查:接患者时查、患者入手术间查、麻醉前查、消毒皮肤前查、执刀时查;十二对:对科室、床号、姓名、性别、年龄、住院号、诊断、手术名称、手术部位、麻醉方法、麻醉用药、手术间号)要求核对手术患者、手术名称、手术部位等。

（4）术前30分钟调节室温、相对湿度,开启洁净手术部的净化空调系统。患者入手术间后应守护床旁,关心爱护患者,做好患者心理护理。对神志不清的患者(或小儿),应适当使用约束带或专人保护,确保安全。

（5）建立静脉通道,协助麻醉医师进行麻醉工作。根据医嘱进行输液、输血,并认真做好查对工作,确保无误后方能输入。

（6）检查手术区备皮情况。固定患者体位,显露手术野,保证患者肢体处于舒适、安全状态,防止压疮。正确使用高频电刀,将负极板妥善放置,防止灼伤。

（7）严格器械、敷料术前、术中查对制度。与器械护理人员及手术医师共同清点器械、敷料、缝针等数量及其完好性,并认真登记。术中增减的器械、物品应及时记录,严格执行防止异物遗留体腔的安全措施。

（8）连接好各类仪器、管道,调节灯光,协助手术人员穿好无菌手术衣,安排手术人员就位。

（9）坚守岗位,不得随意离开手术间。了解手术进展情况,及时供应术中所需的各种物品,了解器械、仪器性能,发现问题及时处理。

（10）严密观察患者生命体征,如重大手术应及时评估术中可能发生的情况,做好应急准备,及时配合抢救。观察患者肢体是否受压,静脉通路是否通畅,遵医嘱调节滴速,发现问题及时纠正。

（11）监督台上、台下人员严格执行无菌技术操作,保持手术间清洁、安静、整齐。术中巡回护理人员需更换时,必须严格执行交接班制度。

（12）核对术中切下的标本,保存于标本容器中,填写标本登记本,送标本存放处备检。

（13）术毕负责包扎伤口,护送患者,并向麻醉复苏室护理人员或病区值班护理人员详细交接班。

（14）整理手术间,补充手术间内物品,所有用物归还原处。

护理实训园地 2

【实训项目】　参观手术室。

【实训目标】

1. 了解手术室的布局、设施及手术室规则。

2. 熟悉多功能手术台、手术无影灯的使用方法。

3. 强化无菌观念。

【实训用物】　室内拖鞋、洗手衣裤、一次性手套、帽、指甲剪、手术室及附属设施。

【实训方法】

1. 集中讲解,示教实训内容。

2. 分组讨论,播放电教片。

3. 绘出参观手术室的平面图。学生代表演示,学生自评、互评,教师点评。

【操作步骤】

1. 准备工作

（1）更鞋

1）更鞋室设在手术室工作人员入口处,分为清洁区和污染区。

2）工作人员先打开鞋柜,先取出室内鞋放在清洁区。

3）脱下室外鞋,穿上室内鞋,然后将室外鞋放入室外鞋的鞋柜,进入非限制区的更衣室更衣。

4）穿上室内鞋只能在清洁区活动。

（2）更衣

1）外衣、内衣都尽可能换下,应避免衣领、衣袖外露。尤其是台上护理人员,应尽可能换下内衣、外衣,穿洗手衣裤,衣身应放在裤腰里面,防止衣着宽大影响消毒隔离,不利于洗手。

2）穿袜子者应脱下袜子。

3）穿戴手术室着装,不得离开手术室。外出时,要加清洁外衣及更换室外鞋。

（3）戴好帽子及口罩:帽子要把头发全部遮盖,口罩要盖住口鼻。

（4）检查自己的指甲:如指甲长者应剪指甲,放入污物袋内。

（5）离开手术室:工作人员离开手术室前应脱下口罩、帽子放在指定的污物袋内。换下的洗手衣裤放于指定的污衣袋内、更换室外鞋后方可离开。

2. 参观手术室

（1）了解手术室环境:手术室宜选在大气含尘浓度较低、自然环境较好的地方。避免在严重空气污染、交通频繁、人流集中的环境。

（2）熟悉室内分区:手术室分为三区,即非限制区、半限制区和限制区。非限制区包括办公室、会议室、实训室、标本室、污物室、资料室、电视教学室、值班室、更衣室、更鞋室、医护人员休息室、手术患者家属等候室等;半限制区包括器械室、敷料室、洗涤室、消毒室、手术间外走廊、恢复室等;限制区包括无菌物品间、手术间内走廊、洗手间、手术间等。三区必须严格区分。

（3）熟悉工作流程:目前我国洁净手术室常采用的流线组织是三走道方案:手术室主要通道——患者、洁净物品通道;医务人员通道——医护人员进出;非洁净处置通道——术后手术器械、敷料的污物通道。

（4）熟悉手术间布置:具体要求见本章第一节手术室的配置。

（5）熟悉手术间常用设备要求:手术间设备力求简单、实用,避免堆积过多,灰尘积聚。常用设备有:手术床、无影灯、器械车、麻醉机、监护仪、麻醉桌、转椅、高频电刀、计时钟、温湿度表、污物桶等,特殊手术间还有显微镜、C 臂 X 线机、体外循环机等。

3. 学习手术室的规章制度

（1）手术室工作制度（具体见第七章第二节）。

（2）接送患者制度（具体见第七章第二节）。

（3）手术安全核查制度（具体见第七章第二节）。

（4）手术室参观制度（具体见第七章第二节）。

（5）手术间清洁消毒制度（具体见第七章第二节）

【注意事项】

1. 进入手术室前修剪指甲,进入手术室应更换鞋、衣、裤,带好口罩、帽子。

2. 进入手术室态度严肃、安静,不大声谈话,不乱走动。

3. 参观手术室态度认真,注意观察手术室的设置。

4. 认真学习手术室的各项管理制度。

护理实训园地 3

【实训项目】 常用手术器械和物品的识别与使用。

【实训目标】

1. 熟悉常用手术器械和物品的名称。

2. 掌握常用器械的使用方法和用途。

【实训用物】 手术刀、手术剪、手术镊、止血钳、持针钳、巾钳、组织钳、卵圆钳、拉钩、缝针和缝线、各种引流管。

【实训方法】

1. 集中讲解,示教实训内容。

2. 分组实训,播放电教片。

3. 学生代表演示,学生自评、互评,教师点评。

【操作步骤】

1. 认识常用手术器械

(1) 手术刀:由刀片和刀柄组成,可根据手术部位和性质不同而更换不同大小和形状的刀片,主要用于切开和分离组织。

1) 安装、取刀片法:见本章第三节常用手术器械。

2) 传递方法:见本章第三节常用手术器械。

3) 正确的执刀方式:①持弓式,为最常用的一种持刀方式,用于各种胸腹部皮肤切开、腹直肌前鞘切开等,其动作涉及整个上肢,而力量主要在腕部;②执笔式,用于切开短小切口、用力轻柔而操作精细,如解剖血管、神经、腹膜等,其动作和力量主要在手指;③握持式,用于切开范围较广,用力较大的切开,如截肢、切开较长皮肤切口等;④反挑式,用于向上挑开,以免损伤深部组织,如挑开脓肿等。

(2) 手术剪:分组织剪和线剪。组织剪用于组织的剪开和分离。

1) 组织剪:头钝而直,刀较厚,有一定弯度,锐利而精细,长度也根据手术深浅而异,用于分离、解剖和剪开组织。

2) 线剪:头端较薄而尖,用于剪线、敷料和引流物等,注意正确的执剪姿势。

3) 传递方法:剪锋朝上。

(3) 钳类

1) 血管钳:又称止血钳,主要用于止血、分离组织、夹持组织。

2) 持针钳:用于夹持缝针和持针打结操作以及上取刀片。

3) 组织钳:又称鼠齿钳,夹持组织以便牵引。

4) 可可钳:又称有钩止血钳,用于钳夹坚韧的结缔组织。

5) 巾钳:固定布类。

6) 卵圆钳:无齿的用于夹持或牵拉脏器,有齿的可夹持无菌物品。

(4) 手术镊:分有钩和无钩两种,用于夹持组织或物品。有齿镊用于夹持皮肤韧带、肌腱和软骨等坚韧的组织;无齿镊用于夹持内脏、腹膜、血管、神经和皮下组织等脆弱的组织。

(5) 拉钩:又称牵开器,用于牵开手术区组织和器官,充分显露深部手术部位。

(6) 缝针:分圆针和三角针,用于缝合组织。

(7) 吸引器头:用于吸出手术野中的渗血、积液、空腔脏器漏出物。

2. 认识各种引流物

(1) T管:胆总管引流。

(2) 蕈形管:胆囊造瘘、膀胱造瘘引流。

(3) 橡皮引流片:皮下层的引流。

(4) 烟卷式引流条:腹腔局部渗血、渗液等引流。

【注意事项】

1. 手术器械比较锋利,容易导致实训中受伤,需注意小心、谨慎使用。

2. 握持器械姿势正确,运用灵活,开闭自如。

3. 操作过程中态度严肃认真。

护理实训园地 4

【实训项目】　常用手术体位的安置。

【实训目标】

1. 能正确安置常用手术体位。

2. 培养关心、爱护患者的感情。

【实训用物】　实训模型人或学生、万能手术床及全部配件、小垫枕、气圈垫数个。

【实训方法】

1. 集中讲解,示教实训内容。

2. 分组实训,播放电教片。

3. 学生代表演示,学生自评、互评,教师点评。

【操作步骤】

1. 准备工作　更换鞋、洗手衣裤,洗手,戴口罩和帽子。

2. 示教　手术床各部件的功能、各种配件的用途。

3. 术前查对　患者姓名、床号、性别、年龄及手术部位。

4. 安置体位　具体要求见本章第五节手术人员及患者术前准备。

（1）仰卧位:①安置甲状腺手术体位。②安置乳房手术体位。③安置肝、胆、胰、脾手术体位。④安置结肠、膀胱、前列腺手术体位。

（2）侧卧位:①安置胸部手术体位。②安置肾脏手术体位。

（3）安置俯卧位。

（4）安置膀胱截石位。

【注意事项】

1. 手术体位安置的要求:患者舒适,对呼吸、循环功能影响小,不压迫肢体和神经,手术野显露清楚,又便于手术中对患者的观察和监护。

2. 操作过程中态度严肃、认真。

护理实训园地 5

【实训项目】　外科洗手。

【实训目标】

1. 掌握外科手术前手术人员手臂的洗刷与消毒方法,为手术做好准备。

2. 树立牢固的无菌观念。

【实训用物】　室内拖鞋、洗手衣裤、一次性手套、帽子、指甲剪、污物袋、感应流动水设备、无菌持物钳及容器、消毒毛刷、消毒的肥皂液、无菌储槽及无菌小毛巾、泡手桶、75% 乙醇、计时器。

【实训方法】

1. 集中讲解,示教实训内容。

2. 分组实训,播放电教片。

3. 学生代表演示,学生自评、互评,教师点评。

【操作步骤】

1. 免刷式外科洗手法 特点是省时、使用方便,减少对皮肤的机械性刺激,目前在临床上已经普遍应用。

(1)在流动水下浸湿双手,用肥皂原液或普通洗手液按七步洗手法的步骤洗 1 次至肘上 10cm。

(2)无菌小毛巾擦干双手及手臂。

(3)取适量手消毒剂于右手掌心,左手指尖于右手掌心内擦洗,用剩余的手消毒剂均匀地涂抹于左手的手背及手臂至肘上 10cm。

(4)同法于对侧。

(5)取适量手消毒剂于掌心,双手稍作揉搓,按七步洗手法充分揉搓双手及腕部。

(6)双手自然干燥后即可戴手套。

2. 肥皂水洗手法 通过机械刷洗和肥皂皂化作用,去除皮肤上的污垢和细菌,然后乙醇浸泡消毒,为常用的洗手方法,其操作步骤如下。

(1)一般洗手:用肥皂将手、前臂及肘上 10cm 清洗一遍。

(2)清洁刷手:用消毒洗手刷蘸肥皂水依次交替刷洗双手、前臂、肘以上 10cm 处,刷洗按指尖、手掌、指蹼、手背、前臂、上臂的顺序进行,不能漏刷,应特别注意指甲、甲沟、指蹼、肘后等处。

(3)每刷洗一遍后,用流水将肥皂沫冲洗干净,冲洗时肘部置于最低位,两手向上使污水由肘部下流,刷洗一遍更换一把刷子,反复三次,每次 3 分钟,共 10 分钟。

(4)擦干手臂:刷手完毕,取灭菌小毛巾一块,先擦干两手,然后由前臂逐渐擦干至肘上 10cm,注意用折叠成三角形的小毛巾的两面分别各擦一只手臂,或用两块小毛巾,擦过近端后不能擦远端手臂。

(5)浸泡消毒:75% 乙醇消毒液浸泡 5 分钟,注意应浸泡至肘上,结束后将手臂上的消毒液由肘部滴入桶内,保持肘部最低位,待其自干,此时手臂不能接触任何未消毒的物品。乙醇消毒液要每周测定浓度 1 次。

【注意事项】

1. 准备充分,修剪指甲,按规定换好衣、帽、鞋,态度严肃。

2. 操作过程中一定要注意无菌原则。

护理实训园地 6

【实训项目】 穿手术衣、戴无菌手套。

【实训目标】

1. 掌握穿手术衣、戴无菌手套的方法,为手术做好准备。

2. 树立牢固的无菌观念。

【实训用物】 手术衣、医用手套、污物袋。

【实训方法】

1. 集中讲解,示教实训内容。

2. 分组实训,播放电教片。

3. 学生代表演示,学生自评、互评,教师点评。

【操作步骤】

1. 穿无菌手术衣法

（1）穿对开式手术衣：操作流程见本章第五节手术人员及患者术前准备。

（2）穿遮盖式无菌手术衣：操作流程见本章第五节手术人员及患者术前准备。

（3）手术衣无菌区域为：肩以下腰以上，两侧腋前线以前及双手、前臂。

（4）连台手术时手术衣的更换方法：进行连台手术时，手术人员应洗净手套上的血迹，然后由巡回护理人员松解背部系带，先后脱去手术衣和手套，脱手术衣时注意保持双手不被污染，否则必须重新刷手消毒。

2. 戴手套法

（1）戴干手套法：操作流程见本章第五节手术人员及患者术前准备。

（2）戴湿手套法

1）先戴手套，后穿手术衣。

2）右手持手套，盛无菌盐水于手套内。

3）左手对准插入后，稍抬高左手，让积水从腕部流出。

4）戴右手，左手指插入右手套的反折部内面，插入右手，排出积水。

5）穿好手术衣后，将手套反折翻转压住袖口。

（3）协助术者戴手套法

1）器械护理人员双手手指（拇指除外）插入手套反折口内面两侧，四指用力稍向外拉开，手套拇指朝外上，小指朝内下，呈外"八"字形，扩大手套入口，有利于术者穿戴。

2）术者左手对准手套，五指向下，护理人员向上提，同法戴右手。

3）术者自行将手套反折翻转压住手术袖口。

3. 连台手术的脱手套法　首先脱去手术衣，将戴手套的右手抓左手手套外面脱去手套，注意手套不可触及左手皮肤，然后左手拇指伸入右手鱼际肌之间，向下脱去右手手套，此时注意右手不可触及手套外面，以确保手不被手套外的细菌污染，脱去手套后，双手需重新消毒或刷洗消毒后方可参加下一台手术。

【注意事项】

1. 穿手术衣必须在手术间进行，四周有足够的空间，穿衣者面向无菌区。

2. 穿衣时，不要让手术衣触及地面、周围的人或物，若不慎接触，应立即更换，巡回护理人员向后拉衣领、衣袖时，双手不可触及手术衣外面。

3. 戴手套时，手稍向前伸，不要紧贴手术衣。未戴手套的手只允许接触手套套口的向外翻折部分，不可触及手套外面，戴第一只手套时应特别注意。

4. 戴好手套后，应将翻边的手套口翻转过来压住袖口，不可将腕部裸露，翻转时，戴手套的手指不可触及皮肤。

5. 协助手术者戴手套时，器械护理人员应戴好手套，并避免触及术者的皮肤。

6. 穿好手术衣，戴好无菌手套，在等待手术开始前，应将手放在手术衣胸前的夹层或双手互握置于胸前，双手不可高举过肩、垂于腰下或双手交叉放于腋下。

7. 参加手术前，应用无菌盐水冲净手套上的滑石粉。

护理实训园地 7

【实训项目】　手术区域消毒铺巾。

【实训目标】

1. 掌握手术区皮肤消毒、铺巾的方法。

2. 熟悉手术区消毒的范围、注意事项。

3. 强化严格的无菌观念。

【实训用物】 多功能手术床、模型人、2.5%碘酒、75%乙醇棉球若干,无菌持物钳、大镊子各1把、无菌布单包1个(内含卵圆钳2把、布巾钳4把、手术巾4块、中单3块、腹单1条、弯盘1个)、器械车1辆、升降器械台1个、洗手及消毒物品。

【实训方法】

1. 集中讲解,示教实训内容。

2. 分组实训,播放电教片。

3. 学生代表演示,学生自评、互评,教师点评。

【操作步骤】

1. 准备工作

(1)按手术前无菌要求戴口罩、帽子,更换鞋、洗手衣裤。

(2)将模型人放置手术床上,安置体位,并将上衣卷至双侧乳头连线以上,裤子脱至大腿中上1/3处,显露消毒部位皮肤。

(3)将消毒布单包放置器械车上并打开。

(4)消毒者常规洗手。

2. 皮肤消毒法(以上腹部为例)

(1)用卵圆钳钳夹蘸有2.5%碘酊棉球,先滴数滴于脐孔处,然后以拟做切口处为中心向四周涂擦,按从上到下,从内到外的顺序涂擦皮肤,待碘酊干后,换另一把消毒钳夹取蘸有70%乙醇棉球脱碘两次。上腹部手术消毒范围上至乳头连线,下达耻骨连合下,两侧至腋中线,最后再次涂压脐孔处脱碘,乙醇过敏者,可用1%碘伏连续涂擦两遍。

(2)注意事项:①无菌切口手术从内向四周涂擦,感染伤口或肛门会阴部手术从四周向中央涂擦。②消毒范围应超过切口周围15~20cm的区域。③对面部、小儿皮肤、口腔黏膜、肛门、外生殖器、供皮区皮肤不使用碘酊消毒,而用75%乙醇或1:20络合碘。④脱碘要求彻底,防止人为烧伤。

3. 铺巾法

(1)铺巾原则:①铺无菌巾由器械护理人员和手术医师共同完成。②铺巾前,器械护理人员应穿戴手术衣、手套,手术医师操作分两步:未穿手术衣、未戴手套,直接铺第一层切口单;双手臂重新消毒1次,穿戴好手术衣、手套,方可铺其他层单。③铺无菌单时距切口2~3cm,悬垂至床缘30cm以下,至少4层。④无菌巾一旦放下,不要移动,必须移动时,只能由内向外,不得由外向内。⑤严格遵循铺巾顺序,方法视切口而定,原则上第一层无菌巾是从相对干净到较干净、先远侧后近侧的方向进行遮盖,如腹部治疗巾的铺巾顺序为:先下后上,先对侧后近侧。⑥术中布巾浸湿而失去隔离作用,应重新加盖无菌巾。

(2)以腹部手术为例

1)第1、2、3块治疗巾,折边向着助手,依次铺盖切口的下方、上方、对方(或下方、对方、上方)。

2)第4块治疗巾折边向着自己,铺盖切口的同侧,4把布巾钳固定。

3)铺中单2块,于切口处向上外翻,遮盖上身及头架,向下外翻遮盖下身及托盘,保护双手不被污染。

4)铺腹单1块,切口处的箭头朝上,遮盖全身、头架及托盘。

5）对折中单 1 块,铺于托盘面上。

【注意事项】

1. 手术区消毒动作连续,方法正确,消毒范围适当。

2. 治疗巾铺法正确,铺中单、腹单,无污染及错误。

护理实训园地 8

【实训项目】　手术器械台的管理。

【实训目标】

1. 熟悉器械台的管理原则。

2. 熟悉洗手护理人员、巡回护理人员的职责。

3. 掌握手术常用器械、物品的传递与管理。

【实训用物】　扇形无菌器械台、器械托盘、手术床、模拟人、无影灯、用于手术的器械、手术包(布类包、器械包)、无菌持物钳、无菌手术衣、无菌手套等。

【实训方法】

1. 集中讲解,示教实训内容。

2. 分组实训,播放电教片。

3. 学生代表演示,学生自评、互评,教师点评。

【操作步骤】

1. 器械台的管理原则

（1）符合无菌要求,保持台面平整干燥、台面以上绝对无菌。

（2）器械物品摆放整齐,做到快递、快收、快洁。

（3）手术开始前和结束后器械数目吻合。

（4）手术中注意及时补充物品,污染物品置另盘。

2. 器械台器械的管理　手术护理人员将器械物品分门别类,依序整齐地摆在器械台上,既符合无菌要求,又方便使用,先用的放近排,其余的放远排,暂时不用的用无菌巾盖好。

3. 术中配合　主要负责传递器械物品。

（1）手术镊:手持镊臂,镊尖朝下递给术者。

（2）手术刀:持刀柄中上段,刀锋朝上朝外递给术者。

（3）钳、剪:持其轴步,将柄递出;若为弯钳、弯剪,弯曲朝上。

（4）针钳:线置于掌中或手背部,针尖朝上按血管钳传递法传递。

（5）纱布:将其叠成四方块,用圈钳夹持,按血管钳传递法传递。

（6）纱布垫:温盐水浸湿后拧干,成斜角拉开递出。

（7）线棒:一手持线棒,另一手拉出线头递出,线端递给术者右手。

【注意事项】

1. 严格无菌原则。

2. 器械台摆放整齐,做到手术做到哪里,器械跟进到哪里。

3. 注意安全,防止器械伤到自己和他人。

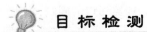

目 标 检 测

A₁/A₂型题

1. 术中手套污染后应(　　　)

A. 更换无菌手套

B. 加戴一只无菌手套

C. 乙醇涂擦继续手术

D. 碘酊涂擦继续手术

E. 下台重新手臂消毒再戴无菌手套

2. 连台手术更换手术衣和手套的方法,下列哪一项步骤是不正确的( )

A. 皮肤不可接触手套外面

B. 用流水冲去手上滑石粉

C. 用70%乙醇浸泡5分钟

D. 洗净手套上的血渍,先脱手术衣,后脱手套

E. 洗净手套上的血渍,先脱手套,后脱手术衣

3. 需要洗手护理人员与巡回护理人员应共同完成的工作为( )

A. 清点器械　　　B. 安置手术体位

C. 传递器械　　　D. 术中观察病情

E. 术后清洗器械

4. 给椎间盘突出患者做手术时,患者的体位应是( )

A. 平卧位　　　　B. 俯卧位

C. 侧卧位　　　　D. 截石位

E. 半侧卧位

5. 不可使用碘酊消毒的手术切口部位是( )

A. 头部　　　　　B. 颈部

C. 胸部　　　　　D. 腹部

E. 会阴部

6. 肾手术时,患者的体位是( )

A. 侧卧位　　　　B. 平卧位

C. 截石位　　　　D. 俯卧位

E. 抬高腰桥侧卧位

7. 无菌操作原则中,错误的是( )

A. 发现手套有破口时,应即更换

B. 无菌手术单湿透时,应加盖干无菌单

C. 禁止越过头部或从术者背后传递无菌器械物品

D. 坠落在手术台边缘以下的器械物品,不准拾回再用

E. 手术者的上肢前臂一旦触及有菌物后,应更换手套

8. 手术中清点核对器械的时间是( )

A. 手术进行中　　B. 手术开始前

C. 开始缝合皮肤前　D. 手术完毕后

E. 手术开始前和准备关体腔前

9. 已穿无菌手术衣,戴无菌手套,手术未开始,此时双手应置于( )

A. 腹前部　　　　B. 胸前部

C. 夹于腋下　　　D. 双手下垂

E. 双手往后背

10. 戴无菌手套只允许已消毒手指接触手套的( )

A. 外面　　　　　B. 背面

C. 掌面　　　　　D. 手指

E. 翻折面

11. 手术野污染的途径不包括( )

A. 手术室空气

B. 患者手术区皮肤

C. 患者血液

D. 空腔脏器内容物

E. 手术器械和手术人员的手臂

12. 痔手术皮肤消毒的方法是( )

A. 由外周向内涂向肛门会阴处

B. 以切口为中心,从左向右涂擦

C. 以切口为中心,从上向下涂擦

D. 以切口为中心向四周扩展

E. 消毒区有空白时应来回涂擦

13. 切开空腔脏器前用纱垫加以保护,其目的是( )

A. 防止出血

B. 防止术后腹胀

C. 防止和减少污染

D. 防止损伤内脏器官

E. 防止内脏器官暴露过久

14. 手术者铺腹部手术巾的顺序是( )

A. 近侧—上方—下方—对侧

B. 上方—下方—近侧—对侧

C. 下方—上方—对侧—近侧

D. 下方—上方—近侧—对侧

E. 对侧—下方—近侧—上方

15. 手术人员外科无菌技术方法错误的是( )

A. 刷手前应先剪短指甲

B. 先穿手术衣,再戴干手套

C. 未戴手套的手不能接触手套外面

D. 提起手术衣外面的肩部将其抖开

E. 穿好手术衣后双手应举在胸前

16. 除哪项外,均是洗手护理人员的具体职责( )

A. 手术前1日访视患者,了解病情

B. 提前15~20分钟洗手

C. 手术中密切配合

D. 手术结束后,整理手术台和清洗器械

E. 手术结束后,做手术室内清洁和消毒工作

17. 防止手术室空气污染,下列措施不妥的是
( )
   A. 进入手术室者应戴帽子、口罩,换手术室衣鞋
   B. 有呼吸道感染者不可参加手术
   C. 在手术室内不可大声喧哗、频繁走动
   D. 每日手术结束后对手术室进行消毒
   E. 手术室的门窗不可打开,以防止室内空气污染

18. 手术人员洗手前错误的准备项目是( )
   A. 口罩必须把口鼻盖严
   B. 帽子必须完全盖住头发
   C. 袖口要卷至肘部
   D. 修剪指甲并挫平甲缘
   E. 更换手术室专用的衣、裤、鞋、帽

19. 不能使用碘酊消毒皮肤的部位是( )
   A. 面部   B. 头皮
   C. 颈部   D. 胸部
   E. 腋窝

20. 手术野皮肤消毒的范围包括切口周围区域
( )
   A. 5cm   B. 10cm
   C. 15cm   D. 25cm
   E. 30cm

21. 下列手臂消毒法哪一项是不正确的( )
   A. 刷手应反复刷洗 3 遍
   B. 擦过近部的毛巾不可擦远部
   C. 手臂浸泡于 70% 乙醇 5 分钟
   D. 洗手完毕,保持拱手姿势
   E. 刷手完手指朝下,肘朝上,用清水冲洗

22. 手术人员手臂消毒后,手臂应保持( )
   A. 手臂向前伸   B. 双手放置背后
   C. 胸前拱手姿势   D. 手臂向上高举

E. 手臂自然下垂

23. 甲状腺手术应采取( )
   A. 侧卧位   B. 仰卧位
   C. 俯卧位   D. 颈仰卧位
   E. 截石位

24. 脊柱手术应采取( )
   A. 侧卧位   B. 仰卧位
   C. 俯卧位   D. 截石位
   E. 颈仰卧位

25. 肾切除术应采取( )
   A. 仰卧位   B. 侧卧位
   C. 颈仰卧位   D. 俯卧位
   E. 截石位

26. 胃大部分切除手术应采取( )
   A. 仰卧位   B. 侧卧位
   C. 颈仰卧位   D. 俯卧位
   E. 截石位

27. 王某,23 岁,毕业后第一次上台手术,担任巡回护理人员,台上急用剪刀一把,下列操作正确的是( )
   A. 由苯扎溴铵消毒盘中夹出递给洗手护理人员
   B. 由苯扎溴铵消毒盘中取出交给手术者
   C. 由苯扎溴铵消毒盘中取出交给第一助手
   D. 由苯扎溴铵消毒盘中夹出,灭菌等渗盐水冲洗后交给洗手护理人员
   E. 由苯扎溴铵消毒盘中夹出,灭菌等渗盐水冲洗后交给手术者

28. 患者,男性,60 岁,行右侧股疝修补术,术前皮肤消毒后铺消毒巾,第一块铺的是( )
   A. 对侧   B. 同侧
   C. 上侧   D. 下侧
   E. 以上都不是

(余尚昆)

第八章 肿瘤患者的护理

第一节 肿瘤概述

肿瘤(tumor)是人体正常细胞在体内、外各种有害因素长期作用下,发生过度增殖和异常分化所形成的新生物。肿瘤通常以形成肿块为主要临床特征,可发生于任何年龄和身体任何部位。随着疾病谱的改变,恶性肿瘤已成为人类死亡的常见原因之一。

(一)病因及发病机制

恶性肿瘤的病因尚未完全明了,但近年来分子生物学的迅速发展,特别是对癌基因和肿瘤抑制基因的研究,已经初步揭示了某些肿瘤的病因与发病机制。目前认为其发生是由多种外界的致癌因素和内在的促癌因素长期相互作用所引起。

考点: 常见肿瘤的致病因素

1. 外界因素

(1)化学因素:如烷化剂(有机农药、硫芥等)可致肺癌及造血器官肿瘤;多环芳香烃类化合物(煤焦油、沥青)与皮肤癌、肺癌有关;氨基偶氮类染料易诱发膀胱癌、肝癌;亚硝胺类与食管癌、胃癌和肝癌的发生有关;黄曲霉素污染粮食致肝癌、胃癌与结肠癌等。

(2)物理因素:如电离辐射可致皮肤癌、白血病;吸入放射污染粉尘可致骨肉瘤和甲状腺肿瘤;紫外线可引起皮肤癌;石棉纤维与肺癌有关。

(3)生物因素:主要为病毒,如EB病毒与鼻咽癌、伯基特淋巴瘤相关;单纯疱疹病毒与子宫颈癌有关;乙型肝炎病毒与肝癌有关。此外,细菌和寄生虫也可引起肿瘤,如幽门螺杆菌感染与胃癌的发生有关;华支睾吸虫与肝癌有关;日本血吸虫病可引起大肠癌。

(4)不良生活方式:吸烟易引起肺癌、胰腺癌和膀胱癌;不良的饮食习惯和大量的饮酒与消化系统的恶性肿瘤有关。

(5)慢性刺激与炎症:经久不愈的窦道和溃疡可因长期局部刺激而发生癌变,如皮肤慢性溃疡可恶变为皮肤癌;慢性胃溃疡、萎缩性胃炎可恶变为胃癌。

2. 内在因素

(1)遗传因素:遗传与人类肿瘤的关系虽无直接证据,但肿瘤有遗传倾向性,即遗传易感性,如结肠癌、乳腺癌、胃癌、食管癌、肝癌、鼻咽癌等患者常有家族史。

(2)内分泌因素:与肿瘤发生有关的激素,较明确的有雌激素和催乳素与乳腺癌有关;雌激素与子宫内膜癌有关;生长激素可以刺激癌肿的发展。

(3)免疫因素:先天或后天免疫缺陷者易发生恶性肿瘤,如获得性免疫缺陷综合征(AIDS,艾滋病)患者易患恶性肿瘤,肾移植后长期使用免疫抑制剂者肿瘤发生率较高。

(4)心理、社会因素:人的性格、情绪、工作压力及环境变化等,可通过影响人体内分泌、免疫功能等而易诱发恶性肿瘤。流行病学调查发现,近期经历重大精神刺激或抑郁者较之其他人群易患恶性肿瘤。

(二)病理

考点: 肿瘤的分类

1. 肿瘤的分类 根据肿瘤细胞形态的特征和对人体器官结构和功能的危害程度,可将肿瘤分为良性肿瘤、恶性肿瘤,以及介于良、恶性之间的交界性肿瘤。

（1）良性肿瘤：一般称为"瘤"，如脂肪瘤、纤维瘤。良性肿瘤分化程度高，有包膜，边界清楚，呈膨胀性生长，生长速度缓慢，不发生转移。彻底切除后很少复发，对机体危害小，但生长在重要部位（颅内、胸腔内）也可威胁生命。

（2）恶性肿瘤：来自上皮组织者称为"癌"，来自间叶组织者称为"肉瘤"，胚胎性肿瘤常称母细胞瘤。某些恶性肿瘤出于习惯可称"瘤"或"病"，如恶性淋巴瘤、白血病、霍奇金病等。恶性肿瘤通常分化程度低，无包膜，边界不清，向周围组织浸润生长，生长速度快，易发生转移而危害生命，切除后易复发。

（3）交界性肿瘤：组织形态和生物学行为介于良性和恶性之间的肿瘤。形态上属良性，但常呈浸润性生长，切除后易复发，甚至可出现转移，如腮腺混合瘤。

2. 恶性肿瘤的发生发展　可分为癌前期、原位癌和浸润癌三个阶段。癌前期表现为上皮增生明显，伴有不典型增生；原位癌指癌变仅限于上皮层，未突破基底膜的早期癌；浸润癌指原位癌突破基底膜向周围组织浸润、发展、破坏周围组织的正常结构。

3. 分期

考点：肿瘤TNM分期法的含义

（1）病理分期：恶性肿瘤根据细胞分化程度分级，以表示肿瘤的恶性程度。通常将恶性肿瘤分为Ⅰ级、Ⅱ级和Ⅲ级，或高分化、中分化和低分化（或未分化）三级。高分化（Ⅰ级）细胞形态接近正常，恶性程度低；未分化（Ⅲ级）细胞核分裂较多，高度恶性，预后差；中分化（Ⅱ级）细胞恶性程度介于两者之间。

（2）TNM分期：国际抗癌协会（UICC）提出了TNM分期法，T（tumor）代表原发肿瘤，N（node）代表区域淋巴结，M（metastasis）代表远处转移。再根据肿块大小、浸润深度在字母后标以数字0~4，表示肿瘤的发展程度。1代表小，4代表大，0代表无；有远处转移为M_1，无远处转移为M_0。临床无法判断肿瘤体积时则以T_x表示。根据TNM的不同组合，临床将之分为Ⅰ期、Ⅱ期、Ⅲ期和Ⅳ期。各类肿瘤TNM分类的具体标准由各专业委员会协定。

（3）临床分期：根据肿瘤是否有转移，邻近器官受累情况和患者全身情况，可将恶性肿瘤分为早、中、晚三期。肿瘤的临床分期，对制订治疗方案和判断预后有重要意义。①早期：肿瘤小，局限原发组织，无转移，症状不明显，患者一般情况好；②中期：肿瘤较大，侵及所在器官的各层，有局部淋巴结转移而无远处转移，患者出现症状而一般情况尚好；③晚期：肿瘤巨大，广泛侵犯所在器官并侵袭邻近器官组织，有局部或远处转移，有严重的临床症状和体征，甚至出现恶病质。

考点：恶性肿瘤的转移方式

4. 转移　恶性肿瘤易发生转移，转移方式有以下四种。

（1）直接浸润：肿瘤从原发部位直接侵入周围组织器官，如胃癌侵犯横结肠、直肠癌侵犯膀胱等。

（2）淋巴转移：肿瘤细胞侵入淋巴管，沿淋巴道累及区域淋巴结，形成转移癌，少数也可出现"跳跃式"越级转移。

（3）血行转移：肿瘤细胞直接侵入静脉或间接经淋巴道，再进入血循环。常见转移部位为肺、肝、骨、脑等。

（4）种植性转移：胸腔、腹腔内器官原发肿瘤侵犯浆膜面，当癌细胞脱落后，再黏附于其他处浆膜面上继续生长，形成种植性癌结节，并产生癌性胸腔积液、腹水（多为血性），如胃癌侵犯浆膜后，癌细胞掉入盆腔，在膀胱（或子宫）直肠窝形成种植性转移癌。

考点：肿瘤患者的常见临床表现

（三）临床表现

肿瘤因其性质、发生部位和发展程度的不同，可呈现不同的临床表现。一般而言，早期肿瘤症状不明显，肿瘤发展后表现则比较显著。

1. 局部表现

（1）肿块：为肿瘤细胞不断增殖所形成，常是患者就诊的主要原因。良性肿瘤增长较慢，境界清楚，表面光滑，与基底组织无粘连，可活动。恶性肿瘤增长较快，表面凹凸不平，与基底组织粘连而不易推动，境界不清楚。位于深部或内脏的肿块不易触及，但可出现周围组织受压或空腔器官梗阻症状。

（2）疼痛：良性肿瘤和早期恶性肿瘤一般无疼痛。随着肿瘤生长，破溃或感染等使末梢神经或神经干受到刺激或压迫，出现刺痛、跳痛、隐痛、烧灼痛或放射痛，空腔器官可因梗阻而引起绞痛，尤以夜间疼痛更明显。

（3）溃疡：为恶性肿瘤表面组织坏死所形成。溃疡呈火山口或菜花状，边缘隆起，基底凹凸不平，有较多坏死组织，分泌物常呈血性并有恶臭气味。

（4）出血：由恶性肿瘤生长过程中破溃或侵犯血管使之破裂而引起。消化道肿瘤可有呕血、黑便或黏液血便；肺癌可有血痰或咯血；肝癌破裂可致腹腔内出血；泌尿道肿瘤可见血尿等。

（5）梗阻：空腔内脏器官（如呼吸道、胃肠道、胆道或泌尿道）及邻近器官的肿瘤，随着生长可影响其通畅性，引起呼吸困难、腹胀、呕吐、黄疸或尿潴留等。

（6）其他：如肺癌可引起胸腔积液，胃癌和肝癌可引起腹水，骨肿瘤可引起病理性骨折等。

2. 全身改变　　良性肿瘤及恶性肿瘤的早期多无明显的全身症状，中晚期恶性肿瘤可伴有消瘦、乏力、纳差、精神萎靡、体重下降、低热、贫血等全身症状，但多为非特异性表现。恶性肿瘤晚期，全身衰竭，呈现恶病质，尤其是消化道肿瘤患者较早出现恶病质。某些肿瘤呈现相应的功能改变和全身性表现，如肾上腺嗜铬细胞瘤引起高血压，颅内肿瘤引起颅内压增高和定位症状等。

（四）辅助检查

1. 实验室检查　　血、尿、粪的阳性结果并非恶性肿瘤的特异性标志，但常可提供诊断线索。酶学检查由于特异性不强，常用于辅助诊断；免疫学检查对于恶性肿瘤的筛查、诊断及预后判断均有重要意义，如原发性肝癌患者血清中甲胎蛋白（AFP）增高；结肠癌患者血清癌胚抗原（CEA）增高。近年来建立的用于了解细胞分化的流式细胞分析技术及基因诊断技术，其敏感性和特异性较高，也有助于肿瘤诊断和预后判断。

考点：肿瘤患者常用的辅助检查方法及意义

2. 内镜检查　　内镜有金属制和纤维光束两类。内镜检查可直接观察空腔内脏器官、胸腔、腹腔及纵隔等部位的病变，还可采取组织或细胞行病理学检查；或向输尿管、胆总管或胰管插入导管做 X 线造影检查，对于肿瘤的诊断具有重要价值。临床常用的有胃镜、结肠镜、支气管镜、关节镜、膀胱镜、腹腔镜及纵隔镜等。

3. 影像学检查　　包括 X 线、各种造影、超声波检查、电子计算机断层扫描（CT）、磁共振显像（MRI）、放射性核素扫描等各种检查，可确定肿瘤的位置、形状、大小、与周围组织的关等，并有助于判断肿瘤性质。

4. 病理检查　　是目前确定肿瘤直接而最可靠的方法，包括细胞学和组织学检查两部分。细胞学检查可用各种方法取得肿瘤细胞，如收集痰液、胸腔积液、腹水等离心沉淀，涂片检查后确定其性质。病理组织学检查则根据肿瘤所在部位、大小、性质等采取不同的方法取材；凡经小手术能完整切除者，行切除送检；位于深部或体表的较大肿瘤，在超声或 CT 导引下穿刺活检或于手术中切取组织，行快速冷冻切片诊断。该检查有一定的损伤性，可能导致恶性肿瘤扩散，因此宜在术前短期内或手术中施行。

（五）治疗要点

良性和临界性肿瘤以手术切除为主,其中良性肿瘤应连同包膜完整切除,临界性肿瘤还需切除包括周围正常组织,以免复发或恶变。恶性肿瘤存在转移的特征,应采取局部和全身综合治疗。早期或原位癌,可行手术切除、放射治疗、电灼或冷冻等方法;肿瘤已有转移,但仅限于区域淋巴结时,仍以手术切除为主,辅以放射治疗和化学治疗;肿瘤已有广泛转移时,应以全身治疗为主,必要时可行姑息性手术。

1. **手术治疗** 是治疗恶性肿瘤最重要的手段;尤其是早期、中期恶性肿瘤的首选方法,常用手术种类有以下几种。

（1）预防性手术:指切除癌前期病变的手术,如切除大肠肿瘤性息肉、黏膜白斑等。

（2）诊断性手术:采用活检或探查术获取肿瘤组织标本,经病理学检查明确诊断后再进行相应的治疗。

（3）根治性手术:适用于早期、中期癌肿。手术切除范围包括癌肿所在器官大部分或全部,并连同一部分周围组织和区域淋巴结的一次性整块切除。

（4）姑息性手术:对较晚期的癌肿,病变广泛或有远处转移而不能根治切除者,采取旷置或肿瘤部分切除手术,以达到缓解症状、延缓患者生命的作用。

（5）减瘤手术:当肿瘤体积较大或累及邻近重要脏器、结构,无法将其完整切除的恶性肿瘤,可行肿瘤大部切除后进行放射治疗、化学治疗、生物学治疗等综合治疗,控制残留的肿瘤细胞,争取较好的姑息性疗效。如残留的肿瘤组织不能控制,对肿瘤患者的延长生存作用不大,故减瘤手术仅适用于原发肿瘤大部切除后,残余的肿瘤能用非手术治疗方法有效控制者。

（6）复发或转移灶的手术治疗:复发和转移肿瘤的手术治疗比原发肿瘤治疗困难,疗效也差,应根据具体情况及手术、放射治疗、化学治疗效果而定,凡能手术者应考虑再次手术,以获得相应疗效。

考点: 肿瘤对放疗的敏感度

（7）重建和康复手术:恶性肿瘤治疗后的生活质量是极其重要的问题,手术对术后重建、康复起着独特而重要的作用,对改善患者术后生活质量有重要意义。

2. **放射治疗** 简称放疗,是利用 α、β、γ 射线和 X 线、电子线、质子束及其他粒子束等破坏或杀灭肿瘤细胞,从而达到治疗目的。放疗是治疗恶性肿瘤的主要方法之一,目前约有70%以上的恶性肿瘤患者需用放射治疗。根据照射源的位置不同,它分为外照射和内照射两类方法。各种肿瘤对放射线敏感度不一,分化程度越低、代谢越旺盛的癌细胞对放射线越敏感。对放射线高度敏感的肿瘤有淋巴造血系统肿瘤、性腺肿瘤、多发性骨髓瘤等;中度敏感的肿瘤有鼻咽癌、乳腺癌、肺癌、食管癌等;对放射线低度敏感的肿瘤有黑色素瘤、纤维肉瘤、骨软骨肉瘤、消化道高分化腺癌等。

考点: 化疗药物的分类

3. **化学治疗** 简称化疗。半个世纪来,肿瘤化疗有了迅速发展,已成为肿瘤治疗的主要手段之一。化疗主要适用于中晚期癌肿的综合治疗。临床上对恶性滋养细胞肿瘤(绒毛膜上皮癌、恶性葡萄胎)、急性淋巴细胞白血病、睾丸精原细胞瘤、Burkitt 淋巴瘤、大细胞淋巴瘤、中枢神经系统淋巴瘤、小细胞肺癌、胚胎性横纹肌肉瘤等肿瘤已作为首选治疗方法,单独应用已可能治愈;对其他恶性肿瘤,化疗可辅助手术或放疗提高疗效。

（1）药物分类:抗癌药种类繁多,按其来源及作用机制分为七类。①细胞毒素类药物,如烷化剂类的氮芥、环磷酰胺、噻替派等;②抗代谢类药物,如甲氨蝶呤、氟尿嘧啶、阿糖胞苷等;③抗生素类,如放线菌素 D、丝裂霉素、多柔比星等;④生物碱类,如长春新碱、三尖三酯碱、喜树碱等;⑤激素类,如甲睾酮、己烯雌酚、他莫昔芬等;⑥分子靶向药物,如贺赛汀、美罗华、IMC-C225、格列卫、ZD1839 和 OSI774 等;⑦其他,如顺铂、羟基脲等。

（2）给药途径：一般通过静脉滴注或注射、口服、肌内注射等全身用药方法。为了提高药物在肿瘤局部的浓度，也可采用肿瘤内注射、动脉内注入或局部灌注等。近年来采用导向治疗及化疗泵持续灌注等方法，既可保持肿瘤组织内有较高的药物浓度，又可减轻全身的不良反应。

4. 生物治疗　应用生物学方法治疗肿瘤患者，改善宿主个体对肿瘤的应答反应及直接效应，包括免疫治疗和基因治疗。免疫疗法是通过刺激宿主的免疫机制，促使肿瘤消散，如接种卡介苗、注射干扰素、接种自体或异体瘤苗等。基因治疗是应用基因工程技术，干预存在于靶细胞的相关基因表达水平以达到治疗目的。目前，大部分基因治疗方法仍处于临床和实验研究阶段。

5. 中医治疗　运用祛邪、扶正、化瘀、软坚、散结、清热解毒、化痰祛湿、通经活络及以毒攻毒等治则，辅以补益气血、调理脏腑综合用药，配合化疗、放疗或手术后治疗，可减轻不良反应和改善全身状态。

第二节　肿瘤患者的常规护理

（一）护理评估

1. 健康史　了解患者一般情况，如年龄、性别、职业、工种；评估有无吸烟、酗酒、不良饮食习惯或与职业有关的接触史、暴露史及感染史；近期有无经历重大生活事件，有无剧烈情绪波动或抑郁；家族中有无肿瘤患者；了解有无慢性炎症、溃疡等疾病史；身体其他部位有无肿瘤病史或手术治疗史，有无其他系统伴随疾病等。

2. 临床表现

（1）局部表现：评估局部有无肿块及肿块的部位、大小、形状、质地、边界及活动度；有无坏死、溃疡、出血及梗阻等继发症状；评估有无疼痛及其性质、范围与程度；肿块部位皮肤表面温度等；颈部、腋窝、锁骨上、腹股沟区等处有无肿大、转移的淋巴结。

（2）全身表现：评估有无消瘦、乏力、体重下降、低热、贫血、精神萎靡、低蛋白血症、水肿，甚至全身衰竭等恶病质表现。

3. 心理状态　评估患者的文化背景、性格特征及心理承受能力、对肿瘤知识的了解程度、对疾病及各种治疗的情绪反应、家庭经济来源及经济承受力、社会支持系统等。

4. 辅助检查　了解患者各种检查结果，包括实验室检查、影像学检查及病理检查等。

（二）主要护理诊断及合作性问题

1. 焦虑/恐惧　与担忧疾病预后、手术治疗、疼痛、环境不熟悉等有关。

2. 疼痛　与肿瘤压迫组织器官或侵犯神经及手术等有关。

3. 营养失调：低于机体需要量　与恶性肿瘤代谢消耗过多、放疗、化疗后食欲减退、恶心、呕吐等有关。

4. 自我形象紊乱　与放疗、化疗后形象改变，手术引起器官缺失等有关。

5. 知识缺乏　缺乏肿瘤预防、术后康复、放疗及化疗等知识。

6. 潜在并发症：出血、感染、骨髓抑制、皮肤和黏膜受损、静脉炎、器官功能障碍及放疗、化疗、手术治疗的并发症。

（三）护理措施

☆链　接

是否将癌症实情告诉患者

　　是否应将癌症实情告诉患者呢？这有两种截然不同的意见。一种认为应该隐瞒实情，因为患者一旦知道自己得了绝症，会承受不了打击，病情急转直下；另一种则主张告知实情，患者和医师会更加配合，有利于癌症的治疗，这也是近年来的新主张。世界卫生组织专家委员会曾指出，任何隐瞒癌症真相的做法都是有害无益的。有人曾做过调查表明，大多数患者愿意知道自己的病情真相和治疗过程中的病情变化。这样有利于和医师配合，对工作、生活和家庭的安排更有帮助，但对于一个心理承受能力差或濒临死亡、病情严重的患者，或许隐瞒实情可以减少悲伤与绝望。

考点：肿瘤患者的心理特点及护理要点

　　1. 心理护理　肿瘤患者因各自的文化背景、心理特征、病情性质及对疾病的认识程度不同，会产生不同的心理反应。归纳起来有震惊否认期、愤怒期、磋商期、抑郁期、接受期，但应注意这种分期不是绝对的，各期之间可有重叠或反复。

　　（1）震惊否认期：当患者获知诊断时，眼神呆滞，不言不语，知觉淡漠，甚至晕厥，继之极力否认，怀疑诊断的可靠性，甚至辗转多家医院就诊、咨询。因为患者面对疾病应激产生的防御性心理反应，此期应鼓励患者家属给予其情感上的支持、生活上的关心，使之有安全感。其后，因人而异地逐渐使患者了解病情真相。

　　（2）愤怒期：当癌症成为不可否认的事实时，患者认为生活极不公平，产生恐慌、哭泣，继而愤怒、烦躁、不满，常迁怒于亲属和医护人员，继而百般挑剔、无理取闹，甚至出现毁物、冲动暴力性行为。此时护理人员应通过沟通，尽量诱导患者表达自身的感受和想法，宣泄情绪改变其歪曲认知，增强信心，请其他病友介绍成功治疗的经验，教育和引导患者接受现实。同时向家属说明患者愤怒的原因，让家属理解患者的行为。

　　（3）磋商期：又称"讨价还价期"。患者祈求能延长生存时间，以便了却未了的心愿，能主动配合治疗，并寻求名医，使用秘方、偏方，幻想奇迹能在自己身上出现。幻想虽可产生负面影响，但在某种程度上可支持患者，使其重新树立与疾病抗争的信心。此期患者易接受他人的劝慰，有良好的遵医行为，求生欲很强。因此，护理人员应加强健康教育，解释各种治疗程序、效果及不良反应，使患者能够努力配合医疗，积极应对治疗带来的不良反应。

　　（4）抑郁期：当治疗效果不理想、病情恶化、肿瘤复发、疼痛难忍时，患者往往感到绝望无助，对治疗失去信心。表现为悲伤抑郁、沉默寡言、活动减少减慢、黯然泣下，不听劝告，不遵医嘱，对将来没打算，甚至有自杀倾向。此时应给予患者更多关爱和抚慰，诱导其发泄不满，帮助其树立生活的信心，同时加强防范措施，如加强巡视、避免患者独处、增加探视的时间及次数。

　　（5）接受期：患者经过激烈的内心挣扎，接受事实，心境变得平和，不再自暴自弃，并能积极配合治疗和护理。晚期患者常由消极被动的应付状态、不再关注自我角色、不再考虑对家庭及社会所承担的义务、专注于自身症状和体征，转向积极主动交代后事，关心身边及子女事宜，处于平静、无望的心理状态。护理人员应加强与患者交流，尊重其意愿，主动发现并满足其身心需要，尽可能提高生活质量。

　　2. 加强营养　充足的营养能提高机体的抵抗力和对治疗的耐受力。因此，应采取措施改善患者营养状况。护理人员应了解患者的食欲、食量和食谱，制订合理的饮食计划。能经口进食者，给予高蛋白、高热量，富含维生素、易消化饮食，并注意食物色、香、味及温度，避免粗糙、辛辣食物。化疗和放疗后患者常出现口腔黏膜严重溃疡，可指导患者进食微凉、无刺激的半流质或流质饮食。严重呕吐、腹泻者，给予静脉输液，防止脱水，必要时遵医嘱给予肠内或肠外营养。一般要求患者无体液平衡失调,血红蛋白在 90g/L 以上,血清白蛋白在 35g/L 以上,方可实施手术。

3. **疼痛护理**　疼痛多为肿瘤生长压迫邻近器官或侵犯神经所致,是恶性肿瘤晚期的主要症状之一。护理人员在患者疼痛一开始即应给予关注,并表现出极大的耐心和关心,判断疼痛的部位、程度和规律;提供减轻疼痛的方法和环境,鼓励患者参与娱乐活动如松弛疗法、音乐疗法等。晚期肿瘤疼痛难以控制者,可按世界卫生组织(WHO)推荐的三级阶梯止痛方案,遵医嘱处理。一级止痛法适用于一般疼痛,可用阿司匹林等非麻醉性解热镇痛药;二级止痛法适用于中度持续疼痛,使用可待因等弱麻醉剂;三级止痛法适用于强烈持续疼痛,使用吗啡、哌替啶等强麻醉剂。癌性疼痛的给药原则为按时、按阶梯、个体化给药,药物剂量从小到大,直至患者疼痛消失为止,不应对药物限制过严,导致用药不足,也可使用患者自控镇痛法(patient controlled analgesia,PCA)。

考点: 肿瘤患者的疼痛护理要点

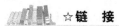 ☆ 链　接

患者自控镇痛法

近年来,患者自控镇痛法已在临床普及,PCA 技术的原理是采用微电脑控制,由麻醉医师根据患者情况预先配置好镇痛药液,当患者稍感疼痛时,只需按动镇痛泵的按钮,镇痛药便通过导管缓慢输入到硬脊膜外隙或静脉。其量小且输入均匀,药物在体内保持稳定的血药浓度,从而达到止痛目的。同时,镇痛泵系统可在预先设定的时间内对患者的第二次要求不做出反应,从而防止药物过量。

4. **手术治疗的护理**

(1)术前护理:多数肿瘤患者年龄较大,全身营养状况较差,故手术耐受性差。术前除常规准备外,应加强对肿瘤患者的营养支持,并进行有针对性健康教育和术前指导、提高患者的手术耐受性,积极配合治疗护理,减少术后并发症的发生,促进患者康复。

(2)术后护理:①严密观察生命体征的变化;②保持病室环境清洁;③鼓励患者多翻身、深呼吸、有效咳嗽、咳痰;④加强皮肤、伤口、引流管和口腔护理;⑤指导患者早期下床活动;⑥指导患者进行重建器官的功能锻炼。

考点: 肿瘤患者的手术治疗护理要点

5. **放射治疗的护理**

(1)照射野护理:放疗前做好定位标志,保持照射区皮肤清洁干燥,防止破损;对照射野内的组织器官进行必要的辅助治疗和护理,如头颈部照射前,要治疗或拔除去龋齿,并做好口腔护理后再进行放疗。

考点: 肿瘤患者的放疗护理要点

(2)局部反应护理:①皮肤反应,常发生在腹股沟、腋窝、会阴等皱褶和潮湿处。临床分为三度,一度为干反应,局部出现红斑、烧灼或刺痒感、脱屑;二度为湿反应,局部有充血、水肿、水疱、渗出、糜烂;三度为溃疡形成或坏死,难以愈合。临床常见一度反应,少数有二度反应,禁忌出现三度反应。为避免或减轻皮肤反应,加强照射部位的皮肤护理:选择柔软、宽大、吸湿性强的内衣;保持照射部位皮肤的清洁、干燥;忌用肥皂和粗毛巾擦洗;局部不可粘贴胶布或涂抹乙醇及刺激性油膏;避免各种冷、热刺激;防止日光照射;脱屑者切忌撕皮;使用电剃须刀,不得用刮刀,以防加重皮肤损伤;干反应者予以薄荷淀粉或冰片止痒;湿反应者涂 2% 甲紫、冰片、蛋清等。②黏膜反应。a. 眼反应,晶状体被照射后常发生白内障,照射时应遮盖保护;照射后予以鱼肝油滴眼或用可的松眼膏保护角膜。b. 口腔黏膜反应,一般口腔照射 10 日左右出现黏膜水肿,15 日左右黏膜充血、水肿、疼痛、唾液分泌减少而口干,20 日左右出现假膜及味觉丧失,一般需 3 周左右恢复正常。头颈部照射前要洁齿、拔除坏牙,刷牙用软毛刷,4次/日用漱口液含漱,保持口腔清洁。避免食用过冷过热食物;口干用 1% 甘草水含漱,或用麦冬、银花泡茶饮用;出现假膜时,用 1.5% 过氧化氢溶液含漱。③照射器官反应,食管、胃肠道、

膀胱、肺、脊髓等照射后均会出现放射性炎症,应注意观察有无各器官炎症的相应症状,如吞咽困难、腹痛、腹泻、血便、血尿、气急、干咳、感觉减退、四肢无力、瘫痪等。如发现上述症状,及时报告医师,并协助处理。

(3) 全身反应护理:照射数小时或 1~2 日后,患者可出现虚弱、乏力、头晕、头痛、厌食、恶心、呕吐等。护理措施包括每次照射后静卧休息 30 分钟;进清淡饮食,多食蔬菜和水果,并鼓励多饮水(2000~4000ml/d),促进毒素排出;增进营养,大量补充 B 族维生素;遵医嘱查血常规 1~2 次/周,一旦发现骨髓抑制现象,应遵医嘱给予升血药物、成分输血等,必要时暂停放疗,白细胞计数过低者应给予保护性隔离,限制探视,每日 2 次紫外线空气消毒,以预防感染。

☆ 链 接

化疗药物配置及应用注意事项

接触化疗药的护理人员应注意自我防护。有条件的医院应使用特制防毒层流柜配药,操作过程中穿专用长袖防护衣,戴好帽子、口罩、双层聚氯乙烯手套和防护镜;打开安瓿时应垫以无菌纱布,以防止划破手套;溶解药物时,溶媒应沿着安瓿缓慢注入瓶底,待药粉浸透再搅动;如为小瓶药物,在注入溶媒时,要防止瓶内压力过高造成药液外溢;如注入溶媒量过少,则要抽出适量空气后再注入溶媒;使用较大的针头抽取药液时,所抽药液不宜超过注射器容量的 3/4,防止药液外溢;药液不慎溅入眼内或皮肤上,应立即用生理盐水或大量清水反复冲洗;配药及操作完毕后,脱去手套用肥皂及流水彻底洗手;长期从事化疗工作的护理人员应定期体检,发现骨髓抑制等不良反应及时治疗,严重者暂停化疗工作。

考点:肿瘤患者的化疗护理要点

6. 化学治疗的护理　护理人员应了解化疗方案,熟悉化疗药物剂量、给药方法及不良反应,做到按时、准确给药,并严密观察患者的反应,预防和减少化疗并发症。化疗常见的并发症主要有以下几种。

(1) 组织坏死:为强刺激性药液漏入皮下所致。预防组织坏死,应确保针头在血管内,并妥善固定,即注射时先用生理盐水,确定针头在静脉内后方可注入药物,药物输注完毕再用生理盐水 10~20ml 冲洗后拔针,以减轻其刺激;注射时随时观察穿刺部位有无肿胀,告知患者如有疼痛或不适,立即报告;拔针后轻压血管数分钟止血,防止药液外渗或发生血肿;一旦发现药液漏出血管外,立即停止注射注药或输药,注射 0.5%普鲁卡因 5ml 于周围皮下组织;局部冷敷 24 小时,外涂氢化可的松软膏;局部注射解毒剂,氮芥、丝裂霉素、放线菌素 D 外渗者注射硫代硫酸钠,多柔比星、长春新碱外渗者注射碳酸氢钠。

(2) 栓塞性静脉炎:化疗药物注射方法不当可致血管硬化、血流不畅,甚至闭塞。预防措施为:①注射前将药物稀释到要求的浓度,并在规定时间内用完;②注药前先推注生理盐水 5~10ml,以确保针头在静脉内,注药毕,再注入生理盐水 5~10ml,以减轻药物对血管壁的刺激;③若长期静脉化疗,应左右臂交替,由远至近,也可行中心静脉置管(PICC)化疗;④一旦出现浅静脉发红、硬、肿胀、触痛等静脉炎表现,立即停止使用相关静脉,肢体制动、抬高,给予热敷、硫酸镁湿敷或理疗等,促进炎症消散。

(3) 骨髓抑制:是化疗最严重的毒性反应。化疗期间注意观察有无感染和出血征象,如牙龈出血、鼻出血、皮肤瘀斑、血尿及便血等;定期进行血常规检查,一般 1~2 次/周,若白细胞计数低于 $3×10^9/L$,血小板计数低于 $80×10^9/L$,应暂停化疗,遵医嘱使用升血细胞类药,必要时给予成分输血;对患者应行保护性隔离,必要时安置于有层流空气过滤的无菌室。

(4) 胃肠道反应:化疗常导致患者厌食、恶心、呕吐、腹痛、腹泻等,应耐心向患者解释,鼓励配合治疗。进食前用温盐水漱口,反应严重者可在晚饭后或睡前化疗,化疗前后使用镇静止吐剂,如维生素 B_6、甲氧氯普胺(胃复安)等减轻胃肠道反应。化疗期间鼓励患者大量饮水以利于毒素排出，减轻药物的不良反应，摄取清淡、易消化、刺激小、维生素含量丰富的食物。对于呕吐、腹泻严重者需注意观察有无体液平衡失调。

（5）肝、肾毒性反应：由于化疗引起肿瘤组织崩解，易产生高尿酸血症，甚至形成尿酸结晶，加之多数化疗药物大剂量应用时，其代谢产物可溶性差，在酸性环境中易形成黄色沉淀物而堵塞肾小管，导致肾衰竭。因此，鼓励患者多饮水，降低尿液的酸性程度，出现肾损害征象时，即应停止化疗，使用碳酸氢钠碱化尿液，保护肾功能。肝功能损害时患者常出现黄疸、肝大、氨基转移酶升高，除暂停化疗外，须同时采取保肝措施，并给予高蛋白质、高糖、高维生素和低脂饮食。

（6）黏膜、皮肤反应：化疗期间嘱患者多饮水以减轻药物对黏膜的毒性刺激。出现口腔炎或溃疡时，遵医嘱给予2%利多卡因喷雾止痛，用吸管吸食流质；如合并真菌感染，用3%苏打水或制霉菌液含漱，溃疡面涂0.5%金霉素甘油；出现皮肤干燥、瘙痒或斑丘疹时，可用炉甘石洗剂止痒，防止皮肤破损；严重患者出现剥脱性皮炎者，用无菌单保护隔离。

（7）脱发：化疗后1~2周常引起脱发，影响患者形象，告诉患者这是一种可逆反应，化疗停止后3~6个月头发可再生。化疗时可用冰帽局部降温，有预防脱发的效果；脱发严重者，患者可选择合适的发套或帽子掩饰。

（四）健康教育

1. 保持心情舒畅　中医强调七情（喜、怒、忧、思、悲、恐、惊）是致病的重要因素。人受到各种精神刺激，情绪波动，引起阴阳失调，脏腑功能紊乱，可促进肿瘤的发生与发展。故对肿瘤患者而言，尤应保持良好的心态，避免不必要的情绪刺激。患者家属应提供更多的关心和照顾，增强患者自尊感，提高其生活质量。

2. 加强营养支持　肿瘤患者在治疗的各个阶段均应均衡饮食，摄入高热量、高蛋白质、富含膳食纤维的各类营养素。多食新鲜的水果蔬菜，饮食宜清淡，易消化，忌油腻、辛辣等刺激性食物。

3. 加强功能锻炼　适量、适时的运动，有利于机体增强抗病能力，减少并发症。对于手术所致器官、肢体残缺而引起的生活不便者，早期鼓励患者进行功能锻炼，如截肢术后义肢锻炼、全喉切除术后的食管发音训练等，提高自理能力和劳动能力，减少对他人的依赖。

4. 坚持继续治疗　肿瘤治疗以手术为主，辅以放疗、化疗。应督促患者按时用药和接受各项后续治疗，克服治疗中带来的不适，以利于缓解症状、减少并发症、降低复发率。

5. 加强临床随访　肿瘤的治疗不能仅以患者近期恢复即告结束，还需定期对患者进行随访和复查，以便早期发现复发或转移病灶，使患者能够得到及时治疗，并通过随访了解患者情况，不断改进治疗方法，同时还可通过随访加强对患者的心理治疗和支持。因此在恶性肿瘤治疗后最初2年内至少每3个月随访1次，以后每半年1次，5年后改为每年复查1次，直至终生。

6. 加强肿瘤三级预防的宣教

（1）一级预防：即病因预防，消除或减少可能致癌的因素，降低发病率，包括保护环境，控制大气、水源、土壤等污染；改变不良的饮食习惯、生活方式，如戒烟酒，多食新鲜蔬菜、水果，忌食高盐、霉变食物；减少职业性暴露于致癌物。

（2）二级预防：即早期发现、早期诊断、早期治疗，降低癌症的死亡率，如对高发区和高危人群定期检查、及时治疗等。

（3）三级预防，即康复预防，针对治疗中的恶性肿瘤患者进行监护，减少并发症，采取一切措施减少患者的痛苦，提高生存质量。

考点： 肿瘤患者的三级预防

目 标 检 测

A₁/A₂型题

1. 肿瘤定性诊断的检查是( )
    A. 内镜检查　　　　B. 磁共振
    C. B 型超声　　　　D. 放射性同位素
    E. 病理检查

2. 有关放疗区域皮肤的护理,不正确的是( )
    A. 保持清洁干燥　　B. 每日用肥皂水清洗
    C. 避免摩擦　　　　D. 避免日光照射
    E. 不可热敷

3. 恶性肿瘤化疗时应掌握的原则,不包括( )
    A. 诊断必须明确
    B. 有手术指征不可错过手术时机
    C. 注意不良反应
    D. 每周查白细胞
    E. 白细胞在 $0.4×10^9$/L 以下时应停药

4. 恶性肿瘤的病理特点不包括( )
    A. 破坏所在器官　　B. 细胞分化成熟
    C. 生长较快　　　　D. 浸润性生长
    E. 常发生转移

5. 恶性肿瘤患者化疗期间,白细胞降至 $3×10^9$/L,处理首先应( )
    A. 加强营养　　　　B. 减少用药量
    C. 少量输血　　　　D. 服生血药
    E. 暂停用药

6. 对放射线敏感的肿瘤是( )
    A. 皮肤癌肿
    B. 淋巴造血系统、生殖细胞肿瘤
    C. 软组织恶性肿瘤
    D. 子宫颈癌及内分泌瘤
    E. 恶性黑色素瘤

7. 男性患者,确诊胃癌后入院准备手术治疗。在手术时发现胃癌已转移至盆腔。此种转移属于( )
    A. 直接蔓延　　　　B. 淋巴转移
    C. 血行转移　　　　D. 种植性转移
    E. 手术原因

8. 患者,男性,62 岁。进食后咽哽噎感 2 个月,日渐消瘦,怀疑食管癌。确诊的方法是( )
    A. CT
    B. 食管吞钡 X 线检查
    C. 食管脱落细胞检查
    D. 锁骨上淋巴结活检
    E. 食管镜检查及组织活检

A₃/A₄型题

(9、10 题共用题干)

患者,女性,50 岁,绝经半年,2 个月前洗澡时发现左乳房有一蚕豆大小肿块,无痛,未处理。近来发现肿块增大来我院就诊,诊查发现左乳房外上象限有一 3cm×4cm 大小,质硬,无痛,表面不平,边界不清,活动度小的肿块。

9. 最可能的诊断是( )
    A. 急性乳房炎
    B. 乳房囊性增生
    C. 乳房纤维瘤
    D. 乳管内乳头状瘤
    E. 乳腺癌

10. 诊断价值最大的检查( )
    A. 检查腋窝淋巴结是否肿大
    B. 超声波检查
    C. X 线检查
    D. 活组织病理检查
    E. CT 检查

(11、12 题共用题干)

患者,女性,50 岁,1 年前因右乳腺癌行根治性手术,近 1 个月出现两侧胸前及腰背痛,渐加重,难以忍受,核素骨扫描提示肿瘤骨转移可能。

11. 患者腰背部疼痛厉害,下列措施哪项不符合三阶梯止痛治疗方案原则( )
    A. 口服为主
    B. 从小剂量开始
    C. 必须限制用药剂量
    D. 不应对药物限制过严
    E. 非吗啡类药物效果不好时,改用吗啡类药物

12. 患者出现悲伤、沉默寡言、黯然泪下,不听劝告,不遵医嘱,甚至有自杀倾向,说明其心理反应为( )
    A. 震惊否认期　　　　B. 愤怒期
    C. 磋商期　　　　　　D. 抑郁期
    E. 接受期

(方　煜)

第九章 外科感染患者的护理

第一节 感 染 概 述

感染(infection)通常是由病原体入侵人体,破坏机体的防御功能,在一定的部位生长繁殖,导致人体局部或全身产生一系列的炎症反应的病理过程。外科感染(surgical infection)常是指发生在损伤及手术后且常需手术治疗的感染。在外科疾病方面,外科感染大概占 1/3 ~ 1/2。

外科感染的特点有:①由多种细菌引起的混合感染;②大部分有明显而突出的局部表现;③常在各种损伤、手术或有创检查后发生,且常需要手术处理;④感染可导致局部组织液化、坏死,丧失原有的功能,是器质性病变。

(一)分类

外科感染的致病微生物(以下简称致病菌)种类繁多,可侵入人体不同部位的组织、器官,引起多种病变。

1. **按致病菌种类分类**

(1)非特异性感染(nonspecific infection):又称一般感染或化脓性感染,致病菌是一般的化脓性细菌。常见的有金黄色葡萄球菌、大肠埃希菌、乙型溶血性链球菌、拟杆菌和铜绿假单胞菌等。感染一般先有炎症反应,进而可致局部化脓,如疖、痈、手部感染、乳腺炎、阑尾炎等。其特点是:①一病多菌,即一种感染常由多种细菌同时作用引起;②一菌多病,即一种细菌可引起多种感染,如金黄色葡萄球菌可引起疖、痈、脓肿等;③表现和防治原则相似,化脓性感染引起的临床表现大致相似,其防治原则也基本相同。

(2)特异性感染(specific infection):由一些特殊的病菌、真菌引起的感染,如结核杆菌、破伤风杆菌、产气荚膜杆菌、白色念珠菌、新型隐球菌等。感染的特点有:①一病一菌;②病理变化、临床表现和防治原则各不相同,具有独特性。

2. **按病程演变分类**

(1)急性感染:病变以急性炎症为主,病程持续时间在 3 周以内。

(2)慢性感染:病程持续超过 2 个月的感染。

(3)亚急性感染:病程介于 3 周至 2 个月的感染。

3. **按病原体入侵的途径分类**

(1)外源性感染:病原体由体表或外环境入侵者称外源性感染。

(2)内源性感染:经空腔脏器入侵者为内源性感染。

4. **按感染发生条件分类**

(1)条件感染:又称机会性感染,指在人体局部或全身抵抗力下降时,由非致病菌或致病力弱的病原菌引起的感染。

(2)二重感染:又称重复感染、菌群失调症或菌群交替,指长期使用广谱抗生素,使敏感菌受到抑制而一些不敏感菌趁机生长繁殖,产生新的严重感染的现象。

（3）医院内感染：又称医源性感染，指患者在医院内因致病微生物侵入机体而引起的感染。

（二）常见的化脓性致病菌

考点：常见化脓性细菌的特点

1. 葡萄球菌　革兰染色阳性球菌，常存在于人体的鼻、咽部黏膜和皮肤及其附属的腺体。金黄色葡萄球菌致病力甚强，对青霉素耐药菌株高达90%，是外科感染（尤其是院内感染）常见的致病菌之一。产生的外毒素有溶血素、杀白细胞素、血浆凝固酶。典型的感染有疖、痈、脓肿、急性骨髓炎、全身化脓性感染等。感染的特点是易形成局限性组织坏死。脓液特点脓液呈黄色、稠厚、无臭。表皮葡萄球菌致病力弱，可引起条件感染，如人造瓣膜、人造血管等置换术后。

2. 链球菌　革兰染色阳性球菌，存在于口、鼻、咽和肠腔内。链球菌种类很多，乙型溶血性链球菌、绿色链球菌和粪链球菌（肠球菌）是最常见的致病菌。乙型溶血性链球菌致病力甚强，因产生溶血素和透明质酸酶、链激酶等，感染不易局限，而易扩散；典型的感染有丹毒、急性淋巴管炎和淋巴结炎、全身化脓性感染等；脓液稀薄、量多、淡红色。绿色链球菌多为条件致病菌。粪链球菌则是肠道和阑尾穿孔引起急性腹膜炎的混合致病菌之一。

3. 大肠埃希菌　革兰染色阴性杆菌，是人体肠道内正常菌群，参与维生素K的吸收与合成。单独致病力弱，是人类重要的条件致病菌。单纯大肠埃希菌感染产生的脓液稠厚、灰白色、无臭。和肠道其他厌氧菌一起引起混合感染，脓液则呈粪臭或恶臭。

4. 铜绿假单胞菌　革兰染色阴性杆菌，存在肠道、皮肤、医院的环境中。它对多种消毒剂和抗菌药不敏感，故目前成为继发感染的重要致病菌，尤其是烧伤后创面感染的常见细菌。脓液呈鲜绿色，有特殊的甜腥味或腥臭味。

5. 拟杆菌　革兰染色阴性专性厌氧杆菌，存在于皮肤、上呼吸道、生殖道中。它常引起内源性感染，或与需氧菌一起形成混合感染，也可引起浅表感染、深部脓肿、化脓性血栓性静脉炎、全身化脓性感染等。脓液呈粪臭或恶臭。涂片镜检可见到革兰染色阴性杆菌，但普通培养无细菌生长。

6. 变形杆菌　革兰染色阴性杆菌，存在于肠道和前尿道内，为尿路感染、急性腹膜炎和烧伤创面感染的常见致病菌，对大多数抗菌药物有耐药性。脓液具有特殊臭味。

（三）病理和转归

1. 病理　外科感染发生后可引起局部和全身炎症反应。致病菌在组织内生长繁殖，产生毒素，损害细胞并引起血管扩张，局部出现充血和渗出，渗出物中的白细胞、免疫球蛋白及补体等能杀灭细菌；但如果细菌数量多、毒力强，可破坏白细胞，组织细胞发生变质、破裂、坏死，毛细血管发生栓塞，渗出的纤维蛋白原和其他蛋白质被降解，形成了化脓灶。化脓灶中的细菌、毒素及蛋白质降解物可进入血循环，引起全身炎症反应。

2. 转归　影响外科感染病程演变和转归的主要因素是致病菌的致病力（数量和毒力）、人体的抵抗力及治疗情况，一般有以下三种转归。

（1）痊愈：当机体抵抗力强，治疗措施及时正确时，致病菌的生长繁殖能得到有效控制，感染将局限化，经吸收而消散或形成脓肿。

（2）转为慢性感染：当机体抵抗力与致病菌的致病力处于平衡状态时，感染病灶往往被局限化转为慢性感染病灶。在患者抵抗力改善并治疗措施恰当时，炎症可逐渐吸收消散；而在患者抵抗力下降时，致病菌可再次繁殖，造成感染再次急性发作。

（3）恶化：当致病菌致病能力强，而机体抵抗力弱时，感染病变可形成扩散，导致脓毒症和菌血症等严重的全身性感染，威胁患者的生命。

第二节　浅表软组织急性化脓性感染患者的护理

 案例 9-1

　　患者,张某,男性,68 岁,鼻腔内长一小结节 3 日,结节红、肿、痛,且逐渐增大,随后老人出现畏寒、发热、头痛及厌食等不适,眼部及其周围组织出现红肿和硬结、疼痛和压痛,并伴有头痛、寒战、高热,病情危重。

问题:1. 该患者鼻腔内的结节引起了何种并发症?
　　　2. 如何对患者进行健康教育?

一、常见浅表软组织急性化脓性感染

(一) 疖

　　疖(furuncle)是单个毛囊及其所属皮脂腺的急性化脓性感染,常扩展到皮下组织。致病菌大多为金黄色葡萄球菌和表皮葡萄球菌。疖常发生于毛囊和皮脂丰富的部位,如颈部、头部、面部、背部、腋部、腹股沟部及会阴部和小腿。多个疖同时或反复发生在身体各部,称为疖病,常见于营养不良的小儿或糖尿病患者。 **考点:** 疖的定义及临床特点

　　1. 临床表现　最初局部出现红、肿、痛的小结节,以后逐渐肿大,呈锥形隆起。数日后,结节中央因组织坏死而变软,出现黄白色小脓栓;红、肿、痛范围扩大。再数日后脓栓脱落,排出脓液,炎症逐渐消失而愈。

　　疖一般无明显的全身症状。但若发生在血液丰富的部位,全身抵抗力减弱时,可引起不适、畏寒、发热、头痛和厌食等毒血症状。面部,特别是所谓"危险三角区"的疖,如被挤压或挑刺,感染容易沿内眦静脉和眼静脉进入颅内的海绵状静脉窦,引起化脓性海绵状静脉窦炎,出现眼部及其周围组织的进行性红肿和硬结,伴疼痛和压痛,并有头痛、寒战、高热,甚至昏迷等表现,病情十分严重,死亡率很高。 **考点:** 化脓性海绵状静脉炎的临床特点

　　2. 治疗要点　早期可用热敷或物理疗法(透热、红外线或超短波),亦可外涂碘酊或外敷鱼石脂软膏。已有脓头时,可在其顶部点涂苯酚,并去除脓栓。有波动时,应及时切开引流。对未成熟的疖,不应随意挤压,以免引起感染扩散。面部疖或伴有全身症状者,应全身应用抗菌药物,并注意休息,补充维生素,适当增加营养。

　　3. 健康教育　注意皮肤清洁,特别是在盛夏,要勤洗澡、洗头、理发、勤换衣服、剪指甲,幼儿尤应注意。用金银花、野菊花煎汤代茶饮,清热解毒。疖周围皮肤应保持清洁,并用 70% 乙醇溶液涂抹,以防止感染扩散到附近的毛囊。

(二) 痈

　　痈(carbuncle)是多个相邻的毛囊及其所属皮脂腺或汗腺的急性化脓性感染,或由多个疖融合而成。致病菌为金黄色葡萄球菌。颈部痈俗称"对口疮",背部痈称为"搭背"。由于皮肤厚,感染只能沿阻力较弱的皮下脂肪柱蔓延至皮下组织,沿着深筋膜向四周扩散,侵及附近的许多脂肪柱,再向上传入毛囊群而形成具有多个"脓头"的痈(图 9-1)。糖尿病等抵抗力较弱的患者较易患痈。 **考点:** 痈的定义及临床特点

　　1. 临床表现　痈早期呈一片稍隆起的紫红色浸润区,质地坚韧,界限不清,在中央部的表面有多个脓栓,破溃后呈蜂窝状。以后中央部逐渐坏死、溶解、塌陷,似"火山口",其内含有脓液和大量坏死组织。痈易向四周和深部发展,周围呈浸润性水肿,局部淋巴结有肿大和疼痛。

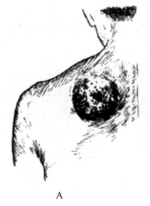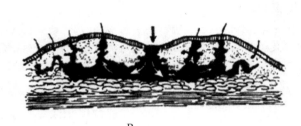

图 9-1　痈

A. 背部痈；B. 痈的切面(深色代表脓液)

患者多有明显的全身症状,如畏寒、发热、食欲减退、白细胞计数增加等。唇痈容易引起颅内的化脓性海绵状静脉窦炎,危险性大。

2. 治疗要点　①嘱患者适当休息和加强营养。全身使用足量、有效的抗菌药物。如有糖尿病,应同时给予胰岛素及控制饮食等治疗。②初期局部治疗与疖相同。如红肿范围大,中央坏死组织多,或全身症状严重,应作手术治疗,一般用"十"字或"十十"字形切口,切口的长度要超出炎症范围少许,深达筋膜,尽量剪去所有坏死组织,伤口内用纱布或碘仿纱布填塞止血(图 9-2);以后每日换药,并注意将纱条填入伤口内每个角落,掀起边缘的皮瓣,以利引流;如缺损面过大,待肉芽组织健康时,可考虑植皮。但唇痈不宜切开。

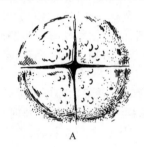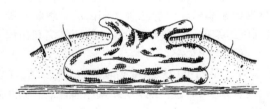

图 9-2　痈的切开引流

A. 痈"十"字形切口；B. 纱条填塞切口

3. 健康教育　注意个人卫生,保持皮肤清洁,及时治疗疖,面部危险三角区的痈不可挤捏,以防止感染扩散引发颅内化脓性海绵状静脉窦炎。

(三) 急性蜂窝织炎

考点:急性蜂窝织炎的定义及临床特点

急性蜂窝织炎(acute cellulitis)是皮下、筋膜下、肌间隙或深部蜂窝组织的一种急性弥漫性化脓性感染。致病菌主要是溶血性链球菌,其次为金黄色葡萄球菌,亦可为厌氧性细菌。其特点是病变不易局限,扩散迅速,与正常组织无明显界限。溶血性链球菌引起的急性蜂窝织炎,由于链激酶和透明质酸酶的作用,病变扩展迅速,有时能引起脓毒症;由葡萄球菌引起的蜂窝织炎易局限形成脓肿。

考点:口底、颌下、颈部的急性蜂窝织炎的治疗要点

1. 临床表现　常与致病菌种类、感染部位、深浅和个体而不同。浅部急性蜂窝织炎以局部表现为主,局部红、肿、皮温增高、疼痛,红肿边界不清,肿的范围常比红的范围大。全身感

染中毒表现较轻。深部急性蜂窝织炎局部表现不明显,主要是凹陷性水肿和深压痛,常伴寒战、发热、头痛、全身乏力等中毒表现。由厌氧性链球菌、拟杆菌和多种肠道杆菌引起的蜂窝织炎,常发生于容易被大小便污染的会阴、下腹部伤口,局部组织内大量积气,筋膜组织、皮肤进行性坏死,脓液恶臭,出现捻发音和捻发感,全身中毒表现重。口底、颌下、颈部的急性蜂窝织炎,可导致喉头水肿和压迫气管,引起呼吸困难,甚至窒息。新生儿皮下坏疽多发生于新生儿背部、腰骶部等受压和易受尿渍的部位,常由金黄色葡萄球菌引起。首先局部表现为红、硬、肿,患儿哭闹、拒食、发热;随后因患部皮下脂肪液化而出现皮肤"漂浮感",皮肤坏死,全身中毒加重,脓毒症。

2. 治疗要点　患部休息,局部用热敷、中药外敷或理疗,适当加强营养,全身应用抗菌药物。如经上述处理仍不能控制其扩散者,应做广泛的多处切开引流。口底及颌下的急性蜂窝织炎,经短期积极的抗感染治疗无效时,即应及早切开减压,以防喉头水肿,压迫气管而窒息致死。对捻发音性蜂窝织炎应及早做广泛的切开引流,去除坏死组织,伤口用3%过氧化氢溶液冲洗和湿敷。

3. 健康教育　指导患者注意休息及个人卫生,多喝水,摄取高营养饮食。

(四) 急性淋巴管炎和淋巴结炎

致病菌从损伤破裂的皮肤或黏膜侵入,或从其他感染性病灶侵入,经组织的淋巴间隙进入淋巴管内,引起淋巴管及其周围的急性炎症,称为急性淋巴管炎(acute lymphangitis)。如急性淋巴管炎继续扩散到局部淋巴结,或化脓性病灶经淋巴管蔓延到所属区域的淋巴结,就可引起急性淋巴结炎(acute lymphadenitis)。致病菌常为化脓性链球菌和金黄色葡萄球菌。

考点: 急性淋巴管炎和淋巴结炎的临床特点

1. 临床表现

(1) 急性淋巴管炎:分为网状淋巴管炎和管状淋巴管炎。网状淋巴管炎即丹毒。管状淋巴管炎可分为深、浅两种。浅层管状淋巴管炎,在伤口近侧出现一条或多条"红线"、硬而有压痛。深层管状淋巴管炎不出现红线,但患肢出现肿胀,有压痛。两种淋巴管炎都可出现全身不适、畏寒、发热、头痛、食欲缺乏等症状。

(2) 急性淋巴结炎:轻者仅有局部淋巴结肿大和略有压痛;较重者局部有红、肿、痛、热及形成脓肿,多伴有全身症状。

2. 治疗要点　急性淋巴管炎应积极处理原发病灶,如积极治疗足癣,全身应用抗生素,抬高患肢、局部热敷、三圣散外敷等。急性淋巴结炎已形成脓肿、出现波动的应做切开引流。

3. 健康教育　注意个人卫生,指导患者多喝水,摄取高营养饮食,积极治疗原发病。

(五) 丹毒

丹毒(erysipelas)是皮肤及其网状淋巴管的急性炎症,由 β 溶血性链球菌从皮肤、黏膜的细小伤口入侵所致。丹毒蔓延很快,很少有组织坏死或化脓。丹毒的好发部位为下肢和面部。

考点: 丹毒的定义及临床特点

1. 临床表现　起病急,患者常有头痛、畏寒、发热。局部表现为片状红疹,颜色鲜红,边缘清楚,并略隆起,局部有烧灼样痛,手指轻压可使红色消退,但在压力除去后,红色即很快恢复;在红肿向四周蔓延时,中央的红色消退、脱屑,颜色转为棕黄,红肿区有时可发生水疱;附近淋巴结常肿大。面部丹毒呈典型的"蝴蝶样"红斑。足癣或血丝虫感染可引起下肢丹毒的反复发作,有时可导致淋巴水肿,甚至发展为象皮肿。

2. 治疗要点　主要是对原发病灶的处理。本病早期应卧床休息,抬高患处;局部用50%硫酸镁溶液湿热敷;全身应用青霉素,并在全身和局部症状消失后仍继续应用3~5日,以免丹毒再发。对下肢丹毒,如同时有足癣,应同时治疗,以避免丹毒复发。该病有接触性传染,接触患者后要洗手,以防交叉感染。

3. 健康教育　指导患者注意休息,多喝水,摄取高营养饮食,治疗的同时应积极治疗原发病灶。

（六）脓肿

脓肿(abscess)是在身体各部位发生急性感染后,病灶局部的组织发生坏死、液化,在器官、组织或体腔内形成脓液聚集,且其周围有一完整的脓腔壁将脓液包裹。常见致病菌为金黄色葡萄球菌。

考点:脓肿的定义及临床特点

1. 临床表现　可分为浅表脓肿和深部脓肿。浅表脓肿局部红、肿、热、痛及周围组织浸润发硬,脓肿成熟后局部出现波动感,是诊断脓肿的重要体征;深部脓肿局部症状不明显,不易触及波动感,可用 B 超、CT 扫描协助诊断,穿刺抽得脓液可确立诊断。深部脓肿的全身症状,如发热及局部疼痛比较明显。

2. 治疗要点　脓肿成熟后应及时切开引流;深部脓肿应先穿刺抽得脓液后再切开引流。脓肿尚未成熟时,宜局部热敷、外敷鱼石脂软膏等,全身应用抗菌药物。

3. 健康教育　指导患者多休息、多饮水,多摄入高热量、高蛋白质、含丰富维生素的饮食,脓肿切开引流的患者应加强换药,保持引流通畅,促进愈合。

（七）手部急性化脓性感染

手是人们非常重要的劳动器官,损伤多见,尤其是各种微小的损伤如刺伤、取倒刺(逆剥)、切伤等容易被忽视,可能引起手的严重感染,甚至病残,影响手部功能。因此,即使是细微的手部损伤,也应及时正确地处理。

考点:甲沟炎的临床特点

1. **甲沟炎(paronychia)**　是甲沟或其周围组织的感染,多因微小刺伤、挫伤、倒刺或剪指甲过深等损伤而引起,致病菌多为金黄色葡萄球菌。

（1）临床表现:指甲一侧的皮下组织发生红、肿、热、痛,可自行消退,也可迅速化脓。脓液自甲沟一侧蔓延到甲根部的皮下甚至对侧甲沟,形成半环形脓肿,严重者脓肿可向甲下蔓延,成为指甲下脓肿(图 9-3),在指甲下可见到黄白色脓液,使该部指甲与甲床分离,如不及时处理,可成为慢性甲沟炎。

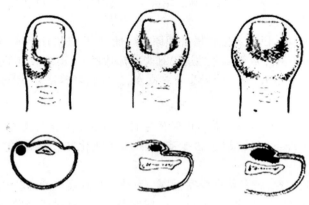

图 9-3　甲沟炎

（2）治疗要点:早期可用热敷、理疗、外敷鱼石脂软膏等。已有脓液者,可在甲沟处做纵向切开引流。如甲床下已积脓,可行拔甲术,术中避免损伤甲床。

（3）预防:修剪指甲不宜过短。手指有微小伤口,可涂碘酊后用无菌纱布包扎保护,以免发生感染。

2. **脓性指头炎(felon)**　是手指末节掌面的皮下组织化脓性感染,多由刺伤引起。致病菌多为金黄色葡萄球菌。

（1）临床表现：初起，指尖有针刺样疼痛。随着渗出增加，局部张力增高，组织肿胀明显，患者可出现越来越剧烈的疼痛；当指动脉被压，疼痛转为搏动性跳痛，患肢下垂时加重；剧痛常使患者烦躁不安，彻夜不眠；指头红肿并不明显，有时皮肤反呈黄白色，轻触指尖即产生剧痛，伴有发热、全身不适、白细胞计数增加等全身症状。如治疗不及时，大部分组织缺血坏死，神经末梢因受压和营养障碍而麻痹，疼痛反而减轻，但这并不意味病情好转，此外患者还可引起指骨缺血性坏死（图9-4），形成慢性骨髓炎，伤口经久不愈。

考点：脓性指头炎的临床特点及治疗要点

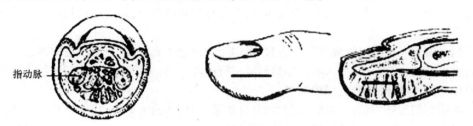

指动脉

图9-4　脓性指头炎及切口选择

（2）治疗要点：早期可用热盐水浸泡，一日多次，每次约20分钟，亦可用药外敷，酌情应用抗生素；一旦出现跳痛，指尖的张力显著增高时，即应切开引流、减压，不能等待波动出现后才手术，尽管切开后脓液很少或没有脓液，但其仍可降低指头密闭腔的压力，减少痛苦和并发症。手术在患指侧面做纵形切口，切口尽可能长些，但不可超过末节和中节交界处，以免伤及腱鞘；切开时，将皮下组织内的纤维间隔用刀切断，并剪去突出切口外的脂肪组织，以免影响引流，如脓腔较大，可做对口引流，但不可做鱼口状切开，以免术后瘢痕影响患指触觉；切口内放置乳胶片做引流；切开引流时，如有死骨片，应将其取出。术后全身治疗按一般化脓性感染处理。

3. 急性化脓性腱鞘炎、化脓性滑囊炎和手掌深部间隙感染　急性化脓性腱鞘炎（tenovaginitis）是手指屈肌腱鞘的急性化脓性感染，多因深部刺伤所致，腱鞘炎蔓延至手掌的滑液囊可引起化脓性滑囊炎（bursitis）；手掌深部间隙感染是由尺侧的掌中间隙和桡侧的鱼际间隙因直接刺伤或腱鞘炎蔓延而引起的感染（图9-5）。致病菌多为金黄色葡萄球菌。

（1）临床表现

1）急性化脓性腱鞘炎：病情发展迅速，24小时后疼痛及局部炎症反应即较明显。①患指除末节外，呈明显的均匀性肿胀，皮肤极度紧张。②关节轻度弯曲，以减轻疼痛。③伸指运

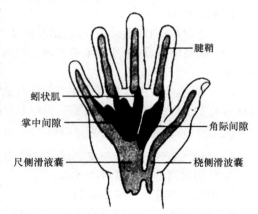

腱鞘

蚓状肌

掌中间隙

尺侧滑液囊

角际间隙

桡侧滑波囊

图9-5　手指屈肌腱鞘、滑液囊和手掌深部间隙

动可使疼痛加剧。④沿整个腱鞘均有压痛。由于感染发生在腱鞘内，局部张力高，患者疼痛非常剧烈，整夜不能入睡，同时多有全身症状，但波动感不明显。如不及时切开引流或减压，鞘内脓液积聚，压力将迅速增高，可导致肌腱发生坏死，患指功能丧失。炎症亦可蔓延到手掌深部间隙或经滑液囊扩散到腕部和前臂。

2）化脓性滑囊炎：分别由小指和拇指腱鞘炎引起。①尺侧滑液囊感染，小鱼际处和小指腱鞘区压痛，尤为小鱼际隆起与掌侧横纹交界处最为明显。小指及环指呈半屈位，如试行将其伸直，可引起剧烈疼痛。②桡侧滑液囊感染，拇指肿胀、微屈、不能外展和伸直，拇指及大鱼

际处有压痛。

3）手掌深部间隙感染：①掌中间隙感染，手掌心正常凹陷消失、隆起、皮肤紧张、发白，压痛明显；中指、环指和小指处于半屈位，被动伸指可引起剧痛；手背部水肿严重，有时易误诊为手背感染；有全身症状如高热、头痛、脉搏快、白细胞计数增加等。②鱼际间隙感染，大鱼际和拇指指蹼明显肿胀，并有压痛，但掌心凹陷仍在；拇指外展略屈，示指半屈，活动受限，特别是拇指不能对掌，伴有全身症状。

（2）治疗：早期治疗与脓性指头炎相同。如经积极治疗仍无好转，应早期切开减压，以防止肌腱受压而坏死。不能在掌面正中做切口，否则易使肌腱脱出，发生粘连和皮肤瘢痕挛缩，影响患指伸直。

尺侧滑液囊和桡侧滑液囊感染时，切口近端至少距腕 1.5cm，以免切断正中神经的分支，切开后排出脓液，然后分别插入两根细塑料管进行冲洗，一根细塑料管持续滴注抗生素溶液，另一根作为排出液体的通道，疗效较好。

手掌深部间隙感染治疗早期可用大剂量抗生素，如短期内无好转，应及早切开引流，切口不应超过手掌远侧横纹，以免损伤动脉的掌浅弓。

二、常见浅表软组织急性化脓感染患者的护理

（一）护理评估

1. 健康史 评估皮肤是否清洁，局部皮肤或黏膜完整性有无破坏；评估生活、工作环境及患者健康状况。了解患者有无金黄色葡萄球菌和溶血性链球菌感染史；有无营养不良、酗酒、丙种球蛋白缺陷及肾性水肿等促发因素。

2. 临床表现 局部常表现有红、肿、热、痛和功能障碍，脓肿形成后可有波动感或深压痛。感染较重者可出现发热、食欲减退、乏力、消瘦、贫血及感染性休克等全身感染中毒症状，甚至 MODS。

3. 辅助检查

（1）血常规：白细胞计数升高，同时常伴有中性粒细胞增多，红细胞沉降率增快。

（2）细菌培养：取脓液做细菌培养及药物敏感试验可明确致病菌种类，并指导正确选用抗生素。

（3）其他：检查患者是否合并有其他导致机体抵抗力下降的疾病，如糖尿病等。影像学检查有助于了解深部组织感染情况，为穿刺引流和手术做准备。

（二）主要护理诊断及合作性问题

1. 组织完整性受损 与皮肤损伤、感染扩散及组织坏死有关。

2. 体温过高 与毒素吸收入血有关。

3. 疼痛 与化脓性感染有关。

4. 知识缺乏 缺乏感染自我护理、康复及预防感染知识。

5. 潜在并发症：感染性休克。

（三）护理措施

1. 常规护理

（1）生活护理：鼓励患者摄入高蛋白、高热量和多维生素的饮食，增强机体抵抗能力，并指导患者多饮水促进排毒。对于上唇部疖肿者，要少说话，进流质或半流质饮食以减少咀嚼运动。退热患者出汗较多，应防止感冒，及时更换衣服，如脱水严重，及时指导患者服用含盐饮料。

（2）病情观察：观察局部病灶改善情况和患者精神状态，警惕有无脱水及并发症的发生，发现异常及时通知医师并配合处理。

2. 对症护理

（1）疼痛护理：局部制动利于感染局限化，减轻疼痛和肿胀。肢体感染者应抬高患肢。疼痛剧烈者可遵医嘱给予适当止痛药物。

（2）高热患者的护理：可先采用冰枕、冰帽及乙醇擦浴等物理降温的方法降低体温，效果不明显者采用药物降温。

3. 支持疗法的护理　保证患者充分的休息、睡眠，保持良好的免疫、防御能力。足量补液，维持体液平衡，防止发生水、电解质紊乱和酸碱平衡失调。供给足量的能量物质、蛋白质、维生素等，可酌情选用胃肠内、肠外营养。严重感染、贫血、低蛋白血症等要适当输血及白蛋白。

4. 脓肿引流护理　脓肿切开后，常需留置引流条，以利于脓液不断引出。注意观察脓液量、色泽及气味的变化，纱布浸湿及时更换。如患者体温不下降，疼痛不减轻，引流出的脓液少，说明引流不通畅，应及时报告医师进行处理。

5. 心理护理　注意观察患者的情绪有无异常；多与患者交流，鼓励患者增强治愈疾病的信心，消除患者焦虑、恐惧的情绪。

6. 健康指导

（1）注意体育锻炼、膳食平衡，改善体质，保持良好的营养状态，提高机体的抵抗力。

（2）注意个人和环境卫生，避免损伤，严格规范的无菌操作，减少致病菌的入侵机会。

（3）积极治疗糖尿病、营养不良、贫血等全身性疾病。

（4）外科感染发生后，及时就医。不要挤压，以防感染扩散。

案例 9-1 分析

1. 该患者由鼻腔内的疖引起了化脓性海绵状静脉窦炎。

2. 注意个人和环境卫生，避免损伤，纠正挖鼻、掏耳等不良生活习惯；注意体育锻炼、膳食平衡，提高机体的抵抗力，少食辛辣、油腻食物，多食新鲜蔬菜水果，多饮水，促进毒素的排出；密切观察患者的局部和全身症状，面部感染患者应密切注意神志变化，若患者出现头痛、意识障碍、呕吐时，应警惕颅内感染的可能；感染初起时局部可给予热疗，促使脓肿消退；感染病灶不可用力挤捏，防止感染扩散。

第三节　全身化脓性感染患者的护理

（一）概述

当外科感染合并有全身性炎症反应表现，如体温、呼吸、循环发生明显改变时称为脓毒症（sepsis）。菌血症（bacteremia）是脓毒症中的一种，为致病菌侵入血循环，血培养阳性，有严重的全身感染症状。全身性感染常导致全身炎症反应综合征（systemic inflammatory response syndrome，SIRS）及脏器功能损害，严重者可引起感染性休克，甚至 MODS，威胁患者生命。

☆ **链　接**

全身炎症反应综合征

感染、创伤、休克、胰腺炎等造成体内炎症介质大量释放而引起的全身反应，出现下列两项或两项以上表现时称全身炎症反应综合征（SIRS）。

1. 体温>38℃ 或<36℃。

2. 心率>90 次/分。

3. 呼吸>20 次/分或 $PaCO_2$<4.3kPa。

4. 白细胞计数>$12×10^9$/L 或<$4×10^9$/L，或未成熟粒细胞>10%。

引起全身性感染的致病菌主要是革兰阴性菌,如大肠埃希菌、铜绿假单胞菌、拟杆菌、变形杆菌等;其次是革兰阳性菌和厌氧菌,如金黄色葡萄球菌、溶血性链球菌、肠球菌、脆弱杆菌等;少数患者可由真菌引起,如念珠菌、隐球菌等。临床上根据致病菌将脓毒症分为革兰阳性菌脓毒症、革兰阴性菌脓毒症和真菌性脓毒症三大类型。

1. 革兰阴性菌脓毒症 常为大肠埃希菌、铜绿假单胞菌、拟杆菌、变形杆菌所引起,多见于胆道、尿路、肠道和大面积烧伤感染时。感染产生的内毒素可以引起血管活性物质的释放,使毛细血管扩张,管壁通透性增加,血液淤滞循环内,并形成微血栓,以致循环血量减少,细胞缺血、缺氧而发生感染性休克。临床特点:一般以突然寒战开始,发热呈间歇热,严重时体温不升或低于正常。皮下瘀点、瘀斑少见。患者四肢厥冷,发绀,少尿或无尿,休克发生早,持续时间长,且多为冷休克。有时白细胞计数增加不明显或反见减少。

2. 革兰阳性菌脓毒症 主要致病菌是金黄色葡萄球菌,多见于严重的痈、急性蜂窝织炎、骨与关节化脓感染时,有时也发生在大面积烧伤感染时,感染产生的外毒素能使周围血管麻痹、扩张。临床特点:可有或无寒战,发热呈稽留热或弛张热。皮下瘀点、瘀斑常见。患者面色潮红,四肢温暖,常有腹泻、呕吐,休克发生时间晚,血压下降缓慢,患者多有谵妄和昏迷,可出现转移性脓肿,易并发心肌炎。

3. 真菌性脓毒症 常见致病菌是白色念珠菌,常在使用广谱抗生素治疗原有细菌感染的基础上发生,故发生时间较晚。其临床表现酷似革兰阴性菌脓毒症。患者突然发生寒战、高热(39~40℃),少数患者有消化道出血,患者一般情况迅速恶化,出现神志淡漠、嗜睡、血压下降和休克。大多数患者的周围血常规有白血病样反应。

(二) 护理评估

1. 健康史 了解患者有无创伤、局部感染病史,发生感染的时间、治疗经过等;有无静脉留置导管、留置时间,是否接受有创检查等;评估患者有无导致免疫力低下的全身性疾病,如营养不良、糖尿病、慢性消耗性疾病等;有无长期使用免疫抑制剂、广谱抗生素或糖皮质激素等药物的经历及有无抗生素过敏史。

2. 临床表现 全身化脓性感染起病急,发展快,病情重。主要临床特点有:①起病急,寒战、高热(体温达40~41℃稽留热)或体温不升,病情重,进展快;②出现头痛、头晕、恶心、呕吐、腹胀,面色苍白或潮红,冷汗;③烦躁不安或神志淡漠、谵妄、昏迷;④脉搏细速,心率快,呼吸急促、呼吸困难;⑤肝脾大、黄疸,皮下瘀点、瘀斑,感染性休克,多器官功能障碍综合征或衰竭发生;⑥白细胞计数明显增高,危重患者白细胞计数可下降;⑦有体液平衡失调和肝、肾损害,尿中常出现蛋白、管型和酮体。

3. 心理状态 患者常有惧怕、焦虑、不安反应,唯恐离开亲人,或者预感到死亡的威胁。

4. 辅助检查

(1) 血常规:白细胞计数显著增高,一般在$20×10^9$~$30×10^9$/L及以上,核左移,出现中毒颗粒。少数革兰阴性杆菌感染及机体免疫功能减退者,白细胞总数可正常或稍减低。

(2) 尿常规:尿中出现蛋白、红细胞、管型或酮体。

(3) 细菌培养和药物敏感试验:对可疑患者做血培养,同时做药物敏感试验,必要时做厌氧菌培养和真菌培养。在寒战、发热时采血送检有助于提高阳性率。

(三) 治疗要点

宜采取综合治疗措施,主要是处理原发感染病灶、抗生素应用及提高患者全身抵抗力等。

1. 感染病灶的处理 及早处理原发感染灶。伤口内坏死或明显挫伤的组织尽量切除,除去异物;脓肿应及时切开引流;急性腹膜炎手术处理时,尽可能去除病灶;不能控制其发展的坏疽肢体应迅速截肢;留置体内的导管需拔除。

2. 抗生素的使用　应早期、足量使用有效抗生素。不要等待培养结果,可先根据原发感染灶的性质选用估计有效的两种抗生素联合应用;细菌培养阳性者,要及时做抗生素敏感试验,以指导抗生素的选用;对真菌性脓毒症,应尽可能停止原用的广谱抗生素或换用对原来化脓性感染有效的窄谱抗生素,并应用抗真菌的药物。

3. 提高机体抵抗力　严重患者应少量多次输鲜血;纠正水和电解质紊乱;给予高热量和易消化的饮食;适当补充 B 族维生素、维生素 C。

4. 对症处理　高热者用药物或物理降温,对严重患者,可用人工冬眠或肾上腺皮质激素,以减轻中毒症状。注意人工冬眠药物对血压的影响,而激素只有在使用大剂量有效抗生素的前提下才能使用,以免感染扩散。发生休克时,应积极进行抗休克疗法。

☆链　接

感染患者慎用肾上腺皮质激素

对严重感染患者,合理使用肾上腺皮质激素,可改善患者的一般情况,减轻中毒症状。但肾上腺皮质激素无抗菌作用,并且降低机体抗感染能力,利于细菌生长、繁殖和扩散,有使感染扩散的危险,并能掩盖临床症状,使用时必须同时给予足量的有效抗生素并进行严密观察。使用肾上腺皮质激素宜足量、短时间使用。

（四）主要护理诊断及合作性问题

1. 体温过高　与致病菌毒素吸收入血有关。
2. 营养失调:低于机体需要量　与机体代谢量增高有关。
3. 活动无耐力　与体温过高造成的疲倦有关。
4. 恐惧　与病情突然变化及不断恶化有关。
5. 潜在并发症:感染性休克、MODS 等。

（五）护理措施

1. 生活护理

（1）体位:嘱患者在安静舒适、空气新鲜、温度适宜的病室内卧床休息,尽量减少活动,以降低代谢率;衣服宽松、柔软,保持皮肤清洁、干燥。

（2）饮食:鼓励患者进食高蛋白、高热量、高维生素、易消化的食物,协助患者多饮水;无法进食者可给予肠内、肠外营养支持,以增强抵抗力。

2. 病情观察　密切监测患者意识状态、生命体征变化,记录 24 小时液体出入量,及时纠正水、电解质紊乱;注意观察术后切口敷料有无脱落、有无被血性液体浸透等;及时发现感染性休克征兆。

3. 用药护理　遵医嘱合理补液及应用有效抗生素,注意药物配伍禁忌,用药期间观察药物的疗效及不良反应,随时调整剂量及输液速度。全身性感染患者用药时最好分次静脉滴注,以保持有效血药浓度。

4. 局部护理　积极处理原发病灶,注意观察切口,保持引流通畅,经常更换敷料,换药时严格无菌操作,避免交叉感染。

5. 对症护理　护理长期卧床患者时需勤翻身、拍背、咳痰、深呼吸等,注意保持呼吸道通畅。根据疼痛的原因,可采取分散注意力、按摩等物理方法,也可适当给予止痛剂进行治疗。高热患者遵医嘱给予物理降温或药物降温,按时做好口腔护理。神志障碍者需设专护,并加床档以免发生危险。

6. 心理护理　了解患者焦虑情绪产生的主要原因,有针对性地采取措施消除不良情绪。

（六）健康教育

向患者讲解疾病的相关知识,缓解其心理压力;注意个人卫生,发现局部感染灶或皮肤破损时及时处理,以防病情加重引起全身性感染;积极治疗糖尿病等全身性疾病;锻炼身体,增强体质,提高抗病能力。

第四节　特异性感染患者的护理

一、破 伤 风

（一）概述

考点: 引起破伤风患者发病的原因

破伤风(tetanus)是由破伤风杆菌侵入人体伤口并生长繁殖、产生毒素所引起的急性特异性感染。临床上以患者全身或局部肌肉持续性痉挛和阵发性抽搐为其特征。破伤风常发生于各种创伤后,亦可发生于不洁条件下分娩的产妇和新生儿。

破伤风杆菌为革兰阳性厌氧芽孢杆菌,广泛存在于泥土、粪便及铁锈之中,对环境有很强的抵抗力。一切开放性损伤如火器伤、开放性骨折、烧伤,甚至细小的伤口如木刺或锈钉刺伤,均有可能发生破伤风。破伤风杆菌侵入人体局部后并不一定发病,当伤口窄深、缺血、坏死组织多、引流不畅,并混有其他需氧化脓性细菌感染时,即可形成适合破伤风杆菌生长繁殖的厌氧环境。破伤风杆菌只在伤口的局部生长繁殖,但其产生的毒素释放后可被吸收入血,引起临床症状。因此,破伤风是一种毒血症。破伤风杆菌产生的外毒素包括痉挛毒素和溶血毒素。痉挛毒素与脊髓前角灰质或脑干的运动神经核有特殊的亲和力,结合后可抑制神经节细胞释放抑制性递质,引起骨骼肌的兴奋性增高;溶血毒素可引起组织的局部坏死和心肌损害。

（二）护理评估

1. 健康史　了解患者有无开放性损伤史,如烧伤、开放性骨折、锈钉刺伤等,同时注意了解伤口的污染程度、大小、深度、是否及时进行了彻底清创等;了解有无不洁流产、生产史;了解患者有无接种破伤风疫苗等。

考点: 破伤风患者的临床特点

2. 临床表现　本病病程一般 3~4 周,多数自第 2 周起症状逐渐减轻,重症者病程稍长。

（1）潜伏期:长短不等,平均 6~10 日,个别患者可于伤后 24 小时发病,最长可达数月或数十年。潜伏期越短,病情越重,预后越差。新生儿破伤风一般在生后 7 日发病,故又称为"七日风"。

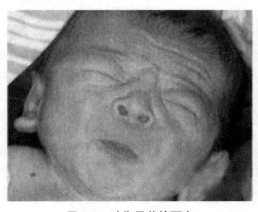

（2）前驱期:患者先有乏力、头晕、头痛、咬肌紧张酸胀、烦躁不安、张口不便等前驱症状,通常持续 1~2 日。由于本期缺乏特征性表现,常被患者或医师忽视。

（3）发作期:典型症状是骨骼肌持续性收缩和阵发性痉挛。最早累及咀嚼肌,患者表现为咀嚼不便,咀嚼肌紧张,疼痛性强直,张口困难,随后有牙关紧闭;面部表情肌群的痉挛性收缩,使患者具有独特的"苦笑"表情(图 9-6)。颈项肌痉挛时,出现颈项强直,头略向后仰,不能做点头动作。背腹肌同时收

图 9-6　破伤风苦笑面容

缩,因背肌力量较强,以致腰部前凸,称为"角弓反张"。四肢肌收缩时,因屈肌较伸肌有力肢体可出现屈膝、弯肘、半握拳等姿态。膈肌和肋间肌受累后,患者出现呼吸困难,甚至窒息。在肌肉持续紧张收缩的基础上,外界任何刺激如强光、风吹、声响、饮水、振动及注射等,均可诱发阵发性痉挛。每次发作持续数秒至数分钟,患者面色发绀、呼吸急促,口吐白沫,流涎,磨牙,头频频后仰,四肢抽搐不止,全身大汗淋漓,非常痛苦。发作的间歇期间,疼痛稍减,但肌肉仍不能完全松弛。强烈的肌痉挛,有时可使肌腱断裂,甚至发生骨折。膀胱括约肌痉挛又可引起尿潴留。疾病期间,患者神志始终清楚,一般无高热。

3. 心理状态 破伤风发病突然、病情严重,患者多有焦虑、恐惧,甚至濒死感。隔离患者常有孤独、无助感。

4. 并发症

(1)窒息:由咽喉肌持续痉挛和分泌物堵塞呼吸道所致,是破伤风最常见的死亡原因。

(2)肺部感染:喉头痉挛、呼吸道不畅,支气管分泌物淤积,不能经常翻身等,都可导致肺炎、肺不张。

(3)酸中毒:呼吸不畅、换气不足而致呼吸性酸中毒;肌强烈收缩,禁食后体内脂肪不全分解,使酸性代谢产物增加,造成代谢性酸中毒。

(4)循环衰竭:缺氧和酸中毒可诱发心动过速、心力衰竭、休克,甚至心脏停搏。

(5)其他:抽搐发作过程中,可由于肌肉不均衡收缩引起肌肉断裂或骨折,还可造成舌或颊部咬伤、尿潴留和呼吸衰竭等。

5. 辅助检查 伤口渗出物做涂片检查可发现破伤风杆菌。

(三)治疗要点

破伤风是一种极为严重的疾病,应采取积极的综合治疗措施,包括消除毒素来源,中和游离毒素,控制和解除痉挛,保持呼吸道通畅和防治并发症等。

考点:破伤风患者的治疗要点

1. 消除毒素来源(处理伤口) 有伤口者均需在控制痉挛的前提下,进行彻底的清创术。清除坏死组织和异物后,敞开伤口以利于引流,并用3%过氧化氢或1:5000高锰酸钾溶液冲洗和湿敷。如原发伤口在发病时已愈合,一般不需再行清创。

2. 中和游离的毒素 因破伤风抗毒素(TAT)和人体破伤风免疫球蛋白(TIG)只能中和游离的毒素,故应尽早使用,一般用2万～5万U抗毒素加入5%葡萄糖溶液500～1000ml,由静脉缓慢滴注,以后每日再用1万～2万U抗毒素,肌内注射或静脉滴注,共3～5日。由于TAT为动物血清制剂,可引起过敏反应,故使用前需做过敏试验。

如有人体破伤风免疫球蛋白或已获得自动免疫者的血清,则完全可以代替TAT。人体破伤风免疫球蛋白一般只需肌内注射一次,剂量为500～6000U。

3. 控制和解除痉挛 是治疗过程中的中心环节,如能有效控制痉挛发作,多数患者可明显减少窒息和肺部感染等并发症的发生,减少死亡。

(1)病情较轻者,使用镇静剂和安眠药物,以减少患者对外来刺激的敏感性。用地西泮(安定)10mg与巴比妥钠0.1～0.2g,肌内注射,每日3～4次,交替使用,控制和解除痉挛,效果较好;也可用10%水合氯醛20～40ml直肠灌注,每日3次。

(2)病情较重者,可用冬眠1号(含氯丙嗪、异丙嗪各50mg,哌替啶100mg)加入5%葡萄糖溶液250ml从静脉缓慢滴注,但低血容量时忌用。

(3)抽搐严重者,可静脉注射硫喷妥钠0.1～0.25g,使用时注意维持呼吸道通畅,警惕喉头痉挛的发生;给予肌松弛剂,如氯化琥珀胆碱、汉肌松等静脉注射,解痉效果好,但应在气管插管或切开及控制呼吸的条件下使用。

4. 控制感染 青霉素80万～100万U,肌内注射,每4～6小时1次,可抑制破伤风杆菌,并有助于其他感染的预防,应及早使用。治疗也可用甲硝唑 500mg,口服,每 6 小时 1 次,或 1g,直肠内给药,每 8 小时 1 次,持续 7~10 日。

5. 防治并发症　补充水和电解质,以纠正由强烈的肌痉挛、出汗及不能进食等所引起的水与电解质紊乱。对症状较轻的患者,争取在痉挛发作的间歇期间自己进食;对症状严重、不能进食或拒食者,应在抗痉挛药物的控制下或做气管切开术后,放置胃管进行管饲;也可做全胃肠外营养。此外,还应保持呼吸道通畅,对抽搐频繁、药物不易控制的严重患者,尽早协助医师进行气管切开。

(四) 主要护理诊断及合作性问题

1. 恐惧　与担心疾病的预后有关。

2. 皮肤完整性受损　与外伤有关。

3. 疼痛　与肌肉强直性痉挛和阵发性抽搐有关。

4. 清理呼吸道无效　与喉头、呼吸肌痉挛有关。

5. 营养失调:低于机体需要量　与痉挛消耗和不能进食有关。

6. 有受伤的危险　与剧烈抽搐造成肌肉撕裂或骨折有关。

7. 有体液不足的危险　与机体消耗过大及补充不足有关。

8. 潜在并发症:窒息、肺部感染、尿潴留等。

(五) 护理措施

1. 一般护理

考点:破伤风患者的护理要点

(1) 病室要求:将患者安排在单人隔离病室,室内温度 15~20℃,湿度约 60%,光线暗淡,保持安静,备好急救药品和物品。

(2) 减少刺激:医护人员走路轻、语声低、操作稳、使用器具无噪声;谢绝探视;治疗及护理操作尽量集中安排在使用解痉镇静剂 30 分钟内完成;尽量不搬动患者,减少抽搐发生。

(3) 加强营养:给予患者高热量、高蛋白、高维生素的流食或半流食,少量多餐,防止误吸;对病情严重、频繁抽搐者,可给予鼻饲,必要时给予全胃肠外营养。

(4) 加强心理护理及基础护理:护理过程中及时了解患者心理变化,做好相关解释,并给予心理支持,关心、体贴患者,增强战胜疾病的信心;加强口腔护理,防止感染;大量出汗时应及时为患者更换内衣、床单等。

2. 严格隔离制度　护理人员应严格执行隔离制度,接触患者时穿隔离衣、戴帽子、口罩和手套等,身体有伤口者不能参与护理;器械和敷料需专用,器械使用后按“消毒—清洗—灭菌”处理,更换下的伤口敷料须焚毁;病房内空气、地面及患者的日常用品均应严格消毒,防止交叉感染。

3. 保持呼吸道通畅　对抽搐频繁且药物不能有效控制,无法有效咳嗽排痰或有窒息危险者,应及时向医师汇报,并协助医师进行气管切开,做好气管切开术后护理;协助患者翻身、叩背,促进痰液排出,如痰液稠厚可给予雾化吸入或吸痰。

4. 病情观察　密切观察患者生命体征变化,严格记录 24 小时出入量;观察有无药物不良反应出现;记录抽搐发生时间、持续时间、间歇时间及抽搐的程度等。

5. 用药护理　遵医嘱及时准确用药,并观察用药效果。注射破伤风抗毒素前必须做皮肤过敏试验,防止发生过敏反应,常见的过敏反应有过敏性休克和血清病。

(1) 过敏性休克:可在注射中或注射后数分钟至数十分钟内突然发生。患者表现为沉郁或烦躁、胸闷或气喘、恶心或腹痛、脸色苍白或潮红、出冷汗、脉搏细速、血压下降,甚至昏迷、虚脱,危及生命。多数患者立即注射肾上腺素后可缓解,重症者需吸氧、输液,使用升压药,并应用抗过敏药物及肾上腺皮质激素等进行抢救。

（2）血清病：多在注射破伤风抗毒素后7～14日发病,亦有在注射后2～4日发病者。主要症状为发热、荨麻疹、淋巴结肿大、局部水肿,偶有蛋白尿、消化道症状或关节痛,注射部位可出现红肿伴瘙痒。发生后,可使用钙剂或抗组胺药物进行对症治疗,一般数日至十几日即可痊愈。

6. 局部及对症护理　协助医师在控制痉挛的前提下进行伤口清创,注意观察伤口情况,保持引流通畅,加强换药;有呼吸困难或窒息危险者,协助医师完成气管切开术;减少光刺激及疼痛刺激,避免诱发抽搐;抽搐反复发作或程度较重者,遵医嘱进行人工冬眠治疗;有尿潴留时,进行导尿并留置导尿管,做好尿道口和会阴部的护理。

7. 严防意外及并发症　重型患者应专人护理,安置床栏;防止发生坠床意外;应用牙垫防止咬伤舌;遵医嘱使用抗生素,防止肺部感染;床边常规备气管切开包,对抽搐频繁、药物不易控制的严重患者,尽早协助医师进行气管切开,必要时进行人工辅助呼吸。

8. 终末处理　患者解除隔离、出院后应淋浴、更衣,病室进行消毒处理。

（六）健康教育

考点：破伤风患者的预防措施

1. 向患者及家属宣传破伤风知识,了解破伤风的发病原因和预防方法,宣传劳动保护注意事项;普及科学接生;及时正确地处理伤口等。

2. 指导家属及社区人群接受破伤风自动免疫或被动免疫。

（1）健康人群预防方法（自动免疫）：通过注射破伤风类毒素使机体产生抗体。其方法如下：做"基础注射"时,需皮下注射类毒素3次,第1次0.5ml,以后每次1ml,注射间隔4～6周;第2年再注射1ml,作为"强化注射";以后每5～10年重复注射1ml。凡10年内做过自动免疫者,伤后仅需注射类毒素0.5ml,即发挥免疫作用。

（2）受伤人群预防方法（被动免疫）：开放性损伤时,预防破伤风的有效措施是彻底清理伤口,及早进行被动免疫,其对象为以前未注射过破伤风类毒素者。

被动免疫法是注射从动物（牛或马）血清中精制所得的TAT。伤后12小时内皮下或肌内注射破伤风抗毒素（TAT）1500U,儿童与成人剂量相同。对发病高危情况者：①污染明显的伤口;②小而深的刺伤;③严重或复杂的开放性损伤;④未能及时清创或处理不当的伤口;⑤某些陈旧性创伤施行手术（如异物摘除）前等,其剂量加倍,必要时在1周后再注射一次。TAT是一种异种蛋白,可导致过敏反应。每次注射前应询问有无过敏史,常规做过敏试验。皮内试验阳性者必须采用脱敏注射或采用破伤风免疫球蛋白（TIG）250～500U深部肌内注射。

※二、气性坏疽

（一）概述

气性坏疽（gas gangrene）是由梭状芽孢杆菌引起的一种严重的急性特异性感染。致病菌产生的外毒素可引起严重的毒血症和肌组织的广泛坏死。

梭状芽孢杆菌广泛存在于泥土和人畜粪便中,开放性损伤患者的伤口接触上述物质后,在伤口缺氧环境下及机体抵抗力降低时容易发生气性坏疽。这类细菌可产生多种有害于人体的外毒素与酶。某些酶是通过脱氮、脱氨、发酵作用而产生大量不溶性气体积聚在组织间,如硫化氢、氮等;有的酶能溶组织蛋白,使组织细胞坏死、渗出、产生恶性水肿。由于气水夹杂、急剧膨胀、局部张力迅速增加,皮肤表面如"木板样"硬,筋膜下张力急剧增加,压迫微血管;进一步加重组织的缺血、缺氧与失活,更有利于细菌繁殖生长,形成恶性循环。细菌还产生磷脂酰胆碱酶、透明质酸酶等,使细菌易于穿透组织间隙,快速扩散。病变一旦发生,沿肌束或肌群向上、下扩展,肌肉转为砖红色,外观如熟肉,失去弹性。如果侵犯皮下组织,皮下气肿、水肿与组织坏死,迅速沿筋膜扩散。

☆链 接

坏 疽

坏疽(gangrene)是指组织坏死后因继发腐败菌的感染和其他因素的影响而呈现黑色改变。坏死组织分解产生的硫化氢与红细胞破坏后分解的铁结合形成硫化铁,使坏死组织呈现黑色。坏疽分为干性坏疽和湿性坏疽。

干性坏疽大多发生于四肢末端,感染一般较轻。

湿性坏疽多发生于与外界相通的内脏(肠、子宫、肺等),也可见于四肢(伴有淤血、水肿时),病变发展较快、炎症比较弥散,可引起全身中毒症状,甚至可发生中毒性休克而死亡。气性坏疽是湿性坏疽的一种特殊类型,其病变发展迅速,中毒症状明显,后果严重,需紧急处理。

(二) 护理评估

1. 健康史 了解患者有无开放性损伤史,以及伤口大小、深度、污染程度,是否及时清创等;评估患者有无降低机体抵抗力的因素存在。

2. 临床表现 潜伏期一般为 1~4 日,亦可短至 6~8 小时。①局部表现:患者自觉伤肢沉重或疼痛,持续加重,有如胀裂,其程度超过创伤伤口,止痛剂不能奏效;局部肿胀与创伤所引起的程度不成比例,并迅速向上下蔓延,可见每小时都在加重;伤口中有大量浆液性或浆液血性渗出物,渗湿厚层敷料,当移除敷料时可见气泡从伤口冒出,皮下有积气,触及捻发音;由于局部张力,皮肤受压而发白,浅部静脉回流发生障碍,故皮肤表面出现大理石样斑纹;因组织分解、液化、腐败和大量产气(硫化氢等),伤口恶臭。②全身表现:病情急剧恶化,烦躁不安,伴有恐惧或欣快感;皮肤、口唇变白,大量出汗、脉搏快速、体温逐步上升。随着病情的发展,发生溶血性贫血、黄疸、血红蛋白尿、酸中毒,全身情况在 12~24 小时全面迅速恶化。

3. 心理状态 本病起病急,病情进展迅速,故常有焦虑、恐惧等心理反应,需要截肢患者的反应尤其明显。

4. 辅助检查

(1) 血常规:红细胞、血红蛋白下降;白细胞计数增加。

(2) 细菌培养:伤口渗出物涂片、培养可见革兰阳性梭状杆菌。

(三) 治疗要点

气性坏疽发展迅速,如不及时处理,可能导致患者丧失肢体,甚至死亡。故一旦确诊,应立即进行有效治疗。

1. 彻底清创 在抢救严重休克或其他严重并发症的同时,紧急进行局部手术处理,一般不用止血带,在病变区做广泛、多处切开,对伤口及其周围水肿或皮下气肿区也应切开探查,确认病变范围与性质;切除一切不出血的坏死组织,直到色泽红润和能流出新鲜血的正常肌组织为止,清除异物、碎骨片等;敞开伤口并用大量 3% 过氧化氢溶液或 1∶5000 高锰酸钾溶液反复冲洗。术后保持伤口开放,用高锰酸钾溶液湿敷。

有下列情况者应考虑截肢:①伤肢各层组织均已受累且发展迅速;②肢体损伤严重,合并粉碎性开放骨折或伴大血管损伤;③经清创处理感染仍不能控制,有严重毒血症者。截肢部位应在肌肉未受累的健康组织处,残端开放不缝合,用高锰酸钾溶液冲洗、湿敷。

2. 高压氧疗法 提高组织含氧量,抑制梭状芽孢杆菌的生长、繁殖。一般每日 2~3 次,每次 2 小时,持续 3 日,在第 1 次治疗后,检查伤口,并将已坏死的组织切除,不做广泛清创,以后根据病情需要,可重复进行清创。通过这种治疗方法,不少患肢的功能可得以保留。但本疗法需要有高压氧舱设备。

☆ 链 接

高压氧舱

高压氧舱密闭耐压,通过向舱内输入高压氧或高压空气,使舱内形成一个高压环境,患者在舱内吸氧治疗,向缺氧机体提供有效、充足的氧,增加组织中的氧储量,还可抑制细菌生长,增强放疗和化疗对恶性肿瘤的疗效。高压氧治疗必须经过加压、稳压吸氧和减压三个阶段。

严格执行隔离制度,创面以无菌巾遮盖,各种用物备齐;入舱前排空大小便;更换纯棉质外衣、拖鞋,严禁携带火柴、打火机、香烟、手表、钢笔等物品;加压时,鼓膜内陷,嘱患者做咀嚼或吞咽动作,同时舱温上升,适当宽衣,有引流管者要夹闭,防止高压反流;减压时,温度下降注意保暖、开放引流管。工作人员注意观察患者的反应。

高压氧可以治疗一氧化碳及有害气体中毒,治疗急性减压病、气性坏疽、脑外伤、脑水肿、脑缺血性疾病、重度神经衰弱、偏头痛、药物中毒等近百种疾病,也可对老年人进行保健治疗,改善心脑功能。

3. 抗生素　大剂量使用青霉素,每日 1000 万~2000 万 U,静脉滴注,控制梭状芽孢杆菌感染。对青霉素过敏者,可改用克林霉素。甲硝唑 500mg,每 6~8 小时静脉滴注 1 次,对厌氧菌有效。

4. 全身支持疗法　少量多次输血,纠正水与电解质紊乱,给予高蛋白质、高热量饮食,止痛、镇静、退热等对症处理。

(四)主要护理诊断及合作性问题

1. 焦虑或恐惧　与病情迅速发展、可能致残有关。

2. 疼痛　与组织肿胀有关。

3. 体温过高　与皮肤损伤感染扩散及组织坏死有关。

4. 组织完整性受损　与皮肤损伤有关。

5. 潜在并发症:感染性休克、MODS 等。

(五)护理措施

1. 一般护理　其具体方法和要求同破伤风患者的护理。

2. 病情观察　专人护理,密切观察血压、脉搏、呼吸和体温的变化,对重症患者警惕发生中毒性休克;观察伤口周围组织的肿胀状况、皮肤色泽变化及伤口渗出物性质。

3. 疼痛护理　对疼痛难以缓解的患者,遵医嘱给予止痛剂;疼痛剧烈时给予自控泵止痛;清创或截肢术后患者,协助患者变换体位,减轻疼痛;如果截肢患者出现幻肢痛,应耐心、细致解释疾病状况,消除幻觉。

4. 伤口护理　清创、切开或敞开截肢后伤口,用3%过氧化氢溶液或 1:5000 高锰酸钾溶液冲洗;用氧化剂湿敷伤口,及时更换敷料。

5. 高压氧疗法　用2.5~3 个绝对大气压,3 日内进行 7 次治疗;2 小时/次,间隔6~8 小时,第 1 日做 3 次,第 2、3 日各做 2 次,观察每次氧疗后伤口的变化。

6. 心理护理　对气性坏疽患者应以同情、关心的态度,协助其日常生活护理。对需截肢患者,向其耐心解释手术的必要性和重要性,介绍截肢后生活顺利的典型病例,使其逐渐适应身体变化;减轻恐惧心理,勇敢面对病残生活,接受并积极配合手术治疗;术后鼓励患者正视现实,正确对待病残,树立生活信心。

（六）健康教育

1. 加强公众预防知识宣传,使其了解本病的病因和预防知识,在受伤后能够得到及时正确处理。

2. 注意劳动保护,如发生损伤时,彻底清创是预防气性坏疽发生最可靠方法,创伤后早期使用大量抗生素能起到良好的预防作用。

3. 指导并协助截肢患者正确安装、使用假肢,制订出院后的功能锻炼计划,促进功能尽早恢复。

目标检测

A₁/A₂型题

1. 厌氧菌感染的脓液特点是( )
   A. 脓液稠厚,黄色,无臭
   B. 稀薄,淡红色
   C. 绿色,有霉腥味
   D. 灰白色,无臭
   E. 有特殊恶臭

2. 外科感染最严重的症状是( )
   A. 局部红、肿、热、痛
   B. 周围淋巴结肿大
   C. 脉快、乏力、食欲减退
   D. 感染性休克
   E. 毒血症

3. 外科感染体温过高患者护理不包括( )
   A. 适当降低室温
   B. 进高热量、高维生素饮食
   C. 鼓励多活动
   D. 多饮水
   E. 按时做好口腔护理

4. 下列化脓性感染的叙述中,错误的是( )
   A. 疖是单个毛囊及其所属皮脂腺的急性化脓性炎症
   B. 痈是多个相邻毛囊和皮脂腺的急性化脓性炎症
   C. 急性蜂窝织炎是皮下或深部疏松结缔组织中的急性弥漫性化脓性炎症
   D. 丹毒是皮肤和黏膜中表浅淋巴管网的急性化脓性炎症
   E. 淋巴结炎是细菌经过淋巴管进入淋巴结引起的急性炎症

5. 脓肿形成后应尽早( )
   A. 理疗热敷　　　B. 抗生素应用
   C. 切开并引流　　D. 外敷消炎膏
   E. 反复抽脓

6. 面部"危险三角区"疖的危险性在于( )
   A. 引起眼球后感染
   B. 抗生素治疗无效
   C. 可并发上颌窦感染
   D. 容易形成痈
   E. 可引起颅内海绵状静脉窦炎

7. 应用破伤风抗毒素的目的是( )
   A. 杀死破伤风梭菌
   B. 中和血液中游离毒素
   C. 抑制破伤风梭菌生长
   D. 中和与神经结合的毒素
   E. 清除毒素来源

8. 治疗破伤风的有效措施,不包括( )
   A. 首次肌内注射破伤风抗毒素 5 万 U
   B. 应用 10% 水合氯醛镇静解痉
   C. 抽搐频繁应采用人工冬眠
   D. 应用 3% 过氧化氢冲洗创口
   E. 应用大剂量青霉素

9. 全身化脓性感染出现转移性脓肿的是( )
   A. 败血症　　　　B. 菌血症
   C. 毒血症　　　　D. 脓血症
   E. 以上都不是

10. 患者,男性,15 岁,破伤风患者,抽搐时引起窒息,急救处理首先应是( )
    A. 口服水合氯醛
    B. 肌内注射苯巴比妥钠
    C. 立即气管切开
    D. 静脉滴注 TAT
    E. 气管插管

11. 患者,男性,20 岁,外伤后引起破伤风 3 日,现抽搐频繁,引起肘关节脱位,呼吸道分泌物增多,此事首先应采取的措施是( )
    A. 脱位整复　　　B. 止痛
    C. 气管切开　　　D. 快速应用 TAT
    E. 给予大量青霉素

12. 下列哪项是破伤风患者最早出现的临床表现

(　　)

A. 牙关禁闭　　　　B. 面部苦笑

C. 角弓反张　　　　D. 阵发性抽搐

E. 大汗淋漓

13. 脓性指头炎切开引流最佳切口是(　　)

A. 侧面横切口　　　B. 侧面纵切口

C. 掌面纵切口　　　D. 掌面横切口

E. 鱼口形切口

A₃/A₄型题

(14~16题共用题干)

患者,男性,60岁,患唇痈1周,红肿明显。1天前出现昏迷高热,眼结膜充血水肿,眼球突出。

14. 患者感染的致病菌可能是(　　)

A. 金黄色葡萄球菌

B. 溶血性链球菌

C. 大肠埃希菌

D. 铜绿假单胞菌

E. 变形杆菌

15. 唇痈严重的并发症是(　　)

A. 败血症　　　　　B. 高热昏迷

C. 海绵状静脉窦炎　D. 颅内出血

E. 脑栓塞

16. 出现此并发症的原因可能是(　　)

A. 挤压或说话多

B. 睡眠欠佳

C. 应用抗生素

D. 局部热敷

E. 应用镇静止痛药

(17~20题共用题干)

患者,男性,36岁,因足底刺伤后出现全身肌肉强直性收缩,阵发性痉挛,诊断为破伤风。

17. 冲洗伤口最常用的溶液是(　　)

A. 3%碘酊溶液

B. 5%氯化钠溶液

C. 3%过氧化氢溶液

D. 10%硝酸银溶液

E. 0.9%氯化钠溶液

18. 易导致患者死亡的常见原因是(　　)

A. 休克　　　　　　B. 窒息

C. 肺部感染　　　　D. 心力衰竭

E. 脱水

19. 应用破伤风抗毒素的目的是(　　)

A. 杀灭破伤风杆菌

B. 中和血液中的游离毒素

C. 抑制破伤风杆菌生长

D. 中和与神经结合的毒素

E. 清除毒素来源

20. 针对此患者的护理正确的是(　　)

A. 播放音乐缓和其紧张情绪

B. 病室阳光充足

C. 伤口敷料用后直接弃去

D. 家属勤探视

E. 各种护理操作应在使用镇静剂后30分钟内完成

(方　煜)

第十章 损伤患者的护理

损伤(trauma)是指致伤因素作用于机体,引起机体组织结构破坏和生理功能障碍。广义上的损伤,根据致伤因素的性质,通常分为以下四类。

1. 机械性损伤 由机械性外力作用于机体后所引起的损伤,如撞击、挤压、牵拉、刺割、枪伤等,是最常见的损伤类型。

2. 物理性损伤 由物理性因素如热力、电、光、磁等作用于机体组织所引起的损伤,如烧伤、冻伤、电击伤、放射性和辐射性损伤。

3. 化学性损伤 由强酸、强碱、毒气等化学性因素所引起的损伤。

4. 生物性损伤 由各种生物如毒蛇、犬、毒虫等所引起的损伤。生物性损伤,除了造成机械性损伤外,还把毒素、致病微生物带入体内引起严重的后果。

狭义上的损伤,是指机械性致伤因素所引起的损伤,即通常所说的创伤。严格来说手术也是一种创伤。

第一节 机械性损伤患者的护理

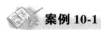 **案例 10-1**

患者,男性,35 岁,在工厂中劳作,因违反操作规程,右手掌被机器搅碎,手腕伤口大量喷血,患者急性痛苦面容,脸色苍白。入院体格检查:T 36.7℃,P 121 次/分,R 24 次/分,BP 80/55mmHg。血常规检查:红细胞 $2.7×10^{12}$/L,血红蛋白 70g/L。

问题:1. 该患者的断肢力求多长时间内进行伤口清创手术?

2. 该患者目前主要的护理问题有哪些?

3. 现场急救措施有哪些?

(一) 概述

创伤在日常生活中极为常见,发病率、伤残率、死亡率高。每年因工伤事故、交通事故、斗殴、自然灾害等原因创伤致死者至少有十几万人,致伤者达数百万,成为继心脏疾病、恶性肿瘤、脑血管疾病之后的第 4 位死亡原因。

1. 病因与分类 按皮肤和黏膜是否完整,创伤可分为开放性创伤和闭合性创伤。一个部位多个器官损伤称为复合性损伤;多个部位损伤称为联合伤;复合伤和联合伤均为多发伤。

(1)开放性创伤:皮肤和黏膜的完整性遭到破坏,有伤口或创面,受到不同程度的沾染。

1)擦伤:由致伤物与受伤部位表面发生切线运动接触所致。可见表皮细胞剥脱,创口有点状出血点和浆液渗出,引起轻度炎症反应。

2)撕裂伤:为高速卷拉或暴力撕扯引起皮肤、皮下组织、肌肉、肌腱等组织的剥脱分离。特点为创口大、出血多、病情重、易休克和易感染。伤口边缘不规则,常呈瓣状、星状或线形断裂,临床上以头皮撕裂较为常见。

3)刺伤:由尖锐而细长的致伤物穿入组织所致。由于尖端与体表的接触面积较小,不必用很大的力即可穿入深部组织,伤口窄而深,可能伤及多层组织或内脏器官,易并发感染,尤

128

其是厌氧菌感染。

4) 切伤:为刃器或边缘锐利的物体切割所致。致伤物与组织间线形运动接触,伤口边缘较整齐。对非接触的组织一般无损伤,故切断的血管不易收缩,出血较多。

5) 砍伤:为刃器造成,但刃器较重,作用力较大。刃口若锋利,伤口较深,可伤及骨。刃口若较钝,伤口边缘就较粗糙,可能有非接触组织的损伤,且炎症反应较明显。

6) 火器伤:子弹、弹片击中或意外的爆炸、事故所致,高速的致伤物具有较大动能,进入组织转变为压力、热力,甚至使非接触组织严重受损。伤口大小、形状和深浅不一,伤口沾染较严重,常有异物存留。有入口和出口者称之为贯通伤,有入口无出口者为非贯通伤。

(2) 闭合性创伤:伤后皮肤黏膜保持完整,无创口和外出血,多由钝性暴力所致。

1) 挫伤:是最常见的软组织创伤,为钝器或钝性暴力引起。受力面积较大,皮肤未破裂,但抗裂强度较小的皮下脂肪、小血管、肌肉组织等发生损伤。

2) 挤压伤(挤压综合征):是指机体大范围的组织受较强的暴力或长时间挤压后所造成的损伤。受力面积很大,皮肤虽未破裂,但大范围的皮下组织和肌肉组织受长时间挤压,压力解除后当即出现广泛出血、血栓形成、组织坏死及严重的炎症反应,易引起高钾血症、急性肾衰竭,甚至休克。

考点:挤压伤的并发症

3) 扭伤:常发生于肢体动力失衡的情况下,关节部位的某一侧受到过大的牵张力,发生一时性半脱位,相关韧带、肌腱或肌肉有所撕裂,肢体恢复平衡后关节随即复位,表现为局部青紫、肿胀和关节功能障碍,软组织损伤需经一段时间方能痊愈。

4) 关节脱位、半脱位:肢体受暴力牵拉、推动,或动力失衡的情况下发生,结构稳定性差的关节,脱位的机会较多。

5) 骨折:骨组织缺少可塑性,较大的直接、间接暴力的作用方向与骨组织固有的应力方向交叉,致使骨小梁断裂。大多数为闭合性,骨折片穿破皮肤可成开放性。致伤原因不一,可出现各种形式的骨折。

6) 冲击伤(爆震伤):由炸弹、水雷等爆炸后产生的冲击波,引起胸腹腔内器官、颅内和鼓膜等的损伤。

2. 病理生理　机体发生创伤后,迅速发生局部炎症反应和全身性防御反应,这种反应是机体稳定身体内环境的需要,但是严重的创伤引起的剧烈反应会造成身体的损害。

(1) 局部反应:损伤后,局部炎症反应是创伤的病理基础。局部血管通透性增加、血浆成分外渗,白细胞等趋化因子迅速集聚于伤处吞噬和清除致病菌或异物,局部出现红、肿、热、痛、功能障碍症状。其病理过程一般在 3~5 日后逐渐消退。如渗出过多、组织严重肿胀,血容量减少,甚至血循环障碍,则组织修复缓慢。

(2) 全身反应:严重损伤时,大量释出的炎性介质和细胞因子可造成全身性病理反应。

1) 发热反应:严重损伤时,大量释放的炎性介质和细胞因子及组织分解产生的其他致热因子等,作用于下丘脑体温调节中枢引起机体发热。

2) 神经内分泌系统反应:损伤后,因疼痛、精神紧张、有效血容量不足等因素的综合作用,下丘脑-垂体轴和交感-肾上腺髓质轴发生应急反应,分泌大量儿茶酚胺、肾上腺皮质激素、抗利尿激素等,以保证重要脏器的微循环灌注,对抗致伤因素的损害作用。

3) 代谢反应:损伤后,在多种内分泌激素的作用下,基础代谢率增高,分解代谢增强,体内糖、脂肪和蛋白质三大物质的分解增加,从而导致负氮平衡,表现为体重下降、疲乏无力、反应迟钝。患者出现高血糖、高乳酸血症,脂肪酸和酮体也升高,水和电解质代谢紊乱。

4）免疫反应：严重损伤可致机体免疫防御能力下降，增加创伤后继发感染的可能。

3. 损伤的修复

（1）损伤修复过程：可分三个阶段。

1）炎症反应期：伤口和组织间隙先为血凝块所填充，继而成纤维细胞和血管内皮细胞增生，取代血凝块填充伤口并构成网架。此期为 3~5 日，其功能主要是止血和封闭创面。

2）组织增生期：先是由成纤维细胞、内皮细胞、新生毛细血管等构成肉芽组织，填充伤口，肉芽组织最后演变为胶原纤维为主的瘢痕组织。此过程需要 1~2 周。

3）组织塑形期：在运动应力和多种酶的作用下，损伤部位多余的胶原纤维被降解和吸收，局部组织软化，最终瘢痕外观和功能得以改善。此期需 1 年以上。

考点： 一期愈合、二期愈合本质和区别

（2）损伤愈合类型

1）一期愈合：又称原发性愈合，瘢痕组织较少，结构和功能恢复良好，见于组织缺损少、创缘整齐、无感染、经黏合或缝合后创面对合严密的伤口，如手术切口。

2）二期愈合：又称瘢痕性愈合，瘢痕组织较多，功能恢复较差，见于组织缺损较大、创缘不整、裂开、无法整齐对合，或伴有感染的伤口。

4. 影响创伤愈合的因素

（1）局部因素：伤口感染是最常见的因素。其他如创伤范围大、坏死组织多、异物留存、伤缘不能直接对合、血液循环差、制动不良、缝合过紧和继发性损伤等都不利于伤口愈合。

（2）全身因素：主要有营养不良、大量使用细胞增生抑制剂（如糖皮质激素等）、老年人、免疫功能低下、全身性严重并发症（如多器官功能不全）等，也会延迟伤口愈合。

（二）护理评估

1. 健康史　了解患者的年龄、性别、婚姻、文化、职业、身体营养状况。了解受伤时间、地点、部位、类型，采用的急救措施、治疗措施和效果；注意观察患者有无心跳呼吸停止、窒息、张力性气胸、活动性出血、休克等危及生命的损伤和表现。了解患者是否存在骨质疏松症、肿瘤、高血压、糖尿病、肝硬化、慢性尿毒症、血液病、营养不良等疾病。

2. 临床表现

（1）局部表现：由于致伤物性质和作用力大小不同，局部可表现为疼痛、压痛和肿胀、功能障碍、伤口出血等。

1）疼痛：活动时加剧，制动后减轻，常在伤后 2~3 日后逐渐缓解。颅脑损伤神志不清者，常不能主诉疼痛；内脏器官损伤疼痛部位常难以准确定位。

2）压痛和肿胀：损伤的部位有压痛，局部组织肿胀，可伴有红、青紫、瘀斑或血肿。肢体节段严重肿胀，可致远端组织或肢体血供障碍，皮温降低，甚至缺血坏死。

3）功能障碍：局部疼痛常使患者活动受限，神经、肌肉、骨骼损伤时常出现功能障碍。

4）创口和出血：开放性损伤多有创口和创面。擦伤的创口多很浅；刺伤的创口小而深；撕裂伤的创口多不规则；切割伤的特点为创缘较整齐，周围组织损伤少，有小动脉破裂时呈喷射出血。

（2）全身表现：严重损伤后，由于机体应激反应的影响，可出现发热、食欲减退、生命体征改变等。

1）发热：中、重度损伤患者常有发热。一般不超过 38.5℃，但中枢性高热可达 40℃。

2）生命体征变化：发热时伴有脉搏和呼吸频率的增加，重度损伤或伤及大血管者可发生大出血或休克；伤及重要脏器可致呼吸、循环功能衰竭。

3）其他：可伴有食欲减退、倦怠和失眠等。

全身炎症反应综合征

当损伤和继发性感染加重时,各种炎症介质、细胞因子释放和细菌毒素作用等可引起体温、心血管、呼吸和血细胞等方面的异常,称为全身炎症反应综合征(SIRS)。主要表现为:①体温>38℃ 或 <36℃;②心率>90 次/分;③呼吸>20 次/分或过度通气,$PaCO_2<4.3kPa$;④血白细胞计数>12×10^9/L 或 <4×10^9/L,或未成熟粒细胞>10%。

3. 心理状况 损伤发生后,患者常出现复杂的心理反应,表现为精神紧张、焦虑、恐惧、暴躁易怒,甚至失去理智;肢体的伤残、面容的损毁,患者担心个人的前途、生活自理和社交活动受影响等,也常使患者出现沮丧、情绪抑郁、意志消沉,表现为自责、悔恨、抱怨,甚至绝望。

创伤后压力心理障碍症

创伤后压力心理障碍症(post-traumatic stress disorder,PTSD)是指人在遭遇或对抗重大压力后,其心理状态产生失调的后遗症。这些经历包括生命遭到威胁、机体严重创伤、心灵上的胁迫。患者的主要症状包括噩梦、性格大变、失眠、易怒、易受惊吓等,患者可伴随精神失调。

4. 辅助检查

(1)实验室检查:①血常规,可判断失血、血液浓缩或感染情况;②尿常规检查,可了解泌尿系统有无损伤;③血、尿淀粉酶,可判断有无胰腺损伤;④血生化检查,可了解水、电解质和酸碱平衡情况,有无呼吸功能障碍。

(2)影像学检查:①X 线透视或摄片,可证实有无骨折、脱位、金属异物存留和胸、腹腔内游离气体等;②CT 和 MRI,主要用于颅脑、脊柱、脊髓损伤的检查;③B 型超声检查,可明确有无肝、脾、肾等实质性器官的损伤和腔内积液等。

(3)诊断学穿刺:常用于闭合性损伤的诊断,有助于判断内脏器官有无破裂、出血,如血气胸或血腹等;心包穿刺可证实心包积液或积血。

考点: 诊断性穿刺是最简单的实质性器官损伤的判断方法

(4)内镜检查:可直接观察气管、食管、直肠、膀胱等器官和胸腔、腹腔内脏器损伤情况。

(5)监测中心静脉压:可辅助判断血容量和心功能。

(三)急救和治疗要点

1. 急救要点 急救的原则是抢救生命第一,恢复功能第二,顾全解剖完整性第三。要点是抢救生命、重点检查、包扎伤口、固定转运。伤情严重的患者,因地制宜采取急救措施,首要处理对生命构成威胁的损伤,病情稳定后送医院进一步治疗。

考点: 损伤急救原则与要点

2. 治疗要点

(1)局部治疗

1)闭合性损伤:如无内脏合并伤,多不需特殊处理,可自行恢复。合并内脏损伤患者,按内脏损伤的原则处理。

2)开放性损伤:轻度及表浅的擦伤、刺伤和切割伤,给予局部处理。较大的开放性损伤,必须尽早施行清创术,以使污染伤口变为清洁伤口,争取一期愈合。

(2)全身治疗:维持有效呼吸和循环,镇静止痛,应用抗生素防治感染,加强营养支持,防止并发症的发生。

（四）主要护理诊断及合作性问题

1. 体液不足　与损伤或失血过多有关。
2. 疼痛　与损伤导致局部炎症反应或伤口感染有关。
3. 组织完整性受损　与致伤因子导致皮肤组织结构破坏有关。
4. 躯体移动障碍　与躯体或肢体受伤、组织结构破坏或剧烈疼痛有关。
5. 潜在并发症：感染、休克、挤压综合征等。

（五）护理措施

考点： 首先要处理的危及生命的病情类型

1. 急救护理　创伤病情一般都比较危重，处理是否及时和正确直接关系到患者的生命安全和功能恢复。现场优先处理危及生命的情况，病情得到控制后再后续处理。必须优先抢救的急症包括心跳呼吸骤停、窒息、大出血、张力性气胸、休克等。现场救治措施包括复苏、通气、止血、包扎、固定、转运等。

（1）抢救生命

1）开放气道：立即解开患者衣领，清理口鼻腔异物，置管通气，给氧等。

2）心肺复苏：一旦确定患者心跳呼吸停止，立即采取胸外心脏按压及口对口人工呼吸。

考点： 止血带止血的注意事项

（2）伤口止血：四肢大血管出血，采取指压法、加压包扎法、上止血带等措施迅速控制伤口出血。止血带要垫软布垫，避免直接在皮肤上缚扎；要标记使用时间，每隔 1 小时放松 1~2 分钟，以免引起肢体缺血性坏死。

（3）保护伤口：暴露的伤口给予无菌包扎，减少出血和细菌污染。如有内脏脱出禁止现场还纳，可用盆、碗等器皿覆盖，外用敷料包扎。插入体内的尖锐器物不宜随意拔除，以免大出血引起休克。

（4）骨折固定：骨折或脱位不宜现场复位，以免加重损伤。用便利器材做临时简易固定，以避免搬运过程中再损伤，也可减轻疼痛，便于转送。

考点： 运送的体位方向

（5）及时运送：现场救治初步稳定病情后，及时送往医院进一步治疗。采取患者足在前头在后的方向运送，避免引起脑缺血。途中应尽量保持平稳，注意止痛、保暖、补充液体预防休克，避免加重损伤。

2. 一般护理

（1）密切观察病情：密切观察全身情况，如神志、面色、生命体征、尿量及颜色，注意有无合并头、胸、腹等重要器官的损伤。

（2）维持有效呼吸：保持呼吸道通畅，给氧，必要时进行气管插管或气管切开，机械辅助通气。

（3）维持有效循环：对血容量不足者遵医嘱给予患者输液、输血或应用血管活性药物等，以尽快恢复有效循环血量并维持循环的稳定。

（4）缓解疼痛：取舒适体位，肢体受伤时应抬高患肢，骨与关节损伤时正确包扎、固定，局部制动，从而减轻局部疼痛；根据疼痛强度，遵医嘱合理使用镇静、止痛药物。

（5）加强营养：指导患者进高热量、高蛋白质、高维生素饮食，补充机体的营养。必要时，给予肠内营养或静脉营养，补充蛋白质、氨基酸、脂肪乳、电解质等各种营养物质，维持水、电解质和酸碱平衡。

（6）预防感染：有开放性伤口者，在伤后 12 小时内注射破伤风抗毒素 1500U。伤口感染较重或全身性感染时，根据伤情选用合适的抗生素。

（7）并发症的观察和护理

1）伤处出血：指损伤后 48 小时内发生的继发性出血，也可发生在修复期任何时段。应严密观察:①敷料是否被血液渗透,引流液的性质和量;②患者有无面色苍白、肢端温度发凉、脉搏细速等表现。若发现异常应及时报告医师并立即建立静脉输液通道,以备快速输液、输血。

2)伤口感染:多见于开放性损伤的患者。若伤口出现红、肿、热、痛,体温升高、脉速、白细胞计数明显增高等,表明伤口已发生感染应及时报告医师并协助处理。

3)挤压综合征:指肢体受到重物长时间挤压致局部肌肉组织发生缺血缺氧和坏死,继而引起肌红蛋白血症、肌红蛋白尿、高钾血症和急性肾衰竭为特点的全身性改变,称为挤压综合征。当患者局部压力解除后,出现肢体肿胀、压痛、肢体主动活动及被动牵拉活动引起疼痛、皮温下降、感觉异常、弹性减退,在 24 小时内出现茶褐色尿或血尿时,提示可能发生了挤压综合征,应及时报告医师并协助处理:①禁止抬高患肢,禁止患肢按摩和热敷;②协助医师切开减压,清除坏死组织;③遵医嘱应用碳酸氢钠及利尿剂,防止肌红蛋白阻塞肾小管;④发生肾衰竭,需腹膜透析或血液透析治疗的患者,做好相关的准备和护理。

考点:挤压综合征的护理措施

3. 软组织闭合性损伤患者的护理

(1)闭合性损伤,如扭伤,立即局部制动,尽快冰敷。24 小时内予以局部冷敷,减少局部组织出血和肿胀;24 小时后改用热敷,促进血肿和炎症的吸收。

考点:闭合性损伤先冷敷,24 小时后热敷的原因

(2)密切观察创伤处肿胀、淤血情况,对肢体损伤严重者,应定时测量肢体周径、注意末梢循环、肤色和温度。

(3)待患者病情稳定后,指导并协助患者早期活动和进行功能锻炼,预防发生关节僵硬和肌萎缩等功能性并发症。

4. 软组织开放性损伤患者的护理

(1)清创术前准备:密切观察病情变化,监测生命体征、神志、伤口情况;做好各项术前准备,如备皮、皮试、配血、输液、必要的辅助检查、清创所需物品等。

(2)术后护理:①根据病情和术后康复需要,协助患者采取适当的体位;②适当抬高并固定患肢,注意伤肢末梢循环情况,如肢端苍白、发绀,皮温降低,动脉搏动减弱,应及时报告医师;③用无菌敷料包扎伤口(卷轴绷带包扎方法见护理实训园地 10),保持敷料清洁干燥,及时换药(换药方法见护理实训园地 9);④保持引流通畅,注意观察放置引流物的伤口引流是否通畅和有效。

(六)健康教育

1. 安全教育　普及安全知识,加强个人安全防护意识,避免受伤。

2. 及时诊治　一旦受伤,不管是开放性损伤还是闭合性损伤,都应及时到医院进行诊治,以免延误治疗发生严重后果。

3. 康复治疗　伤后恢复期,加强功能锻炼,促进机体功能恢复,防止肌肉萎缩、关节僵硬、失用综合征等并发症的发生。

案例 10-1 分析

1. 该患者力求在 6~8 小时进行伤口清创手术。

2. 主要的护理问题　①体液不足;②疼痛;③组织完整性受损。

3. 该患者现场急救措施　①伤口止血:先采取指压法压迫止血;然后在上臂中、上 1/3 处,上止血带迅速控制伤口出血;②急救呼救:拨打 120 急救呼救,为后续治疗创造条件;③伤口包扎:用干净布巾包扎伤口,减少出血和细菌污染;④及时运送:现场处理后,及时送往医院进一步治疗。

第二节　烧伤患者的护理

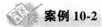

案例 10-2

某烧伤患者,男性,30 岁,体重 60kg。Ⅱ度烧伤面积 50%,伤后 6 小时入院,转送途中输液 1000ml,入院后监测得 CVP 4cmH$_2$O,BP 80/60mmHg,尿量 20ml/h,四肢厥冷,呼吸急促。

问题:1. 该患者属于何种程度的烧伤?

　　2. 该患者目前主要的护理问题有哪些?

　　3. 怎样安排患者当天的补液计划?

(一) 概述

烧伤泛指由于热力、电流、光源、化学腐蚀剂、放射线等因素所造成的组织损伤。热力烧伤(thermal injury)是指由火焰、热液、蒸汽、热固体等引起的组织损伤。通常所称的烧伤或狭义的烧伤,一般指热力所造成的烧伤。烧伤不仅限于皮肤,还可深达肌肉、骨骼,严重者出现休克、脓毒症等一系列病理生理变化危及生命。人体对热反应非常敏感,热力温度和持续时间与烧伤程度呈正相关。面积较大的烧伤,除了局部病理改变外,还可引起全身性烧伤反应,使病情不断恶化,烧伤后致死的主要原因依次是窒息、脓毒败血症、MODS。

考点:烧伤临床分期及特点

根据烧伤后的病理生理反应及临床特点,一般将烧伤的临床过程分为三期。三期之间可互相重叠和互相影响,分期的目的是为了突出各阶段的处理重点。

1. 急性体液渗出期　又称休克期,严重烧伤后,最早的反应是体液渗出,主要是组织坏死后释放出组胺等血管活性物质,血管通透性增加,血浆渗出至皮下间隙和细胞间隙,形成水肿、水疱或直接丢失于体表,使体液减少、水电解质紊乱、酸碱平衡失调、血液浓缩。烧伤后 2～3 小时体液开始渗出,6～8 小时渗出最快,48～72 小时创面丢失体液最多,然后渗出逐渐减缓,创面重吸收液体的速度超过渗出的速度。休克是烧伤早期的并发症和重要的死亡原因,此期防治休克是护理的重点。

2. 感染期　全身感染是严重烧伤患者后期最主要的死亡原因,感染的时机从烧伤开始至创面完全愈合。烧伤后感染常经历三个阶段:①早期败血症,烧伤创面 48 小时后,以吸收为主,大量的致病菌、毒素、有害物质被吸收。伤后 3～5 日是感染的高峰期。②中期败血症,伤后 2～3 周,烧伤的焦痂溶解并脱落,创面暴露,细菌和毒素侵入血液循环,是烧伤全身性感染的又一高峰期。③晚期败血症,烧伤 1 个月后,患者机体抵抗力极度低弱,发生全身性感染。此期护理的重点是加强创面护理,预防和控制感染。

3. 修复期　烧伤早期出现炎症反应的同时组织修复开始。浅度烧伤多能自行修复;深度烧伤靠残存上皮融合修复;Ⅲ度烧伤只能依赖皮肤移植修复。此期护理的重点是加强患者的营养支持,瘢痕切除和皮肤植皮,加强机体的功能锻炼,促进机体功能的恢复,尤其是关节部位功能的恢复。

(二) 护理评估

1. 健康史　了解患者烧伤原因、热源种类、时间、现场情况;现场急救情况;伤后有无治疗及效果;途中运送情况。迅速评估患者的病情;尤其是有无呼吸道烧伤等危及生命情况。了解患者的年龄、性别、婚姻、职业、有无高血压、糖尿病、肿瘤等病史和用药史;女性患者月经史及婚育史。

2. 伤情判断

（1）烧伤面积估算：以相对于体表面积的百分率表示。国内多采用中国新九分法和手掌法。①新九分法：将全身体表面积分为 11 个 9%，另加 1%。其中头面颈部为 9%（1 个 9%）、双上肢为 18%（2 个 9%）、躯干（包括会阴）为 27%（3 个 9%）、双下肢为 46%（包括臀部）（5 个 9%+1%）（表 10-1，图 10-1）。12 岁以下的儿童头面颈部面积比例较大，双下肢面积比例偏小，计算方法：头面颈部面积=9%+（12−年龄）%，双下肢面积=46%−（12−年龄）%。②手掌法：用患者自己的手掌测定其烧伤面积。不论年龄和性别，患者自己的手掌五指并拢，单掌面积为自己全身体表面积的 1%（图 10-2）。

考点：烧伤面积的估算方法

表 10-1 中国九分法

部位		占成人体表面积（%）		占儿童体表面积（%）
头颈部	发部	3	9×1 = 9	9+（12−年龄）
	面部	3		
	颈部	3		
双上肢	双手	5	9×2 = 18	9×2
	双前臂	6		
	双上臂	7		
躯干	躯干前	13	9×3 = 27	9×3
	躯干后	13		
	会阴	1		
双下肢	双臀*	5	9×5+1 = 46	9×5+1−（12−年龄）
	双足*	7		
	双小腿	13		
	双大腿	21		

*成年女性的臀部和双足各占 6%。

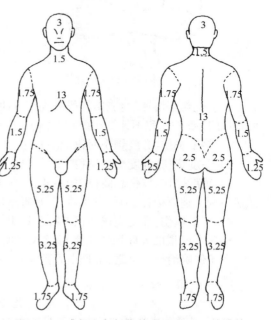

图 10-1 成年人各部位体表面积（%）的计算

烧伤面积估算注意事项：①烧伤总面积以整数计算，小数点后数字采取四舍五入处理；②Ⅰ度烧伤及呼吸道烧伤不记入面积，但呼吸道烧伤者需注明。

（2）烧伤深度评估：目前主要采用三度四分法（图 10-3），即Ⅰ度、浅Ⅱ度、深Ⅱ度和Ⅲ度。Ⅰ度和浅Ⅱ度为浅度烧伤，深Ⅱ度和Ⅲ度属于深度烧伤（表 10-2）。

表 10-2 烧伤深度的估计

深度		损伤组织	局部表现	预后
Ⅰ度（红斑）		表皮浅层	烧灼样疼痛，轻度红肿、干燥，无水疱	3~5 日痊愈，不留瘢痕
Ⅱ度（水疱）	浅Ⅱ度	真皮浅层	疼痛剧烈，敏感。水肿明显，有较大水疱，水疱下基底面潮红	2 周痊愈，短期内色素沉者，不留瘢痕
	深Ⅱ度	真皮深层	感觉迟钝，水肿明显，水疱较小或无，创面苍白，干后可见网状栓塞血管	3~4 周痊愈，有瘢痕
Ⅲ度（焦痂）		皮肤全层、皮下、肌肉、骨骼	感觉消失，蜡白、焦黄、炭化，可见树枝状栓塞血管	2~4 周焦痂脱落，需植皮，有瘢痕

考点：烧伤
深度评估及
其特点

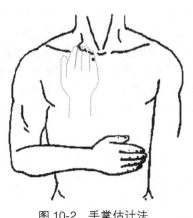

图 10-2　手掌估计法　　　　图 10-3　热烧伤深度示意图

（3）烧伤程度评估：烧伤的严重程度取决于烧伤面积与深度，我国通用的是按烧伤的总面积（Ⅰ度烧伤面积不计算在内）和烧伤深度分为四类。

1）轻度烧伤：Ⅱ度烧伤面积 10% 以下。

2）中度烧伤：Ⅱ度烧伤面积 10% ～29% ；或Ⅲ度烧伤面积不足 10% 。

考点：烧伤
严重程度
评估

3）重度烧伤：烧伤总面积 30% ～49% ；或Ⅲ度烧伤面积 10% ～19% ；或Ⅱ～Ⅲ度烧伤面积虽达不到上述百分比，但已发生休克、呼吸道烧伤或有较重的复合伤。

4）特重烧伤：Ⅰ度烧伤面积 50% 及以上；或Ⅲ度烧伤 20% 及以上，或已有严重并发症。

临床上所谓的大面积烧伤是指成人Ⅱ度烧伤面积>15% ，小儿>10% ，或Ⅲ度烧伤面积>5% ，多需住院治疗。反之，就是小面积烧伤，一般可在门诊处理。

☆链　接

化学烧伤

化学烧伤常见的有：①酸烧伤，高浓度硫酸、硝酸、盐酸与皮肤接触后，很快引起细胞脱水，蛋白质凝固、变性和坏死；②碱烧伤，见于氢氧化钠、氢氧化钾等，接触后使细胞脱水，能与组织形成碱性蛋白盐，使脂肪皂化和溶解；③生石灰（氧化钙），遇水形成氢氧化钙，并释放出热量，可加重烧伤。

强酸、强碱烧伤，宜先用毛巾等物擦除皮肤上的强酸、强碱物质，再用大量流动水冲洗。

（4）烧伤并发症：严重烧伤患者，可引起休克、全身感染、肺部感染、急性呼吸衰竭、急性肾衰竭、应激性溃疡和胃扩张等并发症。

3. 心理状况　患者烧伤后身体上的痛苦，昂贵的医疗费用，畸形愈合、功能障碍等预后，给患者及家属带来很大的思想打击；头面部烧伤造成毁容更是影响到患者的工作和生活，患者出现紧张、恐惧、悲观情绪，未婚年轻女性尤其突出，甚至产生绝望、轻生的意念。故需评估患者及家属的心理承受能力和对治疗及康复费用的经济承受能力。

4. 辅助检查　根据烧伤严重程度，监测心、肺、肝、肾功能；记录每小时尿量，进行血、尿常规和血生化检查；创面分泌物培养和药物敏感试验、血培养、血细胞比容、血液免疫机制监测等。

（三）急救和治疗要点

1. 现场急救　及时、正确的急救处理措施直接关系到患者的生命安全，影响到患者的治疗效果。现场急救措施包括脱离火灾现场、灭火、挽救生命、适当处理。

2. 治疗要点　轻度烧伤主要是创面的处理、防止感染和促进伤口愈合。中重度以上的烧伤需要局部和全身治疗。抗休克、抗感染、创面的处理是烧伤治疗的三个主要问题,同时也要加强心理护理、营养支持,防止并发症。

(四)主要护理诊断及合作性问题

1. 有窒息的危险　与头面部、呼吸道或胸部等部位烧伤有关。

2. 体液不足　与烧伤后大量体液自创面丢失、血容量减少有关。

3. 疼痛　与组织破坏和烧伤后炎症反应有关。

4. 皮肤完整性受损　与烧伤导致组织破坏有关。

5. 焦虑/恐惧　与伤情严重、担心预后有关。

6. 自我形象紊乱　与烧伤后毁容、肢体障碍及功能障碍有关。

7. 营养失调:低于机体需要量　与烧伤后机体处于高分解状态和摄入不足有关。

8. 潜在并发症:休克、感染、应激性溃疡。

(五)护理措施

1. 急救护理

(1)脱离险境:迅速脱离火灾现场,但衣服着火时禁止站立或奔跑呼叫,以防增加头面部烧伤或吸入性损伤;迅速离开密闭和通风不良的现场。

(2)灭火:可采用就地打滚的方法,尽快扑灭火焰,脱去着火或沸液浸湿的衣服。

(3)冷疗:能防止热力继续作用于创面,并可减轻疼痛。一般适用于中小面积烧伤、特别是四肢烧伤。方法是将烧伤创面在自来水下淋洗或浸入水中(水温一般为 15~20℃),或用冷水浸湿的毛巾、纱垫等敷于创面。一般至冷疗停止后不再有剧痛为止,多需 0.5~1 小时。

(4)抢救生命:将患者撤离现场后,检查有无心跳、呼吸停止及大出血、窒息、开放性气胸、严重中毒等危及患者生命的情况,注意有无吸入性损伤、复合伤等,配合医师紧急抢救。

(5)及时转送:给予患者镇静止痛、补液治疗。烧伤面积较大者,应在原单位积极抗休克治疗,待休克被控制后再转送。现场不具备输液条件者,可口服含盐饮料,防单纯大量饮水发生水中毒。在现场急救后,轻患者即可转送。用敷料或用清洁衣服、被单等包扎创面,防止污染及搬运过程中再损伤。

考点:急救护理的注意事项

2. 补液的护理

(1)建立静脉通道:迅速建立 2~3 条能快速输液的静脉通道,必要时深静脉置管或静脉切开插管输液,保证各种液体及时输入,尽早恢复有效循环血量。

(2)补液量的计算(补多少):国内通用的补液方案是按烧伤面积与体重估计补液总量。

A. 伤后第 1 个 24 小时:每1% 烧伤面积(Ⅱ度、Ⅲ度)每千克体重补充晶体液和胶体液1.5ml(儿童为1.8ml,婴幼儿为2.0ml),另加每日基础需水量2000ml,即补液量(ml)= 烧伤面积(Ⅱ度、Ⅲ度)×体重×1.5(儿童为1.8,婴幼儿为2.0)+每日生理需水量2000(儿童为60~80ml/kg,婴儿为100ml/kg)。

B. 伤后第 2 个 24 小时:晶体液和胶体液为第 1 个 24 小时计算量的一半,再加每日生理需水量。

(3)液体种类(补什么):胶体液首选血浆,电解质溶液首选平衡液,2000ml 生理需要量补充5% 葡萄糖溶液。中、重度烧伤补充胶体液和电解质液的比例为 1:2,特重度烧伤为 1:1。

(4)补液安排(怎么补):遵循先快后慢、先晶后胶、液种交替的输液原则。由于烧伤后前8 小时体液外渗速度最快,应输入胶体液与晶体液总量的 1/2,另 1/2 于后 16 小时均匀输入,生理需要量在 24 小时内均匀输入。需要注意的是烧伤补液起算时间是烧伤时。

考点:补液量计算、种类、方法

例1：患者体重60kg，Ⅰ度烧伤面积为10%，Ⅱ度烧伤面积为30%，Ⅲ度烧伤面积为10%。患者为重度烧伤，第1个24小时补液量=（30+10）×60×1.5+2000=5600ml。其中1200ml为胶体液，2400为晶体液，2000ml为5%葡萄糖溶液。补液安排见表10-3。

表10-3　第1个24小时补液计划（例1）

时间	胶体液量（ml）	晶体液量（ml）	生理需要量（ml）
前8小时	600	1200	700
后16小时	600	1200	1300

考点：输液效果观察指标

（5）观察输液效果：根据尿量、心率、末梢循环、精神状态及中心静脉压等判断输液的效果。①尿量：是最简便、最客观反映组织器官灌流状态的指标。成人应维持在30~50ml/h，一般小儿20ml/h，吸入性烧伤合并颅脑损伤的患者，每小时尿量应维持在20ml/h左右；若尿量过少，说明有效循环血量不足，应加快补液速度，反之则应减慢补液速度；如为血红蛋白尿或肌红蛋白尿时，应输入5%碳酸氢钠溶液碱化尿液，防止肾小管阻塞而致急性肾衰竭。②若患者心率快、烦躁、口渴、皮肤弹性差等，提示液体量不足，应加快补液速度。③中心静脉压，有助于了解循环血量和右心功能，小于5cmH₂O表示血容量不足，大于15cmH₂O表示右心功能不良。

3. 创面护理　正确处理创面是治愈烧伤的关键环节。其目的是：保护创面、防治感染、促进愈合，最大限度地恢复功能。

（1）初期处理：剃净创周毛发，用灭菌水冲洗创面，无菌纱布轻轻拭干。浅Ⅱ度创面的小水疱不予处理，大水疱可用无菌注射器抽取液体，已脱落及深度创面上的水疱皮应去除。然后根据烧伤部位、面积、医疗条件采取包扎疗法或暴露疗法。处理创面时动作轻柔，可用吗啡、哌替啶等药物止痛。若休克严重，应控制后再处理。

（2）创面用药：根据烧伤面积和深度选择用药。①小面积浅Ⅱ度烧伤，水疱完整者，可在表面涂以碘伏，吸出疱液，加压包扎；②较大面积的Ⅱ度烧伤，水疱完整或小面积水疱已破者，剪去水疱皮，外用1%磺胺嘧啶银霜剂、碘伏等；③Ⅲ度烧伤创面，可先外用碘伏，等待去痂处理。

考点：包扎疗法的适应证

（3）包扎疗法的护理：包扎有利于保护创面、减轻疼痛，及时引流渗液，适用于面积小或四肢的浅Ⅱ度烧伤、昏迷不合作的患者。护士应协助医师实施包扎疗法，经清创处理后，先将一层油纱布或几层药液纱布覆盖创面作为内敷料，再加2~3cm吸水性强的棉垫作为外敷料，然后用绷带自肢体远端向近心端包扎，注意指（趾）间用油纱布隔开并显露末端便于观察。

包扎后的护理要点：①观察肢体末梢感觉、运动、血液循环情况，如皮温和动脉搏动，若发现指（趾）端发凉、青紫、麻木等情况，应立即放松绷带；②抬高肢体，注意保持肢体功能位，适当进行局部肌肉锻炼；③加强换药，每日检查包扎敷料有无松脱、伤口有无臭味或疼痛，敷料浸湿后及时更换，以防感染。

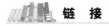 **链　接**

生物敷料的临床应用

烧伤创面的理想敷料，应具有良好的透水、透气功能；能为创面创造一个微湿、微酸、低氧环境。最理想的是同种异体皮肤。目前，临床上应用的新型生物敷料有胶原生物敷料、水凝胶敷料、纳米烧烫伤敷料、羊膜敷料、羊皮敷料等。各种生物敷料的应用，在临床上取得了很好的疗效，但是各种敷料均有其不能克服的缺点，达不到理想敷料的要求。

（4）暴露疗法的护理：暴露治疗是将烧伤创面暴露于空气中，使创面渗液和坏死组织逐渐干燥，形成痂壳，以暂时保护创面，而且干冷的环境也不利于细菌繁殖。暴露疗法适用于大面积、头面部或会阴部烧伤。创面局部可应用1%磺胺嘧啶银等处理。暴露疗法病房应具备：室内清洁，具备必要的消毒隔离条件；恒定的温度、湿度，病室温度宜控制在28～32℃，相对湿度50%～60%。

暴露疗法的护理要点：①保持床单位清洁干燥；②促进创面干燥、结痂，可用烤灯或红外线照射，创面涂收敛、抗菌药物；③定时翻身，用翻身床定时为患者翻身，以避免创面因长时间受压而影响愈合。

考点： 暴露疗法的适应证、病室的温度和湿度

（5）去痂和植皮的护理：深度烧伤创面须积极处理，尽早去除痂壳，植皮覆盖，使创面早日愈合。做好供皮区皮肤准备，避免皮肤损伤，消毒时仅用70%～75%乙醇；因出血较多，术前应充分备血；植皮后注意保护植皮区肉芽创面，勿受压；包扎敷料妥善固定，松紧适宜，防止皮片滑动；注意创面渗出情况，更换敷料时观察皮片成活情况，防止感染和皮片脱落。

（6）感染创面的护理：常见致病菌为铜绿假单胞菌、金黄色葡萄球菌、大肠埃希菌等。感染创面应采用湿敷、半暴露（薄层药液纱布覆盖）、浸浴等方法引流脓液和去除坏死组织，痂下感染时剪去痂皮或坏死组织，以清洁和引流创面。根据创面感染的程度和脓液的多少，决定每日换药次数，根据感染特征或细菌培养和药物敏感选择外用药，如醋酸磺胺米隆、烧伤膏等中成药制剂。待感染基本控制，肉芽组织生长良好，及时植皮，消灭创面。

4. 防治感染的护理

（1）密切观察病情：注意观察患者生命体征、意识状态，了解有无脓毒症的表现；注意局部创面情况，有无创面水肿、肉芽颜色转暗、焦痂潮湿腐烂等化脓性感染征象；若患者出现寒战、高热，创面出现脓性分泌物、坏死和异味，外周血白细胞计数和中性粒细胞计数明显升高，应警惕是否并发感染；若创面出现紫黑色出血坏死斑提示铜绿假单胞菌感染。

（2）正确处理创面：积极处理创面，切除坏死组织，及时切痂、削痂、植皮，加强无菌管理。

（3）应用抗生素：根据细菌学检查和药物敏感试验针对性地选用抗生素。

（4）严格消毒隔离制度：保持病室空气流通，定期进行病室空气消毒，每日用紫外线照射消毒2次；严格执行手卫生，防止交叉感染；限制人员的探视。

（5）加强支持：增强机体的免疫力，及时注射破伤风抗毒素，还可应用免疫球蛋白、烧伤免疫血清、新鲜血浆等增强患者的免疫功能。

5. 营养支持护理 严重烧伤后，机体处于超高代谢状态，引起热量及自身蛋白质大量消耗和分解，导致机体负氮平衡。充分有效的营养支持疗法能为机体提供创伤修复所需要的热量和各种营养物质，并可阻止或减少自身蛋白的分解，增强机体免疫力和创面再生修复能力。指导患者进食清淡易消化饮食，少量多餐；口周烧伤者可用吸管吸入牛奶、菜汤、肉汤等，由少到多，以后给予高蛋白质、高热量、高维生素饮食；经口摄入不足者，经鼻饲肠内营养剂或经肠外营养补充，以保证摄入足够的营养。

6. 并发症的观察和护理

（1）休克：做好补液护理，及时纠正低血容量，迅速逆转休克，密切观察患者生命体征情况。

（2）感染：同防治感染的护理。

（3）压疮：定时翻身，避免骨突部位因长时间受压而发生压疮。

（4）应激性溃疡：烧伤、休克、感染等应激情况下，胃、十二指肠可发生急性糜烂、溃疡和出血。若烧伤患者呕吐咖啡样物或呕血、柏油样大便或胃肠减压管内吸引出咖啡样液体或新鲜血，提示发生了应激性溃疡，应立即报告医师并协助处理。护理要点：留置胃肠减压管，及时吸出胃内容物；平卧患者，嘱其呕吐时将头偏向一侧，以免误吸；遵医嘱静脉滴注雷尼替丁或奥美拉唑及生长抑素、前列腺素等，以抑制胃酸分泌，保护胃黏膜，防止应激性溃疡再出血。

同时使用维生素 K 和氨甲苯酸等药物;对经药物治疗无效或合并穿孔的患者,应立即做好腹部手术的常规准备。

7. 心理护理　　向患者说明手术治疗的必要性,使其了解病情、创面愈合和治疗的过程,并消除顾虑、积极合作。鼓励患者说出内心感受,认真倾听,给予支持、理解与同情。鼓励患者面对现实,增强生活信念,树立战胜疾病的信心。鼓励患者积极参与社交活动和工作,减轻心理压力,促进康复。

（六）健康教育

1. 普及防火、灭火、自救常识,预防烧伤事件的发生。

2. 患者烧伤瘢痕表面出现干燥和瘙痒时,禁忌搔抓、摩擦、肥皂刺激、热水烫洗和阳光暴晒。

3. 康复期加强功能锻炼,促进机体功能的恢复。

4. 对患者进行知识宣教,鼓励参与一定的家庭、社会活动,重新适应社会和环境。

案例 10-2 分析

1. 该患者属于特重度烧伤。

2. 主要的护理问题　　①体液不足;②皮肤完整性受损;③自我形象紊乱;④营养失调:低于机体需要量;⑤潜在并发症:感染、应激性溃疡等。

3. 该患者当天补液　　①补多少:$50 \times 60 \times 1.5 + 2000 = 6500ml$;②补什么:胶体液(血浆为主)为 2250ml+晶体液(平衡液)2250ml+生理需要量(5%葡萄糖溶液)2000ml;③怎么补:第 1 个 8 小时:晶体液 1125ml+胶体 1125ml+5% 葡萄糖溶液 700ml;后 16 小时:晶体液 1125ml+胶体 1125ml+5% 葡萄糖溶液 1300ml。

第三节　其他损伤患者的护理

一、毒蛇咬伤患者的护理

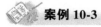

案例 10-3

患者,男性,28 岁,在山上劳动,不小心被金环蛇咬伤小腿外侧 2 分钟,伤口两个毒牙牙印明显。患者感觉伤口发麻,出血少,疼痛不明显,患肢无力。

问题:1. 该患者属于何种毒蛇咬伤?

　　2. 该患者目前主要的护理问题有哪些?

　　3. 该患者患肢现场急救措施有哪些?

（一）概述

蛇咬伤多发生于夏、秋两季。蛇分无毒和毒蛇两种。我国毒蛇有 50 余种,其中剧毒者 10 余种,毒蛇咬伤以南方多见。蛇毒是多种毒蛋白、溶组织酶和多肽的复合物,进入体内后可引起严重的全身中毒症状而危及生命。

1. 分类及病理

（1）无毒类:无毒蛇咬伤者,皮肤留下细小齿印,局部稍痛,可起水疱,无全身中毒反应。

（2）有毒类:毒蛇咬伤后,留下一对较深的齿印,蛇毒注入体内,引起全身中毒反应(图 10-4)。毒素类型包括神经毒素类、血液循环毒素类和混合毒素类。

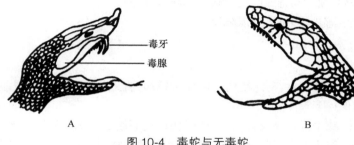

图 10-4　毒蛇与无毒蛇

A. 毒蛇；B. 无毒蛇

考点：各种
毒蛇的毒素
类型

1）神经毒：毒素对中枢、周围神经、神经肌肉传导功能等产生损害作用，可引起惊厥、瘫痪和呼吸麻痹，常见于金环蛇、银环蛇、海蛇咬伤。

2）血液毒：毒素对血细胞、血管内皮和组织有破坏作用，造成心血管和血液系统损害，引起心律失常、循环衰竭、溶血和出血，常见于竹叶青、五步蛇咬伤。

3）混合毒：兼有神经毒素类和血液毒素类特点，但以其中的一种为主，常见于蝮蛇、五步蛇咬伤。

（二）护理评估

1. 健康史　了解患者被咬伤的时间、部位、伤口情况；伤后现场救治措施；伤后生命体征的改变；迅速评估患者的病情，如出现呼吸困难、呼吸衰竭、肾衰竭和心律失常、休克等危及生命的情况，应立即采取救护措施。

考点：毒蛇
咬伤的临床
特点

2. 临床表现

（1）神经毒：主要作用于延髓和脊神经节细胞，引起呼吸麻痹和肌瘫痪，对局部组织损伤较轻。全身症状常在伤后 0.5~2 小时出现，表现为头昏、嗜睡、恶心、呕吐、乏力、步态不稳、视力模糊、语音不清、呼吸困难、发绀，以致全身瘫痪、惊厥、昏迷、血压下降、呼吸麻痹、心力衰竭，甚至死亡。

（2）血液毒：有强烈溶组织、溶血、抗凝作用，可致组织坏死、感染。局部症状出现早且重，表现为伤处剧痛、流血不止、肿胀、皮肤发绀，并有皮下出血、瘀斑、血疱及明显淋巴管炎和淋巴结炎表现，甚至严重的组织坏死、化脓性感染等。血液毒对心、肾等亦有严重破坏作用，引起心、肾功能不全。

（3）混合毒：兼有上述两种作用，局部和全身症状均严重。

3. 心理状态　患者受伤后担心生命受到威胁，心理反应强烈，常表现出恐惧、紧张、焦虑不安。奔跑求救，反而加快毒素的吸收。

4. 辅助检查　凝血功能和肾功能检查，可见血小板减少，凝血因子 I 减少，凝血酶原时间延长；血肌酐增高，肌酐磷酸激酶增加，肌红蛋白尿等异常改变。

（三）急救和治疗要点

1. 现场急救　现场正确及时的自救或互救措施，是挽救患者生命提高救治成功率的关键，包括阻止毒素吸收、伤口排除毒素、降解毒素毒性。

2. 治疗要点　清创排毒，减少毒素吸收，破坏伤口内毒素，尽早应用各种蛇药和抗蛇毒血清，防止 MODS。

（四）主要护理诊断及合作性问题

1. 恐惧　与毒蛇咬伤、知识缺乏、生命受到威胁有关。

2. 皮肤完整性受损　与毒蛇咬伤、组织结构破坏有关。

3. 潜在并发症:感染、多脏器功能障碍。

(五) 护理措施

1. 急救护理

考点:毒蛇咬伤的急救护理

(1) 稳定情绪,伤肢下垂:毒蛇咬伤后应保持镇静,就地休息或互相搀扶缓行,切忌惊慌奔跑,肢体制动和保持下垂位。

(2) 肢体缚扎,减少毒素吸收:伤后立即于伤口近心端 5~10cm 处用止血带或手帕阻断静脉血和淋巴回流,防止毒素吸收和扩散。这是现场急救的首要措施,待急救处理结束或服有效蛇药半小时后除去绑扎。

(3) 伤口排毒:现场用清水反复冲洗伤口,到了医院用 1:5000 高锰酸钾液、过氧化氢、生理盐水反复冲洗;以牙痕为中心切开伤口,挤或吸出毒液。由于蛇毒的吸收较快,切开或吸吮均应及早进行,也可以用拔火罐或吸奶器吸出毒素,如有伤口流血不止,忌切开。

2. 伤口护理

考点:毒蛇咬伤的伤口处理

(1) 清创排毒:及时清除变性及坏死组织,伤口可用多层纱布浸湿高渗盐水或 1:5000 高锰酸钾溶液湿敷,勤换药。患者伤肢处于下垂位;保持伤口引流通畅和创面清洁、干燥。

(2) 局部降温:将伤肢浸于冷水中(4~7℃为宜,不低于4℃,以防冻伤)3~4 小时,然后改用冰袋冷敷 24~36 小时,以减轻疼痛,减缓毒素吸收速度,降低毒素中酶的活力和局部代谢。

(3) 破坏伤口内毒素:胰蛋白酶是强力蛋白水解酶,能迅速破坏蛇毒蛋白质。遵医嘱用胰蛋白酶 2000U 加入 0.05% 普鲁卡因 10ml+地塞米松 5mg 在肿胀上方做环行注射,有止痛、抗感染、消肿和减轻过敏的作用,必要时 12~24 小时后重复注射。

3. 全身治疗护理

(1) 一般护理:多饮水,给予高热量、高维生素、易消化饮食。及时采取输液及其他抗休克措施,溶血、贫血严重时予以输血。呼吸微弱时,遵医嘱予以吸氧、应用呼吸兴奋剂,必要时进行辅助呼吸。

(2) 遵医嘱应用解蛇毒药物

考点:抗蛇毒血清是最有效、最关键的治疗措施

1) 解蛇毒中成药:常用蛇药有南通蛇药、上海蛇药、广州蛇药等,有口服、外敷或注射。新鲜草药外敷对毒蛇咬伤有效,如半边莲、白花蛇舌草、七叶一枝花等。

2) 抗蛇毒血清:能中和毒素,是最有效、最关键的治疗措施。抗蛇毒血清有单价和多价两种。单价抗蛇毒血清对已知毒蛇种类的咬伤有较好的疗效,否则使用多价血清。用前需做过敏试验,结果阳性者使用脱敏注射法。

(3) 其他治疗:经静脉快速大量输液或用呋塞米、甘露醇等利尿,促使血内蛇毒加速排泄,缓解中毒症状;常规使用破伤风抗毒素和抗菌药物防止感染;积极改善出血倾向,抗休克或治疗心、肺、肾功能障碍等。

4. 心理护理　安慰患者,告知其对毒蛇咬伤后有中成药物、新鲜草药及抗蛇毒血清等用于治疗,解释治疗方法及治疗过程,帮助患者树立战胜疾病的信心和勇气,使其保持情绪稳定,积极配合治疗和护理。

(六) 健康教育

1. 自我保护　①在野外工作时,穿高筒靴、戴手套。夜间走路带好手电筒等照明工具;②废弃的房子、洞穴等常有蛇穴,勿随便进入或用手摸索,勿轻易尝试抓蛇或玩蛇。露营时选择空旷干燥地面,避免扎营于杂物或石堆附近,晚上在营帐周围点燃火焰。

2. 自我救治 一旦发生蛇咬伤,镇静处理,切忌奔跑和惊慌。进行肢体缚扎、采取排除毒素、破坏毒素活性措施,伤肢下垂。

3. 后续处理 将伤肢制动后平放并辅以局部降温措施,运送至正规医院做清创术等后续治疗。

※二、冷伤患者的护理

(一) 概述

冷伤是机体遭受低温侵袭所引起的局部或全身性损伤,分为非冻结性冷伤和冻结性冷伤两类。

1. 病因 低温寒冷是引起冷伤的主要因素,但不是唯一因素。有时气温不太低,也可以引起冷伤,其他常见因素有以下几种。

(1) 气候潮湿、刮风:气候潮湿、刮风可以加速散热,风速越快、越潮湿,越容易冷伤。

(2) 局部血液循环不良:部位暴露、衣服单薄、衣袜过紧、长久静止不动等,都可以造成局部血液循环不良,热量来源减少,发生冷伤。

(3) 机体抗寒能力差:失血、休克、疲劳、饥饿、瘦弱者,全身抗寒能力差,对气候变化的适应和调节能力差,容易被冷伤。

2. 分类

(1) 非冻结性冷伤:是人体接触10℃以下、冰点以上的低温,加上潮湿条件所造成的损伤,包括冻疮、战壕足、水浸足(手)等。机体局部长时间暴露于湿冷环境中,动脉痉挛、皮肤血管强烈收缩,血流滞缓、影响细胞代谢。经24~48小时暴露,待局部复温后,血管扩张、组织反应性充血,引起组织再灌注损伤。冻疮局部出现水肿、水疱,可形成溃疡,冻疮好发于手、足、耳郭及鼻尖等暴露部位,容易反复发作,治愈后组织对寒冷特别敏感。水浸足(手)是长时间暴露于1~10℃的湿冷环境中所致,较多见于海员、渔民、水田劳作人员。

(2) 冻结性冷伤:是0℃以下低温所造成损伤,包括局部冷伤和全身冷伤(又称冻僵)。局部冷伤会在细胞外形成冰晶,导致细胞内脱水、蛋白变性、酶活性下降、细胞功能障碍,如果快速冷冻则细胞内出现冰晶,导致细胞死亡、毛细血管内皮破坏、红细胞淤积,导致循环停顿。全身冷伤常发生在严寒季节和高海拔地区,在雪崩、暴风雪等灾害状况下发生。全身受低温侵袭时,外周皮肤血管收缩和寒战反应,体温由表及里逐渐降低。当核心体温下降至32℃以下时,血流缓慢,器官和组织缺血缺氧,脑、心、肾、血管等脏器功能受到损害。降至28℃以下,易出现心律失常、心搏骤停,如不及时抢救,可直接导致死亡。气温、湿度、海拔高度、保暖措施、暴露时间直接影响到冷伤程度。

(二) 护理评估

1. 健康史 了解患者冷伤时间、部位、气温、受潮、保暖情况,了解患者冷伤后的急救与处理经过。

2. 临床表现

(1) 冻疮:手足等暴露部位末梢循环处,局部红、肿、瘙痒和疼痛。可以起水疱,去除疱皮后创面发红,有渗液;并发感染后创面容易形成溃疡。

(2) 局部冷伤:冰点以下的冷伤,局部组织严重缺血缺氧,甚至坏死,比冻疮严重。在冻融之前,皮肤苍白发凉、麻木或丧失知觉,不易区分其深度。复温冻融后其损伤程度可以分为四级。

1) Ⅰ度冷伤(红斑性冷伤):伤及表皮层。局部红肿、充血,有热、痒、刺痛的感觉。症状数日后消退、表皮脱落、水肿消退，不留瘢痕。

2）Ⅱ度冷伤（水疱性冷伤）：伤及真皮层。局部明显充血、水肿，12～24 小时形成水疱，水疱液呈血清样。水疱在 2～3 周干燥结痂愈合，少有瘢痕。

3）Ⅲ度冷伤（腐蚀性冷伤）：伤及全层皮肤或皮下组织。创面由苍白变为黑褐色，感觉消失。创面周围红、肿、痛并有水疱形成。4～6 周后坏死组织脱落，形成肉芽创面，愈合缓慢，愈合后有瘢痕。

4）Ⅳ度冷伤（血栓形成与血管闭塞）：损伤深达肌肉、骨骼，甚至肢体坏死，表面呈死灰色、无水疱。坏死组织与健康组织的分界在 20 日左右明显，通常呈干性坏死，也可并发感染变为湿性坏疽。局部表现类似Ⅲ度冷伤，愈合后多有肢体功能障碍和伤残。

（3）全身冷伤：初起有寒战，皮肤苍白或发绀、四肢冰冷、疲乏、无力等表现；继而肢体僵硬、意识障碍、呼吸抑制、心跳减弱、心律失常，最后呼吸、心跳停止而死亡。如及时救治，患者复温复苏后常出现心室颤动、低血压、休克，可发生肺水肿、肾衰竭等严重并发症。

3. 辅助检查　血常规检查红细胞计数、红细胞比容、中性粒细胞比例等，了解血液浓缩和感染的情况；血液生化检查了解电解质、酸碱平衡情况。

（三）治疗要点

1. 冻疮　患部保暖，涂冻疮膏，每日温敷患处数次。有局部溃烂和溃疡者，加强创面的观察和护理，局部可应用抗菌药软膏。

2. 冻结性损伤　无论局部还是全身冷伤，都应进行复温；补充血容量，改善微循环，防止休克；防治感染；保持创面的清洁干燥，坏死组织分界清楚后进行手术清创、植皮；并发坏疽者需要截肢手术。

（四）主要护理诊断及合作性问题

1. 组织灌注量改变　与局部血管内皮损伤、血管痉挛、血栓形成有关。

2. 体液不足　与冻融后血管扩张充血、渗出、有效循环血量减少有关。

3. 有组织完整性受损　与局部组织缺血、缺氧、坏死有关。

4. 潜在并发症：休克、感染、MODS。

（五）护理措施

1. 急救护理

（1）脱离险境：尽快使伤员脱离寒冷环境，脱掉潮湿的衣服、鞋、袜，注意全身和局部保暖。衣服、鞋、袜等连同肢体冻结者，不可勉强卸脱，应用温水（40℃左右）使冷冻融化后脱下或剪开。

（2）迅速复温：快速复温是急救的关键，但勿用火炉烘烤。伤员置于 15～30℃ 温室中，将伤肢或冻僵的全身浸浴于足量的 38～42℃ 温水中，保持水温恒定，使受冻局部在 20 分钟内，全身在 30 分钟内复温。复温以肢体红润、循环恢复良好、皮温达到 36℃ 左右为宜。

考点：复温措施

（3）对呼吸、心搏骤停者要立即施行心肺复苏、吸氧等急救措施。

2. 局部创面的护理　复温后冷伤的皮肤应保持清洁、干燥，抬高病变部位，减轻水肿；局部制动防止加重损伤。Ⅰ度冷伤保持创面干燥清洁，数日可愈；Ⅱ度冷伤水疱复温后，在无菌条件下吸尽水疱内液体，用无菌敷料保暖性包扎。创面感染时，先用抗菌药湿纱布敷，再用冷伤膏，采用包扎或半暴露疗法；Ⅲ、Ⅳ度冻伤多用暴露疗法，保持创面干燥，且受冻部位每日在药液中清洗 1～2 次。对分界明确的坏死组织予以切除并植皮，并发湿性坏疽常需截肢。

3. 全身护理

（1）保暖与营养支持：复温后，较严重的患者应置于温室内，保持核心体温的稳定；给予高热量、高蛋白质、富含多种维生素饮食。不能进食者,予以肠内营养和肠外营养支持。

（2）复苏过程中首先要维持呼吸道通畅,吸氧,必要时给予辅助呼吸。复温后及时补液,积极防治休克,输注的葡萄糖盐液应加温至38℃。

（3）改善微循环:应用低分子右旋糖酐、妥拉唑啉、罂粟碱等扩血管药物改善微循环。患者禁忌吸烟,以免引起微血管收缩。

（4）防止感染:Ⅲ度以上冷伤给予破伤风抗毒素1500~3000U肌内注射,根据病情全身应用抗生素预防感染。

（六）健康教育

1. 防冻教育　对严寒地区人员进行防冻教育,普及防冻知识,采取保暖措施,储备足够的防冻物资。

2. 耐寒锻炼　冷伤高危人群,注重防寒锻炼,如爬山、跑步、滑雪等;或加强冷水锻炼,如冷水洗手与足、冷水沐浴等。

3. 注意保暖　寒冷季节,衣着、鞋、袜要保暖舒适,暴露部位如手、足、鼻、耳等部位注意防护,要戴手套、口罩、棉帽等。

4. 增强御寒能力　在低温寒冷环境中工作做到"三防",即防寒、防湿、防静。应热食热饮,保持充足的睡眠,不宜饮酒,因可致血管扩张,热量丢失。

案例10-3分析

1. 该患者为神经毒性毒蛇咬伤。

2. 主要的护理问题　①恐惧;②皮肤完整性受损;③潜在并发症:感染、多脏器功能障碍。

3. 现场急救措施　①伤口缚扎:用绳带或手帕在伤口近心端5cm处缚扎,阻断毒素随静脉回流和淋巴液回流;②排除毒素:用大量的清水、3%过氧化氢等反复冲洗伤口,用拔火罐、吸奶器或吸吮吸出毒素,促进毒素排除;③患肢制动、下垂,促进毒素排出,减慢毒素的吸收;④局部冷敷,减轻疼痛、降低蛇毒酶的活性;⑤破坏毒素:用胰蛋白酶在局部伤口周围做环行注射,降解蛇毒。

第四节　清创术与换药术

一、清　创　术

（一）概述

1. 清创目的　清除创口内的污染组织,切除失活组织,除去伤口内异物,缝合伤口,制止出血,变沾染伤口为清洁伤口,促使创伤早日愈合。

2. 清创时机　一般争取在伤后6~8小时清创。因为伤口暴露越久,细胞损害越重,伤口内细菌增多,越容易导致伤口污染及感染。但时间并非绝对指标,还需考虑其他影响感染形成的因素,如所损伤的组织、伤口污染程度、局部血液循环情况、全身营养状况、环境温度、湿度及伤后是否及时应用抗生素等。如果伤口污染轻、局部血液循环良好、气温低,清创时间即使超过8小时或更迟,也可获良好的伤口愈合。反之,污染十分严重时,伤后4~6小时即可发生感染,已不宜按沾染伤口处理。

考点:清创缝合的时机和条件

（二）清创步骤

1. 清洗去污　清洗伤口周围组织和检查伤口。无菌纱布覆盖伤口后,用肥皂水棉球洗去伤口周围皮肤上污物,剪去毛发,尽量扩大范围,若有油垢应先用汽油或乙醚擦净,再以等渗盐水洗净皮肤。去除伤口内纱布,暴露伤口深部,检查创腔,用等渗盐水反复冲洗伤口。窄、

考点:窄、深、污染严重的伤口首选冲洗剂

深、污染严重的创口,首选3%过氧化氢溶液清洗,利用机械冲击力和过氧化氢形成的气泡,除去伤口内血肿、脱落的组织碎片、泥沙和异物等。擦干伤口周围皮肤,用无菌纱布覆盖伤口。

2. 局部麻醉　根据伤情选择麻醉方式。一般采取局部浸润麻醉方式。

3. 消毒铺巾　更换无菌手套和器械,更换伤口上的纱布,然后用1%~2%碘伏或其他消毒液依次由内向外消毒伤口周围皮肤,注意不要使消毒液流入伤口内,铺无菌手术巾。

4. 清理伤口　为了处理伤口深部,可适当扩大伤口和切开筋膜,切开的范围以获得充分地暴露为度。去除血凝块及异物,切除坏死、半游离及受污染、无活力的软组织,修剪创口边缘皮肤,一般切除2~3mm即可。随时用无菌盐水冲洗,清理直至比较清洁和显露血循环较好的组织,并彻底止血以免形成血肿。对颜面部、手指、关节附近的组织,不宜切除过多,以免影响缝合和功能。尽可能保留和修复重要的血管、神经和肌腱,考虑形态和功能的恢复。

5. 放置引流、缝合伤口　重新消毒,更换手术单、器械及术者手套。等渗盐水反复冲洗伤口,进一步止血。依组织层次缝合伤口,可在伤口低位或另戳口放置橡皮管或橡皮片引流,术后48小时左右拔除;或者只缝合深部组织,用长纱条疏松地填塞,延期缝合皮下组织及皮肤,缝合时勿残留无效腔。注意贯通伤的出入口均须做引流,非贯通伤必要时做对口引流。视具体情况局部应用抗生素。

6. 包扎固定　厚纱布垫覆盖伤口,用胶布按与伤口轴线相垂直的方向粘贴,不宜环行粘贴以免组织肿胀发生血液循环障碍。骨折或广泛软组织损伤时,用石膏托或夹板固定、绷带包扎,注意观察末梢血液循环。

☆ 链　接

伤口分类及伤口愈合等级

通常把缝合的伤口分为清洁伤口、污染伤口和感染伤口。①清洁伤口是指未被细菌污染的伤口(如Ⅰ类手术切口);②污染伤口是指被细菌污染,但尚未发展为感染的伤口(如Ⅱ类手术切口);③感染伤口是指已经感染甚至化脓的伤口(如Ⅲ类手术切口)。

伤口愈合分为甲级愈合、乙级愈合和丙级愈合。①甲级愈合是指伤口顺利愈合,过程中没有发生红肿、化脓;②乙级愈合是指愈合过程中曾经发生红肿,但未化脓;③丙级愈合是指伤口愈合过程中感染、化脓。

伤口愈合的记录为:切口类型(Ⅰ、Ⅱ、Ⅲ)/愈合等级(甲、乙、丙)。例如,一阑尾炎术后患者,切口在愈合过程中曾经出现过红肿,未化脓,则记录为Ⅲ/乙级愈合,如此类推。

伤口愈合时间(拆线时间):依据伤口部位、年龄、营养状况而定。一般头面颈部拆线时间可在手术后4~5日,下腹部及会阴部拆线时间在手术后6~7日,胸部、上腹部、臀部拆线时间在手术后7~9日,四肢拆线时间在手术后10~12日,减张伤口拆线时间在手术后2周,对于年老体弱、营养不良患者适当延长拆线时间。

(三) 清创后的护理

1. 一般护理　有骨关节损伤或神经、肌腱、血管修补者,术后应局部固定、制动、抬高患肢,减少肿胀,保持有利于引流的体位和关节的功能位置。

2. 密切观察　注意观察伤肢末梢血液循环情况,包扎松紧是否合适。观察伤口引流情况,如出血过多应及时检查伤口并止血。伤口大量渗出敷料潮湿,应及时更换外层敷料,一般不宜频繁地更换内层敷料。

3. 预防感染　伤后24小时内注射破伤风抗毒素,根据情况选用抗生素。局部引流不畅、严重化脓、发生脓毒血症时,应及早扩大伤口,清除坏死组织,充分引流,全身及局部应用广谱抗生素。

4. 功能锻炼　指导患者伤指(趾)的早期活动,促进功能恢复。

（四）注意事项

1. 注意保暖,室温宜保持在28~30℃。一般在镇痛、服用镇静药物(如哌替啶或吗、啡注意小儿、老年、颅脑损伤或呼吸道烧伤者忌用)或局麻后进行。

2. 清创术应尽早施行,操作应迅速、轻柔以减少对伤员的刺激。

3. 严格无菌技术,防止交叉感染。

4. 清创时应彻底切除已失活组织,尽量保留存活组织,促进愈合,保存功能。

5. 除大出血外,不应在绑止血带的情况下进行清创,并应彻底止血,以免形成伤口血肿。

考点:清创缝合注意事项

二、换　药　术

（一）概述

换药也称更换敷料,是指对初期治疗的伤口(包括手术伤口)进行检查、清洁、用药、引流及覆盖敷料等进一步处理的总称。其目的是动态观察伤口变化,清除或引流伤口分泌物,除去坏死组织,促进伤口愈合。能行动的患者均于换药室内进行换药。换药室应宽敞明亮,通风、照明良好,空气清洁,有紫外线灯并每日定时消毒空间。不能行走者在病房进行。

（二）换药步骤

1. 换药前准备

（1）按无菌操作原则戴口罩、帽子,肥皂及流水洗净双手。

（2）区分所需换药伤口的种类,准备所用物品。无菌换药碗内准备适量碘伏棉球、乙醇棉球、0.9%氯化钠棉球、纱布、油纱布等。必要时备探针、刮匙和剪刀等。

（3）向患者解释换药的目的、程序,取得患者的配合。帮助患者取舒适体位,充分暴露创面,伤口下垫治疗巾,如腹部伤口取平卧位。

2. 揭除敷料　①由外向内顺着毛发生长的方向揭除胶布,胶布痕迹可用汽油棉签浸湿后去除;②外层敷料用手揭下;③用无菌镊顺伤口的长轴方向慢慢取下内层敷料;如创面粘紧最内层敷料时,可用0.9%氯化钠溶液浸湿软化后揭下,以减轻疼痛及避免损伤新生肉芽组织或引起创面出血。

考点:各种伤口的处理原则

3. 清洁伤口　根据伤口种类使用不同的换药方法。

（1）无菌切口:对于手术一期缝合的清洁伤口,可用碘伏棉球依次由内向外消毒切口、缝线和周围皮肤。

（2）线结脓肿:切口继发感染时,可见针眼周围暗红、肿胀,针眼处有脓点或见脓液溢出,为线结脓肿。小的脓点可先用无菌干棉球压出脓液,再涂以碘伏。感染较深、切口周围明显红肿时应拆除该处缝线,甚至用镊、钳撑开切口处皮肤和皮下组织,敞开引流脓液。

（3）感染伤口:根据创面大小、深度,分泌物的量、性状创缘和创底组织变化,肉芽生长情况,结合细菌培养结果、体温变化、血常规改变,明确致病菌种类(表10-4)。

表10-4　伤口感染表现

致病菌	脓液特点	创面情况
金黄色葡萄球菌	黄白色,较黏稠,无臭味	肉芽上沾有脓液,尚可生长
溶血性链球菌	红褐色,较稀薄,无臭味	肉芽少,周围皮肤浸润发红
铜绿假单胞菌	绿色,有甜腥味	肉芽不生长,或生长后溶化
多种菌混合	黄褐色,有或无臭味	肉芽生长慢,可见坏死组织
厌氧菌	棕色,较稀薄,有腥臭味,可有气泡	可见肌坏死
白色念珠菌	色暗,量少	有霉斑或颗粒,肉芽水肿

1）清洁方向：处理时先以碘伏棉球由外向内擦拭消毒伤口周围皮肤，再以 0.9% 氯化钠棉球吸出创口内的分泌物及脓液，较深时用镊伸入脓腔尽量去除脓液。以 0.9% 氯化钠棉球擦洗伤口中央到边缘，反复数次。

2）伤口处理：坏死组织较多时用攸锁溶液湿敷或清洗；肉芽水肿时宜用 3%～5% 高渗氯化钠液湿敷；铜绿假单胞菌感染伤口，可用 0.5% 苯氧乙醇、磺胺嘧啶银软膏等。根据创面伤口情况选用引流物，浅部伤口常用凡士林或液状石蜡纱布；伤口较小而深时，应将凡士林纱条送达创口底部，但不可堵塞外口，个别小的引流口需再切开扩大。由于肉芽组织有一定的抗感染能力，一般无需在局部使用抗菌药物。

特殊感染的伤口，如气性坏疽时，遵守隔离原则，用 3% 过氧化氢冲洗和湿敷，剪除已坏死的组织；真菌感染时选用酮康唑等溶液湿敷。

4. 敷料覆盖　取大小和厚度合适的无菌纱布覆盖创面及伤口，用胶布或绷带固定。敷料覆盖的大小以不暴露伤口并达伤口外 3cm 左右为宜，数量视渗出情况而定，无渗出时 6~8 层纱布，分泌物增多，相应增加敷料。胶布固定时，粘贴方向应与皮纹平行，粘贴前擦净皮肤的汗液、油腻，干燥后再粘贴。

5. 污物处理　更换下来的各种敷料集中于弯盘，倾倒入污物桶内；所用器械浸泡在消毒液中预处理，再进一步消毒灭菌。特殊感染的敷料应焚烧销毁，器械行特殊灭菌处理。

考点：换药顺序，清洁伤口→污染伤口→感染伤口→特异性感染伤口

（三）换药的注意事项

1. 严格遵守无菌操作原则，动作轻柔，注意保护肉芽创面。

2. 若有多个患者需换药时，先处理清洁伤口，再处理感染伤口；先换分泌物少、创面小的伤口，后换创面大、分泌物多的创口；先换一般细菌感染创面，后换特异性感染的创面；换药时分清伤口和周围皮肤的沾染程度，既不使伤口的感染扩散到周围，也不使周围皮肤上的细菌进入伤口。

3. 严重污染伤口或特异性感染伤口的换药，应在执行其他无菌操作如静脉输液、注射等之后进行，以免交叉感染。

4. 换药时采用"双镊"操作法，一把镊来夹持无菌棉球、纱布等；另一把镊夹持接触伤口的敷料，必须分开，不可混用。

5. 换药时间依伤口情况和分泌物多少而定。清洁伤口可在缝合后 2～3 日换药 1 次，至伤口愈合或拆线。放置引流的伤口，渗出较多时应及时更换。感染化脓伤口，脓液较多时，每日至少换药 1 次，保持外层敷料不被分泌物浸湿。分泌液不多、肉芽生长较好的伤口，可 2～3 日换药 1 次。

护理实训园地 9

【实训项目】　换药。

【实训目标】

1. 明确换药的目的。

2. 熟悉换药的步骤和方法。

3. 掌握换药的原则和注意事项。

【实训用物】

1. 基本用品和设备　治疗室、治疗床、换药车、换药台、药品柜、立式聚光灯、有盖方盘、有盖不锈钢杯、污物桶等。

2. 器械　持物钳、敷料镊、组织剪、无菌换药包(里面弯盘 2 个、有齿镊 1 把、无齿镊 1 把)。

3. 敷料　无菌纱布、棉性敷料、一次性敷料贴、棉球、棉签、胶布等。

4. 药品　1% ~ 2% 碘伏和 0.9% 氯化钠溶液等。

5. 其他　一次性口罩、帽子、手套、洗手液等。

【实训方法】

1. 集中讲解,示教实训内容。

2. 分组实训,播放电教片。

3. 学生代表演示,学生自评、互评,教师点评。

4. 教学效果反馈、总结和提高。

【操作步骤】

1. 准备　做好相关准备,包括换药模型的准备和用品准备。

2. 讲解　集中同学进行换药目的、步骤、方法和注意事项讲解。

3. 电教　播放电教片。

4. 示教　按无菌操作原则戴口罩、帽子,洗手→根据换药需要,选取碘伏棉球、0.9%氯化钠棉球敷料等用品,放置于换药车→到达治疗床旁,调好灯光对准换药模型→用手揭除伤口的胶布、外层敷料→戴无菌手套→两把镊钳夹生理盐水棉球,拧挤棉球湿润伤口纱布→有齿镊钳夹纱布近心端,向远心端揭除纱布→仔细观察伤口→碘伏棉球清洁伤口→伤口覆盖无菌纱布、敷料→胶布固定→掖好模型衣服,整理用物→污物处理。

5. 练习　学生分组练习,教师巡回指导。

6. 学生代表演示,学生评价,教师点评。

7. 教师教学总结。

8. 学生教学反馈。

【注意事项】

1. 换药前评估伤口情况,了解所需物品,和患者做好沟通。在治疗室里面换药,换药前 1 小时室内勿打扫卫生。

2. 换药前要戴一次性口罩、帽子,洗手,戴无菌手套,遵守无菌操作规程。

3. 按需取物,注意无菌操作。

4. 手揭除胶布和外层敷料。用镊揭除里层纱布。取物镊和清洁伤口的镊,不能接触和交换使用。

5. 里层纱布先湿润再揭除,避免损伤新鲜肉芽组织,尤其是首次换药。

6. 换药过程中动作要轻柔,体贴患者,注重人文关怀。

7. 换药的污物要按规定进行处理,避免污染环境。

8. 先换清洁伤口→污染伤口→非特异性感染伤口→特异性感染伤口。

护理实训园地 10

【实训项目】　卷轴绷带包扎法。

【实训目标】

1. 明确卷轴绷带包扎的目的。

2. 熟悉卷轴绷带包扎的步骤和方法。

3. 掌握卷轴绷带包扎的原则和注意事项。

【实训用物】　卷轴绷带、棉垫、纱布、滑石粉、胶布,必要时备小夹板。

【实训方法】

1. 集中讲解,示教实训内容。

2. 分组实训,播放电教片。

3. 学生代表演示,学生自评、互评,教师点评。

4. 教学效果反馈、总结和提高。

【操作步骤】

1. 准备　做好相关准备,包括模拟患者的准备和用品准备。

2. 讲解　集中学生进行卷轴绷带包扎的目的、步骤、方法和注意事项讲解。

3. 示教

(1) 评估:①患者,全身情况、伤肢情况、配合程度;②环境清洁,方便操作;③用物齐全,符合要求;④护理人员着装整齐,洗手;熟悉卷轴带包扎的方法。

(2) 带用物至床旁,再次核对患者,解释。协助患者取端坐位或半坐卧位。

(3) 绷扎部位必须清洁干燥,对皮肤皱襞(如腋下等)可先撒滑石粉,并用棉垫或纱布相隔。

(4) 根据绷带部位,选用适合的绷带,避免使用湿绷带,避免干后收缩过紧,妨碍血运。

(5) 上肢包扎一般依次采用:环形开始→螺旋反折包扎前臂→"8"字包扎肘关节→螺旋包扎上臂→环形结束。

(6) 胶布固定。

(7) 协助患者取舒适体位,抬高患肢,整理床单位,清理用物,记录。

(8) 健康教育。

4. 电教　播放电教片。

5. 练习　学生分组练习,教师巡回指导。

6. 学生代表演示,学生评价,教师点评。

7. 教师教学总结,学生教学反馈。

【注意事项】

1. 患者取舒适坐位或卧位,扶托肢体,并保持功能位置。

2. 肢体隆突处或凹陷处,如内外踝、腋窝及腹股沟等处,应垫好衬垫。

3. 选择宽度合适的绷带卷,需使卷轴绷带平贴绷扎部位并握紧卷轴带,勿使落地污染。绷带潮湿或污染均不宜使用。

4. 包扎四肢应从远心端开始,指(趾)端尽量外露,以便观察循环及神经功能。

5. 包扎时每周用力均匀,松紧适度,动作轻快。要求牢固、美观、舒适、整洁。

6. 每周绷带应遮盖前绷带宽度的1/2或1/3,包扎开始与终了时均须环绕2周。需加绷带时,可将两端重叠6cm。包扎完毕用胶布粘贴固定或撕开末端打结在肢体外侧。

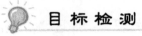

目 标 检 测

A₁/A₂型题

1. 某患者由高处跌下,引起骨盆骨折,左肱骨骨折及右股骨开放性骨折,伤口正在大量出血,急救治疗要首选(　　)

A. 抗休克　　　　　B. 加压包扎止血

C. 骨折复位　　　　D. 清创缝合

E. 骨折临时固定

2. 某患者因车祸右小腿辗碎大量出血,予以绑止血带,不正确的是(　　)

A. 在大腿上1/3处绑扎

B. 绑扎部先用布垫好

C. 以长端压住短端绕2周

D. 松紧要适宜

E. 每 2 小时放松 1~2 分钟

3. 开放性损伤的局部表现,不同于闭合性损伤的是( )

    A. 疼痛剧烈   B. 压痛明显

    C. 肿胀和瘀斑   D. 功能障碍

    E. 伤口和出血

4. 受伤关节肿胀、疼痛、瘀斑,关节活动受障碍,多为( )

    A. 扭伤   B. 挫伤

    C. 挤压伤   D. 爆震伤

    E. 撕脱伤

5. 清创缝合的最佳时间,是受伤数小时内实施( )

    A. 6~8 小时   B. 8~10 小时

    C. 10~12 小时   D. 12~14 小时

    E. 14~16 小时

6. 旋转外力使受伤皮肤与肌膜之间广泛分离,广泛出血,深部组织不受影响多为( )

    A. 刺伤   B. 切伤

    C. 擦伤   D. 裂伤

    E. 撕脱伤

7. 绷带包扎要点中,错误的是( )

    A. 包扎均由近心端开始,先环形包扎 2 周,将其始端固定,再向远心端包扎

    B. 指(趾)端尽可能外露,以便观察肢体末梢血液循环情况

    C. 每包扎 1 周应压住前周的 1/3~1/2,反折部位不可压在伤口或骨隆突处

    D. 包到出血伤口处,宜稍加压力,起压迫止血作用

    E. 包扎完毕时再环绕 2 周以胶布粘贴固定,或撕开带端打结

8. 清洁伤口是指( )

    A. 清创以后的伤口

    B. 无菌手术后的伤口

    C. 消炎以后的伤口

    D. 伤后 6~8 小时以内的伤口

    E. 有致病菌入侵,但未化脓的伤口

9. 应首先急救的损伤是( )

    A. 包膜下脾破裂 B. 骨折

    C. 窒息   D. 休克

    E. 严重脑挫裂伤

10. 按新九分法计算 3 岁小儿头、面、颈面积为( )

    A. 5%   B. 9%

    C. 13%   D. 18%

    E. 21%

11. 一个 20 岁男性伤员,整个躯干前部包括会阴发生Ⅱ度烧伤,依据新九分法计算,其烧伤面积为( )

    A. 9%   B. 11%

    C. 14%   D. 18%

    E. 27%

12. 某烧伤患者,Ⅱ~Ⅲ度总面积为 25%,其中Ⅲ度烧伤面积为 19%,严重程度是( )

    A. 轻度烧伤   B. 中度烧伤

    C. 重度烧伤   D. 特重烧伤

    E. 难以分度

13. 烧伤后期患者最主要的死亡原因是( )

    A. 低血容量休克 B. 神经性休克

    C. 脓毒败血症   D. 消化道出血

    E. 急性肾衰竭

14. 烧伤的急救,下列哪一项是错误的( )

    A. 消除致伤的原因

    B. 用清洁衣服包扎创面

    C. 预防休克

    D. 强酸烧伤,应用强碱中和

    E. 保持呼吸通畅,对头面部烧伤患者出现呼吸困难,应及时行气管切开

15. 浅Ⅱ度烧伤如无感染,创面愈合时间为( )

    A. 1 周左右   B. 2 周左右

    C. 3 周左右   D. 4 周左右

    E. 以上都不是

16. 关于烧伤患者的护理,哪一项是错误的( )

    A. 病房每日进行空气消毒

    B. 室温保持在 28~32℃

    C. 成人每小时尿量应在 30ml 左右

    D. 进行冬眠疗法时禁忌使用翻身床

    E. 发现创面铜绿假单胞菌感染应及时包扎

17. 严重烧伤时体液渗出最快是在伤后( )

    A. 6~8 小时   B. 10~12 小时

    C. 14~20 小时   D. 24~32 小时

    E. 36~48 小时

18. 一大面积烧伤患者,补液后血压 80/60mmHg,尿量 20ml/h,中心静脉压 4cmH$_2$O,表示患者仍有( )

    A. 心肌受损   B. 肾功能受损

    C. 血容量不足   D. 肺水肿

    E. 补液过量

19. 患者头颈部浅Ⅱ度及深Ⅱ度烧伤,伴喉头以下呼吸道烧伤,属于什么程度烧伤( )
    A. 轻度烧伤　　　B. 中度烧伤
    C. 重度烧伤　　　D. 特重度烧伤
    E. 不分严重度

20. 蛇咬伤后,伤口剧烈疼痛,随即肿大,并迅速向上扩散,皮下出现大片瘀斑,有血疱;伤口内有血性渗出物,可能是( )
    A. 金环蛇咬伤　　B. 银环蛇咬伤
    C. 眼镜蛇咬伤　　D. 蝮蛇咬伤
    E. 竹叶青蛇咬伤

21. 毒蛇咬伤患者的治疗及护理,错误的是( )
    A. 卧床休息,伤肢上抬,有利于减轻肿胀和疼痛
    B. 内服南通蛇药片或其他蛇药,亦可做外敷用
    C. 采用抗毒血清治疗时,在注射前必须做血清过敏试验
    D. 用胰蛋白酶+普鲁卡因在伤口周围封闭注射
    E. 对重患者要观察呼吸、神志、血压、脉搏,注意有无瘫痪症状及全身出血现象

22. 毒蛇咬伤现场急救首先是( )
    A. 高锰酸钾冲洗伤口
    B. 伤口上方缚扎
    C. 服用蛇药
    D. 普鲁卡因局部封闭
    E. 扩大伤口使毒液外流

23. 和冷伤没有直接关系的是( )
    A. 低温寒冷　　　B. 气候潮湿
    C. 保暖较差　　　D. 血液循环差
    E. 高血压

24. 非冻结性损伤的温度是( )
    A. 0~10℃　　　B. 0℃以下
    C. 0℃以上　　　D. 4~10℃
    E. 10℃以上

25. 冷伤后温水复温的温度是( )
    A. 36~37℃　　　B. 38~42℃
    C. 45~50℃　　　D. 50~55℃
    E. 60℃以上

26. 下列伤口清创后,哪一项不宜一期缝合( )
    A. 受伤后在8小时内的伤口
    B. 受伤时间在伤后12小时以内,污染较轻
    C. 受伤时间超过12小时或伤口污染严重者
    D. 面部皮肤裂伤,受伤时间在伤后24小时以内
    E. 腹部开放性伤口,有大网膜外露,受伤时间在伤后24小时以内

27. 某患者腿部钩裂伤已18小时,检查伤口有少量渗血,尚属清洁,最佳的处理方法应是( )
    A. 按感染伤口处理
    B. 清创后湿敷
    C. 清创后一期缝合
    D. 清创后一期缝合并放胶片流
    E. 清创后用凡士林纱布覆盖

28. 对有较深伤口的开放性损伤处理,下列哪项应常规执行不可缺少( )
    A. 输液、输血　　　B. 静滴抗生素
    C. 创口内放置橡皮管　D. 创口严密缝合
    E. 注射TAT

29. 经清创缝合的伤口3~5日后,患者高热、伤处肿胀、发红、剧痛,此时宜( )
    A. 继续观察　　　　B. 加大抗生素剂量
    C. 局部理疗　　　　D. 及时拆除缝线引流
    E. 伤口内注射抗生素

30. 应先换药的伤口是( )
    A. 破伤风伤口
    B. 脓性切开引流伤口
    C. 乳腺手术切口拆线
    D. 压疮创面
    E. 肾盂切开取石术后拔除引流物

31. 拆除缝线时应采取( )
    A. 有齿镊提起缝线结,缝线中间剪断
    B. 无齿镊提起缝线结,缝线中间剪断
    C. 有齿镊提起缝线结,紧贴皮肤结上剪断
    D. 无齿镊提起缝线结,紧贴皮肤结上剪断
    E. 无齿镊提起缝线结,紧贴皮肤结下剪断

32. 在伤口换药时,操作错误的是( )
    A. 所用物品均应消毒无菌
    B. 用手揭去胶布及外层敷料
    C. 用过的敷料放污染桶内
    D. 肉芽生长过度,可剪除
    E. 消毒的敷料取出过多,应放回容器,减少浪费

A₃/ A₄型题

(33~35题共用题干)

患者,男性,38岁,在拆除旧房子时,不慎被倒塌的泥墙把双腿埋住,2小时后,患者被救离现场送往医院就诊。入院检查:患者神志清醒,T

37.2℃, P 70 次/分, R 23 次/分, BP 92/75mmHg, 血钾浓度为 6.1mmol/L。患者双下肢肿胀明显, 皮下广泛出血, 双大腿尤其明显。

33. 患者损伤最可能的诊断为( )
    A. 扭伤　　　　　　B. 挫伤
    C. 挤压伤　　　　　D. 冲击伤
    E. 创伤性窒息

34. 治疗中除严密观察生命体征外, 应特别注意
    ( )
    A. 伤口肿胀情况　　B. 肢端温度
    C. 伤口疼痛　　　　D. 尿量、尿色
    E. 神志

35. 对该患者的护理不正确的是( )
    A. 抬高患肢, 有利于静脉血液和淋巴液体
       回流
    B. 密切观察患肢肿胀、疼痛和感觉情况, 禁止
       患肢按摩和热敷
    C. 协助医师切开减压, 清除坏死组织
    D. 遵医嘱应用碳酸氢钠及利尿剂, 防止肌红
       蛋白阻塞肾小管
    E. 发生肾衰竭, 需腹膜透析或血液透析治疗
       的患者, 做好相关的准备和护理

(36~38 题共用题干)

患者, 男性, 36 岁, 体重 60kg, 不慎被蒸汽伤及面部、前胸腹部及双上臂, 烧伤部位剧痛, 有大水疱。

36. 请问患者烧伤的程度为( )
    A. Ⅰ度烧伤　　　　B. 浅Ⅱ度烧伤
    C. Ⅲ度烧伤　　　　D. 深Ⅱ度烧伤
    E. 吸入性烧伤

37. 烧伤患者早期主诉口渴, 最适宜饮用( )
    A. 凉开水
    B. 大量糖水
    C. 少量多次饮 0.9% 氯化钠溶液
    D. 大量茶水
    E. 橘子水

38. 大面积烧伤患者伤后 48 小时内最主要的并发
    症( )
    A. 创伤性休克　　　B. 毒血症
    C. 脓毒症　　　　　D. 急性肾衰竭
    E. 低血容量性休克

(39~43 题共用题干)

患者, 男性, 26 岁, 体重 65kg, 冬季取火不当, 不慎烧伤面部、颈部、躯干前面及双上肢。烧伤部位可见均匀的小水疱。体格检查: T 37.1℃, P 89

次/分, R 18 次/分, BP 90/60 mmHg。患者表情痛苦, 鼻、口角有黑色的分泌物, 鼻毛黑焦。刺激咳嗽(+), 声音嘶哑, 呼吸急促。

39. 该患者头面部烧伤, 应特别警惕是否伴有
    ( )
    A. 眼部烧伤　　　　B. 呼吸道烧伤
    C. 耳部烧伤　　　　D. 消化道烧伤
    E. 颅脑损伤

40. 吸入性损伤, 伤后的主要危害是( )
    A. 肺水肿　　　　　B. 窒息
    C. 肺部感染　　　　D. 呼吸衰竭
    E. 呼吸频率增加

41. 患者烧伤早期出现血红蛋白尿时, 在快速补液、应用利尿剂的同时, 还应输入( )
    A. 抗菌药物　　　　B. 高渗盐水
    C. 低分子右旋糖酐　D. 清蛋白
    E. 5% 碳酸氢钠

42. 判断重症烧伤患者休克是否得到改善, 哪项临床监测指标最可靠( )
    A. 心率　　　　　　B. 每小时尿量
    C. 呼吸频率　　　　D. 是否口渴
    E. 神志

43. 包扎疗法最适用于( )
    A. 污染较轻的四肢浅度烧伤
    B. 面部烧伤
    C. 会阴部烧伤
    D. 头颈部烧伤
    E. 躯干烧伤

(44~46 题共用题干)

患者, 男性, 48 岁, 在低温寒冷环境中暴露 48 小时, 双手掌红肿明显, 有水疱, 水疱液体澄清。患者感觉双手刺痛、瘙痒和麻木。

44. 该患者的冷伤程度是( )
    A. Ⅰ度冷伤　　　　B. Ⅱ度冷伤
    C. Ⅲ度冷伤　　　　D. Ⅳ度冷伤
    E. Ⅴ度冷伤

45. 患肢护理措施不正确的是( )
    A. 脱离低温寒冷环境
    B. 患肢保暖
    C. 无菌抽取水疱液体, 适当包扎
    D. 热烤患肢, 及时复温
    E. 注意观察患肢病情变化

46. 健康教育内容错误的是( )
    A. 注意保暖、防寒、防潮
    B. 避免长久静止在低温寒冷环境中

C. 平时加强防寒锻炼,提高耐寒能力

D. 寒冷环境中可以适当热饮,增加热量

E. 可以喝酒,促使血液循环,提高抗寒能力

(47~49题共用题干)

患者,女性,44岁,衣着单薄,长期处在冰雪环境中。患者不停地寒战,逐渐出现呼吸缓慢、心跳缓慢、血压下降、意识模糊,最后倒地昏迷不醒。

47. 患者首要的急救措施是( )

A. 复温护理　　　　B. 输液改善微循环

C. 防治感染　　　　D. 镇静、止痛

E. 心理护理

48. 患者冷伤后最危急的并发症是( )

A. 心跳、呼吸停止

B. 休克

C. Ⅲ~Ⅳ度局部冷伤

D. 昏迷

E. 潜在并发症

49. 全身复温的措施不正确的是( )

A. 脱离低温环境,置于30℃左右的温室中

B. 对患者给予温水复温,浸泡时间为20~30分钟

C. 输液液体加温至37℃输给患者

D. 可以给予热牛奶等热饮

E. 全身复温至肛温40℃即可停止复温措施

(50~52题共用题干)

一农民患者,在劳动时被锄头伤及足背,因处理不当局部伤口感染并引起破伤风。

50. 给该患者换药,下列哪项错误( )

A. 最好专人负责

B. 换药前后要洗手

C. 换下的敷料烧毁

D. 用过器械冲洗后放回原方盘浸泡消毒备用

E. 安排在最后换药

51. 用哪种药物敷伤口最好( )

A. 凡士林纱布

B. 3%~5%氯化钠

C. 3%过氧化氢(双氧水)

D. 0.1%依沙吖啶

E. 攸锁溶液

52. 关于换药的叙述不正确的是( )

A. 换药的目的是为了观察伤口,及时去除分泌物和坏死组织,促进伤口愈合

B. 清洁伤口,2~3日换药1次;新鲜肉芽组织,1~2日换药1次,感染伤口,每日换药1~2次

C. 换药前换药人员应穿工作服,戴口罩、帽子,洗干净双手

D. 外层敷料可用手直接揭除,2把镊,1把接触无菌敷料,1把接除伤口,2把镊可以接触,但是不能调换应用

E. 如果伤口感染,应及时拆线引流

(徐辉航)

第十一章　微创外科患者的护理

※第一节　微创外科概述

微创外科(minimally invasive surgery, MIS)是以最小的创伤获得不低于甚至高于传统治疗效果, 患者得到心理和生理上最大程度康复的一种外科技术。其概念的形成与整个医学模式的进步相关, 是在"整体"治疗观带动下产生的。微创手术更注重患者的心理、社会、生理、精神风貌、生活质量的改善与康复, 最大限度地体贴患者, 减轻患者的痛苦。

(一) 发展简史

早在 1805 年, 德国医师 Bozzini 就提出有关内镜的设想。1901 年瑞典的 Jacobaeus 首次将腹腔镜用于观察人的腹腔, 但真正能通过内镜完成对疾病的诊断和治疗仅有近 30 年的历史; 1987 年法国医师 Mouret 完成世界第一例腹腔镜胆囊切除术(laparoscopic cholecystectomy, LC), 标志着新的医学里程碑的诞生。微创外科是 20 世纪末现代高科技与现代外科学有机结合的产物, 是现代外科发展史上的一次革命。1990 年以后, 腹腔镜技术在普外科、胸外科、妇产科、泌尿外科及小儿外科等领域得到广泛开展, 成为外科手术发展史上的一个里程碑, 已经成为 21 世纪外科发展的主要方向之一。

我国微创外科发展迅猛, 由胸腹腔镜发展到颈腔镜、腋腔镜、关节镜、椎间盘镜、宫腔镜、输卵管镜、胎儿镜、神经内镜、输尿管镜、血管镜等。微创技术逐渐拓展到普通外科、妇产科、泌尿外科、心胸外科、脊柱外科、骨关节外科、运动医学科、神经外科、血管外科、小儿外科、耳鼻喉头颈外科等各手术领域, 形成多学科交叉、多领域技术联合的强大优势, 使原来许多无法或难以手术治疗的疾病得到治疗, 患者的症状得到缓解、生活质量得到提高, 生存期得到延长。著名医学家、中国科学院院士裘法祖曾指出"微创医学是 21 世纪的医学, 也是生命科学的重要组成部分"。

(二) 基本原理

一般认为微创外科技术包括一切微小切口与微小创伤在内的腔镜外科技术、内镜外科技术、介入治疗技术等外科治疗技术。随着科学技术的发展进步, "微创"这一概念已深入到外科手术的各种领域。其发展主要得益于能够窥视体内腔道的器械的发展, 随着现代科学技术的迅速发展, 微创外科设备的种类、质量、功能都日趋完善, 微创手术的适应证不断扩大、并发症逐渐减少, 此类手术取得了良好的效果。广义的内镜(endoscope)可分为经自然通道进入体腔的内镜和经戳孔进入体腔或潜在腔隙的腔镜。

内镜根据性能和质地可分为硬质内镜和软质内镜。内镜的配置主要包括内镜系统、手术设备和手术器械三部分。内镜系统是内镜的主体部分, 包括内镜、主机-光源和内镜监视器; 手术设备包括高频电发生器、氩气刀等; 手术器械包括检钳、注射针、息肉圈套器、抓钳、多连发曲张静脉结扎器、狭窄扩张器、止血夹、内镜穿刺针、机械碎石器等。内镜镜体有多个腔道, 在直视下通过相关腔道采用各种附件进行活检及切除等操作。内镜外科技术具有创伤小、出血少、康复快、外形美观等优点, 得到了诸多外科医师和患者的青睐。

近年来应用于临床的"经自然腔道内镜手术"(nature orifice translumenal endoscopic

surgery,NOTES)的微创外科治疗方法,是通过人体与外界自然相通的腔道(如胃、结肠、阴道、膀胱及脐等),使内镜穿过器官管壁或脐开口进入体腔完成手术操作,NOTES 因在体内切口,做到了无腹壁损伤、体表无瘢痕,消除了腹壁损伤后的术后疼痛,NOTES 将创造微创外科的全新时代。NOTES 包括混合 NOTES(hybrid NOTES)及完全 NOTES(pure NOTES)两类。

　　介入治疗技术(interventional therapy)是指在现代影像学技术引导下,根据临床治疗的需要,将细径导管或操作探头经皮穿刺至病变或接近病变的部位,通过导管或探头对外科疾病进行治疗的一种技术方法。它具有创伤小、易操作、定位准确、并发症少的优点,极大地丰富了外科治疗学的内容,是治疗外科疾病的辅助治疗方法。

(三) 临床应用

　　自 1987 年 LC 成功开展以来,微创外科迅速发展。我国在微创外科的发展不论在腔镜手术数量上,还是在质量上均已接近国际先进水平。

　　1. 普外科　对于腹腔和盆腔的手术,腹腔镜技术已经全面开展。LC 作为胆囊结石的首选治疗方法,具有对患者全身及局部干扰少、手术后疼痛轻、住院时间短、遗留瘢痕小等优点。随着腹腔镜手术器械的更新完善及操作技能的逐渐进步,腹腔镜手术应用已逐步拓展至胃、小肠、阑尾、结肠、肝、脾、胰腺、腹外疝及乳腺和甲状腺疾病的外科治疗。

　　2. 泌尿外科　是微创技术应用最为广泛的临床科室。泌尿系统结石主要通过经皮肾镜、经输尿管肾镜、膀胱镜或腹腔镜,清除绝大多数肾、输尿管或膀胱结石。经尿道前列腺等离子电切术目前已经成为治疗良性前列腺增生的常规手术。另外,肾上腺肿瘤切除术、肾癌根治术、膀胱癌根治术、前列腺癌根治术等都可以在腹腔镜下完成,手术后排尿及性功能恢复好。

　　3. 胸心外科　胸心外科内镜技术包括胸腔镜、纵隔镜和支气管镜等,应用范围包括食管、肺、纵隔及心脏等,可应用于胸部疾病的诊断、活检;可进行食管肿瘤的切除和食管重建、纵隔淋巴结清扫、食管破裂修补、肺楔形切除、肺叶及全肺切除、膈疝修补、心包手术和冠心病的治疗等。

　　4. 骨外科　关节镜不仅是关节疾病的诊断手段,也是关节外科的重要治疗手段。在关节镜下可进行各种骨、软骨、韧带、关节囊的刨削、修整、修补或重建手术,适用于膝关节、肘关节、肩关节、踝关节等的关节内骨折及急慢性关节创伤等的处理。在脊柱疾病治疗方面,采用内镜技术行前路或后路的脊柱手术具有组织损伤小、出血少、脊柱稳定性能破坏小、手术后疼痛轻、住院时间短和功能恢复快等优点,但同时也增加了手术的难度和风险。目前,经椎间盘镜行腰椎间盘切除术已进入临床应用。

　　5. 神经外科　将脑内镜置入脑内,在显微外科手术器械、激光装置和超声引导、CT 和MRI 三维重建图像定位等的配合下,完成颅内疾病的手术治疗,弥补了单纯显微外科手术的不足,使术者在较小的显露范围内看清病变与周围组织的结构,减少了对脑组织的损伤,克服了以往开颅手术的弊端,患者痛苦小,后遗症少。神经内镜还可用于脑室内病变、脑囊肿、脑脓肿、脑肿瘤、脑内异物、脑内血肿的手术处理及立体定向放射治疗等。

　　微创外科技术是今后外科发展的方向。随着科技的进步、新技术的不断完善和应用,越来越多的先进设备和材料整合到内镜和腔镜技术中,新的培训模式的推广,对内镜和腔镜操作技巧的熟悉掌握,微创外科技术将更加普及,手术方式也将变得规范化,可以更好地服务于外科临床工作。

※第二节　腹腔镜基本技术与护理

(一) 概述

　　腹腔镜(laparoscopic)技术与常规的开腹手术之间,外科原则及手术目的没有改变,所改变的仅仅是技术手段和手术方式、方法，两者的辩证关系应是相辅相成、相得益彰的，即腹部外科是基础，腹腔镜外科是发展方向。腹腔镜基本技术包括建立气腹、腹腔镜下止血、组织切开与分离、缝合及标本的取出等。

1. 手术设备及器械

（1）腹腔镜摄像系统：由不同视角的腹腔镜、冷光源、摄像机、信号转换器、监视器等组成。

（2）CO_2 气腹机：包括气腹针和 CO_2 钢瓶，通过气腹机向腹腔内充气，建立和维持气腹，为腔镜手术提供足够的空间和视野，同时避免意外的损伤，手术中压力下降时，能自动向腹腔内补充气体达到预设的压力。

（3）腹腔镜手术器械：主要器械有套管针与转换帽、电凝钩、电凝棒、抓钳、剪刀、分离钳、施夹器与金属钛夹、持针器、牵开器与腹腔镜拉钩、腹腔镜线性切割吻合器、Endo-Stitch 缝合器、标本袋等。

（4）切割止血及冲洗引流系统：目前最常用的切割止血设备包括高频电刀及超声刀，相比于高频电刀，超声刀切割作用精确，手术时间短，视野清晰，减少了术后并发症的发生，使其在临床得到了广泛的普及和应用。冲洗引流设备主要包括冲洗引流装置和冲洗引流管，为腹腔镜手术的顺利进行提供了必要的保证。

（5）手术图像记录系统：通过专门的图像采集系统，将监视器所观察到的图像，采用数码技术直接存储于计算机中，可以直接刻录光盘，便于教学交流，以及观察复习手术过程中的操作，方便今后的技术提高。

（6）一体化手术室：腹腔镜手术的手术室，房间光线保持暗淡，尽量避免强光直射，避免灰尘、各种振动及酸、碱、蒸汽等对仪器的影响。鉴于腔镜手术特殊设备和信息采集的需要，对手术室的功能提出了更高的要求，为了避免因搬运损坏仪器，临床出现了一体化手术室，或称一体化腔镜手术室。这种设计整合了腔镜、内镜视频设备及安装在顶棚上的吊臂系统，增加了手术室环境的安全性，提高了手术室的效率。

2. 清洗消毒与维护

（1）清洗与消毒

1）清洗：手术后的器械应立即用水持续彻底清洗，可拆卸器械需拆开清理，管内腔用高压水枪彻底冲洗，用超声清洗器清洗 5~10 分钟，除去血液、污渍等，注意清洗各类钳的轴节，擦干、上油；遵循内镜使用说明，将其擦干后放入多酶洗液中浸泡，达到规定时间后，及时安装，以免零件丢失。

2）消毒：腹腔镜手术器械采用的主要消毒方法是 2% 碱性戊二醛溶液浸泡灭菌，如各类套管针、转换套管、施夹器与金属钛夹、气腹针、分离钳、各种抓钳、剪刀、电凝棒等，一般浸泡45 分钟可达高效消毒，灭菌时间为 10 小时；不能用高压高温或溶液浸泡灭菌的器械，如光缆、超声刀手柄、电刀线、腹腔镜等，可采用环氧乙烷或过氧化氢等离子体灭菌法进行灭菌。

（2）维护：使用腔镜时应注意保护保护目镜镜面，清洗后用软布轻轻擦干，套上保护帽，避免碰撞、摩擦、划伤镜面；术后擦净仪器上的灰尘，罩好机罩，防止损坏。注意仪器关闭前应将各输出强度调到"0"点，再关闭电源；开机则相反，以防止仪器及光源灯泡的损坏。腹腔镜的设备与器械应做到定人保管，定位放置，定期检查，定时登记。所有器械在使用、清洗、维护过程中，关节严禁硬扳，尖端避免碰及硬物，管状器械禁止敲打；各种连接导线用后擦净，待干后盘旋，以防成角致导线折断。

3. 适应证与禁忌证

（1）适应证：腹腔镜技术在腹部外科手术中已得到普遍应用，常见有 LC、结肠切除术、单纯性阑尾切除术、胃食管反流手术、小肠切除术、腹外疝修补术、脾切除术、肾上腺切除术、淋巴清扫术、胰腺尾部切除术、胃空肠吻合术、胆囊空肠吻合术、胃十二指肠溃疡手术、胃切除术、直肠脱垂的手术治疗、腹部创伤的探查、急腹症探查等。随着腹腔镜技术的熟练及腹腔镜器械的改善,胰十二指肠切除术、标准肝叶切除术、血管动脉瘤切除或转流术等手术亦已逐步开展。

（2）禁忌证:主要有腹腔内粘连严重、感染;呼吸、循环衰竭;重度出血倾向;肝肾功能严重损害等。

4. 并发症　腹腔镜手术虽创伤小,但并不等于手术无风险或不严重,除了可能发生与开腹手术同样的并发症外,还可发生腹腔镜技术特有的并发症。

（1）与 CO_2 气腹相关的并发症:主要有皮下气肿、气胸、心包积液、气体栓塞、高碳酸血症、心律失常、下肢静脉淤血和血栓形成、腹腔内缺血及体温下降等。

（2）与手术操作相关的并发症:主要有血管损伤(如腹膜后大血管、腹壁、肠系膜和网膜血管、手术区血管等);内脏损伤;与腹壁戳孔有关的戳孔出血、感染、腹壁血肿、腹壁坏死性筋膜炎、戳孔疝等。

（二）护理评估

1. 健康史　了解患者的年龄、性别、体重、营养状况;既往是否有腹腔感染、手术史,有无高血压、心脏病、糖尿病等。

2. 症状和体征　了解腹部病变的部位、性质、持续的时间,与饮食的关系,有无牵涉痛。

3. 心理状况　术前努力改善医护与患者的关系,尊重、理解、同情和关心患者,并向患者介绍有关病情、诊疗计划及腹腔镜手术特点与注意事项,与同类手术后患者进行交流,消除患者紧张焦虑情绪,对高度焦虑的患者,术前可遵医嘱使用镇静药物。

4. 辅助检查　了解实验室检查结果,结合 B 超、胸片、心电图、肺功能等,综合判断患者全身情况,评估是否能耐受全麻和腹腔镜手术。

（三）主要护理诊断及合作性问题

1. 焦虑　与不了解腔镜手术、担心治疗费用及对手术室环境陌生有关。

2. 疼痛　与手术创伤有关。

3. 知识缺乏　缺乏腔镜治疗的相关知识。

4. 潜在并发症:出血、脏器损伤及感染等。

（四）护理措施

1. 术前准备

（1）皮肤准备:手术前 1 日备皮,范围同开腹手术,重点是患者脐窝的清洁消毒,可用肥皂水浸泡脐孔 5 分钟后,用棉签蘸少许松节油去除所有污垢,再用棉签蘸碘伏及乙醇消毒。

（2）胃肠道准备:手术前 2 日禁食豆类,牛奶等易产气食物,手术前 6~12 小时禁食、4 小时禁饮,手术前晚常规行灌肠,LC 术前一般不常规留置胃管,其他上腹部及胃肠道手术多于术晨置胃管,排空胃肠内容物,便于手术野暴露和减少穿刺中发生胃肠穿孔的危险。

（3）膀胱准备:嘱患者进手术室前排空膀胱,如腹腔镜手术时间短,手术后排尿功能恢复快,无须留置导尿管。如手术时间长或盆腔手术,应留置导尿管,使膀胱呈空虚状态,以免穿刺时刺伤膀胱。

（4）设备仪器准备:术前应认真检查所有仪器设备及器械,确保性能完好。

2. 术中配合　腹腔镜手术因手术视野的需要,往往采用一些较为特殊的体位,调高腹内手术的靶器官位置,便于术中操作。一般上腹部手术取头高足低位,下腹部手术取头低足高位。术中注意保护患者的双腿避免受压,预防术后出现深静脉血栓,并注意保暖和防止皮肤压疮。仔细核对气体后连接 CO_2 气体钢瓶。根据不同种类的手术选择适当戳孔穿刺部位。手术过程中需要认真调节冷光源亮度、维持气腹 CO_2 流量、保持冲洗引流通畅、注意超声刀的强度,同时需要密切观察患者病情的变化,注意有无皮下积气、胸闷、呼吸困难等不良反应,准备好开腹器械,随时根据术中需要中转开腹。术后关闭器械电源前需将各种仪器旋钮降到最低点,关闭 CO_2 气体钢瓶。仔细卸下所有导线,电刀线、摄像线、光源线在清洗过程中防止浸湿,擦干净后妥善存放,禁止浸泡于消毒液内。内镜清洗烘干后禁止上油,放于盒内并保护好镜面。

3. 术后护理

(1)一般护理

1)卧位及活动:术后早期应按麻醉要求安置适合体位,清醒及血压平稳后改为半卧位,手术次日可下床活动(大部分 LC 患者术后当日可在他人帮助下下床活动),硬膜外麻醉者可适当提前活动时间。

2)饮食:胃肠道手术及全麻患者待肛门排气后逐渐恢复饮食,有呕吐者应暂停进食并对症处理。

3)吸氧:因气腹使大量 CO_2 弥散吸收入血,导致高碳酸血症,影响呼吸功能,因此术后常规给予低流量吸 O_2,4~6 小时后改为间歇性吸 O_2,并注意观察患者的呼吸节律及深度,保持呼吸道的通畅。

4)密切观察病情:手术后每 15~30 分钟测脉搏、呼吸、血压 1 次至生命体征平稳,同时观察患者的精神状况、穿刺孔有无渗血、渗液等,以尽早发现腹腔内出血的征象。

5)引流管护理:妥善固定,保持通畅,防止引流管扭曲、受压、堵塞、滑脱。密切观察引流液的量、性质,有无内出血的发生;保持引流口清洁干燥,防止感染。

(2)对症护理

1)疼痛:腹腔镜手术创伤小、痛苦轻,24 小时以后可逐渐缓解,无须特殊处理。对痛阈较低的患者,可口服盐酸曲马朵片或肌内注射哌替啶。

2)恶心、呕吐:术后少数患者可出现恶心、呕吐,应给予甲氧氯普胺 10~20mg 肌内注射或静脉滴注,症状较重者给予禁食,静脉补液。

3)肩部、背部酸胀:患者肩背部酸痛多因残留于腹腔的 CO_2 刺激双膈神经所致,一般手术后 3~5 日消失,无须特殊处理。

4)发热:是术后早期最常见的表现,多于 3 日内逐渐恢复正常,无需特殊处理。若 3 日后体温仍高且呈上升趋势,应向医师汇报,积极查找原因,给予相应处理。

※ 第三节　膀胱镜基本技术与护理

(一)概述

膀胱镜检查是泌尿外科最重要的内镜诊疗方法,可以同时观察、治疗尿道和膀胱病变,操作简便,图像清晰,色彩自然,已成为泌尿外科应用最普及的腔内泌尿外科技术。

1. 分类与常用器械

(1)分类:膀胱镜分为硬镜和软镜两种。硬镜操作简单,但损伤较大,检查中可能会遇到盲区;软镜镜头灵活,可观察到整个膀胱,不易出现盲区,损伤较小,但操作相对复杂,器材费用较高。

(2)常用器械:主要有镜鞘、闭孔器、观察镜、操作器、闭锁装置及冷光源、导光束、高频电发生器、异物钳、活检钳、剪刀钳、Ellick 冲洗器等辅助器械。

2. 适应证与禁忌证

（1）适应证：常应用于需要明确外科血尿的出血部位及原因，发现膀胱尿道的结石、异物、畸形及尿道狭窄、膀胱瘘、尿道膀胱肿瘤（包括肿瘤的部位、数目、大小、外观，并取活检）；保留膀胱的膀胱癌患者术后的定期复查。

（2）禁忌证：尿道狭窄、下尿路急性感染、膀胱容量过小（<50ml）、全身出血性疾病、急性全身感染性疾病、孕妇、月经期妇女及 1 周内进行过膀胱镜检查者均禁忌行膀胱镜检查。

3. 操作步骤　膀胱镜操作方式有很多种，但主要的操作步骤包括准备器械、操作区域皮肤消毒、插入膀胱镜、观察病变部位、根据病变位置的不同及操作目的采取适当的诊疗操作、治疗后的检查、退出膀胱镜并留置导尿管等。

（二）护理评估

1. 健康史　了解患者的年龄、性别、体重、营养状况及女性患者的月经生育史；既往是否有膀胱镜操作史；有无高血压、心脏病、糖尿病、脊柱畸形等。

2. 症状和体征　了解病变的部位、性质、持续的时间，与排尿的关系，有无血尿及血尿性质，有无放射痛等。

3. 心理状况　大部分患者由于对膀胱镜检查不了解而产生紧张心理。

4. 辅助检查　了解实验室检查结果，结合 B 超、胸片、心电图、肺功能等，综合判断患者全身情况，评估是否能耐受膀胱镜操作。

（三）主要护理诊断及合作性问题

1. 焦虑　与不了解操作过程、不熟悉检查室环境有关。

2. 疼痛　与膀胱镜操作有关。

（四）护理措施

1. 术前准备

（1）器械准备：操作前要根据不同的目的，准备不同类型的观察镜及附件，操作前要检查观察镜的视野是否清晰，各种器械的功能是否完好，导管是否通畅，镜鞘有无棱角、破损、弯折，以避免入镜时损伤尿道及膀胱。

（2）患者准备：操作前应对患者做好解释工作，介绍操作的必要性和操作中可能出现的情况，使患者能主动配合操作；如需行逆行肾盂造影检查者，术前 1 日服缓泻剂，并清洁会阴部；术日不进早餐，检查前排空膀胱。

2. 操作配合　安置患者为截石位，臀部尽量靠近检查床边缘；以尿道口为中心用 0.1%苯扎溴铵溶液冲洗消毒外阴部，男性患者要注意包皮内及冠状沟的消毒；在患者臀下、双下肢及下腹部铺无菌单；术者常规洗手消毒并戴手套，如需在镜下做膀胱手术或输尿管插管，术者应穿无菌手术衣；操作过程中要保持膀胱镜通电和持续冲洗；密切注意冲洗液的颜色、患者的腹部张力及呼吸功能的变化；手术时间较长的患者要防止电解质紊乱，注意保暖。

3. 术后护理

（1）一般护理：嘱患者多饮水，起膀胱冲洗作用；感尿痛者可适当使用止痛剂；出现血尿者，一般通过多饮水、卧床休息 2~3 日可自愈。

（2）心理护理：部分患者检查前即有出血症状，心理较焦虑，加之膀胱痉挛、疼痛等，易导致焦虑情绪加重。护理过程中应主动关心患者，了解患者术后的顾虑，做好解释安慰工作，减轻患者焦虑。

（3）对膀胱镜手术操作患者、血尿明显或有感染征象时应遵医嘱使用抗生素。

（4）膀胱冲洗的护理：应妥善固定导尿管，防止冲洗管脱出；避免引流管扭曲、折叠、受压，经常挤捏管道，保持冲洗管的通畅；出血较多时应及时调节冲洗速度，必要时加压冲洗；注意观察引流液的颜色、量、性质的变化，及时倾倒尿液。

※第四节　关节镜基本技术与护理

（一）概述

关节镜不仅用于关节外科疾病的诊断，而且已经广泛应用于关节外科疾病的治疗，包括诊断性关节镜检查和治疗性关节镜手术，使骨关节疾病的检查与治疗在微创条件下进行，减小了手术创伤，减少了术后恢复的时间，往往能取得立竿见影的治疗效果。

1. 设备及器械　关节镜的基本结构是一个光学系统，主要包括棒镜系统、光导纤维系统、灌注冲洗引流系统、摄像监视系统、动力系统、专用手术器械与设备（刨削打磨系统、套管、探针、剪刀、活检钳、手术刀等）。为了减少患者术后出血，常在关节镜操作时使用驱血带及止血带。

2. 适应证与禁忌证

（1）适应证：关节镜可用于检查关节腔内各种病变，对关节内各种组织结构的状况进行详细评估及记录，还可获取关节液或病变组织，进行进一步的实验室检查和病理检查。其主要用于关节创伤的诊断、治疗和随访，还可用于骨性关节炎、类风湿关节炎、感染性关节炎等多种关节病变的诊断、治疗及动态观察。

（2）禁忌证：包括关节完全僵硬、强直；局部或全身炎症或感染病灶，可能并发关节感染者（但关节本身已发生炎症或已有感染者除外）；关节囊和侧副韧带严重破裂者；凝血功能障碍者；患者全身状况极差或有糖尿病、肝炎及其他全身性疾病者，可作为相对禁忌证。

（二）护理评估

1. 健康史　了解患者的年龄、性别、体重、营养状况；了解既往患者有无高血压、心脏病、糖尿病，是否有其他内科用药，了解患者过敏史及既往是否有关节镜操作等。

2. 症状和体征　患病关节的疼痛、肿胀情况，查体中应仔细观察患侧关节腔内有无积液，关节活动是否受限，行走是否稳定。

3. 心理状况　大部分患者对关节镜操作不了解，易产生焦虑、紧张心理。

4. 辅助检查　通过实验室检查，评估患者是否有血液系统疾病，特别是凝血功能障碍，有无糖尿病、高血压等，了解患者是否存在严重的全身感染及重要脏器病变。结合 B 超、胸片、心电图、肺功能及患肢关节的 X 线、CT 或 MRI 等影像学检查结果及膝关节专有体格检查情况等，综合判断患者全身情况，评估是否能耐受关节镜手术。

（三）主要护理诊断及合作性问题

1. 焦虑　与对关节镜操作不了解有关。

2. 疼痛　与关节镜操作有关。

3. 潜在并发症：术后关节腔内出血、感染、积液等。

（四）护理措施

1. 术前准备

（1）器械准备：检查调试好关节镜、光源、摄像及录像、灌洗、刨削系统，保证仪器的正常运行。

（2）患者准备：手术前应对患者做好解释工作，使其了解操作的必要性和操作中可能出现的情况;骨关节手术多属无菌手术,术前需严格按骨科手术要求备皮,范围至少包括患侧肢体切口上、下各20cm;嘱患者术前禁食10小时,禁饮4~6小时,进手术室前患者排空膀胱。

2. 操作配合　连接各操作系统,调节光源适宜亮度;根据术中情况,配合医师操作,动作轻柔,不粗暴,防止伤及关节结构及关节镜器械;根据术中需要及时添加所需物品,调节灌洗液的量和速度。

3. 术后护理

(1) 一般护理:手术后患肢常规使用弹力绷带加压包扎,关节两侧置冰袋冷敷,减少渗血,缓解肿胀和疼痛;观察患肢远端血液循环、皮肤温度、色泽和足背动脉搏动情况,防止绷带包扎过紧,引起血液循环障碍。密切观察患者体温变化,手术前后预防性应用抗生素,保持切口处敷料清洁干燥。

(2) 功能锻炼:早期适当功能锻炼的目的是防止关节僵硬及肌肉萎缩,促进关节功能的全面恢复。如行膝关节镜滑膜切除术,术后当日可进行被动屈伸活动,24小时后可让患者在床上进行股四头肌等长收缩锻炼,2日后逐渐被动或主动抬高患肢15°~20°,4~6次/日,以患者不觉劳累或疼痛为宜。3日后可下床行走,并根据活动后关节反应情况逐渐增加活动量。

(3) 预防并发症

1) 关节内出血:术后少量出血,多能自行吸收,不需特殊处理;然而出血量较大时应引起重视,及时向医师汇报并协助处理。

2) 关节感染:感染是关节镜术后较严重的并发症。术后体温一般不超过38℃,若体温明显升高,或膝关节结核及化脓性关节炎患者体温不降反升,并出现伤口跳痛,应立即检查伤口或行关节腔穿刺抽液涂片镜检,判断伤口是否感染。

3) 关节内积液:术后6小时抬高床头15°~30°,患关节垫枕抬高20cm,关节远端应放置最高位并保持功能位以减轻肿胀,卧硬板床。如术后4~8小时出现关节有胀感,但无明显疼痛,无明显全身症状,多为关节滑膜受刺激后的反应;若关节张力大,肿胀明显,应行关节穿刺减压。

目标检测

A₃/A₄型题

(1~4题共用题干)

患者,女性,52岁,小学文化,诊断为胆囊结石,拟在腹腔镜下行胆囊切除术,当患者得知手术方式后,反复向病友和医务人员打听腹腔镜手术的相关情况。经过积极的术前准备,顺利地完成了手术,术后出现腰背部、肩部疼痛。

1. 患者术前主要的护理诊断或问题是(　　)

A. 疼痛　　　　　　B. 体温过高

C. 焦虑　　　　　　D. 恐惧

E. 知识缺乏

2. 针对上述护理诊断或问题的主要护理措施是

(　　)

A. 减轻或控制疼痛　　B. 降低体温

C. 减轻焦虑　　　　　D. 消除恐惧

E. 提供相关知识

3. 术后腰背部及肩部疼痛的原因是(　　)

A. 手术体位不良所致　B. 腹腔镜损伤

C. 麻醉后反应　　　　D. CO_2产生的碳酸刺激

E. 组织缺氧

4. 腰背部及肩部疼痛的处理措施是(　　)

A. 解痉　　　　　　B. 止痛

C. 消炎利胆　　　　D. 微波治疗

E. 无须特殊处理

(刘　波)

第十二章　移植患者的护理

※第一节　移植概述

移植（transplantation）是通过手术或其他途径将某一个体的有活力的细胞、组织或器官移植到自身其他部位或另一个体的体内，而使其继续存活并发挥其功能的技术。移植的细胞、组织或器官称为移植物；供给移植物的个体称为供体（或供者），接受移植物的个体称为受体（或受者）；进行移植的外科手术，称为移植术。

（一）移植的种类

移植的分类方法很多，常用的分类方法有：①根据供体和受体是否为同一个体可分为自体移植和异体移植。②根据植入部位不同分为原位移植和异位移植。③根据供体和受体的种系和基因关系分类，两者基因完全相同如同卵双生间的异体移植，称为同系移植或同基因移植，移植后不会发生排斥反应；种系相同而基因不同，如人与人之间的移植，称同种异体移植，移植后会发生排斥反应，是目前临床应用最广泛的移植方法；不同种之间的移植，如人与猪之间的移植，称异种移植，移植后会引起强烈的排斥反应，尚处于实验研究阶段。④根据供体是否存活，分为活体移植和尸体移植。

临床上通常按照解剖学来进行分类，一般分为三种类型：器官移植、组织移植和细胞移植。器官移植是指用手术的方法将某一个体的有活力的器官移植到自身其他部位或另一个体的体内，如肾移植、心脏移植等；组织移植是指角膜、皮肤、神经、血管、淋巴管、肌腱、肌肉和骨骼等的移植；细胞移植是指将有活力的组织制备成细胞悬液，输注到受体的血管、体腔和组织器官内，如输血、骨髓移植等。

（二）移植前准备

1. 供者的选择

（1）免疫学检测：同种异体器官移植选择供体时，除了考虑年龄、解剖及生理、病理等因素外，通过各种免疫学方法，选择与受体组织相容性抗原尽可能少错配的供者，移植术后可减少排斥反应的发生，提高移植效果。临床常用的检测方法有以下几种。

1）ABO血型相容试验：检测供者与受者的红细胞血型抗原是否相同或相容。同种异体移植时要求供者、受者血型相同，至少要符合输血的原则。

2）人类白细胞抗原（HLA）配型：按照国际标准的六抗原相配原则进行配型，包括MCH Ⅰ类分子抗原HLA-A、HLA-B、HLA-C及MCH Ⅱ类分子抗原HLA-DR、HLA-DP、HLA-DQ。临床主要检测HLA-A、HLA-B及HLA-DR三个位点。

3）预存抗体的检测：①淋巴细胞毒交叉配合试验，是检测受者血清中针对供者特异性抗体反应性的最直接方法，是临床移植前必须检查的项目。若淋巴细胞毒交叉配合试验阳性（>10%），提示移植后有超急性排斥反应或加速性排斥反应的风险。一般而言，淋巴细胞毒交叉配合试验阳性是器官移植的禁忌证，这对于肾和心脏移植尤其重要。②群体反应性抗体（PRA）检测，是通过检测受者体内同种异体抗体对随机细胞群体反应的细胞筛查试验来测定其被致敏的程度，用PRA百分率表示。检测方法主要有三种，即ELISA法、流式细胞仪技术和微量 CDC 方法。PRA 高的患者交叉配型的阳性率高,提示不容易找到合适的供体。

4）混合淋巴液培养:将受者与供者的淋巴细胞混合在一起培养,观察其转化率,若转化率超过 20%,提示供者、受者的淋巴细胞抗原不同,不宜进行移植手术。但由于此法观察结果所需时间(5~6 日)过久,因而临床实际应用价值受到限制。

(2)非免疫学要求:供移植器官功能和结构正常,供者无血液病、结核病、恶性肿瘤、严重全身性感染和人类免疫缺陷病毒(HIV)感染等疾病。供者年龄以小于 50 岁为佳,供肺、胰者不超过 55 岁,供心、肾、肝者分别不超过 60 岁、65 岁、70 岁。活体移植以同卵双生间最佳,然后依次是异卵双生、同胞兄弟姐妹、父母子女、血缘相关的亲属及无血缘者之间。尸体供者还应考虑供者死亡时间。

2. 器官保存

(1)保存原则:安全有效的器官保存是移植成功的先决条件。离体缺血器官在 35~37℃ 短时间内即趋于失去活力(称为热缺血)。为保证供体器官的功能和移植后的存活率,器官保存应遵循低温、预防细胞肿胀和避免生化损伤的原则。

(2)常用保存液:目前,供体器官的处理和保存方法是采用特制的器官灌洗液(0~4℃)快速灌洗,使被灌洗器官的温度迅速而又均匀地降到 10℃ 以下,并尽可能将其内血液洗净;然后保存于 2~4℃ 保存液中直至移植(称为冷缺血)。目前国际上应用最广泛的器官保存液是 1988 年美国威斯康星大学 Belzer 研制的 UW 液,UW 液理论上可保存胰腺、肾长达 72 小时,保存肝 30 小时或更长。临床上供体器官保存时限定为:心脏 5 小时内,肝 12 小时内,胰腺和肾分别为 20 小时和 24 小时以内。新近开发的 HTK 液和 Celsior 液也有较好的效果。我国的中药保存液也在研究和探索中。

3. 受者的准备

(1)心理准备:在等待供体期间,就应为患者提供术前指导,让患者了解器官移植的相关知识,解除思想顾虑,增强对移植手术的信心。

(2)完善相关检查:除一般术前常规检查外,还要检查心、肺、肝、肾和神经系统功能;肝炎病毒相关指标、HIV 及电解质水平;尿及咽拭子细菌培养。此外,应根据不同的移植器官进行相关的免疫学检测,如血型、HLA 配型等。

(3)免疫抑制剂的应用:手术前或手术中即开始用药,具体药物及其剂量、用法及用药时间可根据移植器官的种类和受者情况决定。

(4)预防感染:及时治疗咽喉部和泌尿道等潜伏病灶;遵医嘱预防性应用抗生素。

(5)其他准备

1）注意防寒保暖:防止呼吸道感染。

2）保持皮肤清洁卫生:预防皮肤感染。

3）饮食和肠道准备:术前 1 日进少渣饮食,术前晚给予生理盐水或肥皂水灌肠 1 次。

4）保证足够的睡眠:术前晚可遵医嘱予以口服适量的地西泮或阿普唑仑。

5）术晨测量体重并记录。

6）加强营养:保证足够的热量及氮量,以增强抵抗力;纠正水、电解质紊乱及酸碱平衡失调。

4. 病室准备

(1)病室设施:通风良好,光线及照明充足。室内配备空调、中心供氧及负压吸引、空气层流设备或其他空气消毒设施。有条件的医院可配置闭路电视监视系统、电视机、电冰箱和电话等。

(2)物品准备

1）灭菌物品:被套、枕套、大单、中单、患者衣裤和腹带等。

2) 仪器:体温计、血压计、听诊器、吸引器、输液泵、微量泵和监护仪等。

3) 其他:精密度尿袋、体外引流袋、量杯、便器和磅秤等。在隔离病房的外间准备隔离衣、帽、鞋等,备医护人员进入隔离病房时更换。

(3) 专用药柜:根据移植器官的种类准备相关药品,如止血药、抗生素、免疫抑制剂、维生素、降压药、利尿药、清蛋白及急救药。

(4) 消毒与隔离

1) 消毒:术前 1 日用 0.5% 过氧乙酸或其他消毒液擦拭病室内一切物品和门窗,然后用乳酸熏蒸或其他方法进行空气消毒。手术日再次以消毒液擦拭病室地板及室内的其他物品,并进行室内空气消毒。有条件的医院术后可将患者安置在有空气层流设备的洁净病室。

2) 隔离:医护人员或患者家属进入移植隔离病房前应洗手,穿戴隔离衣、帽、口罩和鞋等。

(三) 免疫抑制治疗

1. 免疫抑制治疗的基本原则　器官移植的免疫治疗可分为基础治疗和挽救治疗。基础治疗是指应用免疫抑制剂预防排斥反应的发生;挽救治疗即当排斥反应发生时,加大免疫抑制剂的应用剂量或调整免疫抑制剂的应用方案,以逆转排斥反应。治疗应根据不同的器官和不同的受者制订个体化的治疗方案,其基本原则是联合应用,以增加药物的协同作用。临床一般以环孢素 A 或他克莫司加皮质类固醇,或者环孢素 A 或他克莫司加硫唑嘌呤或麦考酚吗乙酯作为免疫抑制的基本药物,在此基础上可根据不同的个体加用其他免疫抑制药物。

2. 常用免疫抑制剂

(1) 皮质类固醇:是预防和治疗同种异体移植所致排斥反应的一线药物,常与其他免疫抑制剂联合应用。常用药有泼尼松(强的松,prednisone,pred)、泼尼松龙(强的松龙,prednisolone)、甲泼尼龙(甲基强的松龙,methyl prednisolone,MP)、氢化可的松(hydrocortisone)等。不良反应可有骨质疏松、应激性溃疡及促进感染扩散等。口服和静脉注射都可以吸收,目前尚无统一的用药方案。

(2) 环孢素 A(cyclosporine A,CsA):是一种新型的免疫抑制剂,其主要作用是阻止白细胞介素(IL-2)及其他 T 淋巴细胞激活所需的细胞因子的表达,从而抑制 T 淋巴细胞的活化与增殖,常作为免疫抑制维持治疗的最基本药物之一。主要有肝肾毒性、高血压、神经毒性、高尿酸血症、牙龈增生、多毛症及糖尿病等不良反应。常用剂量为 $6 \sim 10 \mathrm{mg/(kg \cdot d)}$,口服,每日 2 次。临床应用期间要严格检测血药浓度,尽量避免其不良反应。

(3) 他克莫司(tacrolimus,FK506):又名普乐可复(prograf),作用原理类似于 CsA。FK506 的肝、肾毒性与 CsA 相似,但高血压发生较少,牙龈增生及多毛症罕见。常用剂量为 $0.15 \mathrm{mg/(kg \cdot d)}$,分 2 次口服。

(4) 硫唑嘌呤(azathioprine):是一种典型的、广泛应用于器官移植的嘌呤类药物。主要作用是抑制 DAN、RNA 和蛋白质的合成,进而抑制 T 淋巴细胞和 B 淋巴细胞的分化和增殖。其毒性反应有骨髓抑制、肝功能损害、胆汁淤积、肝静脉血栓形成、感染及脱发等。常用剂量为 $2 \sim 5 \mathrm{mg/(kg \cdot d)}$,维持量为 $0.5 \sim 3.0 \mathrm{mg/(kg \cdot d)}$,可通过口服或静脉注射给药。

(5) 霉酚酸酯(mycophenolate mofetil,MMF):特异性地抑制 T、B 淋巴细胞的增殖及抗体生成,制止细胞毒性 T 淋巴细胞的繁殖。不良反应有腹泻、关节痛、白细胞减少和胃肠道出血等。MMF 的用药方法是口服,剂量范围较大,在 $0.1 \sim 3.5 \mathrm{g/d}$,常用剂量为 $2 \mathrm{g/d}$。

(6) 抗淋巴细胞球蛋白(antilymphocyte globulin,ALG)或抗胸腺细胞球蛋白(antithymocyte globulin,ATG):为多克隆血清,能清除 T 淋巴细胞和 B 淋巴细胞。临床多应用于免疫抑制的诱导阶段,常用剂量为 $10 \sim 20 \mathrm{mg/(kg \cdot d)}$,用法为静脉注射。主要不良反应是过敏反应、发热、寒战及白细胞减少等。

（7）莫罗莫那-CD3（OKT3）：为鼠 IgG2 的免疫球蛋白。通过抑制 T 淋巴细胞的活性和多种细胞因子的产生及表达而发挥免疫抑制作用。常用剂量为 5mg/d，静脉注射。不良反应有发热、寒战、头痛、腹泻、呼吸困难等。

（四）排斥反应与抗排斥治疗

1. 排斥反应（rejection） 指机体在接受组织或器官移植后，如供者和受者的组织相容性抗原不一致时，受者体内对移植物出现抗原而发生的细胞和体液的免疫反应，使已愈合的组织或器官脱落或坏死。排斥反应可分为有宿主抗移植物反应（host versus graft reaction，HVGR）和移植物抗宿主反应（graft versus host reaction，GVHR）两大类。其中，前者多见于器官移植，后者主要发生在骨髓移植或其他免疫细胞移植。临床上将宿主抗移植物反应分为超急性排斥反应、急性排斥反应和慢性排斥反应。

（1）超急性排斥反应（hyperacute rejection，HAR）：是一种以抗体介导为主的体液免疫反应，可迅速导致移植物损伤甚至失活，多发生在移植器官恢复血流后数分钟至移植后 24 小时内。目前对该排斥反应尚无有效的治疗方法，只有通过术前筛选无预存抗体受体才能预防。一旦发生超急性排斥反应，再次移植是唯一的治疗措施。

（2）急性排斥反应（acute rejection，AR）：是器官移植中最常见的排斥反应，多发生在移植后 4~14 日，也可出现在术后 1 个月内或数月后。主要为 T、B 淋巴细胞介导、以特异性细胞免疫为主并有体液免疫参与的免疫应答所致。以急性血管病变为主要特征，可出现寒战、高热、全身不适、移植物肿大而引起局部胀痛等，并出现移植器官功能减退，如肾移植患者出现少尿或无尿、血肌酐及尿素氮增高；肝移植患者出现胆汁量减少、黄疸加深、血清氨基转移酶及胆红素迅速升高；心脏移植患者发生心律失常及右心衰竭。若能及时诊断和治疗，急性排斥反应可得到逆转。

（3）慢性排斥反应（chronic rejection，CR）：是由体液免疫和细胞免疫共同介导和参与的慢性进行性免疫损伤过程，可发生在手术后数月甚至数年，病程进展慢，以移植物纤维化、血管内膜增生为病理特征，临床以移植器官功能逐渐丧失为主要表现。目前认为慢性排斥反应除免疫学因素外，与缺血再灌注、病毒感染等非免疫因素也明显相关，唯一有效的治疗方法是再次移植。

2. 抗排斥反应治疗 急性排斥反应经治疗可得到逆转；超急性排斥反应和慢性排斥反应目前尚无有效的治疗方法，但大多数超急性排斥反应可以预防。对急性排斥反应，目前尚无统一的最佳治疗方案。轻度排斥反应可采用大剂量皮质类固醇激素冲击治疗，对于肝移植后的轻度排斥反应，常需要加用他克莫司联合用药；中度以上或耐激素治疗的排斥反应可采用抗胸腺细胞球蛋白或莫罗莫那-CD3（OKT3），亦可调整基本的免疫抑制方案。

※第二节　皮肤移植患者的护理

（一）概述

皮肤移植又称为植皮术，是用手术的方法把一个人或动物的皮肤从其原来生长的部位移植到另一部位或另一机体，用以覆盖创面和整复畸形。皮肤移植是烧伤整形美容外科常用的基本技术，是临床应用最多的组织移植。

1. 皮肤移植的分类

（1）根据供体与受体的遗传学关系分类：①自体皮移植；②同种同系皮移植；③同种移

植;④异种移植。

（2）根据移植方法的不同分类：①游离皮片移植，皮片完全脱离原来部位而移植他处；②带蒂皮瓣移植，皮片的一部分与原来部位相连，保持皮片的血液供应，可用于再造器官；③游离皮瓣移植，运用现代显微外科技术，将皮片上血管与受皮区血管吻合，可进行较复杂的修复和再造手术。

2. 常用的供皮种类　根据所取皮片厚度不同，将供皮分为以下几种。

（1）刃厚皮片：为表皮和部分真皮乳头层。优点：成活率高；缺点：因过薄，愈合后不耐磨，易受皮下纤维组织收缩影响而变形，也因有色素沉着，不宜植入面部、手掌、足底等处。

（2）中厚皮片：含表皮及部分真皮层，用途最广。优点是存活率高，愈合后功能也好，不宜收缩，色素变化不大。

（3）全厚皮片：包括全层皮肤，但不可含有皮下组织，须在新鲜创面上移植。优点：愈合后功能好；缺点：由于供皮区切除皮片后必须缝合，故取皮面积有限，应用受到限制。

（二）主要护理诊断及合作性问题

1. 焦虑　与担心损伤后毁容及植皮术效果有关。

2. 疼痛　与植皮术的损伤有关。

3. 心排血量减少　与供皮区、植皮区创面出血及渗出有关。

4. 有感染的危险　与供皮区、植皮区创面有关。

5. 知识缺乏　缺乏有关损伤的护理知识。

（三）护理措施

1. 手术前准备　供皮区要按手术前常规进行备皮，小儿可不必剃毛，用肥皂水刷洗，擦干后用乙醇涂拭，以无菌巾包扎。受皮区如为肉芽创面，手术前数日应勤换药，以抗生素溶液湿敷，使分泌液减少，周围创缘无炎症现象，方能进行植皮。对大面积烧伤焦痂切除者，手术创面大、出血多，按医嘱备血。做好心理护理工作。

2. 皮肤移植方法及术中配合

（1）取皮：供皮区以70%乙醇消毒，不可用碘酊，以免损害表皮，降低皮片活力。麻醉下，以取皮刀切取不同厚度皮片。取下的皮片浸泡在冷的等渗盐水中保存，切勿置热盐水中。供皮区创面立即覆盖一层凡士林纱布，外加多层（15～20层）干纱布用绷带加压包扎。如切取全厚层皮片，则必须将皮片的皮下脂肪修净，并缝合供皮区伤口。

（2）植皮：在新鲜创面上常用中厚大张游离皮片覆盖，四周边缘以丝线缝合固定，皮片上加敷料行"打包"加压包扎，使皮片紧贴创面。18～24小时后，即有毛细血管生入皮片。3～4日后血液循环建立，开始存活。在肉芽创面上植皮或皮片来源较少时，可将皮片（多用刃厚皮片）展平贴在凡士林纱布上，然后剪裁成小方块（如邮票状）种植在创面上，各皮片之间相隔1cm左右。以凡士林纱布一层紧敷其上，外面再加多层（20～30层）吸水性强的纱布（烧伤敷料），以绷带包扎。

3. 术后护理

（1）患者术后必须卧床休息，以免过多活动使皮片移位或致皮下血肿，影响皮片存活。

（2）植皮的肢体要制动，并抬高患肢，有利于静脉回流，防止水肿。

（3）创口疼痛时给予止痛。

（4）保持包扎敷料的清洁和干燥，如被大小便污染应立即更换。

（5）告知患者不可抓摸创面，小儿双手应加约束。

（6）按时观察创面，如皮片下积有脓血，应立即用尖头剪刀剪开小口引流，但切勿挤压。

（7）如皮片已坏死,应及时剪去坏死部分。

（8）供皮区如无感染征象,可在手术后 14 日更换敷料,创面一般都能愈合。

（9）告知患者以上有关知识,主动配合护理工作。

（四）健康教育

1. 向患者告知皮肤移植后病情变化概况及注意事项。

2. 教育引导患者及家属了解植皮术知识,积极配合治疗和护理。

3. 介绍康复治疗的重要性,为患者制订康复治疗计划,告知患者定期复查。

※第三节　断肢(指)再植患者的护理

（一）概述

断肢(指)再植是指对完全离断或部分离断的肢体(指),采用清创、骨骼固定、血管吻合、修复肌腱和神经等一系列手术,将肢体(指)重新缝合回原位,使其完全存活并恢复大部分功能。它是一种自体器官再植,手术不存在排斥反应,但术后的血管痉挛、血栓形成和感染等并发症会导致再植肢(指)的坏死和失去功能。因此,注重术后护理十分必要。我国在 1963 年报道国际首例断肢再植成功病例,1965 年又成功开展了断指再植。50 余年来,我国断肢(指)再植取得了一系列突破性进展,一直处于国际领先地位。

☆链　接

离断肢体的病理生理变化

肢体离断后,血液循环虽然中断,但是因为离断肢体内各种组织仍在存留的氧和营养物质中进行着新陈代谢,组织仍可保存活力。随着代谢的进行,氧和营养物质逐渐消耗,组织细胞进入无氧代谢,此时能量消耗大,由于缺氧、无血运,代谢产物不能排除,乳酸、二氧化碳堆积,造成组织细胞酸中毒,细胞膜、细胞器受损,继而组织细胞死亡。此外,离断肢体的病理生理变化与气温有密切关系,即气温越高,细胞坏死速度越快;反之,细胞坏死速度越慢。由此可见,再植肢(指)的成功与否,与离断肢体的时间长短和离断肢体的保存有直接关系。因此,临床上对断肢(指)再植要分秒必争,力争在离断肢体尚未发生不可逆的病理改变前进行再植,提高再植术成功率。

（二）护理评估

1. 健康史　了解断肢(指)的原因、受伤时间、经过;现场急救情况;离断肢(指)的保存方法;患者全身情况及既往病史。

2. 临床表现

（1）全身情况:单个手指或足趾离断多无明显的全身改变,而大的肢体离断往往由于出血和剧烈疼痛可引起创伤性休克,同时还应了解其他重要脏器有无损伤。

（2）局部情况:完全离断时肢体(指)远近端没有任何组织相连或只有少量已严重损伤的组织相连;不完全离断时伤肢(指)软组织大部分离断,断面有骨折或脱位,肢体(指)远端可无血液循环。故需要了解离断部位近端伤口的出血、污染或感染情况;评估离断处血管、神经、肌腱、肌肉、骨关节及周围软组织和皮肤的损伤情况。

3. 心理状况　由于伤残可导致患者产生焦虑和恐惧心理。

（三）治疗要点

肢(指)离断均属意外发生,处理要从现场急救开始。现场急救包括止血、包扎、保存断肢(指)及迅速搬运等方面。在纠正全身紊乱的同时,争取对有再植适应者进行断肢(指)再植术。

对完全离断或不完全离断的肢体(指)应争分夺秒进行断肢(指)再植手术,但下列情况者不宜再植:①患全身慢性疾病,不能耐受长时间手术或有出血倾向者;②断肢(指)多发骨折及严重软组织挫伤,血管床严重破坏,血管、神经、肌腱高位撕脱者;③断肢(指)在刺激性液体或其他消毒液浸泡;在高温环境,离断时间过长,没有冷藏保存;④患者精神不正常、无再植要求或不能合作者。

(四)主要护理诊断及合作性问题

1. 焦虑或恐惧 与肢体(指)离断、担心手术效果等有关。
2. 组织灌注改变 与血管痉挛或血管吻合处血栓形成有关。
3. 躯体移动障碍 与再植肢体功能不健全有关。
4. 有感染危险 与开放性损伤和长时间手术有关。
5. 潜在并发症:休克、急性肾衰竭等。

(五)护理措施

1. 现场急救护理

(1)抢救生命:注意患者生命体征,了解有无其他合并伤,迅速做好抗休克准备工作。对昏迷者要保持呼吸道通畅。

(2)残肢(指)处理:迅速用无菌敷料加压包扎残端,必要时用止血带。使用止血带者注意定时放松止血带并压迫肢体(指)残端血管,减少创口出血。保护好残肢(指),不完全性断肢(指)可用夹板固定制动,避免继发损伤。

(3)断肢(指)保存:对断离的肢体(指)现场勿需任何处理,尽快用无菌或清洁敷料包裹,保持干燥,放入塑料袋中,再放入有盖的容器内,外周加冰块冷藏保存(4℃左右)。注意断肢(指)不能直接与冰块接触,以防冷伤,也不能用任何液体浸泡(图12-1)。如断肢(指)卡在机器中,首先停机,将机器拆开取出断肢(指),严禁强行拉出断肢(指)或将机器倒转,以免加重损伤。

(4)快速转运:肢体(指)离断后血循环中断,各种组织随时间的延长,先后发生不同程度的变性,最后导致组织死亡。因此,力争6小时内进行手术。转送过程中,应严密观察患者的全身情况及离断肢体(指)的低温保存。到达医院后,迅速将断肢(指)送手术室并用肝素盐水灌注,冲洗后以无菌湿纱布包好,放在无菌容器中,保存于2~4℃冰箱内,严禁冷冻。如为多指离断,应分别包好并做好标记,以便按手术进程逐个取出,减少热缺血时间。

2. 手术前护理 了解患者的损伤及急救情况、肢体缺血时间、有无合并伤及休克等;严密观察生命体征,给予全身支持;迅速完成相关检查、备血、备皮、麻醉前用药等术前准备工作。

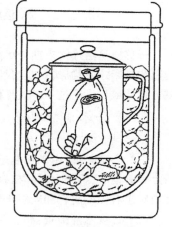

图12-1 断肢冷藏保存法

3. 手术后护理

(1)一般护理:术后患者应住安静、舒适、空气新鲜的单人病房,室温保持在20~25℃,湿度50%~60%,局部用60W落地灯照射,以利于观察血循环并可局部加温,照射距离30~40cm,避免灼伤。注意保暖,严防寒冷刺激。严禁吸烟及他人在室内吸烟,防止血管痉挛发生。术后应安排专人护理。定时测量患者生命体征变化及尿量,记24小时液体出入量。

（2）再植肢（指）的护理

1）患肢抬高及制动：术后卧床休息 10~14 日。适当限制肢体的活动，抬高患肢（指）略高于心脏水平，有利于静脉回流，但不宜过高以免影响血供。

2）观察再植肢（指）血液循环：手术后 10 日内，每 1~2 小时测量再植肢（指）皮温 1 次，并做记录，注意测量时应在同一部位。再植肢（指）皮温应高于正常侧 1~2℃，如皮温突然下降 3℃ 以上，提示静脉栓塞。血管危象易发生于手术后 48 小时内，如皮肤由红润变为苍白、皮温降低、指腹塌陷、毛细血管充盈时间延长超过 2 秒、动脉搏动减弱或消失，提示动脉痉挛或栓塞，即动脉危象；若皮色暗紫、皮温下降、指腹肿胀及毛细血管充盈时间缩短（<1 秒）、动脉搏动存在提示静脉回流受阻，即静脉危象。一旦发生，应立即通知医师及时处理。对肢体肿胀的患者应定时测量肢体的周径，以便对比观察，其中肢体肿胀和毛细血管充盈时间受外界干扰小，可更准确地反映肢体血供情况，所以要求手术后 2 日内每 1~2 小时观察 1 次。

（3）预防感染：限制探视，遵医嘱使用抗生素预防感染。

（4）抗凝止痛：遵医嘱及时应用抗凝剂及血管扩张药，如低分子右旋糖酐、复方丹参注射液和山莨菪碱等，一般不用肝素；同时应用镇静止痛剂，减轻疼痛。

（5）功能锻炼：术后功能锻炼遵循循序渐进和主动锻炼为主的原则。手术后 3 周内为软组织愈合阶段，护理重点是预防感染，此期可进行理疗、按摩，改善血行及消除肿胀；术后 4~6 周，由于骨折愈合尚不牢靠，可进行无负荷功能锻炼，即只做患肢屈伸、握拳活动。防止关节僵直、肌肉萎缩和粘连；术后 6~8 周，骨折已愈合。此时护理重点是促进神经功能的恢复和瘢痕软化为主，加强肢体活动和感觉训练，同时配合理疗与药物治疗。

（六）健康教育

1. 加强安全宣教，注意安全生产，提高自我劳动保护意识。

2. 教育引导患者及家属了解再植术知识，积极配合治疗和护理。

3. 介绍功能锻炼的重要性，为患者制订功能锻炼计划，告知患者定期复查。

第四节　肾移植患者的护理

肾移植是治疗终末期肾疾病最主要的手段，在临床各类器官移植中，肾移植较早开展且例数和临床疗效均居首位。我国每年行肾移植术已超过 5000 例，居亚洲首位。有记载活体供肾存活最长已超过 40 年，肾移植后大部分患者恢复正常的生活和工作。

（一）手术前护理

1. 受者的准备

（1）心理护理：由于长期患病、体质虚弱、全身不适等，以及长期的透析治疗，部分患者对治疗失去信心，再加上对移植有恐惧心理，护理人员要鼓励患者，增加对治疗的信心，有针对性地对患者做好解释和安慰工作。

（2）常规术前准备：和一般外科大手术的准备相同，做好皮肤准备、血液准备、肠道准备、饮食准备、管道准备等。

（3）术前透析治疗：①可以减轻氮质血症；②迅速纠正水、电解质紊乱，减少体内水潴留，改善心功能，控制高血压；③纠正低蛋白血症。若能维持较长的透析时间再做移植，则移植肾的存活率可以提高。在移植术前 1 日应常规透析一次。

（4）控制感染：注意观察患者有无感染病灶，应早期给予积极治疗，以预防术后因使用大量免疫抑制剂感染病灶暴发和难以控制。

（5）全身支持治疗：鼓励患者进低蛋白质、低盐、高热量、高维生素饮食，加强营养，增强抵抗力。水的摄入量一般为每日尿量再加 600~800ml。必要时通过肠内、肠外途径补充营养，提高患者对手术的耐受力。

（6）术前隔离：术前 1~2 日将患者移至隔离病房，避免交叉感染。

2. 病室的准备

（1）病室的无菌准备：手术前 1 日用 0.5%过氧乙酸擦拭室内一切物品和门窗，然后用过氧乙酸熏蒸进行空气消毒，病室应朝阳，通风良好。

（2）病室的物品准备：床、软床垫、吸引器、氧气表、血压计、听诊器、体温表、引流瓶、尿比重计、紫外线灯、量杯等。

（3）药物的准备：在隔离病室内应备有移植术后常用的药品，如免疫抑制剂、抗生素、肝素、止血药、降压药、呋塞米及抢救药品等。

（4）其他：按消毒隔离原则，准备衣、帽、鞋等物。准备监护仪器。

3. 供者的准备

（1）亲属供肾：亲属供肾必须满足下列条件：①HLA 抗原及 ABO 血型必须与受者完全一致；②混合淋巴细胞培养必须低于 20%；③淋巴细胞毒试验低于 10%；④供者双肾功能及形态均正常，至少有一个肾只有一条肾动脉及一条肾静脉。

（2）尸体供肾：尸体供肾必须满足下列条件：①供者年龄不超过 50 岁；②生前无全身或腹腔的感染病灶及病毒感染；③生前无可能累及肾的疾病，如高血压、糖尿病和红斑狼疮等；④ABO 血型相同、淋巴细胞毒试验低于 10%；⑤无恶性肿瘤病史；⑥热缺血时间不超过 10 分钟。

（二）手术后护理

1. 主要护理诊断及合作性问题

（1）焦虑　与担心手术及其效果有关。

（2）营养失调：低于机体需要量　与胃肠道吸收不良及低蛋白饮食有关。

（3）有感染的危险　与术后营养失调、免疫抑制剂的应用有关。

（4）潜在并发症：出血、感染、排斥反应、应激性溃疡等。

2. 护理措施

（1）密切观察病情变化：注意体温、脉搏、血压、呼吸等生命体征的变化。术后 3 日内每小时观察 1 次，以后根据病情改为每 4 小时 1 次；严格记录 24 小时出入量，每日或隔日复查血、尿常规、肾功能、血电解质的变化及出凝血时间；每日测量体重 1 次，观察其变化趋势。注意观察伤口、移植肾区、肺部及引流管的情况。

密切观察排斥反应的预兆，若患者体温突然升高且持续高热，伴血压升高、尿量减少、血肌酐上升、移植肾区闷胀感、压痛及情绪改变等，应考虑有排斥反应的发生，立即通知医师。

（2）体位与活动：取平卧位，肾移植侧下肢髋关节、膝关节保持水平屈曲 15°~25°，以减少切口疼痛和血管吻合处的张力。术后第 2 日指导患者进行床上活动；术后第 3 日可根据病情协助其下床活动，活动量以逐渐增大为原则，以防血管吻合口破裂。

（3）饮食：术后胃肠蠕动恢复、肛门排气后可循序渐进地恢复饮食。给高热量、低蛋白质、低钠、高维生素、易于消化、无刺激的软食，少量多餐，鼓励患者多饮水。

（4）导管的护理：术后引流管常有腹腔引流管和导尿管（护理常规详见第六章第二节）。腹腔引流管一般在手术 3 日后，待引流量减少，颜色变淡，无腹部不良表现时，可予以拔除；尿管的护理中，尤其注意无菌操作，每日擦洗、消毒尿道外口。每日更换引流袋时，接头处应严格消毒；为保护输尿管膀胱再植吻合处，1~3 日拔除尿管后，鼓励患者每 1~2 小时排尿 1 次，嘱患者勿憋尿。

（5）输液护理：肾移植后 24 小时内尿量可达 5000~10 000ml 及以上，应预防低钠血症和低钾血症，根据尿量控制出入水量。每小时尿量<200ml 时，输入量为尿量的全量；每小时尿量 200~500ml 时，输入量为尿量的 2/3~3/4；>500ml 时，输入量为尿量的 1/2。

（6）预防感染：除严格执行消毒隔离制度和无菌技术外，还应加强口腔护理、会阴部护理、伤口护理，加强呼吸道管理。

（7）防治并发症：移植后常见并发症有术后出血、移植肾破裂、移植肾动脉血栓形成、动脉狭窄等。①术后出血：常出现在术后 24~48 小时，主要是由于肾动静脉吻合口缝合不良、长期尿毒症导致凝血机制障碍、长期透析时使用大量抗凝剂、髂窝处移植肾窝渗血等，有伤口胀痛及休克表现。预防应做到术前积极改善凝血机制、术中吻合良好、结扎仔细等。出血一经确诊，在抗休克同时，积极手术探查。②移植肾破裂：多发生于术后 1 周内，主要是由于输尿管梗阻、腹压骤增、急性缺血坏死、急性排斥反应等，常出现具有诊断价值的移植肾区疼痛、低血压和少尿的三联征。预防应注意：输尿管支架管不应放置过久；选择组织相容性良好的供肾；嘱患者术后不要突然增加腹压（勿剧烈咳嗽、打喷嚏、预防便秘等）；保护移植肾区，切勿挤压或碰撞。③血栓栓塞：多发生在术后 1~2 周，主要是血管吻合技术欠佳、灌注时损伤血管内膜等原因，表现为移植肾区疼痛，突然无尿。预防措施：术前改变高凝状态；灌注时勿损伤血管内膜等。

（三）健康教育

1. 指导患者掌握自我监测的内容和方法，及早发现排斥反应。
2. 帮助患者掌握预防感染等并发症的知识。
3. 指导正确用药。
4. 定期复诊。

第五节　肝移植患者的护理

肝移植是治疗终末期肝病最根本、最有效的方法。肝移植研究始于 20 世纪 50 年代，经历了实验研究、临床应用和发展推广阶段，20 世纪 90 年代，全球肝移植进入成熟阶段。目前肝移植术后 1 年生存率已达 80%~90%，5 年生存率达 70%~80%。我国肝移植起步于 1977 年，近年来得到较快发展，已有不少医院成功开展了肝移植手术。

（一）手术前护理

1. **心理准备**　护理人员向患者耐心解释疾病的相关知识和移植的必要性；介绍医护人员的技术水平、介绍现代肝移植的成就；邀请处于恢复期的肝移植者与其交谈，增强患者治疗和康复的信心。

2. **评估检查**　对受者评估的检查项目有：肝功能、肾功能、血型、血常规、凝血情况、血气分析和常规细菌学检查，除此以外还包括肝炎系列、人类免疫缺陷病毒（HIV）、巨细胞病毒和 EB 病毒的血清学检查，心电图及 X 线胸部检查，尤其是多普勒超声检查肝实质并测量其血管直径等。

3. **营养支持**　肝移植患者手术前肝功能处于失代偿状态，营养不良者居多。指导患者进食含优质蛋白质、高热量、高维生素、易消化的低脂饮食，以达到热量充足氮源充足的目的，同时积极纠正电解质紊乱和酸碱平衡失调，预防肝性脑病的发生。贫血者术前给予输血纠正。

4. **肠道准备**　手术前 3 日进半流质饮食，口服肠道抗生素，手术前 1 日进流质饮食，手术前晚清洁灌肠,术前 12 小时禁食,6 小时禁水。

(二) 手术后护理

1. 主要护理诊断及合作性问题

(1) 焦虑　与担心手术效果有关。

(2) 低效性呼吸型态　与术后限制体位、伤口疼痛等有关。

(3) 有感染的危险　与免疫抑制剂的应用和各种引流管有关。

(4) 有孤独的危险　与肝移植术后的保护性隔离有关。

(5) 知识缺乏　缺乏肝移植术后的生活护理知识。

(6) 潜在并发症:排斥反应、移植肝衰竭、应激性溃疡等。

2. 护理措施

(1) 病情监测:手术后患者被送入监护病室,取平卧位,迅速连接气管插管、动静脉插管及各种引流管,妥善固定各种导管,将四肢固定于床缘。

1) 呼吸的监测:因手术的影响及术后免疫抑制剂的应用,手术后患者易发生肺不张、肺部感染、反应性胸腔积液等并发症,应尽早拔除气管插管,恢复自主呼吸,并保证吸入足够的氧气,维护呼吸功能。术后严密监测自主呼吸的节律、频率、深度,监测血氧饱和度、血气分析。鼓励患者深呼吸、有效咳嗽,定时翻身,给予拍背、雾化吸入,以达到清除呼吸道分泌物、防止肺不张的目的,同时注意观察有无肺水肿和胸膜腔积液的发生,定期给予 X 线检查。

2) 体温的监测:由于长时间手术暴露、供肝的低温灌注、大量的液体输入等因素可致患者的体温过低。有时低于 35℃,甚至低于 33℃。应及时采用呼吸器加温、输液器加温、提高室温、保暖等措施,同时监测体温的变化。

3) 循环的监测:术后应严密监测血压(BP)、中心静脉压(CVP)、肺毛细血管楔压(PCWP)、心率的变化并准确记录每小时出入量,包括尿量、胃液、胆汁和腹腔各种引流液。根据 BP、CVP 的变化调整输液速度和量,密切观察有无肺水肿和心力衰竭的发生。

4) 生化指标监测:动态监测电解质、肾功能、肝功能,根据检测指标,遵医嘱给予蛋白质、利尿药物等,防止因低蛋白血症而引起腹水;监测环孢素 A 的药物浓度,并调整药物剂量以达到治疗效果,且能最大限度地减少其毒副反应。

5) 凝血功能的监测:由于供肝经历了低温灌注和保存,导致肝功能尚未完全恢复,凝血功能出现紊乱,再加上手术的创伤大,术后易发生不同程度的出血。因此,术后应定时监测出凝血功能,密切观察伤口的渗血情况,观察各引流管中引流液的量、色和性质,防止腹腔内出血。术后 48 小时内,腹腔内出血是低血压和肾衰竭的最常见原因。

(2) 体位的护理:术后 24 小时取平卧位,待血压平稳后可取斜坡卧位(床头抬高 20° ~ 30°),术后第 1 日每 4 小时轻翻身 1 次,以后每 2 小时翻身 1 次。术后 1 周内半卧位时上身抬高不宜超过 45°,禁止侧卧位和坐位或离床,防止移植肝在腹腔内移动。使用气垫床垫并按时轻柔翻身、活动四肢。术后 10 日左右依据病情可考虑适量下床活动。

(3) 饮食护理:术后 24 小时内胃肠功能尚未恢复,采用胃肠外营养途径为主的营养支持。肛门排气后可进流质、半流质、软食,一般给予高蛋白质、高热量、高维生素和低脂饮食。由于移植手术后患者的免疫力下降,进食过程中注意饮食卫生,避免食物受细菌、病毒、真菌及寄生虫等的污染,而导致食源性疾病。

(4) 管道的护理:各种管道的护理是否到位直接影响病情变化的观察和治疗方案的调整,是肝移植术后重要的护理内容之一。肝移植术后一般需要安置的引流管有胃肠减压管、胃肠营养管、腹腔引流管(共 4 根,分别是肝上大血管两旁各 1 根、肝门左右各 1 根)、胆道 T 管、导尿管、漂浮导管等。各引流管都要注意通向标示、妥善固定、保持通畅并严格记录引流量、颜色和性状,护理过程中严格无菌操作。T管是反映排斥反应的窗口,若胆汁颜色呈水样、量少,常提示有移植肝的排异;若引流出大量的淡绿色胆汁,提示肝细胞严重损害,预后不佳;若未引流出胆汁,同时患者出现肝区胀痛、黄疸,考虑胆道因扭曲或吻合口狭窄而导致梗阻;若胆汁中出现絮状沉淀或漂浮物,提示有感染存在。T管拔除一般在术后3~6个月。

（5）用药护理

1）免疫抑制剂的应用:是肝移植术后预防和治疗排斥反应的必备手段,需终身服用。为提高疗效、减少毒副反应,需采用联合用药,常见有以环孢素A为主的三联方案:环孢素A+硫唑嘌呤+皮质类固醇激素,还有FK506+皮质类固醇激素的二联方案。患者在治疗期间一定要做到药名准确、剂量准确、时间准确。

指导患者正确用药:口服的环孢素A有油剂和胶囊两种。服用油剂者应在饭前半小时服用,并加入牛奶或果汁等饮料中服用,也可滴在面包或饼干上一起服用,既可减少胃肠道反应,同时也能增加环孢素A的生物利用度。为维持血药有效浓度,一定要按时按量服用,定时测血药浓度并告知其正常范围,以便自行检测。环孢素A和FK506均为不溶于水的油性制剂,口服后需经胆汁乳化后方可吸收。因此,胆汁外引流后显著影响药物的吸收,使用时需予以充分的注意,常需成倍增加口服用量后才能维持最低血药浓度,腹泻、呕吐时也常常会影响药物的吸收,应根据情况及时增加剂量。

观察药物毒副反应:环孢素A和FK506主要的毒副反应为肝肾毒性、血压升高、神经毒性等。用药期间应严密监测肝肾功能,避免和具有肝肾毒性的药物合用;定时监测血压,若有高血压的发生,给予降压治疗。硫唑嘌呤主要的不良反应是骨髓抑制和肝肾毒性等,使用时应每周定期监测血常规和肝肾功能。糖皮质激素长期使用可增加感染的易感危险,还可引起高血压,诱发或加重溃疡及糖尿病等,故应定期监测血压、血糖,同时服用胃黏膜保护剂,并注意患者生命体征、体重及皮肤的变化。

2）抗感染药物的应用:由于术前、术后大量抗感染药物的长期使用,尤其是抗生素,可导致患者出现菌群失调,并发严重的真菌、病毒感染,同时各类抗生素都有不同程度的肝肾毒性、胃肠道反应、过敏反应等,故在用药前或更换批号时要严格进行过敏试验,用药过程中定期监测患者的体温、呼吸、排便情况,监测肝肾功能及血常规。

（6）并发症的护理

1）出血:多发生在术后24~48小时。因手术创伤大、血管吻合多、应激反应的持续及凝血功能障碍,术后早期易出现腹腔内出血。护理时要注意观察引流管情况、腹部体征及有无休克表现。一经确诊,积极给予止血和输血输液等抗休克治疗,必要时手术治疗。

2）肝动脉血栓形成:一般发生在术后1个月内,是术后最严重的并发症,由于血管吻合欠佳、术后血液处于高凝状态等原因而导致。术后定期做肝及附属血管的多普勒检查,了解血流量和速度,观察肝形态变化,调整输液量和速度,注意纠正血液的高凝状态。

3）排斥反应:多发生在术后1个月内,是术后早期严重的并发症,主要表现为畏寒、发热、乏力、食欲减退、肝区疼痛、黄疸,监测肝功能可有转氨酶和胆红素的急剧升高。其中最敏感的指标是引流的胆汁量锐减、稀薄且颜色变淡。一经确诊,立即应用大剂量皮质类固醇制剂冲击治疗,并调整其他免疫抑制药物,多数患者的急性排斥反应可缓解或消失。

4）感染:移植术后感染是死亡的主要原因。由于术前存在营养不良和术后免疫抑制剂、抗生素的长期使用,导致细菌、病毒及真菌的感染。常见有肺部、泌尿道、腹腔、伤口等部位感染,注意做好预防性工作。

严密的保护性隔离:手术患者应安置在隔离病室,加强室内空气消毒,定期做病室内空气的细菌学检测。禁止患者家属进出隔离病房,患者的一切生活护理由护理人员完成。每日用

0.5%过氧乙酸溶液擦拭隔离病室内生活用品1次,擦拭地板2次,病室所需的物品应在严格消毒后方可递入隔离病室。

严格的无菌技术操作:工作人员进出隔离病室时必须穿隔离衣,戴消毒口罩、帽子,换鞋,进行各种操作及接触患者时均应消毒双手或戴无菌手套。保持各导管清洁无菌和引流通畅,保持伤口干燥,不受污染。若伤口敷料有渗出、应及时更换,并注意无菌操作。定时行引流液、胆汁、血、痰、尿培养及药敏试验,观察有无感染的征象。

加强基础护理:加强患者的口腔护理,用漱口液漱口,每日3次,并注意观察口腔黏膜有无溃疡、真菌感染的发生;用稀碘伏溶液进行会阴部的消毒;每日用温水擦拭患者全身,定期清洗头发,保持皮肤清洁,及时更换衣裤;保持床单位干燥、平整,防止体表皮肤破损。

(7)心理护理:术后患者清醒后,护理人员可根据患者的心理需要进行相应的心理疏导,向患者讲明手术已经成功,现在在严密的监护之中,使患者产生安全感;帮助患者尽快适应监护室内的环境,耐心倾听和满足患者的合理诉求,调整周围环境(如听音乐、看电视等),使患者心理远离濒死感受,向患者讲明疾病恢复过程中的一些常识,增强患者康复的信心;寻求朋友和家庭的社会支持,鼓励患者尽快康复,担负一定的社会责任。

(三)健康教育

1. 指导患者掌握自我监测的内容和方法,及早发现排斥反应。
2. 帮助患者掌握预防感染等并发症的知识。
3. 指导正确用药。
4. 定期复诊。

目 标 检 测

A₁/A₂型题

1. 供体、受体非同一个体,但移植后不发生排斥反应的是(　　)
   A. 自体移植术　　　　B. 异体移植术
   C. 同种移植术　　　　D. 同质移植术
   E. 以上都不对

2. 保存断肢(指)的适宜温度是(　　)
   A. 8℃　　　　　　　B. 4℃
   C. 0℃　　　　　　　D. -4℃
   E. -8℃

3. 离断肢体(指)的保存方法是(　　)
   A. 无菌单包裹后冷冻保存
   B. 无菌单包裹后室温保存
   C. 无菌单包裹外套塑料袋干冻冷藏
   D. 无菌单包裹浸泡于2~4℃的生理盐水中
   E. 浸泡于2~4℃的无菌溶液中

4. 以下关于断肢(指)再植术后护理叙述不正确的是(　　)

A. 再植肢体(指)略高于心脏水平
B. 保持再植肢体(指)血管扩张
C. 患侧肢体(指)温度应稍低于正常
D. 遵医嘱使用低分子右旋糖酐
E. 指腹肿胀,颜色呈暗紫色提示静脉危象

5. 肾移植术后,患者的饮食护理应注意(　　)
   A. 高蛋白质、高热量、高维生素饮食
   B. 高胆固醇食物
   C. 禁忌用提高免疫功能的食物
   D. 为减轻肾负担,应限制患者饮水
   E. 建议食用"红肉",少食用"白肉"

6. 肝移植术后的护理,正确的是(　　)
   A. 禁止家属随意进出隔离病房
   B. 术后早期下床活动
   C. 术后死亡的主要原因是出血
   D. 免疫抑制剂宜单用,以减少其毒副反应
   E. HIV感染者,可作为供体

(何美林)

第 十 三 章　颅脑疾病患者的护理

第一节　颅内压增高患者的护理

（一）概述

颅内压（intracranial pressure，ICP）是指颅腔内容物对颅腔壁所产生的压力，一般通过侧卧位腰椎穿刺或直接脑室穿刺来测定颅内压，成人正常值为 $0.7 \sim 2.0 kPa（70 \sim 200 mmH_2O）$，儿童为 $0.5 \sim 1.0 kPa（50 \sim 100 mmH_2O）$。颅腔内容物包括脑组织、脑脊液和血液，三者与颅腔容积相适应，使颅内保持一定的压力。当颅腔内容物的体积增加或颅腔容积缩小超过颅腔可代偿的范围，使颅内压持续高于 $2.0 kPa（200 mmH_2O）$，并出现头痛、呕吐和视盘水肿三大症状时，即称为颅内压增高（intracranial hypertension）。颅内压增高是许多颅脑疾病都可以出现的临床综合征，如不及时解除引起颅内压增高的病因，不及时采取降低颅内压力的措施，往往导致脑疝而危及患者生命。

考点：引起颅内压增高的病因　1. 病因及发病机制　颅腔是由颅骨形成的半封闭的体腔，成年后颅腔容积固定不变，$1400 \sim 1500 ml$。任何能使颅腔内容物体积增大、颅腔容积缩小的因素，均可引起颅内压增高。

（1）颅腔内容物体积增大：是导致颅内压增高的常见原因，包括：①脑体积增大，其中脑水肿（多由创伤、炎症、缺血、缺氧引起）最为常见；②脑脊液增多，如脑积水；③脑血流量增加，如高碳酸血症、颅内静脉回流受阻或过度灌注等使脑血流量增多；④颅内占位性病变，如颅内肿瘤、血肿、脑脓肿等可使颅内空间相对变小。

（2）颅腔容积缩小：如狭颅症、颅底凹陷症等先天性畸形，使颅腔容积缩小。

2. 病理生理　颅内压的调节主要依靠脑脊液及脑血流量的增减来完成，小儿颅缝未闭前还可通过增大颅缝来降低颅内压。

（1）影响颅内压增高的因素

1）年龄：婴幼儿及小儿颅缝未完全闭合，老年人脑组织萎缩，均可使颅腔的代偿能力增加，延缓病情的进展。

2）病变进展速度：病变进展速度越快，颅内压的调节能力越小，调节功能存在一个临界点，超过该点后，细微的容量增加即可引起颅内压骤然上升。

3）病变部位：位于颅中线和颅后窝的病变，容易阻塞脑脊液循环通路；位于颅内大静脉附近的病变，容易阻塞颅内静脉的回流和脑脊液的吸收，两者均可导致颅内压增高。

4）脑水肿程度：脑组织损伤、炎症、缺血、缺氧、中毒、尿毒症及肝性脑病等可导致脑水肿，使脑组织体积增加，导致颅内压增高，并形成恶性循环。

5）全身性疾病：尿毒症、肝性脑炎、毒血症、肺部感染、酸碱平衡失调等都可继发脑水肿而出现颅内压增高，高热会加重颅内压增高的程度。

（2）颅内压增高的后果

1）脑组织灌注不足：颅内压增高时，可使脑灌注压下降，机体通过扩张脑血管及减小脑血管阻力来维持脑血流量的稳定。但当颅内压急剧增高，使脑灌注压低于 $5.3 kPa（40 mmHg）$时，脑血管的自动调节功能失效，可致脑血流量急剧下降，引起脑缺血。当颅内压接近平均动脉时,颅内血流几乎完全停止,患者出现严重脑缺血状态,甚至脑死亡。

2)脑水肿:颅内压增高可以影响脑的代谢和血流量从而产生脑水肿,进而加重颅内压增高症状。

3)脑疝:颅内压增高达到一定程度时,可推移脑组织从高压区向低压区移位,使部分脑组织被挤入颅内生理性空间或裂隙,形成脑疝。临床常见的脑疝主要有小脑幕切迹疝和枕骨大孔疝(图13-1)。脑疝是颅内压增高的恶性结果,是颅内压增高患者的主要死因。

4)胃肠功能紊乱及消化道出血:部分颅内压增高的患者可首先出现胃肠道功能紊乱,表现为呕吐、胃及十二指肠出血、溃疡和穿孔等。

5)神经源性肺水肿:部分急性颅内压增高的患者,可出现呼吸急促、痰鸣,并有大量泡沫状血性痰液。

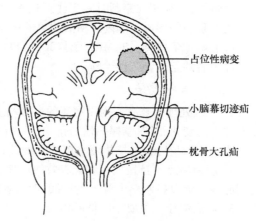

占位性病变

小脑幕切迹疝

枕骨大孔疝

图 13-1　脑疝形成机制

（二）护理评估

1. 健康史　向患者或家属详细了解有无头部外伤、颅内感染、脑肿瘤、高血压及脑动脉硬化的病史,有助于判断颅内压增高的原因;注意有无全身性严重疾病,如尿毒症、肝性脑病、脓毒症、酸碱平衡失调等均可引起继发性脑水肿;了解有无便秘、剧烈咳嗽、呼吸道梗阻、癫痫发作等导致颅内压急骤增高的因素;还应询问颅内压增高症状出现的时间和病情进展情况,以及发病以来曾做过何种检查和治疗,结果如何。

2. 临床表现

（1）颅内压增高"三主征":即头痛、呕吐和视盘水肿等,是颅内压增高的典型表现。头痛是最早和最主要的症状,多位于前额及颞部,以清晨和夜间为重,头痛程度随颅内压增高而进行性加重,咳嗽、打喷嚏、用力、弯腰、低头时可加重;呕吐多呈喷射状,常出现在头痛剧烈时,与饮食无关,可伴恶心;视盘水肿是颅内压增高的重要客观体征,常双侧同时出现,早期视力无明显改变或仅视野缩小,持续时间较长时,可引起视神经萎缩和失明。 考点: 颅内压增高的临床特点

（2）意识障碍:急性颅内压增高者,常有进行性意识障碍,甚至昏迷;慢性颅内压增高患者,可表现为神志淡漠、反应迟钝和呆滞。

（3）生命体征的改变:早期代偿阶段,患者可出现典型的库欣(Cushing)反应,表现为血压升高,尤其是收缩压增高,脉压增大,脉搏缓慢而有力,呼吸深慢(两慢一高);晚期失代偿时,表现为血压下降,脉搏细快,呼吸浅快,不规则,严重者可因呼吸、循环衰竭而死亡。

（4）其他表现:如复视、头晕、猝倒等;婴幼儿可见头皮静脉怒张、囟门饱满、骨缝分离等。

（5）脑疝表现:常见的脑疝有小脑幕切迹和枕骨大孔疝。①小脑幕切迹疝(颞叶钩回疝),是一侧幕上占位性病变不断增大引起颅内压增高时,颞叶的海马回、钩回通过小脑幕裂孔向幕下移位而形成;除颅内压增高表现加重外,患者还可出现瞳孔变化(患侧瞳孔先小后大,对光反应迟钝或消失)和锥体束征(对侧肢体出现上神经元瘫痪),持续发展可出现深度昏迷,双侧眼球固定及瞳孔散大,对光反射消失,去大脑强直及生命体征严重紊乱,最后导致患者死亡。②枕骨大孔疝(小脑扁桃体疝),是小脑扁桃体及延髓经枕骨大孔向椎管移位;多发生于颅后窝占位病变或小脑幕切迹疝晚期患者;临床缺乏特征性表现,常有剧烈头痛,颈项强直,生命体征紊乱明显,瞳孔忽大忽小,但意识障碍出现较晚,一旦呼吸中枢受压可引起呼 考点: 脑疝患者的临床特点

吸骤停。

3. 心理状态　急性颅内压增高患者可因头痛、呕吐、注意力不集中等引起患者情绪低落、紧张或焦虑等心理改变。

4. 辅助检查

（1）实验室检查：了解患者是否合并体液平衡失调。

（2）腰椎穿刺：可测定颅内压，并可取脑脊液检查生化指标，但对颅内压增高的患者有一定的危险性，必须腰椎穿刺时一定注意选择的穿刺针要细，放出脑脊液的速度要慢、量要少，以防诱发脑疝的形成。颅内压增高明显的患者禁忌腰椎穿刺。

（3）影像学检查：CT、MRI、颅脑 X 线摄片及数字减影血管造影（DSA）等检查有助于颅内压增高患者的定位和定性诊断。

（三）治疗要点

1. 一般处理　凡有颅内压增高的患者均应留院观察，密切注意神志、瞳孔、血压、呼吸、脉搏及体温的变化，及时掌握病情变化，有条件的可以进行颅内压监护。频繁呕吐者应禁食，防止误吸，并及时补液，维持体液平衡。常规吸氧。

2. 病因治疗　是最根本和最有效的治疗方法，如颅内血肿清除、颅内肿瘤切除、颅内脓肿的切除或引流及控制感染等，当患者的病因解除后，颅内压即可恢复正常。

3. 对症治疗　主要是降低颅内压。

（1）限制入水量：一般每日液体输入量应控制在 1500~2000ml，速度不可过快。

（2）脱水治疗：通过脱水和利尿，使脑组织中过多的水分排出体外，减小脑体积和降低颅内压。当前应用最广的脱水剂是 20% 甘露醇溶液 250ml，静脉快速滴注，紧急时可加压推注，每 6~12 小时一次。在使用脱水剂的同时，加用利尿剂如氢氯噻嗪、呋塞米等，可增强降压效果。

（3）激素治疗：肾上腺糖皮质激素能改善血-脑屏障通透性，减轻脑水肿，有助于降低颅内压，常用地塞米松、氢化可的松、泼尼松等。

（4）过度换气：是通过排出体内的 CO_2，降低 $PaCO_2$，使脑血管收缩，脑血流量减少，达到降低颅内压的目的，但有发生脑缺血的危险。

（5）冬眠低温治疗：冬眠低温能保护血-脑屏障，防止脑水肿；能降低脑代谢率和耗氧量；保护脑细胞膜结构；减轻内源性毒性产物对脑组织的损害，因而有一定的降低颅内压的作用。

（6）脑脊液体外引流：通过放出少许脑脊液，以缓解颅内压增高。

（四）主要护理诊断及合作性问题

1. 疼痛　与颅内压增高有关。

2. 组织灌注量改变　与颅内压增高有关。

3. 有体液不足的危险　与频繁呕吐及应用脱水剂有关。

4. 潜在并发症：脑疝、窒息等。

（五）护理措施

考点：颅内压增高患者的一般护理

1. 一般护理

（1）体位：平卧位或抬高床头 15°~30°，以利于颅内静脉回流，减轻脑水肿。昏迷患者可取侧卧位，有利于呼吸道分泌物排出，防止误吸引起吸入性肺炎或窒息。

（2）饮食与补液：神志清醒者给予低盐饮食；不能进食者，应补液治疗，成人每日输液量在 1500~2000ml，其中等渗盐水不超过 500ml，保持每日尿量不少于 600ml，并且应控制输液速度，以防加重脑水肿。

（3）吸氧：持续或间断吸氧，有助于降低颅内压。尤其是适度的辅助过度换气可以降低 $PaCO_2$ 使脑血管收缩，减少脑血流量，降低颅内压。

（4）加强生活护理：适当保护患者，避免意外损伤。昏迷躁动不安者切忌强制约束以免患者挣扎导致颅内压增高。

2. 病情观察

（1）意识状态：反映大脑皮质和脑干的功能状态，评估意识障碍的程度、持续时间和演变过程，是分析病情进展的重要指标。对意识障碍程度的分级有以下两种方法。

考点： 颅内压增高患者的病情观察

1）传统分级方法：可将意识障碍分为清醒、模糊、浅昏迷、昏迷和深昏迷五级（表 13-1）。

表 13-1 传统意识障碍分级法

分级	语言刺激反应	痛刺激反应	生理反应	大小便自理	配合检查
意识清醒	灵敏	灵敏	正常	能	能
意识模糊	迟钝	不灵敏	正常	有时不能	尚能
浅昏迷	无	迟钝	正常	不能	不能
昏迷	无	无防御	减弱	不能	不能
深昏迷	无	无	无	不能	不能

2）格拉斯哥昏迷评分法：目前通用的是格拉斯哥昏迷评分法（Glasgow coma scale，GCS），它分别对患者睁眼、言语和运动三方面的反应进行评分，再累计得分，用量化方法来表示意识障碍的程度，最高为 15 分，最低为 3 分，总分低于 8 分即表示昏迷状态，分数越低意识障碍越严重（表 13-2）。

表 13-2 Glasgow 昏迷评分法

睁眼反应	计分	言语反应	计分	运动反应	计分
自动睁眼	4	回答正确	5	遵嘱活动	6
呼唤睁眼	3	回答错误	4	刺痛定位	5
刺痛睁眼	2	语无伦次	3	躲避刺痛	4
不能睁眼	1	只能发声	2	刺痛肢屈	3
		不能发声	1	刺痛肢伸	2
				不能活动	1

（2）瞳孔改变：对比双侧瞳孔是否等大、等圆及对光反射的灵敏度。颅内压增高患者出现患侧瞳孔先小后大，对光反应迟钝或消失，应警惕小脑幕切迹疝的发生。

（3）生命体征改变：包括脉搏的频率、节律、强度、血压及脉压、呼吸的频率和幅度等。颅内压增高代偿期患者可出现"两慢一高"典型 Cushing 反应。

（4）肢体活动改变：小脑幕切迹疝可出现对侧肢体上神经元瘫痪，但有时因脑干被推向对侧时，对侧大脑脚受压，可引起同侧肢体瘫痪，应结合瞳孔变化及其他检查资料进行综合判断。

（5）脑疝征兆：注意观察有无脑疝发生的征象。小脑幕切迹疝先有意识、瞳孔改变和肢体运动障碍，后期出现呼吸、循环功能障碍；枕骨大孔疝的特点是突然出现呼吸、循环功能障碍，瞳孔变化和意识障碍出现得晚。

考点：防止颅内压骤然升高的护理

3. 防止颅内压骤然升高的护理

（1）休息：保持病室安静，使患者安心静养；清醒患者不要用力坐起或提重物；稳定患者情绪，避免情绪激烈波动。

（2）保持呼吸道畅通：及时清理呼吸道分泌物和呕吐物，防止吸入气道；有舌后坠而影响呼吸者，应及时安置口（鼻）咽通气管；昏迷患者或排痰困难者，应配合医师及早行气管切开手术。

（3）避免剧烈咳嗽和用力排便：预防和及时治疗感冒，避免咳嗽；鼓励能进食者多吃富含维生素食物，促进肠蠕动，必要时给缓泻剂以防止便秘，禁止高压灌肠。

（4）控制癫痫发作：癫痫发作可加重脑缺氧和脑水肿，使颅内压骤然增高，应遵医嘱按时给予抗癫痫药物，并注意患者有无癫痫症状出现。

（5）及时处理躁动：引起躁动的原因很多，如颅内压升高、呼吸不畅、尿潴留、大便干硬，以及冷、热、饥饿等，均可引起躁动而导致颅内压骤然升高。所以当患者出现躁动时应积极找寻并处理引起躁动的原因，不盲目使用镇静剂或强制约束，适当加以保护，防止意外伤害。

考点：颅内压增高患者脱水治疗的护理

4. 脱水治疗的护理　首选20%甘露醇溶液250ml，在30分钟内快速静脉滴注，每日2~4次，静脉滴注后10~20分钟颅内压开始下降，维持4~6小时，可重复使用；若同时使用利尿剂，降低颅内压效果更好，如呋塞米（速尿）20~40ml，静脉推注，每日2~4次；脱水治疗期间，应准确记录出入量，并注意纠正利尿剂引起的电解质紊乱；停止使用脱水剂时，应逐渐减量或延长给药间隔，以防止颅内压反跳现象。

5. 激素治疗的护理　糖皮质激素主要通过改善血-脑屏障通透性，预防和治疗脑水肿，并能减少脑脊液生成，使颅内压下降。常用地塞米松5~10mg，每日1~2次静脉注射。在治疗中应注意防止并发高血糖、感染和应激性溃疡。

考点：脑疝的急救与护理

6. 脑疝的急救与护理　立即遵医嘱快速静脉滴注20%甘露醇溶液250ml，加地塞米松10ml；保持呼吸道通畅并吸氧，呼吸功能障碍者，应气管插管进行辅助呼吸；密切观察患者呼吸、心跳、意识和瞳孔的变化；做好紧急手术的准备。

考点：脑室引流的护理

7. 脑室引流的护理　严格无菌操作，妥善固定引流管并确保引流通畅，每日更换引流袋；引流管口需高于侧脑室平面10~15cm，以维持正常颅内压；每日引流量以不超过500ml为宜，观察并记录脑脊液性状和量；引流时间，开颅手术后一般放置3~4日，不宜超过7日，以免引起感染；拔管前应抬高或夹管24小时，观察有无颅内压增高现象；拔管时应先夹闭引流管，以免管内液体反流引起颅内感染。

考点：冬眠低温疗法的护理

8. 冬眠低温疗法的护理

（1）环境准备：患者安置于单人病房，光线宜暗，室温18~20℃。室内备吸引器、吸氧设备、导尿设备、吸痰设备、冬眠药物、降温设备、监护设备、急救药物和器械等，并专人护理。

（2）降温方法：用药前先观察患者生命体征、意识、瞳孔情况并记录，作为治疗前后对比依据；遵医嘱给予冬眠药物，待患者进入冬眠状态后，方可进行物理降温，以免出现寒战等不良反应，减少耗氧量；降温速度以每小时下降1℃为宜，体温下降至肛温32~34℃，腋温31~33℃较为理想。体温过低可导致心律失常、低血压及凝血功能障碍等并发症。

（3）冬眠期间病情观察及护理：密切观察患者的意识、瞳孔、生命体征和神经系统征象；若患者收缩压<100mmHg，或脉搏>100次/分，呼吸次数减少或不规则时应及时通知医师终止冬眠疗法或更换冬眠药物。冬眠期间不宜翻身或移动体位，防止体位性低血压；液体输入量每日不超过1500ml，鼻饲饮食温度应与当时体温相同，以免影响冬眠低温效果；预防肺部及泌尿系统感染，防止冻疮和压疮。

（4）终止冬眠疗法：冬眠低温治疗时间一般为3~5日，停用冬眠低温治疗时应先停用物理降温,然后再逐步停用冬眠药物,注意保暖,让体温自然回升。

9. 心理护理　及时发现患者的心理异常和行为异常,查找并去除原因,协助患者对人物、时间、地点、定向力的辨识,用爱心、细心、同情心、责任心照顾患者,帮助改善患者的心理状况。

(六)健康教育

1. 对疑有颅脑外伤等疾病患者,如出现原因不明的头痛症状并进行性加重时,或头部外伤后有剧烈头痛并伴有呕吐者,应及时到医院进行相关检查以明确诊断。

2. 颅内压增高的患者要预防剧烈咳嗽、便秘、提重物等使颅内压骤然升高的因素,调动他们心理和躯体的潜在代偿能力,鼓励其积极参与各项治疗和功能训练,最大限度地恢复其生活能力。

第二节　颅脑损伤患者的护理

颅脑损伤(craniocerebral trauma,head injury)占全身损伤的 15%～20%,仅次于四肢损伤,但致残率及病死率均居首位。颅脑损伤可分为头皮损伤、颅骨损伤和脑损伤,三者可单独发生,也可合并存在。

一、头皮损伤

头皮损伤(scalp injury)是最常见的颅脑损伤,根据致伤原因和临床表现不同可分为头皮血肿、头皮裂伤和头皮撕脱伤。

(一)概述

头皮分为皮肤、皮下组织、帽状腱膜、帽状腱膜下层和颅骨外骨膜五层(图 13-2),其中皮肤、皮下组织和帽状腱膜三层紧密结合在一起,帽状腱膜下层为疏松结缔组织,其间有许多导血管与颅内静脉窦相通。头皮血供丰富,抗感染及愈合能力较强。

1. 头皮血肿(scalp hematoma)　多由钝器伤所致,常在外力作用后立即发生。按血肿出现于头皮的解剖层次不同分为以下三种。

(1)皮下血肿(subcutaneous hematoma):常见于产伤或碰伤。血肿位于皮肤层与帽状腱膜,因皮肤借纤维隔与帽状腱膜紧密连接,血肿不易扩散,范围较局限,体积小、张力高。

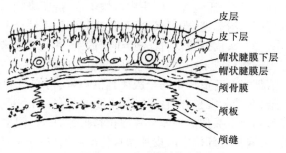

图 13-2　头皮解剖层次

(2)帽状腱膜下血肿(subgaleal hematoma):是由于头部受到斜向暴力,头皮发生剧烈滑动,撕裂该层的小血管所致。该处组织疏松,出血易扩散,严重者血肿边界可与帽状腱膜附着缘一致,延及全头,似戴一顶有波动的帽子,失血量多。

(3)骨膜下血肿(subperiosteal hematoma):常由于颅骨骨折引起或产伤所致,位于骨膜和颅骨外板之间,血肿多局限于某一颅骨范围内,以骨缝为界。

2. 头皮裂伤(scalp laceration)　多为锐器或钝器作用于头皮所致。依致伤物的性质不同,伤口的大小、深度不一,创缘多不规则,严重者可有头皮缺损。

3. 头皮撕脱裂伤(scalp avulsion)　多因发辫受机械力牵拉所致,使大块头皮自帽状腱膜下层或连同骨膜一并撕脱。因创面广泛出血,疼痛剧烈,可引起休克,部分患者可合并颈椎损伤。

（二）护理评估

1. 健康史　了解患者头部有无外伤史,外力作用时间、部位、方向;评估患者受伤时当时情况、处理经过及效果等。

2. 临床表现

（1）头皮血肿:头皮下血肿较小,但张力较大,有时因血肿周边组织肿胀隆起,中央部似有凹陷,易误诊为凹陷性骨折;帽状腱膜下血肿张力低,波动明显,疼痛较轻,婴幼儿巨大帽状腱膜下血肿有引起休克的可能;骨膜下血肿局限在某一颅骨范围内,张力介于头皮下血肿和帽状腱膜下血肿。

（2）头皮裂伤:头皮伤口大小,深度不一,伤及帽状腱膜层时,伤口可裂开,部分患者可有头皮缺损;由于头皮血管丰富,血管破裂后不易自行闭合,故出血量大,有引起失血性休克的可能。

（3）头皮撕脱伤:创面头皮缺失,颅骨外露,出血量大,常伴有休克。

3. 心理状态　由于头皮损伤出血多,患者常表现出对伤情的紧张、恐惧和焦虑等。

4. 辅助检查　X线、CT、MRI等检查可了解是否合并颅骨骨折和颅脑损伤。

（三）治疗要点

1. 局部治疗

（1）头皮血肿:较小的血肿无需特殊处理,1~2周可自行吸收,伤后给予冷敷以减少出血和疼痛,24小时后改为热敷,以促进血肿吸收,切忌用力揉搓;若血肿较大,待出血停止后,在无菌的条件下穿刺抽吸后加压包扎;经上述治疗无效且继续增大的帽状腱膜下血肿,可切开头皮止血并清除血肿。对合并颅骨骨折的骨膜下血肿,应警惕颅内血肿的可能。继发感染者,需切开引流,换药处理。

（2）头皮裂伤:立即加压包扎止血,争取在伤后24小时内清创缝合,尽早去除伤口中的异物,术后加压包扎。因头皮血供丰富,抗感染能力强,对无明显感染的伤口,在伤后2~3日也可试行清创缝合,但多需引流,或只清创不缝合。

（3）头皮撕脱伤:首先给予镇静剂,用无菌敷料覆盖创面,再加压包扎,并将撕脱的头皮用无菌敷料或干净的衣物包好,随患者送至医院。在加压包扎止血、防止休克的前提下,尽早行清创术。若皮瓣未完全脱离且供血好,可在清创后原位缝合;若皮瓣已完全脱落但无明显污染,血管断端整齐,且未超过6小时,可在清创后试行血管吻合,再全层缝合或将撕脱的头皮瓣切薄成类似的中厚皮片原位移植;如皮瓣不能利用,而骨膜尚未撕脱,又不能做转移皮瓣时,可取其他部位中厚皮片做自体游离植皮;对于骨膜已撕脱不能再移植者,可清创后在颅骨外板上多处钻孔,深达板障,待骨孔内肉芽组织生成后再行植皮。

2. 全身治疗　主要包括及时止血、止痛、补充血容量,防止休克;常规使用抗生素、TAT等预防感染。

（四）主要护理诊断及合作性问题

1. 疼痛　与头皮损伤有关。

2. 自我形象紊乱　与头皮撕脱伤致头发缺失有关。

3. 潜在并发症:感染、失血性休克。

（五）护理措施

1. 头皮血肿　伤后早期给予冷敷,以减轻出血和疼痛,24~48小时后改用热敷,以促进血肿吸收。血肿较大时,协助医师行穿刺抽血和加压包扎。

2. 头皮裂伤　现场应使用无菌敷料或清洁的布单或衣物包扎伤口。患者来院后,应配合清创缝合;遵医嘱给予抗生素、TAT等预防感染,给予止痛药物。注意有无颅骨骨折及脑损伤等合并伤的症状和体征。

3. 头皮撕脱伤

（1）现场救护:现场除包扎伤口外,还应妥善保护撕脱下来的头皮,将其用无菌敷料或清洁布单包裹,装入塑料袋内,再放置于有冰块的容器中,干燥冷藏,随伤员一起送往医院。有休克者,应立即输液、止痛、给氧,运送途中应保持平稳。

（2）配合抗休克和清创:建立两条静脉通路,快速输液,补充血容量,同时做好交叉配血、备皮、药物过敏试验等各项术前准备。现场带来的撕脱下来的头皮置4℃冰箱内存放。在纠正休克的同时,遵医嘱给予术前用药,将撕脱下来的头皮随患者一同送往手术室,争取清创后再植。

（3）预防感染:遵医嘱使用抗生素和TAT,预防感染。

（4）观察病情:观察有无颅骨骨折、脑损伤、局部感染等征象,发现异常及时向医师汇报并配合处理。

（六）健康教育

一般清创患者回家后嘱其安置合适卧位,定时来医院换药,继续使用抗菌药物;注意观察有无剧烈头痛、呕吐等,出现异常情况应及时前往医院就诊;指导头皮缺失的患者戴假发,以改善容貌。

二、颅 骨 骨 折

（一）概述

颅骨骨折(skull fracture)是指颅骨受暴力作用后出现的颅骨结构改变。多由暴力作用于头部的瞬间,使颅骨变形超过其弹性限度,而发生颅骨骨折。颅骨骨折的严重性并不在于骨折本身,而在于可能同时存在颅内血肿和脑损伤危及生命。

按骨折部位不同可分为颅盖骨折(fracture of skull vault)与颅底骨折(fracture of skull base);按骨折形态不同可分为线形骨折、凹陷骨折、粉碎骨折和洞形骨折;按骨折部位是否与外界相通分为闭合性骨折和开放性骨折。

考点: *颅骨骨折的分类*

1. 颅盖骨折　线形骨折(linear fracture)发生率最高,可单发或多发,以顶骨和额骨多见,颞骨和枕骨次之。凹陷性骨折(depressed fracture)以额部、顶部多见。因发生部位、凹陷范围和深度不同,可伴有不同程度的脑膜、血管和脑组织损伤。

2. 颅底骨折　常为线形骨折,多因强烈的间接暴力所致。硬脑膜在颅底与颅骨贴附紧密,故在颅底骨折时易撕破硬脑膜产生脑脊液外漏而形成内开放性骨折。根据发生的部位分为颅前窝骨折、颅中窝骨折和颅后窝骨折。

（二）护理评估

1. 健康史　了解患者受伤过程,如暴力性质、大小、方向和着力点;受伤当时有无意识障碍及口鼻流血和流液等情况;评估患者有无脑损伤及其他并发症。

2. 临床表现

（1）颅盖骨折:单纯线形骨折局部表现有疼痛、肿胀,可伴有头皮血肿、头皮裂伤,若骨折线跨越脑膜中动脉或静脉窦,则可继发硬膜外血肿并出现相应临床症状。凹陷性骨折患者着力处往往有擦伤、挫伤或挫裂伤,局部可扪及颅骨凹陷,成人多为粉碎性骨折、婴幼儿可呈乒

考点: *颅骨骨折患者的临床特点*

乒球样凹陷骨折。陷入的骨片有时刺破静脉窦,造成致命性出血。有时可压迫或刺伤脑组织,如位于功能区可发生局限性癫痫、肢体瘫痪、失语等神经定位症状。

（2）颅底骨折:根据骨折部位不同,可出现相应临床表现（表13-3）。

表13-3　颅底骨折的临床表现

骨折部位	瘀斑部位	脑脊液漏	颅神经损伤
颅前窝	眼周、球结膜下 （熊猫眼征、眼镜征）	鼻漏	嗅神经、视神经
颅中窝	乳突部	鼻漏或耳漏	面神经、听神经
颅后窝	乳突后、枕下区	无	少见

1）颅前窝骨折:累及眶顶和筛骨,可有鼻出血、眶周广泛淤血斑及广泛球结膜下淤血斑（"熊猫眼"或"眼镜"征）等表现;若脑膜、骨膜均破裂,则因脑脊液经额窦或筛窦由鼻孔流出而出现脑脊液鼻漏;气体经额窦或筛窦进入颅内引起颅内积气;若筛板或是神经管骨折,可合并嗅神经或视神经损伤。

2）颅中窝骨折:若累及蝶骨和颞骨,脑脊液经蝶窦由鼻孔流出,可有鼻出血或合并脑脊液鼻漏。若累及颞骨岩部,可伴有脑脊液耳漏（鼓膜破裂）;若鼓膜完好,脑脊液则经咽鼓管流往鼻咽部出现脑脊液鼻漏。颅中窝骨折患者常合并面神经或听神经损伤。

3）颅后窝骨折:累及颞骨岩部后外侧和枕骨基底部,多在伤后2~3日有乳突和枕下部皮下瘀斑,或在咽后壁发现黏膜下淤血。偶有舌咽神经、迷走神经、副神经及舌下神经损伤。

3. 心理状态　患者常因头部损伤而表现焦虑、恐惧等心理反应,对伤后的恢复缺乏信心。了解家属对疾病的认识和对患者的关心及支持程度。

4. 辅助检查

（1）颅骨X线片:为颅盖骨骨折主要诊断方法。

（2）CT检查:可了解骨折类型,有无气颅征及合并脑损伤等。

颅盖骨骨折的诊断主要靠颅骨X线摄片;颅底骨折X线摄片阳性率不高,主要依靠临床表现及CT检查做出诊断。

（三）治疗要点

1. 颅盖骨折

（1）单纯线形骨折:无需特殊处理。患者卧床休息,对症治疗,密切观察是否有继发性病变的出现。

（2）凹陷性骨折:对凹陷不深、范围不大者,可考虑择期手术;如合并脑损伤,或大面积的骨折片陷入颅腔,有颅内压增高导致脑疝可能者,应行急诊手术;若骨折位于脑重要功能区表面、有脑受压症状或颅内压增高的表现、开放性粉碎性骨折时,应手术复位或全部摘除碎骨片;若位于大静脉窦处的凹陷性骨折,如未引起神经症状或颅内压增高,即使陷入较深,也不宜手术。

2. 颅底骨折　本身无需特殊治疗,注意观察有无脑损伤。合并脑脊液漏时,需给予抗生素,预防颅内感染。脑脊液漏多在1~2周自行愈合,但超过1个月仍有漏液者,可考虑行手术治疗。

（四）主要护理诊断及合作性问题

1. 疼痛　与损伤和颅内压增高有关。

2. 知识缺乏　缺乏有关颅骨骨折护理和康复知识。

3. 有感染的危险　与脑脊液外漏有关。

4. 潜在并发症:颅内出血、颅内感染、颅内压增高等。

（五）护理措施

1. 病情观察　当骨折线越过脑膜中动脉沟或静脉窦,引起硬脑膜外血肿时,患者有头痛、呕吐、生命体征改变、意识障碍等颅内压增高症状;凹陷性骨折压迫脑组织有局灶症状和体征,如偏瘫、失语、视野缺损等;颅底骨折伴有脑脊液漏者,应注意有无颅内感染迹象。

考点:颅底骨折患者伴脑脊液漏的护理

2. 脑脊液漏的护理　重点是预防逆行性颅内感染,具体措施有:①平卧位将床头抬高 15°~30°,目的是借助重力作用将脑组织移向颅底,使脑膜逐渐与硬脑膜形成粘连而封闭破口,维持头高位至脑脊液漏停止 3~5 日。②每日 2 次清洁、消毒鼻前庭或外耳道,避免棉球过湿导致液体逆流颅内;在外耳道口或鼻前庭疏松放置干棉球,棉球渗湿及时更换,并记录 24 小时浸湿的棉球数,以此估计漏出的脑脊液量。③禁忌鼻腔及耳道的堵塞、冲洗和滴药;脑脊液鼻漏者,严禁经鼻腔置胃管、吸痰及鼻导管给氧。④禁忌做腰椎穿刺。

3. 预防感染　开放性颅骨骨折应遵医嘱应用抗生素和破伤风抗毒素,预防感染。

4. 心理护理　向患者介绍病情、治疗方法及注意的事项,取得患者的配合;指导患者正确对待损伤,消除紧张情绪。

（六）健康教育

颅底骨折患者要避免用力咳嗽、用力打喷嚏和擤鼻涕,勿挖耳、抠鼻或屏气排便,以免鼻窦或乳突气房内的空气被压入颅内,引起气颅或颅内感染。告诉门诊患者和家属若出现剧烈头痛、频繁呕吐、发热、意识模糊应及时到医院就诊。

三、脑　损　伤

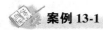
案例 13-1

患者,男性,35 岁,头部外伤后昏迷 2 小时,曾呕吐数次。入院测血压 160/90mmHg,脉搏 60 次/分,呼吸 12 次/分。考虑"脑挫裂伤"。

问题:1. 该患者目前需要做哪些辅助检查?

2. 该患者的主要护理问题有哪些?

3. 非手术治疗的护理措施有哪些?

（一）概述

脑损伤(brain injury)是指脑膜、脑组织、脑血管及脑神经的损伤。

1. 病因与分类　根据伤后病理改变的先后可将其分为原发性脑损伤(指暴力作用于头部后立即发生的脑损伤,主要有脑震荡、脑挫裂伤等)和继发性脑损伤(指头部受伤一段时间后出现的脑损害,主要有脑水肿和颅内血肿等);根据伤后脑组织是否与外界相通分为开放性脑损伤(多为锐器或火器直接造成,常伴有头皮裂伤、颅骨骨折和硬脑膜破裂,有脑脊液漏)和闭合性脑损伤(多为头部接触钝性暴力或间接暴力所致,脑膜完整,无脑脊液漏)。

2. 损伤机制　脑损伤常是多种应力作用于头部的共同结果。一般认为基本因素有:①外力作用于头部,导致颅骨内陷和迅速回弹或骨折引起脑损伤,该损伤常发生在着力部位;②头部遭受外力作用后的瞬间,脑与颅骨之间的相对运动造成损伤,该损伤即可发生在着力部位,也可发生在着力部位的对侧,即对冲伤(图 13-3)。这两种因素在加速性损伤(即运动的物体撞击静止的头部,使头部呈加速运动时产生的脑损伤)和减速性损伤(即运动的头部撞击静止的物体,使头部运动突然停止时产生的脑损伤)中所起的作用不尽相同。加速性损伤多是第

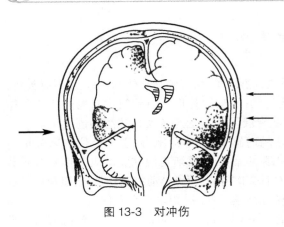

图 13-3　对冲伤

一种因素起作用；减速性损伤两种因素均有重要意义，而且因脑与颅骨之间的相对运动所造成的脑损伤可能更常见、更严重。

（二）护理评估

1. 健康史　详细了解受伤原因、外力作用部位、方向、暴力大小、性质等；注意受伤后有无意识障碍及程度和持续时间，有无中间清醒期、逆行性遗忘，有无头痛、呕吐、抽搐、大小便失禁、口鼻或耳流血和脑脊液外漏、肢体瘫痪等情况，以及现场急救过程和曾经用过何种药物。

2. 临床表现　根据临床特点，结合 X 线、CT、MRI 等检查结果判断损伤的类型严重程度。

考点：脑震荡的概念和临床特点

（1）脑震荡（cerebral concussion）：是头部受暴力作用后，出现的一过性脑功能障碍，无肉眼可见的神经病理改变，只在显微镜下可见神经组织结构紊乱，是最常见的轻度原发性脑损伤。

患者在伤后立即出现短暂的意识障碍，持续数秒或数分钟，一般不超过 30 分钟，同时伴皮肤苍白、出汗、血压下降、心动徐缓、呼吸微弱、肌张力减低、生理反射迟钝或消失等症状。清醒后大多不能回忆受伤前一段时间内及受伤当时的情况，称为逆行性遗忘，常有头痛、头晕、恶心、呕吐等症状。神经系统检查、脑脊液检查及 CT 检查均无阳性发现。

考点：脑挫裂伤的临床特点

（2）脑挫裂伤（cerebral contusion and laceration）：是常见的原发性脑损伤。脑挫裂伤后继发性改变为脑水肿和血肿形成，它们比脑挫裂伤本身更具有重要的临床意义。

1）意识障碍：是最突出的症状。一般伤后立即出现昏迷，其程度和持续时间与损伤程度、范围直接相关。绝大多数在半小时以上，严重者长期持续昏迷。

2）局灶症状和体征：受伤当时立即出现与伤灶相对应的神经功能障碍的症状和体征，如运动区损伤出现锥体束征、语言中枢损伤出现失语等。若损伤发生于"哑区"如额叶、颞叶前端等，可无局灶症状和体征。

3）头痛、呕吐：与颅内压增高、自主神经功能紊乱及外伤性蛛网膜下隙出血等有关，后者还可出现脑膜刺激征，脑脊液检查有红细胞。

4）颅内压增高与脑疝：因继发颅内血肿或脑水肿所致。表现为早期的意识障碍程度加重，或意识障碍好转后又加重，同时伴有"二慢一高"表现、瞳孔不等大及锥体束征等。

5）原发性脑干损伤症状：原发性脑干损伤是脑挫裂伤中最严重的特殊类型，常与弥散性脑损伤并存。表现为伤后即出现昏迷，且程度深、持续时间长；伴有严重生命体征紊乱；两侧瞳孔不等大、极度缩小或大小多变，对光反应无常；眼球位置不正或同向凝视；四肢肌张力增高、中枢性瘫痪、病理反射阳性等锥体束征及"去大脑强直"等，常有中枢性高热和消化道出血。

考点：颅内血肿的分类

（3）颅内血肿（intracranial hematoma）：是最多见、最危险、可逆性的继发性脑损伤。由于血肿直接压迫脑组织，常引起局灶性脑功能障碍及颅内压增高等病理改变，若未及时处理，可导致脑疝而危及生命。

根据血肿的来源和部位分为硬脑膜外血肿（epidural hematoma）、硬脑膜下血肿（subdural hematoma）和脑内血肿（intracerebral hematoma）（图 13-4）。根据血肿引起症状所需时间分为急性（3 日内）、亚急性（3 日至 3 周）和慢性（3 周以上）。

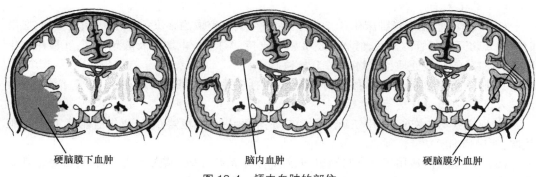

硬脑膜下血肿　　　　　　脑内血肿　　　　　　硬脑膜外血肿

图 13-4　颅内血肿的部位

考点：硬脑膜外血肿的临床特点

1）硬脑膜外血肿：发生在颅骨内板和硬脑膜之间，常因颅骨骨折致脑膜中动脉或静脉窦破裂所引起，大多属于急性型。

患者的意识障碍有以下三种类型：①原发性脑损伤较轻，伤后无原发性昏迷，至血肿形成后时出现继发性昏迷（清醒→昏迷）；②伤后立即出现原发性昏迷，之后意识清醒，但一段时间后，由于颅内血肿形成，颅内压增高，再度出现昏迷（昏迷→中间清醒或好转→昏迷），这就是典型的"中间清醒期"；③原发性脑损伤较为严重，伤后昏迷时间较长，在患者还未清醒时，颅内血肿就出现，引起昏迷再度加重。由于硬脑膜外血肿患者的原发性损伤一般较轻，临床多为①、②两种情况。患者在昏迷前常有头痛、恶心、呕吐等颅内压增高症状，幕上血肿大多有典型的小脑膜切迹疝表现。

2）硬脑膜下血肿：指出血积聚在硬脑膜下隙，多数急性或亚急性型，最常见，主要有脑挫裂伤引起皮质血管破裂所致，由于多伴有脑挫裂伤和脑水肿，故多有脑挫裂伤的表现，意识障碍为伤后持续昏迷或昏迷进行性加重，少有"中间清醒期"，较早出现颅内压增高和脑疝症状。

慢性硬脑膜下血肿少见，好发于老年人，病程较长。临床表现差异很大，多有轻微头部外伤史，主要表现为慢性颅内压增高症状，也可有偏瘫、失语、局限性癫痫等局灶症状或头晕、记忆力减退、精神失常等智力和精神症状。

3）脑内血肿：指出血积聚在脑实质内，多因脑挫裂伤导致脑实质内血管破裂引起，比较少见，常与硬脑膜下血肿同时存在。临床表现与脑挫裂伤很相似。

3. 心理状况　了解患者及家属对颅脑损伤及其功能恢复的心理反应，了解家属对患者的关心程度和支持能力。

4. 辅助检查

（1）头部 X 线：可了解有无颅骨骨折。

（2）CT 检查：不仅明确血肿的存在，还能明确血肿的位置、大小、数量、脑室受压及中线移位情况，以及是否伴有脑挫裂伤、脑水肿等。

（3）脑脊液检查：脑挫裂伤患者合并蛛网膜下隙出血时，脑脊液检查可查到红细胞。

（4）脑血管造影：对颅内血肿有定位意义，典型征象为无血管区。

（三）治疗要点

1. 脑震荡　一般不需要特殊处理，卧床休息 1~2 周，可完全恢复。少数患者在较长时间内存在头晕、头痛等症状，可适当给予镇静、止痛、营养支持等处理，同时加强心理护理。严密观察病情变化，及时发现和处理颅内压增高和脑疝等并发症。

2. 脑挫裂伤　以非手术治疗为主，减轻脑损伤后的病理生理反应和预防并发症的发生。

（1）非手术治疗

1）一般处理：①绝对卧床休息，床头抬高15°～30°，宜取侧卧位；②保持呼吸道畅通，必要时做气管切开或气管内插管辅助呼吸；③营养支持，维持水、电解质及酸碱平衡；④应用抗生素预防感染；⑤对症处理，如镇静、止痛、抗癫痫等。

2）防治脑水肿：是治疗脑挫裂伤的关键，包括应用脱水剂和激素、过度换气、给氧、限制液体入量、冬眠低温疗法等。

3）促进脑功能恢复：应用三磷腺苷（ATP）、辅酶A、细胞色素C等，以供应能量，改善细胞代谢，促进脑细胞功能恢复。

（2）手术治疗：适用于重度脑挫裂伤、经非手术治疗无效、颅内压增高明显，甚至出现脑疝迹象者。手术方式主要有脑减压术或局部病灶清除术。

3. 颅内血肿　较小血肿或位于非功能区时，可不必特殊处理；较大血肿或有明显局灶性症状和体征时，及应尽早实施手术清除血肿；合并脑疝时应去骨瓣减压。慢性硬膜下血肿多需要行颅骨钻孔引流术。

（四）主要护理诊断及合作性问题

1. 意识障碍　与脑损伤、颅内压增高有关。

2. 清理呼吸道无效　与意识障碍不能有效排痰有关。

3. 有受伤的危险　与患者躁动不安、癫痫发作有关。

4. 潜在并发症：颅内压增高、脑疝、窒息、感染等。

（五）护理措施

考点：颅内压损伤患者的现场急救

1. 现场急救　因颅脑损伤多为严重损伤，往往伴有其他损伤，急救处理时首先应判断有无存在危及患者生命的伤情并给予积极处理。颅脑损伤救护时应注意以下几点。

（1）保持呼吸道通畅：应尽快清除口咽部血块、呕吐物和分泌物，患者平卧位，头偏向一侧，昏迷者置口咽通气管，必要时行气管切开或人工辅助呼吸。

（2）妥善处理伤口：开放性颅脑损伤应剪短伤口周围的头发，并消毒，伤口局部不冲洗，不用药，用消毒纱布保护外露脑组织，架空包扎，避免脑组织受压。尽早应用抗生素和破伤风抗毒素。

（3）防治休克：有休克征象出现时，应查明有无其他损伤，补充血容量。

（4）做好护理记录：准确记录受伤经过，急救处理经过及生命体征、意识、瞳孔、肢体活动等病情变化。

2. 一般护理

（1）保持正确体位：清醒血压平稳者采取斜坡卧位，抬高床头15°～30°，以利于脑静脉回流和减轻脑水肿，亦可防止呼吸道梗阻；昏迷患者或吞咽困难者应采取侧卧位或侧俯卧位，防止误吸。

（2）维持体液平衡：每日输液量控制在1500～2000ml，其中含钠溶液500ml，输液速度不宜过快，维持体液平衡。

（3）加强营养支持：营养补充以高维生素和高蛋白质的混合食物为佳。早期可用胃肠外营养，肠蠕动恢复后改用肠内营养，定期评估患者营养状况，及时调整营养供应。

（4）控制体温：高热可加重脑缺氧，应及时向医师汇报，积极查找原因，并根据不同原因妥善处理原发病，并给予物理或药物降温，必要时冬眠低温疗法。

（5）躁动护理：出现躁动应积极寻找并解除引起躁动的因素，如呼吸不畅、膀胱充盈、冷热刺激或便秘等，慎用镇静剂，不可强行约束，注意防止坠床等意外伤害。

（6）耳、鼻、口腔及皮肤护理：去除口、鼻腔分泌物和血痂，用消毒棉球清洁；定期清除眼分泌物，并滴抗生素眼药水，防止发生角膜炎和角膜溃疡。定时翻身，保持皮肤清洁干燥，防止压疮发生。

考点：颅脑损伤患者的病情观察内容与意义

（7）加强心理护理：意识清醒者应稳定患者情绪，取得患者理解和配合；由于颅脑损伤后恢复缓慢，应帮助患者树立信心，坚持锻炼；同时还应取得患者家属理解和配合。

3. 病情观察　严密观察病情是颅脑损伤患者护理的重点内容，目的是观察治疗效果和及早发现脑疝，不错失抢救时机。

（1）意识：意识状态反映大脑皮质功能和脑干功能状态，应采用 GCS 判断意识障碍程度，观察时采用相同程度的语言和痛刺激，对患者的反应做动态的分析，判断意识状态的变化。伤后立即出现意识障碍是原发性脑损伤；伤后清醒转为昏迷或意识障碍不断加深，是颅内压增高或形成脑疝等继发性脑损伤的表现；躁动患者突然昏睡应怀疑病情恶化。

（2）生命体征观察：为了避免患者躁动影响准确性，应先测呼吸，再测脉搏，最后测血压。伤后出现"二慢一高"，同时有进行性意识障碍，是颅内压增高的表现；下丘脑或脑干损伤常出现中枢性高热；伤后数日出现高热常提示有继发感染。

（3）瞳孔：观察两侧睑裂大小是否相等、眼球的位置和运动情况，注意对比两侧瞳孔的形状、大小和对光反射。伤后立即出现一侧瞳孔散大，是原发性动眼神经损伤所致；伤后瞳孔正常，以后一侧瞳孔先缩小继之进行性散大，并且对光反射减弱或消失，是小脑幕切迹疝的表现；双侧瞳孔时大时小，变化不定，对光反射消失，伴眼球分离或同向凝视，常是脑干损伤的表现；双侧瞳孔散大，光反应消失、眼球固定伴深昏迷或去大脑强直，多为临终前的表现。另外，要注意伤后使用某些药会影响瞳孔的观察，如使用阿托品、麻黄碱可使瞳孔散大；吗啡、氯丙嗪可引起瞳孔缩小。

（4）神经系统体征：原发性脑损伤引起的偏瘫等局灶性表现，在受伤当时已出现，且不再继续加重；伤后一段时间出现或继续加重的肢体偏瘫，同时伴有意识障碍和瞳孔变化，多是小脑幕切迹疝使中脑受压、锥体束受损所致。

（5）其他：观察有无脑脊液漏，有无剧烈头痛、频繁呕吐等颅内压增高的表现，尤其是躁动时无脉搏增快，应警惕脑疝的形成。

4. 降低颅内压　避免呼吸道梗阻、高热、咳嗽、癫痫发作等引起颅内压增高的因素；应用20% 甘露醇溶液、呋塞米、激素等药物控制脑水肿和降低颅内压，必要时手术引流减压或清除血块。

5. 预防并发症　昏迷患者全身抵抗力下降，容易发生多种并发症，应采取积极的预防措施。要加强皮肤护理，定时翻身预防压疮；四肢关节保持功能位，每日 3 次做四肢被动活动和肌肉按摩，以防关节僵硬和肌肉挛缩；保持室内适宜的温度和湿度，保持口腔清洁，定时翻身、拍背和吸痰，保持呼吸道通畅，预防呼吸道感染；患者常有排尿功能紊乱需要留置导尿，应严格遵守无菌操作，每日定时消毒尿道口，并冲洗膀胱，减少泌尿系统感染；若患者发生便秘，可用轻泻剂，必要时戴手套抠出干硬粪便，勿用大量高压灌肠以免加重颅内压增高而诱发脑疝；对脑外伤后癫痫反复发作的患者，可先用地西泮静脉注射和口服苯妥英钠，3 日后停用地西泮，继续服用苯妥英钠 1~2 年，逐渐减药，突然减药可使癫痫再发。

6. 手术前后的护理　按急诊手术前常规准备，手术前 2 小时内剃净头发，洗净头皮，涂擦70% 乙醇溶液并用无菌巾包扎。手术后返回病室，搬运患者时动作轻稳，防止头部转动或受震荡，搬动患者前后应观察呼吸、脉搏和血压的变化。小脑幕上开颅手术后，取健侧或仰卧位，避免切口受压；小脑幕下开颅手术后，应取侧卧或侧俯卧位。手术中常放置引流管，如脑室引流、创腔引流、硬脑膜下引流等，护理时严格注意无菌操作，预防颅内逆行感染；妥善固定;保持引流通畅;观察并记录引流量和性质。严密观察意识、生命体征、瞳孔、肢体活动等情况,以便及时发现和处理手术后颅内出血、感染、癫痫及应激性溃疡等并发症。

(六) 健康教育

1. 对存在失语、肢体功能障碍或生活不能自理的患者,当病情稳定后即开始康复锻炼。要耐心指导患者功能锻炼,制订经过努力容易达到的目标,一旦康复有进步,患者会产生成就感,树立起坚持锻炼和重新生活的信心。

2. 有外伤性癫痫的患者,应按时服药控制症状发作。在医师指导下逐渐减量直至停药。不做有危险的活动,以防发生意外。

3. 对重度残疾患者的各种后遗症采取适当的治疗,鼓励患者树立正确的人生观,指导其部分生活自理;并指导家属生活护理方法及注意事项。

案例 13-1 分析

1. 该患者目前需要做头部 X 线、CT 等检查。

2. 该患者的主要护理问题 ①意识障碍。②清理呼吸道无效。③有受伤的危险。④潜在并发症:颅内压增高、脑疝、窒息、感染等。

3. 非手术治疗的护理措施 ①一般护理,保持正确体位;维持体液平衡;加强营养支持;控制体温;躁动护理;耳、鼻、口腔及皮肤护理;心理护理。②病情观察。③降低颅内压。④预防并发症。

第三节　颅内肿瘤患者的护理

颅内肿瘤习称脑瘤,约半数为恶性肿瘤,可发生在任何年龄,以 20~50 岁为多见。无论是良性还是恶性,随着肿瘤增大而破坏或压迫脑组织,并使颅内压增高,甚至造成脑疝而危及患者生命。

(一) 概述

1. 病因　尚不完全清楚。唯一明确可诱发胶质瘤和脑膜瘤的危险因素是电离辐射。某些相关的因素如病毒感染、致癌物质、遗传、胚胎残余等,可能与脑瘤发生有关。

2. 病理及分类　颅内肿瘤可分为来源于脑组织、脑膜、脑血管、脑垂体、脑神经等组织的原发性肿瘤,以及来自颅外其他部位恶性肿瘤转移到颅内的继发性肿瘤。原发性肿瘤以神经胶质瘤最为常见,发病部位以大脑半球多见。

(二) 护理评估

1. 健康史　了解患者一般情况,如年龄、职业、特殊嗜好等;评估患者有无脑肿瘤家族史;了解有无长期接触化学、物理、生物致癌因素;既往身体状况,有无脑外肿瘤病灶等。

2. 临床表现

(1) 颅内压增高:约有 90% 的颅内肿瘤患者出现颅内压增高。表现为慢性进行性加重的头痛,以清晨醒来或晚间出现较多;常有喷射性呕吐;视盘水肿为颅内压增高的客观体征,晚期患者视力减退,视野向心性缩小,最终失明。瘤内出血可发生急性颅内压增高,若未得到及时治疗,重者可引起脑疝。此外部分患者尚可引起精神障碍、癫痫、头晕与晕眩、复视或斜视及生命体征的变化。

(2) 局灶症状与体征:是肿瘤所在部位的脑、神经、血管受损害的表现。这一类症状与体征可反映脑瘤的部位所在,因此称为定位症状,各部位脑瘤的定位症状,特点以下。

1) 额叶肿瘤:常见的症状为精神障碍与运动障碍。表现为淡漠、迟钝、不关心自己和周围事物,理解力和记忆力减退或表现为欣快感、多言多语。

2）顶叶肿瘤:常出现感觉性癫痫,对侧肢体、躯干感觉(包括皮质觉)减退,失用等。

3）颞叶肿瘤:可有轻微的对侧肢体肌力减弱、颞叶钩回发作性癫痫,表现为幻嗅、幻味,继之口唇出现吸吮动作与对侧肢体抽搐及幻听。

4）枕叶肿瘤:可出现幻视与病变对侧同向偏盲,而顶叶与颞叶后部病变,只出现对侧下1/4 或上 1/4 视野缺损。

5）蝶鞍区肿瘤:以垂体腺内分泌障碍,视觉障碍较常见,还可出现丘脑下部症状与海绵窦受累的表现,如第Ⅲ、Ⅳ、Ⅵ及第Ⅴ脑神经损害的症状。

6）小脑肿瘤:小脑半球受累表现为水平性眼球震颤,同侧上下肢共济失调,向病变侧倾倒。蚓体病变出现下肢与躯干运动失调、暴发性语言。

7）小脑脑桥角肿瘤:以听神经瘤多见,肿瘤依次累及第Ⅷ、Ⅴ、Ⅶ、Ⅸ、Ⅹ、Ⅺ脑神经,表现为耳鸣、耳聋、同侧面部感觉减退与周围性面瘫,饮水呛咳、吞咽困难与声音嘶哑,而后出现一侧或两侧锥体束征,晚期引起梗阻性脑积水、颅内压增高。

8）脑干肿瘤:典型体征为病变侧颅神经与对侧肢体交叉性麻痹,其临床表现视肿瘤累及中脑、脑桥或延髓有所不同。

3. 辅助检查　查看颅骨 X 线摄片、颅脑 CT 及 MRI、脑血管造影或 DSA 等检查结果,对颅内肿瘤的判断有重要意义。

（1）颅骨 X 线平片检查:颅内肿瘤可以对颅骨产生一些影响,能够从平片表现出来。20% ~ 30% 的病例可据此诊断。

（2）脑 CT 扫描与磁共振（MRI）扫描:是当前对脑瘤诊断最有价值的诊断方法,阳性率达95% 以上,能够显示出直径 1cm 以上的脑瘤影像,明确肿瘤的部位、大小、范围。凡临床疑有颅内肿瘤者,宜作为首选。

（3）脑血管造影:通过脑血管显像,视其位置正常或有移位以判断脑瘤的位置,从异常的病理性血管可为定性诊断提供参考依据,还有利于与脑血管病鉴别。其中尤以数字减影血管造影术显像清晰。

（4）脑室造影与气脑造影:对了解脑室内肿瘤、垂体腺瘤有一定价值。

（5）腰椎穿刺与脑脊液检查:仅做参考,但在鉴别颅内炎症、脑血管出血性疾病有特殊价值。

（6）内分泌方面检查:对诊断垂体腺瘤很有价值,此外酶的改变、免疫学诊断亦有一定参考价值,但多属非特异性的。

（三）治疗要点

早期诊断、早期治疗是脑瘤的诊治原则。治疗方法包括手术治疗、放射治疗、化学治疗、激素治疗、中医中药治疗和免疫治疗等。

1. 降低颅内压　目的是缓解症状以争取治疗时间,包括脱水治疗、激素治疗、冬眠低温疗法和脑脊液外引流等。降低颅内压最有效方法是切除肿瘤。

2. 手术治疗　为最直接、最有效的方法,包括肿瘤切除、内减压、外减压和脑脊液分流术。

3. 放射治疗　适用于肿瘤位于重要功能区或部位深而不宜手术者,或患者全身情况不允许手术切除且对放射治疗较敏感。根据照射源放置位置,其可分为内照射法和外照射法。

4. 化学疗法　已经成为重要的综合治疗手段之一。应选择易通过血-脑脊液屏障、无中枢神经毒性的药物,注意防止颅内压增高、肿瘤坏死出血和骨髓抑制等不良反应的发生。

5. 其他　如免疫治疗、中医药治疗、基因药物治疗等。

（四）主要护理诊断及合作性问题

1. 头痛　与颅内压增高有关。

2. 组织灌注量改变　与颅内压增高有关。

3. 有体液不足的危险　与频繁呕吐及应用脱水剂有关。

4. 潜在并发症:脑疝、窒息等。

（五）护理措施

考点: 颅内
肿瘤患者的
护理要点

1. 术前护理

（1）一般护理:①体位以头高足低为佳,有利于静脉回流,减轻脑水肿。②加强生活护理,为患者提供安静、舒适的环境,保证足够的休息和睡眠;下床活动时,注意安全,防止意外伤害发生;加强皮肤护理,防止压疮出现;语言、听力、视力障碍的患者应注意加强交流,了解患者的需求并适当给予满足。③加强营养支持,指导患者均衡饮食,保证足够蛋白质和维生素的摄入;无法进食者,可采用鼻饲或胃肠外营养,维持水、电解质和酸碱平衡。

（2）癫痫发作的护理:癫痫发作时,易造成意外损伤,应限制患者活动范围,保护患者安全,及时应用抗癫痫药物。

（3）术前准备:①协助患者做好各项检查;②及时实施降低颅内压的措施;③将患者的头发剃除并消毒,做好皮肤准备;④留置导尿管,保持大便通畅,忌大量不保留灌肠,保持口腔清洁;⑤向患者家属解释手术过程及术中、术后可能出现的异常情况。

（4）心理护理:给予心理支持,使患者和其家属面对现实,耐心倾听患者诉说,减轻患者心理负担,告知患者可能采用的治疗计划及如何配合,指导家属掌握照顾患者的方法和技巧。

2. 术后护理

（1）一般护理:包括术后体位安置和营养支持等。

1）术后体位:全麻未清醒患者取侧卧位;意识清楚、血压平稳者取头高足低位;幕上开颅术后取健侧卧位,否则可引起脑、脑干移位而危及生命;体积较大的肿瘤切除术后,24 小时内手术区应保持高位;搬动患者或为患者翻身时,应有人扶持头部使头颈部成一条直线,防止头颈部过度扭曲或震动。

2）营养支持:一般颅脑手术后第 1 日即可进流食,第 2～3 日给半流质饮食,以后逐渐过渡到普通饮食。较大的颅脑手术或全麻术后伴恶心、呕吐或消化道功能紊乱者,应禁食 1～2日。颅后窝手术或听神经瘤手术后应禁饮食,采用鼻饲补给营养,待吞咽功能恢复后逐渐练习进食,鼻饲后勿立即搬动患者以免诱发呕吐和误吸。昏迷患者经鼻饲供给营养,必要时应用全胃肠外营养。颅脑手术后均有脑水肿反应,应当适当控制输液量,每日以 1500～2000ml为宜,定期监测电解质、血气分析,记录 24 小时液体出入量,维持水、电解质和酸碱平衡。

（2）病情观察:观察生命体征、意识状态、瞳孔、肢体活动状况,尤其注意颅内压增高症状的评估。术后 3～7 日是脑水肿高峰期,应遵医嘱准确使用脱水治疗;观察切口敷料有无脱落,被渗液湿透的敷料需及时更换;保持敷料及切口周围干燥,避免切口感染。观察有无脑脊液漏出,一旦发现异常情况,应及时通知医师。

（3）保持呼吸道通畅:及时清除呼吸道分泌物和口腔呕吐物,必要时进行气管插管或气管切开。

（4）疼痛护理:应了解头痛的原因、性质和程度。切口疼痛多发生在 24 小时内,一般止痛剂可奏效。颅内压增高性头痛,多发生在术后 3～4 日脑水肿高峰期,应给予脱水剂和激素等降低颅内压;保证术后患者安静,可适当应用氯丙嗪、异丙嗪或水合氯醛等镇静剂。

（5）引流管的护理:观察引流管是否牢固和有效,记录引流液量、颜色及性状,不可随意降低或抬高引流袋,术后3~4日血性脑脊液转清后,可考虑拔除引流管。

（6）并发症的预防和护理:颅内肿瘤术后常出现颅内血肿、切口感染、中枢性高热等并发症,需加强护理。

1）颅内出血:是颅脑手术后最危险的并发症,多发生在术后1~2日,常表现为意识障碍和颅内压增高或脑疝征象。若术后患者迅速出现颅内压增高征象,应及时报告医师并做好再次手术准备。

2）术后感染:切口感染常发生于术后3~5日,表现为切口疼痛、红肿、压痛及皮下积液。肺部感染常发生于术后1周左右。防治措施为严格无菌操作,加强营养和基础护理及使用抗生素等。

3）中枢性高热:脑干或下丘脑病变可引起中枢性高热,多出现于术后12~48小时,体温高达40℃以上,一般物理降温效果较差,需采用冬眠疗法。

4）尿崩症:垂体瘤手术累及下丘脑而影响血管升压素分泌,患者出现多尿、多饮、口渴,每日尿量>4000ml,尿比重<1.005。在应用垂体后叶素治疗时,需及时观察和准确记录每小时尿量,根据尿量调节用药的剂量。尿量增多期间,需注意补钾,定期监测血电解质。

5）其他并发症:如消化道出血、顽固性呃逆、癫痫发作等,应注意观察,及时发现和处理。

（六）健康教育

1. 术前应向患者及其家属介绍肿瘤知识、治疗方案等,增强其战胜肿瘤的信心。

2. 向患者及其家属讲解放疗和化疗可能出现的不良反应,提高患者心理承受能力,并坚持治疗。指导癫痫患者坚持长期用药,并定期复查血常规和肝功能。

3. 指导患者功能锻炼,包括肢体训练、语言训练及记忆力恢复。康复训练应在病情稳定后早期进行;瘫痪的患者应教会其家属护理方法,以恢复生活自理和工作能力,尽早回归社会。

4. 告知患者定期到医院检查。

5. 去骨瓣的患者,外出时需戴安全帽,以防意外事故发生。

※第四节　脑脓肿患者的护理

（一）概述

化脓性细菌侵入脑组织引起化脓性炎症,形成局限性积脓,称为脑脓肿。常见致病菌为葡萄球菌、链球菌、肺炎球菌、大肠埃希菌和变形杆菌,有时为混合感染。根据感染途径可分为:①耳源性脑脓肿,几乎都是由慢性中耳炎或乳突炎引起的,约占脑脓肿病例的48%。其中2/3的脓肿发生在颞叶,1/3发生在小脑,多为单发,但可为多房性。②血源性脑脓肿,为脓毒症或远处感染灶的感染栓子经血流进入脑组织所形成,占脑脓肿病例的30%,以额叶、顶叶为好发部位。③外伤性脑脓肿,战时火器伤或平时开放性颅脑损伤,清创不彻底或感染得不到控制所形成;或颅底骨折处理不当,骨折线波及鼻窦、鼓室盖,细菌入侵脑组织而发生,约占脑脓肿病例的9%。④鼻源性脑脓肿,较少见,一般由鼻窦炎引起,好发于额叶。

（二）护理评估

1. 健康史　了解患者外伤及伤后处理经过;既往有无中耳炎或鼻窦炎病史;有无脓毒血症及身体其他部位的感染。

2. 临床表现　脑脓肿的形成一般经历三个阶段,即急性脑炎期、化脓期和脓肿包膜形成期。

（1）急性脑炎期：感染波及脑部引起局灶性化脓性脑炎，局部脑组织出现水肿、坏死或软化灶。

（2）化脓期：炎性坏死和软化灶逐渐扩大、融合、形成较大的脓肿，脓腔外周形成不规则肉芽组织，伴大量中性粒细胞浸润，脓肿周围脑组织重度水肿。

（3）脓肿包膜形成期：病变逐渐局限形成包膜，一般病程1~2周即可初步形成，3~8周形成较完整。脓肿形成后则构成占位性病变，可表现为颅内压增高，甚至出现脑疝症状，同时出现局灶体征。如额叶脓肿常有精神和性格的改变、记忆力减退，或有局限性或全身性癫痫发作、对侧肢体瘫痪、运动性失语等。颞叶脓肿可出现中枢性面瘫或感觉性失语。若脓肿接近脑表面（脑室壁），亦可破溃导致化脓性脑膜炎或脑室炎，表现为突然高热、昏迷、抽搐、有颈项强直和凯尔尼格征阳性。

3. 心理状态　患者常表现出精神紧张、恐惧或焦虑等。

4. 辅助检查

（1）腰椎穿刺和脑脊液检查：腰椎穿刺测脑压增高，脑脊液检查见白细胞计数轻度或中度增高，蛋白含量高而氯化物低。

（2）X线检查：可发现乳突、鼻窦和颞骨岩部炎性病变、颅内压增高和钙化松果体侧移等。

（3）颅脑超声波检查：大脑半球脓肿可显示中线波向对侧移位或出现脓肿波。

（4）CT和MRI：对脑脓肿诊断最有价值，在强化CT和MRI上脑脓肿往往是典型环状强化，壁光滑，周边水肿明显，与颅内肿瘤易区别。

（三）治疗要点

1. 抗感染治疗　从脑炎急性期即开始使用足量有效地抗生素，直到感染症状完全消失。

2. 脱水疗法　脓肿形成、颅内压增高时，应实施有计划的脱水疗法，以缓解颅内压增高和预防脑疝的发生。

3. 手术治疗

（1）穿刺抽吸：可望治愈，或作为应急、不能耐受手术切除时的治疗手段。

（2）导管持续引流术。

（3）脓肿切除术：用于脓肿包膜完整，且在非功能区，病情稳定的患者，或穿刺抽脓未愈者。对脑水肿严重者，可考虑做减压术，术后继续抗感染和脱水治疗。

（四）主要护理诊断及合作性问题

1. 头痛　与颅内压增高有关。

2. 组织灌注量改变　与颅内压增高有关。

3. 有体液不足的危险　与频繁呕吐及应用脱水剂有关。

4. 潜在并发症：脑疝、窒息等。

（五）护理措施

1. 术前护理

（1）一般护理：指导患者休息和加强营养。

（2）密切观察病情：了解颅内压增高的程度，及时与医师沟通病情的变化。

（3）心理护理：了解患者对疾病的认识程度和心理状态，减轻其心理负担，使其树立战胜疾病的信心，积极配合治疗和护理。

2. 术后护理　术后患者采用头高足低位，以减轻脑水肿；遵医嘱应用抗生素治疗，预防术后感染；密切观察病情变化，减小术后并发症。

（六）健康教育

1. 指导患者及时治疗中耳炎、鼻窦炎等。

2. 指导患者加强康复锻炼。

※ 第五节 脑血管疾病患者的护理

脑血管疾病发病率和病死率都很高，严重威胁着人类的健康，它与恶性肿瘤、冠心病构成引起人类死亡的三大疾病。有些脑血管疾病如颅内动脉瘤、脑血管畸形、脑卒中需要手术治疗。

（一）概述

1. **高血压性脑出血** 是高血压最严重的并发症之一，男性发病率稍高，多见于 50~60 岁的老年人。

高血压常导致脑底的小动脉发生病理性变化，突出的表现是在这些小动脉的管壁上发生玻璃样或纤维样变性和局灶性出血、缺血和坏死，削弱了血管壁的强度，出现局限性的扩张，并可形成微小动脉瘤。高血压性脑出血在这样的病理基础上，因情绪激动、过度脑力与体力劳动或其他因素引起血压剧烈升高，导致已病变的脑血管破裂出血。其中豆纹动脉破裂最为多见，其他依次为丘脑穿通动脉、丘脑膝状动脉和脉络丛后内动脉等。因此，高血压性脑出血有其特别的好发部位，根据资料统计显示，55% 在壳核（外囊）区，15% 在脑叶皮质下白质内，10% 在丘脑，10% 在脑桥，10% 在小脑半球。血肿造成周围脑组织受压、缺血、脑梗死、坏死，同时伴以严重脑水肿，易由此发生急剧的颅内压增高与脑疝。

临床特点为突然出现剧烈头痛，并且多伴有躁动、嗜睡或昏迷。血肿对侧出现偏瘫，早期两侧瞳孔缩小，当血肿扩大，脑水肿加重，遂出现颅内压增高，引起血肿侧瞳孔散大等脑疝危象，出现呼吸障碍、脉搏减慢、血压升高，随后即转为中枢性衰竭。出血量少时，血肿可以自行吸收消散。

根据高血压病史及临床特点，一般不难做出临床诊断。脑 CT、磁共振成像对诊断最有帮助，不仅可以早期确诊，而且能够精确地了解出血的部位、出血量、波及范围，有无脑室穿破，以及血肿周围脑组织情况。

高血压性脑出血的治疗是有选择性的，出血较少的，可以采取内科治疗，主要措施包括绝对卧床、镇静与稳定血压，应用脱水药、止血药，保持水、电解质平衡，支持疗法，并注意保持呼吸道畅通等。外科治疗，应在非手术治疗未能奏效而出血尚未引起原发或继发的致命损害时才有价值。手术治疗的目的在于消除血肿、降低颅内压，解除脑疝的发生和发展，改善脑循环，促进受压脑组织及早恢复。血肿较大时，如外囊或内囊区血肿体积达到 20ml 以上，应及时开颅手术或行脑立体定向手术清除血肿，常有助于解除脑受压，促进恢复。术后仍需内科方面的治疗。

2. **颅内动脉瘤** 多因脑动脉管壁局部的先天性缺陷和腔内压力增高引起。高血压、脑动脉硬化、血管炎与动脉瘤的发生与发展有关。脑动脉瘤多见于脑底动脉分叉之处。

自发性蛛网膜下隙出血中 80% 由动脉瘤破裂引起。动脉瘤破裂时，常有前驱症状如头痛，继之发生出血症状，表现为剧烈头痛、烦躁、恶心、呕吐等脑膜刺激征，随之出现颅内压增高，可伴有意识障碍和相应部位的神经定位症状。动脉瘤出血形成较大血肿者，病情多急剧恶化，出现脑疝危象。动脉瘤第一次破裂后，死亡率高达 30%~40%，其中半数在发病后 48 小时内死亡，存活的病例，1/3 可发生再次出血。脑血管造影是最确切的辅助诊断方法，应行全脑血管造影，了解动脉瘤是否多发；CT 扫描有时可以显示出动脉瘤病灶；MRI 检查不仅可显示出动脉瘤,有时尚可见到附壁血栓。一旦诊断为脑动脉瘤,应采取手术治疗,以求根治,避免大出血危险。目前多采用开颅直接处理动脉瘤的手术方法,用特制的动脉瘤夹,夹闭动脉瘤颈部,并保护载瘤动脉的通畅性。

3. 脑动、静脉畸形　是脑血管畸形中最多见的一种,位于脑的浅表或深部。畸形血管由动脉与静脉构成,有的包含动脉瘤与静脉瘤,脑动、静脉畸形有供血动脉与引流静脉,其大小与形态多种多样。本病多见于额叶与顶叶,其他如颞叶、枕叶、脑室内、丘脑、小脑与脑干也有发生。此类动、静脉畸形也可发生在硬脑膜。

患者主要表现为癫痫与自发性脑出血,可有肢体不全瘫痪,部分病例有颅内压增高,类似脑瘤,较大的脑动、静脉畸形,有时可引起颅内淤血的症状,颅眶部听诊有时可听到血管性杂音。

一般部位的脑动、静脉畸形,可采用手术切除病灶或微导管血管内栓塞治疗。位于重要功能区、位置特别深的脑内或巨大病灶,可采取在数字减影下动脉内栓塞的方法,以减少畸形血管病灶的血液供应,使病变减小或有利于进一步的手术切除或 γ 刀放射治疗。

4. 颈内动脉海绵窦瘘　海绵窦段颈内动脉或其分支有裂口与海绵窦之间发生短路沟通,颈内动脉血灌注入海绵窦,形成海绵窦动静脉瘘。病因有外伤性者,系并发于颅底骨折伤及颈内动脉,也有因海绵窦段颈内动脉壁软弱或因该处动脉瘤破裂所致。动脉血灌注入海绵窦的结果,使海绵窦内严重淤血,静脉压增高,引起该侧眼球突出,出现海绵窦与眶上裂综合征,眼球活动受限,球结膜充血,久之视力减退,甚至失明。于额眶部可以听诊到心脏收缩期血流杂音。脑血管造影可显示出海绵窦动静脉瘘。

目前较好的治疗方法是在数字减影下经血管内送入可脱性球囊微导管,将充盈的球囊闭塞瘘口,并保持颈内动脉的通畅,还可经微导管注入黏合胶或固体栓塞材料。

5. 脑卒中　又称脑血管意外,是指有潜在脑血管疾病的患者,因各种诱发因素引起脑内动脉狭窄、闭塞或破裂,而造成急性脑血液循环障碍,临床上表现一过性或永久性脑功能障碍的症状和体征。脑卒中分为缺血性脑卒中和出血性脑卒中。

（1）临床表现

1）缺血性脑卒中:发生率较高,占脑卒中 60% ~ 70%。根据缺血程度分为三种类型。①短暂性脑缺血发作(TIA):发生在颈内动脉系统者,表现为突发的肢体运动和感觉障碍、失语,单眼短暂失明,少有意识障碍;发生在椎动脉系统者,可表现为眩晕、复视、步态不稳、耳鸣、听力障碍、吞咽困难等。一般持续数分钟或数小时,24 小时内症状完全消失,不遗留后遗症,但可反复发作。②可逆性缺血性神经功能障碍(RIND):基本上同短暂性脑缺血发作,但时间较长,一般要超过 24 小时,最后逐渐恢复。③完全性卒中(CS):神经功能损害症状明显,有不同程度昏迷,神经功能障碍不能恢复。

2）出血性脑卒中:占脑卒中病例的 20% ~ 30%,好发于 50 岁以上原发性高血压动脉硬化的患者,男性多于女性,是原发性高血压死亡的主要原因。出血部位多在内囊的外侧(大脑皮质内、皮质下及壳核)、内囊内侧(丘脑区、中脑、脑桥)、小脑半球及各核附近。出血性脑卒中的临床表现为剧烈头痛、呕吐、意识障碍、脑膜刺激征和血性脑脊液等。脑室出血者可在短时间内陷入深昏迷、生命体征改变、去大脑僵直等。根据严重程度分为三级。

Ⅰ级(轻型):患者意识尚清或只有浅昏迷、轻度偏瘫。

Ⅱ级(中型):昏迷,完全性偏瘫,两侧瞳孔等大或轻度不等。

Ⅲ级(重型):深昏迷,完全偏瘫或去皮质强直,双侧瞳孔散大,生命体征明显改变。

（2）治疗特点

1）缺血性脑卒中:非手术治疗包括卧床休息、消除脑水肿、扩张血管、抗凝及扩容治疗等。外科通过手术重新建立脑部血供,如常用的颈动脉内膜切除术、颅内-颅外动脉吻合术。

2) 出血性脑卒中:急性期应绝对卧床休息,并给予止血、脱水、降低血压及颅内压等治疗。病情仍继续加重者,应及时手术治疗,目的在于清除血肿,解除脑疝,降低病死率和病残率。常用手术方法有开颅血肿清除并行减压术和颅骨钻孔血肿穿刺吸除术。

(二) 脑血管疾病患者的护理

1. 护理评估

(1) 健康史:详细询问病史,重点评估患者有无以下危险因素:①高血压;②心脏病;③脑动脉硬化;④糖尿病;⑤高脂血症;⑥凝血机制异常;⑦家族遗传史;⑧脑卒中史。了解胎儿期其母有无特殊感染和放射线辐射接触及用药情况,有无异常分娩。了解其生活方式及有无特殊不良嗜好,如运动量、饮食及吸烟、嗜酒。了解患者既往诊断及治疗情况等。

(2) 临床表现:脑血管疾病的发生往往会出现头痛、恶心、呕吐等颅内压增高的表现,同时还伴随抽搐、脑神经损害功能缺失等多种临床表现。

(3) 辅助检查

1) 头部 CT 和 MRI:能显示脑出血和脑缺血的部位和范围,是安全、可靠的检查方法。CT 是确诊蛛网膜下隙出血的首选检查方法,对于急性期患者诊断率接近 100%,常显示脑沟与脑池密度增高,在第 1 周内显示最清晰,但对于较小且未发生出血的病灶不易查出。

2) 脑血管造影:能确定阻塞血管的具体位置,并可显示动脉管壁病变,是确定动脉瘤的重要手段,可判断动脉瘤的位置、大小、形态、数目,也是介入放射治疗的必要准备。

3) 腰椎穿刺:可抽出血性脑脊液。对于 CT 确诊的病例不再需要做腰椎穿刺检查,颅内压增高者禁忌做腰椎穿刺。

4) 脑电图:有助于癫痫的诊断。

2. 主要护理诊断及合作性问题

(1) 头痛　与颅内压增高有关。

(2) 组织灌注量不足　与脑出血、颅内压增高有关。

(3) 有体液不足的危险　与频繁呕吐及应用脱水剂有关。

(4) 身体活动能力受损　与脑血管意外发生后肢体功能障碍有关。

(5) 潜在并发症:脑疝、窒息等。

3. 护理措施

(1) 一般护理:绝对卧床休息,保持病房安静。头痛症状明显者,应遵医嘱使用止痛药物缓解疼痛。饮食应摄入富含膳食纤维的食物。防止便秘发生。

(2) 密切观察:观察病情并记录患者的生命体征、意识状态、肢体感觉和运动等,及时发现颅内压增高症状并给予相应处理,应用甘露醇脱水治疗时,应注意观察,记录尿量。

(3) 心理护理:关心、爱护患者,减轻患者的烦躁、焦虑等心理负担;向患者及家属介绍有关疾病的知识,帮助患者树立战胜疾病的信心、积极配合治疗和护理。

(4) 用药护理:根据病情指导患者用药,遵医嘱正确使用钙通道阻滞剂、抗癫痫药物、抗生素、镇静剂等。

(5) 手术治疗的护理:术后注意安置合适的体位,维持呼吸功能,控制颅内压增高因素。保持环境安静,减少对患者的不良刺激。及时监测和处理可出现的颅内压增高、体液失衡、感染、应激性溃疡等并发症。

1) 术前护理:①患者应取头高足低位,有利于静脉回流,减轻脑水肿;②及时采取降低颅内压的有关措施;③将患者的头发剃除并消毒,做好皮肤准备;④留置导尿管,保持排便通畅,禁忌大量不保留灌肠,保持口腔清洁;⑤协助患者做好各项检查;⑥向患者及其家属解说手术过程及手术后可能出现的情况;⑦加强心理护理,给予心理支持,使患者和家属面对现实,告知患者可能采用的治疗计划及如何配合,帮助其家属学会照顾患者的方法。

2)术后护理:①一般护理,全麻未醒患者取侧卧位,或仰卧位头偏向一侧;意识清楚、血压平稳后取头高足低位;搬动患者或翻身时,应有人扶头部使头部颈部呈一直线;加强营养支持,一般颅脑手术后第1天即可进流食,第2~3天给半流质饮食,以后逐渐过渡到普通饮食,病情严重者或有恶心、呕吐或消化道功能紊乱者,应延长禁食时间。②加强生活护理,注意口腔卫生;协助患者排便、排尿,训练定时排便功能,保持会阴部清洁;急性期患者应绝对卧床休息,避免咳嗽和用力排便,定时翻身、拍背,防止压疮和肺部感染。③病情观察,观察患者的生命体征、意识状态、瞳孔、肢体活动状况,尤其注意颅内压增高症状的评估。④疼痛护理,患者出现头痛应及时查找原因、了解头痛的性质和程度。切口疼痛多发生在24小时内,一般止痛剂可奏效。颅内压增高性头痛多发生在术后3~7天脑水肿高峰期,应给予脱水剂和激素等降低颅内压;保证术后患者安静,防治颅内压增高,必要时可适当应用氯丙嗪、异丙嗪或水合氯醛等镇静剂。⑤呼吸道管理,术后常规吸氧,及时清除呼吸道分泌物,并保持通畅,注意患者有无呼吸困难、烦躁不安等呼吸道梗阻症状,根据呼吸情况必要时给予气管内插管或气管切开术。⑥防止意外发生,对意识障碍、偏瘫和吞咽障碍者应专人护理,防止坠床、跌伤和进食时误吸等。⑦加强心理护理,给予适当心理支持、及时了解患者的心理状态,使患者及其家属能面对现实,减轻恐惧及焦虑心理,使其树立战胜疾病的信心,积极配合治疗和护理。

护理实训园地 11

【实训项目】 脑室引流的护理。

【实训目标】

1. 保持脑室引流管通畅,维持正常颅内压。

2. 防止逆行感染。

3. 便于观察脑室引流液性状、颜色、量。

【实训用物】 无菌治疗巾、引流袋、换药包(血管钳两把、纱布两块)、无菌手套、消毒瓶、棉签、笔、纸、弯盘。

【实训方法】

1. 集中讲解,示教实训内容。

2. 分组实训,播放电教片。

3. 学生代表演示,学生自评、互评,教师点评。

【操作步骤】

1. 评估

(1)核对医嘱:操作前核对医嘱、治疗卡、患者姓名、床号、操作目的。

(2)患者评估

1)评估患者的病情、意识状态、生命体征及心理状态。

2)评估患者是否了解操作目的、意义、能否配合。

(3)环境评估:环境是否安静、清洁、冬季注意患者保暖。

(4)自身评估:准备充分,着装整齐,洗手,戴口罩。

(5)用物评估:检查用物是否齐全;无菌巾灭菌日期等。

2. 实施

(1)观察引流情况

1)核对床号、姓名。

2）向患者解释,取得合作,戴口罩。

3）从上至下缓慢挤压引流管是否通畅,检查伤口敷料有无渗出。

（2）更换引流袋

1）戴手套,取合适体位,暴露引流管。

2）头下铺无菌治疗巾,打开换药包,用血管钳在连接口上方 5cm 处夹紧引流管,使管口朝上。

3）取无菌纱布一块,包裹接头处分离引流管、袋。

4）竖直抬高引流管,使引流液完全流入引流袋内,反折接头塞放于床垫下。

5）用 3 根络合碘棉签分别消毒引流管的内径、引流管横面、引流管外径。

6）取无菌纱布包盖已消毒的引流管外径。

7）取出引流袋,关紧下端活塞,连接引流袋于引流管上。

8）固定引流袋高于侧脑室平面 10～15cm,以维持正常颅内压。

9）松开血管钳,观察引流是否通畅。

（3）操作后处置

1）撤治疗巾,放入弯盘,脱手套,整理患者衣裤及床单位。

2）记录引流量于护理单上。

3）处置用物。

（4）健康宣教:①指导患者按要求卧位;②引流袋位置不能随意移动;③保持伤口敷料清洁,不可抓挠伤口。

3. 评价

（1）护理人员能与患者有效沟通。

（2）护理人员操作熟练、正确、无菌观念强,患者满意,引流通畅。

（3）能及时处理异常情况。

【注意事项】

1. 严密观察患者的意识、瞳孔、生命体征变化。

2. 严格无菌操作,每日更换引流袋,预防感染,妥善固定。

3. 严密观察并记录引流液的颜色、性状及量;正常脑脊液无色透明,无沉淀,术后 1～2 日脑脊液可略呈血性,以后转橙黄色,脑室引流不宜超过 7 日,若引流液由清亮变混浊,伴有体温升高可能发生颅内感染,应及时报告医师。

4. 注意保持引流通畅,引流管不可受压、扭曲、打折。适当限制患者头部活动范围,患者翻身及治疗活动时,动作应轻柔,先保护好引流管,避免牵拉,以免脱出。搬运患者时应将引流管夹闭,以免管内脑脊液流入脑室。

5. 正常脑脊液每日分泌 400～500ml,每日引流量不超过 500ml 为宜,注意引流过度的表现:出汗、头痛、恶心、心动过速,特殊情况如颅内感染患者因脑脊液分泌过多,引流量可相应增加,但应注意水电解质平衡。

6. 针对患者的精神症状如躁动等,应予以适当约束。

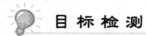

目 标 检 测

A₁/A₂ 型题

1. 下列哪项是引起颅内压增高的主要原因（　　）

　A. 脑脊液增加

　B. 脑血流量增加

　C. 脑组织体积增加

　D. 脑内生理功能调节无效

　E. 各项颅内病变

2. 颅内压增高"三主征"为（　　）

A. 头痛、偏瘫、视野缺损

B. 头痛、呕吐、视盘水肿

C. 血压升高、脉搏减慢、呼吸变慢

D. 头痛、复视、呕吐

E. 头痛、呕吐、失眠

3. 诊断颅底骨折最有价值的临床表现是( )

A. 眼睛青紫　　　　B. 球结膜下出血

C. 鼻孔流血　　　　D. 脑脊液漏

E. 耳后皮下瘀斑

4. 急性硬膜外血肿,意识障碍的典型表现是( )

A. 昏睡　　　　　　B. 昏迷程度时深时浅

C. 中间清醒期　　　D. 持续昏迷

E. 昏迷后清醒

5. 患者,女性,15 岁,骑车摔倒,左额部着地,当时昏迷,20 分钟后清醒,自觉轻微头痛,四肢活动正常,次日头痛加重,呕吐一次,来院就诊,首先应行( )

A. 颅脑 CT　　　　B. 脑电图

C. 脑血管造影　　　D. 腰椎穿刺

E. 颅脑 MRI

6. 患者,男性,50 岁,头部外伤后昏迷 2 小时,曾呕吐数次。入院测血压 150/80mmHg,脉搏 60 次/分,呼吸 12 次/分。考虑"脑挫裂伤",给予非手术治疗。为及时发现小脑幕切迹疝,应重点观察( )

A. 瞳孔、肢体活动　B. 血压、脉搏、尿量

C. 意识、肌张力　　D. 呼吸、体温、血压

E. 生命体征

7. 患者,男性,58 岁,从跌倒造成头部外伤,昏迷 3 小时,曾呕吐数次。入院测血压 150/85mmHg,脉搏 60 次/分,呼吸 12 次/分。接诊医师考虑"脑挫裂伤"给予非手术治疗。降低颅内压的主要措施是( )

A. 床头抬高 15~30cm　B. 限制每日输液量

C. 按时使用甘露醇　　D. 吸氧和物理降温

E. 保持呼吸道通畅

8. 最常见的颅内肿瘤是( )

A. 脑膜瘤　　　　　B. 垂体腺瘤

C. 神经胶质瘤　　　D. 神经鞘瘤

E. 血管瘤

9. 临床上用 20% 甘露醇降低颅内压正确的使用方法是( )

A. 快速静推

B. 缓慢静滴,防止高渗溶液产生静脉炎

C. 1~2 小时静滴完 250ml

D. 15~30 分钟静滴完 250ml

E. 输液速度控制在 60~80 滴/分

10. 脑卒中最重要和独立的危险因素是( )

A. 高血压　　　　　B. 心脏病

C. 脑卒中史　　　　D. 高脂血症

E. 糖尿病

11. 诊断脑出血最迅速、最可靠的检查是( )

A. 颅脑 MRI　　　　B. 脑血管造影

C. 颅脑 CT　　　　D. 脑电图

E. 脑脊液检查

12. 目前颅内动脉瘤的首选治疗方法是( )

A. 血管内介入治疗

B. 开颅手术夹闭动脉瘤

C. 血管内膜剥脱术

D. 伽马刀

E. 抗感染治疗

13. 急性脑血管意外,发病最快的是( )

A. 蛛网膜下隙出血　B. 脑出血

C. 脑血栓形成　　　D. 脑栓塞

E. 高血压脑病

14. 患者既往患高血压 18 年,突发昏迷,呕吐出咖啡样胃内容物。检查:一侧肢体瘫痪,最可能的是( )

A. 蛛网膜下隙出血　B. 脑出血

C. 脑血栓形成　　　D. 脑梗死

E. 高血压脑病

15. 患者,女性,43 岁,有风湿性心脏瓣膜病史。患者与户外活动时,突然出现右侧肢体无力,站立不稳,并有口角歪斜。该患者最可能是并发了( )

A. 脑梗死　　　　　B. 短暂性脑缺血发作

C. 颅内肿瘤　　　　D. 蛛网膜下隙出血

E. 颅内动静脉瘤破裂

A₃/A₄ 型题

(16、17 题共用题干)

患者,男性,39 岁。高空作业时不慎坠落,当即昏迷,大约 20 分钟后清醒,主诉头痛、恶心,右侧外耳道有血性液体流出,双侧瞳孔等大等圆,对光反射差,左侧肢体偏瘫,腱反射亢进,Babinski 征阳性。

16. 该患者最可能病变是( )

A. 脑震荡及颅底骨折、脑脊液耳漏

B. 颅底骨折及硬脑膜外血肿

C. 脑挫裂伤

D. 颅内高压并发脑疝

E. 脑干损伤及颅内压增高

17. 应采取的主要护理措施的是( )

    A. 保持呼吸道通畅   B. 紧急手术

    C. 脱水疗法   D. 正确处理脑脊液漏

    E. 严密观察生命体征及瞳孔变化

(18、19题共用题干)

    患者,男性,72岁,因头晕、头痛、右半身麻木无力2个月,呕吐2日入院。体检:神志清楚,血压正常,眼底视盘模糊不清,视盘水肿。右面部感觉减退,右侧肢体不全瘫,右侧病理反射阳性。头部CT检查发现有颅内占位性病变。

18. 应首先考虑的诊断为( )

    A. 慢性硬脑膜下血肿 B. 脑出血

    C. 颅内肿瘤   D. 脑脓肿

    E. 急性硬脑膜下血肿

19. 此时最有效的处理方式是( )

    A. 持续腰椎穿刺引流 B. 使用脱水剂

    C. 开颅病灶切除   D. 吸氧

    E. 去骨片减压术

(20、21题共用题干)

    患者,女性,48岁,晚餐后洗衣服时突然出现剧烈头痛,恶心,喷射状呕吐,随后意识不清,被家人送到医院,急做颅脑CT,图像呈高密度阴影,脑膜刺激征阳性,无肢体瘫痪,既往健康。

20. 该病的诊断是( )

    A. 脑出血   B. 脑栓塞

    C. 脑梗死   D. 蛛网膜下隙出血

    E. 短暂性脑缺血发作

21. 本病最常见的病因是( )

    A. 先天性脑动脉瘤   B. 高血压

    C. 血小板减少   D. 凝血机制障碍

    E. 身体健康

(22~25题共用题干)

    患者,男性,38岁,车祸伤及头部,当即出现右侧鼻唇沟变浅,右外耳道流出血性液体,右耳听力下降,CT示颅内少量积气。

22. 考虑患者出现了( )

    A. 颅前窝骨折   B. 颅中窝骨折

    C. 颅后窝骨折   D. 额骨骨折

    E. 脑挫裂伤

23. 以下护理措施不正确的是( )

    A. 床头抬高15~30cm

    B. 用0.9%氯化钠棉球清洁外耳道

    C. 限制液体入量

    D. 枕部垫无菌巾

    E. 用棉球塞住右耳,以减少脑脊液外漏

24. 目前患者适宜的体位是( )

    A. 头低位   B. 仰卧中凹位

    C. 左侧卧位   D. 右侧卧位

    E. 平卧位

25. 该患者伤后4日出现高热、头痛、意识障碍,脑膜刺激征阳性,说明发生了( )

    A. 颅内压过高   B. 颅内血肿

    C. 颅内感染   D. 伤口感染

    E. 脑水肿

(王 艳)

第十四章 颈部疾病患者的护理

第一节 甲状腺的解剖与生理

（一）甲状腺的位置

甲状腺分左、右两叶，覆盖并附着于甲状软骨下方的气管两侧，中间以峡部相连，由内、外两层被膜包裹，手术时分离甲状腺即在此两层被膜之间进行（图14-1）。在甲状腺背面，两层被膜的间隙内，一般附有四个甲状旁腺。成人甲状腺重约30g，正常者颈部检查时既不能清楚地看到也不易摸到甲状腺。由于甲状腺借外层被膜固定于气管和环状软骨，还借两叶上极内侧的悬韧带悬吊于环状软骨，所以做吞咽动作时，甲状腺随之上下移动，临床上常以此鉴别颈部肿块是否与甲状腺有关。

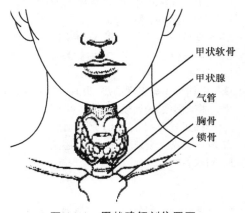

图 14-1　甲状腺解剖位置图

甲状软骨
甲状腺
气管
胸骨
锁骨

（二）甲状腺的血液供应

甲状腺的血液供应非常丰富，主要来自两侧的甲状腺上、下动脉。甲状腺上、下动脉的分支间及分支与喉部、气管、咽部和食管的动脉分支都有广泛的吻合、沟通，故手术结扎两侧甲状腺上、下动脉后，残留腺体和甲状旁腺仍有足够的血液供应。甲状腺有三条主要静脉，即甲状腺上、中、下静脉。由于甲状腺的血液循环丰富，因此甲状腺在损伤时容易出血。

（三）甲状腺周围的器官和神经

在甲状腺两叶背面的两层被膜之间的间隙内，附有四个甲状旁腺。甲状旁腺分泌甲状旁腺素，调节体内钙的代谢，维持血钙和血磷的平衡。如果甲状旁腺被误伤或切除，患者引起低血钙，可表现为抽搐。

甲状腺附近的神经主要有喉上神经和喉返神经，均起自迷走神经。喉上神经有内支和外支。内支为感觉支，分布在喉与会厌黏膜上，损伤后可导致会厌反射消失，饮水呛咳；外支为运动支，与甲状腺上动脉贴近，分布在环甲肌上，损伤可造成环甲肌瘫痪，声带松弛，声调降低。喉返神经在颈部位于甲状腺背侧的气管食管沟内，支配声带运动，若一侧喉返神经损伤时可造成声音嘶哑甚至失声，双侧喉返神经损伤可出现呼吸困难或窒息。

（四）甲状腺的功能及调节

甲状腺有合成、储存和分泌甲状腺素的功能，甲状腺素是一类含碘酪氨酸的有机结合碘，有三碘甲状腺原氨酸（T_3）和四碘甲状腺原氨酸（T_4）两种，与甲状腺球蛋白结合，储存于甲状腺滤泡中。释放入血的甲状腺素其中90%为T_4，10%为T_3，与血清蛋白结合。虽然T_3的量远较T_4为少，但T_3与血清蛋白的结合较松，易于分离，其活性较强且迅速，生理作用比T_4高4～5倍。

甲状腺素的主要作用是参与人体物质代谢和能量代谢；促进蛋白质、脂肪、糖类的分解，促进生长发育和组织分化，并影响体内水代谢。甲状腺的功能活动与各器官、系统的活动及外环境相互联系、相互影响，并受大脑皮质-下丘脑-垂体前叶系统的调控。垂体前叶分泌的促甲状腺激素（TSH）能促进甲状腺素的生物合成，加速其分泌；另外，TSH 的分泌又受血液中甲状腺素浓度的影响，当甲状腺素分泌过多或大量给予时，能抑制 TSH 的分泌；反之，手术切除甲状腺后，甲状腺素减少，能引起 TSH 的分泌增加，这种反馈调节维持了下丘脑-垂体前叶-甲状腺之间的动态平衡。此外，当体内碘缺乏或过剩时，甲状腺本身还具有改变甲状腺素产生和释放的适应性调节系统。机体通过上述调控系统维持甲状腺功能于正常状态。

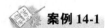 **☆链 接**

甲状腺素的形成过程

滤泡上皮细胞从血液中摄取氨基酸，在粗面内质网合成甲状腺球蛋白的前体，继而在高尔基复合体加糖并浓缩形成分泌颗粒，再以胞吐方式排放到滤泡腔内储存。

滤泡上皮细胞能从血液中摄取碘，碘经过过氧化物酶的作用而活化。

活化后的碘进入滤泡腔与甲状腺球蛋白结合，形成碘化的甲状腺球蛋白。

滤泡上皮细胞在腺垂体分泌的促甲状腺激素的作用下，胞吞滤泡腔内的碘化甲状腺球蛋白，成为胶质小泡。

胶质小泡与溶酶体融合，碘化甲状腺球蛋白被水解酶分解形成大量四碘甲状腺原氨酸（T_4）和少量三碘甲状腺原氨酸（T_3），即甲状腺素。

T_3 和 T_4 于细胞基底部释放入血。

第二节 甲状腺功能亢进症患者的外科治疗与护理

案例 14-1

患者，女性，32 岁。多食、多汗、易怒 3 个月。1 年前与家人生气后，感心慌，易饥，食量由原来的 250g/d（5 两/日）增至 500g/d（1 斤/日），同时怕热多汗，说话多，易怒、失眠，逐渐发现双眼突出，梳头困难，下蹲站起困难。体格检查：T 37℃，P 110 次/分，R 26 次/分，BP 110/60mmHg。消瘦，皮肤潮湿，眼球突出，闭合障碍。甲状腺Ⅱ度肿大，质软，无结节，两上极可触及震颤，可闻血管杂音。

问题：1. 该患者的临床诊断是什么？如需确诊，还应进一步做什么检查？

2. 主要护理措施有哪些？

（一）概述

甲状腺功能亢进症，简称甲亢，是由于各种原因导致甲状腺素分泌过多而出现以全身代谢亢进为主要特征的内分泌疾病。本病对人体身心可造成很大影响。男女发病比例约为 1∶4。

1. **分类** 按引起甲亢的原因，甲亢可分为原发性甲亢、继发性甲亢和高功能腺瘤三类。

（1）原发性甲亢：最常见，指在甲状腺肿大的同时出现功能亢进症状。发病年龄多在 20～40 岁。腺体多呈弥漫性肿大，两侧对称，常伴有眼球突出，故又称"突眼性甲状腺肿"。

（2）继发性甲亢：较少见，指在结节性甲状腺肿基础上发生甲亢，患者先有结节性甲状腺肿多年，以后才逐渐出现功能亢进症状。本病多发生于单纯性甲状腺肿的流行地区，年龄多在 40 岁以上，肿大腺体呈结节状，两侧不对称，容易发生心肌损害。

（3）高功能腺瘤：少见，腺体内有单个的自主性高功能结节，结节周围的甲状腺组织呈萎缩改变，放射性碘扫描显示结节的聚碘量增加，呈现"热结节"。

2. 病因和病理 原发性甲亢的病因迄今尚未完全明了。近年来认为原发性甲亢是一种自身免疫性疾病,其淋巴细胞产生的两类 G 类免疫球蛋白,能抑制垂体前叶分泌促甲状腺激素,并与甲状腺滤泡壁细胞膜上的促甲状腺激素受体结合,从而导致甲状腺分泌大量甲状腺素。至于继发性甲亢和高功能腺瘤的发病原因,也未完全明确。一般认为是甲状腺结节内的滤泡群无抑制地自主分泌甲状腺素,因而抑制了垂体前叶促甲状腺激素的分泌,以致结节周围的甲状腺组织功能被抑制而呈现萎缩状态。

甲亢的病理学改变为甲状腺腺体内血管增多、扩张,淋巴细胞浸润。滤泡壁细胞多呈高柱状并增生,形成伸入滤泡腔内的乳头状突起,滤泡腔内胶体减少。

(二) 护理评估

1. 健康史 了解患者的发病情况、病程长短、有无家族史、是否伴有其他自身免疫性疾病、既往健康状况、有无手术史等。

2. 临床表现

（1）症状

1）交感神经功能亢进:患者常多言,性情急躁,容易激动,失眠,双手常有细速颤动,怕热,多汗,皮肤常较温暖。

2）心血管功能改变:常见心悸、胸部不适;脉快有力;脉率常在 100 次/分以上,休息和睡眠时仍快。收缩压升高、舒张压降低,因而脉压增大。脉率增快及脉压增大常作为判断病情程度和治疗效果的重要标志。若左心逐渐扩张、肥大可有收缩期杂音,严重者出现心律失常,以心房纤颤最常见。

3）基础代谢率增高:其程度与临床严重程度成正比。食欲亢进但消瘦,体重减轻,易疲乏,工作效率降低。

（2）体征

1）甲状腺肿大:呈不同程度弥漫性肿大。由于腺体内血管扩张、血流加速,扪诊有震颤感,听诊时闻及杂音,尤其在甲状腺上动脉进入上极处更为明显。

☆链 接

甲状腺肿大分度

Ⅰ度肿大:看不见,摸得到;Ⅱ度肿大:看得见,摸得到,但不超出胸锁乳突肌;Ⅲ度肿大:超出胸锁乳突肌。

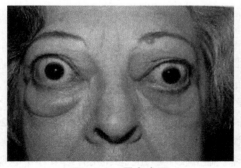

图 14-2 甲亢突眼

2）突眼征:典型者双侧眼球突出、眼裂增宽。个别突眼严重者,上下眼睑难以闭合,甚至不能盖住角膜;凝视时瞬目减少,眼向下看时上眼睑不随眼球下闭,两眼内聚能力差等(图 14-2),但突眼的严重程度与甲亢的严重程度并无关系。

3）其他:部分患者可出现停经、阳痿等内分泌功能紊乱或肠蠕动亢进、腹泻等症状。极个别患者伴有局限性胫前黏液性水肿,常与严重突眼同时或先后发生。

3. 辅助检查

（1）基础代谢率测定:需在完全安静和空腹的条件下进行测定,一般在清晨空腹静卧时反复测定,可根据脉压和脉率按公式计算:基础代谢率(%) = (脉率+脉压) - 111。正常值为±

考点:基础代谢率的计算及其值与甲亢程度的关系

10%,20%~30%为轻度甲亢,30%~60%为中度甲亢,60%以上为重度甲亢。

(2)甲状腺摄^{131}I率测定:正常甲状腺24小时内摄取的^{131}I量为总入量的30%~40%,如果2小时内甲状腺摄^{131}I量超过25%,或24小时内超过50%,或吸^{131}I高峰提前出现,都表示有甲亢,但不反映甲亢的严重程度。

(3)血清T_3、T_4含量测定:甲亢时T_3值的上升较早而快,可高于正常值的4倍左右;T_4上升则较迟缓,仅高于正常的2.5倍,故测定T_3对甲亢的诊断具有较高的敏感性。

(三)治疗要点

甲状腺大部切除术仍是目前治疗中度以上甲亢的一种常用而有效的方法,能使90%~95%的患者获得痊愈,手术死亡率低于1%,但有发生并发症和复发的可能。

1. 手术指征 ①继发性甲亢或高功能腺瘤;②中度以上的原发性甲亢;③腺体较大,伴有压迫症状或胸骨后甲状腺肿等类型的甲亢;④抗甲状腺药物或^{131}I治疗后复发者。

2. 手术禁忌证 ①青少年患者;②症状较轻者;③老年患者或患严重器质性疾病不能耐受手术治疗者。

(四)主要护理诊断及合作性问题

1. 营养失调:低于机体需要量 与甲亢时基础代谢率显著增高有关。

2. 睡眠型态紊乱 与机体自主神经系统紊乱、交感神经过度兴奋有关。

3. 自我形象紊乱 与颈部肿块、突眼有关。

4. 焦虑 与颈部肿块性质不明、担心手术及预后有关。

5. 潜在并发症:窒息、呼吸困难、甲状腺危象、喉返神经及喉上神经损伤、手足抽搐。

(五)护理措施

1. 术前护理 充分而完善的术前准备和护理是保证手术顺利进行和预防术后并发症的关键。

(1)完善术前各项检查:对于甲亢或甲状腺巨大肿块者,除全面的体格检查和必要的实验室检查外,还包括:①颈部透视或摄片,了解气管有无受压或移位;②检查心脏有无扩大、杂音或心律不齐等,并行心电图检查;③喉镜检查,确定声带功能;④测定基础代谢率,了解甲亢程度;⑤检查神经肌肉的应激性是否增高,测定血钙、血磷含量,了解甲状旁腺功能状态。

(2)甲亢患者的药物准备:降低基础代谢率,是甲亢患者术前准备的重要环节。通常先用硫氧嘧啶等抗甲状腺药物治疗,待甲亢症状基本控制后,改服碘剂。2周后甲亢症状得到基本控制,患者情绪稳定,睡眠好转,体重增加,脉率稳定在每分钟90次以下,脉压恢复正常,基础代谢率+20%以下,甲状腺腺体缩小变硬,便可进行手术。常用的碘剂是复方碘化钾溶液(又称卢戈液),口服,每日3次。第1日每次3滴,第2日每次4滴,依此逐日每次增加1滴至每次16滴止,然后维持此剂量。碘剂的作用在于抑制蛋白水解酶,减少甲状腺球蛋白的分解,从而抑制甲状腺素的释放,但不能减少甲状腺素的合成,故一旦停服,储存于甲状腺滤泡内的甲状腺球蛋白大量分解,使甲亢症状重新出现,甚至加重。因此,凡不准备手术者一律不能服用碘剂。

少数患者服碘剂2周后症状改善不明显,可改用普萘洛尔(心得安),每6小时给药1次,每次20~30mg,口服。一般服用4~7日后脉率可降至正常水平。

(3)心理支持:多与患者交谈,消除患者的顾虑和恐惧心理,避免情绪激动。精神过度紧张或失眠者,适当应用镇静剂或安眠药物。限制访客,避免过多外来刺激,使患者情绪稳定。

考点: 术前碘剂的服用方法及其作用

(4)饮食护理:给予高热量、高蛋白质和富含维生素的食物,并给予足够的液体摄入以补充出汗等丢失的水分。少量多餐,加强营养支持。禁用对中枢神经有兴奋作用的饮料,如浓茶、咖啡等,戒烟、酒。

（5）其他措施:术前教会患者头低肩高体位,可用软枕每日练习数次,使机体适应术时颈过伸的体位。指导患者深呼吸,学会有效咳嗽的方法,有助于术后保持呼吸道通畅。突眼者注意保护眼睛,睡前用抗生素眼膏敷眼,可戴黑眼罩或以油纱布遮盖,以避免角膜过度暴露后干燥受损,发生溃疡。术日晨准备麻醉床,床旁备无菌手套、拆线包及气管切开包。

2. 术后护理

（1）体位和引流:患者回病室后取平卧位。切口常规放置橡皮片或引流管引流24~48小时,便于观察切口内出血情况,及时引流切口内的积血,预防术后气管受压。待患者血压平稳或全麻清醒后取半坐卧位,以利于呼吸和引流。

（2）加强术后病情观察:监测呼吸、体温、脉搏、血压的变化;观察伤口渗血情况;注意引流液的量和颜色;及时更换浸湿的敷料,估计并记录出血量。鼓励患者发声,注意有无声调降低或声音嘶哑。观察患者进食流质饮食后的反应,以早期判断有无神经损伤。

（3）指导患者康复锻炼:保持头颈部于舒适位置。在床上变换体位,起身、咳嗽时可用手固定颈部以减少振动。指导患者深呼吸、有效咳嗽、排痰,必要时行超声雾化吸入。

（4）饮食与营养:术后清醒患者,即可给予少量温水或凉水,若无呛咳、误咽等不适,可逐步给予便于吞咽的微温流质饮食,饮食过热可使手术部位血管扩张,加重创口渗血。以后逐步过渡到半流质和软食。

（5）特殊药物的应用:甲亢患者术后继续服用复方碘化钾溶液,每日3次,每次16滴开始,以后逐日每次减少1滴,直至病情平稳。年轻患者术后常口服甲状腺素,每日30~60mg,连服6~12个月,以抑制促甲状腺激素的分泌和预防复发。

考点:术后呼吸困难或窒息的最常见原因及处理

（6）术后并发症的防治与护理

1）呼吸困难和窒息:是术后最危急的并发症,多发生于术后48小时内。表现为进行性呼吸困难、烦躁、发绀,甚至窒息,可有颈部肿胀、切口渗出鲜血等。常见原因:①切口内血肿压迫气管,主要是手术时止血不完善或因血管结扎线滑脱引起;②喉头水肿,可因手术创伤或气管插管引起;③气管塌陷,由于气管壁长期受肿大的甲状腺压迫、发生软化,切除甲状腺体的大部分后软化的气管壁失去支撑所引起;④双侧喉返神经损伤。

对于血肿压迫或气管塌陷,须立即进行床边抢救,剪开缝线,敞开伤口,迅速除去血肿,结扎出血的血管。若呼吸仍无改善应行气管切开、吸氧;待病情好转,再送手术室做进一步检查、止血和其他处理。对喉头水肿者立即应用大剂量激素,地塞米松30mg静脉滴入,呼吸困难仍无好转可行环甲膜穿刺或气管切开。

考点:喉返神经及喉上神经损伤的表现

2）喉返神经损伤:发生率约为0.5%。主要是手术处理甲状腺下极时,不慎将喉返神经切断、缝扎、钳夹或牵拉过度,可在术中出现症状;少数是由于血肿压迫或瘢痕组织的牵拉引起,在术后数日才出现症状。切断、缝扎引起的损伤属永久性损伤;钳夹、牵拉或血肿压迫所致者多为暂时性,经理疗等处理后,一般在3~6个月可逐渐恢复。一侧喉返神经损伤,大都引起声音嘶哑,可经健侧声带向患侧过度内收而代偿;双侧喉返神经损伤可引起失声、呼吸困难,甚至窒息,多需做气管切开。

3）喉上神经损伤:多发生于处理甲状腺上极时,将神经与周围组织一起大束结扎所致。若损伤外支,可使环甲肌瘫痪,引起声带松弛、声调降低。若损伤内支,则使喉部黏膜感觉丧失,在进食,特别是饮水时,容易发生误咽、呛咳,一般于术后数日可恢复正常。

4）手足抽搐:手术时甲状旁腺被误切除、挫伤或其血液供应受累,都可引起甲状旁腺功能减退。随着血钙浓度下降,神经肌肉应激性显著提高,引起手足抽搐。症状多在术后1~2

日出现。多数患者症状轻且短暂,仅有面部、唇或手足部的针刺、麻木或强直感;经2~3周后,未受损伤的甲状旁腺增生、代偿,症状消失。严重者可出现面肌和手足有疼痛感觉的持续性痉挛,每日发作多次,每次持续10~20分钟或更长,甚至可发生喉和膈肌痉挛,引起窒息死亡。预防的关键在于切除甲状腺时,注意保留位于腺体背面的甲状旁腺。

考点:术后手足抽搐的原因及处理

发生手足抽搐后,应适当限制肉类、乳品和蛋类等食品,因其含磷较高,影响钙的吸收;给予镇静剂;指导患者口服葡萄糖酸钙或乳酸钙2~4g,每日2次;症状较重或长期不能恢复者,可加服维生素D,每日5万~10万U,以促进钙在肠道内的吸收。抽搐发作时;立即静脉注射10%葡萄糖酸钙或氯化钙10~20ml。

5)甲状腺危象:是甲亢的严重并发症,原因可能与术前准备不充分、甲亢症状未能很好控制及手术应激有关。临床表现为:高热(>39℃)、脉快而弱(>120次/分)、大汗、烦躁不安、谵妄,甚至昏迷,常伴有呕吐、水泻。如处理不及时或不当,可迅速发展至昏迷、休克,甚至死亡。

考点:术后甲状腺危象的原因

术后早期加强巡视,观察病情,一旦发生危象,立即予以处理,包括:①肾上腺素受体阻滞剂,利血平1~2mg,肌内注射;或普萘洛尔5mg,加入5%或10%葡萄糖溶液100ml中静脉滴注,以降低周围组织对肾上腺素的反应;②碘剂,口服复方碘化钾溶液3~5ml,紧急时将10%碘化钠5~10ml加入10%葡萄糖溶液500ml中静脉滴注,以降低循环血液中甲状腺素水平;③氢化可的松,每日200~400mg,分次静脉滴注,以拮抗应激反应;④镇静剂,常用苯巴比妥钠100mg,或冬眠合剂Ⅱ号半量肌内注射,6~8小时1次;⑤降温,用退热药物、冬眠药物或物理降温等综合措施,尽量保持患者体温在37℃左右;⑥静脉输入大量葡萄糖溶液补充能量;⑦吸氧,减轻组织缺氧;⑧心力衰竭者加用洋地黄制剂。

（六）健康教育

1. 指导患者自我控制情绪,保持精神愉快。

2. 说明甲亢术后继续服药的重要性并督促患者执行。教会患者正确服用碘剂的方法,如将碘剂滴在饼干或面包等团状食物上,一并服下,并保证剂量准确。

3. 指导术后患者早期下床活动,注意保护头颈部。

4. 拆线后教会患者练习颈部活动,促进功能恢复。指导声嘶者进行发声训练。

5. 合理安排术后的休息与饮食,鼓励患者尽可能生活自理,促进康复。

6. 嘱患者定期至门诊复查,以了解甲状腺的功能,如出现心悸、手足震颤、抽搐等情况时及时就诊。

案例14-1分析

1. 该患者的临床诊断为甲亢;还需进行血清 T_3、T_4 含量测定。

2. 该患者的主要护理措施　①给予高热量、高蛋白质和富含维生素的食物,避免饮用浓茶、咖啡等,戒烟、酒;②指导用药,通常先用硫氧嘧啶等抗甲状腺药物治疗,待甲亢症状基本控制后,改服碘剂;③完善术前各项检查,监测基础代谢率;④心理支持,保持患者情绪稳定;⑤术前准备。

第三节　甲状腺肿瘤患者的护理

（一）概述

甲状腺肿瘤分为良性肿瘤和恶性肿瘤两种。最常见的良性肿瘤为甲状腺腺瘤。甲状腺癌是起源于甲状腺上皮细胞的恶性肿瘤,约占全身肿瘤的1%。

（二）护理评估

1. 健康史　了解患者既往健康情况、有无家族史、甲状腺肿块发生和发现的时间、有无其他脏器病变。

2. 临床表现

（1）甲状腺腺瘤：常见于 40 岁以下女性，多无不适症状，常于无意间或体检时发现颈部肿块。肿块多为单发结节，呈圆形或椭圆形，表面光滑，质地较甲状腺组织稍硬，边界清楚，无压痛，可随吞咽上下移动。生长缓慢，经过数年或更长时间仍保持单发，部分可发生恶变。当腺瘤囊壁血管破裂发生囊内出血时，可在短期内迅速增大，此时可有局部疼痛。若短期内进行性肿大，质地变硬，活动受限并有声音嘶哑，则应考虑有恶变可能。此病恶变率为 10%，高功能腺瘤合并甲亢发生率为 20%。

（2）甲状腺癌：在病理上可分为乳头状腺癌、滤泡状腺癌、未分化癌和髓样癌四种。其临床特点见表 14-1。

表 14-1　甲状腺癌四种病理类型的临床特点

	乳头状腺癌	滤泡状腺癌	未分化癌	髓样癌
好发年龄	青年、中年女性	中年女性	老年男性	中年
恶性程度	低	中	高	中
区域淋巴结转移	常见	少见	常见	常见
远处转移	少见	常见	常见	常见
各类型百分比	60%	20%	15%	5%
预后	较好	尚好	最差	较差

甲状腺癌初期一般无明显症状，仅在无意中发现颈部有单个、质硬、表面凹凸不平、固定、随吞咽上下移动的小肿块，并逐渐增大，吞咽时活动度逐渐减小。随着肿瘤的增长常压迫周围脏器或组织，如压迫喉返神经、气管或食管出现声音嘶哑、呼吸困难或吞咽困难。压迫颈交感神经丛时，产生霍纳（Horner）综合征，表现为瞳孔缩小、眼睑下垂、眼球内陷、患侧额部无汗等。晚期还可转移至远处器官，如肺和骨等。

3. 辅助检查

（1）影像学检查

1）B 超：可检查肿块的位置、大小、数目及与邻近组织的关系，并可区别肿块是囊性还是实质性。

2）X 线：颈部正侧位片，可了解有无气管移位、狭窄、肿块钙化及有无肺部转移等。若甲状腺部位出血细小的絮状钙化影，可怀疑甲状腺癌。

（2）细针穿刺细胞学检查：将细针向 2~3 个不同方向穿刺并抽吸、涂片做病理学检查，甲状腺癌的诊断正确率可高达 80% 以上。

（3）放射性^{131}I 检查或^{99m}Tc 扫描：比较甲状腺结节与周围正常组织的放射性密度，较正常增高者为热结节，与正常相等者为温结节，较正常减弱者为凉结节，完全缺如者为冷结节。腺瘤多为温结节，若伴囊内出血时，可为冷结节或凉结节，边缘一般较清晰。甲状腺癌为冷结节，边缘较模糊。

（三）治疗要点

1. 甲状腺腺瘤　有引起甲状腺癌和甲亢的可能，主张尽早手术切除治疗，切下的标本一定要送病理检查,以明确性质。

2. 甲状腺癌 以手术治疗为主,辅以^{131}I、甲状腺素及放射治疗,可行患侧甲状腺腺叶及峡部切除术,有淋巴结转移者同时行颈部淋巴结清扫术。未分化癌手术效果不佳,首选放射治疗。

(四)主要护理诊断及合作性问题

1. 焦虑或恐惧 与担心手术风险及预后有关。

2. 疼痛 与手术切口、术后体位不当有关。

3. 知识缺乏 缺乏甲状腺制剂应用和治疗的相关知识。

4. 潜在并发症:术后呼吸困难和窒息、声音嘶哑、误咽、手足抽搐等。

(五)护理措施

甲状腺肿瘤手术患者的护理措施基本与甲亢甲状腺大部切除术及肿瘤患者手术的护理措施相同。只是甲状腺肿瘤术前不需要应用抗甲状腺药物和碘剂准备,术后并发症也相似,但没有发生甲状腺危象的危险。

(六)健康教育

1. 甲状腺全部切除术的患者需要终身服用甲状腺制剂,以满足对甲状腺素的需求。

2. 甲状腺癌的患者出院后应定期复查,术后 3、6、12 个月及以后每年随访 1 次,共 3 年。

3. 甲状腺腺瘤有引发甲亢和恶变可能,应尽早手术切除。

4. 甲状腺乳头状腺癌较多见,早期治疗预后较好。

目 标 检 测

A₁/A₂ 型题

1. 甲状腺大部切除术后出现声音嘶哑,是由于
（　　）
   A. 单侧喉返神经损伤　　B. 双侧喉返神经损伤
   C. 喉上神经内支损伤　　D. 喉上神经外支损伤
   E. 迷走神经损伤

2. 引起甲状腺危象的主要原因是（　　）
   A. 术后出血　　　　　　B. 术中出血过多
   C. 过度紧张　　　　　　D. 术中补液不足
   E. 术前准备不充分

3. 甲状腺肿块的临床特征是（　　）
   A. 颈部受伤史　　　　　B. 质地较硬
   C. 有压痛感　　　　　　D. 随吞咽上下活动
   E. 可推动

4. 甲状腺疾病患者术前应训练的体位是（　　）
   A. 半卧位　　　　　　　B. 平卧位
   C. 侧卧位　　　　　　　D. 头颈过伸位
   E. 去枕平卧位

5. 患者,女性,32 岁,因甲亢行甲状腺大部分切除术,术后第 2 日饮水时出现呛咳。发生该并发症的原因是（　　）
   A. 喉上神经内侧支损伤
   B. 双侧喉返神经损伤

C. 喉头水肿
D. 一侧喉返神经损伤
E. 喉上神经外侧支损伤

6. 患者,女性,30 岁,甲状腺次全切除后 6 小时,突感呼吸困难,检查见颈部肿胀、口唇发绀。首要的急救措施是（　　）
   A. 吸氧
   B. 立即拆开颈部缝线,去除血块
   C. 气管切开
   D. 注射呼吸兴奋剂
   E. 请麻醉医师插管

7. 患者,男性,34 岁,因甲亢行甲状腺大部切除术,术后第 2 日出现手足抽搐。目前有效的治疗是（　　）
   A. 给予肉类和蛋类饮食
   B. 静脉输入高渗葡萄糖
   C. 吸氧
   D. 静脉注射 10% 葡萄糖酸钙溶液 20ml
   E. 给予镇静剂

A₃/A₄ 型题

(8~10 题共用题干)

患者,男性,36 岁,入院确诊为原发性甲状腺功能亢进症。清晨患者起床前,护理人员测得脉

率 108 次/分,血压 140/88mmHg,拟在服用复方碘化钾溶液等术前准备后择期行甲状腺大部分切除术。

8. 按简便公式计算,该患者的基础代谢率为(　　)
    A. 49%　　　　　　　B. 59%
    C. 59%　　　　　　　D. 69%
    E. 79%

9. 术前服用碘剂的作用是(　　)
    A. 抑制甲状腺素合成　　B. 对抗甲状腺素作用
    C. 促进甲状腺素合成　　D. 抑制甲状腺素释放
    E. 减少促甲状腺激素分泌

10. 经药物准备后,下列哪项尚未达到手术指标
    (　　)
    A. 脉率大于 100 次/分　B. BMR 小于+20%
    C. 情绪稳定,睡眠好转　D. 体重增加
    E. 甲状腺腺体缩小变硬

(11~16 题共用题干)

患者,女性,32 岁,近期出现食欲亢进,每餐进食 200~250g,餐后不久又感饥饿,伴体重下降、睡眠差、情绪易激动等。体格检查:颈部增粗,双侧甲状腺弥漫性肿大,质软、无结节、无压痛,脉搏 100 次/分,体温 37.5℃,BMR+46%,甲状腺摄 ^{131}I 率,2 小时 40%,诊断为甲状腺功能亢进症。

11. 诊断甲亢,下列哪项最有意义(　　)
    A. 甲状腺肿大程度　　B. 眼球突出
    C. 心率增快　　　　　D. 基础代谢率增高
    E. 血清 T_3 增高

12. 鉴别原发性甲亢与继发性甲亢,下列哪项最有意义(　　)
    A. 脉搏增快程度
    B. 基础代谢率增高程度
    C. 甲状腺肿大与甲亢症状之间的先后关系
    D. T_3、T_4 增高程度
    E. 甲状腺摄 ^{131}I 率增高与甲亢症状之间的先后关系

13. 对该患者的治疗,哪项较适宜(　　)
    A. 抗甲状腺药物治疗　B. 碘剂治疗
    C. 甲状腺大部分切除　D. 甲状腺全切除
    E. 复方碘化钾溶液治疗

14. 术前药物准备,下列哪项必不可少(　　)
    A. 甲硫氧嘧啶　　　　B. 地西泮
    C. 碘剂　　　　　　　D. 甲亢平
    E. 普萘洛尔

15. 若患者已行甲状腺大部分切除,术后观察最重要的项目是(　　)
    A. 脉搏　　　　　　　B. 心率
    C. 血压　　　　　　　D. 呼吸
    E. 体温

16. 患者手术后,最重要的急救准备是(　　)
    A. 床旁放置复方碘化钾溶液
    B. 床旁常规放置普萘洛尔
    C. 床旁常规放置气管切开包
    D. 床旁常规放置氢化可的松
    E. 床旁常规放置剪刀

(陈宝玲)

第十五章　胸部疾病患者的护理

第一节　乳房疾病患者的护理

一、急性乳腺炎患者的护理

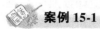
案例15-1

患者,女性,30岁,第一胎产后3周,因左侧乳房红肿疼痛2日,伴发热来就诊,诉婴儿常含着乳头睡觉。查体:左侧乳房外上象限皮肤红肿,触痛明显,有3cm×3cm×2cm大小肿块。血常规检查:白细胞$11×10^9/L$,中性粒细胞0.85。

问题:1. 该患者的临床诊断是什么?
　　　2. 该患者发病的主要原因是什么?
　　　3. 应该如何对此初产妇进行健康教育?

(一)概述

急性乳腺炎多为乳腺的急性化脓性感染,也是产后妇女哺乳期常见的疾病,多见于初产妇,产后3~4周容易发生。

☆**链　接**

乳房的解剖生理特点

成年女性的乳房是两个半球形的性征器官,位于前胸第2或第3~6肋骨水平的浅筋膜的浅层与深层之间。内缘至胸骨旁,外缘达腋前线,甚至腋中线。在乳房的外上方,腺体向腋窝呈角状延伸,为乳腺的腋尾部,此部分也可发生病变。乳头在乳房前方中央突起,周围的色素沉着区称为乳晕。乳晕的表面有多个散在的小结节,为乳晕腺。

女性乳房主要由乳腺、脂肪及结缔组织构成。乳腺被脂肪组织和致密结缔组织分为15~20个乳腺叶。每个腺叶又分为若干个小叶,称为乳腺小叶,乳腺小叶由许多小乳管和腺泡组成,是乳腺的基本单位。每个腺叶有各自汇总的导管(大乳管或输乳管),呈放射状开口于乳头。正常乳腺的生理活动受腺垂体、卵巢及肾上腺皮质激素的影响。妊娠期和哺乳期乳腺明显增生,腺管伸长,腺泡分泌乳汁。

1. 病因　除与产妇生产后全身抗感染能力下降有关外,还与下列因素有关。

(1)细菌入侵:致病细菌以金黄色葡萄球菌为主,其次为链球菌。感染的途径有:①细菌直接由乳头表面的破损、皲裂处侵入。②产妇在喂乳时,婴儿含乳头而睡或婴儿患口腔炎等有利于细菌直接侵入乳管,上行到腺小叶。

(2)乳汁淤积:乳汁淤积有利于入侵细菌的生长繁殖。乳头发育不良(过小或内陷)妨碍哺乳;乳汁过多或婴儿吸乳少,以致乳汁不能完全排空或乳管不通畅而影响乳汁排出。

2. 转归　不及时治疗可形成乳房脓肿(图15-1)。

(二)护理评估

1. 健康史　评估有无乳头凹陷、过小或乳管不通等引起乳汁淤积的原因,了解有无乳头

考点:急性乳腺炎常见的病因

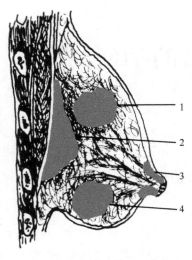

图 15-1　乳房脓肿的不同部位
1. 乳房深部脓肿；2. 乳房后脓肿；
3. 乳晕下脓肿；4. 乳房浅部脓肿

破损或皲裂。

2. 临床表现

（1）局部表现：患侧乳房胀痛或触痛，局部红肿、发热，脓肿形成时，患部疼痛加剧，搏动性或触痛明显。脓肿可以是单房或多房性。脓肿可向外溃破，也可向深部形成乳房后脓肿，严重者，可并发脓毒症。

（2）全身反应：常伴有寒战、高热等全身中毒症状。

（3）心理状况：多见于初产妇，患者常因不能哺乳而担心婴儿喂养问题，出现精神紧张或焦虑。

3. 辅助检查

（1）实验室检查：血常规显示白细胞计数及中性粒细胞比例升高。

（2）超声波检查：脓肿部位较深者，此项检查可明确脓肿的大小和部位，有利于准确切开排脓。

（3）诊断性穿刺：在乳房肿块波动或压痛最明显的部位穿刺进行确诊，抽到脓液表示脓肿已形成，脓液应进行细菌培养及药物敏感试验。

（三）治疗要点

1. 局部处理　患侧乳房停止哺乳，改善乳汁淤积，采用抽吸方法促进乳汁经乳头排出；早期热敷、药物外敷或理疗。一旦形成脓肿，应及时切开引流。

2. 全身治疗

（1）抗菌药：早期、足量应用抗菌药物。首选青霉素类抗菌药物，也可根据脓液的细菌培养和药物敏感试验结果选用。禁忌使用四环素、氨基糖苷类、磺胺类和甲硝唑等对婴儿有不良影响的抗菌药物。

（2）中药治疗：服用蒲公英、野菊花等清热解毒药物或外敷鱼石脂软膏。

（3）终止乳汁分泌：感染严重、脓肿引流损伤乳管造成乳瘘者应终止乳汁分泌。方法：①口服溴隐亭 1.25mg，每日 2 次，服用 7~14 日；或已烯雌酚 1~2mg，每日 3 次，2~3 日。②肌内注射苯甲酸雌二醇，每次 2mg，每日 1 次，至乳汁分泌停止。③中药炒麦芽，每日 60g，水煎服，分 2 次服用；或冲茶饮，2~3 次/日。

（四）主要护理诊断及合作性问题

1. 疼痛　与乳汁淤积、乳房炎症、肿胀有关。

2. 体温过高　与细菌感染或毒素入血有关。

3. 焦虑　与担心婴儿喂养有关。

4. 知识缺乏　缺乏哺乳期卫生及乳房炎等的预防知识。

5. 潜在并发症：脓毒症等。

（五）护理措施

1. 一般护理　患乳暂停哺乳，定时用吸乳器吸净或挤净乳汁；用宽松的胸罩托起乳房，以减轻疼痛和肿胀；局部热敷、药物外敷或理疗。饮食应清淡，但应给予营养丰富、易消化的流质或半流质饮食，并嘱患者少食多餐。

2. 控制体温和感染　定时监测生命体征，高热者予以物理降温，必要时遵医嘱应用解热镇痛药物或补液;遵医嘱早期、足量应用有效抗生素。

3. 脓肿切开引流后的护理 一旦形成脓肿,应及时切开引流。为避免损伤乳管而形成乳瘘,乳房内脓肿应做放射状切口;乳晕下脓肿应沿乳晕边缘做弧形切口;深部脓肿或乳房后脓肿可沿乳房下缘做弧形切口,经乳房后间隙引流,保持引流通畅,定时更换切口敷料(图15-2)。注意观察伤口情况及脓液的量、颜色、气味、性状等。

4. 心理护理 鼓励患者说出焦虑原因,正确解答患者的疑问,给患者以安全和信任感,消除紧张情绪;指导患者及家属合理喂养婴儿。

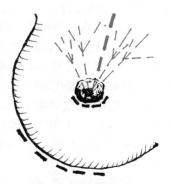

图 15-2 乳房脓肿的切口

（六）健康教育

1. 哺乳前 有乳头内陷者,应于分娩前3~4个月开始每日挤捏、提拉乳头,也可用吸乳器吸引,使乳头外突。习惯性流产者慎用。妊娠后期应经常用温水擦洗乳头。

考点: 急性乳腺炎的健康教育

2. 哺乳期

(1) 保持局部清洁:产妇分娩后第一次哺乳前用温水毛巾清洁乳头和乳晕,忌用肥皂、乙醇等。每次哺乳前、后均需清洁乳头。

(2) 养成正确哺乳习惯:应按需定时哺乳,双侧乳房轮流哺乳,一侧乳房吸尽后再吸对侧乳房,如有乳汁淤积,应及时用吸乳器或手法按摩排空乳汁;避免养成婴儿含乳头睡觉的习惯。

(3) 乳头破损或皲裂:可暂停哺乳,将乳汁挤出或用吸乳器吸出后哺喂婴儿。症状严重者,可涂抹红霉素软眼膏治疗,待愈合后再行哺乳。

(4) 婴儿口腔:保持婴儿口腔卫生,预防或及时治疗婴儿口腔炎症。

案例 15-1 分析

1. 该患者的临床诊断为急性乳房炎。
2. 主要的原因 ①因婴儿含乳头睡觉而导致细菌入侵;②乳汁淤积导致细菌滋生。
3. 该患者的健康教育 ①保持局部清洁;②养成正确的哺乳习惯;③注意保持婴儿口腔卫生。

二、乳腺癌患者的护理

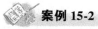 **案例 15-2**

患者,女性,48岁。2年前无意中发现左侧乳腺外上方有一黄豆大小的肿块,无不适,未予以重视。近2个月生长速度较快,并有乳头变形,遂就诊。查体:双乳不对称,左侧外上象限明显隆起,左侧乳头略向下凹陷。触诊发现一直径约3cm肿块,质地较硬,边界欠清楚,较固定,表面不光滑。左侧腋窝可触及2个肿大淋巴结。钼靶X线示左侧乳房有一直径3cm左右肿块,边界有毛刺影,针吸穿刺细胞学涂片检查发现有癌细胞。

问题:1. 该患者最可能的诊断是什么?

　　2. 该患者手术后如何护理?

（一）概述

乳腺癌(breast cancer)是女性最常见的恶性肿瘤之一。在我国发病率为23/10万,且呈上升趋势,占全身恶性肿瘤的7%~10%,占乳房肿瘤的80%,在某些大城市已超过子宫颈癌,居于女性恶性肿瘤的首位。本病多见于 40~65 岁的妇女,少数 60 岁左右的男性也可发生。

1. **病因**　乳腺癌的病因尚不清楚,目前认为与下列因素有关。

(1) 内分泌因素:如雌激素、孕激素及泌乳素等,其中雌酮及雌二醇与乳腺癌的发病有直接关系。20 岁以后发病率迅速上升,45~50 岁妇女发病率较高,绝经后发病率继续上升,可能与年老者雌酮含量升高有关。

(2) 遗传因素:研究表明,乳腺癌的发病与家族史有关,一级亲属(如生母或同胞姐妹)中有乳腺癌病史者,其发病危险性是普通人群的 2~3 倍。

(3) 月经及生育史:初潮早、绝经年龄晚、不孕和未哺乳等因素可能也是乳腺癌发生的原因。

(4) 癌前病变:乳腺小叶上皮高度增生或不典型增生或与乳腺癌发病有关。

(5) 环境因素和生活方式:如北美、北欧地区乳腺癌发病率为亚洲地区的 4 倍。营养过剩、肥胖、高脂肪饮食,可加强或延长雌激素对乳腺上皮细胞的刺激,从而增加发病机会。

2. **病理类型**　根据乳腺癌的病理特点分型如下。

(1) 非浸润性癌:又称原位癌,包括导管内癌、小叶原癌及乳头湿疹样乳腺癌。此型属于早期乳腺癌,预后较好。

(2) 早期浸润性癌:包括早期浸润性导管癌、早期浸润性小叶癌。此型仍属早期,预后较好。

(3) 浸润性特殊癌:包括乳头状癌、髓样癌、小管癌、腺样囊性癌、黏液腺癌、大汗腺样癌、鳞状细胞癌等。此型分化一般较高,预后尚好。

(4) 浸润性非特殊癌:是乳腺癌中最常见的类型,占 70%~80%,包括浸润性小叶癌、浸润性导管癌、硬癌、髓样癌、单纯癌、腺癌等。此型一般分化低,预后较上述类型差,但判断预后尚需结合疾病分期等因素。

(5) 其他罕见癌或特殊类型乳腺癌:如炎性乳腺癌和乳头湿疹样乳腺癌。炎性乳腺癌多发于青年女性,尤其是在妊娠期或哺乳期。此型癌可在短期内迅速侵及整个乳房,患乳淋巴管网及浅静脉充满癌细胞,表现为患乳明显增大,皮肤充血、发红、发热,同急性炎症表现。癌细胞转移早且广,预后极差,患者常在发病后数月内死亡。乳头湿疹样乳腺癌多发于 50 岁以上女性,恶性程度低,发展缓慢。初期症状是乳头刺痒、灼痛,呈湿疹样改变,乳头和乳晕皮肤发红、糜烂、潮湿,有时覆有黄褐色的鳞屑样痂皮;揭掉痂皮又出现糜烂面。淋巴结转移较晚。

3. **扩散及转移途径**

考点:乳腺癌中最常见的转移途径

(1) 局部浸润:癌细胞沿导管或筋膜间隙蔓延,继而浸润皮肤、胸肌、胸膜等周围组织。

(2) 淋巴转移:癌肿向腋窝淋巴结、胸骨旁淋巴结转移至锁骨上下淋巴结。我国各地乳腺癌根治术后的病理结果显示,腋窝淋巴结转移率为 60%,胸骨旁淋巴结转移率为 20%~30%,后者原发病灶大多数在乳房内侧和中央区。

(3) 血行转移:癌细胞可经淋巴途径进入静脉,也可直接侵入血循环而致远处转移,最常见的远处转移部位为肺、骨(椎骨、骨盆、股骨)和肝等部位。好发血行转移是乳腺癌突出的生物学特征,也是乳腺癌防治棘手的难题。

4. **临床分期**　确定乳腺癌的分期有助于进一步估计病变发展程度、选择合理的治疗方案和正确估计预后。目前常采用国际抗癌联盟(UICC)建议的 TNM(T:原发癌瘤,N:区域淋巴结,M:远处转移)分期法,可将乳腺癌分为 0~Ⅳ 五期。

(二) 护理评估

1. **健康史**　询问患者月经、妊娠、生育史、哺乳情况,既往有无患乳房良性肿瘤,有无乳腺癌家族史。

2. 临床表现

（1）乳房肿块：早期表现为患侧乳房出现无痛、单发的小肿块，常是患者无意中发现到医院就诊的主要症状，肿块的质硬，表面不光滑，与周围组织分界不很清楚，活动度差。肿块位于外上象限者最多见。乳腺癌晚期可侵入胸肋膜、胸肌，肿块固定于胸壁而不易被推动。考点：乳腺癌的好发部位及外形改变特点

（2）乳房外形改变：肿瘤逐渐增大，乳房局部隆起。若癌肿侵及 Cooper 韧带，可使其缩短而致表面皮肤凹陷，呈"酒窝征"。癌块继续增大，皮下淋巴管被癌细胞堵塞，引起淋巴回流障碍，皮肤出现"橘皮样"改变（图 15-3）。乳头深部癌肿侵及乳管可使乳头内陷。癌细胞侵入大片皮肤出现多个小结节（卫星结节），彼此融合、弥漫成片，可延伸至背部及胸壁，致胸壁紧缩呈铠甲状，称铠甲胸，呼吸受限。癌肿侵犯皮肤溃破而形成溃疡，边缘外翻似菜花状，易出血，有恶臭味。

（3）转移征象：淋巴结肿大，最初多见于患侧腋窝，肿大的淋巴结先是少数散在，质硬、无痛、形态不规则、可推动，继之数目增多并融合成团，甚至固定。当腋窝主要淋巴管被癌细胞堵塞，将引起上肢淋巴水肿（橘皮样改变），进一步可致锁骨上淋巴结，甚至对侧腋窝淋巴结肿大。

（4）全身表现：早期不明显，晚期可有乏力、贫血、恶病质及血行转移征，如胸膜转移出现胸痛、气促，椎骨转移出现患处剧痛，肝转移出现黄疸。

3. 心理社会状况　　患者面对恶性肿瘤对生命的威胁、不确定的疾病预后、乳房缺失所致的外形受损、复杂而痛苦的治

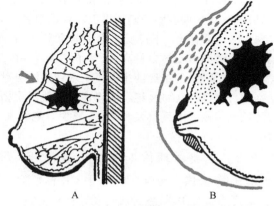

图 15-3　乳房外形改变（酒窝征与橘皮样改变）
A. 酒窝征；B. 橘皮样改变

疗（手术、放疗、化疗、内分泌治疗等）所产生的心理反应；家属尤其是配偶对本病的认知程度及心理承受能力。一定要注意评估患者对疾病及自身形象变化的认识和反应。

4. 辅助检查

（1）X 线检查：乳房钼靶 X 线摄片可显示密度增高的肿块影，边界不规则或呈毛刺征。确诊率高达 90% 以上。

（2）B 超检查：可清晰显示乳房各层次软组织结构及肿块的形态和质地，能显示直径在 0.5cm 以上的乳房肿块。

（3）病理学检查：乳头溢液涂片、细针穿刺细胞学检查、活体组织切片检查等，均能提供诊断依据。最终的确诊依靠组织病理切片检查。

（三）治疗要点

手术是治疗乳腺癌的主要手段，同时辅以化学药物治疗、放射治疗、激素、免疫疗法等综合措施。

1. 手术治疗

（1）乳腺癌根治术：切除整个乳房、胸大肌、胸小肌、腋窝和锁骨下淋巴结。该术式适用于 Ⅰ 期、Ⅱ 期乳腺癌。

（2）乳腺癌扩大根治术：在乳腺癌根治术的基础上，同时切除胸廓内动、静脉及胸骨旁淋巴结。

（3）乳腺癌改良根治术：切除整个乳房，保留胸大肌和胸小肌或保留胸大肌切除胸小肌。

该术式保留了胸肌,术后对胸部外观影响较小,是目前常用的手术方式,最适用于 I 期乳腺癌。

（4）全乳房切除术:切除包括腺尾部及胸大肌筋膜的整个乳腺。该术式适用于原位癌、微小癌或年老体弱不能耐受根治性切除者。

（5）保留乳房的乳腺癌切除术:完整切除肿块加腋窝淋巴结清扫。术后必须辅助放疗或化疗。

2. 化学药物治疗　是一种必要的全身性辅助治疗,可提高手术治疗效果和患者生存率。化疗应在术后早期开始,一般主张联合用药。常用的药物有 CMF（环磷酰胺、氨甲蝶呤、氟尿嘧啶）方案、CAF（环磷酰胺、多柔比星、氟尿嘧啶）方案、ACMF（多柔比星、环磷酰胺、氨甲蝶呤、氟尿嘧啶）方案等。治疗期不宜过长,以 6 个月左右为宜。

3. 放射治疗　是局部治疗的重要手段之一,以减少局部复发率,根据情况可在手术前或手术后进行。早期乳腺癌确无淋巴转移的患者,不必进行放射治疗。

4. 内分泌治疗　不良反应比化学治疗少,疗效较持久,凡不宜手术或放射治疗的原发晚期乳腺癌、雌激素受体含量高者,可单独或合并内分泌治疗,可采用以下方法。

（1）去势治疗:绝经前患者可手术切除或 X 线照射卵巢,消除卵巢功能。

（2）抗雌激素治疗:绝经后患者应用雌激素拮抗剂他莫昔芬（三苯氧胺）,以抑制肿瘤生长,降低乳腺癌手术后复发和转移,减少对侧乳腺癌的发生率;主张每日口服 20mg,持续 3~5 年。

（四）主要护理诊断及合作性问题

1. 焦虑/恐惧　与担心麻醉、手术中的危险、预后、手术后乳房缺失致形体改变有关。

2. 疼痛　与手术、癌肿压迫及转移有关。

3. 自我形象紊乱　与乳房切除后失去女性第二性征、化疗后引起的脱发等有关。

4. 躯体活动障碍　与手术、术后患侧上肢淋巴水肿、手术瘢痕挛缩等有关。

5. 潜在并发症:皮瓣下积液、皮瓣坏死、感染、术侧上肢水肿、气胸等。

（五）护理措施

1. 术前护理

（1）饮食护理:术前加强营养,给予高热量、高蛋白质、高维生素及易消化饮食,以提高患者对手术的耐受能力和减少手术后并发症。术前 8~12 小时禁食,4~6 小时禁水。

（2）皮肤准备:按手术要求认真备皮,应上至锁骨上部,下至脐水平,两侧至腋后线,包括同侧上臂和腋窝部,需植皮者同时做好供皮区的准备。备皮时注意仔细操作,避免割伤（尤其是腋窝）。

（3）其他:术前按医嘱交叉配血,禁饮食,并做药物过敏试验,插导尿管,有感染的患者控制感染。

2. 术后护理

（1）体位:根据麻醉方式选择合适的体位,血压、脉搏平稳后改为半卧位,以利于呼吸和引流。

（2）饮食护理:患者术后 6 小时无麻醉反应可给予正常饮食,并注意营养的补充,以利于患者术后恢复。

（3）病情观察:观察生命体征的变化。观察术侧上肢远端的感觉、运动及血液循环情况,若出现皮肤青紫、皮温降低、脉搏不能扪及,提示腋部血管受压,应及时调整胸带或绷带的松紧度。

（4）伤口护理:乳腺癌切除术后伤口用厚敷料加压包扎,使胸壁与皮瓣贴紧,防止皮瓣下积血、积液;应观察切口敷料有无渗血、渗液,一般术后第 3~4 日更换敷料,若有皮瓣下积血、积液,可行穿刺后加压包扎;保持皮瓣血供良好,观察皮瓣颜色及创面愈合情况,正常皮瓣的温度较健侧略低,颜色红润,并与胸壁紧贴,若皮瓣颜色暗红,提示血液循环欠佳,若有皮瓣坏死,应剪除坏死的痂皮,定时换药,待其自行愈合,不能愈合者予以植皮。

（5）引流管护理:皮瓣下留置的引流管应接负压吸引,应定时挤捏引流管,防止管道受压、折曲,保持引流通畅和有效,观察引流液的性质和量,定时更换引流袋。一般术后 3~5 日,引流液量 24 小时 10~20ml 或以下,皮瓣下无积血、积液,可拔除引流管。

（6）预防术侧上肢水肿:指导患者保护患侧上肢,坐位或立位术侧手臂适当抬高,平卧位用软枕垫高整个上肢,下床活动时用吊带托或用健侧手将患肢抬高放于胸前,需他人扶持时只能扶健侧,避免患肢下垂过久;禁止在术侧上肢测血压、抽血或做静脉注射;指导患者进行术侧手部、腕部、肘部及肩部活动,也可做按摩。发生水肿时,可用弹性绷带包扎或佩戴弹力袖。

（7）功能锻炼:重点是术侧上肢功能锻炼。术后 24 小时内开始活动手指及腕部,可做伸指、握拳、屈腕等锻炼;术后 3 日内,肩关节绝对制动;第 4 日开始活动肘关节;第 5~7 日可做肩关节伸屈活动,但不可外展;第 10~12 日进行全范围的肩关节活动。伤口愈合后,指导患者循序渐进地增加肩部功能锻炼,如做手指爬墙运动、转绳运动、用患侧手梳头或经头顶摸对侧耳郭等动作。

考点:乳腺癌术后患肢功能锻炼的方法

3. 心理护理　术前帮助患者建立战胜癌症的信心,使患者相信切除一侧乳房不会影响正常的家庭生活、工作和社交,并告知今后乳房重建的可能。对已婚患者,应同时对其丈夫进行心理辅导,取得丈夫的理解、关心和支持,帮助患者以良好的心态接受手术。术后继续给予患者及家属心理上的支持,诱导正向观念,取得患者术后合作。

（六）健康教育

1. 做好防癌教育　教育女性适龄结婚（23 岁以后）、适龄生育（24~30 岁）、母乳喂养;控制体重、改变高脂饮食习惯;积极治疗乳腺良性疾病。

2. 普及乳房自我检查知识　30 岁以上女性应每月对乳房进行自我检查,时间最好选择在两次月经之间,此时乳房最松弛,病变最容易被检出;已绝经者应每月固定同一时间检查;乳房切除术后患者,应每月行对侧乳房检查,并注意手术侧局部有无复发征象。乳房自我检查前应先脱去上衣,然后进行自我检查。

（1）视诊:两臂上举,观察两侧乳房是否对称,有无局部隆起;两侧乳头是否同高、有无回缩、凹陷、偏斜等;乳头、乳晕有无糜烂、结痂、溃疡等;乳房皮肤有无异常改变。两臂下垂,再次观察上述情况。

（2）触诊:仰卧位,肩胛下垫薄枕,一侧手置于枕后,另一只手用手指掌面按照内上、内下、外下、外上（包括尾部）、中央（乳头、乳晕）的顺序触摸乳房,不要用手指抓捏,若触及肿块,应注意其大小、质地、活动度,有无压痛,表面是否光滑等。同样方法检查对侧。用拇指和示指捏挤乳头,观察有无异常溢液或分泌物。最后,置于枕后的手臂放回身体侧方,用对侧手触摸腋窝淋巴结有无肿大,两侧交替检查。

3. 保护患肢,功能锻炼　出院后不宜在患侧上肢测量血压、行静脉穿刺,避免皮肤破损,减少感染的发生,防止肢体肿胀。乳腺癌根治术后者,应继续肩关节功能锻炼。避免用患侧上肢搬、提、拉过重物体。

4. 预防复发　因妊娠常促使乳腺癌复发,术后 5 年内绝对避免妊娠。指导患者按医嘱接受规范的放疗、化疗、激素治疗等;定期到医院复诊。

考点:乳腺癌术后避免复发的重要措施

5. 重塑信心　指导患者重塑自信心,为矫正胸部形体的改变,可佩戴塑料泡沫乳罩或行乳房再造术。

案例 15-2 分析

1. 该患者的临床诊断为乳腺癌。

2. 该患者的手术后护理措施 ①血压、脉搏平稳后改为半卧位。②加强营养,以利于患者术后恢复。③观察术侧上肢远端的感觉、运动及血液循环情况,若出现皮肤青紫、皮温降低、脉搏不能扪及,提示腋部血管受压,应及时调整胸带或绷带的松紧度。④乳腺癌切除术后伤口用厚敷料加压包扎,使胸壁与皮瓣贴紧,防止皮瓣下积血、积液。⑤皮瓣下留置的引流管保持引流通畅和有效,观察引流液的性质和量,定时更换引流袋。

第二节 胸部损伤患者的护理

一、概　　述

胸部损伤约占全身创伤的 1/4,可是单纯的胸壁损伤,也可以伴有重要脏器损伤(如伤及心、肺等),严重可导致呼吸和循环功能衰竭而危及生命。临床上常见的有肋骨骨折、气胸和血胸。根据胸膜腔是否与外界相通,胸部损伤分为闭合性损伤和开放性损伤两大类。

闭合性损伤多由于暴力挤压、冲撞或钝器打击胸部所引起。轻者只有胸壁软组织挫伤和(或)单纯肋骨骨折,重者多伴有胸腔内脏器或血管损伤,导致气胸、血胸。有时还可造成心脏挫伤、裂伤,引起心包腔内出血。十分强烈的暴力挤压胸部,可引起创伤性窒息。

开放性损伤多因利器或火器等贯穿胸壁所致,可导致开放性气胸或血胸,影响呼吸和循环功能,伤情多较严重。胸部损伤有时病情凶险,就要求护理人员观察不可疏漏,处理务必及时。

二、肋骨骨折患者的护理

考点: 肋骨骨折最易发生的部位肋骨共 12 对,平分在胸部两侧,前与胸骨、后与胸椎相连,构成一个完整的胸廓。胸部损伤时,无论是闭合性损伤或开放性损伤,肋骨骨折最为常见,约占胸廓骨折的 90%,以闭合性损伤更多,骨折最易发生的部位在第 4~7 肋。

(一) 概述

1. 病因与分类 引起肋骨骨折的暴力可分为直接暴力和间接暴力两种,也可为病理性骨折。直接暴力常致使骨折后尖锐的骨折断端向内移位,可刺破壁层胸膜和肺组织而产生气胸、血胸、皮下气肿或引起血痰、咯血等。骨折断裂处如刺破肋间血管可引起大量出血。间接暴力易刺破皮肤形成开放性骨折(图 15-4)。肋骨骨折也分单根肋骨骨折、多根肋骨单处骨折和多根多处肋骨骨折。

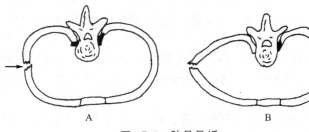

图 15-4 肋骨骨折
A. 直接暴力;B. 间接暴力

2. 病理生理　多根多处肋骨骨折后,局部胸壁尤其是前侧壁因失去肋骨的支撑而软化,可出现局部反常呼吸运动现象,又称连枷胸,即吸气时软化区胸壁内陷,呼气时胸壁向外鼓出。如果软化区范围较广,在呼吸时由于两侧胸膜腔内压力不平衡,使纵隔左右摆动,引起体内缺氧和二氧化碳滞留,并影响静脉血回流,严重时可发生呼吸和循环衰竭(图15-5)。第1肋骨骨折因其解剖特点,可合并臂丛神经及锁骨下血管的损伤,检查时应予以注意。

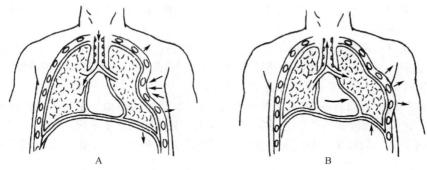

图 15-5　反常呼吸运动和纵隔扑动
A. 吸气时;B. 呼气时

(二) 护理评估

1. 健康史　了解患者有无胸部受伤史,直接损伤还是间接损伤。

2. 临床表现

（1）症状:主要表现为骨折部位疼痛,在深呼吸、咳嗽或改变体位时加重。刺破胸膜或肺组织有咯血。多根多处肋骨骨折可出现气促、呼吸困难、发绀或休克。

（2）体征:骨折局部有畸形、压痛,多根多处肋骨骨折可出现反常呼吸运动。

3. 辅助检查

（1）实验室检查:肋骨骨折伴有大量出血者,血常规检查可见血红蛋白或血细胞容积下降。

（2）X 线检查:可显示骨折部位及错位情况,也可显示是否有气胸或血胸。

(三) 治疗要点

1. 闭合性肋骨骨折

（1）单处肋骨骨折:治疗原则是固定胸壁、镇痛和防治并发症,可用多头胸带或宽胶布条叠瓦式固定胸廓 2～3 周,可使患者有效呼吸和咳嗽,防止肺不张和吸入性肺炎等并发症的发生;疼痛可用布洛芬或可待因等药物,也可局部用 1% 普鲁卡因封闭。

（2）多根多处肋骨骨折:纠正反常呼吸运动,抗休克、防治感染和处理合并损伤。若胸壁软化范围小,反常呼吸运动可不明显或不严重,可采用局部夹垫加压包扎。但是,当浮动幅度达 3cm 以上时可引起严重的呼吸与循环功能紊乱,必须进行紧急处理,可行气管插管或气管切开,呼吸机辅助呼吸。

2. 开放性肋骨骨折　尽早在伤后 6～8 小时彻底清创,钢丝或钢板内固定,防治感染,合并血气胸者,需要胸腔闭式引流。

(四) 主要护理诊断及合作性问题

1. 疼痛　与肋骨骨折有关。

2. 气体交换障碍　与多根多处肋骨骨折引起反常呼吸运动有关。

3. 清理呼吸道无效　与局部剧烈疼痛、影响呼吸和咳嗽有关。

4. 潜在并发症:气胸、血胸、肺部感染等。

（五）护理措施

考点:多根
多处肋骨骨
折患者的急
救原则

1. 急救护理　对多根多处骨折患者需要迅速控制反常呼吸,可用厚敷料覆盖软化区的胸壁,再用绷带加压包扎固定。大面积的胸壁软化区常需做骨折牵引固定术。有严重呼吸困难者,要立即行气管切开术。

2. 一般护理　一般患者适宜半坐卧位,有利于咳嗽、排痰、呼吸及引流。如果合并有休克、昏迷者应取平卧位。

3. 病情观察　密切监测生命体征,尤其注意复合伤。

4. 呼吸道护理　及时清除呼吸道异物防止窒息,遵医嘱用抗生素或化痰药物。吸氧、鼓励或协助患者有效排痰,如早期下床活动、深呼吸等。

5. 疼痛护理　当患者咳嗽时,指导患者固定胸壁,减少因震动导致的疼痛。协助医师用宽胶布叠瓦式固定或者多头带包扎固定,必要时用三级镇痛法给予止痛药。

6. 心理护理　鼓励患者积极配合治疗,正确解答患者的疑问,给患者以安全和信任感,消除紧张情绪。

（六）健康教育

1. 鼓励患者早期下床活动及有效排痰;加强营养,注意休息。

2. 3个月后复查胸部 X 线,观察骨折愈合情况,合并其他脏器损伤者也需定期复诊。

三、损伤性气胸患者的护理

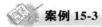 **案例 15-3**

患者,男性,28 岁。左侧胸部被匕首刺伤半小时,有胸痛、呼吸急促,口唇发绀。P 120 次/分,BP 70/40mmHg,左侧胸壁有伤口,呼吸时能听到嘶嘶的声音,气管移向健侧,患侧叩诊呈鼓音。

问题:1. 该患者最可能的诊断是什么?
　　　2. 患者急救措施是什么?

损伤性气胸发生率在钝性伤中占 15% ~ 50% ,在穿透性伤中占 30% ~ 87.6% 。损伤性气胸多由于肺被肋骨骨折断端刺破,亦可由于暴力作用引起的支气管或肺组织挫裂伤或气道内压力急剧升高而引起支气管或肺破裂。在各种交通事故中损伤性气胸非常常见。

（一）概述

创伤后,胸膜、肺及支气管损伤或被刺破,空气进入胸膜腔内,形成气胸。根据气胸的性质,可分为闭合性气胸、开放性气胸和张力性气胸三类。

1. 闭合性气胸　伤后伤口迅速闭合,胸膜腔与外界不相通。胸膜腔内压力仍低于大气压。小量气胸,肺萎陷在 30% 以下,1~2 周可自行吸收,不需治疗;中量气胸,肺萎陷在 30% ~ 50% ;大量气胸,肺萎陷在 50% 以上,有较明显的症状和体征,应行胸膜腔穿刺抽气,使用抗生素预防感染,必要时行胸膜腔闭式引流。

2. 开放性气胸　患侧胸膜腔经胸壁伤口与外界大气直接沟通,空气可通过胸壁伤口随呼吸自由出入胸膜腔,因而胸膜腔内负压消失。吸气时,健侧胸膜腔负压升高,与伤侧压力差增大,纵隔向健侧进一步移位;呼气时,两侧胸膜腔压力差减少,纵隔移回伤侧,导致纵隔位置随呼吸而左右摆动,称为纵隔扑动,引起呼吸和循环功能严重障碍(图 15-6)。

3. 张力性气胸　较大肺泡、支气管破裂或较大较深的肺裂伤,其裂口与胸膜腔相通,形成活瓣,吸气时,空气从裂口进入胸膜腔内,而呼气时活瓣关闭,空气只能进入不能排出,使胸膜

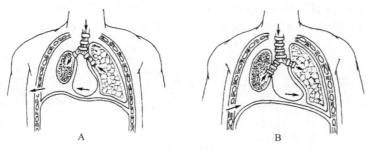

图 15-6　开放性气胸纵隔扑动示意图
A. 呼气；B. 吸气

腔内压力不断增高,压迫伤侧肺使之逐渐萎缩,并将纵隔推向健侧,挤压健侧肺,产生呼吸和循环功能严重障碍。

（二）护理评估

1. 健康史　了解患者有无胸部受伤史,致伤因素是钝器还是锐器。

2. 临床表现

（1）闭合性气胸:小量气胸,基本无明显症状;中量气胸及大量气胸,可出现胸闷、胸痛、气促、呼吸困难。查体可见患侧肋间隙饱满,气管向健侧移位,叩诊呈鼓音,听诊呼吸音减弱或消失。

考点:三种气胸的临床特点

（2）开放性气胸:可有严重气促、烦躁、呼吸困难、发绀和休克。胸壁可见吮吸性伤口,并随呼吸发出"嘶嘶"声,胸部和皮下可触及捻发音,患侧胸部叩诊呈鼓音,听诊呼吸音减弱或消失,气管和心脏移向健侧。

（3）张力性气胸:出现极度呼吸困难,大汗、发绀、烦躁不安、昏迷、休克,胸膜腔穿刺有高压气体冲出。患侧胸部饱满,肋间隙增宽,呼吸运动减弱,气管移向健侧,颈静脉怒张,可触及皮下气肿。叩诊呈鼓音,听诊呼吸音消失,胸膜腔穿刺有高压气体冲出。

3. 辅助检查　X线检查是诊断气胸的重要方法,能显示肺内病变情况及有无胸膜粘连、胸腔积液和纵隔移位等。纵隔旁出现透光带提示有纵隔气肿。气胸线以外透亮度增高,无肺纹理。大量气胸时,胸膜腔大量积气,肺向肺门回缩,外缘呈弧形或分叶状。

（三）治疗要点

1. 闭合性气胸　小量气胸可自行吸收,不需特别处理。中量、大量气胸可先行胸腔穿刺,若抽不尽、抽气不久又达抽气前的积气量或合并血胸,均应放置胸膜腔闭式引流,同时用抗生素预防感染。肺功能差者及老年人,对闭合性气胸的处理应持积极态度,治疗中警惕发展为张力性气胸。

2. 开放性气胸　尽快封闭胸壁创口,变开放性气胸为闭合性气胸,可用凡士林纱布加厚纱布垫,在伤员深呼气末敷盖创口并包扎固定。要求封闭敷料够厚以避免漏气,但不能往创口内填塞;范围应超过创缘5cm以上,包扎固定牢靠。同时给予输血、补液和吸氧等治疗,纠正呼吸和循环功能紊乱。待全身情况改善后,尽早在气管插管麻醉下进行清创术并进行胸腔闭式引流。如果有肺、支气管、心脏和血管等胸内脏器的严重损伤,应尽早剖胸探查处理。

3. 张力性气胸　急救在于迅速行胸腔排气减压,可用大号针头在锁骨中线第2肋间刺入胸膜腔,即刻排气减压,并外接单向活瓣装置(图15-7)。若张力性气胸系胸壁上较小的穿透性伤口引起,应立即予以封闭、包扎及固定。此类患者必须进行胸腔闭式引流术。一般肺裂口多在3~7日闭合,待漏气停止24小时,可拔除引流管。疑有严重的肺裂伤或支气管断裂,或诊断出食管破裂(口服亚甲蓝观察胸引或口服碘油造影),应进行开胸探查手术。纵隔气肿和皮下气肿一般不需处理,在胸腔排气减压后多可停止发展,以后自行吸收。

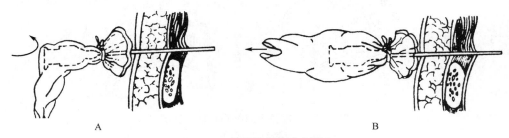

图 15-7　张力性气胸穿刺排气
A. 吸气时;B. 呼气时

(四)主要护理诊断及合作性问题

1. 疼痛　与胸部损伤有关。
2. 气体交换障碍　与肺组织萎陷等有关。
3. 焦虑/恐惧　与呼吸困难、出血或惧怕手术等有关。
4. 潜在并发症:肺不张、脓胸、呼吸和循环衰竭等。

(五)护理措施

考点:开放性气胸与张力性气胸的急救原则

1. 急救护理　如患者有窒息,应及时清除呼吸道分泌物或异物,甚至进行口对口人工呼吸。如患者心搏骤停,应立即行心肺复苏术;如为开放性气胸,应立即用敷料或毛巾等物品在患者呼气末封闭伤口并加压包扎,以待进一步处理;如发现患者有胸壁浮动,立即用大棉垫固定患处胸壁,以减轻反常呼吸运动;严重的浮动胸壁要做牵引,并考虑气管切开。发现有张力性气胸时,应立即用粗针头从患侧锁骨中线第 2 肋间隙刺入排气减压,并连接于水封瓶行闭式胸膜腔引流,同时注意积极抗休克治疗。

2. 一般护理　如果合并有休克、昏迷者应取平卧位。血压平稳者适宜半坐卧位,有利于呼吸及引流。在排除食管或腹部脏器损伤之前,禁忌给患者饮水。

3. 病情观察　应注意严重胸部外伤常合并颅脑、腹部主要脏器或肢体的损伤,对呼吸循环影响后,病情易突然发生变化,故必须严密细致观察呼吸、血压、脉搏、体温、神志、瞳孔变化,有血压下降、脉率增快、呼吸困难者,应及时通知医师。

4. 保持呼吸道通畅　及时清除呼吸道异物防止窒息,吸氧、鼓励或协助患者有效排痰。

5. 胸膜腔闭式引流护理　详见本节胸膜腔闭式引流患者的护理。

6. 心理护理　鼓励患者积极配合治疗,正确解答患者的疑问,向患者解释胸膜腔闭式引流的相关问题,给患者以安全和信任感,消除紧张情绪。

(六)健康教育

1. 鼓励患者早期活动;加强营养,注意休息;适量体育锻炼提高肺活量。
2. 胸部损伤后出现肺容积显著减少、严重肺纤维化的患者活动后出现气短症状,应嘱患者戒烟并减少或避免刺激物的吸入。

案例 15-3 分析

1. 该患者最可能的诊断是开放性气胸。
2. 患者急救措施是迅速封闭胸壁伤口,同时注意积极抗休克治疗。

四、损伤性血胸患者的护理

胸膜腔内积血称为血胸。胸部损伤后导致的胸膜腔积血,称为损伤性血胸。血胸常与气胸同时存在,称为血气胸。

(一)概述

1. 病因

(1)肺组织裂伤出血:由于肺动脉压力低,仅引起局部肺内血肿,出血多能自行停止。

(2)胸壁血管出血:一般为胸廓内血管或肋间血管损伤,它们来自体循环,压力高,出血不易自止,往往持续出血,需要开胸止血。

(3)心脏、主动脉、腔静脉及肺动静脉主干出血:多为急性大出血,常因抢救不及时而致死。

2. 病理生理

(1)血容量减少:可导致休克,甚至危及生命。

(2)肺组织受压:肺受压萎陷,纵隔移向健侧,影响呼吸和循环功能。

(3)出血转归

1)出血不凝固:少量出血会因心包或肺的去纤维蛋白作用不凝固。

2)凝固性血胸:出血多而快,血液即可凝固为血块。凝血块机化后可形成纤维组织,导致呼吸运动障碍。

3)脓胸:细菌入侵合并感染,即形成脓胸。

(二)护理评估

1. 健康史　了解患者有无胸部受伤史。

2. 临床表现

(1)小量血胸:成人出血量<500ml,无明显症状。

(2)中量血胸:出血量在500～1000ml,可出现休克早期症状,面色苍白,脉搏细速,血压下降等。

考点:损伤性血胸的临床特点

(3)大量血胸:出血量>1000ml,导致较严重的失血性休克;积血压迫肺及纵隔可导致呼吸循环障碍加重,严重缺氧;血胸继发感染,可有脓胸表现。

(4)心理社会状况:患者病情严重者,可出现烦躁不安,甚至有濒死感。

3. 辅助检查

(1)影像学检查

1)X线检查:血胸时X线可以显示肋膈角消失;胸膜腔内有大片阴影,纵隔向健侧移位等影像。

2)B超检查:可见液性暗区,可明确出血位置和量。

(2)实验室检查:血常规有血液稀释改变。

(3)胸膜腔穿刺:抽及不凝固血液即可确诊。

(三)治疗要点

损伤性血胸的治疗旨在防治休克,及早清除胸膜腔积血以解除肺与纵隔受压,防治感染。

1. 非进行性血胸

(1)小量血胸:多能自行吸收,但要连续观察积血是否有增多的趋势。后期可用物理疗法促进吸收。

(2)中量血胸:可行胸腔穿刺抽出积血,穿刺后可在胸腔内注入抗生素防治感染,也可以行胸腔闭式引流。

（3）大量血胸：应及时行胸腔闭式引流,尽快使血及气排出,肺及时复张。

2. 进行性血胸　应在积极输血、输液等抗休克处理的同时,立即行剖胸手术止血。根据术中所见对肋间血管或胸廓内血管破裂者予以缝扎止血;对肺破裂出血者做缝合止血,肺组织损伤严重时可行部分切除或肺叶切除术;对破裂的心脏、大血管进行修复。

3. 凝固性血胸　可采用链激酶或尿激酶溶于 0.9% 氯化钠溶液内,5~10 分钟缓慢注入胸内,8~24 小时后将积血抽出。亦可待病情稳定,2 周左右剖胸手术或在电视胸腔镜下施行手术,清除血凝块及附着在肺表面之纤维蛋白膜或纤维板,术后鼓励患者进行呼吸锻炼,使肺及早膨胀。

4. 感染性血胸　应及时放置胸腔闭式引流,排除积脓,并保持引流通畅。加强全身抗感染治疗,选用大剂量对细菌敏感的抗生素,避免慢性脓胸的形成。

（四）主要护理诊断及合作性问题

1. 心排出量减少　与损伤性血胸有关。
2. 气体交换障碍　与肺组织萎陷等有关。
3. 焦虑/恐惧　与呼吸困难、出血或惧怕手术等有关。
4. 潜在并发症:休克、脓胸。

（五）护理措施

1. 急救护理　有休克症状应立即建立静脉通路,补液、输血,扩充血容量。
2. 一般护理　如果合并有休克、昏迷者应取平卧位。血压平稳者适宜半坐卧位,有利于呼吸及引流。
3. 病情观察　必须严密细致观察呼吸、血压、脉搏、体温、神志、瞳孔变化,有血压下降、脉率增快、呼吸困难者,应及时通知医师。
4. 保持呼吸道通畅　及时清除呼吸道异物防止窒息,及时给予吸氧。
5. 胸膜腔闭式引流护理　详见本节胸膜腔闭式引流患者的护理。
6. 配合治疗　协助医师做好术前准备(备皮、配血等)、抗感染等方面的护理工作。
7. 心理护理　患者常出现焦虑、恐惧,护理人员应多加安慰、体贴、照顾,使其镇静、安心住院配合治疗。正确解答患者及家属的疑问,向患者解释胸膜腔闭式引流及手术的必要性和安全性等相关问题。

（六）健康教育

1. 鼓励患者早期活动;加强营养,注意休息。
2. 解释半坐卧位的目的与意义,指导患者练习腹式呼吸。
3. 解释吸氧、胸膜腔穿刺及胸膜腔闭式引流等操作的意义和注意事项,以取得患者和家属的合作。

五、胸膜腔闭式引流患者的护理

 案例 15-4

患者,男性,40 岁,因车祸入院。体格检查:R 34 次/分,气促,发绀,神志不清,BP 90/60mmHg,右下肺呼吸音消失,同侧胸壁有一伤口溢出血样泡沫。X 线示右侧第 6 肋骨骨折。诊断为右侧开放性血气胸。

问题:1. 该患者是否可以进行胸膜腔闭式引流?
　　 2. 如留置胸膜腔闭式引流,引流管应如何护理?

（一）概述

胸膜腔闭式引流是胸外科应用较广的技术，是治疗脓胸、外伤性血胸、气胸、自发性气胸的有效方法，是开胸术后重建、维持胸腔负压、引流胸腔内积气与积液、促进肺扩张的重要措施。

（二）目的

1. 引流胸膜腔内气体、血液、渗液或脓液。

2. 更好地改善或重建胸腔负压，促进肺复张、胸膜腔闭合。

3. 平衡压力，预防纵隔移位及肺受压。

（三）适应证与禁忌证

1. 适应证　气胸、血胸或脓胸需要持续排气、排血或排脓者，胸外伤、肺及其他胸腔大手术后等。

2. 禁忌证　结核性脓胸、肝性胸腔积液及凝血功能障碍者。

（四）操作方法

1. 部位　患者取斜坡卧位，手术部位应依体征、X 线胸片或超声检查确定，明确胸膜腔内气体、液体的部位，气体多聚集在胸腔上部，液体多位于胸腔下部，脓液需位于重力最低位，并在胸壁做标记。引流气体一般选在锁骨中线第 2 肋间或腋中线第 3 肋间插管，宜选用质地较软、管径为 1cm 的胶管，既能达到引流的目的，又可减少局部刺激，减轻疼痛；引流液体一般选在腋中线和腋后线第 6～8 肋间插管，宜选用质地较硬、管径为 1.5～2cm 的硅胶管或橡胶管，不易折断堵塞，利于通畅引流；引流脓液常选在脓液集聚的最低位。

考点： 不同引流目的胸膜腔闭式引流管的放置位置

2. 水封瓶　传统的胸膜腔闭式引流有单瓶引流、双瓶引流和三瓶引流（图 15-8）。目前临床广泛使用的是一次性的硅胶胸膜腔引流装置。

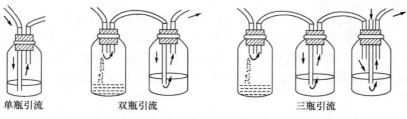

单瓶引流　　　　双瓶引流　　　　　三瓶引流

图 15-8　闭式引流装置

水封瓶为一广口玻璃瓶，以橡胶瓶塞密封瓶口，瓶塞上穿过长、短各一两根玻璃管。长玻璃管一端，应与胸腔引流管连接，另一端应在瓶内水面下 3～4cm，短玻璃管下口在水面以上。引流瓶应较胸膜腔低 60～100cm（图 15-9）。瓶内应放置无菌生理盐水，放入水后应做标记。根据引流瓶外的刻度（标记），可以随时观察及记录引流量。每日应更换引流瓶。接通后，长玻璃管内水柱上升，高出水平面 8～10cm，若引流管通畅，则长玻璃管内液面，随患者呼吸而上下波动。液面波动停止，则表示引流管已被堵塞或肺已完全膨胀。如引流液体量较多时可用双瓶水封闭式引流，即在水封瓶前加一个空瓶作为收集瓶；如吸引负压过大时可用三瓶水封闭式引流，即在双瓶之后加一个缓冲瓶。

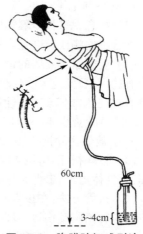

60cm

3～4cm

图 15-9　胸膜腔闭式引流

（五）护理措施

考点：胸膜
腔闭式引流
管的护理
要点

1. 保持管道的密闭

（1）随时检查引流装置是否密闭要盖紧瓶盖，各部衔接要紧密，切勿漏气，同时注意引流管有无脱落。

（2）水封瓶长玻璃管没入水中3~4cm，并始终保持直立。

（3）引流管周围用油纱布包盖严密。

（4）搬动患者或更换引流瓶时，需双重钳闭引流管，以防空气进入。

（5）引流管连接处脱落或引流瓶损坏，应立即双钳夹闭胸壁引流导管，并更换引流装置。

（6）若引流管从胸膜腔滑脱，立即用手捏闭伤口处皮肤，消毒处理后，用凡士林纱布封闭伤口，并协助医师做进一步处理。

2. 严格无菌操作

（1）引流装置应保持无菌。

（2）保持胸壁引流口处敷料清洁干燥，一旦渗湿，及时更换。

（3）引流瓶应低于胸壁引流口平面60~100cm，以防瓶内液体逆流入胸膜腔。

（4）每日更换引流瓶1~2次（根据引流液情况而定），更换时严格遵守无菌操作规程。并观察负压的大小和波动，了解肺膨胀的情况。如引流瓶内有大量泡沫存在影响气体的引流时，可在引流瓶内加入数滴95%乙醇，以降低泡沫的表面张力，消除泡沫，保证引流通畅。

3. 保持引流管通畅

（1）患者取半坐卧位（病情稳定时），患者可在床上活动或下床活动，应注意避免引流管脱落。

（2）定时挤压引流管，防止引流管阻塞、折叠、扭曲、受压。一般情况下，每30分钟挤压1次，以免管口被血凝块堵塞。

挤压方法：双手握住排液管距插管处10~15cm，挤压时两手前后相接，后面的手用力捏住引流管，使引流管闭塞，用前面手的示指、中指、环指、小指指腹用力、快速挤压引流管，使挤压力与手掌的反作用力恰好与引流管的直径重叠，频率要快，这样可使气流反复冲击引流管口，防止血凝块形成而堵塞管口，然后两只手松开，由于重力作用胸膜腔内积液可自引流管中排出，反复挤压。

（3）鼓励患者做咳嗽、深呼吸运动及变换体位，以利于胸膜腔内液体、气体排出，促进肺扩张。

4. 观察和记录

（1）注意观察长玻璃管中的水柱波动：一般情况下水柱上下波动4~6cm。水柱无波动提示引流管不通畅或肺已完全扩张。

（2）观察引流液体的量、性质、颜色，并准确记录。正常情况下引流量应少于100ml/h，开始为血性，以后颜色为浅红色，不宜凝血。若引流量多、每小时超过200ml，持续2小时以上，颜色为鲜红色或暗红色，性质较黏稠、易凝血，则疑为胸腔内活动性出血；若引流量超过100ml/h，持续观察4~6小时未见减少，要及时报告医师。

5. 引流管拔除指征、方法及注意事项

（1）拔除指征：引流48~72小时后，生命体征稳定。24小时引流液小于50ml，脓液小于10ml，无气体溢出，患者无呼吸困难，听诊呼吸音恢复，X线检查肺膨胀良好，可拔除引流管。

（2）拔管方法：在拔管时先嘱患者深吸一口气，在吸气末迅速拔管，并立即用凡士林纱布和厚敷料封闭胸壁伤口，以防气体进入胸腔，同时外加包扎固定。

（3）拔管后24小时内要密切注意观察患者有无胸闷、呼吸困难、引流管口处渗液、漏气、管口周围皮下气肿等,如有变化,要立即报告医师及时处理。

6. 心理护理　患者多数急诊入院,由于疾病的折磨及知识缺乏,常惶恐不安,易加重病情。因此,患者入院时医务人员要热情接待,态度和蔼,语言亲切,适当时机给予必要的解释及对疾病知识的宣教,鼓励患者战胜疾病,并举出类似抢救成功的病例,使患者从紧张状态中安静下来,以利于恢复健康。

(六) 健康教育

1. 术后早期活动不仅可以预防术后并发症,有利机体康复,而且有利于引流,早期拔管,减轻痛苦。

2. 鼓励患者咳嗽,以尽早排出肺内痰液和陈旧性血块,使肺复张,有利于胸腔内积气和积液的排出。

案例 15-4 分析

1. 可以用胸膜腔闭式引流术。

2. 引流管护理措施　①保持管道的密闭;②严格无菌操作;③保持引流管通畅;④观察引流液体量、性质、颜色,并准确记录;⑤严格掌握引流管拔除指征、方法及注意事项。

第三节　脓胸患者的护理

(一) 概述

脓胸是指脓性渗出液集聚于胸膜腔内的化脓性感染。按病程长短不同,其可分为急性脓胸和慢性脓胸。按感染致病菌不同,其可分为化脓性脓胸、结核性脓胸和特异性脓胸。按脓胸的范围大小,其可分为局限性脓胸和全脓胸。

1. 病因

(1) 急性脓胸

1) 化脓病灶直接侵入:最常见的原发感染来自于肺,主要致病菌为金黄色葡萄球菌,其次是肺炎双球菌、链球菌、大肠埃希菌和厌氧菌。肺炎、肺脓肿等病灶直接侵入胸膜或破溃至胸膜腔;膈下脓肿等邻近器官感染侵入胸膜腔。

2) 外伤、异物、手术污染等:胸部开放性损伤或手术后,致病菌直接经伤口侵入胸膜腔。

3) 淋巴途径:膈下脓肿、肝脓肿、纵隔脓肿、化脓性心包炎等,致病菌通过淋巴管侵犯胸膜腔。

4) 血源性播散:全身化脓性感染时,致病菌随血液侵入胸膜腔。

(2) 慢性脓胸:常因急性脓胸未及时治疗、急性脓胸处理不当、脓腔内有异物存留、合并支气管或食管瘘未及时处理及特殊病原菌存在。

2. 病理

(1) 急性脓胸:感染侵犯胸膜后,引起胸腔积液大量渗出,早期脓液稀薄,呈浆液性。随着病情进展,渗出液逐渐转为脓性,纤维蛋白沉积于脏胸膜、壁胸膜表面,随着纤维素层不断加厚,韧性增强而易于粘连,将会使肺膨胀受到限制。

(2) 慢性脓胸:毛细血管及炎性细胞形成肉芽组织,纤维蛋白沉着、机化,形成纤维板,紧束肺组织,牵拉胸廓内陷,纵隔向患侧移位,限制胸廓活动,减低呼吸功能。

(二) 护理评估

1. 健康史　了解胸膜腔细菌感染来源、途径及胸部创伤手术史。

考点:急性脓胸的细菌来源及主要致病菌

2. 临床表现

（1）急性脓胸：有高热、脉快、发绀、呼吸急促、胸痛、咳嗽、食欲缺乏、乏力、白细胞计数增高等中毒症状，胸膜腔积液多时胸闷、咳嗽、咳痰症状加重。患侧呼吸运动减弱，气管、纵隔移向健侧，语颤减低，叩浊音，呼吸音减弱或消失。

（2）慢性脓胸：有长期低热、食欲缺乏、消瘦、贫血、低蛋白血症等慢性全身中毒症状，可伴有气促、咳嗽、咳脓痰。患侧胸廓塌陷畸形、呼吸动度受限、肋间隙变窄，叩浊音，呼吸音减低或消失，气管及纵隔偏向患侧。

（3）心理社会状况：患者可出现烦躁不安，慢性脓胸病情反复，患者可能出现悲观及抑郁的情绪。

3. 辅助检查

（1）X线检查：急性脓胸大量积液时显示患侧有致密积液影，纵隔向键侧移位。慢性脓胸显示患侧胸廓内陷，肋间隙变窄，气管移向患侧。

（2）B超检查：可明确积液范围和准确定位。

（3）胸腔穿刺：急性脓胸患者可抽出脓液，明确诊断，同时脓液可做细菌培养和药物敏感试验，可指导用药。慢性脓胸怀疑有支气管胸膜瘘者，慎重穿刺。

（4）CT检查：可明确脓腔位置和范围，同时可了解胸膜腔内有无其他病变。

（三）治疗要点

1. 急性脓胸

（1）局部治疗：胸膜腔穿刺抽脓，每日1次或隔日1次，抽脓后注入抗生素，必要时行胸膜腔闭式引流。

（2）全身治疗：根据脓液细菌培养和药物敏感试验结果，使用有效抗生素，并给予外科营养支持和对症处理。

2. 慢性脓胸

（1）全身治疗：加强营养，纠正贫血、低蛋白血症。

（2）局部治疗：包括改进胸膜腔引流和手术治疗，常用纤维板剥脱术、胸廓成形术、胸膜肺切除术等，去除病因，促使肺复张，恢复肺功能。

（四）主要护理诊断及合作性问题

1. 体温过高　与感染有关。

2. 低效性呼吸状态　与肺纤维病变、胸壁活动受限等有关。

3. 营养失调　与长期感染或发热有关。

4. 潜在并发症：感染性休克、慢性肺脓肿。

（五）护理措施

1. 一般护理　取半卧位，鼓励并协助患者咳嗽、排痰，必要时给予吸氧。加强营养，主要进食高蛋白质、高热量和富含维生素的饮食。必要时少量多次输注新鲜血液，以纠正贫血和低蛋白血症。

2. 病情观察　严密细致地观察病情变化和生命体征，如有呼吸、血压、脉搏、体温、神志、瞳孔变化，若有血压下降、脉率增快、呼吸困难者，提示感染性休克，应及时通知医师。

3. 应用抗生素控制感染　遵医嘱应用有效的抗生素，注意各类抗生素的过敏情况及不良反应。

4. 胸膜腔闭式引流　适合脓液稠厚、抽吸困难者，详见本节胸膜腔闭式引流患者的护理。

5. 配合治疗　协助医师做好胸膜腔穿刺抽脓，抽脓后注入合适抗生素。注意每次抽脓不要超过1000ml，穿刺时注意观察患者有无不良反应。

考点： 急性脓胸穿刺的注意事项

6. 手术后患者的护理　观察生命体征及引流液的量和性状;观察有无支气管胸膜瘘发生。

（六）健康教育

1. 指导患者加强营养,注意休息。
2. 指导患者多进行深呼吸锻炼和吹气球训练。
3. 胸廓成形术后要注意功能锻炼,练习头部的回旋运动、上半身的前屈及左右弯曲运动等。

第四节　肺癌患者的护理

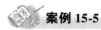 **案例 15-5**

　　患者,男性,50 岁,因"刺激性咳嗽,痰中带血,间断发热 1 个月"就诊。该患者吸烟史 30 年,每日 60 支。胸部 X 线示:右肺门处阴影,纵隔增宽,右肺上叶不张。

问题: 1. 该患者最可能的临床诊断是什么?

　　　 2. 该患者发病的主要原因是什么?

　　　 3. 术后如何做好呼吸道护理?

（一）概述

　　肺癌源发于支气管黏膜及其腺体的上皮细胞,也称支气管肺癌。近 50 年来,全世界肺癌发病率明显增高。在欧美某些国家和我国大城市,肺癌发病率已经高居男性各种恶性肿瘤的首位。肺癌是我国增长率最快的恶性肿瘤,其发生率为全身恶性肿瘤总数的 15%,男女比例达到(3~5):1,但近年来女性发病率也明显升高。

　　1. 病因　肺癌病因尚不完全明确。研究表明,吸烟是重要的致病因素,每日吸烟 40 支以上者,鳞癌和小细胞癌的发病率比不吸烟者高 4~10 倍。肺癌还与大气污染、工矿地区、免疫、遗传、结核病等因素有关。　**考点:** 肺癌常见的原因

　　2. 病理　肺癌起源于支气管黏膜上皮,如来自主支气管、肺叶支气管,位置靠近肺门者称为中央型肺癌;起源于肺段支气管以下的肺癌,位置在肺的周围部分者称为周围型肺癌。一般肺癌右肺多于左肺,上叶多于下叶。肺癌的扩散和转移常见的有直接扩散、淋巴转移和血行转移。主要病理分型有以下几种。　**考点:** 肺癌的病理类型(最常见的肺癌、预后最差的肺癌及对放疗最敏感的肺癌)

　　(1)鳞状上皮细胞癌(鳞癌):在肺癌中最常见,约占 50%,生长速度较缓慢,多为中央型,通常经淋巴转移,血行转移较晚,预后较好。

　　(2)腺癌:女性相对多见,多为周围型,有时早期即发生血行转移,淋巴转移较晚。

　　(3)小细胞癌(未分化小细胞癌):发病年龄较小,男性多见,中央型多于周围型,恶性程度高,生成较快,其对放疗的敏感性相对最高,由血行转移或淋巴转移,预后最差。

　　(4)大细胞癌:少见,多为中央型,由淋巴转移或血行转移,预后很差。

　　(5)肺泡癌:长自肺泡,预后较好。

（二）护理评估

　　1. 健康史　了解患者的生活及工作环境,有无长期吸烟史;了解患者的家族史及既往是否罹患过结核等病史。

　　2. 临床表现　肺癌的症状与癌肿的部位、大小、是否压迫和侵犯邻近器官及有无转移等情况有关。约 20% 的患者无症状,尤其是早期周围型肺癌,只在体检做 X 线胸片等检查时发现。　**考点:** 肺癌患者的临床特点

　　(1)由原发肿瘤引起的症状:咳嗽为常见初发症状,多为干咳或刺激性咳嗽。病情加重

后有带血丝或血点的痰液,大咯血已属肺癌晚期,还可以因支气管阻塞出现胸闷哮喘、气促、胸痛、发热等症状。

(2)肿瘤局部扩展引起的症状:肿瘤侵犯胸膜引起胸痛,如肿瘤堵塞支气管则引起肺不张、肺炎或肺脓肿。肿瘤长在气管内,常有哮喘及气急。肿瘤侵犯喉返神经可引起声音嘶哑,压迫上腔静脉引起上腔静脉压迫综合征。当肿瘤达胸膜表面时,产生胸膜腔积液。位于上叶尖部的肺癌称肺尖癌(即 Pancoast 瘤),因侵犯肋骨、臂丛神经及交感神经,常引起剧痛、轻瘫和霍纳(Horner)征,表现为患侧眼睑下垂、瞳孔缩小、眼球内陷及面部无汗。

3. 心理社会状况　　当患者被确诊为肺癌时,因对恶性肿瘤的恐惧,对治疗经济承受能力及治疗的预后担忧等因素,可使患者产生焦虑、恐惧,甚至绝望。

4. 辅助检查

(1)影像学检查:大多数肺癌可以经胸部 X 线片和 CT 检查明确临床诊断。中心型肺癌发展到一定大小,可出现肺门阴影。CT 可发现肺尖、纵隔上、脊柱旁、纵隔等处 X 线盲区的肺癌病变,并可显示肿块阴影、支气管受侵范围、癌肿的淋巴结转移状况等,可作为手术重要依据。周围型肺癌在 X 线上主要表现为肺野周围孤立的圆形或椭圆形影,边缘模糊毛糙或毛刺影。由于 CT 分辨率更高,可以发现 X 线容易遗漏的早期周围型肺癌。

(2)痰细胞学检查:因肺癌表面脱落的癌细胞可随着痰液咳出,在痰液中找到癌细胞就可以明确诊断,甚至可以明确病理类型,该检查准确率 80% 以上。

(3)支气管镜检查:可在支气管腔内直接看到肿瘤,并可取小块组织做病理切片,确诊率较高。

(4)其他:胸腔积液检查、经胸壁穿刺活组织检查或剖胸探查。

(三) 治疗要点

肺癌的治疗方法主要有外科手术治疗、放射治疗、化学药物治疗、中医中药治疗及免疫治疗。总体综合治疗才能提高肺癌的治疗效果。

1. 手术治疗　　尽管 80% 的肺癌患者在明确诊断时已经失去手术机会,但手术治疗仍然是肺癌最重要和最有效的治疗手段。一般来说,非小细胞肺癌病灶局限在支气管和肺内,尚未发现远处转移,患者的全身情况较好,心肺功能可以耐受者,均应采用手术治疗。

2. 放射治疗　　对小细胞肺癌疗效最佳,鳞状细胞癌次之,腺癌最差。肺癌放疗照射野应包括原发灶、淋巴结转移的纵隔区。放疗是一种局部治疗,常需要联合化疗。放疗与化疗的联合可以视患者的情况不同,采取同步放化疗或交替化放疗的方法。

3. 化学治疗　　是肺癌的主要治疗方法,常作为全身治疗列入肺癌的综合治疗方案,90%以上的肺癌需要接受化疗治疗。化疗对小细胞肺癌的疗效无论早期或晚期均较肯定,也是治疗非小细胞肺癌的主要手段,化疗治疗非小细胞肺癌的肿瘤缓解率为 40% ~ 50%。化疗分为治疗性化疗和辅助性化疗。化疗需根据肺癌组织学类型不同选用不同的化疗药物和化疗方案,因此化疗需要在肿瘤专科医师指导下进行。

4. 免疫疗法　　用卡介苗做非特异性免疫治疗;用癌细胞做特异性免疫,可增强人体免疫能力,抵抗肿瘤生长。

5. 中医中药治疗　　可改善部分肺癌患者症状,改善机体免疫功能,减轻化疗、放疗的毒副反应。

(四) 主要护理诊断及合作性问题

1. 气体交换受损　　与肿瘤阻塞较大支气管、肺交换面积减少、手术切除肺组织、胸腔积液有关。

2. 清理呼吸道无效　与术后疼痛、痰液黏稠不易咳出有关。

3. 焦虑/恐惧　与惧怕手术或疾病预后等有关。

4. 体温过高　与免疫力低下、呼吸道引流不畅有关。

5. 疼痛　与手术创伤、癌症晚期有关。

6. 潜在并发症：肺不张、肺部感染、支气管胸膜瘘等。

（五）护理措施

1. 术前护理

（1）一般护理：纠正营养和水分的不足。做好术前检查，如心电图、肺功能检查、肝肾功能和血糖等生化检查，按医嘱常规术前准备如普鲁卡因皮试、青霉素皮试、手术区域皮肤准备等。

（2）戒烟：指导并劝告患者立即戒烟。因为抽烟会刺激肺、气管及支气管，使气管支气管分泌物增加，妨碍纤毛的清洁功能，使支气管上皮活动减少或丧失活力而致肺部感染。

（3）保持呼吸道通畅：若有大量支气管分泌物，应先行体位引流。痰液黏稠不易咳出者，可行超声雾化，必要时吸痰。同时注意观察痰液的量、颜色、黏稠度及气味；遵医嘱给予支气管扩张剂、祛痰剂等药物，以改善呼吸状况。

（4）心理护理：对有紧张、焦虑情绪，甚至丧失治疗信心的患者，需耐心地给予心理疏导，用成功的病例鼓励和增强其治疗疾病的信心。认真耐心地回答患者所提出的任何问题，以减轻其焦虑不安或害怕的程度。给予情绪支持，关心、同情、体贴患者，动员亲属给予患者心理等各方面的全力支持。

（5）手术前指导

1）练习腹式呼吸、有效咳嗽和翻身，可促进肺扩张，利于术后配合。

2）练习使用深呼吸训练器，以便在手术后能有效配合术后康复，预防肺部并发症的发生。

3）介绍胸腔引流的设备，并告诉患者在手术后安放引流管（或胸管）的目的及注意事项，指导患者在留置胸腔引流管时翻身的方法。

4）术后 2～3 日不能下床，术前要进行训练床上大小便。

5）告诉患者术后可能出现的伤口疼痛，指导疼痛时的放松方法，如冥想放松技巧、听音乐和深呼吸等。

2. 术后护理

（1）合适的体位：麻醉未清醒时取平卧位，头偏向一侧，以免呕吐物、分泌物吸入而致窒息或并发吸入性肺炎。患者完全清醒，血压稳定后，采取半卧位。

肺叶切除者，可采取平卧或左右侧卧位。肺段切除术或楔形切除术者，应避免手术侧卧位，尽量选择健侧卧位，以促进患侧肺组织扩张。全肺切除术者，应避免过度侧卧，可采取 1/4 侧卧位，以预防纵隔移位和压迫健侧肺而导致呼吸循环功能障碍。有血痰或支气管瘘管者，应取患侧卧位。

（2）观察和维持生命体征平稳：手术后 24～36 小时，接心电监护仪，密切监测生命体征，要注意此段时间血压常会有波动，若血压持续下降，应考虑是否为心脏疾病、出血、疼痛、组织缺氧或循环血量不足所造成，还要注意有无呼吸窘迫的现象。若有异常，立即通知医师。

（3）呼吸道护理

1）持续低流量氧气吸入。

2）观察呼吸频率、幅度及节奏，双肺呼吸音；有无气促、发绀等缺氧征象及动脉血氧饱和度等情况，若有异常及时通知医师给予处理。

考点：肺癌患者的护理要点

3）患者清醒后,鼓励患者深呼吸及咳嗽:每1~2小时1次。定时给患者叩背,叩背时由下向上,由外向内轻叩振荡,使存在肺叶、肺段处的分泌物松动流至支气管并咳出。患者咳嗽时,固定胸部伤口,减轻疼痛。手术后最初几日由护理人员完成,以后可指导患者自己完成。固定胸部时,手掌张开,手指并拢。指导患者先慢慢轻咳,再将痰咳出。

4）稀释痰液:若患者呼吸道分泌物黏稠,可用糜蛋白酶、地塞米松、氨茶碱、抗菌药物行药物超声雾化,以达到稀释痰液、解痉、抗感染的目的。

（4）术后维持体液平衡和补充营养

1）记录出入水量,维持体液平衡。严格掌握液体的量和速度,防止前负荷过重而导致肺水肿。全肺切除术后应控制钠盐摄入量,24小时补液量宜控制在2000ml内,速度以20~30滴/分为宜。

2）肠蠕动恢复后,即可开始进食清淡流质、半流质饮食;若患者进食后无任何不适可改为普通饮食,饮食宜为高蛋白质、高热量、丰富维生素、易消化的食物。以保证营养,提高机体抵抗力,促进伤口愈合。

（5）维持胸腔引流通畅

1）经常挤压胸腔引流管,保持其通畅,密切观察引流液量、色和性状,当引流出大量血液（每小时100~200ml）时,应考虑有活动性出血,需立即通知医师。

2）对全肺切除术后所置的胸腔引流管一般呈钳闭状态,以保证术后患者胸腔内有一定的渗液,减轻或纠正明显的纵隔移位。一般酌情放出适量的气体或引流液,维持气管、纵隔于中间位置。每次放液量不宜超过100ml,速度宜慢,避免快速多量放液引起纵隔突然移位,导致心脏骤停。

3）术后患者病情平稳,无气体及液体引流后,行胸片检查确定肺组织已复张,可拔除胸腔引流管。

（6）活动与休息

1）鼓励患者早期下床活动:可以预防肺不张,改善呼吸循环功能。术后生命体征平稳后,鼓励及协助患者下床或在床旁站立移步;带有引流管者要妥善保护;严密观察患者病情变化,出现头晕、气促、心动过速、心悸和出汗等症状时,应立即停止活动。然后可扶持患者围绕病床在室内行走3~5分钟,以后根据患者情况逐渐增加活动量。

2）促进手臂和肩关节的运动:预防术侧胸壁肌肉粘连、肩关节强直及失用性萎缩。患者麻醉清醒后,可协助患者进行臀部、躯干和四肢的轻度活动;术后第2日开始做肩、臂的主动运动。

（7）心理护理:认真细心地回答患者所提出的问题,向患者说明各项治疗和护理的意义,关心同情、体贴患者。

（六）健康教育

1. 控制吸烟,加强职业防范措施,积极治理"三废",保护环境。

2. 争取早发现、早诊断。40岁以上者应定期进行胸部X线检查;尤其是久咳不愈或者出现血痰者,应提高警惕,及时到医院检查。

3. 对高发区、高危人群（每日吸烟20支以上、职业接触致癌物者）,定期筛查。

4. 加强营养,适当活动,避免与烟雾化学刺激物的接触,若发生呼吸道感染,应及早返院治疗。

5. 定期随访,坚持后续治疗。

案例 15-5 分析

　　1. 该患者最可能临床诊断是中央型肺癌。

　　2. 该患者发病的主要原因是长期大量吸烟。

　　3. 手术后应该对这样的患者做如下呼吸道护理　①持续低流量氧气吸入;②观察呼吸情况;③鼓励患者深呼吸及咳嗽,定时给患者叩背;④稀释痰液;⑤戒烟,避免接触呼吸道刺激物。

第五节　食管癌患者的护理

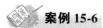 **案例 15-6**

　　患者,男性,50 岁,因进行性吞咽困难 2 个月就诊,平时酷爱饮酒。体格检查:一般情况尚可,全身各处淋巴结不肿大,食管吞钡 X 线片示食管中段明显充盈缺损。

问题:1. 该患者最可能的临床诊断是什么?

　　　　2. 如果手术治疗,术后最严重的并发症是什么,如何护理?

　　食管癌是常见的一种消化道癌肿,发病年龄多见于 40 岁以上,男性多于女性。我国是世界上食管癌高发地区之一,发病率以河南省最高。

☆ **链　接**

食管的解剖特点

　　成人食管长 25～28cm,有三个生理狭窄部:第一个在环状软骨下缘平面,即食管入口处;第二个在气管分叉平面,左主支气管及主动脉弓在其前外侧;第三个在膈肌的食管裂孔处。临床食管分段:①颈段,自食管入口至胸骨柄上沿的胸廓入口处;②胸段,又分为上、中、下三段。胸上段——自胸廓上口至食管分叉平面;胸中段——自食管分叉平面至贲门全长度的上一半;胸下段——自食管分叉平面至贲门全长度的下一半。食管由黏膜、黏膜下层、肌层和外膜构成。食管无浆膜层,是易引起术后吻合口瘘的因素之一。

（一）概述

1. 病因　食管癌的病因目前还不甚明了,可能与下列因素有关。

（1）化学物质:食物及饮水中亚硝胺化合物可诱发食管癌。

（2）生物因素:食管中真菌的致癌作用。

（3）微量元素缺乏:如钼、铁、锌、氟、硒等。

（4）不良的饮食习惯:如食物过粗硬、过热,进食过快,或烟酒刺激、缺乏营养及维生素等。

（5）遗传因素:据调查,有阳性家族史者可高达 65%。

（6）食管自身的病变:如食管白斑、瘢痕狭窄、贲门失弛缓症等。

2. 病理　食管癌长自食管黏膜,多数为鳞状上皮细胞癌,食管下段和贲门部则由黏膜下层腺组织发生腺癌,偶见鳞癌及腺癌并发。食管癌可发生在任何部位,但以胸中段多见,下段次之,上段较少。早期病灶很小,局限于食管黏膜内(原位癌),逐渐增大累及食管全周,可突入腔内,造成不同程度梗阻,也可能形成溃疡,穿透食管壁,侵犯纵隔或心包。按病理形态临床上食管癌可分为四种类型。**考点**:食管癌的好发部位及常见病理类型

（1）髓质型:管壁明显增厚并向管腔内外扩展,浸润食管壁全层,而造成食管阻塞。本型临床上最常见,恶性程度最高,预后较差。

（2）蕈伞型:肿瘤向腔内呈蘑菇样突起,引起食管腔内梗阻,本型手术切除率较高,恶性程度最低。

（3）缩窄型：又称硬化型，癌肿环形生长，形成管腔狭窄，累及食管全部周径，梗阻较严重，其上端食管明显扩张。

（4）溃疡型：癌肿形成凹陷的溃疡，大小和外形不一，深入肌层，常累及食管周围组织。本型食管腔梗阻较轻，手术切除率低。

（二）护理评估

1. 健康史　了解患者的家族遗传史、饮食习惯、居住地、生活习惯及是否生活在食管癌高发区，有无长期酗酒、吸烟、进食过快、食物过硬、过热等不良习惯；询问患者是否有食管白斑、瘢痕狭窄、贲门失弛缓症等食管疾病。

2. 临床表现

考点：食管癌患者的典型表现

（1）早期症状：食管癌早期可无明显症状，但可有咽下食物哽噎感、胸骨后烧灼样、针刺样疼痛及食管内异物感。随病情发展，症状逐渐加重。

（2）进展期症状：典型症状是进行性加重的吞咽困难及由此引起的呕吐、消瘦、脱水等表现，先是进干硬食物感到不畅或呃逆，继则进软食或半流质饮食也感不畅，更严重者，进流质饮食也感困难，最后甚至水和唾液也不能咽下。由于长时间的进食障碍，患者体重减轻、脱水、贫血、低蛋白血症，甚至恶病质。

（3）晚期症状：晚期可出现持续性的胸背疼痛、声音嘶哑、呛咳、呕血、锁骨上淋巴结肿大、肝、肺等组织出现转移及恶病质的表现。

3. 心理社会状况　当患者被确诊为食管癌时，同时出现进行性加重的进食困难，因对恶性肿瘤及不能进食的恐惧，对治疗经济承受能力及治疗的预后担忧等因素，可使患者产生焦虑、恐惧，甚至绝望。

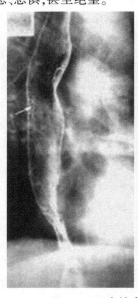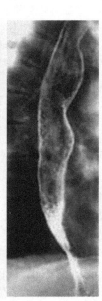

图 15-10　食管癌 X 线征象

4. 辅助检查

（1）食管钡剂 X 线造影：早期有食管黏膜皱襞紊乱、粗糙或中断，局限性管壁僵硬及蠕动中断，小龛影等。中晚期典型病例表现为病变段食管有不规则的狭窄、充盈缺损，甚至可见到肿瘤的块影，其上方食管扩张（图 15-10）。

（2）食管拉网脱落细胞学检查：是应用罩有丝网的气囊导管，经口腔插入胃内，然后将气囊充气，向外拔出，取出导管后，将黏附于丝网上的黏液或血性液做涂片，检查癌细胞。本检查适用于早期食管癌的诊断及大面积的普查，阳性率可高达 90%～95%。

（3）纤维食管镜检查：可以直视食管黏膜有无异常、有无肿瘤、管腔狭窄的程度，并可摄影、录像、刮片细胞学检查及取活体组织检查。

（4）CT 及 MRI 检查：对中晚期病例有助于观察食管癌外侵及淋巴结转移情况，有助于治疗方法的选择。

（三）治疗要点

1. 手术治疗　是食管癌的首选方法，若全身情况良好，一般以颈段癌长度<3cm，胸上段癌长度<4cm，胸下段癌长度<5cm 切除的机会较大。原则上切除长度是在距离癌肿上、下 5～8cm 及以上，甚至全食管切除，然后用胃、结肠或空肠代食管术，对于不能切除的晚期病例，可

采用姑息性的手术,如食管-胃吻合术、食管腔内置管术、空肠造瘘术等。

2. 放射治疗　适用于手术有禁忌证或估计手术切除肿瘤病灶时有困难的病例。放射和手术综合治疗,可增加手术切除率,也能提高远期生存率。术前放疗后,休息 2~3 周再做手术,对术中切除不完全的病变,局部可留置银夹标记,在术后 3~6 周再做放射治疗。

3. 药物治疗　采用化疗与手术治疗相结合或放疗、中医中药相结合的综合治疗,可使晚期患者缓解症状,提高疗效及存活期。

（四）主要护理诊断及合作性问题

1. 体液不足　与进食困难、摄入不足有关。

2. 清理呼吸道无效　与麻醉或手术创伤及手术并发症有关。

3. 焦虑/恐惧　与病情进展、预后或惧怕手术及术后能否正常进食等有关。

4. 营养失调　与进食减少和癌肿消耗有关。

5. 潜在并发症:乳糜胸、吻合口瘘、肺部感染等。

（五）护理措施

1. 术前护理

（1）饮食护理:指导患者进高能量、高蛋白质和高维生素的流质饮食或半流质饮食或采取静脉高营养方法输入营养素以维持机体的需要。术前 2 日进食无渣流质饮食。

（2）口腔及消化道护理:口腔冲洗或漱口,治疗口腔溃疡或口腔感染,保持口腔清洁卫生。术前禁食,冲洗食管或洗胃,有利于减轻组织水肿,降低术后感染及吻合口瘘的发生率。术日晨常规留置胃管。　**考点:**食管癌患者术前消化道准备

（3）配合辅助检查:术前应做胸部 X 线检查、肺功能及动脉血气分析。术前有高血压、心绞痛或心律失常者,应对其心脏功能做充分的估计,并用药物控制,待情况稳定后方可手术。

（4）呼吸道准备:术前戒烟 2 周以上,有慢性咳嗽、痰多的患者应做痰细菌培养与药物敏感试验,应用抗生素控制呼吸道感染。学会有效咳嗽咳痰、腹式深呼吸,预防术后肺不张、肺炎。

（5）心理护理:术前向患者说明手术治疗的意义、手术情况、手术后应该注意和配合的事项,使其有充分思想准备,并能积极主动配合治疗与护理。应了解每个患者不同的思想情况,针对所表现的问题做细致的解释工作。

2. 术后护理

（1）饮食护理:是食管癌手术后的护理重点。胃肠蠕动恢复正常前禁忌饮水或进食,一般需禁食 3~5 日,在此期间行胃肠减压、静脉补液,同时应经常做口腔护理,保持黏膜湿润及清洁。胃肠减压管拔除后 12~24 小时不宜饮水,24 小时后可尝试少量饮水。如无不适,可给流质饮食,并逐日增量。一般术后第 10 日起可进半流质饮食,术后 3 周可进普通饮食,但应根据病情而定,不强求一致。一定要注意进食不宜过多、过快,避免坚硬及刺激性食物,以防止发生吻合口瘘。　**考点:**食管癌患者术后饮食管理

（2）体位与活动:患者在饭后 2 小时内不要卧床,取半卧位,睡眠时也应将枕头垫高,以防止反流与呕吐。术后 3 日鼓励适量活动,保证睡眠。

（3）病情观察:手术后,应接心电监护,加强对血压、脉搏、心律的监测,同时要注意吻合口瘘和乳糜胸等并发症,发现有异常情况,应及时通知医师。

（4）呼吸道护理:对麻醉未清醒者,应注意防止呕吐物误吸,由于手术创伤大,加之胃已拉入胸腔内使肺受压缩,患者术后常有不同程度的呼吸困难,故术后 1~2 日应持续给氧。同时应鼓励患者做深呼吸,协助排痰,可用超声雾化吸入抗生素及糜蛋白酶,以助稀释痰液,有

利于痰液咳出。

（5）胃肠减压护理：目的是减轻腹胀，减少胀气对吻合口的影响。注意胃肠减压管的通畅，保持其负压吸引状态。观察与记录胃肠减压引流物的性状与量。胃肠减压应持续3~4日，待肛门排气后拔除。

（6）手术后并发症的护理

考点：食管癌术后最严重的并发症

1）吻合口瘘：是食管癌手术后最严重的并发症，多发生在术后5~10日，表现为呼吸困难、胸部疼痛、患侧胸膜腔积液、高热、白细胞计数升高，甚至休克。主要措施包括禁食、胸膜腔闭式引流、行全胃肠外营养，也可做胃或空肠造口行肠内营养支持，遵医嘱应用抗生素控制感染。

2）乳糜胸：是食管癌术后较严重的并发症，多因伤及胸导管所致，可出现胸闷、气促、心悸，甚至血压下降等。主要措施包括胸膜腔闭式引流、静脉营养支持、胸导管结扎等。

（六）健康教育

1. 加强营养，遵守少食多餐的原则。防止进食过多、过快、过硬，以免导致晚期吻合口瘘。

2. 告知患者术后常见不适症状，如术后进干、硬食物时可能会出现轻微哽噎症状，如进半流质饮食仍有下咽困难，应来院复诊。结肠代食管术的患者可能嗅到粪便味，一般半年后症状逐渐缓解。

3. 加强口腔卫生防护。

4. 术后反流症状重者，睡眠时最好取半卧位，并服用抑制胃酸分泌的药物。

案例 15-6 分析

1. 该患者最可能的临床诊断是食管癌。

2. 如果手术治疗，术后最严重的并发症是吻合口瘘，主要措施包括禁食、胸膜腔闭式引流、行全胃肠外营养，遵医嘱应用抗生素控制感染。

护理实训园地 12

【实训项目】 胸膜腔闭式引流护理。

【实训目标】

1. 了解胸膜腔闭式引流术的置管目的与方法。

2. 掌握胸膜腔闭式引流术的护理。

【实训用物】 治疗碗、治疗巾、一次性无菌胸腔引流瓶1个、无菌0.9%氯化钠溶液1瓶、纱布、胶布、碘伏、血管钳、无菌棉签等。

【实训方法】

1. 集中讲解，示教实训内容。

2. 分组实训，播放电教片。

3. 学生代表演示，学生自评、互评，教师点评。

【操作步骤】

1. 评估

（1）核对医嘱：操作前核对医嘱、治疗卡、患者姓名、床号、操作目的。

（2）患者评估：评估患者的病情、全身情况、心理状况；评估患者是否了解操作目的、意义、能否配合。

（3）环境评估：宽敞清洁，室温适宜，符合操作要求。

（4）自身评估：准备充分，着装整齐，洗手，戴口罩。

（5）用物评估：检查用物是否齐全。

2. 实施

（1）带用物至床旁，再次核对患者，向患者解释，取得配合。

（2）观察引流情况：从上至下缓慢挤压引流管是否通畅，观察长玻璃管水柱波动情况，检查伤口敷料有无渗出。

（3）更换引流装置

1）检查水封瓶包消毒日期，打开水封瓶包，检查水封瓶有无破损。

2）连接水封瓶引流管。

3）向瓶内倒入无菌 0.9% 氯化钠溶液 500ml，长管置在液面下 1~2cm，检查水封瓶的密闭性。保持直立位，并用胶布在瓶外做好水平面标记。

4）正确放置引流瓶，瓶的位置与胸腔间距 60~100cm。

5）检查伤口，松开别针，注意保暖，暴露胸腔引流管接口处，并置弯盘于接口下，用 2 把血管钳对向夹闭胸膜腔引流管近端。

6）戴手套，取无菌纱布 1 块，包裹接头处分离胸腔引流管、水封瓶连接管接口。竖直抬高连接管，使引流液完全流入水封瓶内，反折接头塞放于床垫下。

7）用 3 根络合碘棉签分别消毒引流管的内径、引流管横面、引流管外径，取无菌纱布包盖已消毒的引流管外径。

8）连接引流管，检查引流装置是否正确，放开血管钳，再次挤压胸腔引流管，观察水封瓶内水注波动情况。

9）妥善固定，安置患者，整理用物。

10）记录引流液量、色、性状。

11）健康教育：①取半坐卧位；②鼓励患者深呼吸与咳嗽，有利于胸膜腔内积气和积液的排出，促进肺复张；③引流管勿受压、扭曲、折叠，防止受压；④若出现严重气促、呼吸困难、胸痛等症状应及时通知医师。

3. 评价

（1）护理人员操作方法正确、动作轻巧、细致、患者满意。

（2）掌握胸膜腔闭式引流管护理的注意事项。

（3）患者及家属懂得了胸膜腔闭式引流的意义。

【注意事项】

1. 严格无菌操作，水封瓶每日更换。引流瓶不能高于患者胸部引流口。

2. 要避免引流管受压、折曲、滑脱及阻塞，保持引流通畅。

3. 要保持引流系统密封，胸壁伤口在引流管周围要用凡士林纱布包盖严密。如水封瓶破损，要立即夹住引流管，另换水封瓶。

4. 如患者呼吸改善，引流管无气体排出，24 小时引流液小于 50ml，脓液小于 10ml，肺完全复张，可考虑拔管。

5. 拔管后要观察患者有无气急情况，皮下气肿或气胸。

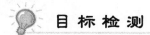
目 标 检 测

A₁／A₂ 型题

1. 急性乳房炎最常见于（　　）

　A. 产后 1~2 周初产哺乳期妇女

　B. 产后 3~4 周经产哺乳期妇女

　C. 产后 1~2 周经产哺乳期妇女

　D. 产后 3~4 周初产哺乳期妇女

E. 多产妇妊娠期

2. 乳腺癌常发生于乳房的哪个部位(　　)
   A. 乳房外上象限　　　　B. 乳房内上象限
   C. 乳房外下象限　　　　D. 乳房内下象限
   E. 乳房尾叶

3. 乳腺癌最早出现的症状是(　　)
   A. 乳房增大　　　　　　B. 乳头凹陷
   C. 无痛性肿块　　　　　D. 橘皮样改变
   E. 两侧乳头不对称

4. 患者,女性,30岁,因乳腺癌做根治术,并经化疗,出院前进行健康指导,以下哪项对预防复发最重要(　　)
   A. 加强营养　　　　　　B. 经常自查乳房
   C. 定期来院复诊　　　　D. 5年内避免妊娠
   E. 参加体育活动增强体质

5. 患者因患乳腺癌准备行乳腺癌根治性手术,术前患者最关心的健康宣教内容是(　　)
   A. 手术方式和手术效果
   B. 术前备皮、用药的重要性
   C. 手术室的环境和设备
   D. 术后疼痛和不适的处理
   E. 术后上肢功能锻炼的方法

6. 患者,女性,30岁,哺乳期患急性乳腺炎。畏寒发热,右侧乳房肿胀、疼痛,表面皮肤红热,可扪及触痛的硬块,无波动感,对患侧乳房的不正确护理是(　　)
   A. 暂停哺乳　　　　　　B. 吸净积乳
   C. 抬高乳房　　　　　　D. 切开引流
   E. 理疗及外敷药物

7. 下列哪项不是多根多处肋骨骨折的病理生理变化(　　)
   A. 反常呼吸　　　　　　B. 胸腔负压消失
   C. 缺氧、二氧化碳蓄积　D. 纵隔摆动
   E. 回心血量减少

8. 判断损伤性血胸的主要依据是(　　)
   A. 胸部外伤史　　　　　B. 脉细数、血压下降
   C. 气促、呼吸困难　　　D. 胸廓饱满、叩诊实音
   E. 胸腔穿刺抽出不凝固血液

9. 关于胸腔闭式引流装置,以下哪项不正确(　　)
   A. 水封瓶装置密封
   B. 水封瓶塞上长管须在水平面下3~4cm
   C. 水封瓶应低于胸腔出口40cm
   D. 引流管在床上妥善固定
   E. 更换引流瓶时用双钳夹闭引流管近端

10. 患者,女性,30岁,车祸致胸部受伤疼痛1小时

余。查体:胸部明显压痛,局部肿胀,深呼吸时加重。此患者最可能的疾病是(　　)
   A. 多根多处肋骨骨折
   B. 损伤性气胸
   C. 损伤性血气胸
   D. 单肋单处或多肋单处骨折
   E. 血胸

11. 患者,男性,36岁,车祸致左胸部疼痛、呼吸困难2小时余。查体:左侧胸部前第4、5、6肋处肿胀,压痛明显,在吸气时,此处向胸腔内下陷,呼气时,此处向外突出,口唇发绀。此患者最可能的临床诊断是(　　)
   A. 损伤性血胸　　　　　B. 损伤性气胸
   C. 损伤性血气胸　　　　D. 单肋单处骨折
   E. 多肋多处骨折

12. 患者,男性,车祸致右胸部疼痛、呼吸困难3小时。查体:右侧胸部饱满,肋间隙增宽,呼吸动度消失,呼吸音消失,叩诊为鼓音。气管明显移向左侧,颈部肿胀,触及有捻发音。为了确定有无皮下气肿首选下列哪项检查(　　)
   A. 摄胸部X线片　　　　B. 胸腔穿刺
   C. 胸部CT　　　　　　D. B超检查
   E. 胸部MRI

13. 患者,男性,36岁,车祸后被诊断为外伤性血胸,受伤后第5周仍有伤侧肺受压萎缩,采用下述哪种治疗方法最合适(　　)
   A. 输血、输液　　　　　B. 胸腔穿刺抽血
   C. 胸膜腔闭式引流　　　D. 开胸清除凝血块
   E. 胸膜纤维剥脱术

14. 肺癌当中预后最差的是哪一种(　　)
   A. 鳞癌　　　　　　　　B. 腺癌
   C. 小细胞癌　　　　　　D. 大细胞癌
   E. 肺泡癌

15. 肺癌最常见的病理类型是(　　)
   A. 鳞癌　　　　　　　　B. 腺癌
   C. 大细胞癌　　　　　　D. 小细胞癌
   E. 肺泡癌

16. 对放疗最敏感的肺癌病理类型是(　　)
   A. 鳞癌　　　　　　　　B. 腺癌
   C. 小细胞癌　　　　　　D. 大细胞癌
   E. 肺泡癌

17. 患者,女性,60岁,因咳嗽、痰中带血2年伴呼吸困难2个月入院,经检查被诊断为肺癌晚期,治疗计划准备行全肺切除术,术后患者输液速度应控制在(　　)

A. 6~8 滴/分　　　B. 20~30 滴/分

C. 40~60 滴/分　　D. 60~80 滴/分

E. 因术中失血失液较多,应加快输液速度

18. 患者,男性,50 岁,咳痰带血 1 个月,X 线胸片示左肺舌叶处有一圆形阴影,边缘毛糙,纤维支气管镜检查未见肿瘤,应采取(　　)

A. 手术治疗　　　　B. 电化学治疗

C. 放疗　　　　　　D. 放疗+化疗

E. 化疗

19. 某患者体检 X 线显示右下肺阴影 4cm×5cm,确诊方法是(　　)

A. 纤维支气管镜检查　B. 放射性同位素检查

C. 经胸壁针吸活检　D. 纵隔镜检查

E. CT 检查

20. 患者,女性,55 岁,近 2 个月来咳嗽,痰中带血,首先应做的检查是(　　)

A. 肺部 X 线检查　　B. 支气管镜检查

C. 胸部 CT 检查　　D. 痰找结核菌

E. 食管镜、支气管镜检查

21. 普查食管癌早期诊断最常用的方法是(　　)

A. 食管上皮脱落细胞检查

B. 食管镜检查

C. 食管钡餐检查

D. X 线检查

E. 淋巴结活检

22. 食管癌最常见的病理类型是(　　)

A. 鳞癌　　　　　　B. 腺癌

C. 鳞癌及腺癌并发　D. 小细胞癌

E. 大细胞癌

23. 食管癌的典型症状是(　　)

A. 进食时哽噎感、胸骨后摩擦样疼痛

B. 进行性吞咽困难

C. 持续性胸背疼痛

D. 贫血、低蛋白血症

E. 呛咳、吸入性肺炎

24. 患者,女性,60 岁,因进行性吞咽困难 1 年入院,经钡餐 X 线发现食管有明显狭窄,请判断一般狭窄最常位于(　　)

A. 咽部与食管交界处　B. 上段

C. 中段　　　　　　D. 下段

E. 食管与胃交界处

25. 患者,男性,60 岁,食管癌手术后第 3 日拔除胃管后口服流质饮食,第 5 日体温升高 39℃,呼吸困难、胸痛、脉速,胸透发现手术侧胸腔积液,应首先考虑并发(　　)

A. 肺炎　　　　　　B. 胸膜炎

C. 切口感染　　　　D. 食管吻合口瘘

E. 癌肿播散

26. 患者,男性,55 岁,因进行性吞咽困难半年余,来医院检查,当医师告诉患者患食管癌需要手术治疗,患者听后极度紧张、恐惧,回家后不思饮食,休息睡眠欠佳。此时患者的主要护理诊断为(　　)

A. 有体液不足的危险　B. 清理呼吸道无效

C. 营养失调　　　　D. 焦虑或恐惧

E. 潜在并发症

A₃/ A₄ 型题

(27~32 题共用题干)

患者,女性,50 岁,无意中发现左侧乳房肿块,直径 3cm,质较硬、无压痛、活动度较差,左侧腋下可扪及直径 2cm 大小淋巴结。

27. 该患者最可能的诊断是(　　)

A. 乳腺囊性增生病　B. 乳管内乳头状瘤

C. 乳房脓肿　　　　D. 乳腺癌

E. 乳房结核

28. 针对该患者的治疗方法为(　　)

A. 乳房部分切除术　B. 乳房单纯切除术

C. 乳腺癌根治术　　D. 乳腺癌改良根治术

E. 乳腺癌扩大根治术

29. 下列关于患者的术后护理措施不正确的是(　　)

A. 抬高患侧上肢　　B. 患侧胸壁加压包扎

C. 保持引流管通畅　D. 早期活动患肢

E. 不在患肢测血压

30. 患者术后进行功能锻炼的方法正确的是(　　)

A. 术后 4 日进行腕部活动

B. 术后 8 日进行肘部活动

C. 术后 6 日进行肩关节活动

D. 术后 8 日进行上肢外展活动

E. 术后 10~12 日进行全范围关节活动

31. 下列哪项不是急性脓胸的感染途径(　　)

A. 化脓病灶直接侵入　B. 外伤

C. 腹部种植　　　　D. 淋巴途径

E. 血源性播散

32. 患者,男性,36 岁,因肺脓肿不及时治疗发展为急性脓胸,下列治疗措施不合适的是(　　)

A. 胸膜腔穿刺抽脓

B. 胸膜腔闭式引流

C. 胸膜腔穿刺后注入抗生素

D. 胸膜腔穿刺抽脓量没有限制

E. 胸膜腔穿刺抽脓量应在 1000ml 以下

(33~35 题共用题干)

患者,女性,40 岁,胸部外伤致开放性气胸,出现呼吸困难和发绀。给予立即封闭伤口,行胸膜腔闭式引流术。

33. 行闭式胸膜腔引流时导管安放位置应在患侧的(　　)
   A. 第 2 肋间隙锁骨中线处
   B. 第 7、8 肋间腋中线处
   C. 第 6、7 肋间腋前线处
   D. 第 5、6 肋间腋中线处
   E. 第 9、10 肋间腋后线处

34. 该患者闭式胸膜腔引流护理中,促使胸内气体排出的措施是(　　)
   A. 取半卧位
   B. 水封瓶低于引流口 60cm
   C. 保持长玻璃管在水面下 3cm
   D. 鼓励患者咳嗽和深呼吸
   E. 定时挤捏引流管

35. 此患者现在最主要的护理诊断是(　　)
   A. 低效性呼吸形态　　B. 心排血量减少
   C. 营养失调　　　　　D. 舒适的改变
   E. 焦虑或恐惧

(36~38 题共用题干)

患者,男性,60 岁,咳痰带血 3 个月入院检查,CT 发现肺门处直径 3cm 左右阴影,边缘毛刺状,高度怀疑为肺癌。

36. 若需要确诊,此患者还需做什么检查(　　)
   A. B 超　　　　　　　B. X 线
   C. 支气管镜并活检　　D. MRI
   E. 痰培养

37. 该患者得知此诊断,又需要手术治疗时,极度紧张、恐惧,回家后不思饮食,休息睡眠欠佳。此时患者的主要护理诊断为(　　)

A. 有体液不足的危险　B. 清理呼吸道无效
C. 营养失调　　　　　D. 焦虑或恐惧
E. 潜在并发症

38. 该患者术后护理不正确的是(　　)
   A. 维持呼吸道通畅
   B. 术后 2~3 小时,每 15 分钟测生命体征一次
   C. 患者疼痛时立即给予止痛剂
   D. 患者麻醉未清醒前取平卧位头偏向一侧
   E. 记录出入液量,维持体液平衡

(39~42 题共用题干)

患者,男性,60 岁,以进行性吞咽困难半年入院,X 线钡餐透视诊断为食管癌。

39. 此患者最初期症状应是(　　)
   A. 食管内异物感　　　B. 吞咽困难
   C. 持续性胸背部痛　　D. 声音嘶哑
   E. 喝水时呛咳

40. 为了解肿瘤向外扩展情况该患者还需行下列哪项检查(　　)
   A. B 超
   B. 摄胸部正侧位 X 线片
   C. CT
   D. 食管纤维镜检查
   E. 食管拉网

41. 该患者手术后护理哪项不正确(　　)
   A. 术后 48 小时内吸氧
   B. 止痛
   C. 尽量防止咳嗽
   D. 病情平稳后取半卧位
   E. 拔除胸膜腔引流管后尽早下床活动

42. 患者术后可能发生的最严重的并发症是(　　)
   A. 手术切口感染　　　B. 压疮
   C. 体位性低血压　　　D. 吻合口瘘
   E. 乳糜瘘

(刘斌钰)

第十六章 腹部疾病患者的护理

第一节 腹外疝患者的护理

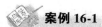 **案例 16-1**

患者,男性,49 岁,右腹股沟区包块 2 年,5 小时前剧烈咳嗽后感腹股沟区包块增大、疼痛入院。体格检查:下腹压痛伴轻度肌紧张,右腹股沟区扪及包块约 8cm×6cm×4cm 大小,达阴囊上半部;包块质韧、压痛明显、不能还纳,透光试验(−)。

问题:1. 该患者的临床诊断是什么? 提出诊断依据。

2. 说出该患者的主要护理问题。

3. 简述该患者的护理要点。

(一) 概述

腹腔内的脏器或组织连同腹膜壁层,经腹壁薄弱点或孔隙,向体表突出而形成的包块,称腹外疝。腹外疝根据其发生部位分为腹股沟疝(腹股沟斜疝、腹股沟直疝)、股疝、脐疝、切口疝、白线疝等。其中以腹股沟疝最多见,占全部腹外疝的 75%～90%。腹股沟疝男性发病率明显高于女性,两者之比为 15∶1。

☆ **链 接**

腹股沟区的解剖特点

腹股沟管:位于腹前壁,腹股沟韧带内上方,长 4～5cm,由外后方向内前方斜行,具有两口四壁。两口:①腹股沟管内口,即深(内)环,位于腹股沟韧带中点上方 2cm 处;②外口为腹外斜肌腱膜的三角形裂隙,即浅(外)环。四壁:①前壁有皮肤、皮下组织和腹外斜肌腱膜,外侧 1/3 还有腹内斜肌覆盖;②后壁为腹横筋膜和腹膜,内侧 1/3 有腹股沟镰;③上壁是腹内斜肌和腹横肌的弓状下缘;④下壁是腹股沟韧带和腔隙韧带组成的槽状沟。

腹股沟三角:由腹壁下动脉、腹直肌鞘的外侧缘和腹股沟韧带所构成三角区,又称直疝三角。此处腹壁缺乏完整的腹肌覆盖。

股管:位于腹股沟韧带下内侧、长 1.0～1.5cm 的狭长漏斗状间隙,内含疏松结缔组织。股管有上下两口,上口称股环,下口是腹股沟下方的隐静脉裂孔(卵圆窝),大隐静脉经此汇入股静脉。

1. **病因** 腹壁强度降低和腹内压力增高是腹外疝发病的两个主要原因。

(1) 腹壁强度降低

1) 先天性因素:在胚胎发育过程中,某些器官或组织穿过腹壁造成局部腹壁强度降低,如精索或子宫圆韧带穿过的腹股沟管、股动脉与股静脉穿过的股环、脐血管穿过的脐环及腹股沟三角区均为腹壁薄弱区。

2) 后天性因素:因腹部手术切口愈合不良、腹壁外伤或感染造成的腹壁缺损、年老体弱或过度肥胖造成的腹壁肌肉萎缩,均可导致腹壁强度降低。

(2) 腹内压力增高:是腹外疝形成的重要诱因。慢性咳嗽、便秘、排尿困难、腹水、妊娠、举重、婴儿经常啼哭等是引起腹内压力增高的常见原因。

2. 病理解剖　典型腹外疝由疝环、疝囊、疝内容物和疝外被盖四部分组成(图16-1)。

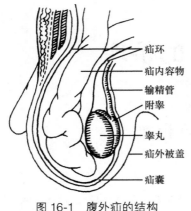

考点：腹外疝的病理解剖

（1）疝环：即腹腔内脏器和组织向体表突出时所通过的腹壁薄弱或缺损处，如腹股沟管的深环、股管的股环等。各种腹外疝常以疝环作为命名依据，如腹股沟疝、股疝等。

（2）疝囊：是壁腹膜从疝环向外突出所形成的囊袋状物，分为疝囊颈、疝囊体和疝囊底三部分，一般呈梨形或半球形。

（3）疝内容物：为突入疝囊的腹腔脏器或组织，以小肠为最多见，大网膜次之，盲肠、阑尾、乙状结肠、横结肠、膀胱等较少见。

图16-1　腹外疝的结构

（4）疝外被盖：为疝囊以外的各层腹壁组织。自外向内，一般包括皮肤、皮下组织、肌肉和筋膜等。

考点：腹外疝的病理类型

3. 病理类型　腹外疝按病理变化和临床表现分为易复性疝、难复性疝、嵌顿性疝和绞窄性疝四种类型。

（1）易复性疝：当患者站立或腹内压增高时，疝内容物进入疝囊。平卧或用手推送疝块时，疝内容物很容易回纳腹腔，称易复性疝，临床上最为常见。局部除坠胀感外一般无症状。

（2）难复性疝：除坠胀感稍重外，主要特点是疝块部分或全部不能回纳入腹腔，常因疝内容物反复突出，致疝囊颈因摩擦而损伤，并与疝内容物产生粘连所致。另有少数病程较长的疝，疝内容物进入疝囊并成为疝囊壁的一部分，称为滑动性疝，也属难复性疝(图16-2)。

（3）嵌顿性疝：常发生在强体力劳动或用力排便等腹内压骤增时。表现为疝块突然增大，伴有明显胀痛。平卧或用手推送不能使疝块回纳。触诊肿块紧张发硬，且有明显触痛。嵌顿内容物如为大网膜，局部疼痛常较轻微；如为肠襻，不但局部疼痛明显，还可有腹痛、恶心、呕吐、腹胀、停止排便和排气等机械性肠梗阻的表现。

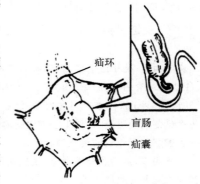

图16-2　滑动性疝

（4）绞窄性疝：嵌顿性疝如不能及时解除，疝内容物因血供障碍发生变性坏死，即形成绞窄性疝，临床症状多较严重。若绞窄内容物为肠管，则出现肠系膜动脉搏动消失，肠壁逐渐失去光泽、弹性和蠕动能力。绞窄时间较长者，由于疝内容物发生坏死感染，侵及周围组织，可引起疝外被盖组织的急性炎症，严重者可有脓毒症的表现。

嵌顿性疝和绞窄性疝实际上是同一个病理过程的两个不同阶段，临床上很难截然区分。

4. 常见腹外疝　根据疝所处位置不同，分为腹股沟疝、股疝、脐疝、切口疝、腹白线疝等。

（1）腹股沟疝：根据疝内容物疝出的途径不同，腹股沟疝分为腹股沟斜疝和腹股沟直疝两种。

1）腹股沟斜疝：指疝囊经过腹壁下动脉外侧的腹股沟管深环(腹环、内环)突出，向内、向下、向前斜行经腹股沟管，再穿出腹股沟管浅环(皮下环、外环)，并可进入阴囊。最为常见，占腹股沟疝的95%，多见于儿童与青壮年男性，右侧多于左侧。

2）腹股沟直疝：疝囊经过腹壁下动脉内侧直疝三角区直接由后向前突出，不经内环，也不进入阴囊，仅占腹股沟疝的5%，老年人多见。

（2）股疝：腹内脏器或组织通过股环、经股管向股部的卵圆窝突出的疝，发生率仅次于腹股沟疝,居第 2 位,约占腹外疝的 5%,多见于中年以上的经产妇女,由于女性骨盆较宽、联合肌腱和腔隙韧带薄弱,以致股管口宽大松弛,当腹内压增高时易发生股疝,易发生嵌顿,多见于多胎妊娠的妇女。

(3)脐疝:在脐环没有完全闭锁或脐部瘢痕组织薄弱、腹内压增加(如经常啼哭、便秘、妊娠、腹水等)的情况下,内脏可以从脐部突出而形成脐疝。临床上分为婴儿脐疝和成人脐疝两种。婴儿型脐疝极少发生嵌顿和绞窄。成人脐疝由于疝环一般较小,周围瘢痕组织较坚韧,常为难复性,较易发生嵌顿和绞窄。

(4)切口疝:腹腔内器官或组织自腹部手术切口瘢痕突出的疝。切口疝最常发生于腹部纵向切口。切口疝的疝环一般比较宽大,很少发生嵌顿。

（二）护理评估

1. 健康史 了解有无腹部外伤或手术史,是否可能造成腹壁缺损、腹壁神经损伤或腹壁薄弱;是否存在年老体弱、过度肥胖、糖尿病等腹壁肌肉萎缩的因素;详细询问可能导致腹内压增高的病史,如慢性咳嗽、习惯性便秘、前列腺增生等,找出引起腹内压增高的原因。

2. 临床表现

(1)腹股沟斜疝:肿块呈梨形,平卧或用手将肿块向腹腔推送,肿块可向腹腔内还纳而消失。还纳后用手指通过阴囊皮肤伸入浅环,可感浅环松弛扩大,嘱患者咳嗽,指尖有冲击感。用手指经腹壁皮肤压迫深环,让患者站立并咳嗽,肿块不再出现;将手指松开,则肿块又出现。疝内容物如为肠襻,触诊肿块表面光滑,较软,叩诊呈鼓音,听诊有肠鸣音;如为大网膜则叩诊呈浊音。当发生嵌顿时,表现为突然出现的局部痛性包块或原有的小包块突然增大并伴有剧烈疼痛:平卧或用手推送不能使疝内容物还纳,疝块紧张发硬,有触痛。当出现绞窄时,局部有红、肿、热、痛等急性炎症表现,若疝内容物坏死穿孔可引起局部蜂窝织炎或腹膜炎的表现,甚至发生感染性休克。阴囊透光试验阴性。

考点:各类型疝的主要特点

(2)腹股沟直疝:常见于年老体弱者。主要表现为患者站立或腹内压增高时,在腹股沟内侧、耻骨结节外上方出现一半球形肿块,不伴疼痛和其他症状。平卧后疝块多能自行消失,不需用手推送复位,极少发生嵌顿。疝内容物不进入阴囊。疝块还纳后指压腹股沟管深环,不能阻止疝块出现。

腹股沟斜疝和腹股沟直疝的鉴别见表 16-1。

表 16-1 腹股沟斜疝和腹股沟直疝的鉴别要点

鉴别要点	腹股沟斜疝	腹股沟直疝
发病年龄	多见于儿童、青少年	多见于老年人
突出途径	经腹股沟管突出,可进入阴囊	经直疝三角突出,不进入阴囊
疝块外形	椭圆形或梨形,上部呈蒂柄状	半球形,基底较宽
疝块回纳后压住深环	不再突出	仍可突出
疝囊颈与腹壁下动脉的关系	疝囊颈在腹壁下动脉的外侧	疝囊颈在腹壁下动脉的内侧
嵌顿机会	较多	较少

(3)股疝:疝块一般较小,早期多无明显症状,尤其是肥胖的患者难以察觉。部分患者在站立、行走或腹内压增高时,在股部隐静脉裂孔处出现一半球形肿块,质软,有轻度胀痛感。嵌顿时若为大网膜表现为局部肿块不能回纳而有触痛;若为肠管则出现腹部阵发性疼痛或持续性疼痛阵发性加重,伴有恶心、呕吐、肛门停止排气等急性肠梗阻表现。一旦发生嵌顿可迅速发展为绞窄性疝。

（4）脐疝：婴儿脐疝表现为在哭泣或用力排便、站立时，脐部肿块增大、紧张，平卧后肿块消失，很少发生嵌顿。成人脐环狭小容易发生嵌顿和绞窄，肿块不能完全回纳，如发生嵌顿可出现腹痛、恶心、呕吐等症状。

3. 心理状态　患者常因疝块反复突出影响工作和生活而感到焦虑不安。

4. 辅助检查　了解阴囊透光试验结果，若为鞘膜积液，多为透光（阳性），而疝块不能透光；周围血白细胞计数和中性粒细胞比例是否升高；粪便检查是否显示隐血试验阳性或见白细胞；X线检查是否有肠梗阻表现。

考点： 腹外疝的治疗要点

（三）治疗要点

1. 非手术治疗　1岁以下的婴幼儿暂不手术，随其生长发育，脐疝和腹股沟疝有消失的可能，可采用压迫疝环的方法，如腹股沟斜疝可用棉束带压迫包扎，避免疝内容物脱出（图16-3）。年老体弱或伴有严重慢性疾病不能耐受手术者，如无嵌顿或绞窄，可佩戴特制的疝带压迫疝环（图16-4）。脐疝患儿在还纳疝块后，用一枚大于脐环、纱布包裹的硬币或小木片压住脐环，再用弹力绷带加以固定。

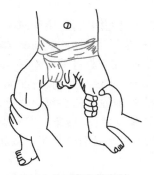

图16-3　棉束带压迫

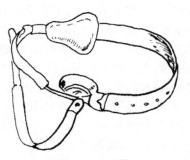

图16-4　疝带

2. 手术治疗　手术修补是腹股沟疝最有效的治疗方法。如患者有慢性咳嗽、排尿困难、习惯性便秘、腹腔积液、妊娠等腹内压增高的情况，术前应先予以处理，否则将成为术后疝复发的因素。手术方法包括疝囊高位结扎术、疝修补术、疝成形术等。

传统的疝修补术往往存在缝合张力大，术后手术部位有牵扯感、疼痛等明显不适，且修补组织愈合差等缺点。现代疝手术强调在无张力的状况下进行修补，常用的材料是合成纤维网，手术创伤小，术后疼痛较轻、恢复快、可早下床活动。而经腹腔镜疝修补术具有痛苦小、恢复快、美观，同时可发现和处理双侧疝、并发疝的优点，但价格较贵，临床应用尚少。

3. 嵌顿性疝和绞窄性疝的治疗要点　嵌顿性疝在以下情况时先试行手法复位：嵌顿时间在3~4小时，局部压痛不明显，也无腹部压痛或腹肌紧张等腹膜刺激征者；婴幼儿、年老体弱或伴有其他严重疾病不能耐受手术，而且估计疝内容物尚未绞窄坏死者。手法复位时动作必须轻柔，切忌粗暴；复位后须严密观察腹部情况24小时，如出现腹膜炎或肠梗阻表现，说明手法复位失败或肠破裂，应立即手术治疗。绞窄性疝必须紧急手术治疗。

4. 股疝治疗　股疝容易嵌顿，又可迅速发展为绞窄性疝，所以确诊后应及早手术治疗，修补缺损。

5. 脐疝　经非手术治疗1年后未见效，或2岁后疝环直径大于1.5cm者，需行手术治疗。成人脐疝应尽早进行手术治疗，切除疝囊，缝合疝环。

（四）主要护理诊断及合作性问题

1. 疼痛　与疝块嵌顿或绞窄及手术创伤有关。

2. 知识缺乏　缺乏预防腹外疝复发的有关知识。

3. 体液不足　与嵌顿性疝或绞窄性疝引起的机械性肠梗阻有关。

4. 潜在并发症：术后阴囊血肿、切口感染。

（五）护理措施

1. 非手术疗法及术前护理

（1）休息：疝块较大者应多卧床休息以减少活动，离床时应用疝带压住疝环，避免疝内容物脱出而造成嵌顿。

（2）避免腹内压增高：除紧急手术外，术前如有咳嗽、便秘、排尿困难等引起腹内压增高的因素均给予相应处理，待症状控制后再择期手术。术前患者戒烟 2 周；注意保暖，防止着凉感冒；多饮水，多吃蔬菜等粗纤维食物，保持大便通畅。

（3）观察腹部情况：患者如出现腹痛，伴疝块突然增大、紧张发硬且触痛明显，平卧时不能还纳腹腔应警惕嵌顿疝发生。

（4）术前准备：术前嘱患者沐浴，按规定的范围严格备皮，防止切口感染。手术前 1 晚应灌肠，清洁肠内粪便，以防止术后腹胀及便秘。患者进入手术室前嘱其排尽尿液，防止术中损伤膀胱。

（5）急诊手术前护理：嵌顿性或绞窄性腹外疝，尤其是合并急性肠梗阻的患者，往往有脱水、酸中毒和全身中毒症状，甚至发生感染性休克，此时应紧急手术治疗，应立即嘱患者禁饮食，遵医嘱给予输液、抗感染、胃肠减压，纠正体液平衡失调，并做好急诊常规术前准备。

2. 术后护理

（1）体位：术后取仰卧位 3 日，膝下垫一软枕，使膝关节、髋关节微屈，以松弛腹股沟区的切口张力，减小腹腔内压力，有利于伤口愈合和减轻切口疼痛。

（2）饮食：术后 6～12 小时如患者无恶心、呕吐等症状可进流质饮食，逐步改为半流质饮食、普通饮食。行肠切除吻合术者术后应禁食，待胃肠道功能恢复后才可进流质饮食，再逐步过渡到半流质饮食。

（3）活动：术后 3～6 日可离床活动，这样既能保证手术切口愈合的牢固，又可避免腹内压的增高。采用无张力疝修补术的患者可以于术后第 2 日离床活动，但年老体弱、复发性疝、绞窄性疝、巨大疝的患者应推迟下床活动时间。卧床期间要加强生活护理。

（4）预防阴囊血肿：术后 24 小时患者平卧时可在切口部位用沙袋（重 0.5 kg）压迫，以减轻渗血。用“丁”字带托起阴囊或在阴囊下方垫一小软枕抬高阴囊，有利于静脉、淋巴回流，防止阴囊积血积液；如已形成阴囊血肿，应协助医师进行穿刺抽血并加压包扎。

（5）预防感染：应保持切口敷料清洁、干燥，避免大小便污染，尤其是婴儿应加强护理，如发现敷料污染或脱落应及时更换。绞窄性疝手术后易发生腹腔或切口感染，应放置引流管并保持引流通畅，术后常规使用抗生素，注意观察体温、脉搏的变化，引流物的性质和量，腹部情况及切口有无红肿、疼痛等，一旦出现感染征象应尽早处理。

（6）防止腹内压增高：剧烈咳嗽和用力排便均可使腹内压增高，因此术后应注意保暖，以防受凉引起咳嗽。如有咳嗽除遵医嘱应用药物治疗外，还应指导患者在咳嗽时用手掌按压切口，以减小切口张力。保持排便通畅，如有便秘应及时给予通便药处理。

（六）健康教育

1. 患者出院后应适当休息，3 个月内不得参加重体力劳动或提举重物。

2. 积极预防和治疗引起腹内压增高的因素，如慢性咳嗽、习惯性便秘、排尿困难、腹腔积液等。

考点：腹外疝的术前护理要点

考点：腹外疝的术后护理要点

考点：腹外疝的健康教育

3. 如出现腹外疝复发,应及时诊治。

案例 16-1 分析

1. 临床诊断　腹股沟斜疝。诊断依据:①病史,可复性右腹股沟区包块 2 年,突然增大、不能还纳 5 小时;②体征,右腹股沟区包块,已达阴囊,不能还纳,可闻及肠鸣音。

2. 该患者的主要护理问题　①焦虑或恐惧;②疼痛;③知识缺乏;④潜在并发症:术后有阴囊血肿、切口感染、腹外疝复发等。

3. 护理要点　该患者需要急诊手术治疗。①立即禁饮食,并给予胃肠减压;②建立静脉通路,维持水、电解质平衡;③遵医嘱使用抗生素,防治感染;④做好手术前常规准备工作(如备皮、药物过敏试验、备血等)。

第二节　急性腹膜炎患者的护理

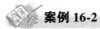**案例 16-2**

患者,男性,40 岁,司机,反复发作上腹痛 5 年余,突发剧烈腹痛 3 小时入院。患者 5 年来常感上腹痛,寒冷、情绪波动时加重,有时进食后稍能缓解。3 小时前进食并饮少许酒后,突然感到上腹刀割样剧痛,随即波及全腹,呼吸时加重。体格检查:T 38℃,P 96 次/分,R 20 次/分,BP 120/80mmHg。急性病容,侧卧屈膝位不断呻吟,全腹压痛、反跳痛阳性,呈板状腹,肠鸣音弱。立位腹部 X 线平片见右膈下可见游离气体。

问题:1. 该患者的临床诊断是什么? 提出诊断依据。

2. 简述该患者的护理要点。

(一) 概述

急性腹膜炎是由细菌感染或化学性、物理性及手术等损伤引起腹膜的急性炎症。临床所称急性腹膜炎多指继发性的化脓性腹膜炎,其病情急,变化快,是一种常见的外科急腹症。

☆ **链　接**

腹膜对刺激的反应特点

壁腹膜:主要受体神经(肋间神经和腰神经的分支)的支配,对各种刺激敏感,痛觉定位准确。腹前壁腹膜炎症时,可引起局部疼痛、压痛和反射性腹肌紧张,是诊断腹膜炎的主要临床依据。

膈肌中心部分的腹膜:受到刺激时,通过膈神经的反射可引起肩部放射性痛或呃逆。

脏腹膜:受自主神经(交感神经和迷走神经末梢)支配,对牵拉、胃肠腔内压力增加或炎症、压迫等刺激较为敏感,其性质常为钝痛而定位较差,多感觉局限于脐周腹中部;重刺激时常引起心率变慢、血压下降和肠麻痹。

考点:急性腹膜炎的常见病因

1. 病因和分类　按病因可分为细菌性腹膜炎和非细菌性腹膜炎两类;按临床经过可将其分为急性、亚急性和慢性三类;按发病机制可分为原发性和继发性(图 16-5)两类;按累及的范围可分为弥散性和局限性两类。

(1) 原发性腹膜炎:临床少见,多发生于 10 岁以下的女孩。病原菌多为溶血性链球菌、肺炎球菌或大肠埃希菌。腹腔内无原发病灶,细菌经由血行、泌尿道、女性生殖道等途径播散至腹腔引起的腹膜炎,在机体抵抗力低下时发生,常并发呼吸道、肠道、泌尿系统感染。

(2) 继发性腹膜炎:是急性化脓性腹膜炎中最常见的一种,占 98%。主要致病菌是胃肠道内的常驻菌群。其中以大肠埃希菌最常见,其次是厌氧拟杆菌、链球菌等,大多为混合性感染。

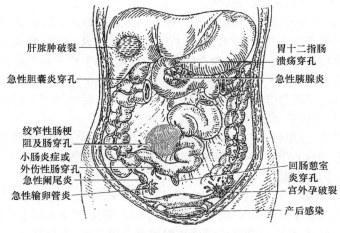

图 16-5　急性腹膜炎的常见原因

1）腹腔内脏器穿孔、损伤：急性阑尾炎坏疽穿孔是最常见的原因，其次是胃十二指肠溃疡急性穿孔、腹部损伤引起内脏破裂，常先引起化学性腹膜炎，继发细菌感染后成为化脓性腹膜炎；胆囊壁的坏死穿孔常造成极为严重的胆汁性腹膜炎。

2）脏器炎症扩散：急性阑尾炎、急性胆囊炎时含有细菌的渗出液在腹腔内扩散，引起腹膜炎。

3）腹内脏器缺血：如绞窄性疝、绞窄性肠梗阻。

4）其他：如腹部手术时污染腹腔、腹部开放性损伤等。

2. 病理生理　腹膜受细菌或胃肠道内容物的刺激，发生充血、水肿反应，失去原有的光泽，继之产生大量浆液性渗出液以稀释毒素；渗出液中的大量吞噬细胞、中性粒细胞，加之坏死组织、细菌与凝固的纤维蛋白逐渐进入腹膜腔，使渗出液变浑浊成为脓液。继发性腹膜炎的脓液多呈黄绿色，稠厚，有粪臭味。

3. 转归　腹膜炎的转归除与患者抵抗力和腹膜局部的防御能力有关外，还取决于污染细菌的性质、数量和病程。

（1）炎症消散：机体抵抗力强、细菌致病力弱或治疗及时、方法得当者，腹腔内炎症消散、吸收，患者痊愈。腹膜炎治愈后，腹腔内多有不同程度的粘连，部分患者可出现粘连性肠梗阻。

（2）感染局限：机体抵抗力与细菌致病性相当时，炎症局限形成局限性腹膜炎或脓肿。

（3）感染扩散：机体抵抗力低下或细菌致病力较强时，病变趋于恶化，腹膜严重充血水肿，引起脱水和电解质紊乱、血浆蛋白降低、贫血；腹内脏器浸泡在大量脓液中，肠管麻痹，形成麻痹性肠梗阻；肠腔内大量液体潴留，使血容量明显减少；细菌入血、毒素吸收，易致感染性休克；肠管扩张还可使膈肌上移而影响心肺功能加重休克，甚至导致死亡。

（二）护理评估

1. 健康史　询问既往有无胃十二指肠溃疡病史，阑尾炎、胆道感染、胰腺炎等发作史，其他腹腔内器官疾病和腹部外伤手术史；了解有无酗酒等不良生活习惯；发病前有无饱食、剧烈运动等诱因；对女性患者还应了解生殖器官感染史。

2. 临床表现　根据病因不同，腹膜炎的症状可以是突然发生，也可以是逐渐出现。如空腔脏器损伤破裂或穿孔所引起的腹膜炎发病较突然，而阑尾炎、胆囊炎等引起的则多先有原

考点：急性腹膜炎患者的临床特点

发病的症状,而后才逐渐出现腹膜炎表现。

（1）腹痛:是最主要的临床表现。疼痛的程度与发病的原因、炎症的轻重、年龄、身体素质等有关。疼痛一般都很剧烈,难以忍受,且呈持续性,深呼吸、咳嗽、转动身体时疼痛加剧,患者多不愿改变体位。疼痛一般先从原发病变部位开始,随炎症扩散而蔓延全腹,但仍以原发病灶部位最显著。

（2）恶心、呕吐:早期为腹膜受刺激引起的反射性呕吐,呕吐物多为胃内容物;发生肠麻痹时可吐出黄绿色胆汁,甚至棕褐色粪水样肠内容物。

（3）感染中毒症状:患者多出现高热、脉快、呼吸浅快、大汗、口干,常伴等渗性缺水、电解质紊乱及代谢性酸中毒。严重者可出现面色苍白或发绀、四肢发凉、呼吸急促、脉搏微弱、血压下降、神志不清等休克征象。

考点:急性腹膜炎的腹部体征

（4）腹部体征:①视诊,可见腹部膨隆,腹式呼吸减弱或消失,腹胀加重提示病情恶化。②触诊,腹部压痛、腹肌紧张和反跳痛,称为腹膜刺激征,是腹膜炎的标志性体征。尤以原发病灶所在部位最为明显;腹膜刺激征的范围与腹膜炎范围一致,不超过 2 个象限称为局限性腹膜炎,遍及腹腔大部或整个腹腔称为弥漫性腹膜炎;胃肠或胆囊穿孔可引起强烈的腹肌紧张,甚至呈"木板样"强直,老年人、幼儿或极度虚弱的患者腹肌紧张不明显,易被忽视。③叩诊,因胃肠胀气而呈鼓音;胃十二指肠穿孔时,肝浊音界缩小或消失;腹腔内积液多时可叩出移动性浊音。④听诊,早期肠鸣音可活跃。晚期肠鸣音减弱。肠麻痹时肠鸣音可完全消失。

（5）直肠指检:直肠前窝饱满及触痛,提示感染已扩散至盆腔或形成盆腔脓肿。

3. 心理状况 因病情常较危重,患者十分痛苦,常表现出对手术的恐惧和对预后的担忧。

4. 辅助检查

考点:急性腹膜炎的辅助检查

（1）实验室检查:血常规可有白细胞计数及中性粒细胞比例增高,部分病情严重或机体反应能力低下的患者,白细胞计数可不增高或低于正常,出现核左移和中毒性颗粒。血液生化检查可有脱水、电解质紊乱、酸中毒等改变。

（2）X 线:腹部立位 X 线平片检查可见肠胀气或多个液气平面的肠麻痹征象;胃肠穿孔时多可见膈下游离气体。

（3）B 超:显出腹腔内有不等量的液体,但不能鉴别液体的性质。在 B 超引导下行腹腔穿刺抽液或腹腔灌洗可帮助诊断。

（4）CT:对腹腔内实质性脏器的病变有诊断价值。

（5）诊断性腹腔穿刺:操作方法是让患者向穿刺侧侧卧 5 分钟,在脐与髂前上棘连线的中外 1/3 交界处或经脐水平线与腋前线交界处穿刺（图 16-6）。根据抽出液的性状、气味、浑浊度、涂片镜检、细菌培养及淀粉酶测定等来判断原发病变,明确病因。例如,胃十二指肠溃疡穿孔时,抽出液呈黄色浑浊状,无臭味,带食物残渣;急性化脓性阑尾炎时,腹腔穿刺液呈稀脓性,有臭味;绞窄性肠梗阻可抽出血性脓液,臭味重;如是血性渗出液且淀粉酶含量高,提示出血性坏死性胰腺炎的可能;若抽出液为血液,抽出后迅速凝固,则可能误刺入血管;若抽出不凝固血液,说明有腹腔内实质性脏器破裂。

（6）腹腔灌洗:适用于难以明确诊断或病因的化脓性腹膜炎而腹腔穿刺无阳性发现者,对灌洗液进行肉眼或显微镜下检查,必要时涂片、培养或检测淀粉酶含量

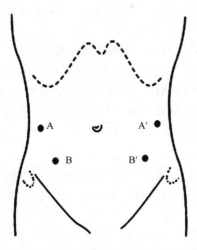

图 16-6　腹腔穿刺术进针点

（图 16-7）。符合以下任何一项者，为阳性检查结果：①灌洗液含有肉眼可见的血液、胆汁、胃肠内容物或尿液；②显微镜下红细胞计数超过 $100×10^9/L$ 或白细计数超过 $0.5×10^9/L$；③淀粉酶超过 100Somogyi 单位；④涂片发现细菌。

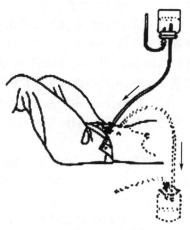

图 16-7　诊断性腹腔灌洗术

（三）治疗要点

1. 非手术治疗　原发性腹膜炎的患者，病情较轻或病程较长已超过 24 小时，且腹部体征已减轻或炎症已有局限化趋势，全身状况基本良好者可采用非手术治疗。具体措施有：半卧位；禁饮食，胃肠减压，维持体液平衡；应用抗生素；加强支持，必要时输入新鲜血；对症处理等。非手术治疗期间。应密切观察病情变化，若不见好转或有加重倾向，应立即通知医师中转手术治疗。

2. 手术治疗　继发性腹膜炎以手术治疗为主，应尽早去除引起腹膜炎的病因，改善全身情况及控制感染性休克，清理并引流腹腔积液，促进腹腔炎症尽早局限、吸收、消退。

（四）常见腹腔脓肿

考点： 常见的腹腔脓肿

脓液在腹腔内积聚，由肠管、内脏、网膜或肠系膜等粘连包围，与腹腔隔离，形成腹腔脓肿。腹脓脓肿可分为膈下脓肿、盆腔脓肿和肠间脓肿（图 16-8）。

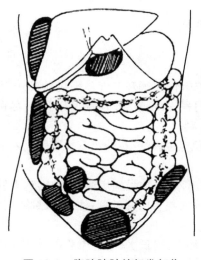

图 16-8　腹腔脓肿的好发部位

1. 膈下脓肿　脓液积聚在膈肌以下、横结肠及其系膜以上的间隙内，统称为膈下脓肿。患者平卧时，左膈下间隙处于较低位，腹腔内的脓肿易积聚于此。小的膈下脓肿经非手术治疗可被吸收，较大的脓肿可因长期感染自身组织耗竭，甚至造成死亡。膈下脓肿还可引起反应性胸腔积液、胸膜炎。穿破膈肌可引起脓胸；穿透消化道管壁可引起消化道出血或内瘘；感染扩散可引起脓毒症。

（1）临床特点

1）全身表现：患者全身表现明显，可有持续高热，体温达 39℃ 左右，脉率快，逐渐出现乏力、消瘦、厌食。

2）局部表现：肋缘或剑突下可有持续性钝痛，深呼吸时加重。刺激膈肌可引起呃逆；感染扩散至胸腔可出现胸腔积液、气促、咳嗽、胸痛等表现。

3）辅助检查：血常规可有白细胞计数及中性粒细胞比例增加；腹部 X 线可见患侧膈肌升高，肋膈角模糊或胸腔液；B 超或 CT 检查对膈下脓肿的诊断价值较大，也可在 B 超引导下行诊断性穿刺。

（2）处理原则：感染早期脓肿尚未形成时，采用非手术治疗，以大量抗生素控制感染，加强支持疗法，必要时输新鲜血或血浆；一旦脓肿形成，须进行引流。以往采用切开引流，近年来多采用经皮穿刺置管引流术，取得较好的治疗效果。术后给予抗生素应用，加强营养、输液、输血或血浆等支持疗法。

2. 盆腔脓肿　盆腔处于腹腔最低部位，腹腔内炎性渗出及脓液易积于此形成盆腔脓肿。因盆腔腹膜面积较小，吸收能力有限，故腹部手术后或腹膜炎等患者宜取半卧位，有利于感染局限、减轻中毒症状,且便于引流。

(1)临床特点:在急性腹膜炎治疗过程中,或阑尾穿孔、结直肠手术后,患者体温升高或下降后又升高,而腹部检查无阳性发现;有典型的直肠或膀胱刺激症状,如里急后重、排便次数增多而量少、黏液便或尿频、排尿困难等,应考虑盆腔脓肿可能。直肠指检于直肠前壁有触痛或波动感;B超检查可明确脓肿的位置及大小。

(2)处理原则:盆腔脓肿较小或未形成时,可采用抗生素、温水坐浴、温盐水保留灌肠及物理透热等非手术治疗;脓肿较大者可经直肠前壁切开排脓,已婚女性可经阴道后穹隆切开引流。

3. 肠间脓肿　是指脓液被包围在肠管、肠系膜与网膜之间的脓肿。脓肿可能是单发的,也可能是多个大小不等的。脓肿周围广泛粘连,可引起不同程度的肠粘连,出现腹胀、腹痛、腹部压痛或扪及包块。腹部立位X线可见肠壁间距增宽、局部肠管积气及小肠液气平面。

治疗原则首选非手术治疗,如非手术治疗无效或发生肠梗阻时,则考虑剖腹探查解除梗阻,清除脓液并行引流术。B超、CT检查提示脓肿较局限且为单房,并与腹壁紧贴,可采用B超引导下经皮穿刺置管引流术。

(五)主要护理诊断及合作性问题

1. 焦虑　与疼痛不易缓解、担心疾病预后及对手术的担忧有关。
2. 疼痛　与腹膜炎症刺激或手术创伤有关。
3. 体温过高　与腹腔感染及手术创伤有关。
4. 体液不足　与禁食、呕吐、腹膜渗出有关。
5. 潜在并发症:中毒性休克、腹腔脓肿、粘连性肠梗阻等。

考点:急性腹膜炎的护理要点

(六)护理措施

1. 非手术疗法和术前护理

(1)一般护理:无休克情况下,患者取半卧位,利于改善呼吸、循环和促使炎症局限,休克患者可取平卧位;给予禁食、胃肠减压,以减轻胃肠道内的积气、积液,减轻腹胀等不适;尽量减少搬运和按压腹部,以减轻疼痛;高热患者,给予物理降温。

(2)心理护理:做好患者及其家属的解释安慰工作,稳定患者情绪;介绍有关腹膜炎疾病的知识,使其充分认识患病状况,增强战胜疾病的信心。

(3)观察病情:定时测量生命体征及尿量,记录液体出入量;加强病房巡视,观察患者腹部变化情况、辅助检查结果和其他病情变化,发现异常应及时报告医师处理;注意观察临床治疗效果。

(4)补液与抗感染:迅速建立静脉输液通道,遵医嘱补液,纠正水、电解质紊乱及酸碱平衡失调;根据患者的临床表现来调整输液的量、速度和成分,保持尿量达每小时40ml以上;合理使用抗生素控制感染,必要时输新鲜血或血浆。

(5)对症处理:镇静、吸氧,减轻患者的痛苦。

(6)积极做好术前准备:拟行手术患者应积极做好术前常规准备。

2. 手术后护理

(1)体位:患者术后回病房先按麻醉要求安置合适体位,完全清醒后改为半卧位,鼓励患者适当翻身,尽早下床活动,以防止肠粘连和下肢静脉血栓形成。

(2)饮食:术后继续胃肠减压、禁食,肛门排气、肠蠕动恢复后拔除胃管,逐步恢复经口饮食。禁食期间遵医嘱静脉补液。

(3)严密观察:术后密切监测生命体征变化,定时测量体温、血压、脉搏及尿量。注意腹部体征变化,观察有无膈下脓肿或盆腔脓肿的表现,发现异常及时通知医师,并配合处理。

（4）补液与营养支持:遵医嘱合理补充水、电解质、维生素和蛋白质,必要时输新鲜血或血浆,维持水、电解质和酸碱平衡;给予肠内、肠外营养支持。

（5）感染预防:术后遵医嘱继续应用敏感的抗生素,尽早控制腹腔内感染。

（6）切口和腹腔引流管的护理:患者回病房后,正确连接和妥善固定各引流管,有多根腹腔引流管时,贴上标签注明各管的位置及功能,以免混淆。保持通畅,防止脱出或受压,定时挤压引流管;观察并记录引流液的量、颜色、性状,预防腹腔内残余感染。当引流液量明显减少、色清、患者体温及白细胞计数恢复正常,饮食基本正常,全身状况好转,B超检查阴性时可考虑拔管。观察切口敷料是否干燥,有无渗血、渗液,敷料有脱落或被渗液湿透时需及时更换;观察切口愈合情况,及早发现切口感染的征象并给予处理。对腹胀明显的患者可加用腹带,以使患者舒适及防止伤口裂开。 **考点:**切口和腹腔引流管的护理

（七）健康教育

1. 指导患者早期进行适当活动,预防肠粘连。

2. 注意饮食卫生,进食易消化食物,少食多餐,避免进食过凉、过硬及辛辣食物,以防止在肠粘连的基础上诱发肠梗阻。

3. 出现腹痛、腹胀、恶心、呕吐、发热等不适及时来院就诊。

> **案例 16-2 分析**
>
> 1. 临床诊断　急性弥漫性腹膜炎、胃十二指肠溃疡穿孔(消化性溃疡穿孔)。诊断依据:①在慢性上腹痛的基础上有突然剧烈腹痛;②全腹压痛及反跳痛、板状腹,肠鸣音弱;③立位腹部 X 线摄片可见右膈下有游离气体。
>
> 2. 护理要点　①严密观察病情;②立即禁食,并给予胃肠减压;③半卧位;④建立静脉通路,保持水、电解质平衡;⑤遵医嘱使用抗生素,防治感染;⑥镇静,止痛,吸氧;⑦术前准备(如备皮、药物过敏试验、备血等)。

第三节　腹部损伤患者的护理

案例 16-3

患者,男性,15 岁,由 3m 高处坠落,心慌、出汗 1 小时入院。患者上树玩耍,失手由 3m 高树上坠下,臀部及左季肋部着地,受伤部位疼痛,感心慌出虚汗。体格检查:P 120 次/分,BP 80/60mmHg,神清、面色苍白,全腹压痛,左上腹明显,伴有轻度肌紧张、反跳痛。移动性浊音(+)。肠鸣音 8 次/分。辅助检查:血红蛋白 80g/L。

问题:1. 该患者的临床诊断是什么? 提出诊断依据。

2. 说出该患者的主要护理问题。

3. 简述该患者的护理要点。

（一）概述

腹部损伤(abdominal injury)在平时和战时都较多见,占各种损伤的 0.4% ~ 1.8%。对伴有腹腔内器官损伤的患者进行及时、正确的诊断与处理,是降低死亡率的关键。

1. 分类　腹部损伤可分为闭合性和开放性两大类。

（1）闭合性损伤:是指伤后腹壁保持完整,腹腔内器官或组织与外界不相通。损伤可能仅限于腹壁,也可同时兼有内脏损伤,但两者对患者的影响及处理原则截然不同,所以判断有

无内脏损害及其损害程度特别重要。

（2）开放性损伤：是指伤后腹壁完整性遭到破坏，腹腔内组织或器官与外界相通。腹部开放性损伤根据有无腹膜破损分为穿透伤和非穿透伤两大类，有腹膜破损者称为穿透伤，腹膜没有破损者称为非穿透伤。穿透伤根据伤口特点又分为贯通伤（有出入口）和非贯通伤（有入口而无出口）。

2. 病因病理　闭合性损伤主要因坠落、碰撞、冲击、挤压、拳打脚踢等钝性暴力所致，开放性损伤常由刀刺、枪弹、弹片等引起。无论开放性损伤或闭合性损伤，都可导致腹部器官损伤。根据暴力的强度、速度、着力部位及作用方向等判断腹部损伤的程度、有无器官损伤及什么器官损伤等。闭合性损伤中常见受损器官依次为脾、肾、小肠、肝、肠系膜等；而开放性损伤依次为肝、小肠、胃、结肠、大血管等。因胰、十二指肠、膈、直肠等位置较深，损伤发生率较低。

（二）护理评估

1. 健康史　向患者或现场目击者了解受伤原因、时间、地点、部位，以及致伤物的性质和暴力的大小；评估患者伤后治疗经过和效果，既往有无肝、脾慢性疾病及不良嗜好等。

2. 临床表现　腹部损伤的主要症状是腹痛。其他临床表现常因伤情不同而有所差别。

考点：各种腹腔器官损伤的临床特点

（1）单纯腹壁损伤：①局限性疼痛、压痛、肿胀和瘀斑；②全身症状轻，一般情况好；③实验室检查、影像学检查、腹腔穿刺等辅助检查无异常发现。

（2）腹腔内器官损伤：出现下列情况之一，即应考虑腹腔内脏器损伤：①早期出现休克；②持续性腹痛进行性加重；③有腹膜刺激征且范围呈扩散趋势；④有气腹征或移动性浊音；⑤有呕血、便血或血尿等；⑥直肠指检、腹腔穿刺、腹腔灌洗等有阳性发现。

考点：空腔器官破裂与实质性脏器破裂的区别

1）空腔器官破裂：胃、肠、胆道、膀胱等损伤，以腹膜炎表现为主。主要为持续性腹痛和胃肠道症状（恶心、呕吐、呕血、便血等）；有明显的腹膜刺激征，其程度因空腔器官内容物不同而异。有时可出现气腹征。直肠损伤可见鲜血便，泌尿系统损伤可有血尿。

2）实质器官和血管破裂：以内出血或失血性休克表现为主。主要有面色苍白、脉搏加快、血压下降、尿少等，甚至发生休克。出血量多于1000ml时腹部可出现移动性浊音。肝、肾、胰腺破裂时，如有胆汁、尿液、胰液进入腹腔，有明显的腹膜刺激征。

空腔器官与实质器官破裂的临床特点见表16-2。

表16-2　腹部空腔器官与实质器官破裂的临床特点

	空腔器官破裂	实质器官破裂
临床特征	以急性腹膜炎为主	以急性内出血为主
腹部叩诊	常有肝浊音界缩小或消失	常有移动性浊音
血常规	白细胞计数增多、中性粒细胞增多	红细胞计数减少、血红蛋白值下降
X线、B超	腹腔内积气	腹腔积液及肝、脾破裂征象
腹腔穿刺	可见浑浊液体、胃肠内容物等	可见不凝固血液

（3）常见内脏损伤

1）脾破裂：脾是腹腔内脏器中最易损伤的器官，在各种腹部损伤中占40%～50%。左下胸、左上腹的创伤可造成脾破裂。脾破裂可分为真性脾破裂（脾实质与被膜均破裂）、中央型脾破裂（脾实质深部破裂）、被膜下脾破裂（脾实质周边部分破裂，被膜仍保持完整）三种类型，临床上以真性脾破裂多见，约占85%。临床主要表现为内出血，尤其是破裂邻近脾门者，有撕裂脾蒂的可能，出血量迅猛，患者迅速发生休克甚至死亡。后两种因包膜完整，出血量受限可形成血肿，临床上无明显内出血征象而不易被发现。被膜下血肿在腹部外伤1～2周后由于某些微弱外力作用可突然转为真性破裂,造成大出血导致严重后果,临床上称为延迟性脾破裂。B超检查可帮助诊断。

2）肝破裂:肝是体内最大的实质性器官,右下胸、右上腹受到暴力作用均可造成肝破裂,在各种腹部损伤中占15%～20%。肝破裂的病理类型与脾破裂相同,临床表现也极为相似。因伤后有胆汁渗漏入腹腔,所以腹痛和腹膜刺激征较脾破裂更为明显。血液有时通过胆管进入十二指肠可有黑便或呕血。X线、B超、CT检查有助于诊断。

3）胰腺损伤:上腹部强力挤压暴力可引起胰腺损伤,在各种腹部损伤中占1%～2%。胰腺位于腹膜后,损伤不易被发现,常在损伤后发生胰瘘或胰液进入腹腔后,导致弥漫性腹膜炎出现腹膜刺激征时才被发现。胰液侵蚀性强,又影响消化功能,所以胰腺损伤者病死率高达10%～20%。

4）小肠破裂:小肠占据腹部的大部分空间,当中下腹部受伤后,可致损伤。轻者为单一破裂,重者发生多处破裂,常合并小肠系膜损伤。小肠破裂早期即可产生明显的腹膜炎症状,但小部分患者因裂口不大或破裂后裂口被食物残渣、纤维蛋白等堵塞,可无明显腹膜炎表现而导致误诊。肠腔内气体进入腹膜腔后,患者可出现气腹征。

5）结肠破裂:结肠损伤发生率远比小肠低,且多为单发穿孔。但因结肠壁薄、血液供应差,肠腔内细菌量大,伤后愈合能力弱,肠内容物漏出后使腹腔污染,造成较严重的全身感染中毒,因此感染成为结肠损伤的致命威胁。左半结肠内容物干结不易流入腹腔,腹膜炎症状出现较晚,伤后腹痛不如小肠损伤剧烈而广泛,早期易漏诊。

3. 心理状态　腹部损伤多数突然发生,患者有紧张、痛苦、恐惧等心理变化,尤其腹壁有伤口、出血、内脏脱出需紧急手术时更为明显。

4. 辅助检查

（1）实验室检查:如腹腔内空腔器官破裂,血中白细胞计数及中性粒细胞比例明显增高。实质性器官破裂血中红细胞、血红蛋白、血细胞比容明显下降。胰腺损伤多有血、尿淀粉酶升高。尿常规检查发现红细胞,提示有泌尿系统损伤。

（2）影像学检查:空腔器官破裂者,腹部立位X线透视或平片可显示膈下游离气体（图16-9）。B超检查主要用于肝、脾、胰腺、肾等实质性器官检查,诊断率在95%以上,还可用于探测有无腹腔积液等。CT检查可清晰显示肝、脾、胰腺、肾等器官的大小、形状、包膜的完整性、出血量多少,对胰腺损伤及腹膜后间隙的异常变化优于B超。

（3）腹腔穿刺术和腹腔灌洗术:腹腔穿刺是简便、快捷、安全及诊断率较高的辅助诊断措施,阳性率可达90%左右。空腔器官破裂可抽出胃肠内容物、胆汁或浑浊液体;实质性器官破裂可抽出不凝固血液。在高度怀疑有腹腔内器官损伤但诊断性穿刺阴性时,应继续严密观察,必要时可重复腹腔穿刺或改行腹腔灌洗术。

（4）腹腔镜检查:经上述检查仍不能确诊且疑有腹腔内器官损伤时,考虑行腹腔镜检查,可直接观察损伤部位、性质及损伤程度,阳性率达90%以上。

（三）治疗要点

腹部损伤往往伴有腹部以外的合并伤,应全面衡量,分清轻重缓急,首先处理对生命威胁最大

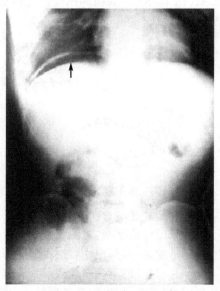

图16-9　腹部站立位平片见膈下游离气体

考点:腹部损伤的治疗要点

的损伤。

1. 非手术治疗 适用于暂时不能确定有无内脏器官损伤或轻度的实质性器官损伤,生命体征平稳或仅有轻度变化者,也可作为手术前的准备工作。

具体措施包括:绝对卧床,无休克者取半卧位,不随意走动;禁食,持续胃肠减压;静脉补液,维持水、电解质与酸碱平衡;应用广谱抗生素防治腹腔内感染;补充血容量防治休克;密切观察病情、禁用镇痛剂等。

2. 手术治疗

(1)清创术:开放性腹部损伤一般需进行清创术;有内脏器官脱出时,先将内脏器官清洁消毒后还纳腹腔再清创。

(2)剖腹探查术

1)指征:①开放性、穿透性腹部损伤者;②已确诊或高度疑有内脏器官损伤者;③腹痛有进行性加重趋势、腹膜炎范围扩大、肠鸣音逐渐减弱或消失、腹胀明显者;④全身情况有恶化趋势,出现口渴、烦躁、体温上升、脉搏加快超过 100 次/分,白细胞计数升高、红细胞下降,胃肠道出血不易控制,积极抗休克不见好转或继续恶化者。

2)方式:根据术中探查所见,采取相应的手术。空腔器官损伤可行修补术、肠切除术、肠造口术等;实质器官损伤可行修补术、部分切除术或切除术等。

(四)主要护理诊断及合作性问题

1. 疼痛 与腹部损伤、腹腔感染及手术有关。

2. 焦虑或恐惧 与意外创伤刺激、手术及对预后担忧有关。

3. 体液不足 与创伤失血有关。

4. 潜在并发症:失血性休克、急性腹膜炎、腹腔脓肿、MODS 等。

(五)护理措施

考点: 腹部损伤肠管脱出的现场处理

1. 急救护理 首先处理心跳和呼吸骤停、窒息、开放性气胸、大出血等。对已发生休克者应迅速建立通畅的静脉通路,快速补液,必要时输血。对开放性腹部损伤,应妥善处理伤口,如有小肠脱出,可用清洁敷料覆盖并用碗、盆等加以保护后包扎。切勿强行回纳,以免加重腹腔污染(图 16-10)。如腹部损伤情况诊断未明确前,禁用吗啡、哌替啶等镇痛药物,以防掩盖病情,贻误抢救时机。

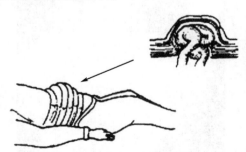

图 16-10 腹部创伤肠脱出包扎法

2. 非手术治疗护理

(1)一般护理:①绝对卧床休息,病情稳定后取半卧位;不随意搬动患者,以免加重病情;②禁食与胃肠减压,以免腹腔污染或加重病情,禁食期间静脉补液,维持体液平衡,必要时输血。

(2)观察病情:①注意生命体征的变化,每 15~30 分钟测呼吸、脉搏和血压各一次;②动态检测红细胞计数、血细胞比容和血红蛋白值,必要时每小时检查一次;③观察腹部症状、体征的变化,每 30 分钟巡视一次;④注意有无失血性休克、急性腹膜炎等并发症的发生。

(3)维持体液平衡:遵医嘱常规补液,监测电解质与酸碱平衡状况,保持正常体液平衡。

(4)抗感染:腹部损伤后遵医嘱应用广谱抗生素,以防治腹腔感染。

(5)心理护理:及时向患者解释病情变化,介绍辅助检查的目的及手术治疗的必要性,消除其焦虑、恐惧感,积极配合各项治疗和护理。

3. 手术治疗患者的护理

（1）术前护理：原则同非手术治疗护理措施。除尽快完成常规准备外，还应：①进行交叉配血试验，特别是有实质性器官损伤的患者，要有充足的配血量；②留置胃管、导尿管；③迅速补充血容量；④对严重血容量不足的患者，在严密监测中心静脉压的前提下，在15分钟内快速补液1000~2000ml。

（2）术后护理：原则上同急性腹膜炎患者的术后护理，对其他部位损伤患者术后的特殊护理见有关章节。

（六）健康教育

1. 加强安全生产宣传教育，增强劳动保护意识，遵守交通规则，避免意外损伤发生。

2. 无论损伤轻重，都应由专业医务人员检查，以免误诊。

3. 普及急救知识，在意外事故发生时，能进行简单的急救或自救。

4. 病情恢复期间，注意饮食调节，保持排便通畅。

5. 出院后要注意休息，增加营养，适度锻炼，促进康复。如出现不适，应及时到医院就诊。

案例 16-3 分析

1. 临床诊断　脾破裂、失血性休克。诊断依据：①左季肋部的外伤史；②有心悸、出汗、脉搏加快、血压下降等失血性休克的表现；③有腹腔积液（积血）的腹部体征；④血红蛋白下降（80g/L）。

2. 该患者的主要护理问题有　①疼痛；②焦虑或恐惧；③体液不足；④潜在并发症：失血性休克、MODS 等。

3. 护理要点　①严密观察病情；②立即禁食，胃肠减压；③绝对卧床休息；④建立静脉通路，快速扩容，维持水、电解质平衡；⑤遵医嘱使用抗生素，防治感染；⑥做好术前准备工作（如备皮、药物过敏试验、备血等）。

第四节　胃、十二指肠溃疡患者的外科治疗与护理

（一）概述

胃、十二指肠局限性圆形或椭圆形的全层黏膜缺损，称为胃十二指肠溃疡（gastroduodenal ulcer）。因溃疡的形成与胃酸–蛋白酶的消化作用有关，也称为消化性溃疡（peptic ulcer）。随着纤维内镜技术的不断完善、新型制酸剂和抗幽门螺杆菌药物的应用使溃疡的诊断和治疗发生了很大改变。外科治疗主要用于急性穿孔、出血、幽门梗阻或药物治疗无效的溃疡患者，以及胃溃疡恶性变等情况。

1. 病因病理　目前认为胃、十二指肠溃疡是一种多病因疾病。在各种致病因素中，最为重要的是胃酸分泌异常、胃黏膜防御屏障的破坏及幽门螺杆菌（Hp）感染等。十二指肠溃疡多与高酸因素有关，而胃溃疡则与胃黏膜屏障防御功能受损有关。

消化性溃疡好发于幽门附近的十二指肠球部、胃窦小弯侧，与该处组织长期接触高酸有关。溃疡一般为单发，少数可有2个以上，称多发性溃疡；胃和十二指肠同时有溃疡者称为复合性溃疡。消化性溃疡黏膜缺损浅者仅超过黏膜层，深者可贯穿肌层，甚至浆膜层，前壁穿孔可引起急性腹膜炎，后壁穿孔往往与邻近器官粘连形成穿透性溃疡。深及肌层的溃疡愈合后多遗留有瘢痕，瘢痕收缩可形成畸形；侵及溃疡基底部血管可引起大出血（消化性溃疡的病因、病理变化详见《内科护理学》）。

2. 消化性溃疡的手术方式　目前针对消化性溃疡的手术方式主要有以下两类。

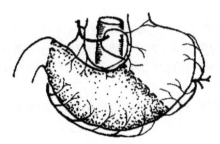

图 16-11　胃大部切除术范围

（1）胃大部切除术：包括切除胃远侧的 2/3～3/4 和部分十二指肠球部（图 16-11）。其理论依据主要是：切除胃窦，可减少 G 细胞分泌促胃液素（胃泌素）引起的胃酸分泌；切除胃体大部，可使主细胞和壁细胞数目减少，减少了神经性胃酸分泌；切除溃疡的好发部位；切除溃疡本身。胃大部切除术根据切除后消化道重建方式可分为以下两大类。

1）毕（Billroth）Ⅰ式：是在胃大部切除后将残胃与十二指肠残端吻合（图 16-12）。该术式操作简便，吻合后胃肠道接近于正常解剖生理状态，所以术后由于胃肠道功能紊乱而引起的并发症少。由于手术时为避免残胃与十二指肠吻合时张力过大，导致胃切除范围不足，可增加术后溃疡复发的机会。因此，该术式多用于胃溃疡。

2）毕（Billroth）Ⅱ式：是在胃大部切除后将十二指肠残端闭合，将胃的剩余部分与空肠上段行端侧吻合（图 16-13）。此种手术方式胃切除多少不因吻合的张力而受限制，胃体可以切除较多，溃疡复发的机会较少，由于食物和胃酸不经过十二指肠而直接进入空肠，十二指肠溃疡即使未能切除，也因不再受刺激而愈合；但操作相对复杂，由于术后患者的解剖和生理均发生改变，术后并发症较多。该术式适用于各种情况的胃、十二指肠溃疡，特别适用于十二指肠溃疡。

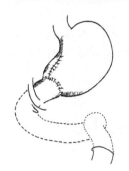

图 16-12　毕Ⅰ式胃
　　大部切除术

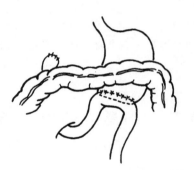

图 16-13　毕Ⅱ式胃大部切除术

（2）胃迷走神经切断术（图 16-14）：主要用于治疗十二指肠溃疡。迷走神经切断后，既消除了神经性胃酸分泌，也消除了迷走神经引起的促胃液素分泌，从而减少了体液性胃酸的分泌，可达到治愈溃疡病的目的。胃迷走神经切断术有以下三种类型。

1）迷走神经干切断术：将神经干切除 5～6cm，再行胃空肠吻合或幽门成形术。由于该术式并发症较多，目前已基本不用。

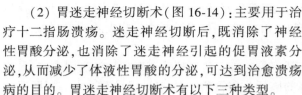
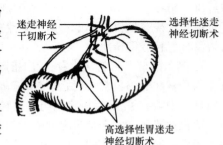

图 16-14　迷走神经切断术示意图

2）选择性迷走神经切断术：将胃左迷走神经分出肝支后切断，同样胃右迷走神经分出腹腔支后切断，从而避免了发生其他器官功能紊乱。为了解决胃潴留问题，多需行胃引流术。

3）高选择性胃迷走神经切断术：此法仅切断胃近端支配胃体、胃底壁细胞的迷走神经，而保留胃窦部的迷走神经。此法既消除了神经性胃酸分泌，又保留了胃的形态和其他功能，从而减少胆汁反流和倾倒综合征的发生机会,不需附加引流术,且手术简单安全。该法缺点是由于迷走神经解剖上的变异,使神经切除不易彻底,神经的再生问题也得不到解决,所以术后仍有一定的复发率。

（二）护理评估

1. 健康史　　了解患者的年龄、性别、性格特征、职业、饮食习惯等一般资料;评估患者家族中有无胃、十二指肠溃疡患者,既往有无溃疡病史及非甾体抗炎药、皮质类固醇用药史。

2. 临床表现

（1）评估患者上腹疼痛的性质、部位、时间及疼痛的节律性,有无压痛、反跳痛、腹肌紧张等腹膜炎的症状与体征。

（2）胃、十二指肠溃疡急性穿孔:急性穿孔(acute perforation)是胃十二指肠溃疡严重的并发症,为常见的外科急腹症,多发生于幽门附近的十二指肠球部和胃窦小弯侧的前壁,以十二指肠溃疡穿孔多见。

临床特点:①病史,急性溃疡穿孔多是溃疡活动期病灶逐渐向深部侵蚀,穿透浆膜的结果,故穿孔前多有溃疡活动的病史。②腹痛,突然发生剧烈刀割样或烧灼样腹痛是穿孔最早、最经常和最重要的症状。疼痛最初始于上腹部,并很快扩散至全腹部,常伴有恶心、呕吐;有时消化液可沿升结肠旁沟流向右下腹,引起"转移性"右下腹疼痛,需与急性阑尾炎相鉴别;渗液刺激膈肌时,疼痛可放射到肩部。初期腹痛是由强烈的化学性刺激所致,几小时后随着腹膜大量渗出液将消化液稀释,疼痛可以减轻;穿孔 6~8 小时后出现细菌感染,可再次导致腹痛加剧。③休克:主要是腹膜受强烈化学物质刺激及细菌感染所致。④体征:穿孔后全腹有压痛、反跳痛、肌紧张等腹膜炎体征,腹肌常呈"板样强直",且在穿孔初期最明显,晚期腹膜炎形成后,强直程度反而有所减轻;当腹膜大量渗出,腹腔积液超过 1000ml 时,可叩出移动性浊音。腹腔有游离气体存在时,叩诊可发现肝浊音区缩小或消失。⑤辅助检查:实验室检查示白细胞计数增加,血清淀粉酶轻度升高。立位 X 线检查时,80%~90% 的患者可见膈下新月状游离气体影(图 16-9)。腹腔穿刺抽出黄绿色浑浊液体或含有食物残渣。

考点:溃疡急性穿孔的临床要点

（3）胃、十二指肠溃疡急性大出血:为本病最常见的并发症,好发于十二指肠溃疡与老年患者。病灶多位于十二指肠球部后壁或胃小弯侧,溃疡向深层浸润,侵蚀基底血管,造成血管破裂,引起急性大出血。

考点:溃疡急性大出血的临床要点

临床特点:①病史,患者出血前多有溃疡活动史。②呕血与黑粪,多为突然发病,先感觉恶心、心悸、头晕、上腹部不适,随即出现呕血或柏油样便,也可两者同时出现。③休克,当短时间内失血超过 400ml 时,患者可出现休克代偿期表现,如面色苍白、口渴、脉搏快而有力、血压正常而脉压缩小;若超过 800ml 时,可出现明显休克征象,患者表现为出冷汗、脉搏细快、呼吸浅促、血压下降等。④体征,腹平软,上腹部有时有轻压痛,肠鸣音活跃。⑤辅助检查,血红蛋白、红细胞计数和血细胞比容均下降;急诊纤维胃镜检查可迅速明确出血部位和病因;大出血时不宜行上消化道钡餐检查;经选择性动脉造影可用于活动性出血患者,即可明确病因与出血部位,也可进行栓塞治疗或动脉内注射垂体升压素等介入性止血措施。

（4）胃、十二指肠溃疡瘢痕性幽门梗阻:为胃、十二指肠溃疡患者的常见并发症,多见于十二指肠球部溃疡,少数可因幽门管或幽门前区溃疡所致。幽门梗阻有痉挛性梗阻、炎症水肿性梗阻、瘢痕性梗阻及粘连性梗阻四种类型。前两种是暂时性,经非手术治疗梗阻可消失;后两种是永久性,必须手术治疗。

考点:胃、十二指肠溃疡瘢痕性幽门梗阻的临床要点

临床特点:①上腹疼痛,患者多有溃疡病反复发作史,上腹不适胀满、疼痛、餐后不适加重。②呕吐,是最突出的症状,多发生在下午或晚上,呕吐量大,多为隔夜宿食,有酸臭味不含胆汁。呕吐后自觉腹部舒适,因此患者常自己诱发呕吐来缓解症状。③其他表现,如尿少、便

秘、脱水、消瘦、贫血、营养不良表现。④体征，上腹可见隆起的胃型，有时见到胃蠕动波，可闻及振水音。⑤辅助检查，血液生化检查可有低氯血症、低钾血症，碳酸氢根离子浓度增高；X线钡餐检查，见胃腔扩大，蠕动减弱，钡剂入胃后下沉出现气、液、钡三层现象，钡剂排空迟缓；纤维胃镜检查可确定梗阻，并明确梗阻原因。

3. 心理状态　评估患者的生活状况、工作情况和精神状态，以及对所患疾病的认知情况和心理反应。

（三）治疗要点

考点：胃、十二指肠溃疡外科治疗适应证

大多数消化性溃疡可通过内科综合治疗获得痊愈，而外科治疗主要适用于消化性溃疡的并发症（如溃疡急性穿孔、溃疡大出血、瘢痕性幽门梗阻、胃溃疡恶变或可疑恶变等）及内科正规治疗无效的顽固性溃疡。手术治疗消化性溃疡的目的是：治愈溃疡、消灭症状、防止复发。

1. 溃疡急性穿孔　单纯溃疡小穿孔，腹膜炎已有局限趋势，无严重感染及休克者可采取禁食水、胃肠减压、半卧位、输液维持体液平衡，加强营养支持，给予抗生素及制酸药物等非手术治疗。同时密切观察患者情况，若患者经 6~8 小时非手术治疗仍不见好转，则应考虑手术治疗；若穿孔时间在 12 小时以内，腹腔污染较轻，可进行胃大部切除术；穿孔时间超过 12 小时、腹腔污染较重或患者全身情况差，不能耐受胃大部切除的患者可行单纯穿孔缝合术；对十二指肠溃疡穿孔，一般情况好者，也可施行穿孔单纯缝合后再行迷走神经切断加胃空肠吻合术（或高选择性迷走神经切断术）。

2. 溃疡大出血　多数采取非手术治疗，具体措施包括：①禁食；②卧床休息；③补充血容量，维持循环功能稳定；④应用制酸、止血药物；⑤局部可用冷 0.9% 氯化钠溶液洗胃或经胃管注入 200ml 含 8mg 去甲肾上腺素的 0.9% 氯化钠溶液，每 4~6 小时一次；⑥急诊纤维胃镜检查，明确出血部位，还可同时施行内镜下电凝、激光灼凝、钛夹夹闭血管、注射局部止血剂等。若患者出现下列情况，应考虑行胃大部切除术：①急性大出血伴有休克现象者；② 6~8 小时输入血液 600~1000ml 后情况不见好转；③反复发生类似的大出血者；④正在内科住院治疗中发生大出血者；⑤年龄在 50 岁以上或有动脉硬化者；⑥大出血合并穿孔或幽门梗阻者。若患者病情危重，不能耐受胃大部切除术时，可行单纯贯穿缝扎止血法。

3. 瘢痕性幽门梗阻　幽门痉挛或炎症水肿所致梗阻，可采取禁食、胃肠减压、保持水和电解质平衡及全身营养支持等非手术治疗，多可取得较好的效果，无效者应手术治疗。瘢痕性梗阻或粘连性梗阻，手术是唯一有效的方法，手术的目的是解除梗阻，使食物和胃液能进入小肠。常用的手术方法有胃大部切除术、胃空肠吻合术等。

（四）主要护理诊断及合作性问题

1. 焦虑　与疾病迁延不愈、反复发作、担心手术预后有关。
2. 疼痛　与溃疡发作、手术及术后并发症有关。
3. 体液不足　与胃十二指肠溃疡并发大出血、瘢痕性幽门梗阻等引起失血与失液有关。
4. 营养失调：低于机体需要量　与疾病引起摄入不足有关。
5. 潜在并发症：术后切口感染、出血、十二指肠残端破裂、术后梗阻、倾倒综合征、胃小弯缺血坏死等。

（五）护理措施

考点：胃、十二指肠溃疡的护理要点

1. 非手术疗法和术前护理
（1）择期手术患者的准备：饮食宜少量多餐，给予高蛋白质、高热量、富含维生素、易消化及无刺激性的食物。拟行迷走神经切断术的患者，术前应做基础胃酸分泌量和最大胃酸分泌量的测定，以鉴定手术后效果，其他同腹部外科术前一般护理。

（2）急性胃穿孔患者的护理：取半坐卧位，禁食，持续胃肠减压。全身性应用抗生素预防感染，预防及治疗休克，严密观察病情变化。若经非手术治疗6~8小时病情不见好转或反而加重者，立即转行手术治疗。

（3）急性大出血患者的护理：患者平卧位、吸氧、暂禁食；情绪紧张者，可给予镇静剂；输血、输液，按时应用止血药物，以治疗休克和纠正贫血；必要时以0.9%氯化钠溶液200ml加去甲肾上腺素8mg，经鼻胃管分次灌注，每4~6小时1次；严密观察生命体征，记录呕血量和便血量。若经止血、输液而出血仍在继续者，应行急诊手术治疗。

（4）幽门梗阻患者的护理：幽门梗阻患者术前要做好充分准备，一般术前3日每日用温盐水洗胃，减轻胃黏膜糜烂、水肿，防止术后吻合口愈合不良出现吻合口瘘。根据梗阻程度控制饮食，完全梗阻者术前禁食，肠外营养支持；非完全性梗阻患者可予以无渣半流质饮食，以减少胃内容物潴留。输血、输液，积极纠正脱水、低氯血症、低钠血症、低钾血症和代谢性碱中毒。

（5）心理护理：告知患者手术方式、原理及有关注意事项，说明手术的必要性，增加患者对手术的了解和信心，消除患者紧张、恐惧心理。

（6）其他：手术患者术前放置胃管，便于术中操作，防止麻醉及手术过程中呕吐、误吸，减少手术时腹腔污染。

2. 术后护理

（1）一般护理：①病情观察，术后3小时内每30分钟测量患者的血压、脉搏、呼吸及神志、肤色、尿量、切口渗液情况等1次，以后改为每小时1次，生命体征平稳后逐渐延长测量间隔时间。②体位，患者术后根据麻醉要求采取适宜体位，生命体征平稳后改为半卧位。③术后活动，鼓励患者术后早期下床活动，以促进肠蠕动，预防肠粘连，改善呼吸和血液循环功能，减少术后并发症。④胃管护理，术后常规给予胃肠减压3~4日，妥善固定减压管并保持通畅，如有堵塞可用0.9%氧化钠溶液冲洗，每次不得超过20ml；观察并记录引流液的性质和量，待肠蠕动恢复、肛门排气后方可拔除。术后24小时内可由胃管引流出少量暗红色血液或咖啡样液体，一般不超过300ml，以后胃液颜色逐渐变浅变清，属于术后正常现象；若有较多血性液体，24小时后仍未停止，应警惕有吻合口出血可能。⑤饮食护理，胃肠减压期间禁饮食，通过静脉输液维持体液平衡及营养补充。拔管后当日可少量饮水，每次60ml左右，1~2小时一次；若无不适，第2日给少量流质饮食，100~150ml/2h，并逐渐增加用量至全量流质；若进食后无腹痛、腹胀等不适，拔管后第4日可改半流质饮食；第10~14日可进软食。术后1个月内，应少食豆类、牛奶等产气食物，避免生、冷、硬、辣、油炸、浓茶及酒等刺激性或不易消化食品，少食多餐，以后逐渐减少进餐次数并增加每日进餐量，一般半年后可恢复正常饮食。⑥术后镇痛，患者术后有不同程度的疼痛，根据医嘱应用止痛药物，使用自控止痛泵者，应预防并处理可能发生的尿潴留、恶心、呕吐等并发症。

（2）术后并发症的护理：胃大部切除术后患者可发生出血、十二指肠残端破裂、吻合口梗阻、倾倒综合征等并发症。

考点：胃大部切除术后的并发症及护理要点

1）术后出血：胃大部切除术后可发生腹腔内出血和胃出血。腹腔内出血多因术中血管结扎不够确切或腹腔感染腐蚀裸露的血管所致，患者可有失血表现，腹腔引流管引出新鲜血即可诊断，多需立即再次手术止血。发生在术后24小时以内的胃出血，多属术中止血不确切；术后4~6日发生出血，常为吻合口黏膜坏死脱落而致；术后10~20日发生出血，由吻合口缝线处感染、黏膜下脓肿腐蚀血管所致。胃出血可采取禁食水，遵医嘱应用止血药物、输鲜血及协助医师胃镜下止血等措施，使出血停止；若经非手术处理无效，甚至血压逐渐下降或发生出血性休克，应再次手术止血。

2）十二指肠残端破裂：为毕Ⅱ式胃大部切除术后最严重的并发症，病死率高达 10% ~ 15%，多发生在术后 24~48 小时。①原因：多因十二指肠残端处理不当，输入端空肠襻梗阻，胆汁、胰液及肠液滞留在十二指肠腔内，使其压力不断增高致残端破裂而引起。②表现：患者突然出现右上腹剧烈疼痛，局部或全腹有明显压痛、反跳痛、腹肌紧张，右上腹穿刺可抽出胆汁样液体。③处理：十二指肠残端破裂后，手术修补很难成功，应在十二指肠残端周围放置双套管给予持续负压吸引外引流，腹腔同时进行引流，术后加强各引流管护理；伤口周围用氧化锌糊剂保护，防止消化液腐蚀皮肤；通过全胃肠外营养或空肠造瘘高营养流食维持体液平衡和充足的营养；及时应用抗生素防治腹腔感染。

3）术后梗阻：包括吻合口梗阻、输入襻梗阻和输出襻梗阻。①吻合口梗阻：多因吻合口过小、缝合时内翻组织过多或吻合口黏膜炎症水肿所致。患者表现为进食后上腹胀、呕吐，呕吐物一般不含胆汁；一般经禁食、胃肠减压、补液等措施，多可使梗阻缓解，若经 2 周非手术治疗无效应手术治疗。②输入襻梗阻：见于毕Ⅱ式胃空肠吻合术式，有急性、慢性两种类型。急性输入襻梗阻多因输入襻过长、扭转或穿入输出襻与横结肠系膜的间隙孔形成内疝所致。临床表现为上腹部剧烈疼痛、呕吐伴上腹部压痛，呕吐物量少，多不含胆汁，上腹部有时可扪及包块；急性完全性输入襻梗阻属闭襻性肠梗阻易发生肠绞窄，病情不缓解者应行手术解除梗阻。慢性不全性输入襻梗阻多因输入襻过长扭曲或输入襻受牵拉在吻合口处呈锐角而影响排空，由于消化液潴留在输入襻内，进食时消化液分泌增加，输入襻内压力突增并刺激肠管剧烈收缩，引发喷射样呕吐；患者表现为餐后 15~30 分钟上腹胀痛或绞痛，伴大量呕吐，呕吐物为胆汁，几乎不含食物，呕吐后症状缓解消失。不全性输入襻梗阻，可先采用禁食、胃肠减压、营养支持等非手术治疗，若无缓解或完全性输入襻梗阻，应尽早手术治疗。③输出襻梗阻：多为大网膜炎性包块压迫或肠襻粘连成锐角所致。主要表现为上腹饱胀，呕吐物为食物和胆汁；先给予禁食、胃肠减压、静脉维持体液平衡及补充营养等非手术治疗，如不能缓解，应立即手术加以解除。

4）吻合口破裂或瘘：多发生在术后 5~7 日，毕Ⅰ式与毕Ⅱ式均可发生。①原因：多由缝合不当、吻合口张力过大、局部组织水肿或低蛋白血症等原因所致组织愈合不良引起。②表现：胃肠吻合口破裂常引起严重的腹膜炎，如发生较晚，局部已形成脓肿后逐渐向外穿破而发生胃肠吻合外瘘。③处理：无弥漫性腹膜炎者，可给予禁食、胃肠减压、充分引流、肠外营养支持、全身用广谱抗生素等非手术治疗，如有急性腹膜炎表现，须立即手术进行修补，术后保持有效的胃肠减压，加强输血、输液等支持疗法。已经发生吻合口瘘者，除加强引流外，也需进行胃肠减压、支持、抗感染等疗法，吻合口瘘一般在数周后常能自行愈合。经久不愈者，则应考虑再次胃切除术。

5）倾倒综合征：多见于毕Ⅱ式术后。①原因：多为胃大部切除术后，大量高渗食物过快进入空肠，刺激肠道内分泌细胞大量分泌血管活性物质，在短期内吸收大量的细胞外液进入肠腔，致使血容量减少，引起胃肠功能和血管舒张功能的紊乱。②表现：在进食 10~20 分钟后发生上腹胀痛不适、心悸、乏力、出汗、头晕、恶心、呕吐，并有面色苍白、肠鸣音活跃和腹泻等，平卧数分钟后可使症状缓解。③处理：术后指导患者少食多餐，进食低糖、高脂肪、高蛋白质饮食，每次饭后平卧 20~30 分钟，多数患者在 1 年内治愈。经长期治疗与护理未能改善症状者，应手术治疗。

（六）健康教育

1. 合理安排饮食，多进高蛋白质、高热量饮食，促进伤口愈合；胃大部切除术后患者应少食多餐，每日 5~6 餐。尽量避免食用易产气和刺激性食物。

2. 做好心理护理，使患者保持良好的心理状态，掌握放松技巧，减少生活和工作中的压力。

3. 指导患者适当运动,但术后 6 周内不要举过重的物品。

4. 发现以下症状及时就诊:切口部位红肿或有异常疼痛,腹胀,肛门停止排便、排气等。

第五节　胃癌患者的护理

(一) 概述

我国胃癌在各种恶性肿瘤中居首位,好发年龄在 40~60 岁,男女发病率之比为 2∶1。

1. 病因

(1) 地域环境:胃癌发病有明显的地域性差别,在我国的西北与东部沿海地区胃癌发病率比南方地区明显为高,可能与患者的生活习惯、饮水、环境土壤等关系密切。

(2) 饮食生活因素:是胃癌发生的最主要原因。长期食用熏烤、腌制食品的人群中胃癌发病率高,与食品亚硝酸类化合物、真菌霉素、多环烃类等致癌物或亚硝酸盐等致癌物前体含量高有关;长期高盐饮食可破坏胃黏膜的保护层,使致癌物直接与胃黏膜接触;食物中缺乏新鲜蔬菜与水果发病也有一定关系。

(3) 幽门螺杆菌(Hp)感染:Hp 在胃内产生的氨能中和胃酸,使胃中的硝酸盐转化成亚硝酸盐,与食物中的二级胺结合成亚硝胺,研究证实亚硝胺是强烈的致癌物。据统计,Hp 感染者胃癌发生的危险性是感染阴性人群的 6 倍,Hp 感染率较多的国家和地区也是胃癌的高发区。

(4) 癌前疾病和癌前病变:癌前疾病是指一些使胃癌发病危险性明显增高的良性胃疾病,如胃息肉、慢性萎缩性胃炎及胃部分切除后的残胃等;癌前病变是指容易发生癌变的胃黏膜病理组织学变化,但其本身尚不具备恶性改变。现阶段得到公认的是不典型增生,不典型增生可分为轻、中、重三级,是癌变过程中必经的一个阶段,一般而言,重度不典型增生易发生癌变。

(5) 遗传因素:研究证明,与胃癌患者有血缘关系的亲属其发病率较对照组高 4 倍左右。

2. 病理　胃癌的发病部位以胃窦部最为常见,占 50%~70%,其次为贲门和胃底部,发生在胃体及全胃广泛浸润者比较少见。

(1) 大体分型:胃癌按病期和大体形态可分为早期胃癌和进展期胃癌。

考点: 早期胃癌的定义

1) 早期胃癌:病变仅限于黏膜或黏膜下层,而不论病灶大小或有无淋巴结转移,均为早期胃癌。胃癌病灶在 10mm 内的称小胃癌,在 5mm 内的称微小胃癌。

2) 进展期胃癌:病变浸润深度已超过黏膜下层,达肌层、浆膜层或浆膜外组织。按 Bormann 分型法分四型:Ⅰ 型为息肉(肿块)型;Ⅱ 型为无浸润溃疡型,癌灶与正常胃界限清楚;Ⅲ 型为浸润溃疡型,癌灶与正常胃界限不清楚;Ⅳ 型为弥漫浸润型,癌肿沿胃壁各层全周性浸润生长,若全胃受累,胃腔缩窄、胃壁僵硬如革袋状,称皮革胃,恶性度极高。

(2) 组织学分型:1990 年 WHO 将胃癌组织学分为上皮性肿瘤与类癌两种;1999 年日本胃癌研究会将胃癌分为以下三型:①普通型,有乳头状腺癌、管状腺癌、低分化腺癌、黏液腺癌、印戒细胞癌;②特殊型,有腺鳞癌、鳞状细胞癌、未分化癌等;③类癌,临床上以腺癌多见。

3. 转移途径

考点: 胃癌的转移途径

(1) 直接蔓延:病变直接侵及邻近器官,如肝、脾、胰、横结肠等。

(2) 淋巴转移:是胃癌最主要的转移途径。最初多局限于胃大弯、胃小弯和胃周围的淋巴结,而后至远处淋巴结,如左锁骨上淋巴结及脐周围淋巴结等。

(3) 血行扩散:癌细胞经门静脉转移至肝,并经肝静脉转移至肺、脑、骨骼等,为晚期转移方式。

（4）腹腔转移：当胃癌组织浸润至浆膜外后，癌细胞脱落并种植在腹膜、大网膜和腹腔其他脏器浆膜上，形成转移结节。当癌细胞发生腹膜广泛转移时，可形成大量癌性血性腹水。

（二）护理评估

1. 健康史　了解患者的年龄、性别、饮食习惯、家族中有无胃癌或癌前病变患者。评估患者有无长期胃部慢性炎症病史或胃的癌前病变史。

2. 临床表现

考点：胃癌患者的临床特点

（1）症状与体征：早期胃癌70%以上无明显症状，随着病情的发展，可逐渐出现上腹部饱胀不适或隐痛、反酸、嗳气、恶心，偶有呕吐、食欲减退、消化不良、黑便等。随着病情发展，患者逐渐出现贫血、消瘦、上腹部肿块与体重进行性减轻。晚期患者可出现恶病质表现。贲门癌主要表现为剑突下不适疼痛或胸骨后疼痛，伴进食梗阻感或吞咽困难；胃底及贲门下区癌常无明显症状，直至肿瘤巨大而发生坏死溃破引起上消化道出血，或因肿瘤浸润延伸到贲门引起吞咽困难后才引起注意；胃窦小弯侧以溃疡型癌最多见，故上腹部疼痛的症状出现较早，当肿瘤延及幽门时，则可引起幽门梗阻症状。癌肿扩散转移可引起左侧锁骨上淋巴结肿大、腹腔积液、黄疸、腹部肿块等相应体征。

（2）心理状态：患者及其家属可表现出对疾病预后及治疗的担忧，部分患者可表现出绝望心理。

3. 辅助检查　胃镜和X线钡餐检查仍是目前诊断胃癌的主要方法。

（1）实验室检查：血常规常显示有不同程度的贫血，红细胞沉降率增快，粪便隐血检查多持续阳性；胃液可混有血液或呈咖啡色样沉渣，胃酸缺乏。

（2）纤维胃镜检查：可直接观察胃黏膜病变的部位和范围，并可获取病变组织作为病理学检查，是诊断胃癌最有效的方法。

（3）影像学检查

1）X线钡餐检查：目前仍为诊断胃癌的常用方法之一。但早期病例较难发现，可借助于气钡双重对比造影检查；中晚期阳性率可达90%，表现有充盈缺损、龛影、胃壁僵硬或胃腔狭窄等。

2）腹部超声、超声内镜、多层螺旋CT等能了解胃腔和胃壁本身的情况外，主要用于观察胃的邻近脏器（特别是肝、胰）受浸润及腹腔淋巴转移的情况，是目前术前TNM分期的首选方法。

（三）治疗要点

早发现、早诊断、早治疗是提高胃癌患者生存率和治愈率的关键，临床常采用以手术治疗为主的综合治疗。

1. 手术治疗　是根治胃癌最有效的方法。一般对早期胃癌首选胃部分切除术；进展期胃癌，应根据肿瘤部位及淋巴转移情况选择根治性远端或近端胃大部切除术或全胃切除术；若癌肿已穿透浆膜并浸润周围脏器时，可采用扩大胃癌根治术与联合脏器切除术；癌细胞广泛转移，不能做根治切除术的患者，可行姑息性切除术，以减轻患者的癌负荷；晚期胃癌合并幽门梗阻而不能切除者，可行胃空肠吻合术、食管空肠吻合术等短路手术或空肠营养造口术，以解除患者症状。

2. 化学治疗　抗癌药物常作为辅助疗法，在术前、术中和术后使用，以抑制癌细胞的扩散和杀伤残存癌细胞，从而提高手术疗效。一般认为联合用药疗效较单项化疗效果好。胃癌辅助性化疗常用FAM方案，即氟尿嘧啶（5-FU）+多柔比星（ADM）+丝裂霉素C（MMC）。

3. 其他疗法　根据患者具体情况还可以选用放射疗法、免疫疗法、中医中药治疗、基因治疗等，以提高疗效，改善患者症状。

（四）主要护理诊断及合作性问题

1. 焦虑与恐惧　与肿瘤确诊、担忧手术风险及并发症有关。

2. 疼痛　与肿瘤浸润、手术操作有关。

3. 营养失调：低于机体需要量　与食欲下降、癌性消耗及化疗反应有关。

4. 潜在并发症：胃癌穿孔、出血、幽门梗阻等（术前）；术后常见并发症见本章第四节胃大部切除术相关内容。

考点：胃癌患者的护理要点

（五）护理措施

1. 术前护理

（1）加强营养支持：改善患者的营养状况，给予高蛋白质、高热量、高维生素、少渣的半流质或流质食物。遵医嘱合理补液，纠正体液平衡失调。对重度营养不良、低蛋白血症及贫血者，术前静脉补充清蛋白及输血，必要时给予全胃肠外营养（TPN），纠正负氮平衡，提高手术耐受力和康复能力。

（2）做好心理护理：注意胃癌患者的情绪变化，根据患者的具体情况提供信息，使患者看到希望，消除顾虑和消极心态，增强治疗信心，能够积极配合治疗和护理。

（3）胃癌并发症护理及手术前其他常规护理，可参照本章第四节相关内容。

2. 术后护理

（1）一般护理：原则上可参照胃大部切除术后患者的护理（见本章第四节）。

（2）腹腔引流管护理：患者回病房后，将腹腔引流管接无菌引流袋，无菌引流袋应每日更换，以防逆行感染。引流管应妥善固定，注意观察有无扭曲、挤压、脱落等现象。严密观察引流液颜色、性质及量，并认真记录。一般 24 小时引流液量在 200ml 左右，为血浆样浅红色渗出液。如手术当日在短时间内有鲜红血样液体流出，量在 300~500ml，且伴有脉速、血压下降，面色苍白，应考虑有腹腔内出血，需及时报告医师。

（3）加强支持：胃癌患者往往体质虚弱，营养状况差，术后应加强营养支持，提高机体愈合能力。

（4）防止肺部并发症：对经胸全胃切除术的患者，同时做好胸膜腔闭式引流的护理和预防肺部并发症。

（5）术后化疗护理：应注意观察抗癌药物的不良反应，出现不良反应时应及时向医师汇报，具体可参照第八章相关内容。

（六）健康教育

1. 做好心理疏导，鼓励患者保持良好的心态，增强治病的信心。

2. 帮助患者改进饮食习惯和方式。要按时进食，避免进食粗糙食物；少吃或不吃盐腌、烟熏、油炸和烘烤食物；多吃新鲜蔬菜和水果；避免暴饮、暴食；食物不能过烫，进食不宜过快；进食时情绪愉快；不饮烈酒，不抽烟。

3. 向患者解释定期化疗的必要性和化疗药物的不良反应，定期复查。告知患者如有不适，及时就诊。

第六节　肠梗阻患者的护理

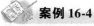 **案例 16-4**

患者，男性，25 岁。4 小时前因晚餐后打篮球时突感脐周持续性疼痛，阵发性加剧，牵及腰背部，伴剧烈呕吐，发病后未再排气、排便。既往身体健康，无外伤手术史，无药物过敏史。体格检查：T 36.5℃，

P 102 次/分,R 22 次/分,BP 70/50mmHg,神志清,急性痛苦病容,见脐周隆起,腹式呼吸减弱,全腹有明显压痛、反跳痛及肌紧张,未扪及腹部肿块,叩为鼓音,无移动性浊音,肝浊音界存在,肠鸣音消失。血常规:白细胞11.8×10⁹/L,中性粒细胞0.8,尿常规(-)。腹部X线立位平片:腹部可见多个气液平面。

问题:1. 该患者的临床诊断是什么?提出诊断依据。

2. 说出该患者的主要护理问题。

3. 简述该患者的护理要点。

(一)概述

肠内容物不能正常运行,即不能顺利通过肠道,称为肠梗阻,在外科急腹症中发病率仅次于阑尾炎和胆道疾病。肠梗阻的患者病情复杂多变,发展迅速,若处理不及时常危及生命,尤其是绞窄性肠梗阻,死亡率仍较高。

☆**链 接**

肠的解剖特点

肠指的是从胃幽门至肛门的消化管。肠是消化管中最长的一段,也是功能最重要的一段。人的肠包括小肠、大肠两大段。其中人的小肠又分为十二指肠、空肠和回肠;大肠分为盲肠、结肠和直肠。大量的消化作用和几乎全部消化产物的吸收都是在小肠内进行的,大肠主要浓缩食物残渣,形成粪便,再通过直肠经肛门排出体外。

1. 分类

考点:肠梗阻的分类

(1)按肠梗阻发生的基本原因分类:可分为三类。

1)机械性肠梗阻:是各种机械性原因导致的肠腔狭窄、肠内容物通过障碍。临床以此型最常见。主要原因包括:①肠腔堵塞,如结石、粪块、寄生虫及异物等;②肠管受压,如肠扭转、腹腔肿瘤压迫、粘连引起的肠管扭曲、腹外疝及腹内疝等;③肠壁病变,如肠肿瘤、肠套叠及先天性肠道闭锁等。

2)动力性肠梗阻:为神经反射异常或毒素刺激造成的肠运动紊乱,而无器质性肠腔狭窄。它可分为:①肠麻痹,见于急性弥漫性腹膜炎、腹内手术、低钾血症等;②肠痉挛,见于慢性铅中毒和肠道功能紊乱。

3)血运性肠梗阻:较少见,是由于肠系膜血管栓塞或血栓形成,使肠管缺血、坏死而发生肠麻痹。

(2)按肠壁有无血运障碍分类:可分为两类。

1)单纯性肠梗阻:只是肠内容物通过受阻,而无肠壁血运障碍。

2)绞窄性肠梗阻:是指梗阻并伴有肠壁血运障碍者。除血运性肠梗阻外,还常见于绞窄性疝、肠扭转、肠套叠等。

(3)其他分类:①按梗阻的部位分为高位(如空肠上段)肠梗阻和低位(如回肠末端和结肠)肠梗阻;②根据梗阻的程度分为完全性肠梗阻和不完全性肠梗阻;③按肠梗阻的病程分为急性肠梗阻和慢性肠梗阻。若一段肠襻两端完全阻塞,则称为闭襻性肠梗阻,容易发生肠坏死和穿孔。

2. 病理生理 肠梗阻发生后,肠管局部和机体全身将出现一系列病理生理变化。

(1)局部变化:急性肠梗阻时,梗阻部位以上肠管因大量积液积气而扩张,为克服梗阻而蠕动增强,产生阵发性腹痛和呕吐。肠腔积气、积液导致肠管膨胀,梗阻部位越低、时间越长,肠膨胀越明显。随着肠腔内压力不断地升高并压迫肠管,肠壁血运发生障碍,最后引起肠管坏死而溃破穿孔。慢性肠梗阻患者可引起梗阻近端肠壁肥厚。

（2）全身改变：①体液丧失，由于不能进食及频繁呕吐，肠腔积液，再加上肠管高度膨胀，血管通透性增强，使血浆外渗，导致水分和电解质大量丢失，造成严重的脱水、电解质紊乱及代谢性酸中毒。②细菌繁殖和毒素吸收，由于梗阻以上的肠腔内细菌大量繁殖并产生大量毒素及肠壁血运障碍致通透性增加，细菌和毒素可以透过肠壁引起腹腔内感染，经腹膜吸收引起全身性感染和中毒。③呼吸和循环功能障碍，肠管内大量积气、积液引起腹内压升高，膈肌上抬，影响肺的通气及换气功能；腹内压的增高阻碍了下腔静脉血的回流，而大量体液的丧失、血液浓缩、电解质紊乱、酸碱平衡失调、细菌的大量繁殖及毒素的释放等均可导致微循环障碍，严重者还可致多系统器官功能障碍综合征。

（二）护理评估

1. 健康史　了解患者有无腹部手术或外伤史，有无腹外疝、腹腔炎症及肿瘤病史，有无习惯性便秘，既往腹痛史及本次发病的诱因等。例如，粘连性肠梗阻多有腹部手术、感染或创伤史；习惯性便秘的老年人易发生乙状结肠扭转及粪块堵塞；婴幼儿易患肠套叠；农村小儿易患蛔虫性肠堵塞；有腹外疝者，注意其肠梗阻可能系疝嵌顿所致。

2. 临床表现　各类肠梗阻的原因、部位、病变程度、发病急缓及临床表现有所不同，但都存在共同的表现是腹痛、呕吐、腹胀及肛门排气与排便停止四大症状。

考点：肠梗阻患者的临床特点

（1）症状

1）腹痛：机械性肠梗阻发生后，梗阻部位以上肠管蠕动增强，表现为阵发性绞痛，多位于腹中部；当腹痛的间歇期不断缩短，甚至成为剧烈的持续性腹痛时，应考虑有绞窄性肠梗阻的可能；麻痹性肠梗阻为全腹持续性胀痛；肠扭转所致闭襻性肠梗阻多为突发性持续性腹部绞痛伴阵发性加剧。

2）呕吐：与肠梗阻的部位、类型有关。早期呕吐呈反射性，吐出物为食物或胃液。高位肠梗阻呕吐出现早而频繁，呕吐物为胃液、十二指肠液和胆汁；低位肠梗阻呕吐出现迟而少，呕吐物为带臭味粪样物；绞窄性肠梗阻呕吐物为血性或棕褐色液体；麻痹性肠梗阻呕吐呈溢出性。

3）腹胀：梗阻发生一段时间后可出现腹胀，其程度与梗阻部位及性质有关，高位肠梗阻腹胀轻，低位肠梗阻腹胀明显。麻痹性肠梗阻表现为显著的均匀性腹胀。

4）肛门排气与排便停止：完全性肠梗阻发生后，患者多不再排气与排便，但梗阻部位以下肠腔内残存的粪便和气体仍可自行排出或经灌肠后排出，故不能因此而否定肠梗阻的存在；某些绞窄性肠梗阻，如肠套叠、肠系膜血管栓塞或血栓形成，可排出血性黏液样粪便。

（2）腹部体征

1）视诊：肠梗阻患者多可见腹部膨隆，单纯性机械性肠梗阻可出现腹痛发作时肠型和肠蠕动波；麻痹性肠梗阻满腹膨隆；粘连性肠梗阻患者多可于腹部见到手术瘢痕。

2）触诊：单纯性肠梗阻可有腹部轻度压痛，但无腹膜刺激征；绞窄性肠梗阻腹部可有固定压痛或触及有触痛的包块和腹膜刺激征。

3）叩诊：肠梗阻患者多为鼓音，但绞窄性肠梗阻患者如腹腔渗出液较多时，可出现移动性浊音。

4）听诊：单纯性机械性肠梗阻腹痛发作时可有连续高亢的肠鸣音，或呈气过水音或金属音；而绞窄性或麻痹性肠梗阻患者，肠鸣音减弱或消失。

（3）直肠指检：如触及肿块，可能为直肠肿瘤、极度发展的肠套叠的头部或低位肠腔外肿瘤，指套染血时要考虑肠绞窄的发生。

（4）全身表现：单纯性肠梗阻早期，患者多无明显的全身症状。梗阻晚期或绞窄性肠梗阻患者可表现为唇干舌燥、眼窝内陷、皮肤弹性减退、尿少或无尿等脱水征；或体温升高、脉搏细速、呼吸浅快、血压下降、面色苍白、四肢发凉等中毒和休克征象。

3. 心理状况　因急性肠梗阻多起病急骤,病情较重,患者忍受着病痛折磨,常产生不同程度的焦虑或恐惧,如易躁、易怒、忧郁、哭泣等;对手术及预后有顾虑,尤其是粘连性肠梗阻反复多次发作或多次手术,常使患者情绪消沉、悲观失望,甚至不配合治疗与护理。

4. 辅助检查

（1）实验室检查:①血常规,肠梗阻患者出现脱水、血液浓缩时血红蛋白、血细胞比容及尿比重会升高。而绞窄性肠梗阻多会有白细胞计数及中性粒细胞比例的升高。②血气分析及血生化检查,血气分析和血清 Na^+、K^+、Cl^-、尿素氮、肌酐等检查可了解酸碱、电解质及肾功能的情况。③呕吐物及粪便检查可见大量红细胞或隐血检查阳性。

考点:肠梗阻 X 线检查征象

（2）X 线检查:肠梗阻发生 4~6 小时后,腹部立位或侧卧透视或摄片可见多个气液平面及胀气肠襻;空肠梗阻时,空肠黏膜的环状皱襞可显示"鱼肋骨刺"状改变。结肠胀气位于腹部周边,并显示结肠袋形;绞窄性肠梗阻时,可见孤立、突出胀大的肠襻,不因时间而改变位置。当怀疑肠套叠、乙状结肠扭转或结肠肿瘤时,可做钡剂灌肠检查,常能提供重要资料。

考点:常见机械性肠梗阻的临床特点

5. 常见肠梗阻

（1）粘连性肠梗阻（图 16-15）:①是最常见的机械性肠梗阻;②多有腹腔手术、创伤、感染史,以腹腔手术最为多见;③有较典型的机械性肠梗阻表现;④多为单纯性不全性肠梗阻,粘连索带可引起完全性或绞窄性肠梗阻。

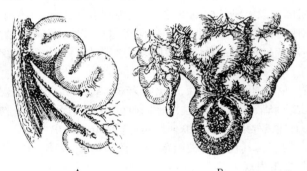

图 16-15　粘连性肠梗阻
A. 粘连成角;B. 粘连带压迫（内疝形成）

（2）肠扭转（图 16-16）:①小肠扭转较多见,多见于青壮年男性,多有饱餐后剧烈活动史。腹部剧烈绞痛多在脐周,为持续性疼痛、阵发性加剧,常牵涉腰背部,患者往往不敢平仰卧。呕吐频繁,腹胀不显著或不对称,严重者有明显腹膜刺激征。移动性浊音阳性,可无高亢的肠鸣音。X 线检查符合绞窄性肠梗阻的表现,另外,还可见空肠和回肠换位,或排列成多种形态的小跨度蜷曲肠襻等特有的征象。②乙状结肠扭转多见于男性老年人,常有习惯性便秘,或以往有多次腹痛发作经排便、排气后缓解的病史。除腹部绞痛外,有明显腹胀,但呕吐一般不明显。低压灌肠灌入量往往不超过 500ml,钡剂灌肠 X 线检查见扭转部位钡剂受阻,钡影尖端呈"锥形"或"鸟嘴"形阴影。

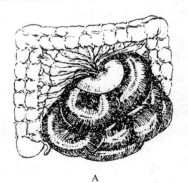
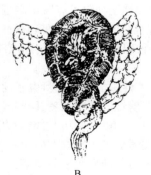

图 16-16　肠扭转
A. 小肠扭转;B. 乙状结肠扭转

（3）肠套叠（图 16-17）：①原发性肠套叠多见于 2 岁以下小儿，尤以 4～10 个月婴儿发病率最高，与饮食性质改变引起的肠功能紊乱有关，以回肠结肠型最为多见。其典型的三大表现为阵发性腹痛（哭闹）、果酱样黏液血便和腊肠形腹部肿块，空气或钡剂灌肠 X 线检查可见空气或钡剂在结肠内逆行受阻，受阻端呈"杯口"状或"弹簧状"阴影。②继发性肠套叠多见于成年人，多因肠息肉、炎症、肿瘤、憩室等引起，症状不典型，多为不全性梗阻，少有血便。

（4）肠堵塞：以蛔虫团或粪块堵塞多见。蛔虫性肠堵塞（图 16-18）多见于农村地区的儿童。有便虫、吐虫史，多为不全梗阻，表现有脐周围阵发性腹痛、呕吐。腹部常扪及可变形、变位的条索状团块，肠鸣音可亢进或正常，X 线平片有时可见成团蛔虫阴影。粪块肠堵塞多见于老年人，常有便秘史，左下腹可扪及块状物。

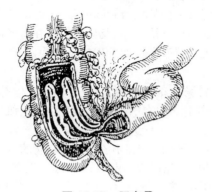
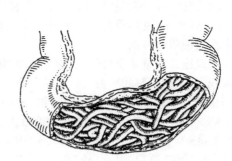

图 16-17　肠套叠　　　　　图 16-18　蛔虫性肠堵塞

（三）治疗要点

肠梗阻的治疗原则是纠正因肠梗阻所引起的全身生理功能紊乱（基础疗法），并及时解除梗阻（非手术或手术治疗）。

1. 基础疗法　缓解肠壁血运障碍，防治体液平衡失调，控制感染进展，为解除梗阻创造条件，无论是否手术，所有肠梗阻患者均需采用基础疗法，是保证治疗效果、降低死亡率的重要措施。具体措施包括胃肠减压、纠正体液平衡失调、抗感染及其他对症治疗等。

2. 解除梗阻　及时诊断、正确处理梗阻是提高治疗效果的关键。

（1）非手术疗法：适用于单纯粘连性肠梗阻、麻痹性或痉挛性肠梗阻、蛔虫或粪块肠堵塞、肠结核等炎症引起的不完全性肠梗阻及肠套叠早期等。粘连性肠梗阻一般首先考虑非手术疗法，如胃肠减压、中医中药、针灸等，因为手术并不能消除粘连，术后还可能会形成更广泛的新的粘连；单纯性肠蛔虫堵塞非手术治疗效果较好，可口服生植物油、腹部按摩等；肠套叠早期采用低压空气灌肠复位法，效果可达 90% 以上；乙状结肠扭转早期可采用乙状结肠镜直视下插管，解除梗阻。

（2）手术疗法：大多数肠梗阻患者多需要手术治疗，如各种类型的绞窄性肠梗阻、肿瘤及先天性肠道畸形引起的肠梗阻，以及非手术治疗无效的患者等。

手术方法根据肠梗阻的类型、程度及患者的全身情况而定。①粘连松解术、肠切开取蛔虫术、肠套叠或扭转的复位术等单纯解除梗阻的手术；②肠肿瘤、肠坏死的肠切除吻合术；③肿瘤切除有困难、粘连难以分离等可行肠短路吻合术；④患者情况不允许复杂手术时可行肠造口或肠外置术。

（四）主要护理诊断及合作性问题

1. 疼痛　与肠蠕动增强或肠壁缺血有关。

2. 体液不足　与频繁呕吐、肠腔内大量积液及胃肠减压有关。

3. 低效性呼吸型态　与肠膨胀致膈肌抬高有关。

4. 潜在并发症:腹腔感染、肠粘连、MODS。

考点:肠梗阻患者的护理要点

（五）护理措施

1. 非手术治疗及手术前护理

（1）一般护理:①饮食,肠梗阻患者应常规禁饮食。当梗阻缓解,患者出现排气、排便,腹痛、腹胀消失后可进流质饮食,但应忌食产气的甜食和牛奶等。②体位,当患者生命体征稳定后,可采取半卧位,有利于减轻腹部张力,减轻腹胀,改善呼吸和循环功能。③心理护理,关心、体贴和安慰患者,消除顾虑,积极配合治疗护理,早日康复。

（2）胃肠减压:吸出胃肠内积气积液,可降低胃肠道内的压力和肠膨胀程度,改善肠壁血液循环,同时减少肠内细菌和毒素,有利于改善局部和全身情况,应及早使用。在胃肠减压期间,应做好胃管护理,密切观察并记录引流液的颜色、性状及量,如发现抽出液为血性时,应考虑有绞窄性肠梗阻的可能。

（3）记录出入液量及合理输液:包括呕吐物、胃肠减压引流物、尿液及输入液体等;结合患者脱水程度、血清电解质和血气分析结果合理安排输液种类,调节输液速度和量,维持体液平衡。当尿量>40ml/h 时,可补给钾盐,纠正低钾血症,并可促进肠蠕动的恢复。

（4）防治感染:遵医嘱正确、按时使用有效抗生素,同时注意观察用药效果及药物的不良反应。

（5）对症护理:①呕吐,嘱其坐起或头侧向一边,避免误吸引起吸入性肺炎或窒息;及时清除口腔内呕吐物,漱口,保持口腔清洁;观察记录呕吐物的颜色、性状及量。②解痉止痛,腹部绞痛明显无肠绞窄征象的肠梗阻患者,可使用阿托品解除胃肠道平滑肌痉挛,缓解腹痛,禁用吗啡类止痛剂,以免掩盖病情,延误诊治。

（6）治疗配合护理:①通过胃管灌注中药。中药应浓煎,每次 100ml 左右。避免大量灌注后引起呕吐,且灌药后须夹管 1~2 小时。②对无肠绞窄的粘连性肠梗阻患者,可从胃管内注入液状石蜡,每次 20~30ml,也可用 30% 硫酸镁溶液或 0.9% 氯化钠溶液低压灌肠,刺激排便、排气的恢复。③小儿原发性肠套叠行空气灌肠检查、治疗前应遵医嘱肌内注射镇静催眠药苯巴比妥钠,解痉剂阿托品,使患儿入睡,避免在检查治疗时躁动,并解除肠痉挛;操作时应协助医师将气囊肛管插入直肠内;复位后应注意观察患儿有无腹膜刺激征及全身情况的变化。④粪块或蛔虫肠堵塞时可经胃管注入液状石蜡或豆油 100ml,也可采用 0.9% 氯化钠溶液灌肠,促进粪块或蛔虫排出;蛔虫性肠堵塞在梗阻缓解后,应遵医嘱给予驱蛔治疗。

考点:绞窄性肠梗阻患者的临床特点

（7）严密观察病情:密切观察患者生命体征、症状、体征及辅助检查的变化,高度警惕绞窄性肠梗阻的发生。出现下列情况之一时,提示有绞窄性肠梗阻的可能,多需紧急手术治疗,应及时报告医师并做好手术前准备工作:①起病急,腹痛持续而固定,呕吐早而频繁;②腹膜刺激征明显,体温升高、脉搏增快、血白细胞计数升高;③病情发展快,感染中毒症状重,休克出现早或难纠正;④腹胀不对称,腹部触及压痛包块;⑤移动性浊音或气腹征(+);⑥呕吐物、胃肠减压物、肛门排泄物或腹腔穿刺物为血性;⑦X 线显示孤立、胀大肠襻,不因时间推移而发生位置的改变或出现假肿瘤样阴影。

（8）手术前准备:对有手术指征的患者应积极做好手术前常规准备,便于及时手术。

2. 手术后护理

（1）一般护理:①观察,术后注意观察患者的生命体征、腹部症状和体征的变化。注意腹痛、腹胀的改善情况,有无呕吐及肛门排气、排便等。②体位,麻醉清醒、血压平稳后,患者应取半卧位,以改善患者的呼吸循环功能,也有利于腹腔渗液、渗血的引流。③饮食,在肠蠕动功能恢复之前,应予以禁食,禁食期间给予补液,维持体液平衡,补充营养;待肠蠕动恢复并有肛门排气后,可开始进少量流质饮食,若无不适,逐步过渡至半流质饮食及普通饮食。④活动,肠梗阻手术后,尤其是粘连性肠梗阻术后,应鼓励患者早期活动,床上勤翻身,病情允许时,早期下床活动,促进肠蠕动恢复,防止再粘连。

（2）胃肠减压及腹腔引流管的护理:胃管及腹腔引流管应妥善固定,保持引流通畅,避免受压、折叠、扭曲或滑脱,造成引流管效能降低;注意观察并记录引流液的颜色、性状及量,若有异常应及时向医师报告。胃管一般在肛门排气、肠蠕动恢复后即可拔除。腹腔引流管一般放置2~3日,当患者情况好转,引流量逐渐减少,24小时少于20ml时拔除;若为防止吻合口瘘,术后应留置引流管7~10日。

（3）并发症观察护理:①感染,术后常规使用抗生素。若患者出现腹部胀痛、持续发热、血白细胞计数增高,腹壁切口红肿、腹腔引流管或引流管周围流出较多带有粪臭味的液体时,应警惕腹腔内或切口感染及肠瘘的可能,应及时报告医师处理。②切口裂开,一般发生于手术后1周左右,故对年老体弱、营养不良、低蛋白血症及缝合时发现腹壁张力过高的患者,手术时应采用减张缝合,手术后加强支持,腹带加压包扎,及时处理咳嗽、腹胀、排便困难等引起腹压增高的因素,预防切口感染。如患者出现异常,疑有切口裂开时,应安慰、体贴患者,加强心理护理,使其保持镇静。若有内脏脱出,切勿在床旁还纳内脏,以免造成腹腔内感染,可用0.9%氯化钠溶液浸湿纱布覆盖切口,扣换药碗保护并腹带包扎,及时报告医师,协助处理。

（六）健康教育

1. 少食刺激性强的辛辣食物,宜食营养丰富、高维生素、易消化吸收的食物;避免暴饮,暴食,饭后忌剧烈活动。

2. 便秘者应注意通过调整饮食、腹部按摩等方法保持大便通畅,无效者可适当予以口服缓泻剂,避免用力排便。

3. 加强自我监测,若出现腹痛、腹胀、呕吐等不适,及时就诊。

案例16-4分析

1. 临床诊断　急性小肠扭转(伴休克)。诊断依据:①餐后剧烈运动;②脐周持续疼痛,阵发性加剧,牵涉腰背部;③剧烈呕吐,吐后疼痛不缓解;④肛门停止排气排便;⑤血压下降(70/50mmHg);⑥检查患者不敢平仰卧,腹式呼吸减弱,全腹有明显腹膜刺激征,肠鸣音消失;⑦血白细胞计数升高(11.8×10⁹/L),中性粒细胞增高(0.8);⑧腹部X线检查示腹部可见多个气液平面(提示肠扭转)。

2. 该患者的主要护理问题　①疼痛;②体液不足;③低效性呼吸型态;④潜在并发症:急性弥漫性腹膜炎、体液平衡失调、感染等。

3. 护理要点　①立即禁食,胃肠减压;②平卧位或中凹位;③做好术前准备工作(如备皮、药物过敏试验、备血等);④建立静脉通路,快速输液,扩充血容量;⑤遵医嘱使用抗生素,防治感染。

第七节　阑尾炎患者的护理

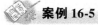 **案例16-5**

患者,男性,35岁,因转移性右下腹痛5小时伴恶心、呕吐3次入院。患者平素身体好,此次腹痛无明显诱因。体格检查:T 38.6℃,P 86次/分,R 22次/分,BP 120/70mmHg。腹平软,麦氏点压痛明显,无反跳痛。血常规检查:白细胞8×10⁹/L,中性粒细胞0.85。

问题:1. 该患者的临床诊断是什么?

2. 该患者目前主要的护理问题有哪些?

3. 如何对该患者实施护理?

（一）概述

阑尾的急性化脓性感染称为急性阑尾炎（acute appendicitis），是外科最常见的急腹症，可发生于任何年龄，但以青少年多见，男性多于女性。

☆链 接

阑尾的解剖特点

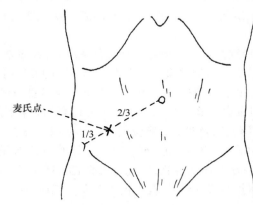

图 16-19　阑尾体表投影（麦氏点）

阑尾为一盲管状器官，长 5～6cm，直径 0.5～0.7cm，远端为盲端。阑尾系膜短于阑尾，使其呈现不同程度的弯曲。90% 以上的阑尾起自盲肠后内侧壁、三条结肠带的汇集部，其体表投影约在脐与右髂前上棘连线的中外 1/3 交界处，即麦氏（McBurney）点（图 16-19）。阑尾的黏膜和黏膜下层中有丰富的淋巴组织，易增生，造成阑尾腔狭窄。阑尾动脉为回结肠动脉的终末分支，无交通支，当发生栓塞后，阑尾易缺血坏死。

考点：急性阑尾炎的常见病因

1. 病因　急性阑尾炎的发病主要与阑尾管腔梗阻（或痉挛）及细菌感染等因素有关。

（1）阑尾管腔梗阻：是急性阑尾炎最常见的病因。管壁中的淋巴滤泡明显增生及管腔中的粪石或结石是引起阑尾管腔阻塞的两大常见原因。淋巴滤泡增生多见于年轻人；粪石阻塞是引起成年人急性阑尾炎的常见原因；食物残渣、寄生虫、肿瘤等其他异物引起梗阻少见。当胃肠道功能紊乱时，阑尾管壁痉挛造成排空和管壁血运障碍，也易致细菌侵入发生感染。

（2）细菌入侵：当阑尾管腔发生阻塞后，内容物排出受阻，存留在远端的细菌很容易生长繁殖，引起阑尾腔内和阑尾壁的急性感染。常见致病菌为革兰阴性杆菌和厌氧菌。

考点：急性阑尾炎的病理类型

2. 病理类型　根据急性阑尾炎的临床过程和病理改变分为以下四种类型。

（1）急性单纯性阑尾炎：病变只限于黏膜和黏膜下层。阑尾外观轻度肿胀，浆膜充血并失去正常光泽，表面有少量纤维素性渗出物。镜下见阑尾各层均有水肿和中性粒细胞浸润，黏膜表面有小溃疡和出血点。临床症状和体征均较轻。

（2）急性化脓性阑尾炎：常由单纯性阑尾炎发展而来。阑尾肿胀明显，浆膜高度充血，表面覆以纤维素性渗出物（脓苔）。镜下见阑尾黏膜的溃疡面加大并深达肌层和浆膜层，管壁各层有小脓肿形成，腔内亦有积脓。阑尾周围的腹腔内有稀薄脓液，形成局限性腹膜炎。临床症状和体征较重。

（3）坏疽性及穿孔性阑尾炎：阑尾管壁坏死，呈暗紫色或黑色，局部可发生穿孔。穿孔的部位大多在阑尾根部或近端。穿孔后如未被包裹，感染扩散，可引起弥散性腹膜炎。

（4）阑尾周围脓肿：急性阑尾炎化脓坏死或穿孔，如果进展缓慢，大网膜可移至右下腹部，将阑尾包裹并导致粘连，形成炎性包块或阑尾周围脓肿。

3. 转归　急性阑尾炎的转归与细菌致病力、机体抵抗力及治疗措施是否恰当等因素有关。

（1）炎症消散：细菌致病力小，机体抵抗力强，病变较轻的急性单纯性阑尾炎经非手术治疗可使炎症消退。但大多数患者即使炎症消退，仍留有管腔狭窄、管壁增厚等改变，成为慢性阑尾炎反复发作的病理基础。

（2）感染局限：细菌致病力与机体抵抗力相当时，感染可局限于阑尾周围，形成阑尾周围脓肿。

（3）感染扩散：细菌致病力强，机体抵抗力差，急性阑尾炎未及时手术切除，在尚未被大网膜包裹之前发生穿孔，造成炎症扩散，可发展为弥漫性腹膜炎、化脓性门静脉炎或感染性休克等。

（二）护理评估

1. 健康史　了解患者有无急性肠炎、肠道蛔虫病等；发病前是否有剧烈活动和不洁饮食，了解疾病发生的诱因。评估老年患者是否有心血管疾病、糖尿病及肾功能不全等病史。

2. 临床表现

（1）症状

1）转移性右下腹痛：典型腹痛常突然发生。多起始于上腹部、剑突下或脐周围。数小时或十几小时后，腹痛逐渐转移并固定于右下腹部，呈持续性并逐渐加重，此时上腹部或脐周疼痛的症状可消失。临床上，70%～80%的患者具有这种典型的转移性右下腹痛表现，也有部分患者开始即为右下腹部疼痛。腹痛一般呈持续性，少数为阵发性。腹痛程度与阑尾炎的病理类型关系密切，如单纯性阑尾炎表现为轻度隐痛；化脓性阑尾炎呈阵发性胀痛和剧痛；坏疽性阑尾炎呈持续性剧痛；穿孔性阑尾炎可因阑尾腔内压力骤减而使疼痛暂时减轻，但出现腹膜炎后，腹痛又可持续加剧。

2）胃肠道症状：发病早期患者可能有厌食，也可有恶心、呕吐，部分患者可有便秘、腹泻等胃肠功能紊乱症状。早期呕吐多为反射性，呕吐物为食物残渣和胃液，晚期呕吐则与腹膜炎导致麻痹性肠梗阻有关。

3）全身反应：早期仅有乏力、低热；明显发热，中毒症状较重，多提示阑尾化脓、坏疽或穿孔，如出现寒战、高热、轻度黄疸，应考虑化脓性门静脉炎。

（2）体征

1）右下腹固定压痛：是急性阑尾炎最常见和最重要的体征。压痛点通常位于麦氏点，也可随阑尾的解剖位置变异而改变，但始终固定在一个位置。当阑尾炎症波及周围组织时，压痛范围也相应扩大，但仍以阑尾所在部位压痛最明显（图16-19）。

2）腹膜刺激征：化脓性和坏疽性阑尾炎引起腹膜炎后，可出现局限性或弥漫性腹膜刺激征，有压痛、反跳痛和腹肌紧张，肠鸣音减弱或消失。一般而言，腹膜刺激征程度、范围与阑尾炎症程度相平行，但老年人、小儿、孕妇、肥胖及体质虚弱者或盲肠后位阑尾炎患者，腹膜刺激征可不明显。

3）腹部包块：阑尾周围脓肿较大时，可在右下腹触到境界不清、活动度差伴有压痛的包块。

（3）其他体征

1）结肠充气试验：患者取仰卧位，检查者先用右手按压患者左下腹部降结肠区，再用左手反复挤压近侧结肠，结肠内积气可传至盲肠和阑尾，引起右下腹疼痛（图16-20）。

2）腰大肌试验：患者取左侧卧位，检查者将患者右下肢向后过伸，如出现右下腹疼痛者为阳性，提示阑尾位置深，贴近腰大肌（图16-21）。

3）闭孔内肌试验：患者取仰卧位，右下肢髋关节及膝关节均屈曲90°，将右股内旋，引起右下腹疼痛者为阳性，表示阑尾位置较低，靠近闭孔内肌（图16-22）。

4）直肠指检：盆腔位急性阑尾炎患者行直肠指检时，直肠右前方有明显触痛，甚至可触到炎性包块；阑尾穿孔伴盆腔脓肿时，直肠前壁膨隆并有广泛触痛。

3. 辅助检查

（1）实验室检查：大多数急性阑尾炎患者白细胞计数和中性粒细胞比例增高，部分患者

考点：急性阑尾炎典型的临床特点

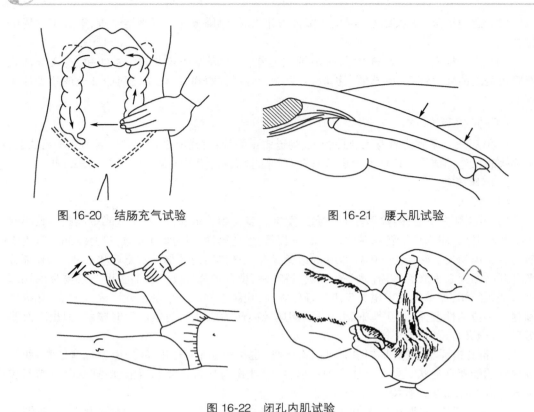

图 16-20　结肠充气试验　　　　　　图 16-21　腰大肌试验

图 16-22　闭孔内肌试验

白细胞可无明显升高;尿常规检查一般无阳性发现,如尿中出现少数红细胞,说明炎性阑尾与输尿管或膀胱相靠近。

（2）其他检查:应根据病情需要选择腹部 X 线平片、B 超检查、CT 和腹腔镜等检查,帮助诊断。腹腔镜检查还可同时做阑尾切除术。

4. 特殊类型阑尾炎

考点:特殊类型阑尾炎的临床特点

（1）小儿急性阑尾炎:较成人少见,是小儿常见的急腹症之一。由于小儿的阑尾在解剖、生理和免疫学方面的特点,临床表现与成人不全相同。临床特点主要有:①病情发展快且较重,早期即有高热、呕吐、腹泻等症状;②最常见的主诉为全腹痛,常在就诊时已发生腹膜炎;③腹部体征不典型,但有局部压痛和肌紧张;④小儿大网膜发育不全,阑尾壁薄,早期容易发生穿孔;⑤处理原则是早期手术,辅以输液,纠正脱水,应用广谱抗生素等。

（2）妊娠期急性阑尾炎:妊娠期女性常见,发病多在妊娠前 6 个月内。临床特点主要有:①压痛点随子宫增大而上移;②腹部压痛、反跳痛和肌紧张均不明显;③由于增大子宫的阻挡,大网膜难以下移包裹炎症阑尾,当阑尾穿孔时,炎症不易局限;④炎症刺激子宫,使子宫收缩,易引起流产或早产,威胁母子安全;⑤处理原则是早期手术切除阑尾,围术期加用黄体酮,尽可能不用腹腔引流,术后应用抗生素,若临产期急性阑尾炎或并发阑尾穿孔、全身感染症状严重时,可采用经腹行剖宫产术,同时切除阑尾。

（3）老年急性阑尾炎:随着社会老龄人口增多,老年人急性阑尾炎的发病率也相应升高。由于老年人对疼痛感觉迟钝,腹肌薄弱,防御功能减退,故其临床特点主要有:①临床表现与病理变化不符,腹痛虽较轻,但炎症已很严重,易延误诊治;②全身反应多不严重,阑尾虽已坏疽,但患者只表现低热,而压痛、反跳痛、腹肌紧张较轻;③由于老年人动脉硬化,阑尾动脉也会发生相应改变,易导致阑尾缺血坏死,穿孔率高,易引起腹膜炎;④老年人常伴发心血管疾病、糖尿病等,使病情更趋复杂严重;⑤处理原则为一旦明确诊断,应及时手术治疗,同时注意处理伴发的内科疾病。

(4) AIDS/HIV 感染患者的阑尾炎:其临床症状及体征与免疫功能正常者相似,但不典型,白细胞计数可不增高,易误诊而延误治疗。B 超、CT 检查有助于诊断。主要治疗方法为阑尾切除。

(三) 治疗要点

1. 非手术治疗　仅用于病情轻的单纯性阑尾炎或急性阑尾炎的诊断尚未确定,以及发病已超过 72 小时或已形成炎性肿块等有手术禁忌证者。具体措施包括:卧床休息、抗生素应用及对症处理等。对阑尾周围脓肿患者一般采用暂行非手术治疗,促进炎症消退,待肿块消失 3 个月以后,再行阑尾切除术。如非手术治疗期间,患者体温升高、脓肿增大,有可能破溃引起弥漫性腹膜炎时,应行脓肿切开引流术。

考点:阑尾周围脓肿手术治疗时机

2. 手术治疗　适用于各种类型阑尾炎,原则上急性阑尾炎一经诊断应尽早手术切除阑尾。早期手术既安全、简便,又可减少急性阑尾炎并发症的发生。手术方式可分为传统开腹和腹腔镜阑尾切除术,两者临床总体评价并无显著优劣,然而对术前诊断不确定者,选择腹腔镜更为合适。

(四) 主要护理诊断及合作性问题

1. 疼痛　与阑尾炎症刺激及手术创伤有关。

2. 体温过高　与化脓性感染有关。

3. 潜在并发症:门静脉炎、腹腔脓肿、切口感染、内出血、粘连性肠梗阻、粪瘘等。

(五) 护理措施

1. 非手术治疗及手术前护理

考点:急性阑尾炎患者的护理要点

(1) 体位与饮食:患者取半卧位,有利于炎症局限。对病情稳定的单纯性阑尾炎患者可给予流质饮食;而病情较重的患者应暂禁饮食,以减少肠蠕动,并做好静脉输液护理;准备手术治疗的患者应禁饮食。

(2) 抗感染:遵医嘱静脉滴注抗生素控制感染。

(3) 严密观察病情:观察患者生命体征、精神状态、腹部体征及血白细胞计数的变化。每 3~4 小时测量生命体征 1 次,若短时间内体温升高至 38.5℃ 以上,脉搏 100 次/分以上,腹痛加重或出现腹膜刺激征,说明病情加重。

(4) 对症护理:如物理降温、止吐等。腹痛患者观察期间,禁止使用吗啡类镇痛药物,以免掩盖腹部体征,影响观察。禁服泻药及灌肠,以免导致阑尾穿孔。凡经非手术治疗短期内病情不见好转或病情已发展为化脓性阑尾炎、坏疽性阑尾炎者,应及时手术。阑尾周围脓肿非手术治疗期间,若脓肿范围逐渐扩大,全身中毒症状不断加重,应及时报告医师,考虑手术引流,以防脓肿破裂造成炎症扩散。

2. 手术后护理

(1) 体位:患者回病房后,先根据麻醉的要求,给予适当体位,血压平稳后采用半卧位。

(2) 饮食:术后暂禁食,一般患者术后 6 小时可给予流质饮食,但阑尾穿孔伴有腹膜炎或术中阑尾根部处理不满意者应继续禁食,并静脉补液维持体液平衡,待胃肠蠕动恢复、肛门排气后可进少量流质饮食,次日给半流质饮食,手术第 5~6 日可进软质普食。1 周内忌产气食物,如甜食、豆制品和牛奶等,以免引起腹胀。

(3) 早期活动:应鼓励患者早期下床活动,促进肠蠕动恢复,防止肠粘连发生。轻症患者手术当天即可下地活动;重症患者应床上多翻身、活动四肢,待病情稳定后及早下床。

（4）严密观察病情:及时巡视,定时测量体温、脉搏、呼吸、血压。观察患者手术切口及腹部体征变化,保持切口敷料清洁干燥,发现异常及时通知医师。术后1周内禁忌灌肠和使用泻剂,以免因肠蠕动增强导致阑尾残端结扎线脱落。老年患者术后注意保暖,经常拍背,帮助咳嗽,预防坠积性肺炎。

（5）并发症的护理:①内出血,常发生在术后24小时内,多因止血不完善或阑尾系膜血管结扎线松脱所致;患者表现为面色苍白、血压下降、脉搏细速,腹部叩诊有移动性浊音,安置有腹腔引流管者,可从引流管内引流出血性液;一经发现,应立即补液、输血,做好急诊手术前准备,协助再次手术止血。②切口并发症,包括切口感染、慢性窦道和切口疝。切口感染是急性阑尾炎术后最常见的并发症,表现为术后3～5日体温升高,切口局部有红肿、压痛及波动感;应给予抗生素、理疗等治疗,如已化脓应拆线引流。慢性窦道如经保守治疗3个月仍不愈合者,应再次手术切除窦道,重新缝合。少数患者由于局部组织愈合不良,可形成切口疝,必要时可行手术修补。③粪瘘,多由阑尾残端处理不当或手术粗暴误伤盲肠所致;主要表现为伤口经久不愈,有粪便和气体溢出;一般采用加强引流、营养支持、抗感染等非手术治疗后,多数患者可自行愈合。如病程超过3个月仍未愈合,应考虑手术。④腹腔脓肿,多发生于化脓性或坏疽性阑尾炎术后,由腹腔残余感染或阑尾残端处理不当所致;常发生于术后5～7日,患者表现为体温持续升高或下降后又上升,有腹痛、腹胀、腹部肿块、腹肌紧张及腹部压痛,也可表现为直肠膀胱刺激症状及全身中毒症状;处理可采取半卧位,使脓液流入盆腔,减少中毒反应,同时使用抗生素,未见好转者,应及时行手术切开引流。

（六）健康教育

1. 对非手术治疗的患者,应向其解释禁食的目的,教会患者自我观察腹部症状和体征变化的方法。

2. 告诉患者注意饮食卫生,避免暴饮暴食、过度疲劳和腹部受凉等,发生急性胃肠炎等疾病应及时治疗。

3. 介绍术后早期活动的意义,鼓励患者尽早下床活动。促进肠蠕动恢复,防止术后肠粘连。

4. 阑尾周围脓肿患者出院时,应嘱患者3个月后再次住院做阑尾切除术。

5. 发生急性腹痛、恶心、呕吐等腹部症状,应及早就诊。

案例 16-5 分析

1. 该患者的临床诊断为急性单纯性阑尾炎。

2. 主要的护理问题 ①疼痛;②体温过高;③潜在的并发症:化脓性门静脉炎、腹腔脓肿等。

3. 该患者的护理措施 ①安置半卧位;②暂时禁饮食;③应用抗生素;④合理补液,维持体液平衡;⑤密切观察病情,必要时手术治疗等。

第八节 大肠癌患者的护理

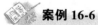 **案例 16-6**

患者,女性,65岁。黏液血便3年,伴下腹部隐痛,2周前症状较前明显加重而来院就诊,直肠镜示"直肠癌"入院。体格检查:T 36.8℃,P 68次/分,R 17次/分,BP 120/76mmHg。神志清,营养中等,轻度贫血貌。全腹软,左下腹部轻压痛,移动性浊音阴性,肠鸣音正常。肛门指检膝胸位4～5点处可触及一约2.5cm×2cm大小肿块,质硬,退出指套有血迹;血常规:WBC $9.8×10^9$/L,RBC $2.6×10^{12}$/L,Hb 85g/L;直肠镜检查:膝胸位,距肛缘4cm,4～5点处可见一2.5cm×2cm大小菜花样肿块,病理检查示重度不典型增生,部分癌变。

问题：1. 根据该患者的临床表现，你认为应选择何种手术方式？

2. 简述该患者围术期的护理要点。

3. 术前有什么特殊准备，可采取哪些方法？

（一）概述

大肠癌包括结肠癌（colon cancer）和直肠癌（carcinoma of the rectum），是胃肠道常见的恶性肿瘤，发病率仅次于胃癌，好发于 40~60 岁。在我国以直肠癌最为多见，乙状结肠癌次之。其他易患变部位依次为盲肠、升结肠、横结肠和降结肠。直肠癌中，低位直肠癌多见，约占直肠癌的 3/4，大多数癌肿可在直肠指检时触及。

☆ 链 接

大肠癌的发展趋势及高脂肪饮食的影响

近年来，尤其在大城市，结肠癌的发病率明显上升，有向远端（右半结肠）发展的趋势。结肠癌发病年龄趋老年化，男女之比为 1.65：1，有多于直肠癌的趋势。

世界范围内的调查发现，在大肠癌高发的北美、西欧、澳大利亚等地区，人们每日进食的脂肪量在 120g 以上。在大肠癌发病率居中的波兰、西班牙、南斯拉夫等国家，每人每日进食的脂肪在 60~120g。而在大肠癌低发的哥伦比亚、斯里兰卡、泰国等地每人每日的脂肪消费量只有 20~60g。高、低发区大肠癌的发病率相差达 6 倍。中、低发区则可相差 3 倍左右。大肠癌高发的美国饮食中脂肪含量占总热量的 41.8%，且以饱和脂肪为主。而大肠癌低发的日本（大肠癌的发病率较美国少 50% 左右），其饮食中脂肪占总热量的 12.2%，并以不饱和脂肪为主。

1. 病因　大肠癌的确切发病原因目前尚不清楚。根据流行病学调查和临床观察结果，认为大肠癌的发生与下列因素有关。

（1）个人饮食及生活习惯：长期高脂肪、高动物蛋白食物能使粪便中甲基胆蒽物质增多，甲基胆蒽可诱发大肠癌。少纤维食品使粪便通过肠道速度减慢，使致癌物质与肠黏膜接触时间延长，增加致癌作用。缺少适度体力活动者也易患大肠癌。

（2）大肠慢性炎症性疾病史：溃疡性结肠炎、结肠克罗恩病已被列为癌前疾病，其 10 年癌变率为 10%，25 年后可达 45%，慢性炎症使肠黏膜处于反复破坏和修复状态而癌变。我国血吸虫病流行区大肠癌的发病率和死亡率均较高，其死亡率随血吸虫病流行的严重程度而上升。

（3）其他癌前疾病史：家族性肠息肉病发生癌变的概率是正常人的 5 倍；大肠腺瘤尤其是绒毛状腺瘤发生癌变的概率较高。

（4）家族遗传史：流行病学调查发现有为数不少的大肠癌家族，说明大肠癌与遗传因素关系密切，抑癌基因突变和遗传不稳定性使其成为大肠癌的易感人群。

2. 分类

（1）大体分型：①肿块型（图 16-23），肿瘤向肠腔内生长，呈菜花状，生长较慢，向周围浸润较少，恶性程度较低，预后较好，好发于右侧结肠，尤其是盲肠；②浸润型（图 16-24），肿瘤沿肠壁浸润，易引起肠腔狭窄和肠梗阻，分化程度低，转移较早而预后差，多发生于左侧结肠；③溃疡型（图 16-25），其特点是向肠壁深层生长并向周围浸润，转移较早，此型分化程度较低，恶性程度高，是大肠癌最常见的类型。

（2）病理类型：①腺癌，占大肠癌的大多数；②黏液癌，预后较腺癌差；③未分化癌，易侵入小血管和淋巴管，预后最差。

考点：引起大肠癌的相关因素

考点：大肠癌的分类及转移途径

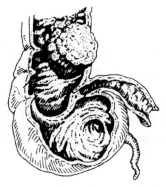
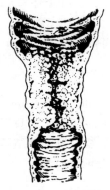
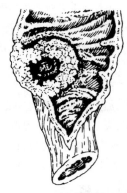

图 16-23　肿块型结肠癌　　　图 16-24　浸润型结肠癌　　　图 16-25　溃疡型结肠癌

　　3. 转移途径　大肠癌可经多条途径扩散转移。①直接浸润:癌肿直接沿肠壁浸润性生长,估计癌肿浸润肠壁一圈需 1.5~2 年。直接浸润可穿透浆膜层侵入邻近器官,如横结肠癌可侵犯胃壁,甚至形成内瘘;乙状结肠癌常侵犯膀胱、子宫、左侧输尿管;直肠癌可侵犯膀胱、子宫、输尿管、前列腺、精囊、阴道等。直肠癌向远端肠壁浸润的范围一般不超过 2cm。②淋巴转移:是大肠癌主要的转移途径。首先转移到肠壁和肠旁淋巴结,再到肠系膜血管周围和肠系膜血管根部淋巴结,经腹主动脉旁的淋巴结向上转移。齿状线周围的癌肿可向上、侧、下方转移,向下方转移可表现为腹股沟淋巴结肿大。③血行转移:当癌肿侵入静脉后沿门静脉转移至肝,有 10%~20% 的直肠癌患者在手术时已发生肝转移;少数也可由髂静脉转移至肺、骨和脑等。④种植转移:当结肠癌穿透肠壁后,脱落的癌细胞可在腹膜种植转移,直肠癌种植转移的机会较小,上段直肠癌偶有种植转移的发生。⑤神经鞘转移:癌肿侵袭神经周围间隙或神经鞘后沿神经鞘发展蔓延,发生这种情况不多见,但预后不佳。

　　(二) 护理评估

　　1. 健康史　了解患者年龄、性别、饮食习惯;评估患者既往是否患过结直肠慢性炎性疾病,如结直肠腺瘤;了解有无家族性肠息肉病,询问其家族中有无类似病史。

　　2. 临床表现　大肠癌患者早期多无症状或症状轻微,易被忽视。随着病程的发展与病灶的增大,可产生一系列症状。

考点:结肠癌的临床特点

　　(1) 结肠癌:①最早出现的症状是排便习惯与粪便性状改变,多表现为排便次数增多、腹泻、便秘、粪便带脓血或黏液等。②腹痛也是早期症状之一,常为定位不确切的持续性隐痛或仅为腹部不适或腹胀感,晚期合并腹梗阻时则表现腹痛加重或出现阵发性绞痛。③晚期可发生慢性不完全性结肠梗阻。左侧结肠癌有时以急性完全性结肠梗阻为首发表现。④腹部可扪及肿块,质地坚硬,呈结节状。如为横结肠癌和乙状结肠癌可有一定活动度,如癌肿穿透并发生感染时,肿块固定,且有明显的压痛。⑤由于癌肿溃烂、慢性失血、感染、毒素吸收等,患者可出现贫血、消瘦、乏力、低热等,晚期可出现肝大、黄疸、水肿、腹水、直肠前凹肿块、锁骨上淋巴结肿大及恶病质等。

　　由于癌肿病理类型和部位的不同,临床表现也有区别,一般右侧结肠癌以全身中毒症状、贫血、腹部肿块为主要表现;左侧结肠癌则以慢性肠梗阻、便秘、腹泻、血便等症状为显著。

考点:直肠癌的临床特点

　　(2) 直肠癌:①直肠刺激症状,是最早出现的症状,患者便意频繁,排便习惯改变,便前有肛门下坠感,伴里急后重感,排便不尽感,晚期有下腹痛。②肠腔狭窄症状,大便变形变细,严重时出现低位性肠梗阻表现。③癌肿破溃感染症状,如黏液血便、脓血便。

　　3. 心理状况　大肠癌患者除具有恶性肿瘤患者的一般心理反应外,治疗方式往往会使患者产生严重的精神困扰或焦虑,如行肠造口的患者,包括 Miles 手术后的永久性人工肛门。可因生理功能改变及存在异味而造成自我形象受损,患者有自卑、不愿与他人交往、焦虑等心理反应,对生活、工作失去信心,甚至拒绝手术。

考点:大肠癌辅助检查的要点

4. 辅助检查

（1）直肠指检:是直肠癌的首选检查方法。直肠癌中近 75% 为低位直肠癌,因此大多数患者经直肠指检可发现肿瘤。

（2）内镜检查:是确诊大肠癌最有效、最可靠的方法。检查方法包括直肠镜、乙状结肠镜和纤维结肠镜等,可以发现早期病变,并可钳取病变组织做病理学检查。

（3）影像学检查

1）钡剂灌肠 X 线检查:是结肠癌的重要检查方法,能判断结肠癌的位置,并能了解有无多发性癌及结直肠息肉病等。

2）B 型超声波检查:普通 B 型超声检查能显示腹部肿块、淋巴转移或肝转移等情况;用腔内探头可检测癌肿浸润肠壁的深度及有无侵犯邻近脏器,内镜超声正逐步在临床开展应用,可在手术前对直肠癌的局部浸润程度进行评估。

3）CT 检查:可了解直肠癌盆腔内扩散情况,有无侵犯膀胱、子宫及盆壁,并可判断有无肝转移等,是手术前常用的检查方法。

（4）肿瘤标志物:常用的是癌胚抗原(CEA),但对大肠癌的诊断价值并不大,主要用于判断大肠癌的预后和监测复发。

（5）其他检查:癌肿位于直肠前壁的女性患者应做阴道检查及双合诊检查;男性患者有泌尿系统症状时,应行膀胱镜检查;低位直肠癌伴有腹股沟淋巴结肿大时,应行淋巴结活检。

（三）治疗要点

考点:大肠癌的治疗要点

大肠癌的治疗是以手术切除为主的综合治疗。

1. 手术治疗

（1）结肠癌根治术:切除范围包括癌肿所在的肠襻及其系膜和区域淋巴结。①右半结肠切除术（图 16-26）:适用于盲肠、升结肠、结肠肝曲的癌肿;②横结肠切除术（图 16-27）:适用于横结肠;③左半结肠切除术（图 16-28）:适用于横结肠脾曲、降结肠癌;④乙状结肠癌的根治切除术（图 16-29）:适用于乙状结肠癌。

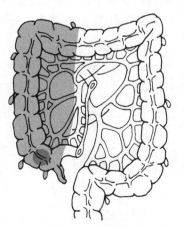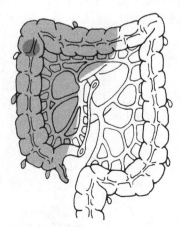

图 16-26　右半结肠癌切除范围示意图

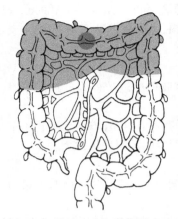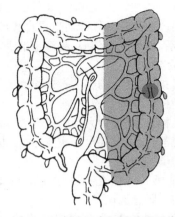

图 16-27　横结肠癌切除范围示意图　图 16-28　左半结肠癌切除范围示意图

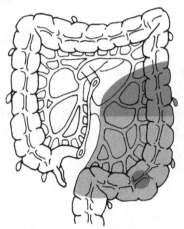

图 16-29　乙状结肠癌切除范围示意图

（2）结肠癌并发急性肠梗阻的手术：约 90% 的大肠梗阻由结肠癌引起。应当在进行胃肠减压、纠正水电解质紊乱及酸碱平衡失调等适当的手术前准备后早期手术处理。

（3）直肠癌根治术：切除的范围应包括癌肿、足够的两端肠段、已侵犯的邻近器官的部分或全部、四周可能被浸润的组织及全直肠系膜和淋巴结。常用手术方式有：①局部切除，适用于早期瘤体小、局限于黏膜或黏膜下层、分化程度高的直肠癌。②腹会阴部联合直肠癌根治术（Miles 手术），主要适用于腹膜反折以下的直肠癌。手术切除清扫范围较彻底（图 16-30），但需于左下腹行永久性乙状结肠单腔造口（人工肛门）。③经腹直肠癌切除术（直肠前切除术、Dixon 手术），是目前应用最多的直肠癌根治术（图 16-31），适用于距肛缘 5cm 以上的直肠癌，亦有更近距离的直肠癌行 Dixon 手术的报道，但原则上是以根治性切除为前提，要求远端切缘距癌肿下缘 3cm 以上。手术切除肿瘤后，行直肠和乙状结肠端端吻合，保留正常肛门。④经腹直肠癌切除、近端造口、远端封闭手

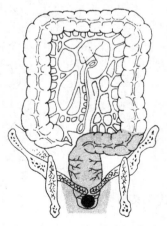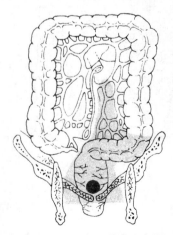

图 16-30　Miles 手术示意图　　　图 16-31　Dixon 手术示意图

术(Hartmann 手术),适用于全身一般情况很差,不能耐受 Miles 手术,或急性梗阻不宜行 Dixon 手术的直肠癌患者。⑤其他手术,直肠癌侵犯子宫时,可一并切除子宫,称为后盆腔脏器清扫;直肠癌侵犯膀胱,行直肠和膀胱(男性)或直肠、子宫和膀胱切除时称全盆腔清扫。

直肠癌根治术虽有多种手术方式,但经典的术式仍然是 Miles 手术和 Dixon 手术。目前临床研究认为高、中分化直肠癌,只要下切缘距肿瘤下缘≥3cm 时,直肠癌保肛手术后的远期生存、局部复发及并发症与 Miles 手术无显著差异,但患者的生活质量却有很大的提高。由于吻合器在临床的广泛应用,可以完成直肠、肛管任何位置的吻合,所以其他各种改良术式在临床上已较少采用。腹腔镜下施行 Miles 手术和 Dixon 手术具有创伤小、恢复快的优点,但对清扫范围及周围被侵犯器官的处理尚有争议。

(4)直肠癌姑息性手术:晚期直肠癌患者发生排便困难或肠梗阻时,可行乙状结肠双腔造口。

2. 化学治疗　可作为大肠癌根治性手术的辅助治疗,提高 5 年生存率。给药途径有口服、动脉灌注、门静脉给药、静脉给药、手术后腹腔置管灌注给药及温热灌注化疗等。一般以氟尿嘧啶(5-FU)为基础用药,配合左旋咪唑或亚叶酸钙(CF),也可口服呋氟尿嘧啶(FT-207)。

3. 放射治疗　可作为直肠癌手术切除的辅助疗法,有提高疗效的作用,手术前放疗可以提高手术切除率、降低患者的手术后复发率;手术后放疗仅适用于直肠癌晚期患者、手术未达到根治或手术后局部复发的患者。

4. 其他治疗　低位直肠癌形成肠腔狭窄且不能手术者,可用电灼、液氮冷冻和激光凝固、烧灼等局部治疗或放置金属支架,以改善症状;中医药治疗可配合化疗、放疗或手术后治疗,以减轻不良反应;基因治疗、导向治疗、免疫治疗等,其疗效尚待评价。

(四)主要护理诊断及合作性问题

1. 焦虑或恐惧　与畏惧癌症、对手术及预后的担忧、手术后的生活及工作受到影响有关。
2. 营养失调:低于机体需要量　与癌症的消耗、手术创伤和饮食控制等因素有关。
3. 自我形象紊乱　与结肠造口、排便方式改变有关。
4. 社交障碍　与排便方式改变、存在异味或担心亲戚及朋友产生反感有关。
5. 知识缺乏　缺乏有关手术前肠道准备及术后结肠造口的护理知识等。
6. 潜在并发症:术后尿潴留、出血、感染、造口坏死或狭窄等。

(五)护理措施

1. 手术前护理

(1)心理护理:根据病情做好安慰、解释工作,对需做结肠造口的患者,要让患者了解手术后对消化功能并无影响,并解释造口的部位,以及有关护理知识。说明结肠造口虽会给患者的生活带来不便,但自我处理得当,仍能正常生活,必要时可安排同类疾病手术成功的患者与其交谈,寻求可能的社会支持,以帮助患者增强治疗疾病的信心。争取患者在手术前做好手术后适应社会交往或公共场所活动的心理准备。

考点: 大肠癌的主要护理措施

(2)加强营养支持:给予患者高蛋白质、高热量、富含维生素及易消化的少渣饮食,必要时可少量多次输血,以纠正贫血和低蛋白血症。出现肠梗阻的患者有明显脱水时,应及时纠正体液平衡失调,提高机体对手术的耐受力。

(3)肠道准备:手术前清洁肠道,使结肠排空,尽量减少肠腔内细菌数量,减少手术中污染,防止手术后腹胀和切口感染,有利于吻合口愈合,是大肠癌手术前护理的重点。一般通过控制饮食、口服肠道抗菌药物及泻剂、多次灌肠等方法来完成。

考点: 大肠癌手术肠道准备

1）传统肠道准备法：①控制饮食，手术前 3 日进少渣半流质饮食，手术前 2 日起进流质饮食，以减少粪便的产生，有利于肠道清洁。②抑制肠道细菌，术前 2~3 日起，口服肠道不吸收的抗生素，如新霉素、甲硝唑等，以抑制肠道细菌；肠道细菌被抑制时致维生素 K 合成障碍，应同时肌内注射维生素 K 10mg，每日 1 次。③清洁肠道，术前 2~3 日给予口服缓泻剂，如液状石蜡 20~30ml 或硫酸镁 15~20g，以加速排出肠内容物；术前 2 日晚用 1%~2% 肥皂水灌肠 1 次，术前 1 日晚及术日晨做清洁灌肠，灌肠宜选用细肛管，轻柔插入，禁用高压灌肠，以避免癌细胞扩散。

2）全肠道灌洗法：为免除灌肠造成癌细胞扩散的可能，可选用全肠道灌洗法。于手术前 12~14 小时开始口服 37℃ 左右等渗平衡电解质溶液，引起容量性腹泻，以达到彻底清洗肠道的目的。一般灌洗全过程需 3~4 小时，灌洗液量不少于 6000ml。对年老体弱，以及心、肾等重要器官功能障碍和肠梗阻的患者不宜选用。

3）口服甘露醇肠道准备法：患者于手术前 1 日午餐后 0.5~2 小时口服 5%~10% 甘露醇溶液 1500ml 左右导泻，清洁肠道效果好，该法较简便，不需服用泻剂和灌肠，也基本不改变患者饮食，对患者影响较小。但因甘露醇在肠道内可被细菌酵解，产生易爆气体，手术中使用电刀时应予以注意。对年老体弱、心肾功能不全者禁用。

（4）坐浴及阴道冲洗：直肠癌患者手术前 2 日每晚用 1∶5000 高锰酸钾溶液坐浴；女性直肠癌患者遵医嘱于手术前 3 日每晚冲洗阴道，以备手术中切除子宫及阴道。

（5）术日晨留置胃管和导尿管：手术前常规放置胃管，有肠梗阻症状的患者应及早放置胃管，减轻腹胀；留置导尿管可排空膀胱，防止术中损伤膀胱，并可预防术后尿潴留。

（6）其他：协助医师做好手术前各项检查，常规准备术中使用的抗肿瘤药物等。

2. 手术后护理

（1）严密观察病情：每半小时观察患者的意识并测量血压、脉搏、呼吸 1 次，做好记录。病情稳定后，酌情延长间隔时间。

（2）体位：病情平稳时，宜改为半卧位，以利呼吸和引流。

（3）饮食：禁食，持续胃肠减压，静脉补液。肛门排气或结肠造口开放后解除胃肠减压，进流质饮食，1 周后可进软食，2 周左右进食普通饮食。饮食宜选用营养丰富、易消化吸收的少渣饮食。

（4）引流管及局部伤口护理：大肠癌根治术后常放置腹腔引流管，直肠癌根治术后常规放置骶前引流管，并予以负压吸引。要保持腹腔及骶前引流管通畅，避免受压、扭曲、堵塞，防止渗血、渗液潴留于残腔；密切观察并记录引流液的色、质、量等，一般骶前引流管放置 5~7 日。当引流管引流量少、色清时，方可拔除；密切观察引流管处伤口情况，注意有无红肿、压痛等感染现象，保持敷料清洁、干燥，如敷料湿透时，应及时更换。

（5）留置导尿管护理：术后因膀胱后倾或骶前神经损伤，可引起尿潴留，故术后一般留置导尿管 1~2 周，必须保持其通畅，防止扭曲、受压，观察尿液情况，并详细记录；做好导尿管护理，每日尿道口护理 2 次，防止泌尿系统感染；拔管前先试行夹管 1~2 日，每 4~6 小时或患者有尿意时开放，以训练膀胱舒缩功能，防止排尿功能障碍。

（6）排便护理：大肠癌手术后尤其是 Dixon 手术后患者，可出现排便次数增多或排便失禁，应指导患者调整饮食；进行肛门括约肌舒缩练习；便后清洁肛门，并在肛周皮肤涂抹氧化锌软膏以保护肛周皮肤。

考点：结肠造口护理

（7）结肠造口护理：造口护理是 Miles 手术后护理的重点。

1）造瘘口局部护理：用凡士林或 0.9% 氯化钠溶液纱布外敷结肠造口，外层敷料渗湿后应及时更换，防止感染；注意造口肠管有无因张力过大、缝合不严、血运障碍等因素造成回缩、出血、坏死;手术后1周或造口处伤口愈合后,每日扩张造口1次,防止造口狭窄;注意患者有无恶心、呕吐、腹痛、腹胀、停止排气与排便等肠梗阻症状,若患者进食后3~4日未排便,可用液状石蜡或肥皂水经结肠造口做低压灌肠,注意橡胶肛管插入造口不超过10cm,压力不能过大,以防肠道穿孔。

2)保护腹壁切口:术后2~3日造口开放后,取左侧卧位,用塑料薄膜将腹部切口与造口隔开,注意避免粪便污染手术切口造成感染;及时清理流出的粪液,用温水洗净并消毒造口的皮肤,造口周围皮肤涂锌氧氧化锌软膏保护。

3)正确使用造口袋(肛袋):①选袋,选用袋口大小适宜的肛门袋。②佩袋,用袋前先用中性皂或0.5%氯己定溶液将造口周围皮肤洗净,擦干后涂抹锌氧油保护皮肤,袋囊朝下,袋口贴敷于造口处,用弹性腰带将肛袋系固于腰间。③换袋,袋内存积粪便达1/3容积时,应及时更换清理;皮肤清洁、涂锌氧油保护后,再佩戴清洁肛门袋。④肛袋保养,患者可备3~4个造口袋用于更换,除一次性肛袋外,倒出肛袋内排泄物后,用中性洗涤剂和清水洗净,0.1%氯己定溶液浸泡30分钟,擦干、晾干备用。粪便成形及养成定时排便习惯后可不戴肛门袋,患者每日排便后用清洁敷料覆盖造口即可。

4)饮食指导:注意饮食卫生,避免因食物中毒等原因引起腹泻;避免食用产气性、有刺激性或易引起便秘的食物,鼓励患者多吃新鲜蔬菜、水果。腹泻时可用收敛性药物,便秘时可自行扩肛或灌肠。

5)结肠造口术后心理护理:首先应注意患者是否出现否认、抑郁或愤怒的情绪反应,鼓励患者正视现实,理解结肠造口的治疗价值,指导协助患者逐步获得独立护理造口的能力;鼓励患者逐渐适应造口并恢复正常生活,参加适量的运动和社交活动。适应新的生活方式,重塑自我形象,促进患者身心康复。

(8)手术并发症的观察和护理

1)切口感染及裂开:由于癌肿患者全身抵抗力及修复能力低下,术后有发生切口感染或裂开的可能。故术后应密切观察患者体温变化及局部切口情况,保持切口清洁、干燥,及时更换敷料。加强支持,促进伤口愈合。Miles手术后患者,适当限制下肢外展,以免造成会阴部切口裂开;会阴部可于骶前引流管拔除后,开始用温热的1∶5000高锰酸钾溶液坐浴,每日2次;手术后常规使用抗生素预防感染。

2)吻合口瘘:常发生于手术后1周左右。应注意观察患者有无腹膜炎的表现,有无腹腔内或盆腔内脓肿的表现,有无从切口渗出或引流管引流出稀粪样肠内容物等。对有大肠吻合口的手术后患者,手术后7~10日严禁灌肠,以免影响吻合口的愈合。若发生瘘,应保持充分、有效的引流,若引流不畅,必要时可手术重新安置引流管;使用有效抗生素控制感染;给予TPN以加强营养支持。若瘘口大、渗漏粪液较多,伴有腹膜炎或盆腔脓肿者,则必须再次手术,做瘘口近侧结肠造口或将瘘口肠段外置,以转流粪便,同时手术中做腹腔清理。清除残留粪便,促进愈合。

(六)健康教育

1. 防止人工肛门狭窄,嘱患者出院后早期2~3个月,每1~2周自戴手套,用示指和中指深入造口内扩张结肠造口1次;若发现人工肛门狭窄或排便困难及时就诊。

2. 保肛手术者应多摄入新鲜蔬菜、水果,多饮水,避免高脂、辛辣饮食;结肠造口者则需要适当控制粗纤维摄入,避免过稀、过凉、易致肠胀气的食物。

3. 定期随访　一般在手术后每3~6个月复查1次。继续化疗的患者要定期检查血常规,尤其是白细胞和血小板计数。定期随访,以便及时发现癌肿复发或转移情况。

考点: 大肠癌患者的健康教育

案例 16-6 分析

1. 由于该患者肿瘤距肛门 4cm，适宜选择 Miles 手术。

2. 术前护理主要包括一般术前护理；加强心理护理；加强营养支持；做好肠道准备；阴道冲洗；胃管、尿管留置等。术后护理主要包括严密观察；生命体征平稳后安置半卧位；禁食，人工肛门排气后逐渐更改饮食；加强引流管及伤口护理；加强导尿管护理；加强造口护理；注意并发症的观察与护理；加强健康教育等。

3. 该患者术前的特殊准备是肠道准备，常用的方法包括传统肠道准备法、全肠道灌洗法及甘露醇肠道准备法等。

第九节 直肠肛管疾病患者的护理

一、概 述

（一）痔

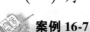 **案例 16-7**

患者，男性，60 岁，有便秘史，一般 3~4 日排便 1 次，大便后常滴鲜血，用力排便后有肿块从肛门脱出，不能自行回缩。肛镜下可见：齿状线上 3、5、7、11 点各有一花生米大小的痔核，痔核表面无出血点。个人喜欢嗜酒。

问题：1. 该患者的临床诊断是什么？

2. 该患者目前主要的护理问题有哪些？

痔（hemorrhoids）是直肠下段黏膜下与肛管皮肤下的静脉丛曲张、迂曲所形成的静脉团块。根据所在位置不同，它分为内痔、外痔和混合痔，是最常见的肛肠疾病，发病率随年龄增长而增加。

☆ 链 接

痔的解剖特点

在肛管的黏膜下，有一层环状的肛管血管垫（由静脉、平滑肌、弹性组织和结缔组织组成），简称肛垫，主要起闭合肛管和节制排便的作用。一般肛垫附着在肛管肌壁上，排便时向下，排便后自动回缩，如果弹性回缩作用减弱，肛垫充血，下移形成痔。齿状线位于直肠与肛管的交界处，齿状线上下的组织结构有着显著的不同，齿状线上的组织结构为黏膜，有直肠上下动脉供应，痔内静脉丛回流至门静脉，主要受自主神经支配，无痛觉；齿状线下为皮肤，有肛管动脉供应，痔外静脉丛回流至下腔静脉，主要是阴部内神经支配，对疼痛较敏感。齿状线有重要

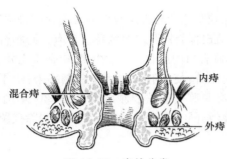

图 16-32 痔的分类

临床意义：①齿状线是黏膜和皮肤的移行处，齿状线以上的恶性肿瘤多为腺癌，以下为鳞状上皮癌；②齿状线以上的痔为内痔，以下的为外痔，齿状线上、下同时出现的称为混合痔（图 16-32）。

直肠上静脉丛处于门静脉系统的最低位，且无静脉瓣。直肠黏膜下组织松弛，对静脉缺乏支持，当经常站立工作时，静脉回流受阻，血液淤滞。另外，直肠上下静脉丛管壁薄，位置浅，易于扩张形成痔。

1. 病因

（1）腹内压增高：便秘、前列腺肥大、妊娠、腹腔积液及肿块等均能造成腹内压增高，影响直肠静脉回流，易发生痔。

（2）慢性感染：直肠下端和肛管的长期慢性感染，引起排便次数增加；另外，局部感染也使直肠静脉及周围组织纤维化，弹性降低，引起静脉回流障碍，发生扩张形成痔。

（3）其他因素：年老体弱或长期疾病，亦引起营养不良，使局部组织萎缩，静脉也易扩张形成痔。另外，长期饮酒及喜食辛辣刺激性食物，是痔发生的诱因。

2. 分类与临床表现

（1）内痔：位于齿状线以上，是肛垫的支持结构、静脉丛及静脉吻合支发生病理性改变或者移位形成。内痔好发于膀胱截石位的3、7、11点。主要临床表现为出血和脱出，无痛性间歇性便后出鲜血是常见症状。临床上按照病情轻重分为四期（表16-3）。

考点：痔的好发部位、临床特点

表16-3　各期内痔表现特点

内痔分期	临床特点
Ⅰ期	便时带血，便后滴血，无痔核脱出与疼痛
Ⅱ期	便时出血，量大，甚至呈喷射状；便时痔核脱出，便后自行还纳
Ⅲ期	偶尔有便血，排便、久站、咳嗽和负重时痔脱出，不能自行还纳
Ⅳ期	偶有便血，痔脱出不能还纳或者还纳后又脱出

（2）外痔：位于齿状线以下，是齿状线远侧皮下静脉丛的病理性扩张或者血栓形成引起外痔。主要临床表现为肛门不适、在潮湿不洁时会发生瘙痒。如发生血栓形成和皮下血肿会出现剧痛。最常见的是血栓性外痔，其次为结缔组织外痔和炎性外痔。

（3）混合痔：内痔通过丰富的静脉丛吻合支和相应部位的外痔互相融合形成混合痔。内痔和外痔的症状可同时存在，内痔发展到Ⅲ度以上时多形成混合痔。混合痔逐渐加重，脱出肛外又会形成环状痔。

（4）肛门检查：内痔直肠指检常无明显发现，肛门镜可见曲张的静脉团块；外痔于体检时可见肛缘皮垂，血栓性外痔可见局部有暗紫色肿块，有触痛。

3. 治疗要点

（1）一般疗法：增加纤维性饮食，保持大便通畅；温水坐浴可改善局部血液循环，防止继发感染，减轻疼痛；肛管内注入消炎止痛作用的油膏或栓剂，有润滑和收敛作用，减轻局部瘙痒不适症状。

（2）注射疗法：适用于Ⅰ度、Ⅱ度单纯性出血性内痔。其止血效果显著，并能使痔核萎缩，达到治疗效果。将硬化剂（如消痔灵注射液、5%鱼肝油酸钠、5%苯酚植物油或4%明矾注射液等）注射于痔核基底部黏膜下层，痔静脉丛周围组织内，使之产生无菌性炎症反应，黏膜下组织纤维化，使痔萎缩。

（3）冷冻疗法：适用于较小的出血性痔，痔核过大者，效果较差。其方法是应用液态氮（-196℃）通过特制探头与痔核接触，达到组织冷冻坏死脱落，创面逐渐愈合。

（4）红外线疗法：以红外光作用于痔核水平以上部位，使红外光转化为热能，血管被光凝后，会产生继发性纤维化，起到固定黏膜的作用。

（5）手术疗法：适用于病程长，经常发作，出血严重，痔核脱出嵌顿。手术方式有痔结扎术、痔切除术、痔环切除术、血栓外痔剥离术等。

（二）肛裂

案例 16-8

患者,女性,35岁,便秘4年,近1个月排便时肛门疼痛,半个月来排便与不排便都有肛门剧痛,疼痛与缓解交替进行,粪便表面和便纸上附有鲜血。肛门检查:可见肛门溃疡、肛乳头肥大和哨兵痔。个人喜欢甜食,不喜欢吃蔬菜。

问题:1. 该患者的临床诊断是什么?

2. 该患者目前主要的护理措施有哪些?

考点:肛裂的好发部位

肛裂(anal fissure)是齿状线下肛管皮肤全层裂伤后形成的小溃疡,常引起肛周剧痛,愈合困难。好发部位在肛管后方正中线。肛裂多见于中青年人,一般男性多于女性(图16-33)。

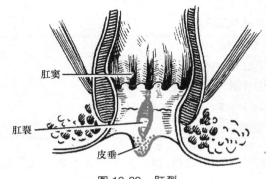

标注：肛窦　肛裂　皮垂

图 16-33　肛裂

☆ **链 接**

肛裂的解剖特点

直肠上连接乙状结肠,下连肛管,长12~15cm。直肠的下端扩大成直肠壶腹,是粪便排出前的暂存部位。肛管上至齿状线,下至肛缘,长3cm,是消化道的末端。由于肛管前、后正中线部位的括约肌较两侧薄弱,故此处最易发生,尤以后正中线为多见。

考点:肛裂的病因

1. 病因　肛裂的病因不明,可能与多种因素有关。

（1）直接原因:长期便秘、粪便干结引起的排便时机械性创伤是大多数肛裂形成的直接原因。

（2）间接原因:肛裂多发生于后位,且不易愈合,故近年来认为与血供有关。肛管后方由肛管外括约肌浅部形成的肛尾韧带伸缩性差、较坚硬,血供亦差;肛管与直肠成角相延续,排便时肛管后壁承受压力最大,后正中线最易受损伤。

2. 临床表现

（1）疼痛:肛裂最主要的症状是排便时和排便后肛门部疼痛。疼痛有两次高峰,故又称马鞍形。排便时因肛管扩张造成剧痛,便后有短暂的疼痛减轻,但随后因溃疡基底部括约肌痉挛而引发更为剧烈的疼痛,且持续时间较长,甚至长达数小时。

（2）出血:排便时在粪便表面或手纸上有少量鲜血。

（3）便秘:患者惧怕排便时疼痛,有意推迟排便时间,粪便在肠内停留过久,水分被吸收而干结成块,至排便时疼痛更剧烈,肛裂加深,形成恶性循环。

（4）检查:用手分开肛门口皮肤,可见肛管后正中线部位有梭形裂口。新鲜肛裂色鲜红,边缘皮肤薄而软;慢性肛裂较深,且色灰白,边缘皮肤较硬。在溃疡下端可见结缔组织增生形成的袋状皮赘,称前哨痔。肛裂上端肛窦有炎症,肛乳头成肥大乳头。肛裂、前哨痔和肥大乳头,称肛裂三联征。

3. 治疗要点

（1）保守治疗:①保持大便通畅,可口服缓泻剂,软化大便;②坐浴,热水或1:5000高锰酸钾溶液坐浴,保持局部清洁;③纠正便秘的发生,增加水和多纤维性食物的摄入;④保护直肠肛管黏膜,使用太宁栓等保护直肠肛管黏膜。

（2）手术治疗:通常不能经保守疗法治愈的肛裂可采用手术治疗。

（三）直肠肛管周围脓肿

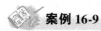 **案例 16-9**

患者,男性,43岁,患者自诉3日前出现肛门剧痛,在行走、下坐和排便时疼痛加重,同时伴有排尿困难、发热、寒战、浑身无力等症状。体格检查:T 38.9℃,肛门检查见肛门右侧皮肤隆起,皮色光亮,硬结大小 5cm×7cm。

问题:1. 该患者的临床诊断是什么?

　　2. 该患者目前主要的护理问题有哪些?

　　3. 该患者的主要护理措施有哪些?

直肠肛管周围脓肿(perianorectal abscess)是指直肠肛管周围软组织内或其周围间隙内的急性化脓性感染,发展成为脓肿。多数在穿破或手术切开引流后形成肛瘘。脓肿为急性期表现,肛瘘则为慢性期表现。任何年龄均可发生,以20~40岁青壮年发病率高,男性多于女性,男女之比为4:1,占肛门直肠疾病的3%~6%。

☆ 链　接

直肠肛管周围脓肿的解剖特点

肛腺开口于肛窦,位于内外括约肌之间,由于肛门直肠交界处有6~8个呈杯口向上的漏斗状的肛隐窝,容易残留粪便残渣,加上肛腺经肛导管进入肛隐窝,分泌多糖类黏液从肛隐窝排出。腹泻和便秘可引起肛窦炎症,感染延及肛腺后首先发生括约肌间感染。直肠肛管周围有多个间隙:①肛提肌上间隙,包括位于腹膜反折之下直肠两侧的骨盆直肠间隙、直肠与骶前筋膜之间的直肠后间隙和环绕直肠后外侧的肛提肌后间隙等。②肛提肌下间隙,包括齿状线以上黏膜与内括约肌之间的黏膜下间隙、肛周皮肤与外括约肌皮下部之间的皮下间隙、肛门直肠两侧的坐骨直肠间隙,以及肛管前浅、深间隙,肛管后浅、深间隙、括约肌间间隙和中央间隙等。其为疏松的脂肪结缔组织,感染容易蔓延和扩散,向上可达直肠周围形成高位肌间脓肿或骨盆直肠间隙脓肿;

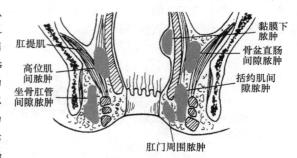

图 16-34　直肠肛管周围脓肿

向下到达肛周皮下,形成肛周脓肿;向外穿过外括约肌,形成坐骨肛管间隙脓肿;向后形成肛管后间隙脓肿或直肠后间隙脓肿(图 16-34)。

1. 病因

(1) 肛腺感染:如肠道细菌经肛隐窝引起肛腺感染,形成始发病灶。其炎症沿肛腺导管逆向向肛管、直肠周围有非常丰富的淋巴组织和静脉各间隙扩散,形成直肠肛周脓肿。

(2) 继发感染:也可继发于肛周皮肤感染、损伤、肛裂、内痔及骨髓炎等。

2. 分类与临床表现　根据脓肿部位不同进行分类。

(1) 肛旁皮下脓肿:最常见。主要表现为炎症区持续性跳痛,局部红肿、触痛,脓肿形成后有波动感。

(2) 坐骨肛管间隙脓肿:比较常见。位于肛提肌之下的坐骨直肠窝内,最初表现为肛门疼痛,随之出现全身中毒症状,如畏寒、发热、白细胞计数升高。肛门指检患侧有触痛性隆起或波动感。

(3) 骨盆直肠间隙脓肿:位于肛提肌以上的盆腔腹膜反折部以下。由于位置较深,故全身症状明显,而局部症状不明显,仅有直肠下坠感。当炎症波及直肠和膀胱时,出现里急后重和排尿困难。直肠指检扪及局限性隆起和触痛,或有波动感,经直肠穿刺可以抽到脓液。

3. 治疗要点　早期使用抗菌药物、局部热敷或热水坐浴,可使炎症消退。如已形成脓肿,应及早切开排脓。

(四) 肛瘘

肛瘘(anal fistula)是肛管与肛门周围皮肤相通的感染性瘘管。主要侵犯肛管,很少涉及直肠,故常称肛瘘。肛瘘内口位于齿状线附近,外口位于肛周皮肤处。整个瘘管壁由增厚的纤维组织组成,内覆一层肉芽组织,经久不愈。发病高峰在 20 ~ 40 岁,亦有婴幼儿发病的报道。男性多于女性,男女之比为(5~6)∶1。

☆链　接

肛瘘的解剖特点

直肠肛管周围有调节、控制直肠肛门功能的肌肉及由蜂窝组织构成的多个间隙,直肠周围间隙易感染形成脓肿。齿状线以上的淋巴主要引流至腹主动脉周围或髂内淋巴结;齿状线下则引流到腹股沟淋巴结及髂外淋巴结。肛瘘包括内口、瘘管和外口三个部分。内口多位于齿状线上肛窦处,外口多位于肛周皮肤上。肛管直肠内粪便和原发病灶的感染物不断从内口挤向管道,加上管道迂回曲折,脓液引流不畅,如果外口皮肤生长较快,外口可暂时闭合,实为假性愈合,而后又可发生红肿,再次形成脓肿,已闭合的外口可再次穿破或在其附近形成另一外口,如此反复发作,经久不愈,逐渐形成一个内口和多个外口的复杂性肛瘘。

1. 病因及分类　多数因直肠肛管周围脓肿切开或自行破溃后处理不当而形成的后遗症。肛瘘由内口、外口及其之间的瘘管所组成,外口位于肛周皮肤,内口在肛管或直肠下段。根据瘘管的位置分为:位于肛管直肠环以下的低位瘘管和位于肛管直肠环以上的高位瘘管。根据瘘口和瘘管的数目可分为:①由一个外口和一个内口构成的单纯性瘘管;②由一个内口和多个外口,以及有多个瘘管分支构成的复杂性肛瘘(图 16-35)。

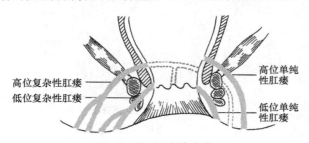

图 16-35　肛瘘的分类

2. 临床表现　主要表现是肛瘘的外口经常流脓、肛周潮湿、瘙痒。有时外口暂时闭合,管内脓液积聚,引起局部疼痛和肿胀,伴有发热等全身症状。当脓液再次穿破排出后,症状可减轻或消失。如此反复发作蔓延扩散,由单纯性变为复杂性。局部检查可见肛周皮肤有突起或稍凹陷的外口,直肠指检在齿状线附近或其上方可触及索条状瘘管,挤压时外口可有脓液流出。若从外口插入探针,沿管道探入,经内口可进入肠腔。

3. 治疗要点　肛瘘须手术切开或切除瘘管治疗。手术应避免损伤肛门括约肌,以防大便失禁。常用的手术方式有:①瘘管切开术或瘘管切除术,适用于低位肛瘘。②挂线治疗,使用于高位单纯性肛瘘。复杂性肛瘘需分期手术切除瘘管。

二、护　　理

(一) 护理评估

1. 术前评估

(1) 健康史:询问患者的性别、年龄、职业及饮食习惯,便于找出影响直肠肛管疾病的发生和发展因素,如是否为会计师、售货员等职业人员,是否妊娠,是否喜食辛辣刺激的食物,有无慢性咳嗽、习惯性便秘等导致腹内压增高的因素存在。

（2）临床表现：患者有无便秘、疼痛、便血，肛门部有无分泌物或肿物脱出。配合直肠指检等了解患者的身体状况。

（3）心理状况：直肠肛管疾病是否影响生活与工作；疼痛和便秘等是否造成患者的紧张不安和焦虑；患者对本病的预防知识的了解程度。

2. 术后评估

（1）手术情况：手术和麻醉方法。

（2）伤口情况：局部切口有无红、肿、压痛等感染征象，有无便秘等。

（二）护理诊断

1. 疼痛　与便秘、手术创伤、直肠肛管周围组织损伤或感染有关。

2. 便秘　与肛裂或术后患者惧怕排便时疼痛等有关。

3. 尿潴留　与排尿反射抑制、切口疼痛刺激，引起膀胱逼尿肌松弛和括约肌痉挛等有关。

4. 知识缺乏　缺乏直肠肛管疾病的防治知识。

（三）护理措施

1. 非手术治疗患者的护理

（1）饮食：鼓励患者多饮水，多吃蔬菜、水果及富含维生素的饮食，以利于通便。避免饮酒，少食辛辣刺激性食物。

（2）保持大便通畅：养成每日定时排便的习惯，并避免排便时间过长。习惯性便秘患者，通过增加粗纤维食物，每日服用蜂蜜，多能自行缓解。对症状顽固者，可服用液状石蜡等润肠通便药，亦可使用开塞露 20ml，或肥皂水 500～100ml 灌肠通便。

（3）坚持保健运动：对长期站立或坐位工作的人，提倡做保健运动。年老体弱者更应适当活动，以促进盆腔静脉回流，增强肠蠕动和肛门括约肌的舒缩功能。

（4）肛门坐浴：坐浴是清洁肛门，改善血液循环，促进炎症吸收的有效方法，并有缓解括约肌痉挛、减轻疼痛的作用。水温 40～46℃，每日 2～3 次，每次 20～30 分钟。对直肠肛管炎症性疾病或术后患者可用 0.02% 高锰酸钾或 0.1% 苯扎溴铵坐浴。年老体弱者，坐浴结束时注意搀扶，防止体位性低血压造成晕倒。

（5）直肠肛管检查体位：直肠肛管的检查体位有四种（图 16-36）。①左侧卧位，适用于年

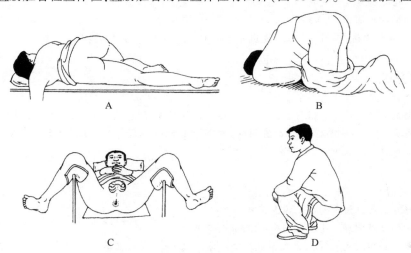

图 16-36　直肠肛管的检查体位
A. 左侧卧位；B. 膝胸位；C. 截石位；D. 蹲位

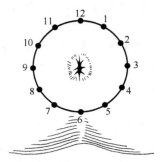

图 16-37　时钟定位法(截石位)

老体弱者;②膝胸位,适用于较短时间的检查;③截石位,常用于手术治疗;④蹲位,适用于检查内痔脱出或直肠脱垂。

(6)直肠肛管检查的记录:在发现直肠肛管内病变时,先写明何种体位,再用时钟定位法记录病变的部位。如检查时取膝胸位,则以肛门后正中点处为12点,前方为6点;截石位时定位点与此相反(图16-37)。

2.手术治疗患者的护理

(1)手术前护理:①术前1日进少渣饮食。②每晚坐浴,清洁肛门、会阴部。③手术前排空大便,必要时,手术前晚和手术日晨清洁灌肠。

(2)手术后护理:①止痛,肛管手术后因括约肌痉挛,或肛管内敷料填塞过多而加剧伤口疼痛。术后1~2日应适当给予止痛剂。检查发现肛管内敷料填塞过紧时,应予以松解。如无出血危险,可用热水坐浴、局部热敷,或涂敷消炎止痛软膏,以缓解括约肌痉挛。②饮食和排便,术后第1日进流质,第2~3日半流质饮食,以后可逐步改为普食。直肠肛管术后3日内口服阿片酊,控制排便;3日后一般术后不必限制排便,应保持大便通畅,避免大便干结影响肛门部血液循环。③处理尿潴留,术后患者因精神紧张、切口疼痛或不习惯床上排尿可引起尿潴留,经过止痛、热敷、按摩等诱导排尿处理,多能自行排尿。若经上述方法处理后,仍不能自行排尿时,应在严格无菌操作下导尿。④伤口护理,肛门部手术后,多数伤口敞开不缝合,每日均需换药。排便后伤口被粪便污染,应立即用0.02%高锰酸钾溶液坐浴,然后再更换敷料,顺序即排便—坐浴—换药。

(四)健康教育

1.多饮水,多吃蔬菜水果及适量高纤维食物,避免长期大量饮酒及辛辣刺激的食物。

2.保持大便通畅,养成每日定时排便的习惯。

3.每日坚持适量的体育活动。

4.注意个人卫生,勤洗、勤换内裤,保持每日便后清洗肛门,对预防感染有积极作用。

案例16-7分析

1.该患者的临床诊断为痔。

2.主要的护理问题　①减轻疼痛和瘙痒;②保持大便通畅,养成良好的排便习惯,减少和消除便血;③预防感染和损伤;④预防或及时发现并发症;⑤使患者能掌握预防痔的基本知识。

案例16-8分析

1.该患者的临床诊断为肛裂。

2.主要的护理措施　①保持大便通畅,养成良好的排便习惯,减少和消除便秘;②减轻疼痛,解除括约肌痉挛,中断恶性循环;③保护直肠肛管黏膜,促进创面愈合;④防止慢性肛裂的发生;⑤消除排便恐惧心理;⑥使患者能掌握预防肛裂的基本知识。

案例16-9分析

1.该患者的临床诊断为肛门周围脓肿。

2.主要的护理问题　①减轻疼痛;②防止感染扩散。

3.主要的护理措施　①急性炎症期应卧床休息;②采用局部热敷或热水坐浴,2次/日,保持肛门清洁;③应用抗生素控制感染;④脓肿切开引流术后,每日更换敷料2次,更换敷料前用0.02%高锰酸钾溶液坐浴,注意保持引流通畅;⑤对症处理:高热患者给予物理降温。

第十节　肝脏疾病患者的护理

一、肝脓肿患者的护理

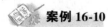 **案例 16-10**

患者,男性,55岁,高热伴恶心、纳差 2 日。患者 2 日前无明显诱因出现右上腹隐痛,发热伴恶心、纳差来院。体格检查:T 39.4℃,P 98 次/分,R 23 次/分,BP 110/70mmHg,急性病容,腹软,肝区叩击痛,肝在右肋下 3cm,质软,有触痛。实验室检查:WBC 15.6×10⁹/L,中性粒细胞 0.91,血小板 96×10⁹/L,GLU 8.9mmol/L,ALT 167U/L,AST 94U/L;B 超:肝右叶可见液性暗区。

问题: 1. 该患者的临床诊断是什么?

2. 该患者目前主要的护理问题有哪些?

3. 该患者目前主要的护理措施有哪些?

(一) 概述

肝脓肿(liver abscess)是肝受感染后因未及时或正确处理而形成脓肿。常见的有细菌性肝脓肿和阿米巴肝脓肿。在临床上都有发热、肝区疼痛和肝大,但两者在病因、病程、临床表现及治疗上均各有特点。本节主要讨论细菌性肝脓肿的外科问题。

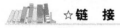 **☆ 链　接**

肝的解剖特点

肝是人体内最大的实质性脏器,重 1200~1500g。肝大部位于右上腹部、隐匿在右侧膈下和季肋深面,其左外叶横过腹中线而达左上腹,呈一不规则的楔形。右肝下缘齐右肋缘;左肝下缘可在剑突下扪到,但一般在腹中线处不超过剑突与脐连线的中点。肝血液供应丰富,25%~30% 来自肝动脉,70%~75% 来自门静脉。肝动脉压力大、血液含氧量高,供给肝所需氧量 40%~60%,门静脉主要汇集来自肠道的血液,供给肝营养。

1. 病因　全身细菌性感染,特别是腹腔内感染时,细菌侵入肝,当患者抵抗力低下、细菌数量多或毒力强、未及时和正确处理,可发生肝脓肿。 **考点:**肝脓肿的病因

(1) 感染途径

1) 胆道:胆道蛔虫症、胆管结石等并发化脓性胆管炎时,细菌沿着胆管上行,是引起细菌性肝脓肿的主要原因(21.6%~51.5%),以左外叶多见。

2) 肝动脉:体内任何部位的化脓性病变,如化脓性骨髓炎、中耳炎、痈等并发生菌血症时,细菌可经肝动脉进入肝。

3) 其他途径:门静脉、淋巴和外伤均可引起肝脓肿,但比较少见。

(2) 致病菌:多为大肠埃希菌、金黄色葡萄球菌、厌氧链球菌和类杆菌属等。

2. 病理　单个性肝脓肿脓腔有时较大;多个性肝脓肿的直径则可在数毫米至数厘米之间,数个脓肿也可融合成一个大脓肿。

(二) 护理评估

1. 健康史　了解患者有无胆道、肠道感染史及引发抵抗力下降的营养不良等情况。

2. 临床表现

(1) 寒战、高热:通常继发于某种感染性先驱疾病,起病较急,温常可高达 39~40℃,多表

现为弛张热。

（2）肝区疼痛、压痛：常常表现为持续性的肝区钝痛或胀痛，并可牵涉右肩。肝区明显压痛，右下胸及肝区叩击痛。如脓肿在肝前下缘比较表浅部位时，可伴有右上腹肌紧张和局部明显触痛。

（3）肝大：如脓肿位于肝表面，局部部位皮肤可有红肿及凹陷性水肿；脓肿位于右肝下部、右季肋部见右上腹部饱满，其可见局限性隆起，且能触及肿大的肝或波动性肿块，并有明显的触痛及腹肌紧张等；左肝脓肿则局限在剑突下。

（4）全身反应：伴有大量出汗、恶心、呕吐、食欲缺乏和全身乏力。

3. 辅助检查

（1）实验室检查：WBC $10\times10^9 \sim 20\times10^9$/L，中性粒细胞在 0.90 以上，明显核左移或中毒颗粒。肝功能轻度异常，ALT 升高，ALP 升高。

（2）影像学检查：X 线胸腹部透视，右叶脓肿可使右膈肌升高，运动受限；肝阴影增大或有局限性隆起；有时出现右侧反应性胸膜炎或胸腔积液。左叶脓肿，X 线钡餐检查有时可见胃小弯受压、推移现象。B 型超声检查：可分辨直径 2cm 的脓肿病灶，并明确其部位和大小，其阳性诊断率可达 96% 以上，为首选的检查方法。CT 检查：阳性率也在 90% 以上。

（三）治疗要点

1. 全身支持疗法　给予充分营养，纠正水和电解质紊乱，必要时多次少量输血和血浆等以增强机体抵抗能力。

2. 抗生素治疗　应使用较大剂量的抗生素。由于肝脓肿的致病菌以大肠埃希菌、金黄色葡萄球菌、厌氧性细菌为常见，在未确定病原菌之前，可首选对此类细菌有作用的抗生素，如青霉素、氨苄西林或头孢菌素类加卡那霉素、庆大霉素、妥布霉素，再加甲硝唑。

3. 引流

（1）经皮肝穿刺脓肿置管引流术：适应于单个较大的脓肿。在 B 超引导下在穿刺点做一小的皮肤切口，行引流术。置管引流后的第 2 日或数日起，即可用等渗盐水缓慢冲洗脓腔和注入抗菌药物。待治疗到冲洗出液体变清澈，B 超检查脓腔直径<2cm，即可拔管。

（2）经腹腔切开引流：适用于多数患者，但手术中应注意用纱布妥善隔离保护腹腔和周围脏器，避免脓液污染。脓腔内安置多孔橡胶管引流。

（3）经腹膜外切开引流：主要适用于肝右叶后侧脓肿，可经右侧第 12 肋骨床切口，在腹膜外用手指钝性分离至脓腔，行切开引流。

（四）主要护理诊断及合作性问题

1. 体温过高　与急性感染有关。

2. 疼痛　与脓肿有关。

3. 营养失调：低于机体需要量　与高代谢消耗有关。

4. 潜在并发症：脓毒症或感染性休克。

（五）护理措施

考点：肝脓肿患者的护理措施

1. 病情观察　加强生命体征及腹部体重的观察，注意脓肿是否破溃引起腹膜炎、膈下脓肿、胸腔内感染等严重并发症。观察患者疼痛的程度有否缓解，体温是否恢复正常。

2. 疼痛的护理　观察、记录疼痛的性质、程度、伴随症状，评估诱发因素，并告之患者；术后妥善固定引流管，防止引流管来回移动所引起的疼痛；疼痛严重时，遵医嘱给予镇痛药，并观察、记录用药后的效果;指导患者使用分散注意力等方法,如听音乐、相声等,以减轻患者对疼痛的感受性,减少止痛药物的用量。

3. 营养支持　采用高蛋白质、高热量、富含维生素和膳食纤维的食物,保证足够的液体摄入量,必要时经静脉输注血制品或提供肠内外营养支持。

4. 高热护理　环境舒适,通风良好;每日测 4~6 次体温,甚至不间断地测定体温,以免发生高热惊厥;保证液体摄入,口服大量白水,并给予 5% ~ 10% 葡萄糖溶液或 0.9% 氯化钠溶液静脉输液;物理降温或药物降温;使用有效、足量的抗生素。

5. 引流管的护理　妥善固定引流管,标识要清楚;患者取半卧位姿势,有利于呼吸和引流;每日更换引流袋,注意无菌原则;观察记录引流液的量和性状,每日用无菌生理盐水冲洗脓腔,避免逆行感染;注意保护引流管周围皮肤,及时更换潮湿的敷料,保持其干燥,必要时涂以氧化锌软膏;每日脓腔引流液少于 10ml,可以拔出引流管。

6. 心理护理　关心安慰患者,及时与患者沟通,减轻或消除焦虑情绪,使其积极配合治疗。

（六）健康教育

向患者介绍有关肝脓肿的预防和治疗知识;适当心理疏导,让患者有战胜疾病的信心;嘱患者出院后按期复诊,如有不适,及时就诊。

案例 16-10 分析

1. 该患者的临床诊断为肝脓肿。

2. 肝脓肿主要的护理问题　①体温过高;②疼痛;③潜在并发症:脓毒血症或感染性休克。

3. 护理措施　①病情观察;②营养支持,采用高蛋白质、高热量、富含维生素和膳食纤维的食物,保证足够的液体摄入量;如果患者摄入不足,可采用静脉营养。③高热护理,包括环境通风、监测体温、保证液体摄入、物理降温或药物降温、使用有效及足量的抗生素。④心理护理,关心并安慰患者,减轻或消除焦虑情绪,使其积极配合治疗。

二、原发性肝癌患者的护理

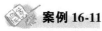

案例 16-11

患者,女性,67 岁,因右上腹痛半年余,伴头昏、纳差、乏力入院。体格检查:T 37.3℃,P 98 次/分,R 20 次/分,BP 120/70mmHg,神志清楚,消瘦,慢性病容,精神差,贫血貌,恶病质,皮肤巩膜轻度黄染,腹软,上腹部压之不适,无反跳痛,肝在右肋下 8cm,左肋下 6cm,质硬,边钝,表面有结节感,无明显触痛,脾未触及,腹水征阳性,双下肢中度水肿。实验室检查:WBC 10.6×10⁹/L,中性粒细胞 0.70,RBC、ALP 和肿瘤标志物 AFP 增高。B 超:肝有占位性病变。

问题:1. 该患者的临床诊断是什么?

2. 该患者目前主要的护理问题有哪些?

3. 该患者的术后主要护理措施有哪些?

（一）概述

原发性肝癌(primary liver cancer)是指自肝细胞或肝内胆管细胞发生的恶性肿瘤。它是我国常见的恶性肿瘤之一,高发于东南沿海地区,好发年龄为 40~50 岁,男性比女性多见,近年来其发病率有增高趋势,年死亡率占肿瘤死亡率的第 2 位。

☆ **链　接**

肝癌的解剖特点

　　原发性肝癌极易侵犯门静脉分支,癌栓经门静脉系统形成肝内播散,甚至阻塞门静脉主干引起门静脉高压的临床表现;肝外血行转移最多见于肺,其次为骨、脑等。淋巴转移至肝门淋巴结最多,其次为胰周、腹膜后、主动脉旁及锁骨上淋巴结。此外,向横膈及附近脏器直接蔓延和腹膜种植性转移也不少见。

　　1. 病因　原发性肝癌的病因尚未明确。目前认为与肝炎病毒感染、黄曲霉素污染、饮水污染等因素有关。

　　(1) 病毒性肝炎:临床注意到肝癌患者常有肝炎→肝硬化→肝癌(常称之为"三部曲")的病史。肝癌患者中乙型肝炎表面抗原(HBsAg)阳性率明显高于健康人群,肝癌患者合并肝硬化者达86.7%。研究表明,乙型肝炎表面抗原阳性者其肝癌发病的危险性10倍于乙肝标志物阴性者。

　　(2) 黄曲霉素:主要来源于霉变的玉米和花生。我国肝癌高发于温湿地带,与进食含黄曲霉素高的面食有关。

　　(3) 饮水污染:已有证据表证明肝癌与不洁饮水有关,污水中已发现有数百种致癌或促癌物质,如六氯苯、氯仿、氯乙烯和苯并芘等。

　　2. 病理及分类

　　(1) 大体类型:原发性肝癌的大体类型可分为以下三类:结节型、巨状型和弥漫型,以结节型多见,常为单个或多个大小不等结节散布于肝内,多伴有肝硬化。

　　(2) 组织学分型:按组织病理学可分为肝细胞型肝癌、胆管细胞型肝癌和混合型三类。我国最常见的是肝细胞型,约占91.5%。

　　3. 转移途径　原发性肝癌的预后远较其他癌为差,早期转移是其重要因素之一。通常先有肝内播散,然后再出现肝外转移。①直接蔓延:癌肿直接侵犯邻近组织、器官,如膈肌、胸腔等。②血运转移:多为肝内转移,原发性肝癌极易侵犯门静脉分支,癌栓经门静脉系统形成肝内播散,甚至阻塞门静脉主干;肝外血行转移依次见于肺、骨、脑等。③淋巴转移:转移至肝门淋巴结为最多,其次为胰周、腹膜后、主动脉旁和锁骨上淋巴结。④种植转移:癌细胞脱落可发生腹腔、盆腔乃至胸腔的种植转移。

考点:原发性肝癌的临床特点

　　(二) 护理评估

　　1. 健康史　了解患者年龄、性别、职业,是否居住于肝癌高发区;有无肝炎、肝硬化病史;饮食和生活习惯,有无进食含黄曲霉素的食品,有无亚硝胺类致癌药物的接触史等;家族中有无肝癌或肝肿瘤患者等。

　　2. 临床表现　肝癌早期无典型症状,一旦出现症状多为进展期肝癌。

　　(1) 肝区疼痛:是主要和首发症状,一般为持续性胀痛、钝痛或刺痛,呈逐渐加重的趋势,到晚期疼痛难忍。肝右叶顶部的肝癌可累及横膈,疼痛可牵涉右肩背部。肝癌破裂出血时,则可突然出现右上腹剧烈疼痛、腹膜刺激征和腹腔内出血等急腹症表现。疼痛的程度与肿瘤的增长迅速、肝包膜被牵拉有关。

　　(2) 全身和消化道症状:主要表现为乏力、消瘦、食欲减退、腹胀等。部分患者可伴有恶心、呕吐、发热、腹泻等症状。晚期则出现贫血、黄疸、腹水、下肢水肿、皮下出血及恶病质等。肝癌破裂出血时,突然发生急性腹膜炎及内出血表现,部分患者可发生上消化道大出血、肝性脑病等。

　　(3) 肝大:为中晚期肝癌最常见的主要体征。肝呈进行性肿大,质地坚硬,边缘不规则,表面凹凸不平,有明显的大小结节或肿块。癌肿位于肝右叶顶部者可使膈肌抬高,肝浊音界上升。在不少情况下,肝大和肝区肿块是患者自己偶然扪及而成为肝癌的首发症状。肝大显著者可充满整个右上腹或上腹部,右季肋部明显隆起。晚期患者可出现黄疸和腹水。

（4）其他:可有类癌综合征的表现,如低血糖、红细胞增多症、高胆固醇血症及高钙血症;此外,如发生肺、骨、脑等处转移,可出现相应部位的临床症状。

（5）并发症:主要有肝性脑病、上消化道出血、癌肿破裂出血和继发性感染等。

3. 辅助检查

（1）血清甲胎蛋白（AFP）测定:AFP 是原发性肝癌普查、诊断及治疗后随诊的重要方法,诊断正确率可达 90%。若 AFP≥500μg/L 且持续 4 周或 AFP≥200μg/L 且持续 8 周,并排除慢性肝炎、肝硬化、睾丸或卵巢胚胎性肿瘤及妊娠等情况,应考虑为肝细胞癌。30% 左右的原发性肝癌患者 AFP 不升高,继发性肝癌多不升高。

考点: 原发性肝癌的辅助检查

（2）影像学诊断

1）B 超:是目前肝癌定位检查中首选的方法,可显示肿瘤的大小、形态、所在部位及肝静脉或门静脉内有无癌栓,能发现直径 2.0cm 或更小的病变,其诊断正确率可达 90%,并可用作高发人群中的普查工具。它具有操作简便、无痛苦和在短期内可以重复检查等优点。

2）CT:具有较高的分辨率,对肝癌的诊断符合率达 90% 以上,可检出直径约 1.0cm 的早期肝脏占位病变,是目前肝肿瘤诊断的主要方法。应用动态增强扫描,可提高分辨率,有助于鉴别血管瘤。CT 能明确显示肿瘤的位置、数目、大小及与周围脏器和重要血管的关系,对判断能否手术切除很有价值。

3）磁共振成像（MRI）:诊断价值与 CT 相仿。对良性、恶性肝内占位性病变,特别是肝血管瘤的鉴别优于 CT,且无需增强即可显示肝静脉和门静脉的分支。

（3）肝穿活组织检查:多在 B 超引导下行细针穿刺活检,具有确诊的意义,但有引起出血、肿瘤破裂和转移的危险。

其他诊断方法尚有选择性腹腔动脉或肝动脉造影、放射性核素肝扫描等检查。对经过各种检查仍不能确定诊断,但又高度怀疑或定性诊断为肝癌的患者,必要时应做剖腹探查。

（三）治疗要点

1. 早期诊断,早期治疗　根据不同病情进行综合治疗,是提高疗效的关键。

考点: 原发性肝癌的治疗要点

2. 早期手术切除　是最有效的治疗方法。手术疗法主要是根据患者全身情况、肝硬化程度、肝功能代偿情况、肿瘤大小和部位等分别选用局部的肝部分切除、肝段切除、肝叶切除。有条件的可考虑全肝切除后的肝移植手术。

3. 其他疗法　对不能切除的肝癌,应根据具体情况,采用肝动脉结扎、肝动脉栓塞、肝动脉灌注化疗、B 超引导下经皮肝穿刺肿瘤注射无水乙醇、液氮冷冻、激光气化、微波热凝等方法单独或联合应用都有一定疗效。

4. 非手术治疗　包括化学药物治疗、放射治疗、免疫治疗和中药治疗等。

（四）主要护理诊断及合作性问题

1. 预感性悲哀　与担心疾病的预后和生存期限有关。

2. 疼痛　与癌肿进行性肿大,导致肝包膜张力增加或手术、放疗、化疗后的不适有关。

3. 体液不足　与肝功能障碍、腹腔积液的形成有关。

4. 营养失调:低于机体需要量　与厌食、化学药物治疗的胃肠道不良反应及肿瘤有关。

5. 潜在并发症:出血、肝性脑病、胆汁瘘、膈下积液或脓肿等。

（五）护理措施

考点：原发
性肝癌的主
要护理措施

1. 手术前护理

（1）心理护理：加强心理支持，减轻悲哀，了解患者的饮食、睡眠、精神状态，观察其言行举止，分析评估患者的焦虑程度，为患者创造一个安静的环境，教会一些消除焦虑的方法。详细进行手术前指导，介绍成功病例，消除紧张心理，与家属讨论并计划照顾患者的措施，允许家属参与患者的照顾工作，医护人员与家属一起帮助患者树立战胜疾病的信心，使其接受和配合治疗。

（2）病情观察：严密观察术前护理过程中有可能发生的多种并发症，如肝癌破裂、上消化道出血、肝性脑病等，如有异常，及时上报。

（3）疼痛护理：遵医嘱按三级止痛原则给予镇痛药物，用药期间应观察疗效和不良反应，如解热镇痛药能引起胃肠道不适，吗啡类镇痛药可引起呼吸抑制、尿潴留、便秘等，一旦发现上述情况，及时协助处理。

（4）改善营养状况：指导患者进食富含蛋白质、高热量、高维生素饮食，选择患者喜欢的食物，少量多餐，还可按医嘱给予清蛋白、血浆及全血，纠正营养不良、贫血、低蛋白血症及凝血功能障碍。

（5）保护肝功能及预防肝性脑病：①宜给低脂、高糖、高维生素饮食，一般应限制蛋白质饮食摄入量，但肝功能尚好者可给予富含蛋白质饮食。营养不良、低蛋白血症者静脉输给支链氨基酸、人体清蛋白或血浆等。②适当使用肌苷、辅酶 A、葡萄糖醛酸内酯（肝泰乐）等保肝药物，补充 B 族维生素、维生素 E，避免使用巴比妥类、盐酸氯丙嗪、红霉素等有损肝的药物。③在出血性休克及合并较重感染的情况下应及时吸氧。④及时清除肠道内的积血，应用肠道杀菌剂，减少氨的产生；口服硫酸镁导泻或酸性溶液灌肠，禁忌碱性溶液灌肠，减少氨的吸收。

（6）其他：手术前一般放置胃肠减压管，配血并备足血液。凝血功能差者，尚需准备纤维蛋白原及新鲜冷冻血浆。

2. 手术后护理

（1）严密观察病情变化：①出血，肝癌手术后，常因凝血机制障碍或肝切除后肝断面血管出血导致腹腔内出血，严重者发生失血性休克，甚至死亡。应随时监测血压、脉搏、呼吸、体温等生命体征，保持腹腔引流通畅，严密观察腹腔引流的量和性质。②肝性脑病，手术后密切观察患者神志状况，如有无烦躁不安、表情淡漠、嗜睡、扑翼样震颤等肝性脑病前驱症状。③胆瘘，观察腹腔引流管有无胆汁漏出及腹痛、腹胀和腹膜刺激征，以判断有无胆瘘发生。④引流管，肝癌多伴有肝硬化，手术后因诱发门静脉高压而发生食管曲张静脉破裂大出血或应激性溃疡的形成亦可出现上消化道大出血，应注意胃管内的引流情况。⑤手术后应注意观察血电解质和酸碱平衡指标的测定。患者如有异常应及时通知医师并协助处理。

（2）疼痛护理：帮助患者采取舒适的卧位缓解疼痛，病情允许时，可取半卧位，以降低切口张力，手术后切口张力高者用腹带加压包扎，咳嗽或呕吐时，指导并帮助患者保护伤口以减轻疼痛。遵医嘱给予止痛剂。

（3）保护肝功能、预防肝性脑病：方法同手术前护理。

（4）记录液体出入量：应准确记录各次饮食、饮水量及静脉补入量，记录大小便排泄量及呕吐、引流物量。

（5）加强营养、维持体液平衡：手术后继续给予清蛋白、新鲜冷冻血浆，提高机体血浆胶体渗透压，减少腹水发生。给予静脉营养支持，保证热量供给，氨基酸以支链氨基酸为主。正确输液以维持水、电解质和酸碱平衡。

（6）预防感染：手术后常规给予有效抗生素预防感染。

（7）引流管护理:肝手术后可能放置多种引流,应保持各种引流管通畅,妥善固定,详细观察并记录引流量和内容物的性状及变化情况。注意无菌操作,每日更换引流接管和引流袋。一般情况下,肝切除术后 4~5 日清蛋白降至最低,腹水量达到高峰,故腹腔引流管不宜过早拔除。

（六）健康教育

1. 向患者讲解肝癌的可能病因、症状、体征,引起人们的高度重视,注意防治肝炎,不吃霉变食物。

2. 对乙型肝炎后肝硬化者和高发区的人群应定期体格检查,可行 B 型超声、AFP 普查,以早发现,早诊断肝癌。

3. 指导患者摄取适宜的饮食,多吃富含蛋白质的食物和新鲜水果蔬菜,增强身体对手术耐受力,提高手术后康复水平。

4. 指导手术后患者注意休息,并应适当活动。

5. 嘱患者坚持手术后综合治疗,定期复诊,动态观察 AFP、B 超或 CT 结果,注意有无肝癌的复发和转移。

> **案例 16-11 分析**
>
> 1. 该患者的临床诊断为肝癌。
>
> 2. 肝癌主要的护理问题　①疼痛;②恐惧;③体液不足;④营养失调;⑤有感染的危险;⑥潜在并发症:出血、肝性脑病等。
>
> 3. 肝癌切除术后的护理措施　①定时测定生命体征;②密切观察腹腔引流情况;③营养支持;④防治肝断面出血;⑤防治感染;⑥保护肝功能,预防肝性脑病。

第十一节　胆道疾病患者的护理

一、解剖生理概要

胆道系统分为肝内和肝外两大系统,包括肝内胆管、肝外胆管、胆囊及 Oddi 括约肌。胆道系统起于肝内毛细胆管,以胆总管开口于十二指肠乳头(图 16-38)。

1. 肝内胆管　起自肝内毛细血管,逐级汇合成小叶间胆管、肝段、肝叶胆管和肝内左右肝管。其行径与肝内动脉、门静脉分支基本一致,三者同由一结缔组织鞘(Glisson 鞘)包裹。

2. 肝外胆管　由肝外左、右肝管及肝总管、胆囊、胆总管等组成。肝外左、右肝管,于肝门下方汇合形成肝总管。肝总管长约 3.0cm,直径 0.4~0.6cm,沿肝十二指肠韧带右前下行与胆囊管汇合形成胆总管。胆总管长 7.0~9.0cm,直径 0.6~0.8cm。80%~90%的人胆总管与主胰管在十二指肠壁内汇合形成共同通道,并膨大形成胆胰壶腹,又称乏特(Vater)壶腹,周围有 Oddi 括约肌包绕,开口于十二指肠乳头。

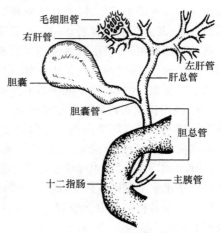

图 16-38　肝内外胆道系统

3. 胆囊和胆囊管　胆囊为一外观呈梨形的囊性器官,位于肝脏面的胆囊窝内,长 5.0~8.0cm,宽 3.0~5.0cm,容积为 40~60ml。胆囊分底、体、颈三部分。底部圆钝;为盲端;体部向前上弯曲变窄形成胆囊颈,颈上部呈囊性膨大,称为 Hartmann 袋,常是胆囊结石滞留的部位。

胆道系统具有分泌、储存、浓缩和输送胆汁的功能,对胆汁排入十二指肠有重要的调节作用。

二、胆道疾病的特殊检查和护理

随着现代影像学技术的发展,胆道疾病的诊断有了明显的改善,以下是目前临床常用的特殊检查,护理人员须做好检查前后的配合与护理。

(一) B 超

B 超为胆道疾病检查的首选方法,是一种安全、快速、经济而又简单准确的检查方法。超声诊断胆囊结石、胆囊息肉样病变、急性或慢性胆囊炎及胆囊癌变等病变,诊断正确率可达90%以上。超声探查肝内胆管、肝外胆管有无扩张,可判定胆道梗阻部位及原因,诊断准确率也高。术中 B 超可进一步提高肝胆疾病的诊断率。由于进饮食后胆囊排空及肠内积气,影响观察,故检查前应禁食12小时,禁水4小时。检查中多取仰卧位;左侧卧位有利于显示胆囊颈及肝外胆管;坐位或站位可用于胆囊位置较高者。

(二) X 线胆道造影检查

1. 手术中胆管造影和手术后经 T 管胆管造影 胆道手术(包括腹腔镜手术)中,经胆囊管置管或胆总管穿刺注入造影剂直接造影,可清楚地显示肝内外胆管,了解胆管内病变以便决定是否需探查胆道。术后2周后胆道 T 管拔管前应常规行胆道造影,可经 T 管注入造影剂造影,以判定有无残余结石或胆管狭窄。腹腔镜胆囊切除术中行胆管造影,可观察有无术中胆管损伤。心功能不全、凝血功能不良、急性胆道感染及碘造影剂过敏者禁忌。造影后应观察有无过敏反应、出血、感染及引流异常的发生,如有异常,及时报告医师,采取有效措施。

2. 经皮肝穿刺胆道造影(PTC) 是在 X 线电视或 B 超引导下,利用特制穿刺针经皮下穿入肝内胆管,再将造影剂直接注入胆道而使肝内外胆管迅速显影的一种顺行性胆道直接造影方法。PTC 可清楚地显示肝内外胆管的情况,包括病变部位、范围、程度和性质等,有助于胆道疾病,特别是阻塞性黄疸的诊断和鉴别诊断。本法操作简单,成功率高,有胆管扩张者更易成功。但本法为有创检查,有可能会出现胆瘘、出血、急性胆管炎等并发症,术前应检查凝血功能,注射维生素 K 2~3 日,必要时应用抗生素。常规行碘过敏试验,并做好造影后即刻剖腹探查的各种准备工作,以备及时处理胆汁性腹膜炎、出血等紧急并发症。急性胰腺炎、碘造影剂过敏、凝血功能不良者禁忌。术后应卧床休息4~6小时,定时测血压、脉搏,注意有无内出血及胆瘘发生,置管引流者应做好引流管的相关护理。经皮肝穿刺置管引流(PTCD)是在PTC 的基础上,借助导丝向扩张的肝内胆管置入导管以行胆道减压,既可达到诊断的目的,又可术前减轻胆汁淤积,对不能手术的梗阻性黄疸患者还可作为治疗措施。

3. 经内镜逆行性胰胆管造影(ERCP) 是在纤维十二指肠镜直视下通过十二指肠乳头将导管插入胆管或胰管内进行造影的方法。它可观察十二指肠有无占位性病变,显示胆道梗阻的部位和原因,并可进行活检,也可经内镜括约肌切开,或向胆道内插入导管以便引流胆汁,即作为术前减轻黄疸或非手术治疗恶性肿瘤所致梗阻性黄疸的手段。ERCP 的成功率受操作者技术水平等因素影响较大。少数患者检查后可诱发胆管炎和胰腺炎,术后3小时内及次日早晨应各检测血清淀粉酶1次,注意观察有无发热、腹痛、腹膜刺激征等征象,发现异常及时处理。

4. 电子计算机 X 线断层扫描(CT) 能清楚显示胆道系统不同水平、不同层面的图像,如肝内胆管扩张、胆囊结石及其他病变、胆管梗阻部位和原因等,均可使用 CT 协助诊断。该项检查是无损伤性诊断方法,简便、安全、准确。CT 检查前2日应进食少渣和产气少的食物,检查前4小时禁食。

（三）胆道镜检查

协助诊断和治疗胆道结石,了解胆道有无狭窄、畸形、肿瘤和蛔虫等。胆道手术中由胆总管的切口插入胆道镜,可以检查胆总管下端的病变,还可以向上导入肝内,检查二级、三级胆管的病变,如发现结石可通过胆道镜用网套、冲洗等方法取出细小胆管内的结石。手术 6 周后可经 T 管瘘道途径置入胆道镜,在胆管内进行检查、取石、取虫、冲洗、灌药、气囊扩张狭窄等。检查后应观察患者有无发热、恶心、呕吐、腹泻和胆道出血;注意有无腹膜炎的症状和体征,发现异常,及时处理。

（四）磁共振成像或磁共振胆胰管成像

磁共振(MRI)具有良好的软组织对比,以及多层面多角度成像的能力,对于胆系的显示优于CT,尤其是磁共振胰胆管成像(MRCP),可显示整个胆道系统的影像,在诊断先天性胆管囊性扩张症及梗阻性黄疸等方面具有特别重要的价值。MRI 检查前嘱患者取下义齿及首饰等一切金属物品,手机、磁卡亦不能带入检查室。此外,应告诉患者检查过程中有噪声,让患者做好心理准备。

三、胆 石 症

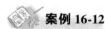 **案例 16-12**

患者,女性,58 岁,患者因进食油腻食物后,诱发右上腹部持续性剧烈疼痛,寒战、高热、伴黄疸、恶心、呕吐入院。体格检查:T 38.8℃,P 88 次/分,R 24 次/分,BP 120/80mmHg。B 超:胆囊 7cm×2.7cm,囊内可见多个小强回声光团,后方有声影,最大直径 0.5cm;胆总管下段可见 5mm×4mm 强光团,上段明显扩张;肝、脾、胰腺及双肾大小形态正常。

问题:1. 该患者的临床诊断是什么?

  2. 该患者目前主要的护理问题有哪些?

  3. 该患者采取哪些护理措施?

（一）概述

胆石症(cholelithiasis)包括发生在胆囊的结石和胆管的结石,是临床的常见病和多发病,随着年龄的增长发病率逐年上升,女性比男性高 1 倍左右。

1. 胆石的分类

（1）按胆石成分分类:可分为胆固醇结石、胆色素结石和混合性结石三种。胆固醇结石

考点:胆石症的病因与分类

以胆固醇为主要成分,由于饮食、代谢等因素,胆汁中胆固醇呈过饱和状态,因而发生沉淀和结晶;胆囊收缩功能紊乱,胆囊内胆汁淤滞也是重要病因。胆色素结石以胆红素为主,其成因与胆道寄生虫、胆道感染、胆管变异、胆汁淤滞等因素有关。混合性结石由胆红素、胆固醇、钙盐等多种成分混合而成。

（2）按解剖部位分类(图 16-39):可分为胆囊结石、肝外胆管结石和肝内胆管结石。胆囊结石患者约占全部胆石患者的50%,多为胆固醇结石或以胆固醇为主的混合性结石。肝外胆管结石占全

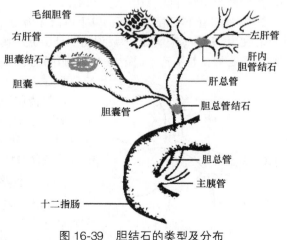

图 16-39 胆结石的类型及分布

部胆石症的 20%～30%,其中多数在胆总管的下端,大多数是胆色素结石或以胆色素为主的混合性结石,小部分是从胆囊排至胆总管内的胆固醇结石。肝内胆管结石占全部胆石症的 20%～30%,多为胆色素结石或以胆色素为主的混合性结石。

2. 胆结石的成因　胆固醇结石形成基本因素是胆汁成分和理化性质发生了改变,导致胆汁中胆固醇呈过饱和状态,易于析出结晶,沉淀为胆固醇结石。此外,还可能与胆汁中存在促成核因子、大量黏液糖蛋白、胆囊收缩功能减低及胆囊内胆汁淤滞等有关。胆色素结石多与胆道感染、胆汁淤滞、胆管变异、胆道蛔虫等因素有关,其中以蛔虫残骸或肝吸虫为核心的胆石较多见。肝外胆管结石可源发于胆道,也可由胆囊结石排入胆总管,胆道蛔虫残骸亦可形成肝外胆管结石。

考点:胆石
症患者的临
床表现

（二）护理评估

1. 健康史　着重了解患者的年龄、性别、饮食习惯、营养状况等,同时注意询问有无胆道蛔虫、肝吸虫等病史。

2. 临床表现

（1）胆囊结石:约 30% 的胆囊结石患者可终身无临床症状,而是在其他检查、手术或尸体解剖时被偶然发现,称为静止性胆囊结石。单纯性胆囊结石、无梗阻和感染时,常无临床症状或仅有轻微的消化道症状。当结石嵌顿时,则可有明显的急性胆囊炎的症状和体征。

（2）肝外胆管结石:取决于有无感染及梗阻,一般可无症状。但当结石阻塞胆管并继发感染时,其典型的临床表现为夏柯(Charcot)三联征,即腹痛、寒战高热和黄疸。

（3）肝内胆管结石:肝内胆管结石因存在于肝内的部位不同,其临床表现各异。一般患者的临床表现不如肝外胆管结石典型和严重,易误诊为慢性肝病。

3. 心理状况　了解患者及其家属对本病的认知、家庭经济状况、心理承受程度及对治疗的期望等。

4. 辅助检查　B 超是胆囊结石首选的辅助诊断方法,诊断正确率可达 96% 以上。B 超发现胆囊内有结石光团和声影,并随体位改变而移动,还可以提示结石存在的部位,有无胆管扩张,有无肝萎缩。必要时行 CT、MRI、PTC、ERCP 等检查,了解梗阻的部位、程度、结石的大小和数量等。

（三）治疗要点

1. 胆囊结石治疗　胆囊切除是治疗胆囊结石的首选方法。对无症状的胆囊结石,一般认为不需立即行胆囊切除,只需观察和随诊。

2. 肝外胆管结石治疗　现仍以手术治疗为主。原则是:术中尽可能取尽结石,解除胆道狭窄和梗阻,去除感染病灶,术后保持胆汁引流通畅,预防胆石再发。常用的手术方法有胆总管切开取石加 T 管引流术(图 16-40)、胆肠吻合术及 Oddi 括约肌成形术或经内镜下括约肌切开取石术等。

3. 肝内胆管结石治疗　宜采用手术为主的综合治疗。手术常用的方法有高位胆管切开及取石、胆肠内引流手术等;其他方法有溶石疗法、输液、抗生素、中药和补充营养等中西医结合治疗。

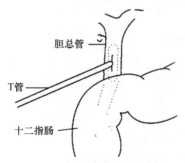

胆总管

T管

十二指肠

图 16-40　T 管引流术

（四）主要护理诊断及合作性问题

1. 焦虑　与胆道疾病反复发作、复杂的检查和担心治疗效果有关。

2. 疼痛　与胆结石梗阻和急性炎症有关。

3. 体液不足 与 T 管引流及并发急性梗阻性化脓性胆管炎、休克有关。

4. 营养失调:低于机体需要量 与食欲减退、高热、呕吐和感染中毒有关。

5. 有 T 管引流异常的危险 与 T 管的脱出、扭曲、阻塞、逆行感染等因素有关。

6. 潜在并发症:休克、出血、胆瘘、结石残留、腹腔感染等。

（五）护理措施

考点:胆石症患者的主要护理措施

1. 非手术治疗患者的护理

（1）心理护理:起病急骤及剧烈的疼痛刺激常使患者产生焦虑,护理人员应稳定患者情绪,认真倾听患者的主诉,鼓励患者主动诉说自己的感受,适当解释病情,降低或消除压力。

（2）病情观察:观察腹痛的部位、性质、有无诱因及持续时间;注意黄疸及腹膜刺激征的变化,观察有无胰腺炎、腹膜炎、急性重症胆管炎的发生;注意生命体征及神志变化,如果血压下降,神志改变,说明病情危重,可能有休克发生;及时了解实验室检查结果。

（3）饮食护理:胆道疾病患者对脂肪消化吸收功能降低,而且常有肝功能损害,故应给低脂、高糖、高维生素、易消化饮食,肝功能较好者可给富含蛋白质饮食。对病情较重的急性腹痛或伴恶心、呕吐,特别是怀疑急性梗阻性化脓性胆管炎者,应暂禁食,注意静脉补液,防止水、电解质紊乱及酸碱平衡失调。

（4）体位:注意卧床休息,有腹膜炎者宜取半卧位。

（5）对症护理:黄疸患者皮肤瘙痒时可外用炉甘石洗剂止痒,温水擦浴;高热患者选用物理和(或)药物降温;疼痛剧烈的患者,在诊断明确后可遵医嘱通过口服、注射等方式给予消炎利胆、解痉或止痛药,减轻腹痛,常用哌替啶 50mg、阿托品 0.5mg 肌内注射,但勿使用吗啡,以免引起 Oddi 括约肌痉挛,使胆道梗阻加重;有腹膜炎者,执行腹膜炎有关非手术疗法护理;重症胆管炎者应加强休克有关护理。

（6）控制感染:按医嘱合理使用抗生素。

（7）中医中药:及时正确使用溶石、排石、疏肝利胆等中药制剂。

（8）进行胆道特殊检查时,应做好检查前准备及检查后护理。

2. 手术后护理

（1）执行腹部外科手术后一般护理。

（2）病情观察:注意神志、生命体征、尿量及黄疸的变化。若黄疸逐渐减退,说明病情正趋好转;若黄疸不减或逐日加重,或突然出现黄疸,应及时与医师联系。观察腹部症状、体征变化。记录腹腔引流的性状和量,以判断有无胆汁渗漏及出血的发生。观察伤口情况。

（3）饮食及输液:术后 1~2 日胃肠道功能恢复后进流食,后逐渐改为半流质饮食,术后 5~7 日后可给予低脂普食;适当静脉输液,维持水、电解质及酸碱平衡。医嘱术后继续使用抗生素及采取保肝措施。

（4）体位与活动:病情平稳后可取半卧位,有利于改善呼吸和减轻疼痛,使腹腔炎症局限;无禁忌证者应鼓励患者早期活动,促进肠蠕动的恢复,防止肠粘连。

（5）T 管引流的护理

考点:T 管引流的护理

1）妥善固定:T 管由皮肤戳口穿出后用缝线和胶布固定于腹壁,回病房后应将无菌袋固定于床缘。避免将管道固定在床上,以防因翻身、搬动、起床活动时牵拉而脱落。

2）保持通畅:随时检查 T 管是否通畅,避免受压,折叠,扭曲,应定期向远端挤捏。术后 5~7 日禁止加压冲洗引流管,此时引流管与周围组织及腹壁间尚未形成粘连,有可能导致脓液或胆汁随冲洗液流入腹腔,引发腹腔或膈下感染。如有阻塞,且允许冲洗时,可以少量无菌盐水缓缓冲洗,切勿加压。

3）防止感染:引流袋固定不得高于引流口水平,防止胆汁逆流;定期更换引流袋,每周更换引流袋1~2次;在进行引流管伤口换药及定期更换引流瓶时,严格无菌操作。

4)观察胆汁情况:观察胆汁颜色、质量,有无鲜血或结石、蛔虫及沉淀物,必要时送检查和细菌培养。正常胆汁呈深绿色或棕黄色,较清晰无沉淀物。颜色过淡或过于稀薄(表示肝功能不全)、浑浊(感染)或有泥沙样沉淀(结石)均不正常。胆汁引流量一般每日300~700ml,量少可能因T管阻塞或肝功能衰减所致,量多可能是胆总管下端不够通畅。

5)观察患者全身状况:如患者体温下降,大便颜色加深,黄疸消退,说明胆道炎症消退,部分胆汁已进入肠道。否则表示胆管下端尚不通畅,如有发热或腹痛,考虑胆汁渗漏致胆汁性腹膜炎的可能时,及时与医师联系。

6)T管造影:拔除T管前,一般应行造影检查,以了解胆管内情况。将造影剂注入T管,如显示胆道畅通无残余结石,继续放开T管引流胆汁1日;若有残余结石则暂不能拔除,嘱患者带管出院,休养多日后以胆道镜取石。

7)拔管:一般T管放置2周左右,如无特殊情况即可考虑拔管。拔管前必须先试行夹管1~2日,夹管时注意患者腹痛、发热、黄疸是否又出现。若有以上现象,表示胆总管下端仍有阻塞,暂时不能拔管,应开放夹管处,继续引流。若观察无异常,可拔管。拔管后引流口有少量胆汁溢出,为暂时现象,可用无菌纱布敷盖,数日后即愈合。

(六)健康教育

1. 合理安排作息时间,劳逸结合,避免过度劳累及精神高度紧张。

2. 宜低脂饮食,忌油腻食物,少量多餐,避免过饱。

3. 告诫患者结石复发率高,出现腹痛、发热、黄疸时应及早来院治疗。

4. 进行T管留置者的家庭护理指导。应避免举重物或过度活动,防止T管脱出。尽量穿宽松柔软的衣服,避免盆浴。淋浴时可用塑料薄膜覆盖置管处,敷料一旦湿透应更换。保持置管皮肤及伤口清洁干燥。指导患者及家属每日同一时间倾倒引流液,观察记录引流液量及性状。若有异常或T管脱出或突然无液体流出时,应及时就医。

5. 对于肝内胆管结石、手术后残留结石或反复手术治疗的患者,医护人员要为患者提供心理支持,鼓励患者树立信心,只要注意饮食、劳逸结合、情绪稳定,可以恢复正常生活和工作。

> **案例 16-12 分析**
>
> 1. 该患者的临床诊断为胆结石。
>
> 2. 胆结石主要的护理问题　①疼痛;②体温过高;③体液不足;④营养失调;⑤潜在并发症:休克、腹腔感染等。
>
> 3. 胆结石护理措施　①疼痛的护理,主要是减轻疼痛,让患者能识别并避免疼痛诱发因素,并能运用减轻疼痛的方法自我调节。②稳定患者情绪,使之配合治疗和护理。③维持体内水、电解质及酸碱平衡,预防休克。④给予适当的营养。⑤尽快控制感染。⑥保持皮肤清洁,减轻瘙痒,减少皮肤刺激。⑦预防和及时发现并发症。

四、胆 道 感 染

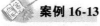 **案例 16-13**

患者,男性,47岁,前日进食油腻食物后出现右上腹持续性疼痛,并向右肩背部放射,伴恶心、呕吐、畏寒、发热入院。体格检查:T 40.2℃,P 116次/分,R 30次/分,BP 80/50mmHg,神志模糊,皮肤巩膜轻度黄染。右上腹肋缘下有明显压痛、反跳痛和肌紧张。血常规:WBC $12.7×10^9$/L,N 0.92。B超:胆总管及肝内外胆管均有不同程度的扩张,在胆总管下段内可见5mm×4mm的强光团,后方伴有明显的声

影,胆管壁有不同程度的水肿。

问题:1. 该患者的临床诊断是什么?

2. 该患者目前主要的护理问题有哪些?

3. 该患者手术后需 T 管引流,请写出拔管指征及注意事项。

(一) 概述

胆道感染是指胆囊壁和(或)胆管壁受到细菌侵袭而发生的炎症反应,胆汁中有细菌生长。

1. 病因　感染常见细菌为革兰阴性杆菌,如大肠杆菌、克雷伯菌等;革兰阳性为肠球菌,25%～30%合并厌氧菌感染。胆石症在静止期可无明显症状及体征,或仅有上腹部不适、隐痛、厌油腻饮食等症状;当胆道某一部位发生胆石移动、梗阻或细菌感染时,可出现中右上腹绞痛、发热、黄疸等症状,右上腹可出现压痛、反跳痛或扪及肿大胆囊的底部。重症感染可并发胆囊坏疽穿孔、胆道出血、肝脓肿、中毒性休克等。

（1）胆道梗阻:造成梗阻的常见原因有结石、蛔虫、狭窄及肿瘤等,以结石最为多见。

（2）细菌感染:细菌多来源于肠道,可经胆道逆行、直接蔓延或经血循环和淋巴途径入侵。

（3）创伤、化学性刺激:如手术、严重创伤、胰液反流等。

2. 分类与病理

（1）急性胆囊炎:病理类型分三型。①急性单纯性胆囊炎:炎症初期,病变局限于黏膜层,仅有充血、水肿和渗出;②急性化化脓性胆囊炎:病变扩展到胆囊全层,白细胞弥散性浸润,黏膜有散在的坏死和溃疡,胆汁呈脓性,浆膜面有脓性渗出物;③急性坏疽性胆囊炎:病变进一步加重,胆囊内压力持续增高,压迫囊壁致血运障碍,引起组织坏疽、穿孔和胆汁性腹膜炎。

（2）慢性胆囊炎:急性胆囊炎反复多次发作或长期存在的胆囊结石,可使胆囊壁纤维化、结缔组织增生,胆囊萎缩,囊壁增厚,形成慢性胆囊炎。若结石嵌顿,造成胆囊颈梗阻,可引起慢性胆囊炎急性发作。

（3）急性胆管炎:胆管结石造成胆管梗阻和狭窄,使胆汁排出不畅,胆汁淤滞,继发感染。胆管组织充血、水肿、渗出,发生急性胆管炎。

（4）急性梗阻性化脓性胆管炎(AOSC)或急性重症胆管炎(ACST):随着胆管梗阻加重,甚至完全梗阻,腔内压力不断升高,胆管壁糜烂、坏死,胆管内充满脓性胆汁,称为 AOSC 或 ACST。当胆管内压力超过 2.94kPa(30cmH$_2$O)时,胆管内脓性胆汁及细菌逆流进入肝窦,大量细菌和毒素进入体循环引起全身脓毒症或感染性休克,严重者可导致 MODS。

(二) 护理评估

1. 健康史　评估时着重了解患者有无胆道结石、梗阻、创伤及手术病史,同时应注意询问年龄、性别、饮食习惯、营养状况等。

2. 临床表现

（1）急性胆囊炎:患者约95%有胆囊结石,主要表现是:①胆绞痛,常发生于饱餐、进油腻食物后,疼痛位于上腹部或右上腹部,呈阵发性,可向右肩胛部和背部放射;②恶心、呕吐;③发热或中毒症状;④Murphy 征阳性,即用左手拇指压于右上腹肋缘下胆囊区,嘱患者深呼吸,如出现突然吸气暂停,称为 Murphy 征阳性;⑤有时可触及肿大的胆囊;⑥并发症,急性化脓性和坏疽性胆囊炎可致局限性或弥漫性腹膜炎、急性胆管炎和急性胰腺炎等。

考点:引起胆道感染的主要病因

考点:急性胆囊炎、胆管炎、急性梗阻性化脓性胆管炎的临床特点

（2）慢性胆囊炎：症状不典型，多数患者可有胆绞痛病史，有厌油、腹痛、嗳气等消化不良的症状，也可有上腹隐痛，一般不发热。体检右上腹可有轻压痛或不适，易误诊为"胃病"。

（3）急性胆管炎：典型的临床表现为查科三联征（Charcottriad），即腹痛、寒战高热和黄疸。

（4）急性梗阻性化脓性胆管炎：大多数患者有反复发作的胆道病史，部分患者有胆道手术史。发病急骤，病情进展快，除具有一般胆管炎的 Charcot 三联征外，还可出现感染性休克、神志改变，即 Reynolds 五联征。

患者常表现为突发的剑突下或右上腹持续性剧痛，可持续性加重，并向右肩胛下及腰背部放射，继而出现畏寒、发热，严重时明显寒战，体温持续升高达 39～40℃ 或更高，呈弛张热。多数患者伴胃肠道症状，如恶心、呕吐等。绝大多数患者可出现较明显黄疸。剑突下及右上腹有不同程度和不同范围的腹膜刺激征，可有肝大和肝区叩痛，有时可扪及肿大的胆囊。同时患者可有感染性休克表现，如呼吸急促、出冷汗，脉搏快而弱，可达 120 次/分以上，血压降低，出现皮下瘀斑或全身发绀。神志改变主要表现为神情淡漠、嗜睡，甚至昏迷。如未予及时有效的治疗，病情继续恶化，将发生急性呼吸衰竭和急性肾衰竭等，严重者可在短期内死亡。

3. 心理状况 胆道疾病与患者的生活方式、饮食习惯等关系密切，干预其生活习惯或行为可能使患者有不适应感；症状的反复、并发症的出现或被告知手术时，患者易产生精神紧张、焦虑或不安全感。胆道结石等多次手术治疗仍不能痊愈，经济负担加重，可使患者对治疗信心不足或沮丧，甚至表现出不合作的态度。

4. 辅助检查

（1）实验室检查：急性感染时，血白细胞计数升高，甚至可超过 $20×10^9/L$，中性粒细胞比例明显升高，可出现中毒颗粒；肝功能检查见血清转氨酶、谷氨酰转肽酶和胆红素升高；凝血酶原时间延长；寒战、高热时血培养阳性。

（2）影像学检查：首选 B 超，如发现胆囊增大或胆囊壁增厚时，提示胆囊积液或有急性胆囊炎。胆囊壁增厚、胆囊腔缩小或萎缩，排空功能减退或消失，提示慢性胆囊炎。B 超检查可了解是否合并肝硬化、脾大、门静脉高压及有无肝内外胆管结石和扩张等。必要时可行 CT、ERCP、MRCP、PTC、MRI 等检查。

（三）治疗要点

1. 急性胆囊炎

（1）非手术治疗：包括禁食、胃肠减压、补液；解痉止痛；应用抗生素控制感染。胆囊炎症状控制后合并结石者，可行溶石治疗。

（2）手术治疗：包括胆囊切除术和胆囊造口术。

2. 慢性胆囊炎 对临床症状明显又伴有胆囊结石者，应手术治疗。对年老体弱或伴有重要器官严重器质性病变者可采取非手术治疗。

3. 急性梗阻性化脓性胆管炎 本病若不及时治疗，死亡率较高。最有效的治疗方法是紧急手术，迅速解除胆道梗阻并置管引流，达到有效减压，控制感染，抢救生命的目的。通常采用胆总管切开减压、取石、T 管引流术。

（四）主要护理诊断及合作性问题

1. 焦虑或恐惧　与病变反复发作、多次手术而担忧手术效果及预后等有关。
2. 舒适的改变：腹痛、瘙痒　与胆道结石、感染、黄疸等有关。
3. 体温过高　与胆道感染、手术后合并感染有关。
4. 营养失调：低于机体需要量　与食欲减退、高热、呕吐和感染中毒有关。
5. 有 T 管引流异常的危险　与 T 管的脱出、扭曲、阻塞、逆行感染等因素有关。
6. 知识缺乏　缺乏与本病相关的预防、治疗及康复知识。
7. 潜在并发症：休克、出血、胆瘘、肝功能障碍等。

（五）护理措施

感染和结石往往同时存在，具体护理措施参见胆道结石患者的护理。

考点：胆道感染患者的主要护理措施

（六）健康教育

参见胆道结石患者的护理。

案例 16-13 分析

1. 该患者的临床诊断为急性梗阻性化脓性胆管炎。
2. 主要的护理问题　①疼痛；②体温过高；③体液不足；④营养失调：低于机体需要量；⑤有 T 管引流异常的危险。
3. T 管引流拔管指征及注意事项　T 管一般放置 2 周左右，如无特殊情况即可拔管。拔管前必须试行夹管 1～2 日、夹管时注意观察患者腹痛、发热、是否又出现黄疸。若有以上现象表示胆总管下端有阻塞，暂时不能拔管，应开放夹管处，继续引流；若无异常，可考虑拔管，拔管前行造影检查，无异常，继续引流 1 日后拔管。拔管后注意患者有无腹痛、发热、黄疸等。

第十二节　门静脉高压症患者的护理

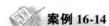

案例 16-14

患者，男性，48 岁。主诉晚餐后自感上腹部隐痛不适，随即呕吐鲜血大约 1000ml，排黑便 2 次，量大约 500g，随后感到心慌、四肢乏力、出冷汗来院急诊。体格检查：T 36.8℃，P 130 次/分，R 24 次/分，BP 70/50mmHg。实验室检查：血常规：RBC $3.0×10^{12}$/L，Hb 90g/L，WBC $3.4×10^9$/L，N 0.68，L 0.32，PLT $71×10^9$/L；大便常规：黑褐色软便，OB(+++)。B 超：脾重度肿大并脾静脉增宽；肝实质回声增粗并门静脉增宽。
问题：1. 该患者的临床诊断是什么？
　　2. 该患者的护理评估目前主要有哪些发现？

（一）概述

门静脉高压症（portal hypertension）是指门静脉血流受阻、血液淤滞、门静脉系统压力增高，继而引起脾大及脾功能亢进、食管胃底静脉曲张或破裂出血、腹水等一系列表现。正常的门静脉压力为 $1.27～2.35kPa$（$13～24cmH_2O$），如超过 $2.45kPa$（$25cmH_2O$）时为门静脉高压症。

☆链　接

门静脉的解剖特点

门静脉由肠系膜上静脉和脾静脉汇合而成，为肝的主要供血来源，约占肝总血量的 75%。门静脉系统内没有控制血流方向的瓣膜，其两端都是毛细血管网，一端是胃、肠、脾、胰的血管网，另一端则是肝窦。门静脉和腔静脉之间存在四组交通支(图 16-41):①胃底-食管下段交通支;②直肠下端、肛管交通支;③前腹壁交通支;④腹膜后交通支。其中最主要的是胃底-食管下段交通支。这些交通支在正常情况下都很细小,血流量很少。

1. 病因与分类 根据门静脉血流受阻因素所在部位,门静脉高压症分为肝前型、肝内型和肝后型三大类。

(1)肝前型:指发生于肝外门静脉主干及主要属支引起的血流受阻,如血栓形成(创伤、脐炎、腹腔内感染)、先天性畸形(闭锁、狭窄或海绵样变)和外在压迫(转移癌、胰腺炎)等。

(2)肝内型:在我国最常见,占 95%以上,常为肝炎后肝硬化或血吸虫病肝硬化引起。肝炎后肝硬化在全国各地均多见,血吸虫病肝硬化在长江中下游较常见。慢性酒精中毒所致的肝硬化在西方国家常见。

(3)肝后型:发生于主要肝静脉流出道的阻塞,包括肝静脉、下腔静脉阻塞,又称巴德-吉亚利综合征(Budd Chiari syndrome)。

2. 病理

(1)脾大和脾功能亢进:门静脉血流受阻后,首先表现充血性脾大,其次出现脾功能亢进,如外周血细胞减少,红细胞、白细胞和血小板均减少。

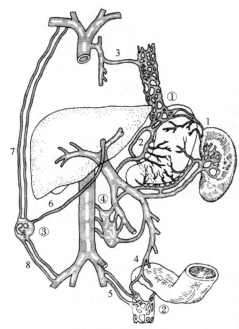

图 16-41　门静脉与腔静脉的交通支

1. 胃短静脉;2. 胃冠状静脉;3. 奇静脉;4. 直肠上静脉;5. 直肠下静脉、肛管静脉;6. 脐旁静脉;7. 腹上深静脉;8. 腹下深静脉;①胃底-食管下段交通支;②直肠下端-肛管交通支;③前腹壁交通支;④腹膜后交通支

(2)交通支扩张:因门静脉无静脉瓣,当门静脉高压时,正常的门静脉血流通路受阻,即可出现食管-胃底下段、直肠下端-肛管、前腹壁及腹膜后交通支迂曲扩张。其中食管-胃底黏膜下静脉曲张破裂后可引起上消化道大出血;直肠下端-肛管黏膜下静脉曲张,可表现为痔。

(3)腹水:肝内病变可使淋巴回流受阻而从肝表面溢出;门静脉压力增高,门静脉毛细血管滤过压增加;肝功能受损,肝脏合成白蛋白功能减退,血浆胶体渗透压降低,导致腹水形成;肝功能不全时,继发性醛固酮及抗利尿激素分泌增多,促使肾小管对钠水重吸收增加,导致水钠潴留加重腹水。

考点:门静脉高压症患者的临床特点

（二）护理评估

1. 健康史 本病多见于中年男性,应重点评估患者有无慢性病毒性肝炎的病史、遗传家族史;有无慢性心力衰竭、慢性酒精中毒;有无疫水接触史;有无长期接触化学毒物或使用损肝药物。

2. 临床表现

(1)脾大、脾功能亢进:脾大的程度不一,大者可达脐下,伴有不同程度的脾功能亢进,表现为患者白细胞和血小板降低、增生性贫血和出血倾向,如牙龈出血、鼻出血等。

(2)呕血或黑便:由食管下段及胃底曲张静脉破裂出血所致,是门静脉高压症中最凶险的并发症。患者呕吐暗红色血液或排出柏油样便,甚至很快形成致命性休克;由于肝功能损害致凝血功能障碍,脾功能亢进致血小板减少,因此出血常不易自止;大出血同时引起肝组织严重缺氧,易发生肝性脑病。

（3）消化道症状:常有食欲减退、腹胀、腹泻、恶心、呕吐等消化吸收功能障碍的表现。

（4）其他:常有疲倦乏力、体重下降、贫血、水肿等营养不良的表现。肛管及直肠下段静脉丛曲张可形成痔,患者多表现排便出血。鼻与齿龈出血、紫癜等全身出血倾向,男性乳房发育、睾丸萎缩等。

（5）肝病体征:患者可有巩膜黄染、蜘蛛痣、肝掌;腹水形成较多时患者可有腹部膨胀,腹壁静脉怒张;腹部触诊常可扪及肿大的脾,叩诊移动性浊音阳性。

3. 辅助检查

（1）实验室检查:①全血细胞（WBC、RBC、PLT、Hb）减少,根据减少情况了解脾功能亢进程度。②肝功能检查,如丙氨酸氨基转移酶（谷丙转氨酶）、胆红素增高,血清蛋白降低,白/球（A/G）比例倒置,凝血酶原时间延长。此外,应做乙型肝炎病毒抗原、抗体及甲胎蛋白检查,以了解门静脉高压症的病因。

（2）影像学检查:①食管吞钡 X 线检查,70% ~ 80% 有食管静脉曲张。②B 超检查,可了解肝脾大小、腹水及门静脉扩张情况。③彩色多普勒超声扫描,可了解肝动脉、门静脉血流量的多少,可清晰地显示门静脉及其属支的扩张情况。

（三）治疗要点

门静脉高压症的治疗目的是预防和控制食管下段及胃底静脉破裂引起的上消化道出血,解除或改善脾大及脾功能亢进,治疗顽固性腹水。门静脉高压症以内科治疗为主,但发生食管-胃底曲张静脉破裂出血、肝硬化引起的顽固性腹水时常须外科手术处理。

1. 非手术治疗 对于并发急性上消化道出血的患者,原则上首先采取非手术治疗控制出血,主要包括输液、输血补充血容量,给予止血和保肝药,应用三腔二囊管压迫止血、局部硬化剂注射治疗及经颈静脉肝内门体分流术等。

2. 手术治疗

（1）食管-胃底曲张静脉破裂大出血患者的手术治疗方式有以下两类。

1）断流术:就是在脾切除的同时,阻断门-奇静脉的交通支反常血流,从而控制食管-胃底静脉的曲张及破裂出血。目前效果较好的手术方式是贲门周围血管离断术（图 16-42）,即切除脾,同时彻底切断胃冠状静脉和贲门周围的静脉分支。断流术直接阻断了食管-胃底交通支反常血流,又不影响门静脉向肝的血液灌注量,有利于保护肝功能。此术式常用于急诊止血手术。

2）分流术:选择肝门静脉系和腔静脉系的主要血管进行手术吻合,使压力较高的肝门静脉血分流入腔静脉,从而降低肝门静脉系压力,间接控制食管胃底静脉的曲张及破裂出血。应用较广泛的手术方式有脾-肾静脉分流术、远端脾-肾静脉分流术、肠系膜上-下腔静脉分流术、限制性侧侧门-腔静脉分流术等。但分流术会使门静脉向肝的灌注量减少而加重肝功能损害;部分或全部肝门静脉血未经肝处理而径直流入体循环,易致肝性脑病;手术死亡率及术后再出血率也较高。分流术一般不宜作为急诊止血手术。

（2）脾切除术:脾切除可以减少门静脉血源量 20% ~ 40%,但其降低门静脉压的效果和术后控制食管-胃底曲张静脉破裂出血的效果都很不

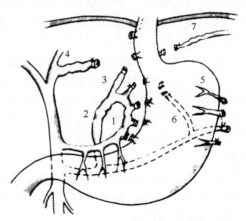

图 16-42　贲门周围血管离断术示意图

1. 胃支;2. 食管支;3. 高位食管支;4. 异位高位食管支;5. 胃短静脉;6. 胃后静脉;7. 左膈下静脉

理想。因此,脾切除术主要用于消除脾功能亢进,特别对晚期血吸虫病肝硬化引起的脾大和脾功能亢进,行单纯脾切除术效果良好。脾切除后血小板迅速增高,有静脉血栓形成的危险,术后应注意观察患者有无持续发热、腹痛、腹胀、血便等。

(3)顽固性腹水的手术治疗:对顽固性腹水有效的外科治疗是腹腔-静脉转流术。对终末期肝病或肝硬化所致的顽固性腹水,有效的治疗是肝移植。

(四)主要护理诊断及合作性问题

(1)体液过多　与低蛋白血症、血浆胶体渗透压降低、醛固酮分泌增加有关。

(2)营养失调:低于机体需要量　与肝代谢功能减退、蛋白质摄入不足、消化吸收功能障碍有关。

(3)焦虑　与呕吐、黑便及对手术治疗效果的担心有关。

(4)知识缺乏　缺乏有关疾病的预防及康复知识。

(5)潜在并发症:消化道出血、低血容量休克、肝性脑病。

考点: 门静脉高压症患者的主要护理措施

(五)护理措施

1. 手术前护理　除外科手术前一般护理外,应做好下列工作。

(1)心理护理:及时了解患者心理状态,多给予安慰和鼓励,使患者增强信心、积极配合,以保证治疗护理计划顺利实施。对急性上消化道大出血患者,要专人护理,关心体贴。工作中要沉着冷静、不慌张,抢救操作动作要娴熟,使患者恐惧减轻、情绪稳定。

(2)注意休息:术前保证充分休息,必要时卧床休息,减轻代谢负担,增进肝血流量,有利于保护肝功能。

(3)控制出血,维持体液平衡

1)恢复血容量,纠正电解质紊乱:迅速建立静脉通路,按出血量补充体液,及时备血、输血。对肝硬化者宜用新鲜血,有利止血和预防肝性脑病。根据检查结果,调节输液种类和速度,注意纠正水、电解质紊乱,及时补钾、控制钠的摄入量。

2)止血药物的应用与护理。

3)三腔二囊管的护理:见《内科护理学》上消化道大出血章节。

(4)保护肝功能,预防肝性脑病:①宜给低脂、高糖、高维生素饮食,一般应限制蛋白质饮食量,但肝功能尚好者可给予富含蛋白质饮食;②营养不良、低蛋白血症者静脉输给支链氨基酸、人体清蛋白或血浆等;③贫血及凝血机制障碍者可输鲜血、肌内注射或静脉滴注维生素 K;④适当使用肌苷、辅酶 A、肝泰乐等保肝药物,补充 B 族维生素、维生素 E,避免使用巴比妥类、盐酸氯丙嗪、红霉素等有损肝的药物;⑤吸氧;⑥及时清除肠道内的积血,应用肠道杀菌剂,减少氨的产生;口服硫酸镁导泻或酸性溶液灌肠,禁忌碱性溶液灌肠,减少氨的吸收。

(5)防止食管-胃底曲张静脉破裂出血:避免劳累及恶心、呕吐、便秘、咳嗽、负重等使腹内压增高的因素;避免干硬食物或刺激性食物;饮食不宜过热;口服药片应研成粉末冲服。手术前一般不放置胃管,必要时选细软胃管充分涂以液状石蜡,以轻巧手法协助患者徐徐吞入。

(6)预防感染:纠正营养不良,提高抗病能力,必要时手术前 2 日使用广谱抗生素。护理操作要遵守无菌原则。

(7)肠道准备:除以上护理措施外,分流术前 2~3 日口服新霉素或链霉素等肠道杀菌剂及甲硝唑,减少肠道氨的产生,防止手术后肝性脑病。手术前 1 日晚清洁灌肠,避免手术后肠胀气压迫血管吻合口。

2. 手术后护理

(1)观察病情变化:注意生命体征、神志情况,密切观察有无手术后各种并发症的发生。

（2）饮食护理：术后2～3日肠蠕动恢复后可进流食，以后逐步改为半流食及软食；门腔分流术后患者应限制蛋白质的摄入，每日不能大于30g，避免加重或诱发肝性脑病；忌粗糙和过热的食物；禁烟酒。

（3）防止血管吻合口破裂出血：一般分流术后需卧床1周，取平卧位或15°低半卧位，1周后可逐步下床活动，卧床期间翻身动作宜轻柔；若短期内发生下肢肿胀，可适当抬高患肢；保持排尿、排便通畅，防止腹内压升高。

（4）预防和处理静脉血栓形成：脾切除术后2周内定期或必要时隔日复查1次血小板计数，如超过600×10^9/L时，考虑给抗凝处理，并注意用药前后血凝时间的变化，术后一般不再使用维生素K及其他止血药。

（5）腹腔引流管护理：主要是膈下引流管，要保持通畅，必要时应接负压吸引，观察并记录引流量及性质。每日更换引流管时注意无菌操作，一般手术后2～3日，引流量减少至每日10ml以下，色清淡，即可拔管。

（6）继续采取保肝措施。

（7）预防感染及其他：使用抗生素至体温恢复正常；做好口腔护理；有黄疸者及时止痒，保护皮肤清洁；身体情况较差者可进行病室隔离，防止交叉感染。

（六）健康教育

1. 进食高热量、丰富维生素饮食，维持足够的能量摄入；禁忌烟酒和粗糙、过热、刺激性强的食物，以免诱发大出血。

2. 保证足够休息，避免劳累和较重体力活动，一旦出现头晕、心慌、出汗等症状，应卧床休息。

3. 避免引起腹压增高的因素，如咳嗽、打喷嚏、用力大便、提举重物等，以免诱发曲张静脉破裂出血。

4. 保持心情愉快、乐观。

5. 按医嘱使用保肝药物，定期来医院复查。

案例16-14分析

1. 该患者的临床诊断为门静脉高压症。

2. 护理评估要点　①脾大、脾功能亢进，患者全血细胞（WBC、RBC、PLT、Hb）减少，有贫血和出血倾向。血常规：RBC 3.0×10^{12}/L，Hb 90g/L，WBC 3.4×10^9/L，N 0.68，PLT 71×10^9/L；②呕血或黑便，呕吐鲜血大约1000ml，排黑便2次，量大约500g；心慌、四肢乏力、出冷汗；P 130次/分，R 24次/分，BP 70/50mmHg；大便常规：黑褐色软便，OB（+++）；③B超：脾重度肿大并脾静脉增宽；肝实质回声增粗并门静脉增宽。

第十三节　急性胰腺炎患者的护理

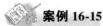　**案例16-15**

患者，男性，40岁，因进油腻食物后上腹部疼痛4小时，并牵涉左腰背部，伴频繁呕吐入院。体格检查：T 36.8℃，P 90次/分，R 25次/分，BP 110/80mmHg，腹部膨隆，上腹部压痛，以右上腹明显，叩诊腹部移动性浊音（+）。实验室检查：血清淀粉酶900U/L，尿淀粉酶760U/L；B超：胰腺形态失常，明显肿大，尤其以胰头、胰体明显，胰周多量液性暗区，胰管增粗。

问题：1. 该患者的临床诊断是什么？

2. 该患者如何进行腹腔双套管灌洗引流护理？

3. 急性胰腺炎的健康教育包括哪些内容？

（一）概述

急性胰腺炎（acute pancreatitis，AP）是一种常见的急腹症。按病理分类其可分为水肿性和出血坏死性胰腺炎。急性水肿性胰腺炎病情轻，预后好；而急性出血坏死性胰腺炎则病情险恶，死亡率高，不仅表现为胰腺的局部炎症，且常涉及全身的多个脏器。

☆链　接

胰腺的解剖与生理特点

胰腺是人体第二大腺体，位于第1～2腰椎水平，属腹膜外位器官。长17～20cm，宽3～5cm，厚1.5～2.5cm，重82～117g。胰腺分为胰头、颈、体、尾四部分。胰头较为膨大，被十二指肠"C"形襻所围绕，胰颈和胰尾之间为胰体，占胰的大部分，其后紧贴腰椎体，当上腹部钝挫伤时最容易伤及胰腺。胰尾是胰左端的狭细部分且薄，行向左上方紧靠脾门，脾切除时胰尾易受损伤而形成胰瘘。胰腺病变的表现往往比较深在、隐蔽。

胰腺具有外分泌和内分泌两种功能。①胰腺每日分泌胰液750～1500ml，其主要成分为成分为水、碳酸氢钠和消化酶，胰消化酶主要包括胰淀粉酶、胰蛋白酶、胰脂肪酶。②胰腺的内分泌来源于胰岛。胰岛的B细胞分泌胰岛素，胰腺发生炎症时，胰岛素分泌减少，导致血糖升高。

1. 病因　急性胰腺炎的病因比较复杂，目前认为与下列因素密切相关。

（1）胆道疾病：是国内胰腺炎最常见的病因，占急性胰腺炎发病原因的50%以上。由于主胰管与胆总管下端共同开口于十二指肠乳头（图16-43），当胆总管下端发生结石嵌顿、胆道蛔虫、Oddi 括约肌水肿和痉挛、壶腹部狭窄时，可使胆汁反流入胰管，激活多种胰酶原，引起胰腺组织不同程度的损害。由胆道疾病所引起的急性胰腺炎称为胆源性膜腺炎。

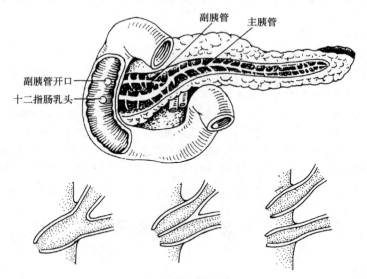

图 16-43　胰管的解剖关系

（2）大量饮酒和暴饮暴食：可促使胰液过度分泌，还可引起十二指肠乳头水肿和 Oddi 括约肌痉挛，阻碍胰液、胆汁引流，若同时伴有胰管部分梗阻，则更容易导致胰腺炎的发生。此外，乙醇还能直接损害胰腺腺泡细胞。

（3）十二指肠液反流：当十二指肠内压力增高，十二指肠液可向胰管内逆流，其中的肠激酶等物质可激活胰液中各种酶，从而导致急性胰腺炎。

（4）手术与创伤：上腹部损伤或手术可直接或间接损伤胰腺组织，特别是经 Vater 壶腹的操作,如内镜逆行胰胆管造影和内镜经 Vater 壶腹胆管取石术等,亦可能导致胰腺损伤,发生急性胰腺炎。

（5）其他:特异性感染性疾病,如腮腺炎病毒、肝炎病毒、伤寒杆菌等感染,可能累及胰腺。其他,还有某些药物、高脂血症、妊娠、内分泌和遗传因素等亦可引起急性胰腺炎。有少数患者最终因找不到明确的发病原因,被称为特发性急性胰腺炎。

2. 病理　正常情况下胰液中的酶原不具活性,仅在十二指肠内被激活后方有消化功能。当胆汁与胰液排出受阻、反流,胰管内压增高引起胰腺导管破裂、上皮受损、胰液中的大量胰酶被激活而消化胰腺组织时,胰腺发生充血、水肿及急性炎症反应,称为水肿性胰腺炎。若病变进一步发展,或发病初期即有胰腺细胞的大量破坏,胰蛋白酶原及其他多种酶原、如糜蛋白酶原、弹力纤维酶原、磷脂酶 A 及脂肪酶原等被激活,导致胰腺及其周围组织的广泛出血和坏死,则形成出血坏死性胰腺炎。此时,胰腺除有水肿外,被膜下有出血斑或血肿;腹膜后或腹腔内有血性腹水;大小网膜、肠系膜、腹膜后脂肪组织发生坏死溶解,并与钙离子结合形成皂化斑,浆膜下多处出血或血肿形成,甚至胃肠道也有水肿、出血等改变。大量胰酶被腹膜吸收入血液,使血淀粉酶和脂肪酶升高,并可通过激活体内多种活性物质的作用,导致多器官功能受损。坏死胰腺以局部纤维化而痊愈或转为慢性胰腺炎。晚期坏死组织合并感染,可形成胰腺脓肿。

（二）护理评估

1. 健康史　评估时注意患者的饮食习惯,有无嗜油腻、饮酒和酗酒。发病前有无暴饮暴食,既往有无胆道疾病和慢性胰腺炎病史。

考点: 急性胰腺炎患者的临床特点

2. 临床表现

（1）症状

1）腹痛:是主要症状,常于饱餐和饮酒后突然发作,腹痛剧烈,多位于左上腹,向左肩及左腰背部放射。胆源性者腹痛始发于右上腹,逐渐向左侧转移。腹痛的部位主要取决于胰腺病变的部位。病变累及全胰时,疼痛范围较宽并呈束带状。

2）腹胀、恶心、呕吐:与腹痛同时存在。早期呕吐剧烈而频繁、呕吐物为十二指肠内容物,呕吐后腹痛不缓解。随病情发展,因肠管浸泡在含有大量胰液、坏死组织和毒素的血性腹水中而发生麻痹,甚或梗阻,腹胀更为明显,并可出现持续性呕吐。

3）其他:患者由于呕吐和胰周渗出,引起不同程度的脱水、代谢性酸中毒及低钙血症;水肿型胰腺炎可有中度发热,出血坏死型发热较高,合并胆道感染者常伴寒战;部分患者可出现轻度黄疸,提示胆道梗阻;重症急性胰腺炎患者可能出现休克和 MODS。

（2）体征

1）腹膜炎体征:急性水肿性胰腺炎时压痛多只限于上腹部,常无明显肌紧张;急性出血坏死性胰腺炎压痛明显,并有肌紧张和反跳痛,范围较广或延及全腹。移动性浊音多为阳性。肠鸣音减弱或消失。

2）其他:①体温,较轻的急性水肿性胰腺炎可不发热或轻度发热;合并胆道感染者常伴有寒战、高热;胰腺坏死伴感染时,持续性高热为主要症状之一。②黄疸,若有结石嵌顿或胰头肿大压迫胆总管可出现黄疸。③休克,坏死性胰腺炎患者出现脉搏细速、血压下降,乃至休克。早期休克主要是由低血容量所致,后期继发感染使休克原因复杂化且难以纠正。④呼吸困难,伴急性肺功能衰竭时出现呼吸困难和口唇、指甲发绀。⑤精神症状,有胰性脑病者可引起中枢神经系统症状,可出现感觉迟钝、意识模糊乃至昏迷等精神症状。⑥出血,少数严重患者可因外溢的胰液经腹膜后途径渗入皮下溶解脂肪造成出血,在腰部、季肋部和腹部皮肤出现大片青紫色痕斑,称 Grey-Turner 征;若出现在脐周,称 Cullen 征;胃肠出血时可发生呕血和便血。

考点：急性
胰腺炎患者
辅助检查的
意义

3. 心理状况　由于本病发病急、痛苦大,特别是重症胰腺炎患者病情凶险、病程长、治疗期间病情反复、花费较大,常使患者及其家属产生焦虑、恐惧、失望等不良情绪。

4. 辅助检查

（1）实验室检查

1）胰酶测定:血清、尿淀粉酶测定最常用。在发病数小时血清淀粉酶开始升高,24 小时达高峰,4~5 后逐渐降至正常,血清淀粉酶值超过 500U/L（正常值 40~180U/L,Somogyi 法）有诊断价值;尿淀粉酶在发病 24 小时后才开始升高,48 小时达到高峰,下降缓慢,1~2 周恢复正常,如尿淀粉酶也明显升高（正常值 80~300U/L,Somogyi 法）,有临床意义。在发病当日测血清淀粉酶,次日测尿淀粉酶。一般淀粉酶值愈高诊断正确率也越大。但淀粉酶值升高的幅度和病变严重程度不成正比。

2）其他项目测定:白细胞、红细胞计数及血细胞比容,血糖和电解质等。如有白细胞和血糖增高、肝功能异常、低钙血症等。

3）诊断性腹腔穿刺:必要时可行诊断性穿刺,若穿刺液呈血性混浊,所含淀粉酶值高对诊断很有帮助。

（2）影像学检查

1）腹部 B 超:可显示胰腺水肿和胰周液体的积聚、胆道结石、腹腔积液等;胰腺水肿时显示均匀低回声,如有出血和坏死时显示粗大的强回声。

2）胸腹部 X 线检查:可见横结肠、十二指肠环扩大、充气明显,左膈肌抬高,左胸腔积液。

3）增强 CT 扫描:不仅能诊断急性胰腺炎,而且对鉴别水肿性和出血坏死性提供很有价值依据。CT 可显示胰腺弥漫性或局灶性肿大,坏死液化,胰腺周围组织模糊,增厚,并可见积液。在胰腺弥漫性肿大的背景上若出现质地不均、液化和蜂窝状低密度区,则可诊断为胰腺坏死。

（三）治疗要点

考点：急性
胰腺炎患者
的治疗要点

1. 非手术治疗　急性胰腺炎全身反应期、水肿性胰腺炎及尚无感染的出血坏死性胰腺炎均应采用非手术治疗。

（1）禁食、胃肠减压:持续胃肠减压可防止呕吐、减轻腹胀,并能减少胰酶和胰液的分泌,使胰腺得到休息。

（2）补液、防治休克:静脉输液,纠正酸中毒,改善微循环,预防治疗休克。

（3）镇痛解痉:在诊断明确的情况下给予解痉止痛药,禁用吗啡,以免引起 Oddi 括约肌痉挛。

（4）抑制胰腺分泌及胰酶抑制剂:H_2 受体阻滞剂可间接抑制胰腺分泌;生长抑素疗效较好,但价格昂贵,一般用于病情比较严重的患者;抗胆碱能药虽有一定效果但可加重腹胀。

（5）营养支持:早期禁食,主要靠完全肠外营养（TPN）。当血清淀粉酶恢复正常,症状、体征消失后可恢复饮食。

（6）抗生素的应用:宜早应用。在合并胰腺或胰周坏死时,应静脉点滴致病菌敏感的抗生素。常见致病菌有大肠埃希菌、铜绿假单胞菌、克雷伯杆菌和变形杆菌等。

（7）腹腔灌洗和血液过滤:可清除腹腔渗出液和血液中有害因子,减轻其所造成的局部和全身损害。

2. 手术治疗　主要适用于胰腺坏死继发感染、虽经非手术治疗而临床症状继续恶化及胆源性胰腺炎者。手术方法有清除胰腺和胰周坏死组织或规则性胰腺切除,腹腔灌洗引流。胆源性胰腺炎应同时解除胆道梗阻,畅通引流。胃造瘘可引流胃酸,减少胃液对胰腺刺激,从而降低胰腺分泌;空肠造瘘可留待肠道功能恢复时提供肠内营养。

（四）主要护理诊断及合作性问题

1. 疼痛　与胰腺及其周围组织炎症、胆道梗阻有关。

2. 有体液不足的危险　与渗出、出血、呕吐、禁食等有关。

3. 营养失调：低于机体需要量　与呕吐、禁食、胃肠减压和大量消耗有关。

4. 焦虑　与病情危重担心预后有关。

5. 体温过高　与感染有关。

6. 潜在并发症：感染、出血、ARDS、MODS、胰瘘或肠瘘等。

（五）护理措施

1. 非手术治疗的护理

（1）心理护理：患者由于发病突然，病情进展迅速，又多需在重症监护病房治疗，常会产生焦虑、恐惧心理。此外，由于病程长，病情反复，患者易产生悲观消极情绪。护理人员应为患者提供安全舒适的环境，了解患者的感受，耐心解答患者的问题，讲解有关疾病治疗和康复的知识，帮助患者树立战胜疾病的信心。

考点：急性胰腺炎患者的主要护理措施

（2）疼痛护理：禁食、胃肠减压，以减少胰液的分泌；遵医嘱给予抗胰酶药、解痉药和止痛药；协助患者变换体位以缓解疼痛；为患者按摩背部，增加舒适感。

（3）防治休克，维持水和电解质平衡：严密监测体温、脉搏、呼吸、血压、意识状态、皮肤黏膜的色泽和温度等生命体征的变化；准确记录出入量，必要时留置导尿，监测中心静脉压；急性坏死性胰腺炎可有大量体液丢失，患者常频繁呕吐，出现低血容量性休克，需早期迅速补充水和电解质，甚至血浆和全血。

（4）营养支持治疗与护理：禁食期间，根据医嘱给予肠外营养支持，若病情稳定、淀粉酶恢复正常、肠麻痹消除，可通过空肠造瘘管给予肠内营养，多选要素膳或短肽类制剂，不足部分由胃肠外营养补充。肠内、肠外营养液输注期间需加强护理，避免导管性、代谢性或胃肠道并发症。

2. 手术治疗的护理

（1）病情观察：密切观察病情变化，发现问题及时报告医师并协助解决。

（2）体位：麻醉未醒时，根据麻醉要求给予合适体位；麻醉作用消除，血压平稳后给予半卧位。

（3）饮食：术后暂禁饮食，待肠蠕动恢复，肛门排气，血尿淀粉酶检查正常，无不良反应后，可进食少量米汤或藕粉，再逐渐增加营养，但应限制高脂肪膳食。

（4）引流管护理：急性胰腺炎患者术后常留置多根引流管，包括胃管或胃造瘘管、腹腔双套管、T管、空肠造瘘管、胰床引流管、导尿管等。护理人员应分清每根导管的名称和部位，贴上标签后与相应引流装置正确连接固定；防止引流管扭曲、堵塞和受压，保持通畅；定期更换引流瓶、袋，注意无菌操作；分别观察记录各引流液的颜色、性质和引流量；注意并发症的观察和护理。

（5）腹腔双套管灌洗引流的护理：①妥善固定；②保持管道通畅，进行负压吸引，但负压不可过高，以免损伤内脏组织和血管，若有脱落坏死组织、稠厚脓液或血块堵塞管腔，可用20ml 0.9%氯化钠溶液缓慢冲洗，无法疏通时需协助医师在无菌条件下更换内套管；③冲洗液常用生理盐水加抗菌药，现配现用，维持20~30滴/分；④观察和记录引流液的量、色和性质，若为浑浊、脓性或粪汁样液体，同时伴有发热和腹膜刺激征，应警惕消化道瘘而引起腹腔感染，须及时通知医师；⑤保护周围皮肤，引流管周围皮肤可用凡士林纱布覆盖或氧化锌软膏涂抹，防止皮肤侵蚀并发感染；⑥动态监测引流液淀粉酶值，了解病情变化；⑦拔管，体温正常并维持10日左右，白细胞计数正常，引流液少于5ml/d，淀粉酶正常后可考虑拔管。

（6）防治感染:遵医嘱给予抗生素;协助并鼓励患者定时翻身、深呼吸、有效咳嗽及排痰;加强口腔和尿道口护理。

（7）并发症的观察与护理

1）多器官功能障碍:常见有急性呼吸窘迫综合征(ARDS)和急性肾衰竭(ARF)。①ARDS:观察患者呼吸型态,监测血气分析;若患者出现严重呼吸困难及缺氧症状,给予气管插管或气管切开,应用呼吸机辅助呼吸并做好气道与辅助呼吸护理。②ARF:留置尿管,详细记录每小时尿量、尿比重及24小时出入水量。遵医嘱静脉滴注碳酸氢钠,应用利尿剂或做血液透析。

2）出血:重症急性胰腺炎可使胃肠道黏膜防御能力减弱,引起应激性溃疡导致出血;应定时监测血压、脉搏;观察患者的排泄物、呕吐物和引流液的色泽,发现异常,立即通知医师;遵医嘱给予止血药和抗菌药等,并做好急诊手术止血的准备。

3）胰瘘、胆瘘或肠瘘:部分急性出血坏死性胰腺炎患者可并发胰瘘、胆瘘或肠瘘。故应密切观察引流液的色泽和性质,动态监测引流液的胰酶值。

（六）健康教育

1. 帮助患者及家属正确认识疾病,强调预防复发的重要性。出院后4~6周,避免疲劳、情绪波动,保持良好的精神状态。

2. 大多数急性胰腺炎由胆道疾病引起,即应积极治疗胆道结石和胆道疾病。

3. 戒酒、避免暴饮暴食,养成良好的饮食习惯。

4. 加强自我观察,定期随访。

案例 16-15 分析

1. 该患者的临床诊断为急性胰腺炎。

2. 腹腔双套管灌洗引流的护理措施　①妥善固定;②保持管道通畅;③冲洗液常用0.9%氯化钠加抗菌药,现配现用;④观察和记录引流液的量、色和性质;⑤保护周围皮肤;⑥动态监测引流液淀粉酶值,了解病情变化。

3. 急性胰腺炎的健康教育　①戒酒,避免暴饮、暴食,避免油腻食物,少量多餐,食用富有营养易消化食物;②避免疲劳、情绪波动,保持良好的精神状态;③定期随访,不适随诊。

※第十四节　胰腺癌及壶腹部癌患者的护理

（一）概述

胰腺癌是一种较常见的恶性肿瘤,其发病率有明显增高的趋势。40岁以上好发,男性比女性多见。胰腺癌早期的确诊率不高,手术死亡率较高,而治愈率很低,5年生存率仅为1%~3%,90%的患者在诊断后1年内死亡,是预后最差的恶性肿瘤之一。壶腹部癌指胆总管末端、Vater壶腹部和十二指肠乳头的恶性肿瘤,因其临床表现、治疗及护理与胰头癌有许多相似之处,临床上统称为壶腹部周围癌。由于壶腹部癌临床症状出现较早,恶性程度明显低于胰头癌,其手术切除率及术后5年生存率明显高于胰头癌。

1. 病因　胰腺癌的病因尚未确定,好发于高蛋白、高脂肪摄入及嗜酒、吸烟者,长期接触某些金属、石棉的人群,以及糖尿病、慢性胰腺炎患者发病率高。患者常存在染色体异常。吸烟是发生胰腺癌的主要危险因素。

2. 病理　胰腺癌包括胰头癌、胰体尾部癌和胰腺囊腺癌等,胰头癌最常见。90%的胰腺癌为导管细胞腺癌,黏液癌和腺鳞癌少见,囊腺癌和腺泡细胞癌罕见。胰腺癌的转移和扩散途径主要为淋巴转移和癌浸润,也可发生癌肿远端的胰管内转移、腹腔内种植转移,部分患者还经血行转移至肝、肺、骨、脑等。由于胰腺位置较深,早期诊断困难,手术切除率低,预后很差。

（二）护理评估

1. 健康史　了解患者饮食习惯,有无长期吸烟和进食高蛋白和高脂肪饮食等;了解患者有无慢性胰腺炎的病史等。

2. 临床表现

（1）腹痛:上腹疼痛与上腹饱胀不适是最常见的首发症状。早期因胰管梗阻导致管腔内压增高,出现上腹不适、隐痛、钝痛、胀痛,餐后症状明显,可放射至后腰部,少数（约15%）患者可无疼痛。胰体尾癌出现腹痛多属晚期,腹痛在左上腹或脐周。大多数患者对早期症状不在意,未能早期就诊,或者被忽视,而延误诊断。中晚期肿瘤出现持续性剧烈腹痛,向腰背部放射,致不能平卧,常呈卷曲坐位,甚至昼夜腹痛。

（2）消化道症状:如食欲缺乏、腹胀、消化不良、腹泻或便秘。部分患者可有恶心、呕吐。晚期癌肿侵及十二指肠可出现上消化道梗阻或消化道出血。

（3）黄疸:是胰头癌最主要的症状和体征,呈进行性加重,与癌肿浸润和压迫胆总管下端有关。癌肿距胆总管越近,黄疸出现越早。胆道梗阻越完全,黄疸越深。大部分患者出现黄疸时已属中晚期,可伴皮肤瘙痒,大便呈陶土色。

（4）其他:可有消瘦和乏力、上腹肿块等,晚期可出现恶病质。少数患者有轻度糖尿病表现。壶腹部癌可继发胆道感染,出现寒战和高热。

3. 辅助检查

（1）实验室检查:早期血、尿淀粉酶测定可有升高,空腹血糖升高,糖耐量试验阳性。胆道梗阻时,血清总胆红素和直接胆红素升高,碱性磷酸酶升高,转氨酶可轻度升高,尿胆红素阳性。大多数胰腺癌患者血清学标志物可升高,包括癌胚抗原（CEA）、胰胚抗原（POA）、胰腺癌特异抗原（PaA）、胰腺癌相关抗原（PCAA）及糖类抗原19-9（CA19-9）。

（2）影像学检查:是胰腺癌定位和定性诊断的重要手段。

1）B超检查:是首选的检查方法,可显示肝内、外胆管扩张,胰管扩张（正常直径<3mm）,胆囊增大,胰头部占位性病变,同时可观察有无肝转移和淋巴结转移。

2）CT:胰腺区动态薄层增强扫描可获得优于B超的效果,且不受肠道气体的影响,对判定肿瘤可切除性也具有重要意义。

3）MRI或磁共振胆胰管造影（MRCP）:单纯MRI诊断并不优于增强CT。MRCP能显示胰、胆管梗阻的部位、扩张程度,具有重要的诊断价值,具有无创性、多角度成像、定位准确、无并发症等优点。

4）十二指肠镜逆行性胰胆管造影（ERCP）:可显示胆管和胰管近壶腹侧影像。此种检查可能引起急性胰腺炎或胆道感染,应予以警惕,也可在ERCP的同时在胆管内置入内支撑管,达到术前减轻黄疸的目的。

5）经皮肝穿刺胆道造影（PTC）:可显示梗阻上方肝内、外胆管扩张情况;对判定梗阻部位、胆管扩张程度具有重要价值。在PTC的同时行胆管内置管引流（PTCD）可减轻黄疸,防止胆瘘。

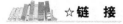 ☆链　接

胰管镜检查

胰管镜检查是近年来开发的新技术,对胰腺癌的诊断有较大价值。胰腺癌在镜下可见胰管壁不规则隆起,管腔多呈非对称性狭窄或完全阻塞,黏膜发红变脆,血管粗曲。同时还可在直视下取活检或取胰液查脱落细胞,进行病理检查。

考点:胰腺癌患者的临床表现

（三）治疗要点

对尚无远处转移的患者,最有效的治疗方法仍是争取及早切除肿瘤。胰头癌的根治性手术为胰十二指肠切除术。晚期患者常无法行根治性切除,对不能切除的胰腺癌者可行姑息性手术,包括胆肠吻合内引流及经内镜放置支架以减轻、解除黄疸,改善患者全身状况,延长生命。全身情况差、不能耐手术者,为缓解黄疸程度,可行 PTCD,还可进行放疗、化疗、免疫疗法、中药等辅助治疗。

（四）主要护理诊断及合作性问题

1. 焦虑或恐惧　与疼痛、黄疸和担心预后有关。
2. 疼痛　与胆胰管梗阻和癌肿侵入腹膜后神经丛有关。
3. 营养失调:低于机体需要量　与食欲下降、肿瘤消耗有关。
4. 潜在并发症:出血、胰瘘、胆瘘和低血糖等。

（五）护理措施

考点：胰腺癌患者的主要护理措施

1. 手术前护理

（1）改善营养状况,供给高蛋白质、高糖、低脂和富含维生素饮食,必要时采取鼻饲营养支持或肠外营养支持。

（2）PTCD 护理:PTCD 能有效缓解黄疸程度,改善手术前肝功能情况。要妥善固定导管,保持通畅引流;一般置管 2 周为宜,对有胆道感染者可适当延长引流时间,待炎症控制后考虑手术安排。

（3）改善肝功能及凝血功能:术前 1 周开始护肝治疗,手术前要使凝血酶原时间恢复正常。有黄疸者应补充维生素 K。

（4）控制糖尿病:遵医嘱用胰岛素控制血糖在 7.2~8.9mmol/L,尿糖为(+)~(−),无酮症酸中毒。

（5）预防感染:术前 1 日开始遵医嘱使用抗生素;有 PTCD 者,术前用药 2~3 日;必要时术前 3 日口服肠道抗生素,术前 1 日清洁灌肠。

（6）加强皮肤护理:皮肤瘙痒者,涂抹止痒药物,避免指甲抓伤皮肤。

（7）有效止痛:对疼痛明显的患者,应遵医嘱使用有效止痛药物,减轻疼痛。

（8）术前准备:术前常规安置胃管,并做好其他手术前准备工作。

（9）心理护理:做好患者及家属的心理工作,减轻负担,积极配合手术治。

2. 手术后护理

（1）密切观察:监测体温、呼吸、脉搏、血压 2~3 日;监测尿量、血常规、肝肾功能情况,注意意识和黄疸的变化。对全胰切除或胰大部分切除者,需监测血糖、尿糖和酮体变化。

（2）输液护理:通过静脉输液、维持患者体液平衡;继续护肝和营养支持,充分补给热量、氨基酸、维生素等营养素;根据需要适时补给全血、血浆或清蛋白等。

（3）预防感染:遵医嘱继续使用抗生素,尤其是壶腹部癌易合并胆道感染,更应加强抗感染处理。

（4）加强引流管护理:了解各种引流导管的引流部位和作用。观察与记录每日引流量和引流液的色泽、性质,警惕胰瘘、胆瘘或肠瘘的发生。腹腔引流管一般需放置 5~7 日;胃肠减压一般留至胃肠蠕动恢复,胆管引流约需 2 周;胰管引流在 2~3 周后可拔出。

（5）防治并发症:手术后可能出现各种并发症,如消化道出血（吻合口出血、应激性溃疡）、腹腔内出血、切口感染或裂开、腹腔感染、胰瘘或胆瘘、脂肪痢、继发性糖尿病等,应根据患者具体情况,积极配合治疗工作,并拟订相应护理计划。

（六）健康教育

1. 三早（早诊断,早发现,早治疗）　可预防胰腺癌的发生,对 40 岁以上,近期出现食欲明显减退、消瘦、持续上腹部疼痛、闷胀不适,尤其是男性患者,应警惕胰腺癌的发生,应注意对胰腺做进一步检查。

2. 定期检测　定期检测血糖、尿糖,防治糖尿病的发生。

3. 出院后应注意饮食　有些患者出现胰腺功能不足、消化功能差,可长期服用胰酶替代剂,同时采用高糖、高蛋白质、低脂肪、富含脂溶性维生素饮食。

4. 定期复查,不适随诊　3~6 个月复查 1 次,如出现发热、贫血、乏力、进行性消瘦等症状,应回医院诊治。

第十五节　外科急腹症患者的护理

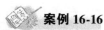
案例 16-16

1. 患者,男性,40 岁,反复发作上腹痛 5 年余,突发剧烈腹痛 3 小时。患者 5 年来常感上腹痛,寒冷、情绪波动时加重,有时进食后稍微能缓解。3 小时前进食并饮酒后,突然感到上腹部刀割样剧痛,迅速波及全腹,呼吸时加重。体格检查:T 38℃,P 96 次/分,R 20 次/分,BP 120/80mmHg,急性病容,侧卧屈膝位,呻吟,全腹压痛、反跳痛,呈板状腹,肝浊音界叩诊不满意,肠鸣音弱。立位腹部 X 线平片,可见右膈下游离气体。

2. 患者,女性,38 岁,已婚。6 小时前感脐周阵发性疼痛,2 小时后腰痛加重并转移至右下腹,为持续性,不向他处放射,伴恶心,未吐,食欲下降。月经干净后 10 日。体格检查:T 38℃,P 86 次/分,R 18 次/分,BP 120/80mmHg,急性病容,巩膜无黄染,心肺正常。腹平,下腹部有压痛、反跳痛、轻度肌紧张,以右下腹为甚,未扪及腹部肿块,无移动性浊音,肠鸣音稍弱。血白细胞 $11.6×10^9$/L,中性粒细胞 0.91。

3. 患者,男性,24 岁。4 小时前午餐后打篮球时突感脐周持续性疼痛,阵发性加剧,向腰背部牵涉,伴剧烈呕吐,呕吐后腹痛不减轻。既往身体健康,无手术外伤史。体格检查:T 37.5℃,P 100 次/分,R 20 次/分,BP 70/50mmHg,急性痛苦病容,巩膜无黄染,心肺无明显异常。腹式呼吸减弱,脐周隆起,全腹有明显压痛、反跳痛及肌紧张,未扪及腹部肿块,肠鸣音减弱。实验室检查:血白细胞 $11.8×10^9$/L,中性粒细胞 0.8。腹部 X 线立位平片:腹部可见多个气液平面。

问题:1. 上述三个案例各属什么类型的急腹症? 依据是什么?

　　2. 请对三个案例做出临床诊断,并提出治疗原则。

（一）概述

急腹症是指以急性腹痛为突出表现,需要紧急处理的腹部疾病的总称。它的特点是发病急、进展快、变化多、病情重,一旦延误诊治,就可能给患者带来严重的危害,甚至威胁生命。

1. 病因　引起急腹症的疾病种类繁多,多由外科和妇产科疾病引起,如腹腔内急性感染（急性阑尾炎、急性胆囊炎、急性胰腺炎、急性梗阻性化脓性胆管炎、急性憩室炎、急性盆腔炎、急性继发性腹膜炎等）、穿孔（胃十二指肠溃疡穿孔、胃癌穿孔、急性肠穿孔等）、梗阻或扭转（急性肠梗阻、胆道蛔虫病、胆道结石、肾输尿管结石、急性胃扭转、大网膜扭转、急性脾扭转、卵巢囊肿蒂扭转、妊娠子宫扭转等）、破裂出血（肝破裂、肝癌自发性破裂、肠破裂、异位妊娠破裂、卵巢滤泡或黄体破裂等）、缺血（急性肠系膜动脉栓塞、肠系膜静脉血栓形成、脾梗死、肾梗死、腹主动脉瘤、夹层动脉瘤等）及其他疾病（急性胃扩张、痛经）等。但亦有少部分急腹症可由内科疾病导致,如肋间神经痛、膈胸膜炎、急性心包炎、急性心肌梗死、急性胃炎、急性肠炎、慢性铅中毒、急性铊中毒、糖尿病酮症酸中毒、肝性血卟啉病、腹型紫癜、腹型风湿热等。

2. 腹痛的机制　腹部疼痛可分为内脏性疼痛、躯体性疼痛和牵涉性疼痛三种。

（1）内脏性疼痛：由内脏神经感觉纤维传入引起的疼痛。由于内脏感觉纤维分布稀少、兴奋刺激阈值较高，传导速度慢，支配的范围又不明显。所以内脏痛的特点是疼痛出现缓慢但持续，较迟钝，定位不准确，对刺、割、灼等刺激不敏感，而对较强的张力（牵拉、膨胀、痉挛）、缺血及炎症等较敏感。

（2）躯体性疼痛：由躯体神经痛觉纤维传入的疼痛。在腹部即为腹壁痛。急腹症的疼痛主要是壁腹膜受腹腔内病变刺激所致。其特点是对各种刺激表现出迅速而敏感的反应，能准确反映病变的部位，常引起反射性腹肌紧张，呼吸、咳嗽、活动等，均可导致疼痛加重。

（3）牵涉性疼痛：指某个内脏病变产生的痛觉信号被定位于远离该内脏的身体其他部位，如急性胆囊炎出现右上腹疼痛的同时常伴有右肩背部疼痛。

☆链接

放射痛与牵涉痛的区别

1. 放射痛　由于体内的神经干、神经根或中枢神经系统内的感觉传导束受到诸如肿瘤、炎症、骨刺及突出的椎间盘等造成的压迫或刺激时，沿着该神经向末梢方向传导，以致远离病变的部位出现的疼痛称为放射痛，如神经根型颈椎病引起的上肢放射痛或腰椎间盘突出症引起的下肢放射痛。

2. 牵涉痛　某些内脏器官病变时，在体表一定区域产生感觉过敏或疼痛感觉的现象称为牵涉痛。它是由于内脏病变时刺激了内脏的痛觉传入纤维，通过交感神经干和交通支传入后根和脊髓，又将刺激转移扩散到该段脊髓和神经根所支配的组织，从而在此区域产生疼痛、压痛和感觉过敏，如心肌缺血或梗死，患者常感到心前区、左肩、左臂尺侧或左颈部体表发生疼痛；胆囊疾病时，常在右肩体表发生疼痛等。

3. 分类　根据引起急腹症的病变性质不同，可将急腹症归纳为以下五类。

（1）炎症性疾病：起病慢，腹痛由轻转重，呈持续性，病变部位有固定的压痛，腹膜刺激征局限于病变局部，可随病变加重而逐渐扩展范围；体温升高，脉快，白细胞计数升高、核左移。外科常见疾病如急性阑尾炎、急性胆囊炎、急性胰腺炎、AOSC 等。

（2）破裂或穿孔性疾病：腹痛多突然发生或突然加重，呈持续性剧痛，常伴有休克；腹膜刺激征明显；肠鸣音减弱或消失；可并有气腹和腹腔积液。腹腔诊断性穿刺有助于诊断。外科常见疾病有消化性溃疡急性穿孔、胃癌急性穿孔、急性肠穿孔等。

（3）破裂出血性疾病：实质脏器损伤（如肝、脾破裂），可造成腹腔内出血，也可是实质脏器自发性或病理性破裂出血，腹痛较炎症性轻，呈持续性，腹膜刺激征轻；有面色苍白、冷汗、手足凉、脉细数等失血性休克征象；腹部叩诊有移动性浊音，腹腔穿刺抽出不凝固血液；实验室检查可见红细胞计数、血红蛋白、血细胞比容进行性降低。

（4）梗阻性疾病：起病急骤，腹痛剧烈，呈阵发性绞痛，或呈渐进性、阵发性加重；相关辅助检查有助于诊断。机械性肠梗阻有气过水音、金属音，伴有呕吐、腹胀，早期无腹膜刺激征；胆道梗阻多出现右上腹或右季肋部疼痛，伴发热、黄疸等表现；泌尿系统梗阻可引起腰部或上腹部疼痛，可向下腹部放射，多伴有血尿。

（5）绞窄性疾病：起病急腹痛剧烈，常伴有轻度休克；腹痛呈持续性疼痛阵发性加重；可扪及有明显触痛的包块；容易出现腹膜刺激征；严重者可出现中毒症状和中毒性休克。外科常见有绞窄疝、绞窄性肠梗阻等。

以上各型急腹症，可两类同时存在，也可相互转化，在分析病情时，应注意。

❖❖❖❖❖❖

考点： 急腹症患者的临床特点

（二）护理评估

1. 健康史　了解患者的既往史及现病史有助于判断急腹症的可能原因，主要通过以下几个方面。

（1）年龄与性别：婴幼儿以先天性消化道畸形、肠套叠、绞窄性疝为多见；儿童期以蛔虫症、嵌顿疝常见；青壮年以急性阑尾炎、胃十二指肠溃疡穿孔、胆道蛔虫症好发；胃肠道肿瘤穿孔或梗阻、乙状结肠扭转、胆囊炎、胆石症多见于老年人；胃十二指肠溃疡穿孔以男性为多。

（2）既往史：有些急腹症与过去疾病密切相关，如胃十二指肠溃疡穿孔多有溃疡病史；胆囊炎、胆石症、阑尾炎也常有过去发作史；粘连性肠梗阻多有腹部手术史。

（3）月经史：有生育能力的妇女，准确的月经史、近期月经开始和终止日期对腹痛的诊断有重要的意义。如异位妊娠破裂多有停经史；卵巢滤泡或黄体破裂常在两次月经的中、后期发病。

2. 临床表现

（1）腹痛：急腹症最主要和最早出现的表现是腹痛，了解腹痛情况对急腹症的诊断有重要意义。

1）腹痛发生的诱因：急性腹痛常与饮食有关，如胆囊炎、胆石症常发生于进油腻食物后；急性胰腺炎常与饱食或过量饮酒有关；胃十二指肠溃疡穿孔在饮食后多见；剧烈活动后突然腹痛应考虑肠扭转的可能；驱蛔不当可以是胆道蛔虫的诱因。

2）腹痛发生的缓急：腹痛开始时轻，以后逐渐加重，多为炎症性病变；腹痛突然发生，迅速恶化，多见于实质脏器破裂、空腔脏器穿孔、急性梗阻、绞窄、脏器扭转等。

3）腹痛的部位：一般最先出现腹痛的部位或腹痛最明显的部位往往与病变的部位一致。因此，根据脏器的解剖位置，可以做出病变所在脏器的初步判断。

4）腹痛的性质：可反映腹腔内脏器病变的性质，大体可分为三种。①持续性钝痛或隐痛多表示炎症性或出血性病变；②阵发性腹痛多表示空腔脏器发生痉挛或阻塞性病变，腹痛持续时间长短不一，有间隙期，间隙期无疼痛；③持续性腹痛伴阵发性加重，多表示炎症和梗阻并存。上述不同规律的腹痛可出现在同一疾病的不同病程中，并可相互转化。

5）腹痛的程度：一般可反映腹腔内病变的轻重，但由于个体对疼痛的敏感程度及耐受程度不同而有差别，缺少客观的指标。一般说来，炎症性刺激引起的腹痛较轻；空腔脏器的痉挛、梗阻、嵌顿、扭转或绞窄缺血、化学刺激所产生的疼痛程度较重，难以忍受。

（2）消化道症状

1）恶心、呕吐：可由严重腹痛引起。呕吐的原因常由于胃肠道疾病所致，外科急腹症呕吐常继腹痛后发生；内科急腹症呕吐常早于腹痛，如急性胃肠炎，发病早期频繁呕吐。

2）排便状况：如腹痛后停止排便、排气，常为机械性肠梗阻；腹腔内有急性炎症病灶常抑制肠蠕动，也可引起便秘；大量水样泻伴痉挛性腹痛提示急性胃肠炎；小儿腹痛、排果酱样便是小儿肠套叠的特征；脐周疼痛、腹泻和腥臭味血便提示急性坏死性肠炎。

（3）其他伴随症状　腹腔内炎症病灶一般可伴有不同程度的发热，重症感染者可有寒战高热；贫血、休克可能有腹腔内出血或消化道出血；黄疸见于肝、胆、胰疾病；有尿频、尿急、尿痛、血尿、排尿困难等，应想到泌尿系统疾病。

（4）腹部体征：范围包括上至乳头，下至两侧腹股沟，但心肺检查也不能忽视。

1）视诊：急性腹膜炎时，腹式呼吸运动减弱或消失；全腹膨隆是肠梗阻、肠麻痹或腹膜炎晚期的表现；不对称的腹胀，可见于闭襻性肠梗阻、肠扭转等，如有腹部切口瘢痕可能为肠粘连所致梗阻；急性胃扩张可见上腹胃蠕动波；小肠梗阻时，可见阶梯样小肠蠕动波；注意两侧腹股沟区有无肿物或疝。

2）触诊：是腹部最重要的检查方法。手法宜轻柔，从主诉非疼痛区开始，最后检查病变部位。触诊应着重检查有无腹膜刺激征，了解其部位、范围和程度。腹部压痛最显著的部位往往是病变所在之处。腹肌紧张是壁腹膜受刺激而引起的反射性的腹肌痉挛所致，且不受患者的意志支配，为腹膜炎的重要客观体征。"板状腹"主要见于胃、十二指肠穿孔或胆囊穿孔的早期;腹膜炎时间较长时,由于腹腔渗液增加、消化液被稀释、支配腹膜的神经麻痹等因素,腹肌紧张程度反而减轻。应该注意的是,老年人、衰弱者、小儿、经产妇、肥胖者及休克患者,腹膜刺激征常较实际为轻。除腹膜刺激征外,触诊还应检查肝脾有无肿大,有无异常的肿块。男性患者还应检查睾丸是否正常,有无扭转。

3）叩诊:先从无痛区开始,用力均匀。叩痛最明显的部位往往是病变所在的部位。肝浊音界缩小或消失提示有消化道穿孔。移动性浊音阳性是腹腔积液的体征,说明腹腔内有渗液或出血。

4）听诊:腹部听诊有助于对胃肠蠕动功能做出判断。主要了解肠鸣音及其频率和音调。机械性肠梗阻常表现肠鸣音活跃、音调高、音响较强或气过水声伴腹痛;肠麻痹肠鸣音常消失;低钾血症时肠鸣音减弱或消失;上腹部有振水音,提示幽门梗阻或胃扩张。

（5）直肠指检:急腹症患者应重视直肠指检。直肠指检时注意肛门是否松弛、直肠温度,直肠内有无肿物、触痛,指套有无血迹和黏液等。

3. 辅助检查

（1）实验室检查:白细胞计数检查可提示有无炎症、中毒;红细胞、血红蛋白、血细胞比容的连续观察用以判断有无腹腔内出血;尿中大量红细胞提示泌尿系统损伤或结石;尿胆红素阳性说明存在梗阻性黄疸;疑有急性胰腺炎时,血、尿或腹腔穿刺液淀粉酶明显增高;腹腔穿刺液涂片镜检可帮助诊断,如革兰阴性杆菌常提示继发性腹膜炎,溶血性链球菌可能为原发性腹膜炎,人绒毛膜促性腺激素测定可为诊断异位妊娠提供帮助。

（2）影像学检查

1）X线检查:是急腹症辅助诊断的重要项目之一。胸腹立位片或透视可观察有无肺炎、胸膜炎、膈肌位置及运动,膈下有无游离气体,小肠有无积气、液气平面,有无阳性结石影等。膈下游离气体是消化道穿孔或破裂的证据,多个液气平面或较大液气平面说明存在机械性小肠梗阻;异常的钙化影见于肾或输尿管结石、胆石症等。

2）超声检查:B超或彩超检查是肝、胆、胰、脾、肾、输尿管、阑尾、盆腔内病变迅速评价的首选方法。

3）CT检查:在急腹症诊断中迅速增加。其诊断速度与B超相似,且不受肠管内气体干扰,对某些急腹症的诊断和鉴别诊断具有重要的诊断价值。

4）动脉造影:对疑有肝破裂出血、胆道出血或小肠出血等患者可采用选择性动脉造影确定诊断,部分出血性病变还可同时采用选择性动脉栓塞止血。

（3）腹腔诊断性穿刺或灌洗:对诊断不确切的急腹症均可采用此法协助诊断,但诊断已明确或严重腹胀者不宜采用。对疑有内出血、全腹膜炎病因不明及腹腔积液性质不明,患者不能清楚准确地陈述病史或表述症状者更为适用。穿刺点一般选在两侧下腹脐和髂前上棘连线的中外 1/3 交界处。如抽出液为腥臭味的血性液体,绞窄性肠梗阻可能性大;抽出液为血性、胰淀粉酶含量高,应考虑急性出血坏死性胰腺炎;抽出的血液迅速凝固,则可能误刺入血管;抽出不凝血说明有内出血;抽出脓液为腹膜炎;抽出液体是黄绿色浑浊液,带有食物残渣,无臭味,多为胃十二指肠溃疡急性穿孔;抽出金黄色液应考虑胆囊穿孔;抽出液为无臭味的稀薄脓液,镜检淋巴细胞与中性粒细胞均增高,应考虑原发性腹膜炎。对疑有盆腔内积脓、积血等病变的女性患者可经阴道后穹隆穿刺检查。腹腔灌洗目前应用范围已逐渐缩小。

☆ 链 接

内科与外科腹痛鉴别要点

内科腹痛一般先有发热、呕吐、腹泻,后出现腹痛或同时出现;腹痛部位不固定、弥散,程度多较轻,喜按压;腹式呼吸存在,压痛轻微,多无腹膜刺激征。

外科腹痛一般是先有腹痛后出现发热、呕吐、腹泻;腹痛部位固定、局限,程度多较重,拒绝按压;腹式呼吸减弱或消失,多伴有明显的腹膜刺激征。

（三）治疗要点

外科急腹症发病急、进展快、病情危重,治疗应以及时、准确、有效为原则。

1. 非手术治疗　适用于诊断明确、病情较轻者;诊断不明,但病情尚稳定、无明显腹膜炎体征者。可给予禁食、输液、胃肠减压、解痉及抗生素等治疗,同时应加强观察和实验室监测,有利于诊断和判断病情变化,对伴有休克者,在抗休克的同时做好手术前准备。

2. 手术治疗　适用于诊断明确、需立即处理的急腹症;诊断不明,但病情危重,腹痛和腹膜炎体征加重,全身中毒症状明显者。手术前应加强准备,尽可能使患者的内环境接近稳定。

（四）主要护理诊断及合作性问题

1. 疼痛　与腹腔炎症、穿孔、梗阻或绞窄等病变有关。
2. 焦虑或恐惧　与突然发病、剧烈腹痛、急症手术及担忧预后有关。
3. 体温过高　与腹腔器官炎症或继发感染有关。
4. 知识缺乏　缺乏有关急腹症的相关医疗护理知识。
5. 潜在并发症:休克、腹腔脓肿等。

（五）护理措施

1. 加强心理护理　主动关心安慰患者,向患者解释腹痛的原因,稳定患者的情绪,积极配合各项检查和治疗。

考点: 急腹症患者的护理要点

2. 严密观察病情
（1）定时观察生命体征变化,注意有无脱水等体液平衡失调表现。
（2）密切观察腹部症状和体征的变化,同时注意有关伴随症状及呼吸、循环、妇科等其他系统的相关表现。注意有无腹腔脓肿形成。
（3）注意24小时出入量,并做好详细记录。
（4）动态观察实验室检查结果,了解病变进展情况。

在观察期间或非手术治疗期间,患者全身情况不佳或发生休克;腹膜刺激征明显;有明显内出血表现;经非手术治疗短期内(6~8小时)病情未见改善还趋恶化时,应及时与医师联系,考虑中转手术治疗。

3. 体位　急腹症患者一般宜取半卧位,大出血有休克体征者应取平卧位或中凹位。

4. 禁食和胃肠减压　是治疗急腹症的重要措施之一。一般入院后都暂禁饮食,根据病情或医嘱予以胃肠减压,保持有效引流,避免消化液进一步漏入腹腔。

5. 严格执行"四禁"　外科急腹症患者在诊断没有明确前必须严格执行"四禁"。禁用吗啡类镇痛剂、禁饮食、禁服泻剂及禁止灌肠,以免掩盖病情,使炎症扩散或加重病情。

6. 维持水、电解质及酸碱平衡　迅速建立静脉通路,合理安排输液顺序,必要时输血或血浆等,防治休克,维持体液平衡及纠正营养失调。

7. 抗感染　遵医嘱给予抗生素及甲硝唑等,注意给药浓度、时间、途径及配伍禁忌等。

8. 做好手术前准备　及时做好药物过敏试验、配血、备皮及有关常规检查或器官功能检查等,以备紧急手术的需要。

9. 术后护理　按有关疾病术后护理原则进行护理。

（六）健康教育

向患者及家属介绍有关病变的原因、转归、目前处理原则及护理措施;解释相关检查的方法、意义和注意事项;强调饮食管理的必要性和重要性,争取患者和家属的支持、配合。不同疾病的健康教育可参照有关章节。

案例 16-16 分析

分析具体内容见表16-4。

表 16-4　中急腹症的分类、依据、临床诊断和治疗要点

序号	分类	依据	临床诊断	治疗要点
1	穿孔性急腹症	①突然发病;②腹式呼吸消失,腹膜刺激征明显,肝浊音界缩小;③腹部X线透视见膈下新月状游离气体	消化性溃疡急性穿孔	①取半卧位;②禁饮食,持续有效的胃肠减压;③观察病情变化;④输液,抗生素应用;⑤如患者全身情况和腹部情况不断恶化,及时做好术前准备,手术治疗
2	炎症性急腹症	①腹痛由轻转重,呈持续性;②局部有腹膜刺激征;③体温升高;④白细胞计数升高	急性化脓性阑尾炎	积极做好术前准备工作,手术治疗
3	绞窄性急腹症	①起病急,腹痛剧烈,伴休克;②腹痛呈持续性疼痛,阵发性加剧;③腹膜刺激征明显;④腹部X线透视见多个气液平面	急性小肠扭转	积极准备急症手术,防止手术时机拖延,导致肠管坏死

护理实训园地 13

【实训项目】　腹腔引流的护理。

【实训目标】

1. 学会引流袋更换的护理操作。

2. 熟悉腹腔引流的注意事项。

3. 掌握腹腔引流管的观察内容及拔管指征。

【实训用物】　治疗车、治疗盘、血管钳1把、别针1只、一次性引流袋(瓶)1只、污物桶1只、消毒弯盘2只(内放消毒纱布1块、镊子1把)、5%PVP碘液、棉签。

【实训方法】

1. 集中讲解,示教实训内容。

2. 分组实训,播放电教片。

3. 学生代表演示,学生自评、互评,教师点评。

【操作步骤】

1. 戴口罩,洗手。

2. 将所备用物放置治疗车上,推至患者床旁,向患者做好解释工作。冬天关好门窗,安置患者体位(低半卧或平卧位)。

3. 检查伤口,暴露引流管,松开别针,注意保暖。

4. 检查无菌引流袋是否密封,过期。打开外包装,检查引流袋有无破损或引流管扭曲,将引流管挂于床沿,再将引流袋外包装垫在引流管接口下面。

5. 挤压引流管,用血管钳夹注引流管尾端上3cm处。

6. 用 PVP(聚乙烯吡咯烷酮)碘棉签消毒引流管连接处,先以接口为中心,环行消毒,然后向接口以上及以下各纵形消毒 2.5cm。

7. 用左手取消毒纱布捏住连接处的引流管部分,脱开连接处。

8. 再用 PVP 碘棉签消毒引流管的管口。

9. 连接无菌引流袋,松开血管钳,并挤压引流管,观察是否通畅,将引流管用别针固定于床单上。

10. 整理用物,妥善安置患者。

11. 准确记录引流液的量和性质。

【注意事项】

1. 保持引流管管道通畅,随时注意观察,不要受压和扭曲,折转成角,以免影响引流,还要注意引流管的固定,避免移位、脱出。

2. 要注意引流瓶的位置不能高于患者插管口的平面。搬动患者时,应先夹住引流管;引流液超过瓶体一半时,即应倾倒,以防因液面这高所致的逆流污染。

3. 注意保持各种引流管与伤口或黏膜接触部位的洁净,以防感染。

4. 需负压引流者应调整好所需负压压力,并注意维持负压状态。

5. 引流管一般在 48~72 小时拔除,如为防止吻合口破裂后消化液漏入腹腔则应在 4~6 日拔除,如引流腹膜炎的脓液应视具体情况而定。

6. 每周更换 2~3 次无菌袋,更换时应注意无菌操作,先消毒引流管口后再连接引流袋,以免引起逆行感染。

7. 做好引流颜色、性状及量的记录,并及时报告医师。

护理实训园地 14

【实训项目】 结肠造口的护理。

【实训目标】

1. 掌握造口周围皮肤的护理方法。

2. 熟悉一件式造口袋的使用方法。

3. 熟悉扩肛的方法。

【实训用物】 弯盘、换药碗、无齿镊 2 把、棉球、纱布、保护膜、腰带、无菌手套、中性皂液或 0.5% 氯己定(洗必泰)、造口尺、胶盘裁刀。

【实训方法】

1. 集中讲解,示教实训内容。

2. 分组实训,播放电教片。

3. 学生代表演示,学生自评、互评,教师点评。

【操作步骤】

1. 将示指轻轻插入造口 2~3cm,停留 2~3 分钟演示扩肛。

2. 用清洗剂(中性皂液或 0.5% 氯己定)、温水清理造口周围皮肤。

3. 用造口尺测量造口直径。

4. 用胶盘裁刀开孔。

5. 检查开口大小是否合适。

6. 撕去底盘的硅油纸。

7. 对准造口粘贴上去并轻压底盘。

8. 贴皮肤保护膜隔离粪便保护皮肤。

9. 腰带固定底盘。

【注意事项】

1. 更换造口袋时,一定要轻柔缓慢地撕下,切忌用力,动作太快。

2. 用温水或香皂清洁造口及周围皮肤,勿用肥皂及乙醇等刺激性用物,轻擦造口周围皮肤,由内及外。

3. 粘贴新的护理用品时,要确保皮肤干燥(清洁完用清水棉球或纱布将其洗净;最后再用柔软的布或者纸巾将皮肤彻底擦干)。

4. 修剪造口袋的时候,造口袋口缘比造口口缘大 1~2mm。

5. 贴造口袋,从下往上贴,并使造口的张贴面与皮肤充分接触、贴紧。

护理实训园地 15

【实训项目】 肛门坐浴的护理。

【实训目标】 掌握肛门坐浴的护理方法。

【实训用物】 坐浴盆 1 个、小毛巾 1 块、一次性治疗巾 1 块、温水 3000ml(温度 40~46℃),必要时备 0.02%高锰酸钾溶液。

【实训方法】

1. 集中讲解,示教实训内容。

2. 分组实训,播放电教片。

3. 学生代表演示,学生自评、互评,教师点评。

【操作步骤】

1. 评估

(1)核对医嘱:操作前核对医嘱、治疗卡、患者姓名、床号、操作目的。

(2)患者评估:全身情况、水温情况、心理状况、健康知识。

(3)环境评估:宽敞清洁,室温适宜,符合操作要求。

(4)自身评估:着装整齐;熟悉肛门坐浴的方法及相关知识。

(5)用物评估:检查用物是否齐全。

2. 实施

(1)将 40~46℃温水 3000ml 放入坐浴盆中,用治疗巾垫在坐浴盆前,用手试一下温度是否合适。

(2)患者坐浴前必须排空大小便,洗净双手,脱裤至膝盖,使用干净的坐浴盆(大小以能容下臀部为宜),坐浴盆放在地上或坐浴架上。

(3)患者可坐于浴盆内,并且将创面充分与药液接触,但与盆底之间要有空隙,期间可用手轻轻拨盆中药液,增加坐浴效果,避免直接摩擦所引起的创面疼痛和出血。

(4)持续坐浴 20~30 分钟,每日 1 次,炎症明显者每日 2 次。

3. 评价

(1)护理人员操作方法正确、动作轻巧、细致、患者满意。

(2)患者及家属了解坐浴的意义。

(3)患者及家属学会坐浴。

【注意事项】

1. 如有伤口,坐浴后换药。

2. 妇女月经期、妊娠末期及盆腔器官急性炎症期不宜应用。

3. 对年老体弱的患者,在坐浴结束时要搀扶起身,以免晕倒。对于病重体弱不能蹲坐的患者可由别人帮助擦洗。

4. 肛门水肿比较明显时不可用力揉搓水肿部位,以免使水肿加重,可用一块较柔软的小毛巾或纱布轻轻擦肛门部位,清洁肛门部位的粪便与污物。坐浴时要将肛门放松,两侧臀部不要夹紧,特别是在手术后肛门切口疼痛明显时更要避免用力夹紧肛门,否则达不到清洗和治疗目的。

5. 肛门坐浴常用药物　①1∶(5000～10 000)的高锰酸钾溶液,有一定的消毒灭菌和清洁创面的作用。②在1000ml温水中加入约9g氯化钠,搅拌溶解后坐浴。水肿较重时,食盐用量可稍多些。这是民间的传统方法,有一定的清洁创面、杀菌和消肿作用。③用清热解毒、活血消肿、活血化瘀的中草药煎汤外洗或煎水1500ml用于坐浴,效果较好。④市售中成药如洁身纯和皮肤康洗液等。

护理实训园地 16

【实训项目】　T管引流的护理。

【实训目标】

1. 掌握T管引流更换引流袋的步骤。

2. 熟悉T管引流的观察要点。

3. 掌握T管引流使用的注意事项。

4. 培养严谨的工作态度和严格的无菌观念。

【实训用物】　一次性换药包、无菌引流袋、棉签、碘伏、75%乙醇、方纱、生理盐水、无齿镊2把、量杯、胶布。

【实训方法】

1. 集中讲解、示教T管引流更换引流袋的操作步骤,并说明注意事项。

2. 分组实训,播放电教片。

3. 巡回指导。

4. 学生代表演示,学生自评、互评,教师点评。

【操作步骤】

1. 评估

(1)核对医嘱:操作前核对医嘱、治疗卡、患者姓名、床号、操作目的。

(2)患者评估

1)病情评估:评估患者的病情、意识状态、生命体征、心理状态。

2)评估患者是否了解操作目的、意义、能否配合。

(3)环境评估:环境是否安静、清洁,冬季注意患者保暖。

(4)自身评估:准备充分,着装整齐,洗手,戴口罩。

(5)用物评估。

2. 实施　T管引流更换引流袋流程:准备→操作→整理→记录。

(1)准备:在所换引流管口的下方铺无菌巾。

(2)操作

1)夹管:用止血钳夹住引流管管口近端,分离引流袋。

2)消毒:用碘伏棉棒消毒引流管连接处。

3）连接：将新的引流袋检查后挂于床边，出口处拧紧，一手握住引流管，将新的引流袋与引流管连接牢固，引流袋应低于 T 引流管平面。

4）妥善固定：用胶布将引流管固定于腹壁上，不能固定在床边，以防因翻身等牵拉而脱出。

5）保持有效引流：勿使引流管受压，扭曲，折叠成角，经常予以挤捏，保持引流通畅。

6）病情观察：观察伤口有无渗出；观察皮肤巩膜有无黄染、大便颜色是否正常；观察有无发热、腹痛、上腹压痛、反跳痛及腹肌紧张等腹膜炎的表现，以判断有无胆汁漏入腹腔；观察有无出血倾向（牙龈出血、皮下出血、瘀斑等）；观察引流液的颜色、量和性质。

7）预防感染：严格无菌操作，每日清洁消毒 T 管周围皮肤 1 次，并覆盖无菌纱布，如有胆汁渗漏，应及时更换纱布，并局部涂氧化锌软膏保护。每周更换 1~2 次引流袋，引流袋位置应低于伤口平面，平卧时不能高于腋中线，站立或活动时应低于腹部切口。应严格按医嘱应用抗生素，控制感染。

8）拔管：①拔管指征，术后 12~14 日拔除 T 管，其指征为黄疸消退、无腹痛、无发热、大小便正常、胆汁引流量逐渐减少，颜色呈透明黄色或黄绿色，无脓液、结石、无沉渣及絮状物，可考虑拔管。②夹管，拔管前应先试行夹管，先行饭前饭后夹管 1 小时，如无不良反应，可改白天夹管，夜间开放，再行持续夹管 72 小时，如无不良反应，即可考虑拔管。③胆道逆行造影，经夹管 72 小时无不适，可行造影检查，以了解胆道通畅情况，造影后，开放 T 管 1~2 日并观察，若无发热、腹痛、黄疸，即可拔除 T 管。

（3）整理用物并洗手：按规定将用过的材料分类放入垃圾袋，操作者洗手。

（4）记录：引流液的颜色、量和性质。

1）胆汁的颜色：为深黄色澄明的，似"菜油样"，早期引流液的色较浓，以后逐渐变淡，如有出血或感染，则色呈褐色，浑浊，量亦增多，应通知医师，必要时留标本送检。

2）胆汁的量：术后 1~2 日，每日 200~250ml，以后逐渐增加至每日 400~600ml，10 日后远端胆总管水肿消退，部分胆汁直接流入十二指肠，引流液逐渐减少，如突然减少，应注意观察管道是否受压，扭曲，折叠，有无结石或蛔虫尸体堵塞，并通知医师相应处理。

3）胆汁的性状：其性质及沉淀物应根据不同的患者处理，如胆道感染严重或胆结石性质不同，待炎症消退感染控制后，沉淀物可减少。

3. 评价

（1）护理人员能与患者有效沟通。

（2）护理人员操作熟练、正确、无菌观念强，患者满意，引流通畅，护理到位未发生感染。

（3）能及时处理异常情况。

4. 健康教育

（1）采用少量多餐的方式进食高蛋白、高热量、富含维生素易消化的低脂肪饮食。

（2）患者下床活动时，可将引流袋吊在小腿旁，无论何时不可使其高于腹壁口引流，以免逆行感染，术后 2 周左右应注意有无胆道出血。

（3）鼓励患者早期活动，促进胃肠蠕动恢复，防止肠粘连。

【T 引流管目的】

1. 引流胆汁　胆总管切开后，可引起胆道水肿、胆汁排出受阻、胆总管内压力增高，胆汁外漏可引起胆汁性腹膜炎、膈下脓肿等并发症。

2. 引流残余结石　将胆道残余结石，尤其是泥沙样的结石排出体外，术后也可经 T 管溶石、造影等。

3. 支撑胆道　避免术后胆总管切开瘢痕狭窄、管腔变小、粘连狭窄等。

目 标 检 测

A₁/ A₂ 型题

1. 腹外疝的发病因素中最重要的是(　　)
   A. 妊娠　　　　　　B. 长期便秘
   C. 慢性咳嗽　　　　D. 排尿困难
   E. 腹壁强度降低

2. 疝内容物最多见的是(　　)
   A. 大网膜　　　　　B. 小肠
   C. 盲肠　　　　　　D. 阑尾
   E. 横结肠

3. 腹外疝最易发生嵌顿的是(　　)
   A. 腹股沟直疝　　　B. 股疝
   C. 腹股沟斜疝　　　D. 脐疝
   E. 滑动性疝

4. 6个月婴儿腹部包块,其大小随腹压增高而发生变化。诊断为腹股沟斜疝,治疗原则是(　　)
   A. 紧急手术　　　　B. 择期手术
   C. 早期手术　　　　D. 暂不手术
   E. 禁忌手术

5. 减轻腹股沟斜疝术后伤口疼痛的措施是(　　)
   A. 平卧,膝下垫枕　　B. 不宜过早下床活动
   C. 用丁字带托起阴囊　D. 避免腹内压增高
   E. 保持敷料清洁、干燥

6. 切口疝最主要的发病原因是(　　)
   A. 营养不良
   B. 切口感染
   C. 放置引流物时间过长
   D. 术后咳嗽、腹胀
   E. 切口血肿

7. 男性,36岁,搬运工人,诊断为腹股沟斜疝,行疝修补术后。恢复工作的时间是(　　)
   A. 术后至少2周　　B. 拆线后至少1周
   C. 术后体力恢复后　D. 术后至少1个月
   E. 术后至少3个月

8. 腹股沟斜疝术后切口部位压沙袋的主要目的是(　　)
   A. 预防阴囊血肿　　B. 减轻切口疼痛
   C. 预防切口感染　　D. 防止切口裂开
   E. 减轻腹壁张力

9. 患者,男性,17岁,右侧腹股沟斜疝,嵌顿8小时就诊。体格检查,右下腹包块,有明显压痛,腹肌有明显肌紧张,反跳痛,此时最适宜的处理是(　　)
   A. 选用非手术疗法,佩戴疝带

B. 择期手术治疗
C. 试行手法还纳
D. 不可还纳,应紧急手术
E. 以上处理都不对

10. 原发性腹膜炎和继发性腹膜炎的主要区别在于(　　)
    A. 腹痛性质　　　　B. 疾病严重程度
    C. 腹肌紧张程度　　D. 病原菌的种类
    E. 腹腔是否有原发病灶

11. 急性腹膜炎最主要的症状是(　　)
    A. 发热　　　　　　B. 恶心、呕吐
    C. 持续性腹痛　　　D. 腹胀
    E. 腹泻

12. 急性腹膜炎最重要的腹部体征是(　　)
    A. 腹式呼吸受限
    B. 移动性浊音
    C. 腹肌紧张、压痛和反跳痛
    D. 肝浊音界缩小或消失
    E. 肠鸣音减弱或消失

13. 急性腹膜炎患者发生休克的主要原因是(　　)
    A. 发热　　　　　　B. 大量呕吐
    C. 剧烈疼痛　　　　D. 毒素吸收
    E. 细菌毒力强

14. 急性腹膜炎非手术疗法的护理哪一项错误(　　)
    A. 定时测体温、脉搏、呼吸、血压,记录液体出入量
    B. 观察腹部体征的演变趋势
    C. 一般取半卧位,使用大剂量抗生素控制感染
    D. 全流质饮食并采用胃肠减压
    E. 静脉输液、输血,纠正水、电解质紊乱及酸碱平衡失调,提高机体的抗病能力

15. 腹膜炎术后采用半卧位,其主要目的是(　　)
    A. 可减少切口张力
    B. 有利于肺部气体交换
    C. 有利于血液循环
    D. 有利于肠蠕动恢复
    E. 可预防膈下感染

16. 患者,男性,23岁,因急性胆囊炎胆囊穿孔而继发腹膜炎,手术后为了预防肠粘连,护理人员最主要的护理措施是(　　)
    A. 补液

B. 禁食和胃肠减压

C. 指导患者早期下床活动

D. 应用抗生素

E. 保持引流管固定通畅

17. 患者,男性,45 岁,因胃十二指肠溃疡穿孔继发腹膜炎,下列最有利于预防膈下感染的护理措施是( )

　　A. 半卧位　　　　　B. 胃肠减压

　　C. 补液　　　　　　D. 纠正电解质紊乱

　　E. 给予止痛药

18. 疑有空腔脏器损伤时,首选的影像学检查方法是( )

　　A. B 超　　　　　　B. CT 检查

　　C. MRI 检查　　　　D. 介入检查

　　E. X 线

19. 区别空腔器官破裂与实质器官破裂的最重要依据是( )

　　A. 外伤史　　　　　B. 腹痛程度

　　C. 腹膜刺激征轻重　D. 有无移动性浊音

　　E. 腹腔穿刺液性状

20. 腹部损伤未明确诊断时,主要护理措施是( )

　　A. 监测 BP、P、R　　B. 注意呕吐情况

　　C. 疼痛时予以止痛剂　D. 可进流质

　　E. 半卧位休息

21. 患者,男性,30 岁,因车祸致腹部开放性损伤,伴部分肠管脱出,紧急处理措施是( )

　　A. 迅速将肠管还纳于腹腔

　　B. 用消毒棉垫加压包扎

　　C. 用大块等渗盐水纱布覆盖,腹带包扎

　　D. 用凡士林纱布覆盖,腹带包扎

　　E. 敞开伤口,送手术室处理

22. 患者,男性,高处坠落 2 小时,着落时碰伤左季肋部,当时神志清,四肢活动正常,感腹痛明显来院急诊。体格检查:BP 80/50mmHg,P 110 次/分,左上腹压痛(++),全腹膨隆,神志清,反应迟钝,面色苍白,当时处理错误的是( )

　　A. 去枕平卧位　　　B. 禁食,胃肠减压

　　C. 抗休克治疗　　　D. 准备行急诊手术

　　E. 术前灌肠以解除腹胀

23. 十二指肠溃疡疼痛的特点是( )

　　A. 上腹部刀割样绞痛　B. 阵发性腹部绞痛

　　C. 餐后痛　　　　　D. 饥饿痛

　　E. 饱胀痛

24. 关于瘢痕性幽门梗阻患者的术前准备,下列最重要的是( )

　　A. 心理护理

　　B. 皮肤准备

　　C. 补碱性药

　　D. 连续 3 个晚上用温盐水洗胃

　　E. 备血、皮试

25. 毕 II 式胃大部切除术后并发吻合口梗阻时的呕吐特点是( )

　　A. 呕吐胃内容物,不含胆汁

　　B. 呕吐食物和胆汁

　　C. 频繁呕吐,量少不含胆汁

　　D. 呕吐量大,呕吐物为带酸臭味的宿食

　　E. 呕吐物带粪臭味

26. 关于倾倒综合征患者的饮食指导,以下不正确的是( )

　　A. 少食多餐　　　　B. 餐后散步

　　C. 高蛋白饮食　　　D. 餐食限制饮水

　　E. 避免过甜、过咸食物

27. 患者,男性,46 岁,胃溃疡伴瘢痕性幽门梗阻。行毕 II 式胃大部切除术后第 8 日,突发上腹部剧痛,呕吐频繁,每次量少,不含胆汁,呕吐后症状不缓解。体格检查:上腹部偏右有压痛。首先考虑并发了( )

　　A. 吻合口梗阻　　　B. 倾倒综合征

　　C. 十二指肠残端破裂　D. 急性输入襻梗阻

　　E. 输出襻梗阻

28. 患者,女性,47 岁,十二指肠溃疡急性穿孔。行毕 II 式胃大部切除术后第 1 日,护理人员查房时见胃管内吸出咖啡色胃液约 280ml。正确的处理是( )

　　A. 继续观察,不需特殊处理

　　B. 加快静脉输液速度

　　C. 应用止血药

　　D. 胃管内灌注冰盐水

　　E. 马上做好手术止血的准备

29. 临床最常见的引起肠梗阻的原因是( )

　　A. 肠蛔虫堵塞　　　B. 肠扭转

　　C. 肠套叠　　　　　D. 肠粘连

　　E. 肠肿瘤

30. 对于肠梗阻患者,以下护理人员的观察判断最正确的是( )

　　A. 呕吐早、频繁且含有胆汁应疑为高位肠梗阻

　　B. 呕吐呈喷射状说明是麻痹性肠梗阻

　　C. 腹痛有减轻且肠鸣音不再亢进说明梗阻有

所缓解

D. 腹痛转为持续性胀痛说明出现绞窄性肠梗阻

E. 患者有一次排便说明是不完全性肠梗阻

31. 下列项目中有助于绞窄性肠梗阻诊断的是（　　）

　　A. 腹部阵发性绞痛　　B. 呕吐出现早而频繁

　　C. 全腹胀　　D. 肠鸣音亢进

　　E. 腹腔穿刺抽出血性液体

32. 对疑有肠梗阻的患者禁忌做哪项检查（　　）

　　A. X线透视或摄片　　B. 肛门直肠指检

　　C. 钡剂灌肠造影　　D. 口服钡餐透视

　　E. 血气分析

33. 应考虑为绞窄性肠梗阻的腹部 X 线表现是（　　）

　　A. 多个阶梯状排列的气液平面

　　B. 上段肠腔扩张

　　C. 膈下游离气体

　　D. 孤立、胀大的肠襻且位置较固定

　　E. 胀气肠襻呈"鱼肋骨刺"样改变

34. 对肠梗阻患者的术前护理正确的是（　　）

　　A. 给予流质饮食，促进肠蠕动

　　B. 给予止痛剂，缓解腹痛症状

　　C. 给予缓泻剂，以解除梗阻

　　D. 禁食，胃肠减压

　　E. 腹部热敷缓解腹痛

35. 下列哪项不是急性阑尾炎术后给予半卧位的主要目的（　　）

　　A. 利于呼吸　　B. 减轻切口张力

　　C. 预防肠粘连　　D. 利于腹腔引流

　　E. 腹腔渗液积聚于盆腔

36. 急性阑尾炎最典型的症状为（　　）

　　A. 转移性脐周疼痛　　B. 转移性右下腹痛

　　C. 固定性脐周疼痛　　D. 固定的右下腹痛

　　E. 腹痛位置无规律

37. 急性阑尾炎腹痛起始于脐周或上腹部的机制是（　　）

　　A. 胃肠功能紊乱　　B. 内脏神经反射

　　C. 躯体神经反射　　D. 阑尾位置不固定

　　E. 阑尾管壁痉挛

38. 直肠指检触及痛性肿块常提示（　　）

　　A. 盆位阑尾　　B. 阑尾周围脓肿

　　C. 炎症波及直肠　　D. 阑尾腔内积脓

　　E. 盆腔脓肿

39. 患者，男性，40 岁，阑尾穿孔腹膜炎术后第 7

日，体温 39℃，伤口无红肿，大便次数增多，混有黏液，伴有里急后重，应考虑并发（　　）

　　A. 盆腔脓肿　　B. 膈下脓肿

　　C. 细菌性痢疾　　D. 肠炎

　　E. 肠粘连

40. 急性阑尾炎术后最常见的并发症是（　　）

　　A. 出血　　B. 切口感染

　　C. 粪瘘　　D. 肺部感染

　　E. 粘连性肠梗阻

41. 坏疽性阑尾炎出现寒战、高热、黄疸时要注意（　　）

　　A. 门静脉炎

　　B. 膈下脓肿

　　C. 急性梗阻性化脓性胆管炎

　　D. 急性溶血反应

　　E. 阑尾周围脓肿

42. 急性阑尾炎最易穿孔的是（　　）

　　A. 老年人急性阑尾炎

　　B. 妊娠期急性阑尾炎

　　C. 小儿急性阑尾炎

　　D. 慢性阑尾炎急性发作

　　E. 阑尾管腔狭窄导致的阑尾炎

43. 结肠癌最多发生于（　　）

　　A. 横结肠　　B. 结肠脾曲

　　C. 乙状结肠　　D. 降结肠

　　E. 升结肠

44. 大肠癌手术后人肛门的护理，错误的是（　　）

　　A. 造瘘口用钳夹或暂时缝闭者，可在术后 2~3 日开放

　　B. 起初粪便稀薄，次数较多，故应取右侧卧位

　　C. 稀便对皮肤有刺激作用，应及时更换敷料，并用凡士林纱布覆盖造瘘口，周围皮肤用氧化锌软膏加以保护

　　D. 以后粪便逐渐变稠，只用清水洗净皮肤，保持局部干净即可

　　E. 后期教会患者自己照顾造瘘口和人工肛门袋使用法

45. 结肠癌最早出现的症状是（　　）

　　A. 排便习惯及粪便性状改变

　　B. 腹痛

　　C. 腹部包块

　　D. 肠梗阻症状

　　E. 全身中毒症状

46. 直肠癌根治术后，人工肛门开放初期，患者宜采取的体位是（　　）

A. 左侧卧位　　　　　B. 右侧卧位

C. 平卧位　　　　　　D. 俯卧位

E. 仰卧中凹位

47. 大肠癌的术前准备,不妥的是(　　)

A. 术前 2~3 日进食流质饮食

B. 术前 3 日口服新霉素片

C. 术前晚、术日晨清洁灌肠

D. 拟切除肛管直肠者灌肠后坐浴

E. 术日晨不插尿管,排尿后手术

48. 结肠癌及保留肛门的直肠癌患者,术后护理下列哪一项错误(　　)

A. 定时测血压、脉搏、禁食、输液,必要时输血

B. 术后第 3 日如肛门已经排气可拔除胃管,进流质饮食

C. 便秘时可用温盐水或肥皂水低压灌肠

D. 留置导尿管,留置 5~7 日及以上直至能自主排尿

E. 拔管前可先钳夹导管并定期开放,训练患者的定时排尿的功能

49. 结肠癌术后严禁进行的护理操作是(　　)

A. 留置导尿管患者每日 2 次进行尿道口护理

B. 定期挤压引流管,保持引流管通畅

C. 麻醉恢复后改为半卧位

D. 保持切口周围清洁、干燥

E. 术后 1 周内出现肠梗阻症状进行灌肠

50. 患者,男性,56 岁,近 3 个月来排便次数增多,每日 3~4 次,黏液脓血便,有里急后重感,首选的检查方法是(　　)

A. B 超　　　　　　　B. X 线钡剂灌肠

C. 直肠指检　　　　　D. 纤维结肠镜

E. 血清癌胚抗原

51. 患者,女性,40 岁,因妊娠排便,肛内有一肿块脱出,有滴血现象。其诊断最可能是(　　)

A. 内痔　　　　　　　B. 外痔

C. 直肠癌　　　　　　D. 肛瘘

E. 肛裂

52. 患者,男性,50 岁,因大便干燥用力排便,便后有出血现象,开始为滴血,后有喷血的情况。首先应进行的检查是(　　)

A. 腹部 CT　　　　　B. 钡灌肠检查

C. 直肠指检　　　　　D. 直(乙状结)肠镜检

E. B 超检查

53. 有关齿状线解剖意义的描述中,错误的是(　　)

A. 齿状线以上是黏膜,以下是皮肤

B. 齿状线以上发生的痔是内痔,以下的痔是

外痔

C. 齿状线以上由直肠上、下动脉供血,以下由肛管动脉供应

D. 齿状线以上淋巴引流入髂外淋巴结,以下入腹股沟淋巴结

E. 齿状线以上受自主神经支配,以下属阴部内神经支配

54. 关于肛门周围脓肿的叙述正确的是(　　)

A. 肛周疼痛不剧烈

B. 是慢性化脓性感染

C. 常自行破溃,形成低位肛瘘

D. 在直肠肛管周围脓肿中较少见

E. 多有高热、寒战、全身疲乏不适

55. 直肠肛管手术后最常见的并发症是(　　)

A. 伤口出血　　　　　B. 大便失禁

C. 肛门狭窄　　　　　D. 切口感染

E. 切口裂开

56. 患者,男性,37 岁,3 日前肛门周围持续性跳痛,肛周皮肤红肿,有硬结和压痛,他最可能患了(　　)

A. 内痔　　　　　　　B. 外痔

C. 肛裂　　　　　　　D. 直肠息肉

E. 肛门周围脓肿

57. 便血时,做直肠指检的最主要目的是(　　)

A. 诊断有无内外痔

B. 诊断肛管直肠有无炎性病变

C. 排除肛管直肠肿瘤

D. 了解有无肛裂

E. 了解有无直肠脱垂

58. 细菌性肝脓肿的致病菌主要是(　　)

A. 大肠埃希菌　　　　B. 葡萄球菌

C. 链球菌　　　　　　D. 铜绿假单胞菌

E. 沙门菌

59. 细菌性肝脓肿致病菌最主要的侵入途径是(　　)

A. 淋巴管　　　　　　B. 胆道

C. 门静脉　　　　　　D. 肝动脉

E. 腹腔邻近感染累及

60. 细菌性肝脓肿患者发热多为(　　)

A. 弛张热　　　　　　B. 稽留热

C. 低热　　　　　　　D. 间歇热

E. 不规则热

61. 原发性肝癌患者早期症状有(　　)

A. 黄疸　　　　　　　B. 大量腹水

C. 消瘦　　　　　　　D. 肝性脑病

E. 高热

62. 原发性肝癌血行转移多见于(　　)
    A. 肺　　　　　　　B. 肾
    C. 骨　　　　　　　D. 脑
    E. 心

63. 原发性肝癌的病理类型多见为(　　)
    A. 混合型　　　　　B. 胆管型
    C. 肝细胞型　　　　D. 弥漫型
    E. 以上都是

64. 原发性肝癌患者术后切口疼痛,哪些护理措施
    是不恰当的(　　)
    A. 避免剧烈咳嗽
    B. 转移注意力
    C. 鼓励早期活动
    D. 切口用腹带加压包扎
    E. 以上都不对

65. 患者,男性,56 岁,既往无肝炎病史,近半个月
    无诱因出现腹胀,食欲减退,体重下降明显。
    体格检查:腹部平坦,肝脾(-),腹无压痛,移
    动性浊音(-)。辅助检查:肝功能无明显异常
    改变,B 超显示肝右叶占位性病变。为进一步
    确诊,应做的检查哪项是错误的(　　)
    A. 肝 CT　　　　　B. AFP 测定
    C. MRI　　　　　　D. 胃镜
    E. 以上都不对

66. 胆道术后 T 管拔除的注意事项,不包括以下哪
    一项(　　)
    A. 拔除 T 管前应常规行 T 管造影
    B. 造影后即可关闭 T 管 24 小时
    C. 对长期使用激素、低蛋白血症的患者,拔管
       时间应延长
    D. 拔管时切忌使用暴力
    E. 如造影发现结石残留,应保留 T 管 6 周
       后行胆道镜取石

67. 胆囊具有的功能是(　　)
    A. 浓缩胆汁　　　　B. 排出胆汁
    C. 储存胆汁　　　　D. 以上都是
    E. 以上都不是

68. 下列哪项与胆道结石的发生无关(　　)
    A. 高胆固醇饮食　　B. 糖尿病
    C. 肥胖　　　　　　D. 妊娠
    E. 饮酒

69. 胆囊结石典型的临床症状是(　　)
    A. 胆囊隐痛　　　　B. Charcot 三联征
    C. 胆囊绞痛　　　　D. Murphy 征

E. 以上都是

70. 急性胆囊炎的体征是(　　)
    A. 胆囊隐痛　　　　B. Charcot 三联征
    C. 胆囊绞痛　　　　D. Murphy 征
    E. 以上都是

71. 急性梗阻性化脓性胆管炎典型的临床表现是
    (　　)
    A. Charcot 三联征　B. 胆囊绞痛
    C. 腹膜刺激征　　　D. Murphy 征
    E. 以上都是

72. 胆道系统疾病首选的检查方法是(　　)
    A. ERCP　　　　　　B. CT
    C. B 超　　　　　　D. PTC
    E. 以上都是

73. T 管引流的目的是(　　)
    A. 维持胆道通畅
    B. 引流胆汁
    C. 观察术后胆道通畅情况
    D. 以上都是
    E. 以上都不是

74. 胆道术后第 1 个 24 小时内 T 管可有引流液
    (　　)
    A. 300~500ml/d　　B. 200~500ml/d
    C. 400~600ml/d　　D. 大于 200ml/d
    E. 小于 200ml/d

75. 定时自上而下挤捏 T 管的目的是(　　)
    A. 防止引流液回流　B. 防止腹腔感染
    C. 防止引流管堵塞　D. 促进胆汁引流
    E. 以上均可

76. T 管堵塞时护理人员应该(　　)
    A. 针筒抽吸　　　　B. 冲洗
    C. 封闭引流管　　　D. 向医生汇报
    E. 以上均可

77. 行 PTC 检查前护理措施错误的是(　　)
    A. 检查出凝血时间和血小板
    B. 碘过敏试验
    C. 检查当日晨禁食、清洁肠道
    D. 全身预防性应用抗生素 2~3 日
    E. 以上均不可

78. 经内镜逆行胰胆管造影检查护理(ERCP)错误
    的是(　　)
    A. 检查前 15 分钟遵医嘱注射地西泮和东莨
       菪碱
    B. 检查前 6~8 小时禁食水
    C. 做碘过敏试验

D. 清洁灌肠

E. 以上均可

79. ERCP 检查后护理措施错误的是(　　)

　　A. 4 小时后可进食

　　B. 观察腹部体征和体温

　　C. 检测血清淀粉酶

　　D. 遵医嘱应用抗生素等药物

　　E. 以上均可

80. 胆道术后患者 T 管放置已 1 周,胆汁减少至 200ml/d 以下,大便颜色恢复正常,无发热和黄疸,可考虑(　　)

　　A. 继续观察　　　　B. 拔除 T 管

　　C. 向医生汇报　　　D. 闭管试验

　　E. 以上均可

81. 患者,女性,65 岁,右上腹疼痛 3 日,今晨加重,恶心、呕吐。体格检查:T 38℃、P 105 次/分,BP 130/90mmHg,急性面容,皮肤巩膜无黄染。右上腹压痛,反跳痛(+)。B 超检查胆囊壁增厚,胆管无扩张,血常规白细胞计数增高,中性粒细胞比例增高。患者最可能的诊断是(　　)

　　A. 急性梗阻性化脓性胆管炎

　　B. 急性胆囊炎

　　C. 胆管结石

　　D. 胆道蛔虫

　　E. 慢性胆囊炎

82. 在我国引起门静脉高压的主要病因是(　　)

　　A. 酒精性肝硬化　　B. 肝炎后肝硬化

　　C. 血吸虫病　　　　D. 中毒性肝硬化

　　E. 以上都是

83. 门静脉高压患者不会出现的症状是(　　)

　　A. 肝性脑病　　　　B. 黄疸

　　C. 腹水　　　　　　D. 脾大

　　E. 以上都不是

84. 门静脉高压患者最容易出现的并发症是(　　)

　　A. 肝性脑病　　　　B. 感染

　　C. 上消化道出血　　D. 脾大

　　E. 腹水

85. 门静脉高压患者术前术后口服肠道抗生素的目的是(　　)

　　A. 预防肝性脑病　　B. 预防腹腔感染

　　C. 预防吻合口感染　D. 预防腹胀

　　E. 以上都是

86. 脾功能亢进有出血倾向患者的护理哪项是错误的(　　)

　　A. 使用硬牙刷　　　B. 避免粗糙食物

C. 不要搔搓皮肤　　　D. 使用小号针头

E. 以上都是

87. 门静脉高压患者的护理哪项是错误的(　　)

　　A. 慎用镇静安眠药物

　　B. 休息

　　C. 适当饮酒

　　D. 监测血小板计数和出凝血时间

　　E. 避免刺激性饮食

88. 在我国引起急性胰腺炎的最常见的病因为(　　)

　　A. 大量饮酒和暴饮暴食

　　B. 手术创伤

　　C. 胆道疾病

　　D. 并发于流行性腮腺炎

　　E. 高钙血症

89. 急性胰腺炎患者,血清淀粉酶升高,其高峰发生在(　　)

　　A. 3~12 小时　　　　B. 12~24 小时

　　C. 24~48 小时　　　D. 48~72 小时

　　E. 72~84 小时

90. 急性出血坏死性胰腺炎最常见的并发症是(　　)

　　A. 化脓性感染　　　B. MODS

　　C. 胰腺假囊肿　　　D. 胰腺组织纤维化

　　E. 休克

91. 在急性胰腺炎的非手术治疗中下列哪项是错误的(　　)

　　A. 禁食和胃肠减压

　　B. 应用抗胆碱药物抑制胃酸分泌,减少胰腺外分泌

　　C. 给予吗啡止痛

　　D. 应用抗生素

　　E. 抗休克治疗

92. 采用腹腔双套管灌洗引流的护理错误的是(　　)

　　A. 灌洗液滴入过程中避免空气进入

　　B. 引流液开始为暗红色浑浊液体

　　C. 引流管堵塞可用无菌生理盐水冲洗

　　D. 保护引流管周围皮肤

　　E. 引流量减少即可拔管

93. 患者,男性,42 岁。患胆石症多年,1 日前突发右上腹剧烈疼痛,并向右肩背放射,伴高热和轻度黄疸,经门诊检查血清淀粉酶高达 530U(索氏法),尿淀粉酶超过 1000U(索氏法),应考虑(　　)

A. 急性坏疽性胆囊炎　　B. 急性胰腺炎

C. 胆总管结石　　　　　D. 胆道蛔虫病

E. 胆囊穿孔性腹膜炎

94. 胰腺癌好发于(　　)

A. 40 岁以上的女性　　B. 40 岁以上的男性

C. 青年女性　　　　　D. 青年男性

E. 以上都是

95. 胰腺癌疼痛多向(　　)发散

A. 肩部　　　　　　　B. 右下腹

C. 腰背部　　　　　　D. 上腹部

E. 左下腹

96. 对诊断腹腔实质性脏器损伤有确定意义的是
(　　)

A. 腹腔穿刺可见不凝血

B. 腹透可见膈下有游离气体

C. 有显著的腹膜刺激征

D. 血白细胞增高

E. 血气中二氧化碳结合力降低

97. 胃肠减压护理中,最重要的是(　　)

A. 保持减压持续通畅

B. 使用胃肠减压时可给患者饮水

C. 每日用等渗盐水 50~100ml,冲洗胃管两次

D. 观察并准确记录色、质、量

E. 及时更换收集瓶

98. 胃肠减压的禁忌证是(　　)

A. 小肠破裂

B. 食管静脉曲张

C. 急性出血性坏死性胰腺炎

D. 肠梗阻

E. 胃穿孔

99. 患者,男性,20 岁,因车祸撞伤右上腹部,其表
现有腹腔内出血症状,同时伴有明显的腹膜刺
激征,应首先考虑(　　)

A. 脾破裂　　　　　　B. 肾破裂

C. 肝破裂　　　　　　D. 胃破裂

E. 胆囊破裂

100. 患者,男性,26 岁,上腹部汽车撞伤 4 小时,检
查:面色苍白,四肢湿冷,BP 60/40mmHg,P
140 次/分。全腹轻度压痛和反跳痛,腹肌紧
张,肠鸣音较弱,首先应考虑(　　)

A. 胆囊破裂,胆汁性腹膜炎

B. 小肠破裂,弥漫性腹膜炎

C. 严重腹壁软组织挫伤

D. 肝、脾破裂

E. 胰、十二指肠破裂、腹膜炎

101. 患者,男性,25 岁,汽车司机,因继发性腹膜
炎急诊手术。术后胃肠减压,请问出现下列
哪种情况应停止胃肠减压(　　)

A. 减压液为食物残渣

B. 减压液为淡黄色

C. 减压液为棕褐色

D. 减压液为鲜红色血液

E. 减压液为鲜绿色

A₃/ A₄ 型题

(102~106 题共用题干)

患者,男性,65 岁。有慢性便秘多年。近半年
来发现,站立时阴囊部位出现肿块,呈梨形,平卧
时可还纳。体检发现外环扩大,嘱患者咳嗽指尖
有冲击感,平卧回纳肿块后,手指压迫内环处,站
立咳嗽,肿块不再出现,拟诊腹外疝,准备手术
治疗。

102. 此患者诊断为(　　)

A. 腹股沟斜疝　　　　B. 腹股沟直疝

C. 股疝　　　　　　　D. 脐疝

E. 切口疝

103. 为避免术后疝的复发,术前准备中最重要的
是(　　)

A. 治疗便秘　　　　　B. 备皮

C. 排尿　　　　　　　D. 灌肠

E. 麻醉前用药

104. 正常情况下,此患者术后第 2 日的饮食为
(　　)

A. 禁食,禁水　　　　B. 禁食可进水

C. 流质饮食　　　　　D. 半流质饮食

E. 普食

105. 术后第 2 日患者宜采用的体位是(　　)

A. 半卧位

B. 平卧位,膝关节、髋关节微屈

C. 头低足高位

D. 斜坡卧位

E. 端坐位

106. 术后预防血肿的措施是(　　)

A. 仰卧位

B. 保持敷料清洁、干燥

C. 托起阴囊,伤口砂袋压迫

D. 应用抗生素

E. 不可过早下床活动

(107、108 题共用题干)

患者,男性,转移性右下腹痛 2 日,伴呕吐,腹
部检查全腹肌紧张,压痛,反跳痛,以右下腹为著,

肠鸣音消失,移动性浊音阳性。

107. 这位患者的初步诊断是(　　)

    A. 急性胃肠炎　　　　B. 阑尾炎并腹膜炎

    C. 胆囊炎　　　　　　D. 胆道蛔虫病

    E. 胃穿孔并腹膜炎

108. 该患者诊断性腹腔穿刺可能抽出液体为

    (　　)

    A. 黄绿色无臭味混浊液

    B. 稀薄略带臭味的脓液

    C. 气味腥臭的血性液体

    D. 抽出无臭味的稀薄脓液

    E. 草绿色透明液体

(109~111 题共用题干)

    患者,男性,25 岁,汽车司机,因继发性腹膜炎急诊手术。

109. 术后胃肠减压,请问出现下列哪种情况应停止胃肠减压(　　)

    A. 减压液为食物残渣

    B. 减压液为淡黄色

    C. 减压液为棕褐色

    D. 减压液为鲜红色血液

    E. 减压液为鲜绿色

110. 停用胃肠减压和拔管的指征是(　　)

    A. 腹痛减轻　　　　B. 吸出液减少

    C. 口腔干燥、咽痛　　D. 肠蠕动恢复

    E. 引流管阻塞

111. 胃肠减压护理,下列哪一项是错误的(　　)

    A. 患者应禁食及停止口服药物

    B. 如医嘱指定从胃管内注入药物时,须将胃管夹住,暂停减压 1 小时

    C. 肛门排气是停止胃肠减压的指征

    D. 对有上消化道出血史的患者,如发现有鲜红血液,应减慢吸引

    E. 随时检查吸引是否有效,如有阻塞可用注射器以等渗盐水冲洗,保持通畅

(112~116 题共用题干)

    患者,男性,48 岁,餐后 1 小时,被马踢伤中上腹后,突感上腹部剧烈疼痛呈持续性刀割样,短时间内腹痛逐渐扩至全腹,左上腹明显压痛、反跳痛、肌紧张,X 线检查示膈下有游离气体。

112. 应首先考虑(　　)

    A. 胃穿孔　　　　　B. 肾破裂

    C. 脾破裂　　　　　D. 结肠破裂

    E. 肝破裂

113. 为进一步明确诊断,宜选以下何种辅助检查

(　　)

    A. B 超　　　　　　B. 实验室检查

    C. 腹腔穿刺　　　　D. MRI 检查

    E. CT 检查

114. 该患者目前最主要护理诊断为(　　)

    A. 体液不足　　　　B. 焦虑

    C. 体液过多　　　　D. 疼痛

    E. 躯体移动障碍

115. 为缓解腹痛应首选采取以下何种卧位(　　)

    A. 平卧位　　　　　B. 仰卧屈膝位

    C. 头高足低位　　　D. 头低足高位

    E. 半卧位

116. 为尽快减少消化液的刺激,首选的护理措施应为(　　)

    A. 禁食和胃肠减压　B. 避免随意搬动患者

    C. 禁灌肠　　　　　D. 慎用止痛剂

    E. 仰卧屈膝位

(117~121 题共用题干)

    患者,女性,58 岁,患十二指肠溃疡 6 年。今晨起突然排出大量柏油样黑便,并出现恶心、头晕、心悸、无力,由家人送至医院急诊。体格检查:T 36.2℃,BP 85/50mmHg,P 115 次/分;患者面色苍白、出冷汗、四肢湿冷等;腹部稍胀,上腹部有轻度压痛,肠鸣音亢进。初步考虑患者有十二指肠溃疡大出血。

117. 考虑该患者有十二溃疡大出血的主要依据是

(　　)

    A. 恶心

    B. 头晕、心悸、无力

    C. 血压下降、脉搏细速

    D. 排大量柏油样便

    E. 面色苍白、出冷汗、四肢湿冷

118. 十二指肠溃疡大出血的常见部位是(　　)

    A. 十二指肠球部　　B. 十二指肠水平部

    C. 十二指肠降部　　D. 十二指肠升部

    E. 十二指肠与空肠交界处

119. 初步估计该患者的失血量为(　　)

    A. 300ml　　　　　B. 400ml

    C. 500ml　　　　　D. 800ml

    E. 1000ml

120. 目前该患者最主要的护理问题是(　　)

    A. 焦虑、恐惧　　　B. 体液不足

    C. 疼痛　　　　　　D. 有感染的危险

    E. 营养障碍

121. 该患者应采取何种体位(　　)

A. 高坡半卧位　　　B. 低坡半卧位

C. 双凹位　　　　　D. 头低足高位

E. 头高足低位

（122～128 题共用题干）

患者，男性，53 岁，患十二指肠溃疡 10 年。近 1 个月以来，上腹部胀满不适，反复呕吐带酸臭味的宿食，呕吐后患者自觉胃部舒适。体格检查：皮肤干燥、弹性差，唇干；上腹部膨隆，可见胃型和肠蠕动波，手拍上腹可闻及振水声。考虑该患者有瘢痕性幽门梗阻，拟行手术治疗。

122. 诊断该患者有瘢痕性幽门梗阻的主要依据是（　　）

　　A. 长期患十二指肠溃疡

　　B. 上腹部胀满不适

　　C. 反复呕吐带酸臭味的宿食

　　D. 上腹部膨隆，可见胃型和肠蠕动波

　　E. 呕吐后患者自觉胃部舒适

123. 该患者最容易出现哪种电解质紊乱和酸碱平衡失调（　　）

　　A. 高钾性酸中毒

　　B. 低钾、低氯性碱中毒

　　C. 低钙、低镁性碱中毒

　　D. 低钠、低钾性碱中毒

　　E. 高氯性酸中毒

124. 术前护理措施中，不正确的是（　　）

　　A. 纠正电解质紊乱和酸碱平衡失调

　　B. 记录出入水量

　　C. 提供营养支持

　　D. 留置胃管

　　E. 每晚用冰盐水洗胃

125. 患者行毕 II 式胃大部切除术后第 1 日，应重点观察的并发症是（　　）

　　A. 倾倒综合征　　　B. 吻合口梗阻

　　C. 胃排空延迟　　　D. 术后出血

　　E. 输入襻梗阻

126. 术后第 2 周，患者进食 20 分钟后出现上腹饱胀、恶心、呕吐，并觉头晕、心悸、出冷汗。考虑可能发生了（　　）

　　A. 倾倒综合征　　　　B. 吻合口梗阻

　　C. 十二指肠残端破裂　D. 术后出血

　　E. 急性输入襻梗阻

127. 发生该并发症的主要原因是（　　）

　　A. 手术切胃过多　　　B. 术后过早饮食

　　C. 术后过早活动　　　D. 术后营养不良

　　E. 餐后大量高渗性食物和液体快速进入肠道

128. 针对该并发症，正确的处理是（　　）

　　A. 输液，输血

　　B. 禁食，胃肠减压

　　C. 调节饮食，餐后平卧

　　D. 按医嘱应用抗生素

　　E. 吸氧

（129～132 题共用题干）

患者，男性，40 岁，1 小时前午餐后打篮球时出现腹部剧烈疼痛伴呕吐，呕吐物为食物残渣，含少量血性液体，口渴，烦躁不安，中腹部可扪及压痛包块，移动性浊音阳性，肠鸣音减弱，血常规：WBC $13.4×10^9/L$，发病以来未排便排气。

129. 根据病情应考虑（　　）

　　A. 急性单纯水肿性胰腺炎

　　B. 输尿管结石

　　C. 胆囊结石

　　D. 肠结核

　　E. 肠扭转

130. 最合适的处理是（　　）

　　A. 禁食，胃肠减压　　B. 口服液状石蜡

　　C. 低压灌肠　　　　　D. 手术探查

　　E. 抗休克

131. 该患者目前主要的护理诊断为（　　）

　　A. 排便困难　　　　　B. 体液不足

　　C. 皮肤完整性受损　　D. 个人应对无效

　　E. 活动无耐力

132. 以下哪项不是肠梗阻患者围术期的常见并发症（　　）

　　A. 吸入性肺炎　　　　B. 腹腔感染

　　C. 肠瘘　　　　　　　D. 肠粘连

　　E. 倾倒综合征

（133～136 题共用题干）

患者，女性，28 岁，7 天前因"弥漫性腹膜炎、胃、十二指肠破裂"行剖腹探查术，术中行胃十二指肠修补、十二指肠造瘘减压术，空肠造瘘置营养管、放置腹腔引流管，1 日前患者诉腹痛，T 39.2℃，见小网膜孔附近引流管引出含胆汁样液体，量约 1500ml。

133. 该患者最可能出现何种术后并发症（　　）

　　A. 肠动力异常　　　　B. 吻合口瘘

　　C. 胆囊穿孔　　　　　D. 腹腔脓肿

　　E. 引流不畅

134. 以下何种检查最有利于吻合口瘘的诊断（　　）

　　A. 口服亚甲蓝　　　　B. 腹部 X 线平片

C. B 超　　　　　　　D. 腹腔穿刺

E. 血常规

135. 处理方法应除外(　　)

A. 禁食　　　　　　　B. 保持各引流管通畅

C. 尽早封闭瘘口　　　D. 予以胃肠外营养

E. 腹腔灌洗

136. 对于该患者的护理,以下说法错误的是(　　)

A. 半坐卧位

B. 保持腹腔引流通畅

C. 予以负压吸引

D. 予以肠内营养

E. 及时清洁瘘口周围皮肤

(137~139 题共用题干)

患者,男性,40 岁。主诉右下腹剧烈腹痛,开始于脐周,然后转移至右下腹。体格检查:T 39℃,P 113 次/分,BP 120/85mmHg;右下腹压痛,肌紧张,有反跳痛,肠鸣音减弱;腰大肌试验阳性。实验室检查:WBC $12.5×10^9/L$,中性粒细胞0.82。

137. 急性阑尾炎最常见的病因是(　　)

A. 阑尾管腔阻塞　　　B. 细菌入侵

C. 急性肠炎　　　　　D. 血吸虫病

E. 经常进食高脂肪食物

138. 下列哪项治疗措施最不合适(　　)

A. 非手术治疗

B. 手术切除阑尾

C. 腹腔镜阑尾切除

D. 阑尾切除及胶片引流

E. 阑尾切除及放置腹腔引流管

139. 该患者手术治疗后为预防术后肠粘连的最关键措施是(　　)

A. 给予半坐卧位　　　B. 观察腹部情况

C. 早期下床活动　　　B. 合理增加营养

E. 进行深呼吸运动

(140~143 题共用题干)

患者,女性,21 岁,自诉疼痛开始于上腹及脐周,位置不定,以后疼痛位置转移到右下腹部,并出现全腹持续性疼痛。体格检查:T 39.2℃,P 124 次/分,BP 105/65mmHg;右下腹压痛、肌紧张、有反跳痛、肠鸣音消失,闭孔内肌试验阳性;WBC $12.5×10^9/L$,中性粒细胞0.82;腹部 X 线平片可见盲肠扩张和气液平面。行急诊手术治疗,术后第 3 日患者体温为 38.9℃,切口红肿、压痛。

140. 入院时应考虑(　　)

A. 急性单纯性阑尾炎　B. 急性化脓阑尾炎

C. 坏疽性阑尾炎　　　D. 穿孔性阑尾炎

E. 急性胰腺炎

141. 该患者阑尾位置最可能为(　　)

A. 靠近盲肠后方　　　B. 靠近盲肠前方

C. 靠近腰大肌前方　　D. 靠近腰大肌后方

E. 靠近闭孔内肌

142. 该患者术后发生(　　)

A. 腹腔内出血　　　　B. 切口感染

C. 腹腔感染　　　　　D. 盆腔感染

E. 腹腔脓肿

143. 手术第 3 日后,下列哪项护理措施最关键(　　)

A. 继续静脉补液

B. 做好引流管护理

C. 及时更换被渗液污染的敷料

D. 做好生活护理

E. 康复知识教育

(144~147 题共用题干)

患者,男性,58 岁,进行性贫血、消瘦、乏力半年,有时右腹有隐痛,无腹泻。体格检查:贫血貌,右中腹可触及肿块,肠鸣音活跃。

144. 护理人员在采集病史时,要重点询问(　　)

A. 有无恶心、呕吐

B. 有无排便习惯改变及粪便带血

C. 有无胆囊炎病史

D. 有无家族史

E. 有无转移性右下腹痛

145. 考虑该患者的诊断可能为(　　)

A. 胆囊肿瘤　　　　　B. 结肠癌

C. 阑尾周围脓肿　　　D. 克罗恩病

E. 溃疡性结肠炎

146. 为明确诊断,应进行重要的检查是(　　)

A. 纤维结肠镜检查

B. 乙状结肠镜检查

C. CT 检查

D. B 超检查

E. X 线钡剂灌肠检查

147. 该患者术前准备中最重要的护理措施是(　　)

A. 给予高蛋白质、高热量、高维生素饮食

B. 静脉补液

C. 应用抗生素

D. 肠道准备

E. 心理护理

(148~150 题共用题干)

患者,女性,46 岁,因大便干燥用力排便,肛内有一肿块脱出,便后有手纸带血现象,一段时间以

后大便经常有肿块脱出及出血现象,自己买痔疮膏涂抹,无明显作用,病情逐渐发展变重,近 1 年来每次大便肿块均脱出,并由开始的一个发展为一圈全部脱出,出血由最初的手纸带血发展为滴血甚至有喷血的情况,因出血量较多,已有贫血的症状。

148. 该患者采取的主要护理措施( )
    A. 减轻疼痛和瘙痒
    B. 保持大便通畅,减少和消除便血
    C. 预防感染
    D. 经常使用痔疮膏涂抹
    E. 经常进食高脂肪食物

149. 下列哪项治疗措施最合适( )
    A. 非手术治疗　　 B. 手术切除
    C. 冷冻疗法　　　 D. 注射疗法
    E. 红外线疗法

150. 该患者手术治疗后,术后护理的最关键措施是( )
    A. 给予半坐卧位　 B. 观察腹部情况
    C. 早期下床活动　 D. 合理增加营养
    E. 保持局部清洁,防止伤口感染

(151～153 题共用题干)

患者,女性,30 岁。便秘 2 年,近半月来大便时肛门疼痛,粪便表面及便纸上附有鲜血。

151. 其诊断最可能是( )
    A. 内痔　　　　　 B. 外痔
    C. 直肠癌　　　　 D. 肛瘘
    E. 肛裂

152. 肛裂的主要特点为( )
    A. 无痛性血便　　 B. 肛门部位下坠感
    C. 肛门疼痛伴血便 D. 肛门口有分泌物
    E. 粪便上附有新鲜血液

153. 肛裂"三联征"是指( )
    A. 内痔、外痔、肛裂
    B. 肛裂、内痔、前哨痔
    C. 内痔、外痔、前哨痔
    D. 肛裂、前哨痔、相应位置的肛乳头肥大
    E. 肛裂、外痔、前哨痔

(154、155 题共用题干)

患者,男性,30 岁,肛门周围不断有少量脓性分泌物溢出,甚至有大便和气体排出 1 周,肛周皮肤瘙痒,肛门检查:肛门周围皮肤有一乳头。

154. 根据患者上述症状,考虑为( )
    A. 肛瘘　　　　　 B. 肛门周围脓肿
    C. 肛裂　　　　　 D. 内痔

E. 外痔

155. 下列哪一种检查可以确诊( )
    A. 直肠指检
    B. 从皮肤开口插入探针
    C. 肛门镜检查
    D. X 线钡剂灌肠
    E. 局部穿刺

(156～159 题共用题干)

患者,男性,68 岁。近 1 周出现畏寒发热,消瘦、乏力、腹泻,3 日前出现右上腹疼痛。入院后超声检查肝脏多发低密度影。

156. 患者最可能的疾病诊断是( )
    A. 原发性肝癌　　 B. 胆囊炎
    C. 肝脓肿　　　　 D. 肝血管瘤
    E. 肝炎

157. 下列哪项不是患者目前的护理诊断( )
    A. 体温过高
    B. 营养失调:低于机体需要量
    C. 疼痛
    D. 有引流管引流异常的危险
    E. 舒适的改变

158. 为进一步确诊,应做哪些检查( )
    A. MRI　　　　　 B. CT
    C. 肝脏穿刺　　　 D. 血液检查
    E. AFP 测定

159. 目前最重要的治疗和护理措施是( )
    A. 静脉注射抗生素
    B. 高热量、高蛋白、高维生素饮食
    C. 观察病情
    D. 引流管护理
    E. 疼痛护理

(160～162 题共用题干)

患者,女性,61 岁。近 3 个月无诱因出现消瘦、乏力,近 1 个月厌食、腹胀、便秘,上腹部胀痛。体格检查:消瘦,皮肤巩膜无黄染,肝肋下 3 指,质地硬、表面不光滑,可触及多个结节,轻度压痛,移动性浊音(+)。辅助检查:AFP(+),肝功异常,B 超示肝内多个结节型病灶。

160. 临床诊断是( )
    A. 肝硬化　　　　 B. 肝脓肿
    C. 肝癌　　　　　 D. 肝炎
    E. 肝血管瘤

161. 护理诊断不包括( )
    A. 营养失调　　　 B. 疼痛
    C. 焦虑　　　　　 D. 体温过高

E. 舒适的改变

162. 现阶段的护理措施不包括(　　)
    A. 静脉营养　　　　　B. 休息
    C. 限制蛋白质摄入　　D. 限制盐的摄入
    E. 观察病情

(163~165 题共用题干)

患者,女性,56 岁,右上腹绞痛 1 日,逐渐加重,恶心、呕吐。体格检查:T 40.0℃,P 132 次/分,BP 85/60mmHg,表情淡漠,多汗,皮肤巩膜黄染。右上腹压痛,反跳痛(+)。B 超检查胆管扩张,血常规白细胞计数增高,中性粒细胞比例增高,肝功能改变,血胆红素增高。

163. 患者最可能的诊断是(　　)
    A. 急性梗阻性化脓性胆管炎
    B. 急性胆囊炎
    C. 胆管结石
    D. 胆道蛔虫
    E. 慢性胆囊炎

164. 患者目前最主要的护理诊断是(　　)
    A. 体液不足　　　　　B. 腹痛
    C. 体温过高　　　　　D. 黄疸
    E. 血压过低

165. 患者行手术治疗,术后重点护理的内容是

(　　)
    A. 胃肠减压引流　　　B. T 管引流
    C. 胸腔闭式引流　　　D. 尿管引流
    E. 以上均可

(166~168 题共用题干)

患者,男性,54 岁,近半个月上腹部不适感、钝痛,进行性消瘦,腹胀厌食。体格检查:T 36.8℃,皮肤巩膜无黄染,剑突下深压痛,肝脾(-),移动性浊音(-)。CT 显示胰腺肿物,CA19-9 增高。

166. 该患者诊断为(　　)
    A. 胃炎　　　　　　　B. 肝癌
    C. 胰腺癌　　　　　　D. 胆囊肿瘤
    E. 胆囊炎

167. 患者手术治疗术后应重点加强下列哪项护理

(　　)
    A. 腹腔引流管　　　　B. 尿管
    C. 饮食　　　　　　　D. 胃管
    E. T 管

168. 患者的护理诊断和合作性问题不正确的是

(　　)
    A. 疼痛　　　　　　　B. 营养失调
    C. 形象改变　　　　　D. 焦虑
    E. 发热

(高　鹏　刘梦清　刘　波　刘斌焰)

第十七章 周围血管疾病患者的护理

第一节 下肢浅静脉曲张患者的护理

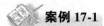

案例 17-1

　　患者,男性,45岁,长期从事体力劳动。久站或行走后双下肢感觉沉重、酸胀、乏力、疼痛。双下肢大腿内侧静脉曲张,小腿内侧出现色素沉着、皮肤粗糙、缺乏弹性。患者一般情况好。

问题: 1. 该患者的初步疾病诊断是什么?

　　　　2. 该患者目前主要的护理问题有哪些?

　　　　3. 术后患肢的护理措施有哪些?

(一) 概述

　　下肢静脉曲张是指下肢浅静脉因血液回流障碍而发生的静脉伸长、迂曲、扩张状态,晚期可并发小腿慢性溃疡,是一种常见病和多发病。本病以大隐静脉曲张多见,单独的小隐静脉曲张比较少见,多见于从事持久站立工作、体力活动强度高或久坐少动的人。

链接

静脉的解剖生理

　　浅静脉位于皮下,主要有大隐静脉和小隐静脉。大隐静脉起自足背静脉网的内侧,沿下肢内侧上行,在腹股沟韧带下穿过隐静脉裂孔进入股总静脉。小隐静脉起自足背静脉网外侧,沿小腿后外侧上行,在腘窝处穿过深筋膜注入腘静脉(图 17-1)。深浅静脉之间、大隐静脉与小隐静脉间有许多交通支。下肢静脉及其交通支管腔内有许多瓣膜,瓣膜可确保下肢静脉血液由下向上,由浅入深向心性回流。

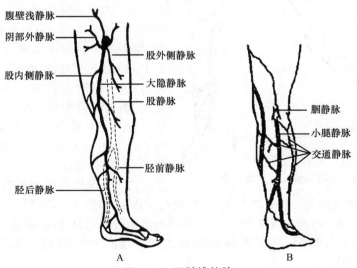

图 17-1 下肢浅静脉

A. 大隐静脉及其分支;B. 小隐静脉及其分支

静脉壁软弱、静脉瓣膜缺陷及浅静脉内压力持续升高是引起浅静脉曲张的主要原因,相关因素有以下几种。

（1）原发性下肢静脉曲张

考点：下肢静脉曲张最常见的病因

1）先天性因素：先天性发育异常是与遗传因素有关的静脉壁薄弱和静脉瓣膜缺陷,可引起静脉瓣膜关闭功能不全致血液倒流,静脉腔内压力持久升高而产生静脉曲张。有些患者下肢静脉瓣膜稀少,有的甚至完全缺如。

2）后天性因素：任何加强血柱重力的因素,如长时间站立、重体力劳动、妊娠、慢性咳嗽、习惯性便秘等,都可使静脉瓣膜承受过度压力而逐渐松弛,正常瓣膜的关闭功能受到破坏。循环血量经常超过负荷,造成压力升高、静脉扩张可导致瓣膜相对性关闭不全。后天性因素是引起下肢静脉曲张的最主要因素。

（2）继发性下肢静脉曲张：主要是深静脉回流受阻。导致深静脉受阻的原因有深静脉炎症、深静脉血栓形成等。此外,盆腔内肿瘤、妊娠子宫等引起腹内压增高及髂外静脉受压,也可促使下肢静脉曲张。

（二）护理评估

1. 健康史　了解患者年龄、性别、职业、工种,是否从事长期站立工作、重体力劳动,有无妊娠、慢性咳嗽及习惯性便秘等病史。

2. 临床表现

（1）症状：病变早期无明显不适,随着病变的进展,可出现久站或行走后下肢沉重、酸胀、乏力、疼痛。

（2）体征

1）早期：下肢浅静脉隆起、蜿蜒迂曲、扩张,站立时更明显。

2）后期：下肢静脉缺血,血液含氧量降低,皮肤发生退行性变和营养障碍,出现色素沉着、缺乏弹性、脱屑、瘙痒和湿疹样改变。轻微的外伤易造成出血并形成溃疡,创面经久不愈,多发生在足靴区。曲张的静脉内血流相对缓慢,易激发血栓性静脉炎,患肢出现红、肿、热、痛。

考点：大隐静脉瓣膜及交通支瓣膜功能试验、深静脉通畅试验对手术的意义

3. 辅助检查

（1）大隐静脉瓣膜及交通支瓣膜功能试验（trendelenburg test）：患者平卧,抬高下肢,使曲张静脉中的血液回流、排空,在大腿上1/3处扎止血带,然后让患者站立。如未松开止血带,在阻断下方的静脉已迅速充盈,则提示阻断以下部位交通支瓣膜功能不全；如10秒内松开止血带,曲张静脉自上而下迅速充盈,表示大隐静脉瓣膜功能不全（图17-2）。

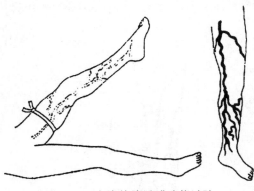

图17-2　大隐静脉瓣膜功能试验

（2）深静脉通畅试验（perthes test）：患者站立,待下肢曲张静脉充盈后在大腿上1/3处扎止血带,阻断大隐静脉回流,嘱患者连续用力做踢腿运动或做下蹲起立活动10~20次,曲张静脉消失或明显减轻,说明下肢肌肉群的收缩使浅静脉血液流入深静脉,则深静脉通畅；反之,浅静脉曲张程度加重,示深静脉不通畅,是手术禁忌（图17-3）。

（3）其他检查：如超声、下肢静脉压测定和下肢静脉造影术等。下肢静脉造影是确定诊断最可靠的方法。

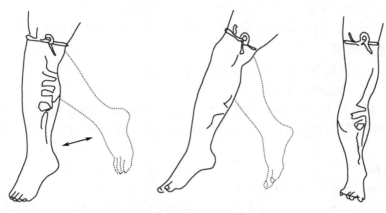

图 17-3　深静脉通畅试验

（三）治疗要点

1. 非手术治疗　患者穿弹力袜或用弹力绷带,使曲张静脉处于萎瘪状态,适用于病情较轻、妊娠期间发病或不能耐受手术者。硬化剂注射疗法是将硬化剂注入曲张的静脉内,引起炎症反应,使曲张静脉闭塞,适用于病变范围小而局限者、手术后残留的曲张静脉或术后局部复发者。

2. 手术治疗　是治疗下肢静脉曲张的根本方法。凡是有症状而无禁忌证者均考虑施行手术治疗。常用手术方式为大隐静脉或小隐静脉高位结扎术及曲张静脉剥脱术。随着医学激光和超声技术的飞速发展,近年来出现了静脉腔内激光治疗、内镜筋膜下交通静脉结扎术、静脉内超声消融治疗等微创疗法。

（四）主要护理诊断及合作性问题

1. 活动无耐力　与下肢静脉回流障碍有关。
2. 皮肤完整性受损　与皮肤营养障碍、慢性溃疡有关。
3. 潜在并发症:深静脉血栓形成、出血、溃疡恶变。

（五）护理措施

1. 非手术治疗的护理

（1）促进静脉回流:避免长时间站立,卧床时抬高患肢30°~40°。坐时维持良好姿势,双膝勿交叉过久,以免压迫腘静脉,影响静脉回流。缚扎弹性绷带或穿弹力袜,减轻下肢静脉血液淤滞及水肿。保持大便通畅,防止便秘,避免引起腹内压增高。

（2）避免皮肤损伤:下肢皮肤薄弱处应加以保护,以免破损。

（3）术前皮肤准备:为避免术后发生切口感染,做好充分的皮肤准备。备皮范围按患侧腹股沟手术的备皮范围及同侧整个下肢,如有湿疹和溃疡应加强治疗和换药,控制感染。

2. 术后护理

（1）休息与活动:卧床期间抬高患肢30°,指导患者做足背伸屈运动,术后24小时鼓励患者下床活动,以促进静脉回流,避免深静脉血栓形成。

（2）弹性绷带应用:弹性绷带应自下而上包扎,保持合适的松紧度,以能触及足背动脉搏动和保持足部正常皮肤温度为适宜。包扎不应妨碍关节活动。弹性绷带一般需维持2周方可拆除。

（3）病情观察:术后观察绷带的松紧度、患肢远端皮肤色泽、温度及足背动脉搏动情况;

考点:休息与活动的指导、弹力绷带的应用

注意切口如有无渗血,局部切口有无红、肿、压痛等感染征象。

（4）加强换药:术前有小腿慢性溃疡者,应继续换药,并使用弹性绷带护腿。

（六）健康教育

1. 指导患者进行适当的体育锻炼,增强血管壁弹性。

2. 继续应用弹性绷带或弹力袜1~3个月。

3. 平时应避免久站、久坐,保持良好的姿势,坐时避免双膝交叉过久,休息时抬高患肢。

4. 去除影响下肢静脉回流的因素:避免用过紧的腰带和紧身衣物。保持大便通畅,避免肥胖。

案例 17-1 分析

1. 该患者的临床诊断为下肢静脉曲张。

2. 主要的护理问题　①活动无耐力;②皮肤完整性受损;③潜在并发症:深静脉血栓形成、出血。

3. 护理措施　①卧床期间抬高患肢30°,指导患者做足背伸屈运动,术后24小时鼓励患者下床活动。②自下而上包扎弹性绷带,保持合适的松紧度,不应妨碍关节活动。维持2周拆除。③注意观察绷带的松紧度、患肢远端皮肤色泽、温度及足背动脉搏动情况;观察手术切口如有无渗血,有无红、肿、压痛等感染症状。

第二节　血栓闭塞性脉管炎患者的护理

 案例 17-2

患者,男性,37岁,近年出现间歇性跛行,近几个月出现右足趾持续性剧痛,尤以夜间更甚。检查:右小腿肌肉萎缩,趾甲增厚,足背及胫后动脉搏动消失。患者有长期的抽烟史,职业长期接触低温寒冷和潮湿环境。

问题:1. 该患者的初步疾病诊断是什么?

2. 该患者目前主要的护理问题有哪些?

3. 术后患肢的护理措施有哪些?

考点:血栓闭塞性脉管炎的好发人群

（一）概述

血栓闭塞性脉管炎也称 Buerger 病,是一种累及血管的炎症性、节段性和周期性发作的慢性闭塞性疾病,可累及四肢远端中小动脉和伴行的静脉。本病好发于青壮年男性吸烟者,北方多见。

考点:血栓闭塞性脉管炎常见的病因

1. 病因　尚未完全明确,可能与下列因素有关。

（1）外在因素:主要有吸烟、寒冷和潮湿的生活环境、外伤及感染。

（2）内在因素:与自身免疫功能紊乱、血液高凝状态、遗传等因素有关。

2. 病理　本病主要侵犯下肢的中、小动脉,由远端向近端发展,病变呈阶段性分布。病变早期血管壁全层呈非化脓性炎症,血管内膜增厚,管腔狭窄和血栓形成。晚期炎症消退,血栓机化,血管壁和血管周围广泛纤维化并有侧支循环形成,以代偿供血。患肢的浅静脉也可有相应病变。在动脉完全闭塞后,侧支循环缺乏时,肢体远端将发生坏疽。

（二）护理评估

1. 健康史　了解患者是否有吸烟史、吸烟时间、吸烟量;是否有在低温潮湿的环境中劳作或生活史;了解有无外伤史、营养不良等。

2. 临床表现　本病起病隐匿,进展缓慢,呈周期性发作。临床上根据病程特点分为局部缺血期、营养障碍期和坏疽期。

（1）局部缺血期:患肢肢端麻木、发凉怕冷、针刺等。在行走一段路程后,患肢出现疼痛和抽搐,被迫停止歇息,疼痛得以缓解,再行走复出现疼痛,此现象称为间歇性跛行,是此期最突出的临床特点。患肢皮肤温度降低,色泽苍白,足背和(或)胫后动脉搏动减弱,部分患者伴有游走性静脉炎。

（2）营养障碍期:上述症状日益加重,间歇性跛行越来越明显,在休息时患肢也出现持续性疼痛,夜间更甚,不能入睡,迫使患者日夜屈膝抚足,或将患肢垂于床下,缓解疼痛,这种现象称为静息痛,是本期最突出的症状。此期足部和小腿皮肤苍白、肌萎缩、趾甲生长缓慢、增厚变形,足背动脉、胫后动脉搏动消失。

（3）坏疽期:此期动脉完全闭塞,血液循环中断,以出现趾端发黑、干瘪、坏疽和溃疡为主要症状。若继发感染,则干性坏疽转为湿性坏疽,患者可有高热、烦躁等全身中毒症状。

3. 心理状态　下肢疼痛直接影响到患者的生活与工作,造成患者的紧张、焦虑和不安。肢体坏死、截肢等预后可使患者产生焦虑、恐惧、预感性悲哀等情绪。

4. 辅助检查

（1）特殊检查:①测定跛行距离和跛行时间。②测定肢体皮肤温度,双侧肢体对应部位皮肤温度相差 2℃以上,提示皮温降低侧动脉血流减少。③肢体抬高试验(Buerger test),平卧,肢体抬高 70°~80°,持续 60 秒后若出现麻木、疼痛,足趾和足掌皮肤呈苍白或蜡黄色者为阳性。再嘱患者坐起,下肢沿床沿自然下垂,若足部皮肤出现潮红或斑片状则提示患肢有严重供血不足。

（2）影像学检查:肢体血流图、超声多普勒、动脉造影等检查可明确动脉阻塞的部位、范围、程度及侧支循环等情况。

（三）治疗要点

防治病变进展,改善和促进下肢血液循环。

1. 一般疗法　严禁吸烟,防止受冷、受湿和外伤,注意肢体保暖,但不宜热敷和理疗,以免加重组织缺氧、坏死。为促进侧支循环的建立,可进行肢体 Buerger 运动。对疼痛严重者可使用止痛剂和镇静剂,慎用易成瘾的止痛剂。

2. 药物治疗　常采用扩张血管,改善微循环,增加血液供应的药物。例如,烟酸、罂粟碱等,可缓解血管痉挛、扩张血管;低分子右旋糖酐可降低血液黏稠度,改善微循环;并发感染者,应用有效抗生素防治感染。

3. 高压氧舱治疗　提高血氧含量,增加肢体供氧,促进伤口的愈合。

4. 手术治疗　目的是重建动脉血流通道,改善肢体缺血。可根据病情选用交感神经切除术、血栓内膜剥脱术、动脉旁路转流术、动静脉转流术、大网膜移植术、截肢术等。

（四）主要护理诊断及合作性问题

1. 疼痛　与肢体缺血、缺氧、组织坏死有关。

2. 组织灌注不足　与动脉血流减少、周围环境寒冷有关。

3. 焦虑　与患肢剧烈疼痛、久治不愈有关。

4. 有皮肤完整性受损的危险　与组织缺血及营养障碍有关。

5. 潜在并发症:坏疽、感染。

考点:血栓闭塞性脉管炎的临床特点

（五）护理措施

1. **心理护理**　由于肢体疼痛和坏疽,患者易产生焦虑、恐惧心理。医护人员应关心、体贴和同情患者,使其情绪稳定,树立战胜疾病的信心,配合治疗和护理。

2. **一般护理**

（1）绝对禁烟:告知患者吸烟的危害,绝对禁烟,消除烟碱对血管的收缩作用,减轻血管痉挛。

（2）肢体保暖:保暖可促进血管扩张。避免患者肢体暴露在寒冷的环境中,以防血管收缩。寒冷季节外出时应戴手套、围巾及穿毛袜。室内温度宜保持在21℃以上。不可使用热水袋、热水泡脚,以免因热疗使组织需氧量增加,加重肢体的病变程度。

（3）体位:患者休息和睡眠时取头高足低位,增加下肢血液灌注,并告知患者避免长时间维持同一姿势,以免影响血液循环。坐时应避免双膝交叉,防止因动脉、静脉受压,阻碍血流。

（4）保护患肢,防止损伤:保持足部清洁干燥,每日用温水洗脚;避免搔抓皮肤,用止痒剂止痒;避免穿紧身衣裤,应穿合适的鞋,避免肢体和脚趾受压;如有溃疡应加强换药,并选用敏感的抗菌药溶液湿敷,并遵医嘱用抗菌药。

3. **缓解疼痛**　保持肢体呈下垂位,促进血液灌注,改善组织缺血缺氧,缓解疼痛。早期遵医嘱使用血管扩张剂、中医中药等治疗,中晚期遵医嘱使用镇痛剂。

考点:Buer-ger 运动的目的、方法和注意事项

4. **休息和运动**　指导患者做 Buerger 运动,促进侧支循环的建立。运动方法:嘱患者平卧,抬高患肢45°,维持2~3分钟,然后双下肢沿床边下垂2~3分钟,并做足部旋转、伸屈运动和足趾活动,再将患肢放平休息2~3分钟。如此反复练习10~20分钟,每日3~4次。

5. **术前常规准备**,需植皮者,做好供皮区的皮肤准备。

6. **术后护理**

考点:动脉重建术后、静脉重建术后患肢的护理措施

（1）体位:患者去枕平卧位,患肢平置。动脉血管重建术后应卧床制动2周,静脉血管重建术后应卧床1周。自体血管移植术后卧床制动时间可适当缩短。

（2）病情观察:严密观察血压、脉搏、肢体温度及手术切口情况;观察肢体远端的皮肤温度、色泽、感觉和脉搏强度,以判断血管通畅情况。如出现肢体肿胀、颜色发绀、皮温下降,考虑重建血管发生痉挛或继发血栓形成,应立即报告医师。

（3）功能锻炼:卧床制动期间,应鼓励患者在床上做足背的伸屈活动,以利于小腿深静脉的回流。

（六）健康教育

1. 劝告患者坚持戒烟。
2. 保护患肢,适当保暖,选择舒适的鞋、袜和衣裤,避免肢体受压与外伤。
3. 坚持适当的肢体功能锻炼,指导患者做 Buerger 运动,促进侧支循环建立。
4. 鼓励患者多饮水,降低血液黏滞度。

案例 17-2 分析

1. 该患者的临床诊断为血栓闭塞性脉管炎(营养障碍期)。

2. 主要的护理问题　①疼痛;②组织灌注不足;③焦虑;④有皮肤完整性受损的危险。

3. 该患者的护理措施　①患者去枕平卧位,患肢平置;应卧床制动2周。鼓励患者在床上做足背的伸屈活动,以利于小腿深静脉的回流。②严密观察肢体远端的皮肤温度、色泽、感觉和脉搏强度,如出现异常应立即报告医师。③密切观察手术切口的变化,若发现切口有红、肿现象,应及时处理,并遵医嘱使用抗菌药。

目 标 检 测

A₁/A₂型题

1. 下肢静脉曲张常表现为（　　）
   A. 大腿内侧及小腿外侧静脉曲张
   B. 大腿内、外侧静脉曲张
   C. 全下肢内、后侧静脉曲张
   D. 下肢内侧和小腿后侧静脉曲张
   E. 大腿内、外侧静脉曲张和小腿溃疡

2. Trendelenburg 试验的目的是检验（　　）
   A. 下肢静脉有无曲张
   B. 大隐静脉瓣膜功能是否正常
   C. 交通支静脉有无阻塞
   D. 下肢深静脉瓣膜是否正常
   E. 下肢静脉充盈情况

3. 行曲张静脉剥脱术后，下面哪些护理措施不正确（　　）
   A. 抬高患肢
   B. 患肢制动 2 周
   C. 患肢弹力绷带包扎 2 周
   D. 预防术后并发症
   E. 做足背屈伸运动

4. 大隐静脉曲张术后早期活动的主要目的是防止（　　）
   A. 患肢淤血
   B. 患肢僵直
   C. 术后复发
   D. 深静脉血栓形成
   E. 血管痉挛

5. 下肢静脉曲张剥脱术后错误的护理是（　　）
   A. 绷带从患肢近端包扎
   B. 抬高患肢促进静脉回流
   C. 患肢做足背伸屈活动
   D. 绷带包扎需维持 2 周
   E. 1~2 日后即可下床缓步行走

6. 患者，男性，56 岁，左下肢大隐静脉明显曲张，合并左小腿慢性溃疡，深静脉通畅试验阴性，浅静脉及交通支瓣膜功能试验阳性，其治疗原则是（　　）
   A. 长期穿医用弹力袜
   B. 硬化剂注射法
   C. 治疗原发病
   D. 下肢浅静脉手术治疗
   E. 继续观察

7. 下面哪项不是原发性下肢静脉曲张的病因（　　）
   A. 先天性静脉壁薄弱　B. 静脉瓣膜损坏

   C. 经常参加游泳训练　D. 长期负重劳动
   E. 长期站立工作

8. 下面哪项不是原发性下肢静脉曲张的临床表现（　　）
   A. 站立时下肢静脉扩张
   B. 下肢常有酸痛
   C. 小腿下段皮肤萎缩
   D. 色素沉着
   E. 静息痛

9. 下面哪些不是血栓闭塞性脉管炎的病因（　　）
   A. 长期大量吸烟　　B. 气候寒冷潮湿
   C. 神经内分泌紊乱　D. 下肢活动较少
   E. 免疫功能异常

10. 对脉管炎患者，下列护理哪项错误（　　）
    A. 定时测皮温
    B. 防止外伤、注意保暖
    C. 指导患者进行肢体运动
    D. 后期禁烟
    E. 使用扩血管药物，解除血管痉挛

11. 间歇性跛行见于（　　）
    A. 下肢静脉曲张　　B. 血栓闭塞性脉管炎
    C. 下肢动脉硬化　　D. 血栓性静脉炎
    E. 下肢动脉血栓

12. 动脉疾病手术后，术后肢体位置及活动应采取（　　）
    A. 术后下肢均抬高 30°，并鼓励做足背伸屈动作
    B. 术后患肢位置高于心脏水平，限制活动
    C. 术后患肢平置，鼓励做足背伸屈动作
    D. 术后患肢平置，限制肢体活动
    E. 术后患肢抬高，膝部垫枕，以利于血液回流

13. 关于血栓闭塞性脉管炎的叙述，下列哪项是错误的（　　）
    A. 是一种中、小动脉和静脉非化脓性炎症
    B. 病变好发于下肢远端血管
    C. 病程进展缓慢，呈周期性加剧
    D. 可因管腔闭塞导致肢端坏死
    E. 营养障碍期的特点之一是间歇性跛行

14. 男性，患者，42 岁，近年出现肢端发凉、怕冷，小腿酸痛，尤其是行走后加重，并出现小腿肌肉抽搐，休息后缓解，应考虑为（　　）
    A. 下肢大隐静脉曲张
    B. 下肢小隐静脉曲张

C. 脉管炎局部缺血期

D. 脉管炎营养障碍期

E. 脉管炎坏疽期

A₃/ A₄型题

(15、16 题共用题干)

患者,男性,58 岁,小腿部浅静脉曲张,似蚯蚓状隆起站立时更明显 20 年,深静脉回流试验阴性,浅静脉及交通支瓣膜功能试验阳性,诊断为重度下肢静脉曲张。

15. 本例宜行以下哪项治疗( )

    A. 绕弹力绷带

    B. 硬化剂注射治疗

    C. 植皮

    D. 浅静脉高位结扎并分段剥脱术

    E. 予以有效抗生素

16. 其术后护理以下哪项错误( )

    A. 抬高患肢 30°,做足背伸屈运动

    B. 弹力绷带松紧度适宜

    C. 弹力绷带 2 周后拆除

    D. 术后 12 小时鼓励下地行走

    E. 如有局部出血,应平卧,抬高患肢,加压包扎

(17~20 题共用题干)

患者,男性,56 岁,长期从事体力劳动。10 余年来患者出现下肢静脉曲张,蚯蚓状,站立时最明显;患者感觉下肢酸胀、沉重、乏力,局部皮肤变粗糙和色素沉着。

17. 患者术前做 Perthes 试验的目的是排除( )

    A. 深静脉阻塞

    B. 深静脉通畅

    C. 交通支瓣膜闭锁不全

    D. 大隐静脉瓣膜闭锁不全

    E. 深、浅静脉功能均正常

18. 术前准备,以下哪项错误( )

    A. 严格备皮

    B. 行凝血功能测定

    C. 合并下肢水肿者应平卧数日

    D. 并发小腿溃疡者应加强换药

    E. 并发小腿溃疡者术前 2~3 日应消毒周围皮肤

19. 有关下肢静脉曲张的临床表现,下列哪项错误( )

    A. 小隐静脉曲张较多见

    B. 小腿浅静脉曲张似蚯蚓状

    C. 站立过久或走长路,下肢沉胀、酸痛

D. 后期下肢萎缩

E. 曲张静脉破裂可致大出血

20. 下肢静脉曲张治疗方法中哪项不正确( )

    A. 建议患者用绷带或弹力袜

    B. 硬化剂治疗

    C. 建议患者选择负重运动锻炼肌力

    D. 行曲张静脉剥脱术

    E. 行大隐静脉高位结扎

(21、24 题共用题干)

患者,男性,35 岁,近 2 年右下肢麻木,发冷,怕冷,出现间歇性跛行,近几个月出现右足趾持续性剧痛,尤以夜间更甚。检查:右小腿肌肉萎缩,趾甲增厚,足背及胫后动脉搏动消失,诊断为血栓闭塞性脉管炎。此患者吸烟 20 年。患者主诉疼痛难忍,认为吸烟可帮助其缓解疼痛。

21. 本患者应考虑为( )

    A. 脉管炎局部缺血期

    B. 脉管炎营养障碍期

    C. 脉管炎坏疽期

    D. 重症下肢静脉曲张

    E. 以上都不对

22. 下面哪项不是血栓闭塞性脉管炎的临床表现( )

    A. 间歇性跛行

    B. 足背动脉搏动减弱

    C. 游走性静脉炎

    D. 运动后肢体疼痛可缓解

    E. 患肢皮肤苍白

23. 血栓闭塞性静脉炎的护理下列哪项不妥( )

    A. 抬腿运动,促进侧支循环

    B. 溃疡创面用油纱布换药

    C. 患肢热敷,解除血管痉挛

    D. 保护患肢,防止损伤

    E. 疼痛剧烈者可应用镇痛药物

24. 行动脉血管重建术后,其患肢护理应注意( )

    A. 平置并制动 2 周

    B. 抬高 2 周

    C. 平置并制动 4 周

    D. 抬高 4 周

    E. 术后第 2 日可做患肢运动

(徐辉航)

第十八章　泌尿及男性生殖系统疾病患者的护理

第一节　泌尿系统损伤患者的护理

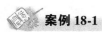
案例18-1

患者,男性,41岁,右腰部撞伤2小时急来院就诊。诊断为"右腰部挫伤"入院。体格检查:患者右腰部疼痛,肿胀,入院2小时后排淡红色血尿一次,医嘱采用非手术治疗。

问题:1. 为及时了解患者肾出血情况,护理人员应密切观察患者的哪些生理指标?

　　　2. 该患者目前应先采取哪些护理措施?

泌尿系统损伤以男性尿道损伤最为常见,肾和膀胱次之,输尿管损伤最少见。泌尿系统损伤大多合并于胸、腹、腰部或骨盆的严重损伤,常被掩盖忽视,因此,判断泌尿系统损伤时,应注意有无合并其他脏器的损伤。泌尿系统损伤的主要表现为疼痛、出血、尿外渗和感染,如处理不当,可产生管腔狭窄和尿瘘。

一、肾　损　伤

(一) 概述

肾损伤(renal trauma)是严重多发性损伤的一部分,多见于成年男性。其原因为上腹部或腰部受到暴力性打击、剧烈的竞技运动、交通事故等。主要表现有休克、血尿、疼痛、腰部肿块、发热等。

1. 病因

(1) 开放性损伤:多因弹片、枪弹和刺伤等引起,常合并胸部、腹部等内脏损伤。

(2) 闭合性损伤:因直接暴力(如撞击、挤压和骨折等)、间接暴力(如对冲伤等)或搬动重物时强烈的肌肉收缩所致。临床上最多见为闭合性肾损伤。

(3) 医源性损伤:因肾穿刺、腔内泌尿系统检查或治疗等所致。

(4) 肾本身病变:如肾积水、肾肿瘤、肾结核或肾囊性疾病的患者,因轻微创伤即可造成严重的"自发性"肾破裂。

2. 病理　根据肾损伤的程度分为以下病理类型(图18-1)。

(1) 肾挫伤:损伤仅局限于部分肾实质,肾被膜及肾盂黏膜完好,形成被膜下血肿或肾淤斑,有轻度暂时性血尿,多能自行愈合。大多数患者属此类损伤。

(2) 肾部分裂伤:肾实质部分裂伤伴有被膜或肾盂黏膜两者之一亦有破裂,则易形成肾周围脓肿和尿外渗或有明显的血尿,轻者能自愈,重者需手术治疗。

(3) 肾全层裂伤:肾实质、被膜和肾盂肾盏均破裂,大量血液或尿液渗到肾周围组织,引起广泛的肾周血肿,同时亦流入肾盂内而有明显血尿。这类肾损伤均需手术治疗。

(4) 肾蒂裂伤:肾蒂血管损伤比较少见。肾蒂或肾段血管断裂,血尿不明显,常因大出血、休克来不及诊治而死亡。

肾损伤后,如果腹膜同时有破裂,血尿流入腹腔,导致腹膜炎。另外,肾损伤若合并其他器官损伤(如肝、脾、肠系膜、胃等损伤),使病情更复杂。

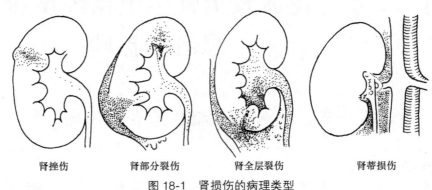

| 肾挫伤 | 肾部分裂伤 | 肾全层裂伤 | 肾蒂损伤 |

图 18-1　肾损伤的病理类型

(二)护理评估

1. 健康史　了解受伤的原因、时间、地点、部位、姿势、暴力性质、强度和作用部位,受伤至就诊期间的病情变化及就诊前采取的急救措施及效果等。

考点:肾损伤的临床表现

2. 临床表现

(1) 休克:严重肾裂伤、肾蒂裂伤,尤其是合并其他脏器损伤时,因损伤和失血易出现休克,甚至危及生命。

(2) 血尿:肾损伤患者大多有血尿,但血尿与损伤程度不一致,肾挫伤时出现少量血尿,肾部分裂伤或肾全层裂伤呈现肉眼血尿。肾蒂血管断裂、肾动脉血栓形成、肾盂和输尿管断裂或被血块阻塞时,血尿不明显甚至无血尿。

(3) 疼痛:肾包膜下血肿、肾周围软组织损伤引起患侧腰、腹部疼痛,尿液、血液渗入腹腔或伴有腹部器官损伤时,出现全腹疼痛和腹膜刺激症状。血块通过输尿管时发生绞痛。

(4) 腰腹部肿块:肾周围组织有血液渗入形成血肿和尿外渗使局部肿胀形成肿块,有明显触痛和肌强直。

(5) 发热:肾损伤后有吸收热。尿外渗易继发感染,形成肾周围脓肿和化脓性腹膜炎,常伴有全身中毒症状。

(6) 紧张、恐惧:患者因疼痛发作、血尿或排尿障碍等引起的生活方式改变,出现情绪状态变化,常伴有紧张、恐惧等心理反应;其家属面对突如其来的打击,感到精神紧张,担心治疗需要的费用,在心理上产生沉重的负担。

3. 辅助检查

(1) 实验室检查:尿液分析可见大量红细胞;血常规检查示血红蛋白与红细胞比容持续降低,提示有活动性出血;伴有感染时白细胞增多,血尿是诊断肾损伤的重要依据。

(2) 影像学检查

1) X 线检查:若见肾阴影增大,提示有肾被膜下血肿;若肾区阴影增大,则显示肾周围出血;若腰大肌阴影消失,则提示肾周围组织有大量出血。

2) CT:明显显示肾皮质裂伤、尿外渗和血肿范围,显示无活力的肾组织,并可了解肝、脾、胰腺等脏器及大血管的情况,为首选检查。

3) 排泄性尿路造影:使用大剂量造影剂做静脉推注,发现造影剂排泄减少,肾、腰大肌影像消失及造影剂外渗,了解肾损伤的范围和程度。

4）腹主动脉造影:适宜于排泄性尿路造影未能提供肾损伤的范围和程度者,腹主动脉造影显示肾动脉和肾实质损伤情况。

5）超声检查:有助于了解对侧肾情况。

（三）治疗要点

肾损伤的处理与肾损伤程度直接相关,根据肾损伤情况选择不同的治疗方法,多数肾挫裂伤可用保守治疗。

1. 紧急处理　有大出血、休克的患者,采取紧急抢救措施,如输液、输血、复苏等,观察生命体征,做好手术探查的准备。

2. 保守治疗　绝对卧床休息,密切观察病情,及时补充血容量和热量,维持水、电解质及酸碱平衡,保持足够尿量,必要时遵医嘱输血,应用抗生素预防感染,使用镇静、止痛和止血药物。

3. 手术治疗

（1）开放性肾损伤:施行手术探查、清创、缝合及引流,探查腹部脏器有无损伤。

（2）闭合性肾损伤:在保守治疗期间发生以下情况时,需施行手术治疗:①经积极抗休克后,症状未见好转,提示有内出血。②血尿逐渐加重,血红蛋白和红细胞比容进行性下降。③腰部、腹部肿块增大,局部症状明显。④有腹腔内脏器损伤。

4. 并发症处理　因血、尿外渗和继发感染等引起并发症,如腹膜后尿囊肿、肾周脓肿等要进行切开引流。

（四）主要护理诊断及合作性问题

1. 排尿异常　与肾损伤有关。

2. 疼痛　与损伤后局部肿胀、尿外渗等有关。

3. 组织灌流量改变　与肾损伤出血有关。

4. 潜在并发症:感染、休克等。

（五）护理措施

1. 非手术治疗及术前护理

（1）绝对卧床休息2~4周,病情稳定、血尿消失1周后,可离床活动,过早离床活动有可能再度出血。通常肾挫裂伤损伤4~6周才趋于愈合。

（2）病情观察

1）定时测量生命体征,如患者出现血压下降、呼吸和脉搏增快、面色苍白、精神不振、四肢湿冷等情况,提示发生休克,按休克处理。

2）观察血红蛋白变化,了解患者失血程度及病情是否好转;观察血尿变化,定时进行尿液分析。每4小时留1份血尿标本,按顺序排列进行比色和动态观察,如颜色逐渐加深,说明出血加重,反之则病情好转。

3）观察腰部肿胀情况和腹膜刺激征,每日在腰或腹壁上描画出肿块范围,了解病变范围是增大或缩小,估计渗血或渗尿情况;如出现腹膜刺激征,应考虑肾挫伤渗血、渗尿刺激后腹膜所致。

（3）维持体液及血容量的平衡:在病情允许的情况下经口摄入水分,或遵医嘱及时输液,维持肾灌注和补充血容量,保持足够尿量。

（4）心理护理。体贴、关心患者,稳定患者情绪,消除患者恐惧心理,鼓励患者增强战胜疾病的信心。

（5）有手术指征者,在抗休克治疗的同时,积极做好急诊手术前准备工作。

考点:肾损伤术前术后休息卧位的指导

2. 手术后护理

（1）病情观察：术后 24~48 小时，观察出血和排尿情况，定时测血压、脉搏，注意伤口引流物的量、性状和有无出血。留置导尿，观察尿量和血尿变化，防止发生肾衰竭。

（2）体位：肾切除术后卧床 2~3 日，肾修补或肾部分切除术后需卧床休息 2 周，以防止手术后出血。患者若无异常，逐渐下床活动。

（3）术后 24 小时禁食，肠蠕动恢复后逐渐恢复饮食。多饮水，每日 2500~3000ml。

（4）预防感染：严格执行无菌技术操作，保持伤口及引流部位的敷料清洁干燥，遵医嘱使用抗生素。

（六）健康教育

1. 教会患者观察尿液的颜色、排尿通畅程度等，发现异常及时就诊；解释多喝水的意义，避免各种有害于肾的因素。

2. 患者出院后 2~3 个月注意休息，避免从事重体力劳动，以免发生再度出血。1 年后复查，了解有无肾功能减退等并发症。

案例 18-1 分析

1. 护理人员应随时观察患者的血压、脉搏、尿色等生理指标。

2. 绝对卧床休息、止血、抗休克、预防感染，同时密切观察病情变化。

二、膀 胱 损 伤

（一）概述

膀胱损伤（vesical trauma）在临床上主要指膀胱破裂，多为下腹部遭暴力打击或骨盆骨折后骨片穿破膀胱所致。膀胱排空时深藏在骨盆内，受到骨盆和其他软组织的保护，除非骨盆骨折，其一般不易发生损伤。膀胱充盈时易遭受损伤。膀胱损伤分为开放性和闭合性，以闭合性损伤为多见。闭合性膀胱损伤有挫伤和破裂之分，以膀胱破裂最为严重。

1. 病因

（1）开放性损伤：由锐器或子弹所致贯穿伤，常合并其他脏器，如直肠、阴道等损伤，易形成腹壁尿瘘、膀胱直肠瘘或膀胱阴道瘘。

（2）闭合性损伤：膀胱充盈时下腹部受撞击、挤压，骨盆骨折的骨片刺破膀胱壁。

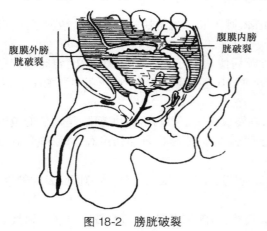

图 18-2　膀胱破裂

（3）医源性损伤：见于膀胱镜检查、尿道扩张、尿道手术、难产及下腹部手术造成膀胱破裂及损伤。

2. 病理改变

（1）挫伤：仅伤及膀胱黏膜或肌层，局部出血或形成血肿，发生血尿，无尿外渗。

（2）膀胱破裂：分为腹膜内型和腹膜外型两类（图 18-2）。

1）腹膜内型：膀胱壁破裂伴腹膜破裂，常见于膀胱顶部与后壁，尿液流入腹腔，引起急性腹膜炎；亦有病变的膀胱（如膀胱结核、膀胱溃疡等）过度膨胀，发生破裂称为自发性破裂。

2）腹膜外型：膀胱壁破裂，但腹膜完整。骨盆骨折后骨片穿破膀胱，引起腹膜外膀胱破裂,尿液外渗到膀胱周围组织及耻骨后间隙,感染后易形成盆腔炎症及脓肿。

（二）护理评估

1. 健康史　注意询问患者发生损伤的原因,如弹片、子弹或锐器贯通所致;下腹部有无遭受撞击、挤压或外伤致骨盆骨折等损伤;最近有无膀胱镜检查和治疗等。

2. 临床表现

（1）休克:膀胱破裂引起尿外渗及腹膜炎;骨盆骨折所致剧痛合并大出血,创伤严重常发生休克。

考点: 膀胱损伤的临床表现

（2）排尿困难和血尿:患者有尿意,但不能排尿或仅排出少量血尿,如果膀胱破裂后,尿液流入腹腔或膀胱周围,则无尿液自尿道排出。

（3）腹痛及腹膜刺激征:腹膜内膀胱破裂,尿液流入腹腔引起全腹剧痛、腹肌紧张、压痛及反跳痛等急性腹膜炎症状,并有移动性浊音。腹膜外膀胱破裂、尿外渗及血肿引起耻骨上压痛,直肠指检触到直肠前壁肿物和触痛。

（4）尿瘘:开放性损伤体表有伤口漏尿,如与直肠或阴道相通,则有直肠或阴道漏尿。闭合性损伤在尿外渗感染后破溃,也可形成尿瘘。

（5）紧张、恐惧:患者膀胱损伤后因出现腹痛、排尿困难、血尿、尿瘘等症状,担心膀胱破裂丧失排尿功能难以修复,面对突如其来的打击,常伴有紧张、恐惧等心理反应。

3. 辅助检查

（1）导尿试验:膀胱破裂时,导尿管顺利插入膀胱,仅有少量血尿流出或无尿流出。从导尿管注入无菌生理盐水 200ml,片刻后吸出,如液体量差别很大,提示膀胱破裂。

考点: 导尿试验

（2）腹部 X 线检查:发现骨盆或其他骨折。膀胱造影若造影剂外漏提示膀胱破裂。

（3）超声检查:提示腹腔内有大量液体。

（三）治疗要点

1. 紧急处理　休克患者采取紧急抢救措施,如输液、输血等进行抗休克治疗;需尽早手术治疗并使用广谱抗生素防治感染。

2. 保守治疗　对于膀胱挫伤、膀胱镜检查或经尿道电切手术不慎引起的膀胱损伤,患者症状较轻,尿外渗量少,从尿道插入尿管持续引流 7~10 日,保持引流通畅。

3. 手术治疗　腹膜外膀胱破裂病情严重,须尽早清除外渗尿液,施行膀胱修补术。腹膜内膀胱破裂,行剖腹探查,分层修补腹膜与膀胱壁,同时清除尿外渗和处理其他脏器损伤。

（四）主要护理诊断及合作性问题

1. 组织灌注量改变　与损伤后尿外渗、出血、休克有关。

2. 疼痛　与损伤及尿外渗有关。

3. 排尿异常　与膀胱破裂排尿功能受损有关。

4. 潜在并发症:休克、感染。

（五）护理措施

1. 一般护理　给予患者营养丰富、易消化食物,提高机体抵抗力;鼓励患者多饮水,解释其可起到冲洗尿路的作用。

2. 病情观察　伤后 2 日内每隔 1~2 小时测量生命体征,如患者血压下降、脉搏加快、面色苍白,提示休克发生,按休克处理。若体温超过 38.5℃,遵医嘱物理降温,给予抗生素预防感染。观察腹痛及腹膜刺激症状,了解血液与尿液渗入腹膜腔的情况,判断有无再出血发生。

3. 手术后护理

（1）保持留置导尿管通畅,妥善固定导尿管及连接管,定时观察尿液引流情况,并记录24小时引流尿液的颜色、性状和量;每日进行2次尿道口及尿管周围消毒,预防泌尿系统感染。

（2）耻骨上膀胱造瘘管护理:回病房后应妥善固定造瘘管,防止滑脱;立即用1∶5000呋喃西林维持滴入冲洗,冲洗速度应根据尿液颜色而定,一般术后3日内滴速宜快,冲洗液量可达3000～4000ml,以后可以逐渐减慢滴速,直至尿液澄清,如有堵塞,可加压冲洗,以保持引流通畅;保持造瘘口周围皮肤清洁、干燥,每日更换敷料,必要时造瘘口周围涂抹氧化锌软膏保护皮肤;造瘘管一般留置10日左右,拔管前要先夹管,如排尿困难或切口处漏尿则延期拔管。

（3）留置导尿管8～10日,拔管前应夹住尿管,训练膀胱排尿,1～2日后方可拔出;观察患者拔管后排尿情况,如有异常重复放置导尿管。

4. 心理护理　患者突发意外受伤,心理存在不同程度的恐惧感,担心自己致残。了解患者的心理动态,体贴、关心患者,稳定患者情绪,消除患者恐惧心理,从而使患者增强战胜疾病的信心。

（六）健康教育

告诉患者膀胱损伤的情况,教会患者康复训练的方法;教会患者护理留置导尿管,预防其脱落,保持导尿管通畅;拔导尿管前,应闭管训练其排尿。

三、尿 道 损 伤

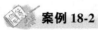
案例18-2

患者,男性,35岁,因会阴部骑跨于硬物上后出现尿道口滴血而急来院就诊。体格检查:会阴部青紫、肿胀。

问题:1. 该患者最可能的诊断是什么?
　　　2. 该患者目前应最先采取什么处理措施?

（一）概述

尿道损伤(urethral injuries)多见于男性,男性尿道在解剖上以尿生殖膈为界分为前尿道和后尿道,前尿道包括球部和阴茎部,后尿道包括膜部和前列腺部,损伤易发生在球部和膜部。男性尿道损伤是泌尿外科常见的急症,若处理不当,常产生尿道狭窄、尿瘘等并发症。

1. 病因　开放性损伤多见于战伤和锐器伤,常伴阴囊、阴茎、会阴部贯穿伤;闭合性损伤多见于骑跨伤与骨盆骨折;医源性损伤见于经尿道的器械检查或手术操作。

2. 病理改变　根据尿道损伤程度可分为尿道挫伤、破裂及断裂。尿道挫伤时仅有水肿和出血,愈合后不发生尿道狭窄;尿道破裂或断裂可引起尿道周围血肿和尿液外渗。尿外渗的范围取决于尿道损伤的位置。

（1）前尿道损伤:多发生在球部,血液与尿液外渗至会阴、阴茎、阴囊,向上扩展蔓延至腹壁(图18-3)。

（2）后尿道损伤:多见于膜部,膜部尿道断裂时尿液外渗至膀胱、前列腺周围,与腹膜外型膀胱破裂相同(图18-4)。

（二）护理评估

1. 健康史　了解患者受伤的原因,如会阴部有无遭受锐器、撞击、挤压或骑跨伤史;了解患者有无骨盆骨折病史;最近有无做过尿道的器械检查或手术操作等。

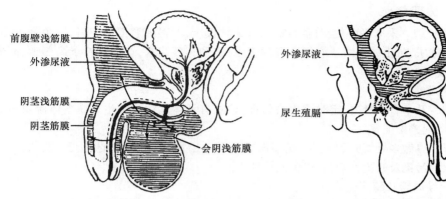

图 18-3　前尿道损伤及尿外渗范围　　　图 18-4　后尿道损伤及尿外渗范围

2. 临床表现

（1）血尿：前尿道损伤时尿道口滴血，尿液为血尿。后尿道损伤时，初期血尿或终末滴血。尿道完全断裂时，不出现血尿。

（2）疼痛：尿道球部损伤，会阴部肿胀，疼痛，排尿时剧烈。后尿道损伤伴骨盆骨折，移动时疼痛，下腹部痛，局部肌肉紧张，并有压痛。病情发展出现腹胀及肠鸣音减弱。

（3）排尿困难和尿潴留：尿道挫裂伤时，尿道局部水肿、尿道外括约肌痉挛，出现排尿困难，尿道完全断裂则发生尿潴留。

（4）局部血肿与淤斑：球部尿道损伤，常会发生会阴部、阴囊处血肿及淤斑。

（5）尿外渗：尿道全层断裂后，用力排尿时，尿液从裂口处渗入周围组织引起尿外渗。

（6）休克：后尿道损伤伴有骨盆骨折，常因大出血导致失血性休克。

3. 心理状况　尿道损伤后，患者担心尿道狭窄或闭锁，担心性功能降低或出现阳痿，担心因尿流改道致排尿形态改变，担心尿道无法恢复等，患者产生悲观、孤独等心理，甚至对生活失去信心。

4. 辅助检查

（1）导尿试验：检查尿道是否连续、完整。前尿道损伤可在严格无菌操作下轻缓插入导尿管，在尿道损伤处，常有阻碍感，一旦插入导尿管，说明尿道连续、完整，应留置持续导尿并作为治疗支架引流尿液。后尿道损伤伴骨盆骨折，一般不宜插入导管以免加重损伤。

（2）X线检查：疑有骨盆骨折或膀胱损伤摄腹部平片。必要时行尿道造影了解尿道损伤部位和程度，尿道断裂时有造影剂外渗。

（三）治疗要点

其原则是有效引流尿液，恢复尿道连续性，控制和预防感染，预防并发症。尿道挫伤和轻度裂伤，一般可以自愈，不需治疗。尿道损伤排尿困难，安置导尿管成功者，作为治疗支架并引流尿液，留置导尿 10~14 日。尿道撕裂伤，不能插入导尿管者，可行膀胱穿刺造瘘术。尿道断裂伴有骨盆骨折等复合外伤，前尿道损伤采用尿道修补术或尿道吻合术；后尿道损伤则采用尿道复位手术，若后期有狭窄，定期扩张尿道。

（四）主要护理诊断及合作性问题

1. 排尿异常　与尿道损伤后尿道的连续性、尿道完全断裂有关。

2. 疼痛　与尿道损伤、尿外渗有关。

3. 有感染的危险　与尿道损伤、破裂后免疫力低下有关。

4. 预感性悲哀　与尿道损伤、尿道完全断裂有关。

考点：尿道损伤的临床表现

考点：尿道损伤的导尿试验检查

考点：尿道狭窄的处理

（五）护理措施

1. 一般护理 采取平卧位,骨盆骨折患者睡硬板床,不得随意搬动患者,以免加重损伤。患者应避免排尿,防止尿外渗。能经口进食患者,鼓励其多饮水,饮食宜给予高热量、高蛋白质、易消化食物。

2. 病情观察

（1）伤后及术后2日内,定时测生命体征,注意有无休克症状发生。观察体温及白细胞变化,及时发现感染征象。

（2）尿外渗做多处切开引流者,观察伤口敷料渗出情况,引流物的量、色、性状及气味。若发现敷料有污染及时更换敷料,以免发生感染。

3. 留置导尿管及膀胱造瘘管护理

（1）带有留置尿管或膀胱造瘘管的患者,应24小时观察尿的颜色、性状和尿量,保持引流管通畅,避免扭曲、折叠,防止引流管脱落。

（2）带有留置尿管者,做尿道口周围清洁2次/日;未行膀胱穿刺造瘘术或无膀胱破裂者,冲洗膀胱1~2次/日,预防泌尿系统感染。

（3）留置尿管2周左右可以拔除,拔管后根据排尿通畅情况,适时扩张尿道。带有造瘘管的患者2周左右拔管,拔管时先夹闭造瘘管,如自行排尿顺利则予以拔管。造瘘口以无菌敷料覆盖,5~7日自行愈合。

（4）保持手术切口清洁干燥,有渗出及时更换敷料,用抗生素治疗预防感染。

4. 尿道扩张护理 行后期尿道扩张时,根据患者尿道情况选择大小合适的尿道扩张器,适时定期进行尿道扩张,扩张时严格无菌操作,防止感染,动作轻缓,防止损伤、出血。

5. 心理护理 采取心理疏导、解释、安慰、鼓励等方法,告诉患者要面对现实,有信心战胜疾病。尤其亲属及好友给患者精神鼓励和物质支持,可有利于解除患者的后顾之忧。

（六）健康教育

1. 向患者说明多饮水、进食易消化食物的意义,告诉患者在卧床、活动时的注意事项,卧床期间防止压疮发生。

2. 解释留置导尿管及膀胱造瘘管的意义,患者后期尿道扩张时,配合医师做好尿道扩张术,以免尿道狭窄或加重。

案例 18-2 分析

1. 该患者的临床诊断为尿道损伤。

2. 最先采取的措施是试插导尿管。

第二节　泌尿系统结石患者的护理

 案例 18-3

患者,男性,39岁,反复左侧腰痛伴镜下血尿2年。腹部平片及静脉肾盂造影示左肾结石,直径2cm,左输尿管上段结石,直径1.2cm,左肾轻度积水,双肾功能良好。

问题：1. 该患者的主要临床诊断是什么?

2. 主要护理问题是什么?

3. 主要治疗方法是什么?

4. 如何进行预防及健康教育?

（一）概述

尿路结石（urolithiasis）又称尿石症，是泌尿外科最常见疾病之一。男性发病多于女性，约为3：1，好发年龄为20~55岁。我国尿路结石以长江以南多见，北方相对较少。按尿路结石所在的部位基本分为上尿路结石和下尿路结石。上尿路结石是指肾和输尿管结石；下尿路结石包括膀胱结石和尿道结石。临床以上尿路结石多见。结石成分有草酸钙、磷酸钙和磷酸镁铵、尿酸、胱氨酸等。上尿路结石以草酸钙结石多见，膀胱结石及尿道结石以磷酸镁铵结石多见。

1. 病因及发病机制　尿路结石的病因极为复杂，有许多因素影响尿路结石的形成。尿中形成结石晶体的盐类呈超饱和状态、抑制晶体形成物质不足和核基质的存在是形成结石的主要因素。

考点： 泌尿系统结石最常见的类型

（1）尿液因素

1）形成结石物质排出过多：尿液中钙、草酸、尿酸排出量增加，长期卧床，甲状旁腺功能亢进等，使尿钙排出增多。痛风、慢性腹泻和长期使用噻嗪类利尿剂等患者尿酸排出增高。内源性合成草酸增加或吸收草酸增加，引起高草酸尿症。

2）尿的 pH 改变：在酸性尿中常形成尿酸结石和胱氨酸结石；在碱性尿中常形成磷酸镁胺结石和磷酸钙结石。

3）尿中抑制晶体形成因子不足：如枸橼酸、焦磷酸盐、镁、肾钙素和某些微量元素等减少。

4）尿量减少，使尿中的盐类和有机物质浓度增高。

（2）尿路局部因素：如尿路梗阻时，尿液淤积，导致晶体或基质在引流较差部位沉积，若继发尿路感染，则易形成结石（如磷酸镁胺结石和磷酸钙结石），细菌、坏死组织、脓块均形成结石核心。

（3）全身因素：内分泌代谢异常，如甲状旁腺功能亢进，钙、磷代谢异常，导致高尿钙；儿童缺乏动物蛋白，易发生膀胱结石；动物蛋白、维生素 D 摄入过多，维生素 B_6 缺乏，纤维素摄入过少等易诱发上尿路结石。

2. 病理生理　尿路结石多数原发于肾和膀胱，在排出过程中可停留在输尿管和尿道。泌尿系统各部位的结石都能造成梗阻，致结石以上部位积水。较大的结石或表面粗糙的结石可损伤尿路黏膜，损伤后易合并感染。结石引起损伤、梗阻、感染，梗阻与感染也可使结石增大，三者互为因果，促使病变发展，最终破坏肾组织，损伤肾功能。

（二）护理评估

1. 健康史　评估时注意了解患者的年龄、性别、职业、饮食习惯、水的摄入量及发病地区等；了解有无痛风、泌尿系统感染、甲状旁腺功能亢进、营养不良及长期卧床史；了解患者家族中有无遗传因素等。

2. 临床表现

（1）上尿路结石

考点： 上尿路结石的临床特点

1）疼痛：结石大、移动小的肾盂及肾盏结石可引起上腹和腰部钝痛。结石活动或引起输尿管完全梗阻时，刺激括约肌痉挛，引起肾绞痛。典型的绞痛位于腰部或上腹部，沿输尿管向下腹部和会阴部放射，可至大腿内侧。疼痛性质为刀割样阵发性绞痛，程度剧烈，患者辗转不安，面色苍白、冷汗，甚至休克；伴随症状为恶心、呕吐。疼痛时间持续数分钟至数小时不等，可伴明显肾区叩击痛。结石位于输尿管膀胱壁段和输尿管口处或结石伴感染时，患者可有尿频、尿急、尿痛症状，男性患者有尿道和阴茎头部放射痛。

2）血尿：患者活动或绞痛后出现肉眼或镜下血尿，以后者常见。有些患者以活动后出现镜下血尿为其唯一的临床表现。

3）其他症状：结石引起严重肾积水时，可触到增大的肾；继发急性肾盂肾炎或肾积脓时，可有发热、畏寒、脓尿、肾区压痛。双侧上尿路完全性梗阻时可导致无尿。

（2）下尿路结石

1）膀胱结石：主要是膀胱刺激症状，如尿频、尿急和排尿终末疼痛。典型症状为排尿突然中断并感疼痛，疼痛放射至阴茎头部和远端尿道，小儿常搓拉阴茎；变换体位又能继续排尿。膀胱结石时常有终末血尿，合并感染时可出现脓尿。

2）尿道结石：典型表现为排尿困难、点滴状排尿及尿痛，甚至造成急性尿潴留。前尿道结石可沿尿道扪及。后尿道结石经直肠指检可触及。

3. 心理状况　患者常突然发生绞痛、血尿感到恐惧，辗转不安，担心结石给自己身体造成的损害；患者及家属担心治疗效果，易产生焦躁心理。

4. 辅助检查

（1）实验室检查

1）尿液检查：可有镜下血尿，有时可见较多的白细胞或结晶。

2）酌情测定肾功能及 24 小时尿钙、尿磷、尿酸、肌酐、草酸等。必要时做尿细菌培养可助选择抗菌药物。

考点：泌尿系统结石的 X 线检查

（2）影像学检查

1）X 线检查：是诊断泌尿系统结石的重要方法，约95%以上的尿路结石可在 X 线尿路平片（KUB）上显影，明确结石部位、大小及数量。

2）B 超检查：能发现 X 线平片不能显示的小结石，还能显示肾结构改变和肾积水等。

3）排泄性尿路造影：可显示结石所致的尿路形态、引起结石的局部因素和肾功能改变。

4）逆行肾盂造影：通常用于其他方法不能确诊时，可显示结石所在肾的结构和功能，可发现 X 线不显影的结石，明确结石位置及双肾功能情况。

（3）输尿管肾镜检查：可直接观察到结石，适用于其他方法不能确诊或同时进行治疗时。

考点：ESWL的适应人群及注意事项

（三）治疗要点

其原则是解决结石所致梗阻，保护肾功能，预防感染。主要采用非手术疗法、体外冲击波碎石疗法和手术疗法。

1. 非手术疗法　结石直径<0.6cm，光滑，无尿路梗阻和感染，纯尿酸结石和胱氨酸结石，采用此法，具体措施包括：大量饮水、调节饮食、控制感染、解痉止痛、调节尿 pH、药物治疗等。结石直径<0.4cm，光滑，大多能自行排出。

2. 体外冲击波碎石疗法（ESWL）　通过 X 线、超声对结石进行定位，将冲击波聚焦后作用于结石，将其打碎成砂粒，在尿液冲刷作用下，经由输尿管、膀胱、尿道排出的方法。此法安全、有效，适用于大多数上尿路结石者，最适于直径<2.5cm 的结石。

结石过大者，残余结石率高，需多次碎石；结石长期停留已与周围组织粘连，不易击碎，或碎石后难以排除；胱氨酸结石、草酸钙结石质硬，不易击碎。

碎石后血尿较常见，不需特殊治疗；碎石排出过程中，引起肾绞痛，应给予对症处理。若击碎的碎石堆积于输尿管内，引起"石街"，急诊行输尿管肾镜取石术。若需再次碎石治疗，间隔时间不少于 7 日。

3. 手术疗法　由于腔内泌尿手术及体外冲击波碎石疗法的快速发展，绝大多数上尿路结石不再需要手术治疗。

（1）非开放手术治疗：①输尿管肾镜取石或碎石术，适用于中、下段输尿管结石，平片不显影结石,不能用体外冲击波碎石者。②经皮肾镜取石或碎石术,适用于直径>2.5cm 的肾盂结石及下肾盏结石;尤其适用于结石远端尿路梗阻、质硬的结石、残余结石等。

（2）开放手术治疗:上述方法无效时,需用此法,仅少数患者采用。根据结石的部位选择手术,如输尿管切开取石术、肾盂切开取石术、肾窦内肾盂切开取石术、肾实质切开取石术、肾部分切除术等。手术前必须了解肾功能。

（四）主要护理问题及合作性问题

1. 疼痛　与结石阻塞及刺激输尿管壁有关。

2. 舒适的改变:恶心、呕吐等　与结石疼痛引起的反射作用有关。

3. 排尿异常　与结石阻塞、损伤肾及输尿管黏膜有关。

4. 有感染的危险　与尿路梗阻有关。

5. 潜在并发症:手术后出血、血尿、感染。

（五）护理措施

1. 非手术患者护理

（1）肾绞痛的护理:卧床休息,局部热敷,遵医嘱注射阿托品、哌替啶、黄体酮等药物等,缓解疼痛。

（2）促进排石:嘱患者大量饮水,增加尿量,降低尿中形成结石物质的浓度,减少晶体沉积,是预防结石形成和增大最有效的方法。饮水量在 3000ml/d 以上,睡前应饮水,保持尿量在 2000ml/d 以上;在患者心肺功能耐受的情况下,指导患者做跳跃运动,增加结石排出的体位优势;控制感染,有助于结石排出。

（3）饮食调节:选择合适的食物有助于预防结石。钙结石者,限制含钙食物和草酸丰富的食物,多食用含纤维素丰富的食物;尿酸结石者,不宜食用高嘌呤食物。

（4）尿液的观察:通过尿液可以观察碎石排出情况,尤其在做碎石治疗时,每次排尿于玻璃瓶内给予过滤,并保留结石以便分析其成分。调节尿 pH,口服枸橼酸合剂、碳酸氢钠等碱化尿液,预防尿酸和胱氨酸结石;口服氯化铵等酸化尿液,使用抗生素治疗尿路感染,有利于防止感染性结石的形成。

2. 体外冲击波碎石术护理

（1）术前排空膀胱内的尿液。

（2）治疗后鼓励患者多饮水,饮水大约在 3000ml/d 以上,必要时静脉补充液体,以利于冲洗尿路,排出碎石。术后每次尿液均需过滤,将结石存留,以便观察碎石排出情形,并做结石成分分析;在碎石排出经过输尿管时,患者可能出现肾绞痛,遵医嘱用解痉剂和镇痛剂。

（3）定期摄泌尿系统平片,以了解碎石排出的情形。

（4）如果细碎石迅速大量涌入输尿管,形成"石街"梗阻尿路时,需用输尿管镜取石等其他方法治疗。

（5）出院后若患者出现肾绞痛、发热、血尿等异常现象时,需立即复诊;出院时,碎石并未完全排出者,需定期到门诊做追踪检查。

3. 手术患者护理

（1）术前护理:鼓励患者多饮水,起到内冲洗作用;皮肤准备根据手术部位而定;女性患者需给予会阴冲洗,以保持会阴部清洁;手术当天送患者至手术室前,需先送患者至 X 线室,再摄一张泌尿系统平片,确定结石的位置是否有移动,作为选择切开部位的参考。

（2）术后护理

1）饮食护理:术后肠蠕动恢复后,可进普通饮食,结石患者每日应饮水 2500～3000ml。尿

考点:泌尿系统结石的护理措施

内沉淀物过多,按医嘱口服药物,调整尿的酸碱性,防止结石复发。

2)观察尿液排出情况:手术后注意观察尿量与尿色,术后 12 小时尿液大都带有血色,若出现鲜红而浓的血尿时,是出血的征象;每小时尿量至少应维持 50ml,如摄入量充足而每小时尿量仅为 20～30ml(各引流管引流通畅)时,需立即通知医师处理。

3)伤口护理:保持伤口敷料的干燥与无菌,尿液浸湿敷料时应及时更换。

4)维持引流管通畅:施行肾及上段输尿管切开取石术,必须安放肾周引流管,以引流肾内及其周围的渗出液;根据各种手术方式不同置各种不同的引流管,如肾造瘘管、输尿管支架引流管、膀胱造瘘管可能直接插入手术部位引流尿液,以利于伤口的愈合。①护理人员必须了解引流管插入的部位及其目的。②各种引流管需维持通畅,没有医嘱不可关闭引流管,尤其肾造瘘者,肾造瘘管按常规不冲洗,以免引起感染。必须冲洗造瘘管时,应严格无菌操作,并在医师指导下进行或协助医师进行。③引流管要适当的固定,避免脱落、扭曲。④引流袋放置要低于肾,下床走路时要低于髋部。⑤观察引流液的量、颜色、有无出血现象。

5)维持呼吸道通畅:肾和输尿管上部手术,通常是由第 12 肋缘下切口,手术切口正好在横膈下方,当深呼吸时会引起疼痛,以至于影响呼吸状况,导致肺扩张不全或其他的呼吸道合并症。下列方法可减轻患者疼痛而维持适当的换气:手术后 24～48 小时,每 3～4 小时依据患者情况给予止痛剂,止痛剂给予后 30 分钟指导患者做深呼吸运动、有效咳嗽及翻身。当患者主诉患侧肌肉疼痛时,可给予按摩、热敷等;48 小时后,安排合适的体位,取半卧位,以利于呼吸及引流;鼓励患者早期离床活动。

6)并发症的预防与护理:肾实质切开取石者,因肾实质质脆且含丰富的血管,应绝对卧床 2 周,减轻肾的损伤,防止继发出血。密切注意观察敷料及引流管,若有鲜红色引流液且量较多伴有血凝块形成,应注意血压、脉搏的变化,如发现异常,及时通知医师。肾、输尿管术后,大多数患者出现腹胀,患者发生腹胀时,应禁食 24～48 小时。必要时可行胃肠减压,给予促进肠蠕动的药物,以减轻腹胀现象。

4. 心理护理　给患者讲解尿路结石的相关知识,消除患者的焦虑和恐惧心理,取得患者治疗上的配合。做体外冲击波碎石术前,向患者讲明碎石术的原理及碎石过程中可能出现的感觉和不适,消除患者的顾虑。

(六)健康指导

1. 大量饮水　可增加尿量,稀释尿液,可减少尿中晶体沉积。成人应保持每日尿量存在 2000ml 以上,尤其是睡前及半夜适当饮水,效果更好。

2. 活动与休息　有结石的患者在饮水后要多活动,以利于结石排出。

3. 解除局部因素　尽早解除尿路梗阻、感染、异物等因素,以减少结石形成。

4. 饮食指导　根据所患结石成分调节饮食。含钙结石者宜食用含纤维丰富的食物,限制含钙、草酸成分多的食物,如牛奶、奶制品、豆制品、巧克力、坚果等;浓茶、菠菜、番茄、土豆、芦笋等含草酸量高,也不宜食用。尿酸结石者不宜食用含嘌呤高的食物,如动物内脏、豆制品、啤酒。

5. 药物预防　根据结石成分碱化或酸化尿液,预防结石复发。如尿酸和胱氨酸结石的预防可口服枸橼酸合剂、碳酸氢钠等碱化尿液;口服氯化铵使尿液酸化,有利于防止磷酸钙及磷酸镁铵结石的生长;维生素 B_6 有助于减少尿中草酸含量,氧化镁可增加尿中草酸溶解度;口服别嘌醇可减少尿酸形成,对含钙结石有抑制作用。

6. 预防骨脱钙　伴甲状旁腺功能亢进症者,必须手术摘除腺瘤或增生组织。鼓励长期卧床者加强功能锻炼,防止骨脱钙,减少尿钙含量。

7. 复诊　定期行尿液检查、X 线或 B 超检查,观察有无复发及残余结石情况。若出现剧烈肾绞痛、恶心、呕吐、寒战、高热、血尿等症状,及时就诊。

案例 18-3 分析

1. 该患者的临床诊断为"左肾、输尿管结石"。
2. 主要护理问题 ①疼痛;②排尿异常:血尿。
3. 主要治疗方法 ESWL。
4. 预防措施及健康教育 ①多饮水:一般成人每日饮水 2000ml 以上,睡前及夜间适当饮水,对预防结石形成或复发有一定意义。②积极处理尿道狭窄、前列腺增生症等,以解除尿路梗阻;有泌尿系统感染时,应积极治疗。③对长期卧床患者,应鼓励并指导活动,以减少骨质脱钙,增进尿流畅通;甲状旁腺功能亢进症者,给予相应治疗。④根据尿结石成分合理安排饮食,调节尿液酸碱度,预防尿结石复发。

第三节 泌尿系统肿瘤患者的护理

泌尿及男性生殖系统肿瘤在泌尿外科疾病中是最常见的疾病之一,且其发病率和死亡率都有增长的趋势。泌尿系统肿瘤中最常见的是膀胱癌,其次是肾癌。男性生殖系统中最常见的肿瘤是前列腺癌,但在我国比较少见。

一、肾肿瘤患者的护理

肾肿瘤多为恶性,好发于 40 岁以上男性,常见的有肾癌、肾盂癌、肾母细胞瘤。

肾癌的确切病因尚不清楚。吸烟可能是肾癌发生的危险因素,有些化学物质可使动物致癌,但能否使人发生肾癌尚未证实。肾癌发病有家族倾向,尤其是 3 号、11 号染色体异常家族性肾癌。

肾癌是源于肾实质的恶性肿瘤,发生于肾小管上皮细胞,又称肾细胞癌。肾盂癌多为乳头状瘤或乳头状癌,常有早期淋巴转移。肾母细胞瘤从胚胎性肾组织中发生,又称肾胚胎瘤,肿瘤增长极快,早期即侵入肾周围组织,是婴幼儿中最常见的恶性肿瘤之一。

(一) 护理评估

1. 健康史 了解患者所从事的职业、生活环境和习惯,询问有无致癌物质接触史。了解患者是否嗜好吸烟,家族中有无类似的疾病等。

2. 临床表现

（1）血尿:无痛性全程肉眼血尿常是患者就诊的初发症状,常无任何诱因,也不伴有其他排尿症状。数次血尿后,常自行停止,再次发作后,病情逐渐加重。

考点:肾癌的临床表现

（2）肿块:随着肿瘤增大,可在肋缘下触及包块,较硬,表面不平,如癌和周围组织粘连则肿块固定不随呼吸上下活动,双手合诊时肾肿块触诊更为清晰。

（3）疼痛:肾癌早期,常无任何疼痛不适,病变晚期则可由于肿块压迫肾包膜或牵拉肾蒂而引起腰部酸胀坠痛,偶因血块梗阻输尿管引起肾绞痛。

（4）其他(肾外综合征):左肾癌可伴继发性左侧精索静脉曲张,癌栓侵及下腔静脉时可出现下肢水肿,如肺转移可出现咳嗽、咯血,骨骼转移可出现病理性骨折等。晚期患者常出现明显消瘦、贫血、低热、纳差、体重减轻等恶病质表现。

3. 心理状况 肾肿瘤患者多表现为间歇性、无痛性肉眼血尿,病情直观,常给患者造成较大的精神压力,易产生恐惧、焦虑等心理问题。

4. 辅助检查

（1）B超:能检出直径 1cm 以上的肿瘤,且能准确地分辨囊性病变或实性占位病变。

（2）X线平片：可见肾外形增大、不规则；造影可见肾盏、肾盂因受肿瘤挤压有不规则变形、狭窄或充盈缺损，如龙爪样畸形、花瓣状变形、缺损不显影等。静脉肾盂造影还能了解对侧肾功能情况（图 18-5、图 18-6）。

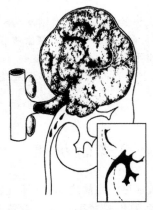
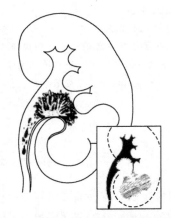

图 18-5　左肾癌及肾盂造影　　　　图 18-6　左肾盂乳头状癌及造影充盈缺损

（3）CT、MRI 等检查：可早期发现较小的肾实质内肿瘤，诊断符合率较高。

（二）治疗要点

以手术治疗为主，辅以放疗和化疗。早期行根治性肾切除术，手术配合放射治疗及化学治疗可显著提高手术生存率，小儿肾母细胞瘤生存率更高。

（三）主要护理诊断和合作性问题

1. 排尿异常　与肾肿瘤有关。
2. 有感染的危险　与组织坏死、尿路梗阻等因素有关。
3. 焦虑与恐惧　与手术或肾肿瘤有关。
4. 营养失调：低于机体需要量　与肿瘤长期消耗及放疗、化疗的不良反应有关。

（四）护理措施

1. 一般护理、心理护理、化疗及放疗护理　参见肿瘤患者的护理。
2. 手术前后护理　参照肾损伤患者手术前后护理。

（1）肾切除后，如有肾蒂血管结扎线松脱，造成大出血；肾部分切除，创面也极易引起出血。因此，术后 24~48 小时严密监测生命体征，防止发生失血性休克；密切观察手术切口引流物的量、性状和出血情况。

（2）术后 24 小时禁食，肠蠕动恢复后，逐渐恢复饮食；术后应留置导尿管，监测尿量变化及血尿、尿比重等；术后卧床 2~3 日，患者若无异常，逐渐下床活动。

（五）健康指导

告知患者术后每 2~3 个月复查一次；保证休息，加强营养，适度锻炼，增强体质，正确用药。

二、膀胱肿瘤患者的护理

（一）概述

膀胱癌（carcinoma of bladder）是全身常见的恶性肿瘤，在泌尿系统肿瘤中，其发病率占首位，且有增加趋势。本病好发于 50~70 岁老年人，男女之比为 4:1。

1. 病因　膀胱癌病因复杂,真正的发病原因目前尚不完全清楚。其病因可能与下列因素有关。

(1)职业与环境因素:联苯胺、β-奈胺、4-氨基双联苯等可致膀胱癌,因此从事与染料、橡胶、塑料、油漆有关工作者发病率高,吸烟也是重要的致癌因素。

(2)其他因素:色氨酸及烟酸代谢异常、膀胱白斑、腺性膀胱炎、尿结石、尿潴留等疾病,以及遗传因素与免疫功能、病毒感染等因素都是诱发膀胱癌的病因。

2. 病理　膀胱癌大多来源于上皮细胞,占95%以上,而其中90%以上为移行细胞癌,鳞状细胞癌和腺癌较少见,但恶性程度远较移行细胞癌为高。非上皮来源的癌如横纹肌肉瘤等则罕见。膀胱癌在病理改变上根据细胞大小、形态、染色深浅、核改变、分裂相等分为四级。一、二级分化较好,属低度恶性;三、四级分化不良,属高度恶性。

(二)护理评估

1. 健康史　了解患者年龄、性别、职业、生活环境和生活习惯,询问有无上述致癌物质接触史;是否嗜好吸烟;家族中有无类似的疾病;是否存在膀胱慢性病变和膀胱结石的长期物理刺激。

2. 临床表现

考点:膀胱癌的血尿特点

(1)血尿:绝大多数膀胱肿瘤患者的首发症状是无痛性血尿,如肿瘤位于三角区或其附近,血尿常为终末出现。如肿瘤出血较多时,亦可出现全程血尿。血尿可间歇性出现,常能自行停止或减轻,容易造成"治愈"或"好转"的错觉。血尿严重者因血块阻塞尿道内口可引起尿潴留。血尿程度与肿瘤大小、数目、恶性程度可不完全一致。

(2)膀胱刺激症状:肿瘤坏死、溃疡、合并感染时,患者可出现尿频、尿急、尿痛等膀胱刺激症状。

(3)其他:当肿瘤浸润达肌层时,患者可出现疼痛症状,肿瘤较大影响膀胱容量、肿瘤发生在膀胱颈部或出血严重形成血凝块等影响尿流排出时,可引起排尿困难,甚至尿潴留。膀胱肿瘤位于输尿管口附近影响上尿路尿液排空时,可造成患侧肾积水。晚期膀胱肿瘤患者有贫血、水肿、下腹部肿块等症状,盆腔广泛浸润时可引起腰骶部疼痛和下肢水肿。

3. 心理状况　患者因反复肉眼血尿,常给患者造成较大的精神压力,易产生恐惧、焦虑等心理问题。

4. 辅助检查

(1)尿常规及脱落细胞检查:方便快捷,尿中易找到脱落的癌细胞,可作为血尿患者的初步筛选。

(2)膀胱镜检查:直接观察膀胱内的肿瘤,以及肿瘤的大小、数目、部位、形态及浸润等,同时取活检以明确诊断。

(3)X线检查:行尿路造影了解膀胱有无充盈缺损、上尿路有无肿瘤或肾积水。CT可明确病变范围及有无转移。

(4)超声检查:能发现较小的膀胱肿瘤,诊断符合率较高。

(三)治疗要点

以手术治疗为主,辅以放疗和化疗。根据病情行经尿道电切、经膀胱肿瘤切除、膀胱部分切除、膀胱全切除术。

(四)主要护理诊断及合作性问题

1. 排尿异常　与肿瘤部位、大小、合并坏死、出血等有关。

2. 营养不良:低于机体需要量　与肿瘤所致消耗有关。

3. 体液不足　与摄入不足及失血有关。

4. 有感染的危险　与组织坏死、尿路梗阻等因素有关。

5. 焦虑　与手术或肿瘤有关。

（五）护理措施

1. 术前护理　膀胱全切后肠管代膀胱术的患者，按结肠直肠手术进行肠道准备；女性患者术前 3 日开始冲洗阴道，每日 1~2 次；手术日早晨常规插胃管。做好其他常规准备。

2. 术后护理

（1）对手术后留置导尿管和耻骨上膀胱造口的患者，保持引流通畅并记录引流量，注意观察引流液的量、颜色、性状，做好相应的常规护理。

（2）膀胱全切回肠代膀胱的患者，应密切观察和记录左、右输尿管支架管及回肠代膀胱引流管引流的尿液，以了解双肾及回肠代膀胱功能。输尿管支架管一般术后 2 周拔除；代膀胱内留置的乳胶管一般术后 1 周拔除。同时观察和记录和残腔引流管的引流量和性质，以判断有无内出血发生，残腔引流管术后 2~3 日引流液减少时可拔除。回肠造口周围每日消毒 1 次，涂抹氧化锌软膏以保护皮肤。选用 2 个合适的造口尿袋交替使用，当患者起床活动时将尿袋固定到大腿上。应定时测定血电解质浓度和血 pH，以便及时发现和纠正电解质紊乱和酸中毒。

（3）膀胱全切、输尿管皮肤造口术后，应经常观察成形皮肤乳头的血运情况，如出现回缩、颜色变紫等血运障碍表现，立即报告医师处理。造口管皮肤及尿袋的护理同回肠代膀胱术。

（4）对需要膀胱内灌注化疗药物的患者，应将用蒸馏水或等渗盐水稀释的化疗药物，经尿管缓慢注入膀胱内，每 15 分钟变换一次体位，保留 2 小时后排出。

（六）健康指导

1. 康复指导　术后适当锻炼、加强营养，增强体质；禁止吸烟，对密切接触致癌物质者加强劳动保护。

2. 定期复查　膀胱肿瘤切除后易复发，因此膀胱癌术后应密切随访，1 年内应每 3 个月行膀胱镜检查一次，1 年后无复发者酌情延长复查时间。术后保留膀胱的患者膀胱灌注卡介苗（BCG）对于预防或推迟复发有一定疗效。

3. 自我护理　尿流改道术后佩戴接尿器者，教会患者自我护理。

第四节　泌尿及男性生殖系统结核患者的护理

泌尿及男性生殖系统结核包括肾结核、输尿管结核、膀胱结核、附睾结核及前列腺精囊结核。其中肾最早受累，成为主要的发病部位。

（一）概述

肾结核（renal tuberculosis）多发生在 20~40 岁的青壮年，约占 70%，男性多于女性。近年来，平均发病年龄有上升的趋势，老年患者增多。由于肺结核经血行播散引起肾结核需要 3~10 年及以上的时间，因此 10 岁以下的小儿很少发生。一般原发病灶结核杆菌，经血行播散到双肾肾小球毛细血管丛中，在肾皮质内形成多发性微结核病灶，若免疫力强，可自行愈合，不出现症状，称病理肾结核；若免疫力差，肾皮质内未愈合的病灶穿过肾小球基底膜，侵入邻近肾小管发展为不易愈合的肾髓质结核，进而发生肾乳头溃疡，干酪坏死，蔓延至肾盏、肾盂或波及全肾，并累及尿路其他部位，以及生殖系统而出现临床症状，称临床肾结核（图 18-7）。

肾结核病灶逐渐扩大、相互融合并坏死形成干酪性脓肿,破溃后成为结核性空洞。纤维化和钙化为肾结核的病理特点,病灶愈合时因纤维化可发生尿路狭窄。肾盏颈狭窄可形成闭合性脓肿;肾盂出口狭窄或输尿管壁增厚、钙化、僵硬与管腔狭窄,可加速肾组织破坏,形成结核性脓肾;若肾广泛钙化,输尿管完全闭合,无含菌尿进入膀胱,症状缓解,尿液恢复正常,这种情况称为"肾自截"。

膀胱结核初期为黏膜充血、水肿,然后形成结核结节和结核性溃疡并侵及肌层引起纤维化。这种病变,若引起对侧输尿管口狭窄或呈"洞穴状",失去抗反流作用,可造成对侧肾积水或输尿管反流。膀胱发生广泛纤维化,可使容量显著减少,形成挛缩膀胱(图18-8)。结核性溃疡穿透膀胱壁,可形成膀胱阴道瘘或膀胱直肠瘘。尿道结核纤维化可发生尿道狭窄。后尿道结核经逆行感染可引起前列腺、附睾结核。

(二)护理评估

1. 健康史

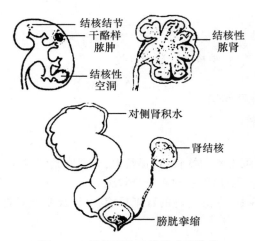

图18-8　泌尿系统结核的病理变化

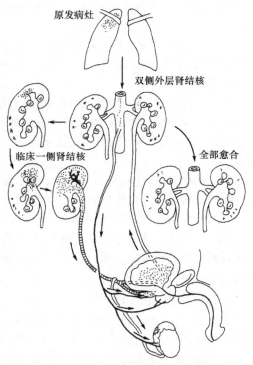

图18-7　泌尿及男性生殖系统结核感染途径

(1)询问有无结核病病史(如肺结核、骨结核)及与结核患者接触史。结核杆菌经血行播散达肾皮质,呈双侧感染,形成粟粒状结节;若抵抗力强,多能自行愈合,常无临床症状。

(2)评估有无抵抗力下降,当过度劳累、营养不良等致抵抗力下降时,病变逐渐发展蔓延,形成一侧或双侧肾结核。结核菌从肾皮质侵入髓质,并在局部形成结核病灶,随病变进展逐渐扩大融合,形成干酪样坏死和空洞,最终形成结核样脓肾。

(3)询问本次患病主要表现及时间、伴随症状和全身情况。

2. 临床表现

(1)膀胱刺激征:大多数患者有尿频、尿急、尿痛等症状。最初因含有结核杆菌的脓尿刺激膀胱黏膜引起尿频,结核病变蔓延到膀胱,膀胱刺激症状加重,如果有膀胱挛缩,每日数十次排尿,严重出现尿失禁。

(2)血尿、脓尿:以肉眼血尿为主要症状。血尿多来自膀胱,亦来自肾。患者通常有程度不同的脓尿,尿液呈洗米水样。

(3)腰痛:晚期结核性脓肾致肾体积增大,表现腰痛,少数患者因血块或脓块阻塞输尿管而引起肾绞痛。

(4)全身症状:出现消瘦、发热、盗汗、乏力、贫血、食欲减退等结核中毒症状。双肾或单侧肾结核,伴有对侧肾盂积水时,出现慢性肾功能不全表现,如水肿、贫血、恶心、呕吐、尿少或无尿等。

3. 心理状况　肾结核患者病程长,需要长期用药治疗,如患者不能坚持,药物治疗效果不佳,需手术治疗者,患者会对手术产生恐惧,同时担心手术后肾功能恢复不好产生忧虑和焦虑等。

4. 辅助检查

(1)尿液检查:尿中可见大量脓细胞、红细胞。

(2)尿细菌学检查:①尿结核菌培养阳性率达 80%～90%。②尿沉淀物找抗酸杆菌,连查 3 次,必要时重复检查,其阳性率为 50%～70%。注意包皮垢杆菌、枯草杆菌亦属抗酸杆菌。

(3)膀胱镜:膀胱黏膜可见充血、水肿、结核结节、溃疡、结核性肉芽肿及瘢痕形成等,膀胱三角区和输尿管开口附近病变尤为明显,必要时取活检。

(4)X 线检查:①有钙化病变时,X 线可见肾区钙化影。②排泄性尿路造影,了解肾和输尿管病变。③逆行性输尿管肾盂造影,早期表现有肾盂边缘不整齐,如虫蚀样改变,以后肾盂呈不规则的扩大或模糊变形,有时可见与肾盏连接的空洞。病变严重者,肾功能丧失,肾盏肾盂完全不显影。

(三) 治疗要点

其原则是抗结核药物治疗、全身营养支持疗法,必要时手术治疗,积极处理晚期并发症。早期采用抗结核药物治疗,多数患者能治愈;如果化疗半年尿液检查仍不正常或 X 线检查显示效果不佳,改用手术治疗,如肾切除术、肾部分切除术、肾病灶清除术等。晚期并发结核性膀胱挛缩时,采用扩大膀胱术或尿流改道术;有肾和输尿管积水,切除狭窄段行对端吻合术或输尿管膀胱吻合术。

(四) 主要护理诊断及合作性问题

1. 尿失禁　与膀胱结核、膀胱挛缩有关。

2. 营养失调:低于机体需要量　与结核病变消耗、结核病灶浸润有关。

3. 疼痛　与肾积脓肿胀、膀胱结核排尿痛有关。

4. 知识缺乏　缺乏对该病的了解及抗结核用药知识。

5. 潜在并发症:出血、继发感染、肾功能不全。

(五) 护理措施

1. 生活护理　指导患者进食营养丰富、富含维生素的饮食;纠正贫血,必要时给予输血、补液。多饮水,以减轻结核性脓尿对膀胱的刺激。保证休息,改善全身状况。

2. 病情观察　使用抗结核药物期间应加强观察,注意药物的毒副反应,发现异常及时告知医师并协助处理。

3. 手术患者的护理

(1)术前护理:做好重要脏器功能检查,了解肾外有无结核,进行对症治疗和护理。提高患者的身体素质,增加耐受手术的能力。术前应用足量抗结核药物治疗,肾切除患者用药应不少于 2 周,肾部分切除术患者用药 3～6 个月。

(2)术后护理

1)取合适体位:肾切除患者血压平稳后可取半卧位。全肾切除术后 24 小时即可离床活动。肾结核病灶清除或部分肾切除的患者,应卧床休息 1～2 周,减少活动,以防继发性出血。

2)加强观察,注意体温变化、伤口有无渗出及渗出物的量和性状。肾切除术后,需密切观察健侧肾功能,应连续 3 日记录 24 小时尿量,观察第一次排尿的时间、颜色、尿量。若术后

6 小时无尿或 24 小时少尿,说明可能存在健侧肾功能障碍,应及时通知医师进行处理。

3)保持术后各引流管通畅,并观察引流物的量、颜色和性质。

4)术后应继续抗结核治疗 3~6 个月,以防止结核复发。

4. 心理护理　向患者耐心解释泌尿系统结核的临床特点,稳定患者情绪,增强患者的信心,使其积极配合治疗。正确应对手术或术后并发症对日常生活的影响。

（六）健康指导

1. 康复指导　加强营养,注意休息,适当活动,避免劳累,以增强机体抵抗力,促进康复。

2. 用药指导

（1）术后继续抗结核治疗 6 个月以上,以防结核复发。

（2）用药要保持联合、规律、全程,不可随意间断或减量、减药,不规则用药可产生耐药性而影响治疗效果。

（3）用药期间须注意药物的不良反应,定期复查肝肾功能,测听力、视力等;勿用和慎用对肾有毒性的药物,如氨基糖苷类、磺胺类药物等。

（4）定期复查:术后应每月检查尿常规和尿结核杆菌,连续半年尿中无结核杆菌称为稳定转阴。5 年不复发者可视为治愈。

第五节　良性前列腺增生症患者的护理

良性前列腺增生症简称前列腺增生(benign prostate hyperplasia),是以排尿困难为主要特征的老年男性常见病。男性自 35 岁以后前列腺有不同程度的增生,50 岁以后出现临床症状。

（一）概述

1. 病因　尚不清楚,目前认为,老龄和有功能的睾丸是发病的基础,随着年龄增长,睾酮、双氢睾酮及雌激素的改变和失衡是前列腺增生的重要因素。受寒、劳累、情绪改变、进食辛辣食物及酗酒等因素,常可使原因病情加重。

2. 病理改变　前列腺(图 18-9)分为移行带、中央带和外周带三部分,正常移行带约占前列腺组织的 5%,中央带和外周带分别占 25% 和 70%。中央带似楔形并包绕射精管,外周带组成了前列腺的背侧及外侧部分。前列腺增生的程度与尿流梗阻的程度不成比例,而与增生的部位有关,如增生部分伸向膀胱,极易堵塞尿道内口,即使增生不大,便引起严重梗阻。膀胱出口梗阻,逼尿肌增厚,黏膜面出现小梁,严重时形成小室和假性憩室。长期排尿困难使膀胱高度扩张或膀胱内高压,导致输尿管末端丧失其活瓣作用,发生膀胱输尿管反流;梗阻和反流引起肾积水和肾功能损害;由于梗阻后膀胱内尿液潴留容易继发感染和结石。

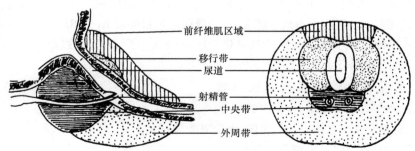

图 18-9　前列腺正常解剖示意图

（二）护理评估

1. 健康史　详细了解患者健康状况,如年龄、有无进行性排尿困难,以及排尿困难的程度;询问患者有无因受寒、饮酒、劳累等发生过尿潴留;了解治疗经过,有无伴随其他疾病,如心脑血管疾病、糖尿病等。

2. 临床表现

（1）尿频:是最初、最早出现的症状,夜间较明显。早期因前列腺充血刺激引起,随梗阻加重,残余尿量增多,尿频更加明显。

（2）排尿困难:进行性排尿困难为本病最主要的症状,轻度梗阻时排尿迟缓、断续、尿后滴沥;严重梗阻时排尿费力,射程缩短、尿线变细而无力,甚至成点滴状。

（3）尿潴留:梗阻严重者膀胱残余尿量增多,导致膀胱收缩无力,发生尿潴留,并出现充溢性尿失禁。前列腺增生的任何阶段都可能发生急性尿潴留,多因气候变化、饮酒、劳累等使前列腺突然充血、水肿所致。

（4）其他症状:合并感染、结石时,有尿频、尿急、尿痛等膀胱刺激症状;因局部充血发生无痛性血尿。少数患者晚期出现肾积水和肾功能不全表现。由于腹内压增高导致腹股沟疝、痔等。

3. 心理状况　患者因长期排尿困难或反复尿潴留,出现不同程度的焦虑;有的患者因年龄大、担心手术的危险等而产生恐惧,甚至不配合治疗。

4. 辅助检查

（1）直肠指检:简便而重要的诊断方法,可触到增大的前列腺,表面光滑、质韧,中央沟变浅或消失。

（2）超声检查:测量前列腺体积,检查内部结构,是否突入膀胱,并估计残余尿量。

（3）尿流率测定:初步判断梗阻程度,若最大尿流率<15ml/s,说明排尿不畅;<10ml/s 则梗阻严重,必须治疗。评估最大尿流率时,排尿量必超过 150ml 才有意义。

（4）血清前列腺特异抗原（PSA）测定:帮助诊断、排除前列腺癌。

（5）膀胱镜检查:可直接看到前列腺增大的程度和部位,有助于确诊。用于膀胱肿瘤诊断时需同时做活组织检查或针吸细胞学检查。

（三）治疗要点

1. 药物治疗　适用于梗阻较轻或难以耐受手术治疗的患者。应用 α 受体阻滞剂、激素或采用射频和微波治疗,减轻症状。

2. 手术治疗　适用于药物治疗无效或膀胱残余尿量超过 60ml,最大尿流率<10ml/s,屡发急性尿潴留者或并发膀胱结石、肿瘤、肾功能不全者。手术方式有:①耻骨上经膀胱前列腺切除术,最为常用,可同时处理膀胱结石或肿瘤等膀胱内其他疾病;②耻骨后前列腺切除术,适用于较大的前列腺增生,止血较为满意;③经尿道前列腺电切术（TURP）,不需手术切口,术后恢复快;④经会阴前列腺切除术,无腹部伤口疼痛,术后呼吸道并发症较少。其中 TURP 手术创伤小,适用于高龄体弱者。

（四）主要护理诊断及合作性问题

1. 焦虑/恐惧　与排尿困难、手术等有关。

2. 排尿型态异常　与膀胱出口梗阻、留置导管等有关。

3. 疼痛　与手术切口、膀胱痉挛有关。

4. 潜在并发症:出血、感染、TUR 综合征等。

（五）护理措施

1. 生活护理　鼓励患者起床活动。多食营养丰富、粗纤维、易消化的食物,防止便秘,忌饮酒及辛辣食物;鼓励患者多饮水,勤排尿;避免着凉和过劳,防止急性尿潴留发生。

2. 手术前后护理

（1）术前护理:术前除常规护理外,还要配合做好心、肺、肝、肾功能检查,因患者多为老年人,注意有无高血压、冠心病、糖尿病、肺气肿等,并做相应处理。并发尿潴留、尿路感染或肾功能不全者,术前留置导尿或行耻骨上膀胱造瘘,达到引流尿液、控制感染、改善肾功能的目的,提高患者对手术的耐受性及效果。

（2）术后护理

1）体位:平卧 2 日后改为半卧位,有利于体位引流,减轻腹胀,防止肺部并发症发生,也有利于切口愈合。

2）病情观察:严密观察患者的意识和生命体征的变化;观察心血管疾病者,因麻醉、手术刺激等可引起血压波动或诱发心脑血管并发症。

3）饮食:术后 6 小时无恶心、呕吐,进流质饮食,鼓励多饮水,1~2 日无腹胀可恢复正常饮食。

4）膀胱冲洗:用生理盐水冲洗膀胱 3~7 日。冲洗量、速度根据尿色而定,色深则快,色淡则慢。前列腺切除术后有肉眼血尿,随着时间的延长,血尿的颜色逐渐变浅,若血尿色深红或逐渐加深,提示活动性出血,及时通知医师处理。保持冲洗管道通畅,若引流不畅,及时冲洗抽吸血块,以免造成膀胱充盈、膀胱痉挛而加重出血。正确记录冲洗量和排出量,尿量=排出量-冲洗量。

5）膀胱痉挛护理:因逼尿肌不稳定、导管刺激、血块堵塞冲洗管等所致,引起阵发性剧痛、诱发出血。术后留置硬脊膜外麻醉导管,按需要定时注射小剂量吗啡有良好效果;同时保持导管的正确引流位置,无牵拉、扭曲、受压、脱落、血块堵塞等。

3. 预防并发症

（1）手术 1 周后,逐渐离床活动,避免腹压增高及便秘,禁止灌肠或肛管排气,以免前列腺窝出血。防止压疮、心肺并发症的发生。

（2）因手术创伤及留置导管,机体免疫力低下,引起术后感染。因此定时观察体温及血象变化,有无睾丸、附睾肿大及疼痛,有无畏寒、高热等症状;清洗尿道口 2 次/日,遵医嘱应用抗生素预防感染。

（3）TUR 综合征:行 TURP 的患者术中大量冲洗液吸收使血容量急剧增加,形成稀释性低钠血症而致 TUR 综合征,患者在术后数小时内出现烦躁不安、恶心、呕吐、抽搐、痉挛、昏睡等症状,严重者出现肺水肿、脑水肿、心力衰竭等,应严密观察病情变化,严格掌握输液速度,遵医嘱给利尿药、脱水剂等。

（4）出血:术后 24 小时常规牵引导尿管,并固定于大腿内侧,利用导尿管气囊压迫前列腺窝,防止出血。牵引松紧要适宜,嘱患者牵引侧下肢保持伸直状态,患者术后 1 周逐渐离床活动;遵医嘱使用止血药;避免增加腹内压的因素、禁止灌肠或肛管排气,以免造成前列腺窝的出血。

（六）健康指导

1. 生活指导　前列腺增生采用非手术治疗者,避免受凉、劳累、饮酒、便秘而引起急性尿潴留。前列腺增生术后进易消化、含纤维多的食物,防止便秘;术后 1~2 个月避免性生活、持重物及长途步行,防止继发性出血。

2. 康复指导 术后前列腺窝的修复需 3~6 个月,因此术后仍会有排尿异常现象,应多饮水,定期化验尿、复查尿流率及残余尿量。如有溢尿现象,指导患者有意识地经常锻炼肛提肌,尽快恢复尿道括约肌功能。其方法是:吸气时缩肛,呼气时放松肛门括约肌。

※第六节 男性节育的护理

控制人口增长已成为世界关注的问题之一,我国已将实行计划生育列为基本国策,提出"限制人口数量,提高人口质量",制定《计划生育法》。计划生育工作的实施包括提倡晚婚,婚后采取节育措施,有计划地控制生育,男性节育是人口与计划生育基本国策得以落实的重要方面。目前,计划生育工作已逐渐形成科学的管理与先进的专业技术结合的新型体系。

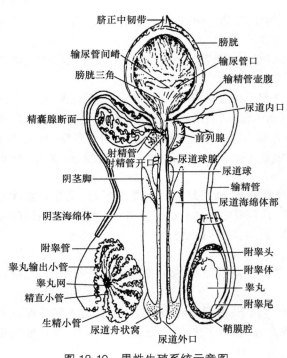

图 18-10 男性生殖系统示意图

(一) 概述

根据男性生殖的解剖(图 18-10)生理特点,采取措施阻断男性生殖过程的某一环节达到男性节育的目的。

1. 男性绝育 是一种永久性的避孕方式。避孕原理是把由睾丸运送精子往阴茎的输精管切断,使精子无法进入精液内而排出体外。此永久避孕法只适合不想再生育的夫妇采用。目前常用的是输精管结扎术和输精管注射绝育法。输精管绝育术后,遇到特殊情况(如子女死亡等)要求再生育者,可进行显微外科输精管吻合术,术后 95% 以上能获得解剖上再通,长期随访妊娠率大约 75%。

(1) 输精管结扎术:目的是阻断精子输出的通道,使精子不能排出,达到不育的目的,是一种男性永久性节育方法,结扎术后睾丸仍能继续产生精子,成熟的精子在附睾管内溶解、吸收,输精管结扎后,除不能生育外,对身体健康和性生活都没有影响,性交时仍有正常的射精过程和排出精液,只是精液中没有精子。

(2) 输精管注射节育法:用注射针头经阴囊皮肤直接穿刺输精管,然后注入快速医用胶 508 或苯酚 504 混合剂,在短时间内药液凝固,并堵塞输精管,达到阻断精子排出的目的,这种方法的优点是简便、有效且不用手术。

2. 男性避孕 目前最常用的方法是使用避孕套。

(1) 避孕套:是目前使用较多的一种男性应用避孕工具,只要使用正确,避孕效果较好,但有些人怕影响性生活的感觉或使用不习惯,故不愿意使用。其不足之处是少数本人或妻子对橡胶过敏的男性不能使用。

(2) 男用避孕药:分为口服药物和注射药物两种。其中,棉酚是口服男性节育药物的代表,也是唯一曾经用于临床的药物。棉酚存在的不良反应,例如服用者容易出现低血钾症状而全身软瘫,暂时失去劳动能力,严重者可能因此丧失生育能力。因此,临床专家提醒各位男性朋友在选取这种避孕药时一定要在医师的指导下使用。十一睾酮注射液作为目前唯一一种针剂,得到了 WHO 的推荐,目前正在全球进行多中心第三期临床试验,还没有真正大规模的临床应用。男性注射该药物后,黄色人种的避孕率达到 90% 以上,但白色人种只有 60% 左右。此药的不足之处在于,注射该药物不能即时起效。每月注射一针,连续注射 3 个月才能出现避孕效果,而且不同体质的人起效时间不同,很难把握住时间,这个方法比较麻烦。

（二）护理措施

1. 心理护理　输精管结扎术是一种安全可靠的男性节育手术。术前做好思想工作,解除思想顾虑,纠正不正确认识,以增加对手术的信心。

2. 术前护理

（1）普鲁卡因皮肤过敏试验。

（2）用肥皂温水清洗外阴部、剃去阴毛,更换清洁内裤。

3. 术后护理

（1）术后留院观察 1~2 小时,若阴囊内无出血和血肿可离院。

（2）术后注意休息,7 日内不骑自行车,避免剧烈活动、洗澡和性交。

（3）术中用 0.01% 醋酸苯汞或 1∶3000 苯扎溴铵行精囊灌注者,术后不再需要采取避孕措施。

（4）输精管结扎后精囊内的精子仍可能导致再孕,术中若未用杀精子药液灌注者,术后必须采取其他避孕措施 2 个月或排精 10 次以上,待精液检查无精子后,再停止避孕。

4. 并发症的护理

（1）血肿:主要是术中止血不彻底引起。轻者行加压包扎、冷敷,血肿大者应引流,并使用止血剂。

（2）感染:术后可并发阴囊脓肿、精索炎、附睾炎及前列腺炎、精囊炎等。轻者应用抗生素,保持局部清洁干燥,重者切开引流。术前治愈生殖道炎症、保证阴囊清洁、严格无菌操作对预防感染有重要意义。

（3）输精管痛性结节:输精管结扎术后局部多有小结节,一般无任何症状,若在手术 1 个月后结扎处结节仍然疼痛,触之有明显疼痛称为痛性结节,多由血肿、局部感染、线头异物、精索神经形成瘤样增生性结节或精子肉芽肿引起。可采用局部封闭或理疗等,治疗无效或疼痛严重者可考虑手术切除。

（4）附睾淤积:个别手术者因附睾分解吸收睾丸产生的精子和分泌物障碍,术后表现为附睾肿大,管腔扩张,阴囊肿痛并放射至精索及下腹部,劳累或性交后症状加重。可用药物、理疗等对症治疗,无效者可考虑行输精管吻合或附睾切除术。

（5）性功能障碍:输精管结扎本身不会引起性功能障碍,部分手术者发生的原因为精神因素和术后由局部并发症或全身性疾病而诱发性功能障碍。术前、术后做好细致的解释工作,使手术者了解输精管结扎的解剖生理知识,消除思想顾虑,配合药物和其他疗法进行治疗。

※第七节　常见泌尿及男性生殖系统先天性畸形

泌尿及男性生殖系统先天性畸形是人体最常见的先天性畸形。由于胚胎学上的密切关系,泌尿系统先天性畸形常伴有生殖系统畸形。

一、肾和输尿管的先天性畸形

(一) 多囊肾

多囊肾是一种先天性遗传性疾病,分婴儿型和成人型。婴儿型多囊肾属常染色体隐性遗传,少见,发病率为1/10000,儿童期可有肾或肝功能不全的表现。成人型多囊肾属常染色体显性遗传,是常见的多囊肾病,发病率约为1/1250,占晚期肾病的10%。它多为双侧型,初期肾内仅有少数几个囊肿,以后发展为全肾布满大小不等囊肿,压迫肾实质,使肾单位减少。该病发病机制不明,认为可能与肾小管梗阻或肾单位不同部位的局部扩张有关。成人型多囊肾,大都至40岁左右才出现症状,其主要临床表现为疼痛、腹部肿块与肾功能损害。若伴发结石或尿路感染者,可出现血尿、脓尿、发热、肾区疼痛等相应症状。结合B超和CT可确诊。对肾功能正常的早期患者,采用对症及支持疗法,包括休息、低蛋白饮食、避免劳累、药物治疗,重点在于控制血压、预防尿路感染及肾功能进一步损害。对中期患者采用囊肿去顶术,有助于降低血压、减轻疼痛和改善肾功能,伴有结石梗阻者施行取石术。晚期出现尿毒症可考虑长期透析,因囊壁能产生促红细胞生成素,患者常无贫血,透析治疗较佳。有条件者也可进行同种异体肾移植术。合并严重高血压或出血、感染者,在施行肾移植前宜切除患肾。

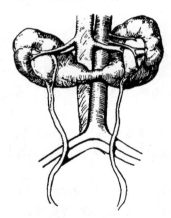

图 18-11　蹄铁形肾

(二) 蹄铁形肾

蹄铁形肾是指两肾下极在腹主动脉和下腔静脉前相互融合,形成马蹄形畸形(图18-11)。峡部一般为肾实质组织,较厚,有时由纤维组织组成。患肾大多旋转不良,使肾盂面向前方,肾盏向后,肾血管多变异。影像学检查是确定诊断的最主要的依据。如无症状及合并症,则毋需治疗。如有严重腹痛、腰痛和消化道症状(由肾峡部压迫腹腔神经丛所致)或存在合并症,如梗阻、结石、肿瘤、感染等,可采取分离峡部、肾盂切开取石及解除梗阻的相应整形手术等。

(三) 肾盂、输尿管重复

肾盂、输尿管重复是指一个肾有两个肾盂和两条输尿管。这种畸形是由于胚胎早期中肾管下端发出两个输尿管芽进入一个后肾胚基所造成的。无症状的重复肾在检查时偶尔发现者,不需治疗。若出现感染、肾盂积水、结石形成及输尿管异位开口引起尿失禁者,采取手术治疗。

(四) 肾盂输尿管连接处梗阻

肾盂输尿管连接处梗阻的基本病理主要是壁层肌肉内螺旋结构的改变,可能是先天性缺陷或由于肾盂输尿管连接处受压造成梗阻,使肾盂蠕动波无法通过,逐渐引起肾盂积水,是儿童腹部肿块或肾积水常见的病因,左侧多见。一般无症状,偶有腰部钝痛或轻微不适或输尿管区有疼痛或压痛,继发感染、结石或肿瘤时,可出现相应症状。对进行性加重的肾积水,肾功能持续下降,特别合并感染、结石、肿瘤者应考虑手术治疗,应尽量保肾。

(五) 其他肾和输尿管异常

1. 单侧肾发育不全　是指肾体积小于50%以上和先天性孤立肾。临床处理肾损伤行肾切除时必须首先确定对侧肾是否有发育不全或缺如。

2. 异位肾　根据肾停留部位不同分为盆腔肾、腹部肾及交叉异位肾等。临床重要性是腹部肿块的鉴别,以避免误将异位肾切除。

3. 输尿管狭窄　狭窄部位大多在肾盂输尿管连接处或输尿管膀胱连接处,严重时需做整形手术。

4. 先天性巨输尿管　可为双侧性,病变常在输尿管盆腔段,病因不明。如有症状及感染、结石,并影响肾功能者,可做输尿管裁剪和抗逆流输尿管膀胱再植术。

5. 输尿管囊肿　是指输尿管末端的囊性扩张,囊肿的内层为输尿管黏膜,外层为膀胱黏膜,中层则为少量平滑肌和纤维组织,囊上有小的输尿管开口,治疗可通过膀胱镜切除囊肿。

6. 下腔静脉后输尿管　右侧上段输尿管经过腔静脉之后,再绕过下腔静脉前方下行,由于输尿管受压迫而引起上尿路梗阻,严重时需手术治疗。

二、膀胱和尿道先天性畸形

(一) 膀胱外翻

膀胱外翻是一种罕见的先天性畸形。典型表现是腹壁部分缺损,膀胱后壁前凸,黏膜外露,输尿管口直接暴露于体表并间断有尿液排出,耻骨联合分离,多数患者还伴有尿道上裂。该疾病除对患者生活上造成极大的痛苦外,还可反复发生泌尿系统上行感染、慢性肾功能不全,并可恶变而致死亡,只有通过手术治疗才能改善。膀胱外翻凭外观即可诊断。治疗目的是保护肾功能,控制排尿,修复膀胱、腹壁及外生殖器,手术效果不甚理想。

(二) 尿道上裂

尿道上裂是一种尿道背侧融合缺陷所致的先天性尿道外口畸形,男性患者表现为尿道外口位于阴茎背侧,由于先天性尿道上裂常与膀胱外翻并发,胚胎学可视为膀胱外翻的一部分。尿道外口位置不同分为下列三个类型:①阴茎头型,尿道外口开口于宽又扁的阴茎头背侧,很少发生尿失禁;②阴茎型,尿道外口开口于耻骨联合至冠状沟之间,尿道口宽大呈喇叭状,尿道外口远端呈沟状至阴茎头;③阴茎耻骨型,尿道口开口于耻骨联合处,阴茎背侧有一完整的尿道沟至阴茎头,常合并膀胱外翻。治疗宜采用整形重建术。

(三) 尿道下裂

尿道下裂是一种男性尿道开口位置异常的先天缺陷,尿道口可分布在正常尿道口至会阴部的连线上,多数患者可伴有阴茎向腹侧弯曲。尿道下裂是小儿泌尿系统中的常见畸形,国外报道发病率可高达125~250个出生男婴中有1个尿道下裂。尿道下裂畸形有四个特征:①尿道开口异常;②阴茎向腹侧屈曲畸形;③阴茎背侧包皮正常而阴茎腹侧包皮缺乏;④尿道海绵体发育不全,从阴茎系带部延伸到异常尿道开口,形成一条粗的纤维带。

尿道下裂依尿道口解剖位置可分为四型(图18-12):①阴茎头,尿道口位于冠状沟的腹侧,多呈裂隙状,一般仅伴有轻度阴茎弯曲,多不影响性生活及生育;②阴茎型,尿道口位于阴茎腹侧从冠状沟到阴囊阴茎交接处之间,伴有阴茎弯曲;③阴囊型,尿道口位于阴囊部,常伴有阴囊分裂,阴茎弯曲严重;④会阴型,尿道外口位于会阴部,阴囊分裂,发育不全,阴茎短小而弯曲,常误诊为女性。由于阴茎弯曲纠正后,尿道外口会不同程度地向会阴回缩,故近年来按阴茎下弯矫正后尿道口的退缩位置来分型的方法被很多医师接受。严重的尿道下裂患儿常有其他伴随畸形,包括隐睾、腹股沟疝、鞘膜积液、阴茎阴囊转位、阴茎扭转、小阴茎、重

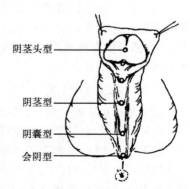

阴茎头型

阴茎型

阴囊型

会阴型

图 18-12　尿道下裂的四种类型

复尿道等,少数患者可合并肛门直肠畸形。

目前,多依据尿道下裂的严重程度及有无合并阴茎下弯来选择手术方法。尿道下裂的修复方法很多,可分为一期修复法和分期修复法,能够一次手术修复的病例多选择一期修复法,当尿道下裂较严重(或伴有畸形)和阴茎下弯或一次手术无法修复的病例,可选用分期修复法。

三、男性生殖器官先天性畸形

男性生殖器官先天性畸形与性功能及生育能力有着密切关系,不但影响婚姻和生育,而且由社会、心理的因素易引起精神障碍,故应及时处理。

(一) 先天性睾丸发育不全综合征

先天性睾丸发育不全综合征(Klinefelter 综合征)主要临床表现为:两侧睾丸小,不发育,青春发育延迟;成年期 80%左右出现乳房女性化,不长胡须,阴毛、腋毛稀少,无喉结,发音尖细,皮肤细白,皮下有较多脂肪堆积等女性化性征;大多具有一定性功能,但由于精液中无精子而没有生育力。细胞核型分析为 47,XXY 而确诊。治疗可采用雄性激素补充治疗,以促进男性第二性征发育、维持性欲和性功能。

(二) 隐睾症

隐睾症是指睾丸下降异常,使睾丸不能降至阴囊而停留在腹膜后、腹股沟管或阴囊入口处。阴囊的舒缩能调节温度低于体温 $1.5\sim2℃$,以维持睾丸生精小管的正常生精功能,而隐睾则受温度影响而导致精子发生障碍。双侧隐睾症引起不育达 50% 以上,单侧隐睾达 30% 以上。隐睾易发生恶变,尤其是位于腹膜后者,隐睾恶变的概率较普通人高 20~35 倍。

1 岁内的隐睾有自行下降可能,若 1 岁以后睾丸仍未下降,可短期应用绒毛膜促性腺激素每周肌内注射 2 次,每次 500U,总剂量为 5000~10 000U。若 2 岁以前睾丸仍未下降,应采用睾丸固定术将其拉下,若睾丸萎缩,又不能被拉下并置入阴囊,而对侧睾丸正常,则可将未降睾丸切除。双侧腹腔内隐睾不能下降复位者,可采用显微外科技术,做睾丸自体移植术。

(三) 输精管、附睾、精囊发育异常

输精管来源于中肾,在胚胎早期,若中肾停止发育或有缺陷,均可导致输精管发育异常,甚至缺如。由于输精管、附睾、精囊和射精管均同源于中肾管,因此常伴有这些器官的发育不全或缺如,而睾丸发育正常,这是睾丸来源于生殖嵴之故。阴囊检查睾丸体积正常,而输精管扪不清。精液检查为无精子,精浆果糖很低或无,这是因为精囊缺如而不能分泌果糖所致。治疗本病引起的不育症,对部分输精管附睾发育不全,可采用输精管附睾吻合术;对输精管附睾缺损严重者,可采用附睾或睾丸抽取精子行卵细胞质内注射、体外受精、胚胎移植而获生育。

(四) 包茎和包皮过长

包茎是指包皮外口过小,紧箍阴茎头部,不能向上外翻者。包皮过长是指包皮不能使阴茎头外露,但可以翻转者。包茎可带来以下危害:①影响阴茎正常发育。②包皮垢积聚引起包皮及阴茎头炎症,常可引起尿道外口炎症、狭窄,严重者可引起尿路感染,以致肾功能损害。③结婚后可引起性交疼痛,由于包皮强行上翻,而又未及时复原,使狭小的包皮口紧箍在阴茎冠状沟上方,引起远端包皮和阴茎头血液回流障碍而发生局部水肿、淤血,此种情况称包皮嵌顿。嵌顿包皮应及时采用手法复位,但局部水肿严重,已不能手法复位者,宜做手术。④包茎

内积聚的包皮垢,可诱发配偶子宫颈癌。

慢性刺激可诱发阴茎癌的发生,包茎的有效疗法是尽早做包皮环切术,在儿童期做手术对预防阴茎癌有利。包皮过长宜经常上翻清洗保持局部清洁。

护理实训园地 17

【实训项目】　膀胱冲洗的护理。

【实训目标】

1. 使尿液引流通畅。

2. 治疗某些膀胱疾病。

3. 清除膀胱内的血凝块、黏液、细菌等异物,预防膀胱感染。

4. 前列腺及膀胱手术后预防血块形成。

【实训用物】　一次性膀胱冲洗袋、无菌冲洗器、止血钳、消毒液、棉签、弯盘、无菌治巾。

【实训方法】

1. 集中讲解,示教实训内容。

2. 分组实训,播放电教片。

3. 学生代表演示,学生自评、互评,教师点评。

【操作步骤】

1. 评估患者

(1) 询问、了解患者病情,向患者解释,取得合作。

(2) 了解患者尿液的性状,有无尿频、尿急、尿痛、膀胱憋尿感,是否排尽尿液及尿管通畅情况。

2. 操作要点

(1) 进行核对,做好准备。

(2) 洗手,戴口罩。

(3) 将膀胱冲洗液悬挂在输液架上,将冲洗管与冲洗液连接,Y 形管一头连接冲洗管,另外两头分别连接导尿管和尿袋。连接前对各个连接部进行消毒。

(4) 打开冲洗管,夹闭尿袋,根据医嘱调节冲洗速度。

(5) 夹闭冲洗管,打开尿袋,排出冲洗液。如此反复进行。

(6) 在持续冲洗过程中,观察患者的反应及冲洗液的量及颜色。评估冲洗液入量和出量,膀胱有无憋胀感。

(7) 冲洗完毕,取下冲洗管,消毒导尿管口接尿袋,妥善固定,位置低于膀胱,以利引流尿液。

(8) 协助患者取舒适卧位。

【注意事项】

1. 严格执行无菌操作,防止医源性感染。

2. 冲洗时若患者感觉不适,应当减缓冲洗速度及量,必要时停止冲洗,密切观察,若患者感到剧痛或者引流液中有鲜血时,应当停止冲洗,通知医师处理。前列腺切除术后随着时间的延长血尿颜色逐渐变浅,反之则说明有活动性出血,应及时通知医师处理。

3. 冲洗时,冲洗液瓶内液面距床约 60cm,以便产生一定的压力,利于液体流入。

4. 前列腺切除术后行持续膀胱冲洗时,第一个 24 小时因创面渗血多,冲洗速度可快至 80~100 滴/分,以防止血块凝集及阻塞引流管,保证冲洗通畅,以后冲洗速度根据流出液的颜色进行调节,色深则快色浅则慢,适当调节冲洗速度,滴速在 50~80 滴/分,术后 48~72 小时肉眼血尿消失,可停止膀胱冲洗,一般冲洗时间为术后 3~5 日。

5. 临床上常用生理盐水做膀胱冲洗液。寒冷气候,冲洗液应加温至35℃左右,以防冷水刺激膀胱,引起膀胱痉挛。

6. 冲洗过程中注意观察引流管是否通畅,记录尿色、性状、排出量。

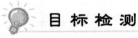

目 标 检 测

A₁/A₂型题

1. 上尿路结石典型的症状是( )
　　A. 血尿+腰痛　　　B. 血尿+尿痛
　　C. 血尿+尿频　　　D. 脓尿+腰痛
　　E. 腰痛+尿痛

2. 膀胱刺激征是指( )
　　A. 夜尿增多
　　B. 尿失禁、尿量增多
　　C. 排尿困难
　　D. 尿频、尿急、尿痛
　　E. 尿量减少

3. 泌尿系统结石常在下列哪些部位形成( )
　　A. 肾　　　　　　　B. 膀胱
　　C. 肾和膀胱　　　　D. 肾和输尿管
　　E. 膀胱和输尿管

4. 膀胱破裂诊断最简便的检查方法是( )
　　A. 导尿试验　　　　B. 耻骨上膀胱穿刺
　　C. 腹腔穿刺　　　　D. 膀胱造影
　　E. B超检查

5. 骑跨伤时最易损伤的尿道部位是( )
　　A. 前列腺部　　　　B. 膜部
　　C. 球部　　　　　　D. 阴茎部
　　E. 都不对

6. 最易发生输尿管结石的部位是( )
　　A. 肾盂输尿管交界处
　　B. 输尿管越过髂血管处
　　C. 输尿管上1/3处
　　D. 输尿管中1/3处
　　E. 输尿管下1/3处

7. 膀胱结石的典型症状是( )
　　A. 恶心、呕吐　　　B. 肉眼血尿
　　C. 腹部绞痛　　　　D. 排尿中断
　　E. 会阴部下坠感

8. 前列腺增生症最早出现的症状是( )
　　A. 排尿困难　　　　B. 尿潴留
　　C. 尿频　　　　　　D. 尿失禁
　　E. 血尿

9. 前列腺增生症的治疗中,残余尿至少要多少才应手术治疗( )

　　A. 20ml　　　　　　B. 30ml
　　C. 50ml　　　　　　D. 80ml
　　E. 100ml

10. 泌尿系统结核中最常见的是( )
　　A. 单侧肾结核　　　B. 双侧肾结核
　　C. 输尿管结核　　　D. 膀胱结核
　　E. 尿道结核

11. 肾结核主要来自于( )
　　A. 骨结核　　　　　B. 关节结核
　　C. 消化道结核　　　D. 肺结核
　　E. 尿道结核

12. 肾结核最早的症状是( )
　　A. 尿频　　　　　　B. 尿急
　　C. 尿痛　　　　　　D. 肾绞痛
　　E. 血尿

13. 泌尿系统肿瘤最常见于哪一器官( )
　　A. 肾　　　　　　　B. 输尿管
　　C. 膀胱　　　　　　D. 尿道
　　E. 前列腺

14. 膀胱癌最早出现的症状是( )
　　A. 血尿　　　　　　B. 尿频、尿急、尿痛
　　C. 排尿困难　　　　D. 下腹部肿块
　　E. 水肿

15. 患者,男性,车祸时砸伤下腹部,体格检查:耻骨联合处压痛,挤压试验阳性,膀胱区饱满,导尿管插入一定深度未引出尿液,导尿管尖端见血迹,此时应考虑( )
　　A. 导尿管插入深度不足
　　B. 导尿管插入方法不对
　　C. 导尿管阻塞
　　D. 骨盆骨折合并尿道断裂
　　E. 骨盆骨折合并膀胱损伤

16. 10岁男孩,1年来时有尿频、尿急、排尿痛和排尿困难,尿流常突然中断,蹦跳后又能继续排尿,应首先考虑( )
　　A. 急性膀胱炎　　　B. 泌尿系统结石
　　C. 尿道狭窄　　　　D. 前列腺炎
　　E. 膀胱结石

17. 患者,男性,68岁。因患前列腺增生,排尿困

难,需手术治疗。现患者残余尿量 200ml,心、肺、肾功能良好,应采用何种治疗(　　)

A. 等待观察　　　　　B. 药物治疗

C. 膀胱造瘘　　　　　D. 热疗

E. 经膀胱耻骨上前列腺切除术

18. 患者,男性,27 岁。膀胱刺激征 2 年,经一般抗感染治疗无效,且逐渐加重,有米汤尿及终末血尿,现排尿 30 余次/日,可能是下列哪种疾病(　　)

A. 慢性肾盂肾炎　　　B. 慢性前列腺炎

C. 膀胱结石　　　　　D. 肾结核

E. 膀胱肿瘤

19. 患者,男性,60 岁。右腰痛 2 年,无痛性全程肉眼血尿 3 日,体格检查:右肾区叩痛,右肾可触及季肋下 3 指。尿常规:红细胞满视野。肾盂静脉造影可见右肾中盏移位拉长变形,应诊断为(　　)

A. 肾癌　　　　　　　B. 肾囊肿

C. 肾结核　　　　　　D. 肾结石

E. 肾胚胎瘤

A_3/A_4 型题

(20、22 题共用题干)

一成年男性,反复右腰部绞痛伴有下腹放射痛 4 个月,疼痛多在劳动时发作。2 小时前再次出现右腰部剧烈疼痛,向下腹部放射。1 个月前曾做 X 线检查,未见明显异常。

20. 体格检查时与拟诊肾绞痛最一致的发现是(　　)

A. 触及右肾下缘

B. 右上腹压痛

C. 右下腹压痛

D. 右肋脊角压痛、叩击痛

E. 右肾区肌张力正常

21. 为明确诊断应做何项检查(　　)

A. 血常规　　　　　　B. 尿常规

C. B 超　　　　　　　D. KUB

E. CT

22. 经检查证实右肾盂结石,伴中度肾积水。此时最佳治疗方法是(　　)

A. 中西医结合治疗

B. 体外冲击波碎石

C. 解痉止痛

D. 输尿管切口取石术

E. 输尿管镜取石术

(23、24 题共用题干)

患者,男性,40 岁,近半年来尿痛、尿线中断,腹部平片见膀胱区有一 2.0cm×1.0cm 结石。

23. 该病例最主要的诊断方法是(　　)

A. X 线

B. B 超

C. 内镜检查

D. 排泄性尿路造影

E. 以上都不对

24. 应该采用下列何种治疗措施(　　)

A. 大量饮水加运动　　B. 药物治疗

C. 针刺疗法　　　　　D. 膀胱镜碎石

E. 膀胱切开取石

(25、26 题共用题干)

患者,男性,60 岁。2 年来出现间歇性无痛性全程肉眼血尿,终末加重,近半年来出现尿频,尿痛,3 个月来耻骨后痛。

25. 该患者最可能是诊断是(　　)

A. 膀胱炎　　　　　　B. 前列腺增生症

C. 膀胱癌　　　　　　D. 膀胱结石

E. 肾癌

26. 该病诊断最主要的检查方法是(　　)

A. 尿脱落细胞检查

B. 膀胱镜检查必要时活检

C. 膀胱双合诊

D. B 超

E. 静脉尿路造影

(27、28 题共用题干)

患者,男性,46 岁,偶尔发现尿血来院就诊。

27. 若考虑本病是泌尿系统肿瘤,询问病史时应注意其血尿的特点是(　　)

A. 运动后出现血尿

B. 间歇性无痛性全程肉眼血尿

C. 血尿同时伴有脓尿

D. 追问病史有肾损伤史

E. 血尿伴有膀胱刺激征

28. 如果考虑该患者患泌尿系统肿瘤,你认为可能性最小的是(　　)

A. 肾癌　　　　　　　B. 膀胱癌

C. 肾盂癌　　　　　　D. 肾母细胞瘤

E. 输尿管肿瘤

(29、30 题共用题干)

患者,男性,35 岁。因会阴部骑跨于硬物上后出现尿道口滴血而急来就诊,体格检查:会阴部青紫、肿胀。

29. 最可能的诊断是(　　)
　　A. 膀胱损伤　　　　B. 肾损伤
　　C. 尿道损伤　　　　D. 阴茎损伤
　　E. 软组织损伤

30. 最先采取的措施是(　　)
　　A. 膀胱造瘘　　　　B. 镇痛
　　C. 会阴部切开引流　D. 尿道造影
　　E. 试插导尿管

(31、32 题共用题干)

　　患者,男性,35 岁。骑自行车途中突发左腰部刀割样痛,向下腹部和外阴部放射,体格检查:肾区有叩击痛,尿常规检查可见镜下血尿。

31. 最可能的疾病是(　　)
　　A. 泌尿系统肿瘤　　B. 肾损伤
　　C. 尿道损伤　　　　D. 前列腺增生症
　　E. 肾和输尿管结石

32. 本病首选的检查是(　　)
　　A. B 超　　　　　　B. 尿路平片
　　C. 静脉尿路造影　　D. 逆行肾盂造影
　　E. 膀胱镜检查

(方　琳)

第 十 九 章　运动系统疾病患者的护理

运动系统由骨、骨连接和骨骼肌组成。骨骼与关节是维持人体运动和姿势的重要组成部分。骨骼是人体的支架和运动杠杆,关节是支点,肌肉是运动的动力。运动系统疾病主要是指骨与关节疾病。骨与关节疾病常使患者躯体活动受限,给人的日常工作、生活甚至生命带来影响。

第 一 节　骨 折 概 述

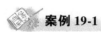
案例 19-1

患者,男性,42 岁。因摔伤后右下肢持续剧痛 6 小时而入院。体格检查:T 36.8℃,P 86 次/分,R 17 次/分,BP 130/80mmHg。神志清,被动体位。右腿中上部明显肿胀、压痛、畸形、反常活动,右下肢血运可、感觉尚可、活动可。辅助检查:X 线示右股骨中段骨折。

问题:1. 如何对该患者进行护理评估?

2. 该患者目前主要的护理问题有哪些?

3. 该患者手术治疗术后如何进行护理?

(一) 概述

骨折(fracture)是指骨的连续性和完整性部分或完全中断。

1. 病因　骨折常由创伤、暴力和骨骼疾病所造成,其中创伤是骨折的主要原因,如交通事故、工伤事故、突发事件、高空坠落或摔倒等都会导致骨折;不当的剧烈运动也可造成骨折。

(1) 直接暴力:外力直接作用于局部骨骼而引起骨折,常伴有较广泛的皮肤和软组织损伤(图 19-1)。

(2) 间接暴力:外力作用点在远离骨折的部位,通过骨骼、肌肉或韧带等传导力,造成其他部位的骨折,如跌倒时手掌撑地可导致桡骨远端骨折(图 19-2)。肌肉突然猛烈收缩,其牵拉作用可造成肌肉附着处的骨折,如膝关节或肘关节处肌肉的牵拉,发生髌骨或鹰嘴处撕裂性骨折。

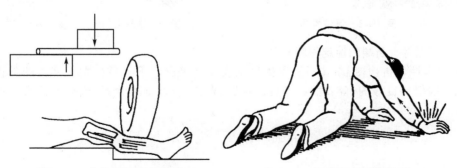

图 19-1　直接暴力引起骨折　　　图 19-2　间接暴力引起骨折

（3）积累性劳损：指肢体某一特定部位的骨骼受到长期、反复和轻微直接或间接损伤所致的骨折，又称疲劳性骨折或应力性骨折，如长途行军或反复运动后发生的第2、3跖骨骨折；电钻工人工作时间过久，可引起尺骨、桡骨骨折等。

（4）骨骼疾病：由于骨骼本身原有疾病（如骨质疏松、慢性骨髓炎、骨结核和骨肿瘤等）导致骨质破坏，在轻微的外力作用下即可发生骨折，称病理性骨折。

2. 分类

（1）根据骨折处皮肤黏膜是否与外界相通分类

1）闭合性骨折：骨折处皮肤或黏膜完整，骨折端不与外界相通。

2）开放性骨折：骨折处皮肤或黏膜完整性被破坏，骨折断端直接或间接与外界相通，如胫腓骨骨折端刺破皮肤与外界相通、骨盆骨折合并膀胱破裂等。

（2）根据骨折程度和形态分类

1）不完全性骨折：骨的连续性和完整性部分中断。①青枝骨折：骨质和骨膜部分断裂，类似于青嫩树枝折断时的形状，仅表现为骨皮质的劈裂，多见于儿童（图19-3）。②裂缝骨折：骨折发生裂隙，无移位，多见于肩胛骨、颅骨等骨折。

2）完全性骨折：骨的连续性和完整性完全中断。①横形骨折：骨折线与骨干纵轴几乎垂直（图19-4）。②斜形骨折：骨折线与骨干纵轴成一定角度（图19-5）。③螺旋形骨折：骨折线呈螺旋形（图19-6）。④粉碎性骨折：骨碎裂成3块以上。骨折线呈"T"形或"Y"形，故又称T形骨折或Y形骨折（图19-7）。⑤嵌插骨折：骨折片相互嵌插，密质骨端嵌插入松质端内（图19-8）。⑥压缩性骨折：骨质因压缩而变形，多发生在松质骨，如脊柱骨折（图19-9）。⑦凹陷骨折：骨折片局部凹陷，多见于颅骨骨折（图19-10）。⑧骨骺分离：经骨骺的骨折，骨骺的断面可带有数量不等的骨组织。

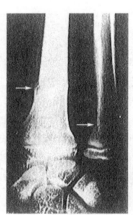 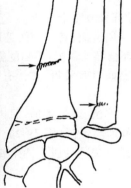 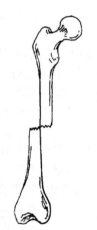 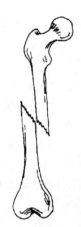

图19-3　青枝骨折　　　　图19-4　横形骨折　　图19-5　斜形骨折

（3）根据骨折断端的稳定程度分类

1）稳定性骨折：骨折断端不易发生移位或骨折复位后不容易再发生移位的骨折。骨折断端一般保持良好的解剖对线，如裂缝骨折、青枝骨折、横形骨折、嵌插骨折及压缩性骨折等。

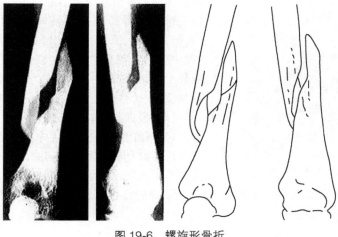

图 19-6 螺旋形骨折

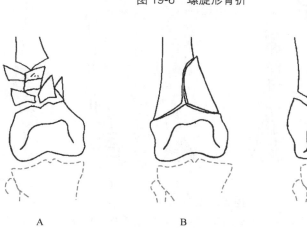

A B C

图 19-7 粉碎性骨折

A. 典型粉碎性骨折;B. T 形骨折;C. Y 形骨折

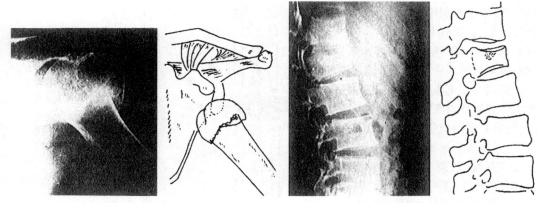

图 19-8 嵌插骨折 图 19-9 压缩性骨折

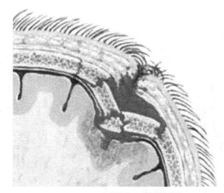

图 19-10　颅骨凹陷骨折

2）不稳定性骨折：骨折断端容易移位或骨折复位后容易再发生移位的骨折，如斜形骨折、螺旋形骨折及粉碎性骨折等。常见骨折移位类型有成角移位、侧方移位、缩短移位、分离移位和旋转移位五种（图 19-11）。临床常见几种移位合并或同时存在，如股骨上 1/3 骨折，在长轴上有缩短移位，同时还有侧方移位、旋转移位。

（4）根据骨折时间长短分类

1）新鲜骨折：指骨折后短期内（一般在 2 周内）的骨折，此时骨折断端尚未形成纤维性连接。此期是骨折手法复位的理想时期。

2）陈旧骨折：指骨折发生 2 周后，骨折断端血肿已机化，已形成纤维性粘连者，此期骨折复位较难，常需手术治疗。

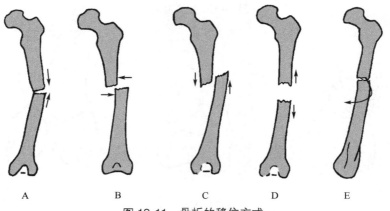

图 19-11　骨折的移位方式

A. 成角移位；B. 侧方移位；C. 缩短移位；D. 分离移位；E. 旋转移位

3. 骨折的愈合过程　是一个复杂而又连续的过程，通常将其分为血肿炎症机化期、原始骨痂形成期和骨板形成塑形期三个阶段。三个阶段之间并非截然分开，而是逐步演变的过程。

（1）血肿炎症机化期：骨折导致骨髓腔、骨膜下和周围组织血管破裂出血，在骨折断端及其周围形成血肿，伤后 6～8 小时，内、外凝血系统被激活，骨折端血肿凝结成血块。而严重的损伤和血管的断裂可使骨折端缺血，导致部分软组织和骨组织坏死，引起无菌性炎性反应，炎症刺激间质细胞聚集、增殖及血管形成，并向成骨细胞转化；同时血肿机化形成肉芽组织，肉芽组织内成纤维细胞合成和分泌大量的胶原纤维，并转化为纤维结缔组织，形成骨的纤维连接，故此期又称纤维愈合期，该过程需 2～3 周完成（图 19-12）。

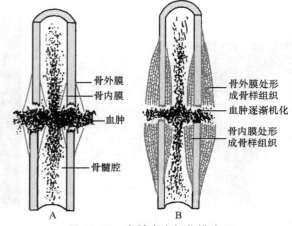

骨外膜
骨内膜
血肿
骨髓腔

骨外膜处形成骨样组织
血肿逐渐机化
骨内膜处形成骨样组织

图 19-12　血肿炎症机化模式图

A. 骨折处形成血肿；B. 血肿机化

（2）原始骨痂形成期：骨内、外膜增生，新生血管长入，成骨细胞大量增生，合成并且分泌骨基质，骨折断端形成的骨样组织逐渐骨化，形成新骨，即膜内成骨。由骨内、外膜紧贴骨皮质内、外形成的新骨，分别称为内骨痂和外骨痂，填充于骨折断端间。骨折断端之间的纤维组织也转化为软骨组织，再钙化、骨化为骨组织，形成髓腔内骨痂和环状骨痂，即连接骨痂。连接骨痂与内、外骨痂相连，形成桥梁骨痂（图 19-13），标志着原始骨痂形成。

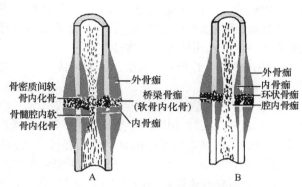

图 19-13　骨痂形成期模式图
A. 膜内化骨和软骨内化过程；B. 骨化过程基本完成

桥梁骨痂不断钙化加强，使骨折处能耐受肌肉收缩产生的一般应力，达到骨折的临床愈合，故此期又称临床愈合期，该过程需 4~8 周。此期可去除外固定，渐恢复日常活动。

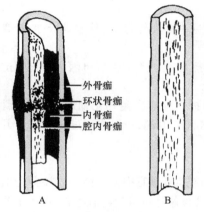

图 19-14　骨痂形成塑形期
A. 原始骨痂的塑形过程；B. 骨痂塑形
过程完成

（3）骨板形成塑形期：原始骨痂中新生骨小梁逐渐增粗，排列逐渐致密、规则、有序。骨折断端的坏死骨经破骨和成骨细胞的侵入、爬行替代并完成清除死骨和形成新骨的过程，原始骨痂被板层骨替代，骨折部位形成坚强的骨性连接，髓腔重新沟通，骨折处逐渐恢复正常骨结构，该过程需 8~12 周（图 19-14）。

4. 影响骨折愈合的因素　骨折愈合过程有一期愈合和二期愈合，临床上骨折愈合过程多为二期愈合。骨折愈合有三个先决条件，即要有充分的接触面积、坚强的固定和良好的血液供应。

（1）全身因素：①年龄的影响，年龄越小愈合越快，老年人因骨骼中有机盐的沉积，使骨变得脆弱，愈合较慢；②患者的健康状况，健康状况良好的患者骨折愈合较快。患者患有营养不良、低蛋白血症、钙磷代谢紊乱、糖尿病、恶性肿瘤等疾病时，则骨折愈合延迟。

（2）局部因素：①骨折种类，不同种类的骨折断端接触面积不同，接触面积越大愈合速度越快，如过度牵引使断端分离或有软组织嵌入则影响愈合；②固定，骨折部位良好的固定可以促进骨痂的形成，固定不良影响骨折的愈合；③血液供应，骨折部位良好的血液供应能促进愈合；④感染，骨折部位发生感染严重影响骨折的愈合。

（3）治疗方法及康复锻炼的影响：反复多次的手法复位，复位动作粗暴，手术失误，过早或不恰当的功能锻炼，都不利于骨折愈合，甚至使骨折延迟愈合或不愈合。

5. 骨折愈合的标准　①局部无压痛；②沿肢体长轴纵向叩击时骨折处不痛；③谨慎适力摇动（或扭转）患肢，骨折处无异常活动；④X 线片显示有连续性骨痂，骨折线模糊，但注意骨折线完全消失时骨愈合方牢固；⑤拆除外固定后患肢抬起时无不适感；经数日功能练习后，谨慎测试患肢应完成以下要求：上肢向前平举 1kg 重物持续 1 分钟，下肢在 3 分钟内不扶拐可平地连续行走 30 步以上；⑥2 周内连续观察，未见骨折处变形。

（二）护理评估

1. 健康史　了解患者的一般情况（姓名、性别、年龄、职业特点、运动爱好，有无酗酒及日常饮食习惯等）、受伤情况（受伤的原因、部位和时间,受伤时的体位和环境,外力作用的方式、方向与性质,伤后患者功能障碍及伤情）、急救处理经过、既往史（有无骨质疏松、骨肿瘤病史或骨折和手术史）、用药史及药物过敏史等。

2. 临床表现　骨折一般只引起局部症状,但严重骨折和多发性骨折可导致全身反应。

（1）局部表现

1）骨折的一般表现：①局部肿胀、瘀斑或出血。局部可见软组织出血、肿胀,甚至出现张力性水疱；血肿浅表时,出现皮下瘀斑,是由于血红蛋白的分解所致,可呈紫色、青色或黄色；开放性骨折时,可见骨折部位出血。②疼痛与压痛,骨折局部有局限性压痛及轴向叩击痛。③功能障碍,骨折部位的肿胀与疼痛或由于完全性骨折,使肢体功能部分或全部丧失。

考点：骨折的特有体征

2）骨折的特有体征：一般见于完全性骨折患者。不完全骨折、嵌插骨折时常不出现骨折特有体征。①畸形：骨折段移位后,可发生受伤肢体外形改变,表现为肢体短缩、成角、旋转等畸形。②反常活动：在肢体的非关节部位出现类似关节样活动,故又称假关节活动。③骨擦音或骨擦感：触诊时因骨折断端之间相互摩擦所产生的轻微音响及特殊感觉。具备以上三个骨折的特有体征之一,即可诊断为骨折。

（2）全身表现

1）休克：因骨折所致的大量出血和剧痛导致休克,常见于多发性骨折、骨盆骨折、股骨骨折、严重的开放性骨折患者或合并内脏器官损伤的患者。

2）疼痛：骨折部位及合并损伤处疼痛,移动患肢时疼痛加剧。严重骨折可因剧烈疼痛造成神经源性休克。

3）发热：骨折后患者的体温一般在正常范围。当骨折合并有大量内出血时,如股骨骨折、骨盆骨折,由于血肿吸收及损伤组织的吸收反应可致体温略升高,一般不超过38℃。若开放性骨折出现高热时,应考虑感染的可能。

（3）并发症

考点：骨折的早期并发症、骨筋膜室综合征

1）早期并发症：①休克,严重创伤、大量出血、剧烈疼痛或重要器官损伤所致。②内脏损伤,如颅骨骨折可致脑损伤,肋骨骨折可引起肝脾破裂、肺损伤,骨盆骨折可致膀胱损伤、尿道损伤等。③脂肪栓塞,是骨折的严重并发症之一,由于骨折后骨髓被破坏,脂肪滴进入破裂的静脉窦内,随血液循环引起肺、脑栓塞。其好发于股骨等粗大的骨干骨折后36~48小时。典型表现为进行性呼吸困难、呼吸窘迫、意识障碍,甚至出现急性呼吸窘迫综合征（ARDS）。④骨筋膜室综合征,骨筋膜室是由骨、骨间膜、肌间隔和深筋膜形成的密闭腔隙。骨筋膜室综合征主要是由于骨折部位骨筋膜室内压力增加导致室内肌肉和神经因急性缺血、水肿、血循环障碍而产生的一系列严重病理改变,是一组综合征。它最多见于前臂掌侧和小腿,主要表现为创伤后肢体剧烈疼痛,进行性加剧、严重压痛、患指（趾）呈屈曲状态、皮肤苍白或潮红发绀、肿胀、动脉搏动及患肢活动异常。严重时可导致大量肌肉缺血坏死,大量毒素进入血液循环导致休克、心律失常,甚至急性肾衰竭等。⑤血管、神经损伤,骨折常伴有血管、周围神经、脊髓损伤,如肱骨中、下1/3交界处骨折极易损伤桡神经；股骨髁上骨折,远侧骨折端可损伤腘动脉；严重的脊柱骨折或脱位可损伤相应的脊神经。⑥感染,开放性骨折、伤口污染严重可致化脓性骨髓炎或全身严重感染。

2）晚期并发症：多因缺乏功能锻炼或功能锻炼不当、长期卧床或骨折本身影响而致。①关节僵硬：为最常见的晚期并发症,多因关节内骨折或患肢长时间固定或固定后未进行有效的功能锻炼所致,静脉和淋巴回流受阻,组织中出现浆液纤维性渗出物和纤维蛋白沉积,造成关节内外纤维粘连,关节囊及周围肌肉挛缩,从而致关节活动受限。②骨化性肌炎（又称损伤性骨化）：关节附近骨折或关节扭伤、脱位,骨膜剥离形成骨膜下血肿,处理不当或较大的血肿经机化和骨化后在关节附近软组织内形成较广泛的异位骨化,并波及周围损伤出血的肌肉

等软组织中,以至于影响关节正常功能。其多见于肘关节,如肱骨髁上骨折、反复暴力复位或骨折后肘关节伸屈活动受限而进行的强力反复牵拉所致。③创伤性关节炎:关节内骨折,关节面受破坏,又未准确复位,骨折愈合后关节面不平整或畸形愈合,长期磨损可引起创伤性关节炎。活动时关节疼痛,多见于膝关节、踝关节等负重关节。④愈合障碍:全身状况较差或骨折处血液循环不良、骨折断端分离或有软组织嵌入、局部感染、复位或固定不当、过早过度活动等均可使骨折延迟愈合或不愈合。⑤畸形愈合:复位或固定不当、过早负重活动等,使骨折在重叠、成角、旋转、短缩等畸形状态下愈合。⑥缺血性骨坏死:亦称无菌性坏死,是由于骨折处骨折段的血供障碍而致缺血性坏死,如股骨颈骨折后可致股骨头缺血性坏死。⑦缺血性肌挛缩:骨折后因肢体重要血管损伤导致血液供应不足或肢体肿胀、包扎过紧所致,也可是骨筋膜室综合征处理不当的严重后果,多见于前臂和小腿骨折,如肱骨髁上骨折和桡骨骨折可造成前臂掌侧缺血性肌痉挛,形成典型的"爪形手"畸形(图 19-

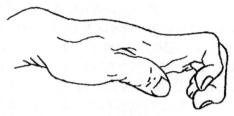

图 19-15　前臂缺血性肌挛缩引起的爪形手

15),也称 Volkmann 挛缩。临床上预见性的预防并及时处理骨筋膜室综合征是杜绝缺血性肌挛缩的关键。⑧急性骨萎缩:是损伤所致的关节附近的痛性骨质疏松,亦称反射性交感神经性骨营养不良,常见于手、足骨折后,临床表现为疼痛和血管舒缩紊乱。⑨下肢深静脉血栓形成:多见于骨盆骨折或下肢骨折,下肢长时间制动,静脉血回流缓慢,加之创伤所致血液高凝状态,易发生下肢深静脉血栓形成。⑩坠积性肺炎:长期卧床的骨折患者,尤其是年老、体弱及有慢性病者,因惧怕疼痛而不主动翻身、咳嗽,更容易发生。⑪压疮:骨折患者因长期卧床,骨突起部位受压,局部血液循环障碍,甚至发生坏死,继发感染后发生压疮。

3. 心理社会状况　患者的心理状态取决于损伤的范围和程度,受伤初期伤者缺乏心理准备,多表现恐惧反应或者精神症状,如心悸、发抖、哭叫、易怒等;有些患者失去理智,有"自我损伤"或"伤害他人"的倾向;也有的患者表现为凝视、冷淡或木呆,即所谓"情绪休克"表现。

4. 辅助检查

(1)影像学检查

1)X 线检查:X 线检查对骨折的诊断和治疗具有重要价值,可明确骨折的部位、类型、移位和畸形。脂肪栓塞综合征时,X 线片可见多变、进行性加重的肺部阴影。

考点: 骨折 X 检查

2)CT 和 MRI 检查:可发现结构复杂的骨折和其他组织的损伤,如脊柱骨折脱位及关节软骨损伤、颅骨骨折情况。

3)骨扫描:有助于确定骨折的性质和并发症,如有无病理性骨折、合并感染、延迟愈合及不愈合、缺血性坏死等。

(2)实验室检查

1)血常规检查:骨折致大量出血患者可见血红蛋白和红细胞比容降低。

2)尿常规检查:脂肪栓塞综合征时,尿液中可出现脂肪球。

3)血钙、血磷:在骨折愈合阶段,注意血钙磷水平变化。

(三)骨折的现场急救

急救的目的是用最简单而有效的方法抢救生命、保护患肢、迅速转运,以便尽快得到妥善处理。

1. 抢救生命　骨折往往合并其他组织和器官的损伤。若发现患者呼吸困难、窒息、大出血、休克等,应立即就地急救。合并颅脑损伤处于昏迷状态者,应注意保持呼吸道通畅。

2. 止血、包扎伤口　开放性骨折的伤口可用无菌敷料或清洁的布类包扎,以免伤口进一步污染。若骨折断端外露时,禁忌现场回纳。若创口出血,予以压迫包扎或用止血带压迫止血,并记录时间;止血带应每隔 1 小时放松 1 次,放松的时间以恢复局部血流、组织略有新鲜渗血为宜,一般 5~10 分钟。

3. 妥善固定、制动　固定是骨折急救的重要措施。对疑有骨折的患者,可利用夹板、木板、自身肢体等简单固定受伤的肢体。骨折有明显畸形,并有穿破软组织或损伤附近重要血管、神经的危险时,可造当牵引患肢,使之变直后再行固定。

4. 迅速转运患者　经初步处理,妥善固定后,正确搬运,尽快转运至就近的医院进行治疗。

(四) 骨折的治疗原则

骨折的三大治疗原则是复位、固定、功能锻炼。对于开放性骨折需进行彻底手术清创后再行复位、固定,同时应用抗生素及破伤风抗毒素,预防感染及破伤风。

1. 复位　是治疗骨折的首要步骤,也是骨折固定和治疗康复的基础,即将移位的骨折恢复正常或接近正常的解剖关系,重建骨的支架作用。理想的复位是骨折两端完全对合,纠正侧方移位、旋转或成角畸形,达到对位(两骨折端的接触面)对线(两骨折段在纵轴上的关系)良好,称为解剖复位。如未能达到解剖关系的对合,但愈合后基本能维持正常的肢体功能,称为功能复位。常用的复位方法有以下几种。

(1) 手法复位(又称闭合复位):大多数骨折均可手法复位,手法复位以功能复位为主,尽可能做到一次成功,以免多次反复复位加重软组织损伤,影响骨折愈合;若肢体肿胀严重,甚至有张力性水疱可抬高患肢,待肿胀消退后及时进行复位。手法复位一般需进行麻醉,以解除疼痛,使松弛肌肉,然后沿着肢体纵轴牵引骨折远端,并使骨折近端保持有效对抗牵引,使骨折复位。复位后 2 周内需 X 线检查复诊。

(2) 牵引复位:持续牵引有复位、固定双重功能,适用于手法复位有困难或夹板、石膏固定有困难者。牵引复位常用于股骨闭合性骨折、胫腓骨开放性骨折和已感染的开放性骨折等。

(3) 手术复位:是采用手术切开后直视下骨折复位,同时使用对人体组织无不良刺激的金属内固定物固定。手术复位适用于手法复位及牵引复位失败、骨折断端有软组织嵌入、关节内骨折经手法复位达不到解剖复位、骨折合并主要血管、神经损伤、多处或多段骨折、陈旧性骨折不能手法复位及骨折不愈合者。

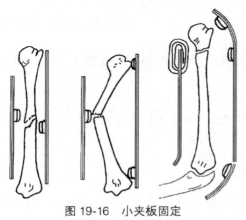

图 19-16　小夹板固定

2. 固定　骨折复位后,为保持其良好的位置,一般需对骨折肢体加以固定,直至骨折愈合。固定的方法有外固定和内固定。外固定多采用石膏绷带固定、牵引固定、小夹板固定等;内固定采用钢丝、钢针、接骨板、髓内钉、记忆合金环等固定物直接固定于骨折部位。常用的外固定方法有以下几种。

(1) 小夹板固定:是利用有一定弹性的木板、竹板或塑料板制成的长宽合适的小夹板,绑在骨折部肢体的外面,外扎横带,以固定骨折,但固定范围一般不包括骨折的上、下关节,有利于及早进行功能锻炼及防止关节僵硬。小夹板固定适用于四肢管状骨较稳定的闭合性骨折(图 19-16)。

(2) 石膏绷带固定:石膏绷带可用于骨折复位后的固定,临床上常将石膏绷带根据肢体形状塑型,固定作用确实可靠,维持时间较长(图 19-17 至图 19-19)。

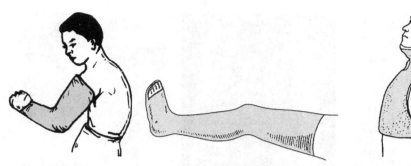
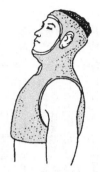

图 19-17　上肢管型石膏固定　　图 19-18　下肢管型石膏固定　　图 19-19　躯干石膏固定

（3）持续牵引固定：牵引是骨科最常用的治疗技术，通过在身体某一部位利用牵引力和反牵引力作用于骨折处，以达到对位、复位和固定的目的。临床可根据骨折的类型、范围和部位及患者的年龄，采用不同形式的牵引，如皮肤牵引、骨骼牵引、支架牵引和吊带牵引（图 19-20、图 19-21）。

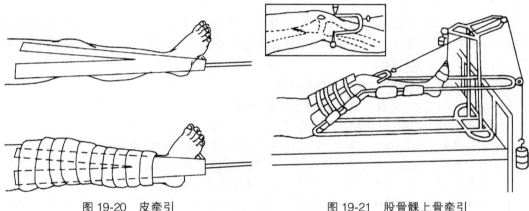

图 19-20　皮牵引　　　　　　　　图 19-21　股骨髁上骨牵引

（4）外固定器固定：骨折复位后，在远离骨折处经皮肤小切口将钢针穿过骨骼，利用夹头在钢管上的移动和旋转矫正骨折移位，最后用金属架外固定（图 19-22）。临床常用的外固定器材有高分子聚酯热塑板，轻便、坚固、透气好、可洗浴，是可代替夹板、石膏绷带的新型材料；还有各种支架，如上肢外展架、脊柱支架、颈托等。

（5）内固定：主要用于切开复位后患者。内固定后患者可早期活动，可预防长期卧床引起的并发症，尤其适合老年患者。常用的内固定物有钢针、螺丝钉、接骨板、髓内钉、加压钢板、假体或用自体或异体植骨片将骨折段固定（图 19-23）。有些内固定术后须加用外固定。

3. 功能锻炼　是骨折治疗的重要组成部分，目的在于促进肢体功能的恢复，预防并发症。

（1）骨折早期：伤后 1～2 周，患肢肿胀、疼痛、易发生骨折再移位，主要进行肢体肌的等长舒缩运动（肌肉等长收缩运动），目的是促进血液循环，预防肌萎缩。骨折部位的上下关节暂不活动。

（2）骨折中期：骨折 2 周以后，局部疼痛消失，骨痂逐渐形成，即骨折部位已纤维性连接，此期除继续进行患肢肌的等长舒缩活动外，开始进行骨折部位远、近关节活动（肌肉等张收缩运动），根据骨折的稳定程度，其活动范围由小到大，活动幅度和力度逐渐缓慢增加，可在医务人员指导和健肢的帮助下进行被动或主动活动，以防肌萎缩和关节僵硬。

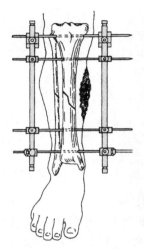
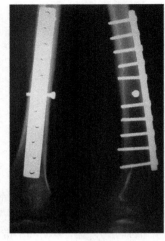
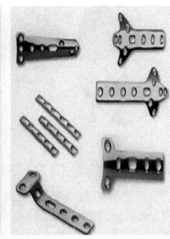

图 19-22　骨外固定器　　　　　　　　　　　图 19-23　骨折常用内固定物

（3）骨折后期：骨折6~8周后接近临床愈合，此期应做以重点关节为主的全面功能锻炼。功能锻炼的目的是增强肌力、克服挛缩与恢复关节活动度。关节活动练习包括主动活动、被动活动或使用关节练习器锻炼等。

（五）主要护理诊断及合作性问题

1. 疼痛　与骨折、软组织损伤、肌痉挛和水肿有关。

2. 焦虑/恐惧　与疼痛及担心预后有关。

3. 有感染的危险　与组织损伤、开放性骨折、牵引或应用外固定架有关。

4. 知识缺乏　缺乏骨折后预防并发症和康复锻炼的相关知识。

5. 躯体移动障碍　与患肢疼痛、肢体固定及医嘱要求卧床有关。

6. 有失用综合征的危险：肌肉萎缩、关节僵硬、肢体畸形　与长期卧床、肢体制动、畸形愈合有关。

7. 有皮肤完整性受损的危险　与长期卧床或使用外固定有关。

8. 潜在并发症：休克、内脏损伤、脂肪栓塞、肌萎缩、关节僵硬、缺血性肌挛缩、创伤性关节炎、深静脉血栓形成等。

考点：骨折的护理措施

（六）护理措施

1. 一般护理

（1）采取合适的体位：骨科患者一般需卧硬板床，根据病情可采取不同的体位，四肢关节损伤一般抬高患肢并制动。股骨颈骨折患者保持下肢外展中立位，避免髋关节内收、外旋畸形。

（2）饮食护理：供给患者富含营养的易消化、易吸收的普通饮食，应多吃水果蔬菜，防止便秘；长期卧床易发生骨质脱钙，因此应适当补钙，促进骨质愈合，防止骨质疏松。

（3）生活护理：要协助患者做好生活护理，如协助洗漱、进食等，尽量鼓励患者自理，促使患者主动进行有关躯体活动，逐渐恢复其固有功能。做好排尿与排便护理，保持会阴部及床单位清洁。加强皮肤护理及深呼吸运动练习，多饮水，以预防压疮、呼吸系统感染及泌尿系统感染三大并发症。

（4）心理护理：操作应轻柔，适时进行康复指导，帮助患者树立战胜疾病的信心和勇气，积极配合治疗和护理；对于遗留严重残疾的患者，既要注意保护他们的自尊心，又要使其面对现实,树立战胜伤残的信心。

2. 疼痛护理

(1) 加强观察,明确原因,并采取相应措施,切忌盲目给予止痛药,如发生骨筋膜室综合征者,应及时解除压迫,必要时配合手术切开减压等。

(2) 指导患者学会缓解疼痛的方法,如分散或转移其注意力、放松疗法等。

(3) 操作时动作轻柔,移动患者前做好解释工作,在移动过程中重点托扶损伤部位。

(4) 对疼痛严重者,遵医嘱给予镇痛药,减轻患者的痛苦。

3. 理疗护理　根据病情需要选用按摩、被动关节活动、热敷、擦浴、红外线、微波及超短波理疗等理疗,有利于促进局部血液循环及炎症吸收,利于肢体功能恢复。护理人员应了解理疗项目的目的、适应证、禁忌证、操作方法、注意事项及疗效。

4. 病情观察　密切观察患者的意识状态、生命体征、尿量及骨折远端肢体的运动、感觉及血运情况,如毛细血管充盈时间、皮温(发热、发凉)和色泽(发绀、苍白)、肢端动脉搏动情况,有无肿胀及感觉和运动障碍等情况,及时发现及处理并发症,如失血性休克、脂肪栓塞等。

5. 预防感染及破伤风

(1) 监测患者有无感染的症状和体征:定时测量患者的体温和脉搏。体温和脉搏明显增高时,常提示有感染发生。若骨折处疼痛减轻后又进行性加重或呈搏动性疼痛,皮肤红、肿、热,伤口有脓液渗出或有异味时,应警惕是否继发感染,应及时报告医师,并进行处理。

(2) 加强伤口护理:严格按无菌技术清洁伤口和更换敷料,保持敷料干燥。

(3) 合理应用抗菌药物:遵医嘱及时和合理应用抗菌药物。

(4) 体位:无禁忌者可经常变更卧位,预防压疮和坠积性肺炎的发生。

(5) 对开放性骨折患者应遵医嘱注射破伤风抗毒素,以防止破伤风的发生。

6. 功能锻炼　与患者及家属协商制订可行的功能锻炼计划,并组织实施,以防止发生肌肉萎缩、关节僵硬、失用性综合征、畸形等并发症。如长期卧床患者应保持肢体功能位,截瘫患者应采用支架或穿防旋鞋,防止发生足下垂。

7. 手术治疗的护理　部分骨折患者需要手术复位内固定治疗。除围术期一般护理和骨科一般护理外,还应做好以下几点。

(1) 皮肤准备:骨科手术多为严格的无菌手术,因此一定要做好术前皮肤的准备(方法及范围见围术期护理)。

(2) 预防意外伤害的发生:由于患者躯体活动障碍,易跌倒发生继发性骨折等意外伤害。应加强基础护理,为患者提供安全、舒适的医疗护理环境。

(3) 观察患肢的血液循环:密切观察患肢远端感觉、运动及血液循环情况。随时观察患肢有无疼痛、肿胀、肢端麻木,检查局部皮肤的颜色、温度、活动度及感觉,如发现异常应查明原因,及时处理。

(4) 康复锻炼:指导患者术后早期进行合理的功能锻炼,预防并发症。①伤后1~2周,除医嘱要求制动的患者外,进行肌肉等长舒缩练习和关节活动。伤后2周,指导患者活动骨折部位远、近的关节。②患肢外固定的患者,疼痛减轻后应用拐杖、助行器等协助进行患肢的行走锻炼,注意保护患者。先指导患者在平地上行走,然后上下楼梯。③长时间卧床患者应进行深呼吸及有效咳嗽练习,以增加肺活量,减少肺部并发症。

8. 骨折外固定的护理

(1) 小夹板固定患者的护理

1) 选择大小、型号合适的小夹板,小夹板固定松紧要适宜。绑扎绳的带结能向远、近端各移动1cm 为度。

考点:小夹板固定的护理

2）抬高患肢,促进血液和淋巴液的回流,减轻肿胀和疼痛。

3）观察固定肢体远端的感觉、运动及血运情况、肿胀程度、小夹板固定的松紧度、小夹板两端关节处皮肤情况等。

4）健康指导:加强营养多食高蛋白、高维生素及含钙丰富的食物等;若出现患肢远端肿胀明显、疼痛、青紫、麻木、活动障碍、脉搏减弱或消失,应及时到医院复诊。

5）骨折固定 2 周内复查 X 线,了解骨折有无移位等,以便及时处理,避免畸形愈合。

6）小夹板固定后,要鼓励和指导患者按功能锻炼的原则进行功能锻炼。

考点:石膏固定的护理

（2）石膏固定患者的护理

1）石膏未干固前（10~20 分钟）垫妥肢体,避免肢体活动而使石膏折裂,必要时用灯烤或电吹风吹干,但应避开伤口,以防局部渗血增加;石膏干固前尽量不要搬动患者,搬运时用手掌支托,不能用手指支托石膏,避免在石膏上压出凹陷,形成压迫点,而导致压疮。

2）抬高患肢,有利于肢体远端血液、淋巴回流,减轻肿胀。患肢一般用软枕垫高。

3）注意观察肢体远端的感觉、运动和血液循环情况,以了解有无石膏型局部压迫现象,如有疼痛、麻木、活动障碍等异常表现,应及时通知医师。石膏固定部位肢体组织出现持续疼痛时,勿填塞棉花、敷料,勿使用止痛药,应及时松解石膏托（夹）,必要时开窗检查或打开石膏型;有疼痛时,观察石膏表面有无渗出,渗出的颜色、范围的变化,并用笔做好标记;观察有无感染迹象,如生命体征变化、石膏内异味及血象的变化等。

4）保持石膏型清洁、干燥,避免受潮。石膏污染时可用布沾洗涤剂擦拭,清洁后立即擦干,以免石膏软化变形;严重污染时应及时更换;经常检查石膏型有无松脱或断裂而失去固定作用。

5）石膏背心固定的患者应少量多餐,进食不可过饱。若出现胸闷,可给予吸氧,注意对石膏综合征的观察和处理。

6）指导患者功能锻炼。石膏固定后指导患者进行肌肉的舒张和收缩运动及邻近关节的活动,以防骨质疏松、肌肉萎缩和关节僵硬。

7）拆除石膏后,温水清洗皮肤,涂擦皮肤保护剂。指导患者继续进行去除固定后的功能锻炼,尽快消除失用性水肿,恢复患肢各关节的功能。

考点:牵引固定的护理

（3）牵引患者的护理

1）设置对抗牵引:一般将床头或床尾抬高 15~30cm,利用体重形成与牵引力方向相反的对抗牵引力。

2）保持有效牵引:牵引重量（铁砝码）应保持悬空,其重量不能随意增减或移去;牵引绳与被牵引肢体长轴应在一直线上,牵引绳不应脱离滑轮的滑槽;被毯、衣服等不应压迫牵引绳;牵引的肢体远端也不能抵住床栏或枕被等;皮肤牵引应注意胶布有无滑移及松脱。

3）持续牵引的观察:观察患肢远端感觉、运动或血液循环情况,尤其是皮牵引和兜带牵引患者;定时观察记录患肢长度的变化,与健侧对比,以防牵引过度。

4）骨牵引针孔的处理:穿刺处皮肤应保持清洁,预防感染,每日针孔处滴 75% 乙醇 1~2次;避免钢针左右移动;针孔局部血痂不要随意清除。

5）加强功能锻炼,预防并发症:按功能锻炼的原则进行,鼓励患者利用拉手架抬起上身,做好皮肤护理,预防压疮;多做深呼吸及有效咳嗽,预防坠积性肺炎;保持肢体功能位,指导患者进行功能锻炼,预防关节僵硬、肌肉萎缩、足下垂等;鼓励患者多饮水,多摄入含有纤维素的食物,预防泌尿系统感染及便秘。

（七）健康教育

1. 安全教育　指导患者及家属评估家庭环境的安全性、有无影响患者活动的障碍物,如台阶、小块地毯、散放的家具等,注意及时处理,避免跌倒等意外。

2. 饮食调理　多吃富含营养的高蛋白质、高维生素、高钙食物,以促进骨质愈合,防止骨质疏松。多吃水果蔬菜及易消化食物,多饮水,防止便秘和泌尿系统感染及结石。

3. 坚持功能锻炼　康复期间应坚持功能锻炼,指导家属协助患者完成各项活动,教会患者使用轮椅、拐杖、步行辅助器等,提高患者自我照顾的能力。

4. 定期复查　告之患者及家属如何识别并发症,若患者骨折肢体肿胀或疼痛明显加重,肢端感觉麻木、发凉或青紫,夹板、石膏或外固定器械松动等,应及时到医院复查。告知定期检查时间,以便及时了解骨折愈合情况。

案例 19-1 分析

1. 护理评估　包括患者的年龄、职业特点和运动爱好等,有无酗酒,日常饮食结构特点;受伤的原因、部位和时间,受伤时的体位和环境,外力作用的方式、方向与性质,伤后患者功能障碍及伤情发展情况、急救处理经过等;既往健康情况、手术史、药物过敏史等;患者的症状、体征及辅助检查情况;心理和社会支持状况等情况。

2. 主要的护理问题　①疼痛;②躯体移动障碍;③潜在并发症:周围神经血管损伤、脂肪栓塞、肌萎缩、关节僵硬等。

3. 该患者的术后护理措施　①加强心理护理;②密切观察病情变化等;③做好牵引的护理,加强功能锻炼,预防并发症。

第二节　常见四肢骨折患者的护理

四肢骨折包括上肢、下肢骨折。常见的上肢骨折包括肱骨髁上骨折、尺桡骨干双骨折、和桡骨远端伸直型骨折;下肢骨折包括股骨颈骨折、股骨干骨折和胫腓骨干骨折。

一、肱骨髁上骨折

（一）概述

肱骨髁上骨折(supracondylar fracture of the humerus)是指肱骨髁上约 2cm 以内的骨折,多见于 10 岁以下儿童。若处理不当,可引起前臂缺血性肌挛缩,导致"爪形手"畸形(图 19-15)或遗留肘内翻畸形。肱骨髁上骨折可分为伸直型和屈曲型,以伸直型骨折最为常见。

（1）伸直型骨折:最多见,多为间接暴力引起,即跌倒时手掌着地,肘关节呈半屈或伸直位,地面的反作用力经前臂传导至肱骨下端,导致肱骨髁上部位伸直型骨折。骨折远端向后上方移位(图 19-24),常同时有桡偏或尺偏位;骨折近端向前移位,可压迫或刺伤肱动脉、静脉或正中神经(图 19-25),发生缺血性肌挛缩。 **考点:** 肱骨髁上骨折的常见类型

（2）屈曲型骨折:较少见,跌倒时肘关节屈曲,肘后着地,暴力由后下方向前方撞击尺骨鹰嘴所致。

（二）护理评估

1. 健康史　了解患者的受伤原因、时间、部位、外力性质、大小、作用方向、既往健康情况、有无手术史、药物过敏史等。

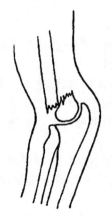
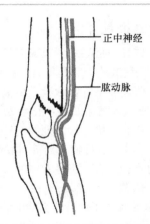
正中神经
肱动脉

图 19-24　肱骨髁上伸直型骨折典型移位　　图 19-25　肱骨髁上骨折合并肱动脉、正中神经损伤

考点: 肱骨髁上骨折的常见并发症、肘后三点关系

2. 临床表现　患侧肘关节处疼痛、肿胀、皮下瘀斑及压痛,肘关节主动活动功能丧失;肘关节处可见畸形,伸直型骨折肘部向后方突出,并处于半屈曲位,但肘后三点关系正常;可有骨擦音、反常活动等,可伴有正中神经、桡神经、尺神经损伤及肱动脉损伤,如有血管、神经损伤,早期可有剧烈疼痛,桡动脉搏动减弱或消失,手部皮肤苍白、发凉、麻木。若局部肿胀严重,易发生前臂骨筋膜室综合征,骨折移位如未能纠正可出现肘内翻或外翻畸形。

3. 心理状况　患者遭受意外损伤,因疼痛、活动障碍、担心愈合等,常产生焦虑、恐惧、紧张等心理。

4. 辅助检查　X 线可明确诊断及了解骨折的类型和移位方向。

（三）治疗要点

1. 手法复位后外固定　肘部肿胀较轻,桡动脉搏动正常者,可行手法复位后石膏托固定肘关节于 60°~90° 屈曲或半屈位,注意根据末梢血运情况随时调整角度,以免引起远端肢体血运障碍。一般 4~5 周,X 线摄片证实骨折愈合良好,即可拆除石膏,进行功能锻炼。

2. 持续骨牵引　如受伤时间较长,肘部肿胀严重,并有水疱形成,但末梢血运良好者,可行尺骨鹰嘴牵引 3~5 日后肿胀消退,再行手法复位。

3. 手术治疗　手法复位失败、骨折伴有神经血管损伤、开放性粉碎性骨折应进行手术复位。若肘部严重肿胀,桡动脉搏动消失,患肢剧痛、苍白、麻木、发凉,被动伸直时有剧烈疼痛,应立即行臂丛阻滞或肌内注射血管扩张剂,解除肱动脉痉挛。如仍不能改善情况,则应紧急手术探查治疗,可能预防前臂缺血性肌挛缩的发生。

（四）主要护理诊断及合作性问题

1. 焦虑　与学习、工作中断或顾虑肢体伤残等因素有关。

2. 疼痛　与骨折、软组织损伤、肌痉挛和水肿等有关。

3. 有周围神经、血管功能障碍的危险　与骨折合并软组织损伤或骨折固定不当及手术有关。

4. 躯体活动障碍　与骨折及患肢固定有关。

5. 潜在并发症:失用性综合征、关节僵硬、肌肉萎缩等。

（五）护理措施

1. 体位　抬高患肢,以促进淋巴和静脉回流,减轻患肢肿胀及疼痛。

2. 饮食护理　给予高蛋白、高维生素、高钙饮食。多吃蔬菜、水果。

3. 严密观察病情变化,避免神经、血管功能障碍

（1）注意观察患肢的感觉、运动及血运情况,若出现剧痛,手部皮肤苍白、发凉、麻木、被

动伸指疼痛,桡动脉搏动减弱或消失等前臂缺血表现,应立即通知医师,及时进行处理。

（2）定时检查外固定情况、石膏绷带固定等是否松紧合适,必要时及时给予调整,以避免神经、血管受压。

4. 功能锻炼　伤后第 1 周,患侧肢体避免活动;1 周后逐渐开始握拳、伸指、腕关节屈伸及肩关节活动;4~6 周后可进行肘关节被动或主动屈伸功能锻炼。手术切开复位内固定患者,术后 2 周即开始肘关节活动。

（六）健康教育

1. 指导患者合理饮食　给予高蛋白质、高热量、高维生素、高钙饮食,多吃蔬菜和水果。

2. 定期复查　手法复位外固定者,嘱其抬高患肢,不能随意调整外固定,若患肢出现明显肿胀、麻木、青紫、疼痛等情况,及时到医院复诊。

二、尺桡骨干双骨折

（一）概述

尺桡骨干双骨折较多见,占各类骨折的 6% 左右,以青少年多见;易并发前臂骨筋膜室综合征。直接暴力多为重物直接打击或刀砍伤等引起,特点为两骨的骨折线在同一平面,呈横行、粉碎性或多段骨折,组织损伤较严重,整复对位不稳定。间接暴力多因跌倒时手掌着地,地面的反作用力沿腕及桡骨下段向上传导,引起桡骨中 1/3 骨折及尺骨下 1/3 骨折;遭受扭转暴力作用,尺桡骨在极度旋前或旋后位互相扭转,可引起螺旋形或斜形骨折,尺骨的骨折线往往高于桡骨的骨折线(图 19-26)。

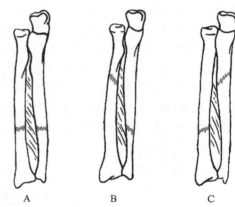

图 19-26　尺桡骨干双骨折
A. 直接暴力;B. 间接暴力;C. 扭转暴力

（二）护理评估

1. 健康史　了解患者的受伤原因、部位、外力性质、大小、作用方向,既往健康情况,有无手术史、药物过敏史及骨折的类型等。

2. 临床表现　前臂疼痛,肿胀,功能障碍,尤其是不能旋转活动。骨折部位压痛、明显畸形,有骨擦音和反常活动。严重者可出现骨筋膜室综合征的早期临床表现(疼痛进行性加剧、肢体肿胀、手指呈屈曲状态、皮肤苍白发凉、毛细血管充盈时间延长等)。尺骨上 1/3 骨干骨折可合并桡骨小头脱位,称为孟氏(Monteggia)骨折。桡骨干下 1/3 骨折合并尺骨小头脱位,称为盖氏(Galeazzi)骨折。

3. 心理状态　突然意外受伤,疼痛、活动障碍,常常担心预后,从而出现焦虑、恐惧心理。

4. 辅助检查　X 线片检查包括肘关节和腕关节,可明确骨折的部位、确定骨折的类型和移位方向,以及是否合并桡骨头脱位或尺骨小头脱位。

（三）治疗要点

1. 手法复位外固定　手法复位主要矫正旋转、移位,使骨间膜恢复其紧张度,骨间隙正常;在麻醉情况下手法复位成功后用小夹板固定(图 19-16)再用三角巾悬吊患肢(图 19-27),也可用石膏固定,手法复位成功后,用上肢前、后石膏夹板固定,待肿胀消退后改为上肢管型石膏固定。

2. 手术切开复位内固定　难以手法复位、开放性骨折、陈旧性骨折或复位后不稳定的尺桡骨干双骨折,以及合并神经、血管、肌腱损伤者,可行切开复位,然后用加压钢板螺钉或髓内

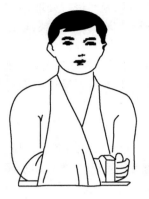

图 19-27 三角巾悬吊患肢

针内固定。

（四）主要护理诊断及合作性问题

1. 疼痛 与骨折及手术有关。

2. 有周围神经血管功能障碍的危险 与骨折合并软组织损伤或骨折固定不当有关。

3. 潜在并发症：肌萎缩、关节僵硬。

（五）护理措施

1. 体位 复位固定后患者维持肘关节功能位，并适当抬高患肢，以促进静脉回流，减轻肿胀。

2. 休息与饮食 适当休息，增加营养，给予高蛋白质、高维生素、高钙饮食。

3. 病情观察 严密观察患肢感觉、运动及末梢血液循环情况，如皮肤颜色、温度、肿胀及桡动脉搏动情况，是否出现剧痛，皮肤苍白、发凉、麻木，被动伸指疼痛，桡动脉搏动减弱或消失等前臂缺血表现，一旦出现应立即报告医师进行处理。

4. 定时检查 检查小夹板及石膏绷带等固定情况，松紧应合适，根据情况及时给予调整。

5. 支持并保护患肢 防止腕关节旋后或旋前。

6. 功能锻炼 按功能锻炼的原则进行合理功能锻炼。指导复位固定后的患者进行上臂肌和前臂肌的舒缩运动，用力握拳和充分屈伸手指的动作。伤后 2 周，局部肿胀消退，开始肩关节、肘关节、腕关节的运动，但禁止做前臂旋转运动。4 周后练习前臂旋转和用手推墙动作。去除外固定后，进行以重点关节为主的全面、全活动范围的功能锻炼。

（六）健康教育

同肱骨髁上骨折。

三、桡骨远端伸直型骨折

（一）概述

桡骨远端伸直型骨折（又称 Colles 骨折）是指发生在桡骨下端 2~3cm 范围内的骨折。它是桡骨下端骨折最常见的类型，多见于中老年伴有骨质疏松者。本骨折常因跌倒时手掌着地，前臂旋前，腕部背伸，间接暴力集中于桡骨远端松质骨处而导致骨折，使骨折远端向背侧及桡侧移位。中老年人由于骨质疏松，较轻外力即可造成粉碎性骨折，可累及关节面或合并尺骨茎突撕脱骨折及下尺桡关节脱位。

（二）护理评估

1. 健康史 了解患者的受伤原因、部位、外力性质、大小、作用方向、既往健康情况、有无手术史、药物过敏史及骨折的类型等。

考点：Colles 骨折的畸形特点

2. 临床表现 腕关节明显肿胀、疼痛、压痛、功能障碍；局部典型移位在侧面观呈"餐叉"样畸形，在正面观呈"枪刺刀"样畸形（图 19-28）。

3. 心理状态 突然意外受伤，疼痛、活动障碍，常担心预后，有焦虑、恐惧心理。

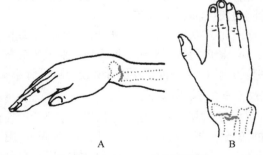

A B

图 19-28 Colles 骨折后畸形
A. "餐叉"样畸形；B. "枪刺刀"样畸形

4. 辅助检查　Colles 骨折 X 线可见骨折远端向桡侧、背侧移位,近端向掌侧移位,可伴有下尺桡关节脱位。

（三）治疗要点

以手法复位外固定治疗为主。在局部麻醉下行手法复位,复位后选用超腕关节小夹板固定或背侧面石膏托固定。Colles 骨折固定腕关节于旋前、屈腕、尺偏位 2 周;肘关节也必须固定,防止腕关节旋后或旋前。水肿消退后,改为腕关节中立位继续小夹板固定或改前臂管型石膏固定 1~2 周。

（四）主要护理问题

同肱骨髁上骨折。

（五）护理措施

1. 体位　患肢腕关节维持于旋前、屈腕、尺偏位。适当抬高患肢,以促进静脉和淋巴回流,减轻患肢肿胀。

2. 饮食护理　给予高蛋白质、高维生素、高钙饮食。多吃蔬菜、水果。

3. 严密观察病情变化　注意观察患肢远端的感觉、运动及血运情况。

4. 对症护理　疼痛者应做好心理护理,分散患者的注意力,可遵医嘱给予止痛药物,以减轻疼痛。

5. 功能锻炼　指导患者早期进行功能锻炼,如拇指及其他手指的主动运动、用力握拳、充分屈伸五指等,以减轻水肿和疼痛。同时进行肩关节、肘关节功能锻炼,防止关节僵硬。伤后 2 周进行腕关节背伸和桡侧偏斜活动,同时进行前臂旋前运动。

（六）健康教育

同肱骨髁上骨折。

四、股骨颈骨折

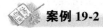

案例 19-2

患者,女性,69 岁。因夜间如厕时不慎滑倒后出现右下肢行走不便,伴髋部疼痛而入院。体格检查:右下肢跛行,呈短缩、外展、外旋畸形,髋部有轻度压痛,大粗隆部叩击痛阳性。X 线示:右股骨颈骨折。

问题:1. 引起股骨颈骨折的病因有哪些?
　　 2. 该患者的主要护理问题是什么?
　　 3. 其护理要点是什么?

（一）概述

股骨颈骨折(fracture of the femoral neck)多发生于老年人,以女性为多见。本骨折多为跌倒时,下肢突然扭转,臀部着地,暴力沿着下肢传导至股骨颈,引起骨折。由于老年人骨质疏松、骨量减少、骨骼肌肉退行性变,即使无明显外伤的情况下也可发生骨折,易发生股骨头缺血性坏死及骨折不愈合。

1. 根据骨折线部位分类　①头下骨折:为囊内骨折,骨折线位于股骨头下,股骨头仅有小凹动脉很少量供血,致使股骨头严重缺血,故极易发生股骨头缺血坏死。②经颈骨折:为囊内骨折,骨折线位于股骨颈中部,股骨头明显供血不足,易发生股骨头缺血性坏死或骨折不愈合。③基底骨折:为囊外骨折,骨折位于股骨颈和大转子、小转子间连线处。骨折部位有旋内、外侧动脉分支吻合而成的动脉环提供血循环,因此对骨折部位血液供应影响不大,骨折较易愈合(图19-29)。

2. 按骨折X线表现分类　①内收型骨折:指远端骨折线与两髂嵴连线的延长线所形成的角度(Pauwels角)大于50°,属于不稳定骨折。因为骨折面接触较少,容易再移位。②外展型骨折:Pauwels角小于30°,属于稳定骨折,因为骨折面接触多,不容易移位。若处理不当,如过度牵引、外旋、内收或过早负重等亦可发生移位,成为不稳定骨折(图19-30)。

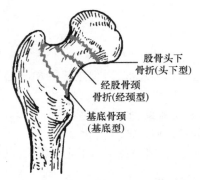

图 19-29　股骨颈骨折按骨折线部位分类

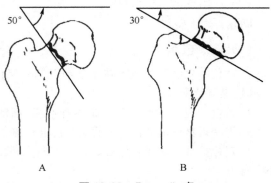

图 19-30　Pauwells 角
A. 内收型骨折;B. 外展型骨折

3. 按移位程度分类　①不完全骨折:股骨颈完整性部分破坏,仅有部分裂纹。②完全骨折,但不移位。③完全骨折,部分移位。④完全骨折,完全移位。

(二) 护理评估

1. 健康史　了解患者的年龄、受伤经过(如受伤时间、原因、部位等)及患肢活动、感觉等情况,评估患者既往健康情况,有无骨骼疾病及手术史、药物过敏史等情况。

2. 临床表现　主要表现为患髋疼痛、患侧下肢活动障碍,不能站立、行走,患肢呈短缩、外展、外旋畸形(图19-31);股三角和大粗隆部有压痛和叩击痛。但嵌插骨折的患者畸形不明显,有时仍能勉强行走或骑自行车,但数日后,髋部疼痛加重,逐渐出现活动后加重,甚至完全不能行走,早期易漏诊。

考点:股骨颈骨折的临床特点

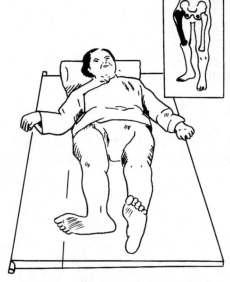

图 19-31　股骨颈骨折患肢外旋畸形

3. 心理状况　患者突然意外受伤,疼痛、不能行走,后悔莫及,常担心预后,产生焦虑、恐惧等心理反应。

4. 辅助检查　X线摄片检查可明确骨折的部位、类型、移位情况,为治疗方法的选择提供重要依据。

（三）治疗要点

1. 非手术治疗 无明显移位的骨折、嵌入型或外展型等稳定性骨折,年龄太大,全身情况差,或合并有严重心、肝、肾、肺功能障碍者,采用非手术治疗。可穿防旋鞋,下肢持续皮牵引。

持续皮肤牵引用于外展型、嵌插型骨折,一般持续皮肤牵引 6~8 周,保持患肢中立位。牵引期间注意股四头肌、踝关节的功能锻炼,3 个月后考虑扶拐下地行走,但患肢不负重,6 个月后弃拐行走。

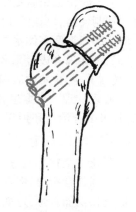

图 19-32 股骨颈骨折加压螺丝钉内固定

2. 手法复位或手术切开复位及内固定 对内收骨折、有移位骨折及青少年骨折,先做皮牵引或骨牵引,尽早在 X 线透视下行手法复位,然后加压螺丝钉内固定（图 19-32）;60 岁以上老年人、股骨头下骨折有明显移位或旋转者、并发股骨头坏死或不愈合,但全身情况较好者,宜行人工股骨头置换术或全髋关节置换术。

（四）主要护理问题

1. 疼痛 与骨折及手术有关。

2. 焦虑/恐惧 与骨折、长期卧床及担心愈后等有关。

3. 有皮肤完整性受损的危险 与骨折、软组织损伤或长期卧床等有关。

4. 躯体活动障碍 与骨折、牵引或石膏固定有关。

5. 潜在并发症:肌萎缩、关节僵硬、肺部感染、泌尿系统感染、骨折移位等。

（五）护理措施

考点:股骨颈骨折的护理要点

1. 体位 患肢制动,略高于心脏水平,穿防旋鞋固定,使患肢呈外展中立位,防止髋关节外旋、内收或脱位。一般卧硬板床,不侧卧。尽量避免搬动髋部,若必须搬动,应平托髋部与肢体,防止关节脱位或骨折断端再损伤。更换体位时,应避免患肢内收、外旋或髋部屈曲,防止骨折移位,可通过下肢支架、皮牵引或沙袋固定保持患肢于合适位置。

2. 饮食 给予高蛋白质、高维生素、高钙、易消化饮食。

3. 牵引的护理 见本章第一节牵引固定的护理。

4. 加强功能锻炼,预防并发症 指导患者按骨折锻炼的原则进行正确的功能锻炼,有效防止并发症发生。

（1）指导患者骨折复位后即可进行患肢股四头肌的等长舒缩、足趾及距小腿关节的屈伸活动。每日多次,每次 5~20 分钟,以防止下肢深静脉栓塞、肌萎缩和关节僵硬。锻炼前后应注意患肢的感觉、运动、温度、色泽及有无疼痛和水肿等情况。3~4 周骨折稳定后可在床上逐渐练习髋关节、膝关节屈曲运动,行人工全髋关节置换术 1 周后,帮助患者坐在床边进行髋关节功能锻炼,动作应缓慢,活动范围由小到大,活动幅度和力量逐渐加大,可指导患者借助吊架和床栏更换体位。

（2）行走训练:非手术治疗的患者 8 周后可逐渐在床上坐起,坐起时双腿不能交叉盘腿,3 个月后可逐渐使用拐杖,患肢在不负重情况下练习行走,6 个月后弃拐行走。行人工全髋关节置换术的患者,2~3 周允许下床后,指导患者在家属陪伴下正确使用助行器或拐杖行走;骨折完全愈合后方可持重。

（3）定时协助患者更换体位、按摩受压部位；保持床单位清洁、干燥、平整；建议患者使用适宜的特制便器，以预防压疮。

（4）卧床期间多饮水，保持外阴清洁，留置导尿者做好尿管的护理，预防泌尿系统感染。

（5）指导患者进行患肢以外肢体的全范围关节活动和功能锻炼及深呼吸、有效咳嗽训练、吹气球等，防止发生肌肉萎缩、关节僵硬、肺炎、肺不张等并发症。

5. 心理护理　根据患者的心理反应，给予适当的心理疏导与护理，减轻患者的焦虑、急躁情绪，积极配合治疗和护理。

（六）健康教育

1. 强化安全宣传教育，去除环境中的不安全因素。

2. 加强饮食指导，多食高蛋白质、高维生素、高钙、易消化饮食。

3. 坚持功能锻炼，定期到医院复查。

案例19-2分析

1. 引起股骨颈骨折的病因　多为老年人突然跌倒导致臀部着地，下肢扭转，暴力沿着下肢传导至股骨颈引起。

2. 该患者的主要护理问题　①疼痛；②躯体活动障碍；③潜在并发症：肌萎缩、关节僵硬、肺部感染、泌尿系统感染、骨折移位、压疮等。

3. 护理要点　①患肢制动，卧硬板床，穿防旋鞋，患肢呈外展中立位；②做好牵引的护理；③加强功能锻炼、饮食指导及心理护理。

五、股骨干骨折

（一）概述

股骨干骨折（fracture of the femoral）指股骨小转子以下、股骨髁以上部位的骨折，多见于青壮年。本骨折多因强大的直接或间接暴力所致，直接暴力可致横断或粉碎性骨折，间接暴力可引起斜行骨折或螺旋骨折。股骨干骨折分为股骨上 1/3 骨折、中 1/3 骨折和下 1/3 骨折。

1. 股骨上 1/3 骨折　因髂腰肌、臀中肌、臀小肌、髋外旋诸肌牵拉使近骨折段呈屈曲、外旋、外展移位；远段受内收肌群的牵引而向后上移位，造成向外成角及缩短畸形。

2. 股骨中 1/3 段骨折　骨折段移位多与暴力方向有关，无一定规律性。

3. 股骨下 1/3 段骨折　因腓肠肌牵拉使骨折远段向后移位，易致腘动脉、腘静脉和坐骨神经损伤（图 19-33）；近骨折段内收向前移位。

（二）护理评估

1. 健康史　了解患者的年龄、受伤原因、部位、外力性质、大小、作用方向，既往健康情况，有无骨骼疾病及手术史、药物过敏史等。

2. 临床表现　主要表现为骨折处疼痛、肿胀、畸形、活动障碍，远端肢体异常扭曲，出现反常活动（即假关节活动）、骨擦音。由

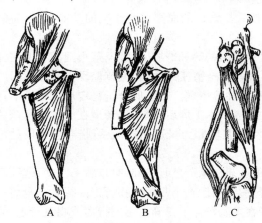

图 19-33　股骨干骨折移位的机制
A. 股骨上 1/3 骨折；B. 股骨中 1/3 骨折；C. 股骨下 1/3 骨折

考点：股骨干骨折的临床特点

于股骨是体内最长、最粗壮的管状骨,骨折后出血较多,可出现休克的症状和体征。股骨干骨折移位情况与损伤部位、肌牵拉、暴力作用方向、大小、肢体所处的位置、急救搬运过程等诸多因素有关。

3. 心理状态　患者突然意外受伤,疼痛、不能行走,常会后悔不已,加之担心预后,产生焦虑、紧张、恐惧等心理反应。

4. 辅助检查　X线摄片检查可明确骨折的部位、类型、移位情况。

(三) 治疗要点

1. 非手术治疗

(1) 牵引固定治疗:垂直悬吊皮牵引适用于3岁以下小儿,将双下肢向上悬吊,牵引重量以能使臀部稍悬离床面为宜(图19-34),牵引时间为3~4周。骨牵引适用于成人股骨干骨折术前固定和复位(图19-35),牵引可持续8~12周。

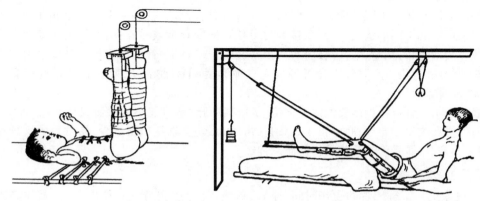

图19-34　小儿股骨骨折皮牵引　　　　图19-35　股骨干骨折Thomas架骨折牵引

(2) 手法复位:横断骨折需待重叠畸形矫正后行手法复位,手法复位后再行持续牵引复位。

(3) 外固定术:对少数合并大范围软组织损伤者可采用外固定器固定。

2. 手术治疗　主要是切开复位内固定,适用于非手术治疗失败、伴有多发损伤或血管神经损伤、不宜长期卧床的老年患者、开放性骨折、功能障碍的畸形愈合患者。

(四) 主要护理问题

同股骨颈骨折。

(五) 护理措施

1. 加强心理护理　关心、体贴、安慰患者,稳定患者的情绪,使其配合治疗和护理。

2. 密切观察病情　注意监测生命体征,有无脉搏增快、皮肤湿冷、血压下降等低血容量性休克的表现;观察患肢末梢血液循环、感觉和运动情况,尤其对于股骨下1/3骨折的患者,注意有无压迫腘动脉、静脉和神经的征象。术后3日内常规复查手术部位X线片,住院期间每周复查1次。

3. 加强牵引患者的护理。

4. 预防脂肪栓塞　①采取高坐位。②高浓度吸氧,缓解缺氧和脂肪颗粒的表面张力。③使用呼吸机,减轻和抑制肺水肿。④监测生命体征和动脉血气分析。⑤保持呼吸道通畅。⑥维持体液平衡。⑦遵医嘱使用肾上腺皮质类固醇、抗凝血剂等药物对症治疗。

5. 功能锻炼　指导患者进行正确的功能锻炼,伤后1~2周内应练习患肢股四头肌收缩,

考点:股骨干骨折的护理要点

同时被动活动髌骨(左右推动髌骨),还应练习距小腿关节和足部其他小关节乃至全身其他关节活动。第3周健足踩床,双手撑床或吊架抬臀练习髋、膝关节活动,防止股间肌和膝关节粘连。

(六) 健康教育

1. 强化安全宣传教育,去除环境中的不安全因素。
2. 加强饮食指导,多食高蛋白质、高维生素、高钙、易消化饮食。
3. 坚持功能锻炼,定期到医院复查。

六、胫腓骨骨折

(一) 概述

胫腓骨干骨折(fracture of the tibia and fibula)指自胫骨平台以下至踝以上的部分发生骨折。临床上以胫腓骨干双骨折为最多见,是四肢常见骨折之一,多见于青壮年和儿童。不同损伤因素可引起不同形状的骨折,直接暴力可导致横断骨折或粉碎性骨折;间接暴力可导致斜形或螺旋形骨折,儿童多为青枝骨折。由于胫骨位于皮下,骨折端容易穿破皮肤引起开放性骨折,易合并感染。胫腓骨干骨折可分为三种类型:①胫腓骨干双骨折;②单纯胫骨干骨折;③单纯腓骨骨折。

胫骨上 1/3 骨折骨折远段常向上移位,压迫腘动脉,易引起小腿缺血或坏死;胫骨中 1/3 骨折易致骨筋膜室综合征;胫骨下 1/3 骨折,由于血运差,软组织覆盖少,易发生骨折延迟愈合,甚至不愈合;腓骨上端骨折易损伤腓总神经。

(二) 护理评估

1. 健康史　了解患者的受伤时间、原因、部位、外力性质、大小、作用方向,既往健康情况,有无骨骼疾病及手术史、药物过敏史等情况,院外处理情况、有无合并神经血管的损伤等。

考点: 胫腓骨骨折的临床特点

2. 临床表现　骨折局部有疼痛、肿胀、有压痛、功能障碍;患肢缩短或成角畸形,出现反常活动,骨折端有骨擦感;开放性骨折可见骨折端外露;小儿青枝骨折表现为不敢负重和局部压痛,常伴有腓总神经或腘动脉损伤的症状和体征。若合并腓总神经损伤则出现足下垂,感觉、运动障碍;若合并胫前动脉损伤,则足背动脉搏动消失,肢体苍白、冰凉;若继发骨筋膜室综合征,小腿肿胀明显、张力增加,甚至起水疱、感觉消失等。

3. 辅助检查　踝关节或膝关节的正位、侧位 X 线摄片可确定骨折的部位、类型和移位情况。

(三) 治疗要点

治疗的目的主要是矫正成角、旋转畸形,恢复肢体的长度与功能。

1. 非手术治疗　对于稳定性横骨折或短斜骨折,行闭合手法复位后,用长腿石膏或小夹板固定。对于不稳定的胫腓骨干双骨折,如斜行、螺旋形或轻度粉碎性骨折,行跟骨结节牵引 5~6 周,待纤维愈合后除去牵引,用长腿石膏托或小夹板继续固定至愈合。

2. 手术治疗　手法复位失败、严重的粉碎性骨折、开放性骨折可采用切开复位内固定治疗或复位后采用外固定器固定。

(四) 主要护理问题

1. 疼痛　与骨折及手术有关。
2. 有周围神经血管功能障碍的危险　骨折合并软组织损伤或骨折固定不当有关。

3. 躯体移动障碍　与骨折或固定、牵引、制动有关。

4. 潜在并发症：骨筋膜室综合征、肌萎缩、关节僵硬。

（五）护理措施

1. 体位　患肢固定抬高，促进淋巴及血液回流，减轻肿胀。

2. 病情观察　密切观察患者的生命体征及患肢远端的血液循环及感觉、运动情况，如足背动脉搏动、足趾活动情况，防止并发骨筋膜室综合征。

3. 小夹板或石膏外固定者　做好小夹板或石膏外固定的护理。6~8 周后可扶拐下地负重行走。

4. 围术期护理　对开放性骨折患者应做好围术期的护理，注意预防感染及伤口的护理。

5. 功能锻炼　伤后早期进行股四头肌的等长舒缩练习、髌骨的被动活动、足部及趾间关节活动等练习；有夹板外固定的患者可进行膝关节、踝关节活动，但禁止在膝关节伸直情况下旋转大腿，以防发生骨不愈合。去除牵引或外固定后遵医嘱进行踝关节、膝关节的屈伸锻炼及髋关节活动，逐步恢复下地行走。

（六）健康教育

同股骨干骨折。

第三节　骨盆骨折患者的护理

（一）概述

骨盆骨折（fracture of the pelvis）多由强大的暴力挤压骨盆所致，如车祸、塌方、坠落伤等，多由常伴有盆腔脏器损伤及大出血。骨盆是由髂骨、耻骨和坐骨组成的髋骨连同骶尾骨构成的一个完整的坚固的闭合骨性环，附有众多肌肉，可保护盆腔脏器，是躯干和下肢的桥梁。骨盆骨折对盆腔内脏器也会产生重度损伤。

1. 病因　常因交通事故、意外摔倒或高处坠落等直接暴力挤压骨盆所致。年轻人骨盆骨折主要是由于交通事故和高处坠落引起。老年人骨盆骨折最常见的原因是摔倒。

2. 分类　常按骨折位置和数量分类。

（1）骨盆边缘撕脱性骨折：由于肌肉猛烈收缩造成骨盆边缘肌附着点撕脱性骨折，骨盆环不受影响，多见于青少年足球运动员所致的创伤（图 19-36）。

（2）骶尾骨骨折：包括骶骨骨折和尾骨骨折。前者往往是复合型骨盆骨折，后者往

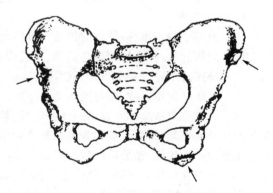

图 19-36　髂前上棘或坐骨结节撕脱骨折

往连带骶骨末端一起有骨折。通常在滑跌坐地时发生，一般无明显移位。

（3）骨盆环单处骨折：包括髂骨骨折、闭孔环骨折、轻度耻骨联合分离和轻度骶髂关节分离。骨盆环单处骨折一般不至于引起骨盆环变形（图 19-37）。

（4）骨盆环双处骨折伴骨盆变形：包括双侧耻骨上、下支骨折；一侧耻骨上、下支骨折合并耻骨联合分离；耻骨上、下支骨折合并骶髂关节脱位或合并髂骨骨折；髂骨骨折合并骶髂关节脱位；耻骨联合分离合并骶髂关节脱位。通常较大的暴力会产生此类骨折。

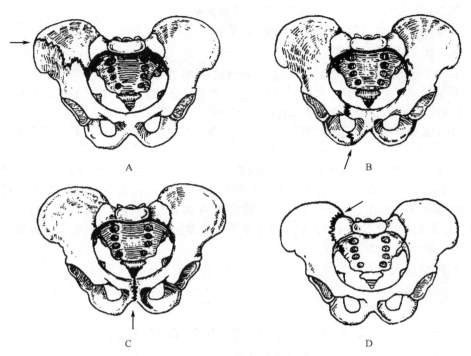

图 19-37　骨盆环单处骨折

A. 髂骨骨折;B. 闭孔环处骨折;C. 轻度耻骨联合分离;D. 轻度骶髂关节分离

(二) 护理评估

1. 健康史　了解患者的受伤时间、原因、部位、外力性质、大小、作用方向,受伤后的处理,既往健康情况,有无骨骼疾病及手术史、药物过敏史等情况,有无合并伤等。

考点:骨盆
骨折的临床
特点

2. 临床表现

(1) 血压下降或休克:严重的骨盆骨折伴大量出血时,常合并休克。

(2) 局部肿胀、压痛、畸形,会阴部、腹股沟或腰部可有皮肤瘀斑,翻身困难,下肢不敢活动。会阴部瘀斑是耻骨和坐骨骨折的特有体征。

(3) 肢体长度不对称:合并骶髂关节分离时,患侧下肢可能短缩。

(4) 骨盆分离试验和骨盆挤压试验阳性:检查者双手交叉撑开患者的两髂嵴,使两骶髂关节的关节面更紧贴,而骨折的骨盆前环产生分离,如出现疼痛即为骨盆分离试验阳性。双手挤压患者的两髂嵴,伤处仍出现疼痛为骨盆挤压试验阳性,偶尔会听到骨擦音。

(5) 可合并腹膜后血肿和腹内器官损伤,若膀胱和尿道损伤可出现血尿;腹内器官损伤可出现急腹症症状及休克症状。

3. 心理社会状况　骨盆骨折时常伴有大量出血、其他组织器官损伤等,可危及生命安全,患者多有焦虑、紧张,甚至恐惧的心理反应。

4. 辅助检查　X 线和 CT 检查可直接反映是否存在骨盆骨折及骨折的类型、移位情况。

(三) 治疗要点

首先处理休克和各种危及生命的合并症,再处理骨盆骨折。

1. 非手术治疗

(1) 卧床休息:骨盆边缘撕脱性骨折、骨盆环单处骨折、骶尾骨骨折应根据损伤程度,遵医嘱卧硬板床休息3~4周,以保持骨盆的稳定。

（2）复位与固定:不稳定性骨折可用骨盆兜悬吊固定（图19-38）、髋"人"字石膏（图19-39）、骨牵引等方法达到复位与固定的目的。

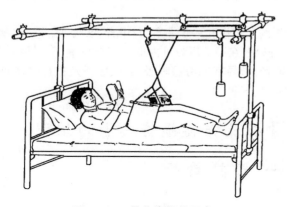

图 19-38　骨盆兜悬吊固定

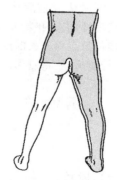

图 19-39　髋"人"字石膏

2. 手术治疗

（1）骨外固定架固定术:适用于骨盆环双处骨折患者。

（2）切开复位钢板内固定术:适用于骨盆环两处以上骨折或骨盆悬吊治疗时间长、愈合差的患者。

（3）并发症的处理:骨盆骨折导致腹膜后大出血、尿道断裂、膀胱破裂、直肠破裂等并发症者应立即剖腹探查术。

（四）主要护理诊断及合作性问题

1. 组织灌注量不足　与骨盆损伤致出血等有关。

2. 排尿和排便型态异常　与骨折导致膀胱、尿道、腹内脏器损伤有关。

3. 有皮肤完整性受损的危险　与骨盆骨折和活动障碍、长期卧床等有关。

4. 躯体活动障碍　与骨盆骨折及外固定有关。

（五）护理措施

考点: 骨盆骨折患者的护理措施

1. 体位　一般平卧于硬板床上。

2. 饮食　鼓励患者多食高蛋白质、高维生素、高钙及富含纤维的食物及新鲜水果和蔬菜,多饮水,以利于大便通畅。

3. 补充血容量和维持体液平衡　①建立静脉输液通路:及时遵医嘱输血和补液,纠正血容量不足。②及时止血和协助医师处理腹腔内脏器损伤:若经抗休克治疗和护理仍不能维持血压,应及时通知医师,并积极做好术前准备。

4. 严密观察病情变化　注意观察患者的生命体征、意识和尿量,及时发现和处理血容量不足。因骨盆骨折常合并静脉丛及动脉出血,出现低血容量性休克。注意观察患者有无排尿困难、血尿;有无腹胀和便秘;有外固定者应做好相应的护理,注意有无并发症发生。

5. 维持排尿、排便通畅　对于尿道损伤导致排尿困难者,遵医嘱给予导尿或留置导尿,并加强尿道口和导尿管的护理;明显便秘的患者,可根据医嘱给予开塞露等通便,也可进行下腹部按摩,以促进肠蠕动,利于排便。

6. 做好皮肤护理,预防压疮　卧床期间保持床单位清洁、整齐、干燥、无皱褶;同时保持个人卫生清洁;定时按摩受压部位;协助患者更换体位,以防止发生压疮。更换体位时注意骨折愈合后方可向患侧卧位。

（六）健康教育

1. 饮食指导　鼓励患者多食高蛋白质、高维生素、高钙及富含纤维的食物，多吃新鲜水果和蔬菜，多饮水。

2. 指导患者合理活动　根据骨折的稳定性和治疗方案，与患者、家属、医师一起制订合理的功能锻炼计划，并指导其实施。部分患者在手术后数日内即可完全持重，牵引患者需 12 周以后才能持重。对于长时间卧床的患者，指导其练习深呼吸、有效咳嗽及进行肢体肌肉的等长、等张舒缩运动，每日多次，每次 5~30 分钟。

第四节　脊柱骨折及脊髓损伤患者的护理

一、脊柱骨折

（一）概述

脊柱骨折（fracture of the spine）又称脊椎骨折，占全身各类骨折的 5%~6%。脊柱骨折可以并发脊髓或马尾神经损伤，特别是颈椎骨折-脱位合并有脊髓损伤时可导致严重致残，甚至丧失生命。

1. 病因　暴力是引起胸腰椎骨折的主要原因，多数由间接暴力所致，少数因直接暴力引起。直接暴力所致的脊椎骨折，多见于战伤、爆炸伤、直接撞伤等。

2. 病理和分类

（1）胸椎、腰椎骨折的分类（图 19-40）

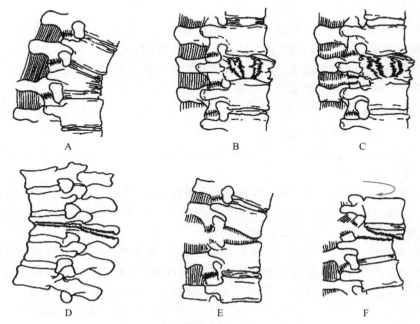

图 19-40　胸腰段脊柱骨折的分类

A. 单纯性楔形压缩性骨折；B. 稳定性爆破型骨折；C. 不稳定性爆破型骨折；D. Chance 骨折；
E. 屈曲-牵拉型骨折；F. 骨折-脱位

　　1）单纯性楔形压缩性骨折：前柱损伤脊柱向前屈曲所致，脊柱仍保持稳定，如从高处坠落时，头、肩、臀或足部着地，地面对身体的阻挡，使身体猛烈屈曲，导致椎体楔形压缩性骨折。

　　2）稳定性爆破型骨折：前柱、中柱损伤。通常是高处坠落时，足臀部着地，脊柱保持垂直，胸腰段脊柱的椎体因受力大、挤压而破碎；由于不存在旋转力量，脊柱后柱不受影响，因而脊柱稳定。

　　3）不稳定性爆破型骨折：前柱、中柱、后柱同时损伤，脊柱向前屈曲导致脊柱不稳定，可出现创伤后脊柱后突和进行性神经症状。

　　4）Chance 骨折：椎体水平状撕裂性损伤，如从高空仰面落下，背部被物体阻挡，脊柱过伸，椎体横形裂开，棘突互相挤压而断裂；脊柱不稳定。

　　5）屈曲-牵拉型骨折：前柱部分因受压缩力而损伤，而中柱、后柱因牵拉的张力而损伤，中柱损伤造成后纵韧带断裂，后柱损伤导致脊椎关节囊破裂、关节突脱位、半脱位或骨折，是潜在性不稳定型骨折。

　　6）脊柱骨折-脱位：又称移动性损伤，如车祸时暴力直接来自背部后方的撞击；弯腰时，高空重物坠落直接打击背部。在强大的暴力作用下，脊椎沿横面移位，脱位程度重于骨折。当关节突完全脱位时，可导致关节突交锁。此类损伤极为严重，多伴有脊髓损伤，预后差。

　　（2）颈椎骨折的分类

　　1）屈曲型损伤：前柱压缩、后柱因牵拉伤所致。

　　2）垂直压缩损伤：暴力经 Y 轴传递，无过伸或过屈力量，如高空坠落或高台跳水。爆破型骨折破碎的骨折片可不同程度凸向椎管内，瘫痪发生率高达 80%，还可合并颅脑损伤。

　　3）过伸损伤：①过伸性脱位，常见于高速驾驶汽车时，因急刹车或撞车，使头过度仰伸，接着又过度屈曲，引起颈椎严重损伤，导致前纵韧带结构破裂，椎体横行裂开，椎体向后脱位。②损伤性枢椎椎弓骨折，暴力来自颏部，使颈椎过度仰伸，枢椎椎弓垂直状骨折，多见于被缢死者，又称缢死者骨折。

　　4）齿状突骨折：机制不明，暴力可能来自水平方向，从前向后经颅骨至齿状突。

　　（二）护理评估

　　1. 健康史　了解患者的受伤时间、原因、部位，受伤时的体位、症状和体征、搬运方式，现场及急诊室急救的情况，有无昏迷史和其他部位的合并伤，既往健康情况，有无脊柱受伤及手术史、药物过敏史，近期有无因其他疾病而服用激素类药物，应用剂量、时间和疗程等情况。

　　2. 临床表现

　　（1）症状：患者局部疼痛（如颈部或腰部疼痛），不能活动；胸腰椎骨折的患者因腰背部肌痉挛、局部疼痛，不能站立或站立及翻身困难，站立时腰背部无力、疼痛加剧；如有腹膜后血肿刺激腹腔神经节，可出现腹痛、腹胀、肠麻痹症状。

考点：脊柱骨折的临床特点

　　（2）体征：局部压痛和肿胀，活动受限和脊柱畸形，严重者常合并脊髓损伤，致损伤平面以下感觉、运动障碍或截瘫，患者丧失全部或部分生活自理能力。

　　3. 心理社会状况　患者因意外损伤、活动受限和生活不能自理，甚至完全瘫痪而产生焦虑、恐惧心理，部分患者情绪激动甚至有轻生念头，护理人员应详细评估患者及亲属对疾病的心理承受能力和对相关疾病康复知识的认知程度，对于不同心理反应的患者，及时给予相应的安抚和疏导。

　　4. 辅助检查

　　（1）影像学检查：X 线检查可有助于明确脊椎骨折的部位、类型和移位情况；CT 检查可用于检查椎体的骨折情况、椎管内有无出血及碎骨片；MRI检查可有助于观察及确定脊髓损伤的程度和范围。

（2）肌电图检查：可测量肌的电传导情况，鉴别脊髓完整性的水平。

（3）实验室检查：除常规检查外，还可进行血气分析。

（三）治疗要点

以挽救患者生命为主，优先处理危及患者生命的合并伤。

1. 抢救生命　脊柱损伤患者如伴有颅脑、胸腔、腹脏器损伤或并发休克时，应首先紧急处理。

考点：脊柱骨折患者的正确搬运

2. 正确搬运转送患者　脊柱骨折患者从受伤现场运输至医院内的急救搬运方式至关重要。正确的搬运方法是用平底担架、木板、门板运送，先使患者双下肢伸直，木板放在患者一侧，三人用手将患者平托至门板上，或两三人采用滚动法，使患者保持平直状态，成一轴线滚动至木板上（图19-41、图19-42）。禁止一人抬头，一人抬脚或用搂抱等错误搬运方法，因这些方法会增加脊柱的弯曲，可以将碎骨片挤入椎管内，加重脊髓的损伤（图19-43）。

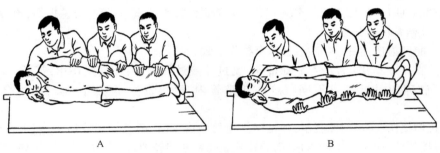

图 19-41　脊柱骨折患者的正确搬运法
A. 滚动法；B. 平托法

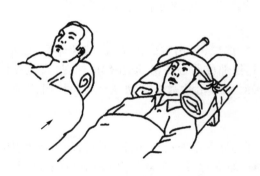

图 19-42　颈椎骨折的固定搬运法

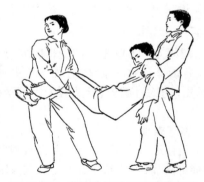

图 19-43　脊柱骨折的不正确搬运法

3. 卧硬板床　胸腰椎骨折和脱位，单纯压缩骨折椎体压缩不超过 1/3 者，可仰卧于木板床上，并在骨折部位加软垫，使脊柱过伸。

4. 复位固定　轻度颈椎骨折和脱位者采用颌枕吊带做卧位牵引复位（图19-44）；明显压缩移位者做持续颅骨牵引复位。牵引重量 3~5kg，复位后用头颈胸石膏固定 3 个月。胸腰椎复位后用石膏背心、腰围或支具固定（图19-45）。椎体压缩高度超过 1/5 的青少年及中年伤者，可用两桌法过仰复位（图19-46），也可采用双踝悬吊法复位（图19-47）。复位后不稳定或关节交锁者，可手术治疗，做植骨和内固定。

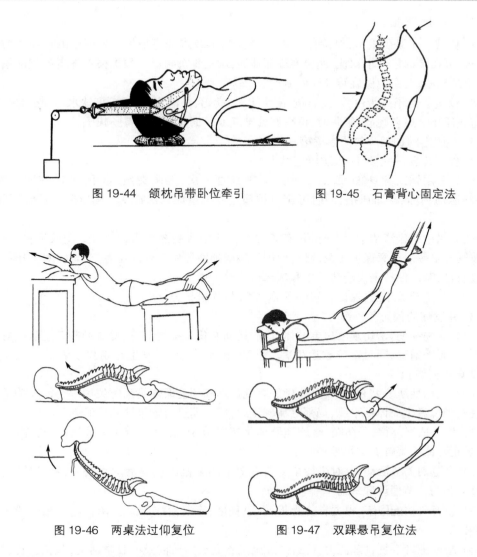

图 19-44　颌枕吊带卧位牵引　　　　　　图 19-45　石膏背心固定法

图 19-46　两桌法过仰复位　　　　　　图 19-47　双踝悬吊复位法

5. 腰背肌锻炼　胸腰椎单纯压缩骨折椎体压缩不超过 1/3 者,在受伤后 1~2 日即可开始进行功能锻炼,利用背伸肌的肌力及背伸姿势,使脊柱过伸,借椎体前方的前纵韧带和椎间盘纤维环的张力,使压缩的椎体自行复位,恢复原形状。腰背肌功能锻炼对严重的胸椎、腰椎骨折和骨折脱位复位有一定作用。

（四）主要护理问题

1. 疼痛　与肌肉、骨骼的损伤有关。

2. 焦虑、紧张或恐惧　与创伤所致疼痛、活动受限及担忧预后有关。

3. 躯体移动障碍　与脊柱骨折、卧床有关。

4. 知识缺乏　缺乏有关功能锻炼的知识。

5. 有皮肤完整性受损的危险　与活动障碍和长期卧床有关。

6. 潜在并发症:脊髓损伤、失用性肌萎缩、关节僵硬、压疮、肺部感染、泌尿系统感染等。

考点： 脊柱骨折患者的护理要点

（五）护理措施

1. **体位**　平卧硬板床，保持脊柱平直，防止畸形或进一步损失。无移位的单纯压缩性腰椎骨折，可在腰部垫一小软枕，使脊椎逐渐伸展，矫正骨折畸形。颈椎损伤患者的颈部用颈部围领或颈托固定，避免做旋转及屈伸活动。

2. **饮食**　给予高蛋白质、高热量、高维生素、高钙、易消化的食物；多饮水、多吃水果、蔬菜等，防止便秘。患者腹痛、腹胀时，可行肛管排气或根据病情给予胃肠减压。

3. **外固定的护理**　参照本章第一节。

4. **保持皮肤的完整性，预防压疮发生**

（1）采用轴式翻身法：每 2～3 小时平轴翻身一次，强调头颈、躯干、四肢在同一轴线，同心圆运动，有效预防压疮，同时可避免护理过程中造成二次损伤。侧卧时，两腿之间应垫软枕。

（2）保持病床清洁干燥和舒适：有条件的可使用特制翻身床、小垫床、明胶床垫、充气床垫、波纹气垫等。注意保护骨突部位，使用气垫或棉圈等使骨突部位悬空，定时对受压的骨突部位进行按摩。保持个人清洁卫生和床单位平整干燥。

（3）避免营养不良：保证足够的营养，提高机体抵抗力。

5. **并发症的预防和护理**

（1）脊髓损伤：密切观察患者肢体感觉、运动变化及排便情况、皮肤的颜色、温度、有无体温调节障碍等情况；同时正确搬运患者，避免脊髓损伤；对已发生脊髓损伤者做好相应护理（详见脊髓损伤）。

（2）失用性肌萎缩和关节僵硬：做好康复护理和功能锻炼是预防失用综合征及关节僵硬的关键，当患者生命体征平稳，局部疼痛减轻后，应早期进行渐进性功能锻炼。

1）保持适当体位，预防畸形：瘫痪肢体保持关节于功能位，防止关节屈曲、过伸或过展，可用矫正鞋或防旋鞋或支足板预防足下垂。

2）全范围关节活动：定时进行全身所有关节的全范围被动活动和按摩，每日数次，以促进循环、预防关节僵硬和挛缩。

3）腰背肌功能锻炼：根据脊柱骨折部位、程度、康复治疗计划选择和进行相应的腰背肌功能锻炼。

4）帮助患者恢复自理能力：协助并鼓励患者完成力所能及的日常活动，包括进食、排便、洗漱等，建立康复信心。

6. **心理护理**　根据患者的心理反应，给予相应的心理疏导，消除患者紧张、恐惧等情绪，使其正确地面对现实，配合治疗及护理。

（六）健康教育

1. 讲解有关脊柱骨折的相关知识，教育患者在日常工作生活中注意安全，防止意外损伤。

2. 指导饮食，保证营养素的供给，以利于骨折的愈合。

3. 嘱咐患者出院后有关注意事项，继续进行康复锻炼，并预防并发症的发生。遵医嘱定期复诊。

二、脊髓损伤

（一）概述

脊髓损伤（spinal cord injury）是脊柱骨折脱位最严重的并发症，因椎体移位或碎骨片突出于椎管内,而导致脊髓或马尾神经产生不同程度的损伤。脊髓损伤发生率较高,多发生于胸腰段和颈椎下部。胸腰段损伤导致下肢的感觉与运动产生障碍,称为截瘫。颈段脊髓损伤致双上肢也有神经功能障碍,称为四肢瘫痪。

脊髓损伤的高危人群是摩托车赛手、酗酒和吸毒者、跳水者和足球运动员、警察、司机等。脊髓损伤按脊髓和马尾神经损伤的程度可分为以下几种。

1. **脊髓震荡**　是最轻微的脊髓损伤,脊髓受到强烈的震荡后脊髓暂时性功能抑制,立即发生弛缓性瘫痪,损伤平面以下感觉、运动、反射及括约肌功能全部丧失。因在组织形态学上并无病理变化发生,常在数分钟或数小时内逐渐恢复。　**考点:** 脊髓震荡的特点

2. **脊髓挫伤**　为脊髓的实质性破坏,脊髓外观完整,但内部可有出血、水肿、神经传导纤维束中断和神经细胞破坏。轻者少量点状出血、水肿,重者有成片脊髓挫伤和出血,导致脊髓软化及瘢痕形成,预后差别较大。

3. **脊髓断裂**　脊髓的连续性中断可为完全性或不完全性。不完全性脊髓断裂常伴挫伤,又称挫裂伤。脊髓断裂者其预后极差。

4. **脊髓受压**　骨折移位或破碎的椎间盘及碎骨片挤入椎管可直接压迫脊髓,而后方的黄韧带与血肿亦可压迫脊髓,产生一系列病理变化。若能及时解除压迫,脊髓功能有望得到部分或完全恢复;若压迫时间过久可发生脊髓软化、萎缩或瘢痕形成,瘫痪将恢复无望。

5. **马尾神经损伤**　第2腰椎以下的骨折脱位可损伤马尾神经,表现为受伤平面以下出现弛缓性瘫痪。

6. **脊髓休克**　在各种较重的脊髓损伤后均可立即发生损伤平面以下的弛缓性瘫痪,是失去高级中枢控制的一种病理生理现象,称脊髓休克。2~4周后,随脊髓实质性损伤程度不同而发生损伤平面以下不同程度的痉挛性瘫痪。

(二) 护理评估

1. **健康史**　了解患者的受伤经过、受伤时间、受伤原因、受伤部位、受伤时的体位、伤后当时的症状和体征、搬运方法及处理情况等,有无昏迷史和其他部位的合并伤,既往健康情况,有无手术史、药物过敏史等情况。

2. **临床表现**

(1) 脊髓损伤:正常人脊髓终止于第1腰椎体的下缘。脊髓损伤后在脊髓休克期间表现为受伤平面以下弛缓性瘫痪,肌张力降低,运动、反射及括约肌功能部分或全部丧失,可出现随意运动功能丧失及感觉丧失平面、大小便不能控制。由于膀胱平滑肌麻痹或排尿反射消失,可导致尿潴留或充盈性尿失禁。2~4周后逐渐转变为痉挛性瘫痪,肌张力增强和反射亢进,锥体束征阳性。C_8以下水平损伤可出现截瘫,C_8以上水平损伤者可出现四肢瘫。C_4以上颈髓损伤,膈肌和腹肌的呼吸肌全部瘫痪,患者表现呼吸极度困难,出现发绀,若不及时气管切开应用呼吸机控制呼吸,将危及患者生命。下颈髓损伤患者可出现肩以下四肢瘫,胸式呼吸消失,膈肌运动存在,腹式呼吸变浅,大小便功能丧失。颈髓损伤后出现交感神经紊乱,失去排汗和血管收缩功能,患者可出现中枢性高热,体温可达40℃以上;有的也表现为持续低温。较低位的颈髓损伤,上肢可有部分感觉和运动功能。胸髓损伤主要表现为截瘫。若为T_1、T_2损伤,上肢可有感觉,但运动障碍。胸髓损伤平面以下的感觉、运动和大小便功能丧失,浅反射不能引出,而膝腱反射、跟腱反射活跃或亢进,下肢肌张力明显增高,出现髌阵挛、Babinski征、Chaddock征阳性。　**考点:** 脊髓损伤的临床特点

脊髓半切征又称Brown-Skquard征。脊髓半横切损伤时,可引起损伤平面以下同侧肢体的运动和深感觉消失,对侧肢体的痛觉和温觉消失。

脊髓前综合征是因为颈脊髓前方受压严重,可引起脊髓前中央动脉闭塞,导致四肢瘫痪,

上肢瘫痪轻于下肢瘫痪,但下肢和会阴部仍保持位置觉和深感觉,有时其至还保留有浅感觉。

脊髓中央管周围综合征多发于颈椎过伸性损伤。颈椎管因颈椎过伸而发生急剧容积变化,脊髓受黄韧带、椎间盘或骨刺的前后挤压,使脊髓中央管周围的传导束受到损伤,表现为损伤平面以下的四肢瘫,下肢轻于上肢,无感觉分离,预后差。

(2) 脊髓圆锥损伤:第 1 腰椎骨折可造成脊髓圆锥损伤。主要表现为两下肢的感觉、运动尚正常。会阴部皮肤呈马鞍状感觉减退或消失消失。逼尿肌麻痹,呈无张力性膀胱,形成充盈性尿失禁,括约肌功能丧失,导致大小便失去控制,肛门反射及球海绵体反射消失,性功能障碍。

(3) 马尾神经损伤:第 2 腰椎以下骨折脱位可引起马尾神经损伤,主要表现为受伤平面以下弛缓性瘫痪,感觉、运动功能障碍、括约肌功能丧失,肌张力降低,腱反射消失,无病理性锥体束征。

3. 心理状况　由于脊柱和脊髓损伤,患者发生肢体功能障碍或瘫痪,丧失生活工作能力,给患者及家属造成心理和生活上的沉重负担。患者常表现为紧张、焦虑、恐惧或愤怒、多疑、绝望、缺乏自信心等心理反应。

4. 辅助检查　参见脊柱骨折的辅助检查。

考点:截瘫
指数的计算

5. 截瘫程度　脊髓损伤后各种功能丧失程度常用截瘫指数来表示,即以“0、1、2”表示肢体的运动、感觉和排尿排便障碍程度。其中“0”代表功能正常;“1”代表功能部分障碍;“2”代表功能完全障碍。一般记录肢体自主运动、感觉及大小便的功能情况,相加后即为该患者的截瘫指数,如某脊髓损伤患者自主运动完全丧失,感觉减退,排便尚能控制,排尿功能障碍。其运动指数计为 2;感觉指数计为 1;大小便反射功能指数计为 1,则该患者的截瘫指数为 2+1+1＝4。三种功能完全正常的截瘫指数为 0;三种功能完全丧失则截瘫指数为 6。截瘫指数可以大致反映脊髓损伤的程度和发展情况。在治疗护理过程中,截瘫指数升高,提示病情加重,下降提示病情好转。

(三) 治疗要点

治疗原则是尽早解除压迫,避免加重脊髓损伤或造成再次损伤;加强功能锻炼和促进恢复,预防并发症。

1. 非手术治疗

(1) 紧急救治

1) 保持气道通畅,必要时做气管插管、气管切开或机械辅助呼吸。

2) 建立静脉通道,遵医嘱输液或输血,维持有效循环血量及血压。

3) 药物治疗:应用糖皮质激素、脱水剂、神经营养药等,以减轻脊髓水肿和继发性损伤。①地塞米松静脉滴注,每次 10mg,1～2 次/日,连续 5～7 日后改为口服,每次 0.75mg,3 次/日,维持 2 周左右。②20% 甘露醇 250ml,静脉滴注,2 次/日,连续 5～7 日。

4) 留置导尿,防止膀胱过度膨胀、破裂或充溢性尿失禁。

(2) 固定和局部制动:颈椎骨折和脱位较轻者可用枕颌吊带卧位牵引复位;明显压缩移位者持续颅骨牵引复位。牵引重量 3～5kg,复位后用头颈胸石膏或头颈胸外固定架、头颈胸支具固定 3 个月,保持中位或仰伸位。卧床期间可用沙袋固定颈部,防止颈部侧旋。胸腰椎骨折和脱位、单纯压缩骨折椎体压缩不超过 1/3,可仰卧于木板床,在骨折部加枕垫,使脊柱过伸。胸腰椎骨折复位后可用石膏背心、腰围或支具固定 3 个月左右。

2. 手术治疗　手术的目的在于尽早解除对脊髓的压迫(取出骨折碎片、清除血肿等)和重建脊柱的稳定性,尽可能促进脊髓功能的恢复。手术方式和途径应根据骨折的类型和受压部位而定。

（四）主要护理问题

1. 焦虑、紧张或恐惧　与创伤所致疼痛、活动受限及担忧预后有关。
2. 气体交换受损　与脊髓损伤、呼吸肌麻痹、清理呼吸道无效致分泌物存留有关。
3. 躯体移动障碍　与脊柱骨折、脊髓损伤等有关。
4. 体温过高或过低　与脊髓损伤、自主神经系统功能紊乱、感染等有关。
5. 有皮肤完整性受损的危险　与感觉及活动障碍、长期卧床等有关。
6. 排尿异常　与脊髓损伤及液体摄入障碍等有关。
7. 便秘　与脊髓损伤、饮食结构、卧床不活动等有关。
8. 潜在并发症:呼吸道感染、呼吸衰竭、失用性肌萎缩、关节僵硬、压疮、肺部感染、泌尿系统感染或结石等。

（五）护理措施

考点: 脊髓损伤的护理要点

1. 严密观察病情变化　注意观察生命体征、意识、瞳孔、肢体的感觉和运动情况、膀胱的充盈及排尿情况、排便情况、皮肤完整情况等,尤其要注意呼吸及肢体的活动,准确记录24小时出入水量。有牵引及固定者还应注意观察牵引及外固定的情况。

2. 保证有效的气体交换

（1）吸氧:给予氧气吸入,根据血气分析调整给氧浓度、量及持续时间。

（2）保持气道通畅:脊髓损伤在48小时内可因脊髓水肿造成呼吸抑制,因此应做好抢救准备。若无自主呼吸或呼吸微弱的患者,应立即行气管插管或气管切开,呼吸机维持呼吸。

（3）减轻脊髓水肿:根据医嘱应用地塞米松等激素治疗,以减轻脊髓水肿。

（4）加强呼吸道护理,预防肺炎及肺不张:①指导患者深呼吸、有效咳嗽排痰及翻身叩背,可指导患者进行缩唇呼吸,即闭口经鼻深吸气,呼气时将口唇收拢为吹口哨状,使气体缓慢吹出;也可用呼吸锻炼器每2~4小时进行一次呼吸锻炼;每2小时帮助患者平轴翻身、叩背一次,以促进排痰和肺膨胀;患者咳嗽排痰困难时,护理人员可将两手放在患者上腹部两侧肋缘下,嘱患者深吸气,在其呼气时向上推,以加强膈肌向上反弹的力量,促使咳嗽及咳痰。②吸痰,患者不能自行咳嗽或排痰或有肺不张时,用导管插入气管吸出分泌物,必要时协助医师通过气管镜吸痰。③雾化吸入,根据医嘱在雾化吸入液中加抗菌药物、地塞米松或糜蛋白酶等药物,以稀释分泌物,促进痰液排出。④如有气管插管或切开,做好人工气道的护理。

3. 维持正常体温　颈脊髓损伤后,自主神经系统功能紊乱,受伤平面以下皮肤不能出汗,丧失了对环境温度变化的适应能力和调节能力,常出现高热,可达40℃以上,偶尔可发生低体温,35℃以下。

（1）降低体温:对高热患者,使用物理方法降温,如乙醇或温水擦浴、冰袋、冰帽或冰水灌肠等,也可遵医嘱应用药物治疗,如冬眠药物;同时调节室温勿过高,在夏季采取通风或空调降温。

（2）保暖:对低体温患者,可采用保暖、物理升温的措施,注意避免烫伤。

4. 尿潴留的护理

（1）留置尿管:观察膀胱有无胀满,防止尿液逆流或膀胱破裂。截瘫早期可给予留置导尿,持续引流并记录尿量,2~3周后改为每4~6小时定时开放1次,以训练并恢复膀胱的功能,预防泌尿系统感染。

（2）人工排尿:一般3周后拔除留置导尿管,进行人工排尿,以训练膀胱的反射排尿动作或自律性收缩功能。当膀胱胀满时,操作者用右手由外向内按摩患者的下腹部,待膀胱缩成球状时,紧按膀胱底向前下方挤压,当膀胱排尿后用左手按在右手背上加压,待尿不再流出时,可松手再加压 1 次,将尿排尽。

（3）预防泌尿系统感染:①鼓励患者多饮水,每日 2000~4000ml,以稀释尿液、预防泌尿道感染和结石。②定期做尿培养,每周尿培养 1 次,以及时发现感染。③做好会阴和膀胱护理,每日进行 2~4 次的会阴部清洁和护理;每日冲洗膀胱 1~2 次,以冲出膀胱内积存的沉渣;每周更换导尿管一次。④应用抗菌药,遵医嘱使用中药或广谱抗菌药物,防治感染。

5. 预防便秘　脊髓损伤后 72 小时内患者易发生麻痹性肠梗阻或腹胀。

（1）观察:密切观察患者每日大便的性状、量、颜色和排便时间。注意有无腹胀、肠鸣音降低或丧失等麻痹性肠梗阻的表现。

（2）饮食:鼓励患者多食富含营养、易消化的饮食,多吃富含膳食纤维的食物及新鲜水果蔬菜,如香蕉、芹菜、韭菜等,多饮水,保持大便通畅。

（3）训练排便:指导或协助患者餐后 30 分钟沿大肠行走的方向做腹部按摩,以刺激肠蠕动,促进排便。

（4）药物通便:顽固性便秘的患者,给予灌肠或缓泻药物。

6. 加强皮肤护理　保持皮肤完整性,预防压疮(参见脊柱骨折)。

7. 加强生活护理　指导和协助患者洗漱、饮食及排便、排尿、更衣等日常生活,逐渐训练和提高患者的生活自理能力。

8. 功能锻炼　对截瘫肢体定时做被动活动、按摩、针灸、理疗等,以刺激肌收缩和促进功能恢复,防止肌肉萎缩、关节僵硬、骨质脱钙等。用软垫或支架等维持瘫痪肢体的功能位,避免畸形的发生。外伤性截瘫在 3 个月左右即可练习起坐、使用拐杖或轮椅下地活动。

9. 心理护理　尊重、关心和体贴患者,注意沟通交流的技巧,避免不良刺激。让患者和家属参与护理计划的制订,帮助患者掌握正确的应对机制,提高患者的自我护理能力和发挥最大的潜能。鼓励患者正确对待自身疾病,帮助患者建立有效的支持系统,包括家庭成员、亲属、医务人员等。

（六）健康教育

1. 患者出院后须继续康复锻炼,并预防合并症的发生。

2. 指导患者练习床上起坐,使用轮椅、助行器等上下床和行走的方法。

3. 指导患者及家属应用清洁导尿技术进行间歇导尿,预防泌尿系统感染。

4. 告知患者定期复查,调整治疗和康复计划。

第五节　关节脱位患者的护理

一、脱位概述

（一）概述

关节脱位是指构成关节的关节面失去正常的对合关系,多见于青壮年和儿童。常见的脱位关节有肩关节、肘关节及髋关节。上肢关节脱位多于下肢关节脱位,创伤性脱位是最常见的原因。

考点:关节脱位的常见原因

1. 病因和分类

（1）按脱位发生的原因分类

1）创伤性脱位:由暴力作用于正常关节引起。

2) 先天性脱位:因胚胎发育异常而致关节先天性发育不良,出生后即发生脱位,且逐渐加重,如先天性髋关节脱位。

3) 病理性脱位:关节结构发生病变,骨端遭到破坏而引起,如关节结核或类风湿关节炎所致的脱位。

4) 习惯性脱位:创伤性脱位后,关节囊及韧带松弛,或在骨附着处被撕脱,使关节结构不稳定,轻微外力即可导致再脱位,反复发生,如习惯性肩关节脱位、习惯性颞下颌关节脱位。

(2) 按脱位后时间长短分类

1) 新鲜脱位:脱位时间在 3 周以内。

2) 陈旧性脱位:脱位时间超过 3 周。

(3) 按脱位后关节腔是否与外界相通分类

1) 闭合性脱位:脱位后关节腔与外界不相通。

2) 开放性脱位:脱位后关节腔与外界相通。

(4) 按脱位程度分类

1) 全脱位:关节面对合关系完全失常。

2) 半脱位:关节面对合关系部分失常。

2. 病理生理　创伤性关节脱位后,构成关节的骨端移位外,同时伴有关节囊不同程度破裂,关节腔周围积血。血肿机化(3 周左右)后,形成肉芽组织,继而成为纤维组织,与关节周围组织粘连。脱位的同时可伴关节附近韧带、肌肉和肌腱损伤,也可伴撕脱性骨折及周围血管、神经损伤。

(二) 护理评估

1. 健康史　了解患者受伤情况,评估骨关节有无病变(如关节结核、化脓性关节炎等)。

2. 临床表现

(1) 一般症状:脱位的关节疼痛、肿胀、局部压痛及活动功能障碍。

(2) 特有体征:①畸形,移位骨端造成脱位关节形态明显异常;②弹性固定,脱位后由于关节囊周围韧带及肌肉的牵拉,使患肢处于异常位置,被动活动时感到一定弹性阻力;③关节盂空虚,脱位后可触到原关节盂所在部位空虚,移位的骨端可在邻近异常位置触及。

考点:关节脱位的临床特点

3. 辅助检查　X 线检查可确定有无脱位、脱位的方向、程度,并可了解有无合并骨折。

(三) 治疗要点

治疗原则是复位、固定、功能锻炼。

1. 复位　以手法复位为主,最好在伤后 3 周内进行。早期复位容易成功,功能恢复好。对于合并关节内骨折、有软组织嵌入及陈旧性脱位经手法复位失败或难以复位者可行手术切开复位。

考点:关节脱位的治疗要点

2. 固定　复位后将关节固定于适当位置 2~3 周,使损伤的关节囊、韧带、肌腱等软组织得以修复愈合,避免习惯性脱位或骨化性肌炎。

3. 功能锻炼　在固定期间要经常进行关节周围肌肉和患肢其他关节的主动活动,防止肌萎缩及关节僵硬。解除固定后,逐步扩大创伤关节的活动范围,并辅以理疗、中药熏洗等手段,逐渐恢复关节功能。切忌粗暴的被动活动,以免增加损伤。

(四) 主要护理诊断及合作性问题

1. 焦虑　与疼痛、担忧预后有关。

2. 疼痛 与关节脱位引起局部组织损伤及神经受压有关。

3. 躯体活动障碍 与关节脱位、疼痛、制动有关。

4. 知识缺乏 缺乏有关复位后继续治疗及正确功能锻炼的知识。

5. 潜在并发症：血管、神经损伤、骨化性肌炎等。

（五）护理措施

1. 心理护理 对患者表示理解和同情，给予安慰和鼓励，耐心做好解释工作，消除患者精神紧张或心理负担。复位前向患者说明复位的目的和方法，减轻紧张心理，以取得患者的合作；同时耐心向患者及家属介绍有关脱位的相关知识，增加患者对疾病的认识。

2. 疼痛护理 移动患者时，应帮助患者托扶固定患肢，动作轻柔；遵医嘱应用镇静、止痛药物。

3. 外固定的护理 复位后将患肢有效固定2~3周，脱位合并骨折、陈旧性脱位及习惯性脱位固定时间应适当延长。执行外固定（石膏、牵引）有关护理措施。

4. 病情观察 移位的骨端可压迫邻近血管和神经，引起患肢缺血和感觉、运动障碍。护理时应注意：①定时检查患肢末梢循环状况，若发现患肢苍白、发冷、大动脉搏动消失，提示有大动脉损伤的可能，应及时通知医师并配合处理；②动态观察患肢的感觉和运动，以了解神经损伤的程度和恢复情况。

5. 指导功能锻炼 固定期间非固定关节可进行活动，解除固定后，鼓励患者主动锻炼，逐渐加大关节的活动范围，以促进关节功能的恢复。

（六）健康教育

1. 向患者及家属宣教有关关节脱位治疗和康复的知识，使其充分认识患肢固定的要求及意义，预防习惯性关节脱位的发生，并坚持功能锻炼，促进关节功能的恢复。

2. 让患者了解可能发生的并发症及其预防措施。

3. 教育患者日常生活中应注意安全，以减少或避免脱位发生。

二、常见关节脱位

（一）肩关节脱位

1. 概述 由于肩关节盂小而浅，肱骨头相对大而圆，关节囊和韧带松大薄弱，肩关节缺乏稳定性，故肩关节脱位最为多见。当肩关节呈外展外旋位时，受间接或直接暴力作用引起前脱位，严重者可合并肱骨外科颈骨折及臂丛神经损伤。

考点：肩关节脱位的临床表现及护理

2. 临床表现

（1）一般表现：患肩疼痛、肿胀、功能障碍。

（2）特异体征：①畸形，患肩失去正常饱满圆钝外形，呈"方肩畸形"。②弹性固定，患侧上臂轻度外展，以健手托患侧前臂，头和身体向患侧倾斜。③杜加试验（Dugas征）阳性，患侧手掌搭到健侧肩部时，肘部不能贴近胸壁；患侧肘部紧贴胸部时，手掌不能搭到健肩。④关节盂空虚，肩峰下空虚，可在腋窝、喙突下或锁骨下触及移位的肱骨头。

3. 辅助检查 X线检查可明确脱位的类型，以及有无合并肱骨大结节撕脱性和肱外科颈骨折。

4. 治疗要点

（1）复位：常用手法复位方法有手牵足蹬法和悬垂法（图19-48）。

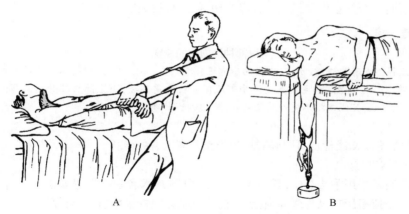

图 19-48　肩关节前脱位手法复位

A. 手牵足蹬法；B. 悬垂法

（2）固定：复位后应使患肢贴胸壁，肘关节屈曲90°，腋窝处垫棉垫，以三角巾悬吊或将上肢以绷带与胸壁固定（图19-49）3~4周。注意观察患肢远端感觉、运动及血运情况，有无腋血管、腋神经损伤。

（3）功能锻炼：固定期间活动腕部和手指。解除固定后主动锻炼肩关节的活动，逐渐加大活动范围。

（二）肘关节脱位

1. 概述　肘关节脱位发病率仅次于肩关节，多由间接暴力引起，常见于跌倒时肘关节呈伸直位，前臂旋后位，暴力经前臂传递至尺骨、桡骨上端，在尺骨鹰嘴处产生杠杆作用，使尺骨、桡骨近端同时脱向肱骨远端的后方，发生肘关节后脱位（图19-50）；此类最为常见。若肘关节从后方受到直接暴力作用，可产生尺骨鹰嘴骨折和肘关节前脱位，此类相对少见。

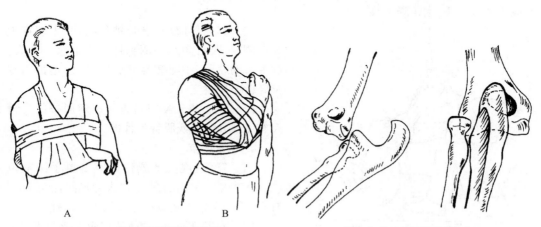

图 19-49　肩关节脱位复位固定

A. 三角巾悬吊肘固定；B. 搭肩胸肱绷带固定

图 19-50　肘关节后脱位

2. 临床表现

（1）一般表现：伤后局部疼痛、肿胀和功能障碍。

（2）特异体征：①肘后突畸形，前臂短缩，肘后三角关系异常；②肘关节弹性固定于半伸直位；③肘后空虚，可触及凹陷。

考点：肘关节脱位的临床表现及护理

（3）其他：可合并正中神经或尺神经损伤，偶尔可损失肱动脉。

■■■ 链 接

肘部神经损伤的表现

正中神经损伤表现为拇指、示指、中指的感觉迟钝或消失，不能屈曲，拇指不能外展和对掌，形成典型的"猿手"畸形。尺神经损伤主要表现为手部尺侧皮肤感觉消失，小鱼际肌及骨间肌萎缩，掌指关节过伸，拇指不能内收，其他四指不能外展及内收，呈"爪状手"畸形。

3. 辅助检查　X线检查可明确脱位的类型及有无合并骨折。

4. 治疗要点

（1）复位：常采用手法复位，置肘关节于半屈曲位，术者一手握患臂腕部，沿前臂纵轴方向牵引，另一手拇指压在尺骨鹰嘴突上，沿前臂纵轴方向持续推挤，即可复位。

（2）固定：复位后，用长臂石膏托固定于屈肘90°位，前臂用三角巾悬吊于胸前，一般固定3周。

（3）功能锻炼：固定期间指导患者进行主动渐进式患肢功能锻炼，避免超限或被动牵拉关节。

（三）髋关节脱位

1. 概述　髋关节由股骨头和髋臼构成，是身体最大的杵臼关节。其周围有坚强的韧带和强壮的肌群，结构稳定，一般不易发生脱位。按股骨头脱位后的位置可分为后脱位、前脱位和中心脱位，其中以后脱位最为常见。当髋关节屈曲或屈曲内收时，暴力从膝部向髋部冲击，使股骨头穿出关节囊后方，或者在弯腰工作时重物砸于腰骶部，使股骨头向后冲破关节囊造成髋关节后脱位。

考点：髋关节脱位的临床表现及护理

2. 临床表现

（1）一般表现：伤后局部疼痛和功能障碍，肿胀不明显。

（2）特异体征：①髋关节后脱位时，关节呈屈曲、内收、内旋畸形，伤肢缩短。②臀部可触及脱出的股骨头，大粗隆上移。

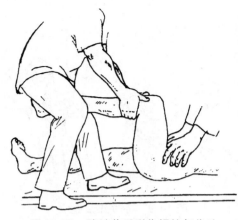

图 19-51　髋关节后脱位提拉复位法

（3）其他：可合并坐骨神经损伤，表现有大腿后侧、小腿后侧及外侧和足部全部感觉消失，膝关节的屈肌、小腿和足部肌肉瘫痪，足部出现神经营养性改变。

3. 辅助检查　X线检查可了解脱位的类型及有无合并髋臼或股骨头骨折。

4. 治疗要点

（1）复位：髋关节脱位后宜尽早手法复位（24小时内），常用的复位方法为提拉法（图19-51）。手法复位失败者应后采用手术治疗。

（2）固定：复位后，用持续皮牵引或穿丁字鞋固定患肢，保持患肢于伸直、外展位，防止髋关节屈曲、内收、内旋，禁止患者坐起。一般固定3周。

（3）功能锻炼：固定期间患者可进行股四头肌收缩锻炼，患肢踝关节的活动及其余未固定关节的活动。3周后开始活动关节；4周后，去除皮牵引，指导患者扶双拐下地活动。3个月内，患肢不负重，以免发生股骨头缺血性坏死或因受压而变形。3个月后，经X线检查证实股骨头血液供应良好者，可尝试去拐步行。

第六节　骨和关节感染患者的护理

案例 19-3

　　患儿,9 岁,有近期胫骨骨折史。近日寒战、高热,伴右下肢疼痛 2 日入院。患儿 2 日前突发寒战和高热,自觉右下肢近膝关节处剧痛,不愿活动。体格检查:T 38.7℃;右下肢活动受限;胫骨近端深部压痛阳性;触诊发现局部皮温较高。血常规检查:白细胞 $20×10^9$/L,中性粒细胞 0.87。X 线未见异常。

问题:1. 该患儿的初步诊断及主要致病因素是什么?

　　　2. 主要护理问题是什么?

　　　3. 说出护理措施及健康教育。

　　骨和关节感染分为化脓性感染和结核性感染。前者有化脓性细菌侵入骨膜、骨质、骨髓腔及关节腔引起;后者由结核杆菌侵入骨和关节内繁殖引起。

一、骨和关节化脓性感染患者的护理

(一) 概述

　　骨和关节化脓性感染主要途径血行播散、开放性创伤并发感染直接蔓延、邻近软组织感染直接蔓延和医源性感染四种途径,好发于儿童。根据病程长短可分为急性和慢性。

　　1. **急性血源性骨髓炎**　由身体其他部位的化脓性病灶中的细菌经血流传播引起骨膜、骨皮质和骨髓的急性炎症,多见于儿童和少年的长骨干骺端。致病菌以金黄色葡萄球菌最常见,其次为乙型链球菌。发病部位多在胫骨上端、股骨下端等长骨干骺端。因干骺端血管网丰富,血流缓慢,为细菌停留繁殖提供了有利条件;此处靠近关节易受损伤使局部抵抗力下降,故易发生感染。当原发病灶处理不当或机体抵抗力下降时,诱发细菌侵入血液循环成为脓毒症。菌栓进入骨营养动脉,滞留于长骨干骺端的毛细血管内,阻塞小血管并迅速导致骨坏死、局部充血和白细胞浸润。干骺端急性感染后先形成小脓肿,继而扩大并可有三条途径扩散蔓延(图 19-52):①通过中央管(哈佛管)向骨膜下蔓延,引起骨膜下脓肿;②向骨髓腔蔓延,造成更大范围的感染;③向邻近关节腔蔓延,继发化脓性关节炎。骨膜下脓肿可掀起骨膜引起骨缺血坏死,形成死骨。骨膜穿破后脓液沿筋膜间隙流注而成为深部脓肿,如穿破皮肤排出体外即形成瘘道。

考点: 急性血源性骨髓炎的好发人群和好发部位

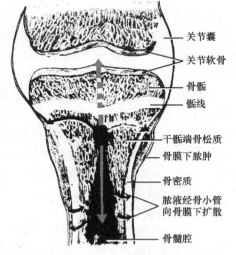

图 19-52　急性血源性骨髓炎的扩散途径

关节囊
关节软骨
骨骺
骺线
干骺端骨松质
骨膜下脓肿
骨密质
脓液经骨小管向骨膜下扩散
骨髓腔

　　2. **慢性骨髓炎**　多因急性化脓性骨髓炎治疗不及时或不彻底演变而成;少数为低毒性细菌感染,在发病时即表现为慢性骨髓炎。病灶区域内遗留无效腔、死骨、窦道是慢性骨髓炎的基本病理改变。急性感染未能得到有效控制,局部形成无效腔,腔内含有脓液和坏死肉芽组织,死骨浸泡在其中,成为经久不愈的感染源;炎症反复发作,形成修复功能极差的纤维瘢痕组织;炎症刺激骨膜下形成新生骨,并包绕死骨周围即“骨包壳”,包壳上有许多开口(瘘孔),沟通无效腔与窦道;有时局部形成慢性窦道,死骨、脓液经窦道排出后,窦道口可暂时闭合。但由于无效腔存在,炎症不易控制,当抵抗力下降时,感染可急性发作。窦道周围皮肤因长期受炎症、脓液刺激,可出现湿疹、色素沉着,少数患者甚至发生恶变。

3. 化脓性关节炎　指关节腔内的化脓性感染,好发于髋关节和膝关节,多见于小儿,男性多于女性。约85%的致病菌为金黄色葡萄球菌,其次为白色葡萄球菌、肺炎球菌及大肠埃希菌等。根据病程一般可分为浆液性渗出期、浆液纤维素性渗出期和脓性渗出期三期,但多无明确界限。

(1)浆液性渗出期:滑膜呈炎性充血、水肿;关节腔内白细胞浸润及浆液性渗出物,内含大量白细胞,纤维蛋白量少。此期关节软骨尚未被破坏,若能及时、正确治疗,关节功能可完全恢复。

(2)浆液纤维素性渗出期:随炎症逐渐加重,渗出物增多、混浊,含有白细胞及纤维蛋白。白细胞释放出大量溶酶体使关节软骨降解、破坏,纤维蛋白的沉积造成关节粘连。此期为不可逆性损伤,关节功能将部分或大部分丧失。

(3)脓性渗出期:关节腔内的渗出液转为脓性,炎症侵入软骨下骨质,滑膜和关节软骨被破坏。炎症进一步发展可波及关节周围软组织,产生化脓性感染,继而形成脓肿,破溃后可形成窦道。后期可发生关节重度粘连甚至纤维性或骨性强直,关节功能严重障碍。

(二)护理评估

1. 健康史　了解患者发病前有无其他部位化脓性感染病灶存在,如疖、痈、扁桃体炎、中耳炎等;有无外伤史;有无感冒等全身抵抗力下降史等。

考点:急性血源性骨髓炎、化脓性关节炎的临床表现

2. 临床表现

(1)急性血源性骨髓炎:①局部表现,早期患处出现持续性剧痛,有深部压痛,患肢活动受限。数日后,骨膜下脓肿形成或已破入软组织中,局部红、肿明显,或有波动感。脓肿穿破皮肤可形成窦道,如有脓液排出,疼痛即刻缓解。1~2周后,因骨质破坏可引起病理性骨折。②全身表现,起病急骤,早期即出现寒战、高热、食欲减退等全身中毒症状,重者出现烦躁不安、意识障碍、血压下降等感染性休克表现。

(2)慢性骨髓炎:①肢体局部增粗、变形;局部皮肤色素沉着;窦道排出脓液,有时见死骨片排出。②病灶附近关节可挛缩、僵硬、畸形。③急性发作时出现低热,患肢局部皮肤红、肿、热及压痛。④全身衰弱、消瘦、贫血等。

(3)化脓性关节炎:①症状,起病急骤,全身不适,乏力,食欲缺乏,寒战高热,体温可达39℃以上;可出现谵妄与昏迷,小儿多见惊厥。病变关节处疼痛剧烈。②体征,病变关节功能障碍。浅表关节(如膝关节)病变,局部可见红、肿、热、痛,可出现浮髌试验阳性。关节多处于半屈曲位,以松弛关节囊、增大关节腔的容量,缓解疼痛;深部关节(如髋关节)因周围肌肉、皮下组织较厚,局部红、肿、热不明显,关节常处于屈曲、外展、外旋位。由于被动活动可引起疼痛加剧,患者往往拒绝任何检查。

3. 辅助检查

(1)实验室检查:急性血源性骨髓炎、慢性骨髓炎急性发作、化脓性关节炎可出现白细胞计数和中性粒细胞比例增高;炎症急性期红细胞沉降率可增快;全身中毒症状严重、使用抗生素前做血培养可阳性。

(2)穿刺:局部脓肿分层穿刺对急性骨髓炎诊断有重要价值,抽出脓液即可确诊,且涂片检查有脓细胞或细菌,同时做细菌培养和药物敏感试验;化脓性关节炎患者行关节腔穿刺可抽得浆液性、纤维蛋白性或脓性穿刺液,镜下可见大量脓细胞,抽出液细菌培养可明确致病菌。

（3）影像学检查：急性骨髓炎早期X线检查无异常发现，2~3周后X线可出现髓端散在虫蛀样骨破坏，骨质脱钙、骨膜反应及死骨形成；慢性骨髓炎X线见骨质增厚、硬化、包壳形成、有死骨或无效腔；化脓性关节炎早期X线可见关节周围软组织肿胀、关节间隙增宽，继之骨质疏松，后期关节间隙变窄或消失，关节面毛糙，有骨质破坏或增生，甚至出现关节挛缩畸形或骨性强直。放射性核素、CT、MRI等检查对骨髓炎早期诊断有价值。

（三）治疗要点

1. 急性血源性骨髓炎　一旦确诊，应尽早控制感染，防止炎症蔓延或转变为慢性骨髓炎。①全身支持疗法，增强机体抵抗力；②早期联合应用大剂量有效抗生素；③抬高患肢、局部制动；④若抗生素治疗后2~3日不能很好控制症状，应及时行局部钻孔引流或开窗减压闭式滴注引流（图19-53）。

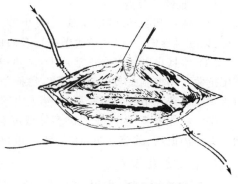

图19-53　开窗减压引流

2. 慢性骨髓炎　以手术治疗为主。原则是彻底清除死骨、炎性肉芽组织和消灭无效腔。一般行局部病灶清除术及带蒂肌瓣填充术等。

3. 化脓性关节炎　早期足量全身性使用抗生素，包括关节腔内注射抗生素；加强全身支持治疗，以提高全身抵抗力；表浅的大关节可行关节腔持续灌洗，较深的大关节灌洗困难时可行切开引流；关节功能严重障碍者可行关节融合术、截骨术等关节矫形手术。

（四）主要护理诊断及合作性问题

1. 疼痛　与炎症刺激及骨髓腔内压力增高有关。

2. 体温过高　与急性感染有关。

3. 皮肤完整性受损　与脓肿穿破皮肤形成窦道有关。

4. 潜在并发症：脓毒症或感染性休克、失用综合征、肢体畸形、病理性骨折等。

（五）护理措施

1. 急性血源性骨髓炎

（1）休息和制动：卧床休息，抬高患肢，促进静脉回流。用石膏托或皮牵引固定患肢于功能位，可解除肌痉挛，缓解疼痛，防止关节畸形和病理性骨折。

（2）加强营养：鼓励患者摄取高热量、高蛋白质、高维生素饮食，必要时遵医嘱行肠内或肠外营养、输血等。

（3）抗感染：遵医嘱给予有效抗生素，合理掌握给药途径、用药时间、配伍禁忌、不良反应等。一般在症状和体征完全消失后继续用药2~3周。

（4）皮肤护理：有窦道形成时，加强局部皮肤的护理，预防窦道周围皮肤糜烂。

（5）伤口与引流的护理：①及时更换敷料，保持创口清洁和干燥。②术后作药物灌注、冲洗和负压引流的患者，应妥善固定引流管和冲洗管；输液瓶应高出床面60~70cm，引流袋应低于患肢50cm，以防引流液逆流；保持引流通畅，并观察和记录引流液的量、颜色和性质；遵医嘱用1500~2000ml抗生素溶液进行24小时连续冲洗引流，直至体温正常、引流液清亮，连续3次菌培养结果阴性时可拔管。

（6）病情观察：严密观察生命体征，局部症状、体征的变化，了解血象、细菌培养、X线、CT等检查的结果，评估病情有无好转或加重。

考点：急性血源性骨髓炎患者的护理原则

（7）功能锻炼：急性炎症控制后，指导患者进行适当的功能锻炼，防止肌萎缩和关节僵硬。

（8）心理护理：耐心倾听患者和亲属的诉说，及时了解患者的心理状态，给予心理疏导，减轻恐惧及焦虑心理，使其树立战胜疾病的信心，积极配合治疗和护理。

2. 慢性骨髓炎　参见急性血源性骨髓炎。

3. 化脓性关节炎

（1）休息和制动：卧床休息，抬高患肢，促进静脉回流。用石膏托或皮牵引固定患肢于功能位，以减轻疼痛，并可预防关节畸形及病理性脱位。

（2）维持患者体温在正常范围：高热患者采取有效的物理降温或药物降温措施；遵医嘱应用抗菌药物控制关节腔感染；及时更换创面敷料，注意观察引流液的量、颜色、性质，避免因引流管阻塞致关节腔内脓液积聚、感染引起发热。

（3）功能锻炼：为防止肌肉萎缩或减轻关节粘连。急性期患肢可做等长收缩和舒张运动。炎症消退后，关节未明显破坏者可进行关节伸屈功能锻炼。

（六）健康教育

1. 宣教疾病起因、表现、转归及预后，解释治疗与护理措施及意义。

2. 教育患者和亲属及时住院治疗，争取早期诊断和处理，避免转化成慢性骨髓炎。

3. 正确指导肢体功能锻炼的方法与步骤。

4. 告知患者加强营养，增强抵抗力，强调出院后用药、活动、复诊等注意事项。

案例 19-3 分析

1. 该患儿的初步诊断为急性血源性骨髓炎。其主要致病因素与患儿胫骨骨折有关，病原菌经骨折位置进入血液循环，随后到达胫骨近端而发病。

2. 主要护理问题　有疼痛、体温过高及躯体移动障碍等。

3. 护理措施　包括全身支持；大剂量、联合使用抗生素治疗护理；患肢制动休息；病情观察；生活护理；心理指导及指导功能锻炼等；如进行手术切开引流，还应做好伤口护理和冲洗引流护理等。健康教育强调宣教本病的发病原因、治疗原则、预防措施等，还包括指导患儿家长正确的营养搭配及患肢功能锻炼方法等。

二、骨和关节结核患者的护理

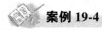 **案例 19-4**

患者，女性，20 岁，左膝关节肿胀、疼痛，伴低热、盗汗、纳差 5 个月。体格检查：患者消瘦、贫血面容、T 37.2℃，左膝关节呈梭形，浮髌试验阳性。X 线示关节间隙明显增宽，骨质疏松，未见明显骨质破坏。实验室检查：红细胞沉降率 55mm/h。

问题：1. 初步诊断及诊断依据是什么？

2. 主要护理问题是什么？

3. 治疗要点及健康教育是什么？

（一）概述

骨和关节结核多见于儿童和青少年，好发于一些负重、活动多、易于发生创伤的部位，以脊柱结核最多，约占 50%，其中腰椎结核最多见，其次是膝关节、髋关节、肘关节等。

骨和关节结核是特异性感染，是一种继发性结核病变，常为肺结核及全身其他部位结核，结核杆菌经血液循环侵犯骨或关节。根据侵犯程度分为三种类型,即单纯滑膜结核、单纯骨结核和全关节结核。最初病变仅限于滑膜组织或骨组织,形成单纯滑膜结核或单纯骨结核,以后者多见。此期关节面完好,若得到有效控制,病愈后关节功能不受影响。若病变进一步发展,结核病灶可穿入关节腔,使关节软骨受到不同程度的损害,形成全关节结核。若全关节结核不能被控制,受累骨与关节出现结核性炎性浸润、肉芽增生、干酪样坏死及寒性脓肿形成,滑膜、骨质、关节软骨逐渐被破坏,关节完全毁损。晚期导致病理性关节脱位、骨折、肢体畸形或残疾。

(二) 护理评估

1. 健康史　了解患者有无肺结核或其他部位结核病史;有无结核病接触史;有无做过何种检查和治疗,效果如何;有无营养不良或机体抵抗力低下等情况。

2. 临床表现

(1) 全身症状:一般不明显,多有低热、盗汗、乏力、消瘦、食欲减退、贫血等慢性结核中毒症状。

(2) 局部症状:根据受累部位不同可有不同的表现。

1) 脊柱结核:①疼痛,最先出现,多为轻微疼痛,休息后减轻,劳累、咳嗽、打喷嚏或持重物时加重。病变椎体棘突处有压痛和叩击痛。②活动受限和姿势异常,由于椎体周围肌群保护性痉挛,受累脊柱活动受限。颈椎结核时患者常用双手撑着下颌、头前倾,颈部缩短,减轻疼痛。胸椎结核时可出现脊柱后凸或侧凸畸形。腰椎结核时弯腰活动受限,站立或行走时双手托住腰部。若拾起地面的东西,需挺腰、屈膝、屈髋、下蹲才能完成,称为拾物试验阳性。③寒性脓肿和窦道,颈椎结核发生咽后壁脓肿者,影响呼吸和吞咽,后期可触及颈部肿块;胸椎结核多表现为椎旁脓肿,可经肋间神经血管束流注到胸背部;腰椎结核可有腰大肌脓肿,脓液汇集在腰大肌内,可沿髂腰肌流注到腹股沟、股骨小转子,甚至腘窝,形成脓肿;腰骶段结核可同时有腰大肌脓肿和骶前脓肿(图 19-54)。脓肿向体表破溃可形成窦道,若与肺、肠等粘连,破溃后可形成内瘘。④截瘫或四肢瘫,是脊柱结核最严重的并发症。它主要由于脓液、死骨和坏死的椎间盘,以及脊柱畸形等压迫、损伤脊髓所致。表现为躯干、肢体的感觉、运动及括约肌功能部分或完全障碍。

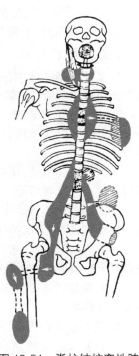

图 19-54　脊柱结核寒性脓肿流注途径

2) 髋关节结核:单侧多见。①早期为髋部疼痛,劳累后加重,休息后减轻,常放射到同侧膝部。小儿表现为夜啼。随病情发展,疼痛加剧,出现跛行。②晚期可有髋关节的病理性脱位。③在腹股沟和臀部可出现寒性脓肿和窦道。

3) 膝关节结核:①关节疼痛、梭形肿胀;局部有压痛,活动受限;关节积液时,可出现浮髌试验阳性。②可在腘窝、膝关节两侧形成寒性脓肿,破溃后形成瘘道,经久不愈。③晚期有关节脱位、膝外翻畸形,骨骺破坏者可出现患肢短缩畸形。

3. 辅助检查　实验室检查可有贫血、红细胞沉降率增快;X 线示骨破坏、骨质增生,周围软组织肿胀,关节腔改变;CT 有助于发现寒性脓肿,死骨、病骨;B 超可探及寒性脓肿位置、大小;MRI 检查可观察脊髓受损程度;关节镜检查对早期滑膜结核具有重要诊断价值,同时可获取活组织做病理学检查。

☆链 接

夜　啼

小儿夜间熟睡后,患肢关节周围的保护性肌痉挛解除,在睡眠中活动肢体或翻身时即发生疼痛而哭,导致小儿夜啼。

(三) 治疗要点

加强营养支持,提高身体抵抗力;局部制动或适当休息;早期、规律、全程、适量和联合应用抗结核药物;根据不同病情可采用病灶清除、关节融合、关节置换、截骨融合等手术治疗。

(四) 主要护理诊断及合作性问题

1. 疼痛　与骨或关节破坏有关。
2. 营养失调:低于机体需要量　与食欲缺乏和结核有关。
3. 活动受限　与关节破坏、强直、畸形有关。
4. 潜在并发症:病理性骨折或脱位、截瘫等。

(五) 护理措施

1. 心理护理　多与患者交流,针对患者心理情况。耐心介绍特殊检查、治疗的必要性,多提供预后效果积极、明确的信息,增强其信心。

2. 非手术治疗护理

(1) 加强全身支持:给予高热量、高蛋白质、高维生素饮食,必要时输血以提高身体抵抗力。

(2) 休息和制动:注意卧床休息,保持肢体于功能位,局部制动,以缓解疼痛,以防病理性骨折、脱位、关节畸形等。

(3) 抗结核药物治疗护理:遵医嘱指导患者按时、按量、按疗程使用抗结核药物。观察药物不良反应,注意采取相应的防治措施。

(4) 皮肤护理:注意长期卧床患者的皮肤护理,以防压疮发生。对窦道换药时,注意消毒隔离,严格无菌操作,避免混合感染。

(5) 观察病情:注意全身情况好转程度、用药不良反应、肢体活动的状态、有无关节脱位、截瘫等并发症。

3. 手术治疗护理

(1) 手术前应抗结核治疗至少 2 周。此外,应做好皮肤准备、药物敏感试验、交叉配血等。

(2) 术后护理:①安置体位,根据麻醉及手术方式选择合适体位。②观察病情,注意肢端血运、感觉及运动。③术后继续抗结核治疗。④功能锻炼,若患者病情允许,应指导患者进行功能锻炼。

(六) 健康教育

1. 指导患者进行出院后的功能锻炼。
2. 指导患者坚持服用抗结核治疗,告诉抗结核药物的不良反应,如出现耳鸣、听力异常应立即停药,同时注意有无肝、肾功能受损及多发性神经炎的发生。
3. 定期到医院复诊。

案例 19-4 分析

1. 初步诊断为左膝关节结核,依据主要有患者有结核中毒症状、膝关节畸形、浮髌试验阳性及红细胞沉降率加快(55mm/h)。

2. 主要护理问题 疼痛、营养失调(低于机体需要量)、躯体移动障碍等。

3. 治疗要点 包括加强支持;患肢制动;合理、联合使用有效抗结核药物;必要时手术治疗。由于关节结核是一种慢性病变,药物治疗时间长,且有致残可能,所以健康教育的重点应放在心理疏导、坚持正规用药与及时发现药物的不良反应等方面,让患者了解疾病特点,发现问题及时就诊。

第七节 骨肿瘤患者的护理

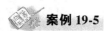
案例 19-5

患者,女性,12岁,近1个月来出现右膝下部疼痛,进行性加重,夜间尤甚,无明显发热史。体格检查:右膝下局部皮温增高,浅静脉怒张,局部肿胀明显。X线平片显示右胫骨近端有边界不清的骨折破坏,骨膜增生呈放射状阴影。

问题:1. 根据患者表现做出初步诊断。

2. 该患者的主要护理问题及护理措施是什么?

(一)概述

骨肿瘤是指骨组织(骨膜、骨和软骨)及骨附属组织(骨的血管、神经、脂肪、纤维组织等)所发生的肿瘤。根据骨肿瘤的原发部位可分为原发性和继发性两大类,原发性骨肿瘤来自骨组织及其附属组织;继发性骨肿瘤是由其他器官或组织发生的恶性肿瘤通过血液或淋巴液转移而来。根据肿瘤细胞的分化程度及所产生的细胞间质类型可将骨肿瘤分为良性、中间性和恶性三大类,其中良性肿瘤以骨软骨瘤多见;在恶性肿瘤中最常见的是骨肉瘤。

(二)护理评估

1. 健康史 了解患者年龄、生活环境、职业等;了解患者的既往史,尤其有无肿瘤病史。

2. 临床表现

(1)疼痛:骨良性肿瘤多无疼痛;骨恶性肿瘤几乎都有疼痛,且进行性加重,表现为剧痛、夜间痛,并有局部压痛。

考点:骨肿瘤的临床特点

(2)肿块和肿胀:骨良性肿瘤一般发展缓慢,肿瘤较大时局部出现肿块,质硬、边界清楚,无压痛;骨恶性肿瘤生长快,短期内局部呈梭形肿胀,容易与周围软组织浸润粘连,质硬,界限不清,浅静脉怒张。

(3)功能障碍和压迫症状:发生于长骨干骺端的骨肿瘤邻近关节,关节出现明显肿胀、疼痛导致活动障碍。脊柱肿瘤压迫脊髓可致截瘫。

(4)病理性骨折:因肿瘤破坏骨质,轻微外伤即可引起病理性骨折。

(5)转移和复发:晚期恶性骨肿瘤可出现发热、贫血等恶病质,可经血流和淋巴向远处转移,如肺转移。良性肿瘤复发后,有恶变的可能。

(6)常见骨肿瘤表现

1)骨软骨瘤:又称外生骨疣,是一种常见的良性骨肿瘤。本病多发生于青少年,好发于长骨干骺端,多见于股骨与胫骨,可单发或多发,后者有家族遗传史。肿瘤生长缓慢,可长期无症状,多因无意中发现骨性包块而就诊。较大瘤可因压迫周围组织引起疼痛。临床上出现疼痛加重与肿物突然增大,可提示恶变。X线显示长骨干骺端表面有骨性突起,呈杵状,可有蒂或无蒂。无症状者不需治疗,但需密切观察。若有疼痛或生长较快则应手术切除。

2) 骨巨细胞瘤:是起源于松质骨的溶骨性肿瘤。本病好发年龄为 20~40 岁,多见于长骨干骺端,以股骨下端、胫骨上端最多见。主要症状为疼痛、局部肿胀、压痛及运动受限,常伴有病理性骨折。X线检查可出现长骨干骺端偏心性膨胀性溶骨破坏,呈"肥皂泡"样改变而无骨膜反应。本病以手术治疗为主。

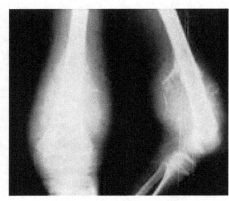

图 19-55　骨肉瘤 X 线表现

3) 骨肉瘤:是最常见的恶性骨肿瘤,恶性度高,预后差。本病好发于青少年,多见于股骨下端、胫骨上端和肱骨上端。主要症状是进行性加重的疼痛,从间断性疼痛发展成为持续性剧烈疼痛,夜间尤重。骨端近关节处可见肿块,局部皮温升高,静脉怒张,可发生病理性骨折,易出现肺转移。X线显示病变部位骨质呈浸润性破坏,骨膜反应明显,可有 Codman 三角或呈"日光射线"现象(图 19-55)。本病采用以手术为主的综合治疗。

3. 辅助检查　影像学检查如 X 线、CT、MRI 等对骨肿瘤诊断有重要意义,但确诊依赖于临床表现、影像学检查、病理检查的综合分析,其中病理检查仍是最重要的手段。

(三) 治疗要点

良性肿瘤无症状者无须治疗,但应密切观察;若有疼痛或生长较快时可采取手术切除。恶性肿瘤采取以手术为主,结合化疗、放疗、免疫治疗、中医中药治疗等的综合治疗。

(四) 主要护理诊断及合作性问题

1. 恐惧、焦虑　与患瘤、肢体功能丧失或对预后的担心有关。
2. 疼痛　与肿瘤浸润压迫周围组织、术后幻肢痛有关。
3. 躯体移动障碍　与疼痛、关节功能受限有关。
4. 潜在并发症:病理性骨折。

(五) 护理措施

考点:骨肿瘤的护理要点

1. 心理护理　要善于理解患者心理变化,及时给予安慰和疏导,使患者情绪稳定,积极配合治疗。同时要注意社会因素对患者心理的影响,做好患者家属的心理指导工作,使其积极配合治疗措施的实施。

2. 缓解疼痛　选择舒适体位,指导患者做松弛肌肉活动,安排看电视、听音乐等消遣活动,转移注意力,适当给予止痛药,需长期使用镇痛的患者应按照"三阶梯止痛"方案用药。

3. 加强全身支持　应给予高热量、高蛋白质、高纤维素的易消化清淡饮食;必要时可采取静脉营养,以保证机体有充足的营养摄入。

4. 手术护理

(1) 手术前准备:为防止感染,要严格备皮。根据术式做好术中体位训练。

(2) 手术后护理:①密切观察病情变化,包括生命体征变化、伤口及引流情况、手术肢体的疼痛和感觉及血运等;②患肢制动,抬高休息,关节注意功能位;③根据患者情况制订康复计划,指导患者进行各种形式力所能及的功能锻炼,恢复和调节肢体的适应能力,促进和提高患者的自理能力。

5. 截肢术后护理

（1）心理护理：截肢后患者身体外观发生变化，对患者心理造成极大打击，产生压抑和悲观情绪。护理人员要理解患者的烦躁、易怒行为，用耐心、爱心和细心对待患者，给予患者心理上的鼓励和支持，树立战胜疾病的信心，使患者能够自我调节，逐步恢复正常的社会生活，使其正确面对现实。

☆链　接

幻肢痛

幻肢痛是患者感到已切除的肢体仍有疼痛或其他异常感觉。由于患者还未消除原肢体存在的主观感觉导致。可以对残肢进行热敷，加强残肢运动，感到疼痛时让患者自己轻轻敲打残肢末端，从空间和距离确认截肢的事实，同时应说服患者正确面对现实，内心承认和接受，消除幻肢觉。

（2）体位：术后24～48小时应抬高患肢，预防肿胀。下肢截肢者，每3～4小时俯卧20～30分钟，并将残肢以枕头支托，压迫向下；仰卧位时，不可抬高患肢，以免造成膝关节的屈曲挛缩。

（3）局部观察：观察残端有无感染迹象、邻近关节畸形挛缩、有无残肢的幻肢痛等。

（4）防止出血：注意残端的渗血情况，床旁常规备止血带，以防残端血管结扎线脱落导致大出血。渗血较多者可用棉垫加弹力绷带加压包扎；若出血量较大，立即在肢体近端扎止血带止血，并告知医师，协助及时处理。

（5）防治感染：截肢患者创面较大，且恶性肿瘤患者抵抗力低下，应遵医嘱使用抗生素防治感染。

（6）功能锻炼：术后2周，伤口愈合后，应鼓励患者早期下床活动。必要时使用辅助设备（如扶车、拐杖），反复进行肌肉强度和平衡锻炼，为安装假肢做好准备。

6. 其他　做好化疗、放疗的相应护理工作。

（六）健康教育

1. 加强心理指导，保持良好心态，树立战胜疾病的信心。

2. 根据患者情况制订康复锻炼计划，指导患者按计划进行锻炼。最大程度地恢复患者的生活自理能力。指导患者正确使用各种助行器，适应新的行走方式。

3. 定期随访，坚持按计划进行后继治疗。

案例 19-5 分析

1. 初步诊断为左胫骨骨肉瘤。

2. 该患者的主要护理问题　疼痛、躯体移动障碍、营养失调（低于机体需要量）、潜在并发症（病理性骨折）等。主要护理措施包括：加强心理护理；加强全身支持；有效止痛；观察病情；制动，保护患肢；防止病理性骨折；做好手术前准备等。

第八节　颈肩痛与腰腿痛患者的护理

颈肩痛与腰腿痛是临床常见的一组症状，多由颈肩部及腰腿部的慢性损伤和退行性变引起。颈肩痛是指颈、肩及肩胛等处的疼痛，可伴有上肢痛或颈髓损伤症状，其代表性的疾病是颈椎病；腰腿痛指发生在下腰、腰骶、骶髂和臀部等处的疼痛，可伴有一侧或双侧下肢痛及马尾神经受压症状，其代表性疾病是腰椎间盘突出症。

一、颈椎病患者的护理

考点：颈椎病的好发部位

（一）概述

颈椎病是指颈椎间盘、椎骨、骨连接的退行性改变影响脊髓、脊神经、血管后出现的相应症状和体征。本病多见于中年以上人群，男性较多。好发部位依次为 $C_4 \sim C_5$、$C_5 \sim C_6$、$C_6 \sim C_7$。

考点：引起颈椎病的主要原因

1. 病因

（1）颈椎间盘退行性变：是颈椎病发生发展的最基本原因。由于椎间盘退变使椎间隙狭窄，关节囊、韧带松弛，导致脊柱稳定性下降，进而引起椎体、周围关节及韧带变性、增生、钙化，最后使相邻的脊髓、神经、血管受到刺激或压迫。

（2）损伤：急性损伤可以使已经退变的椎体、椎间盘和椎间关节损害加重而诱发颈椎病；慢性损害则可以加速退行性变的过程而提前出现症状。

（3）颈椎先天性椎管狭窄：由于在胚胎发育过程中椎弓根过短，使椎管矢状径小于正常。在此基础上，即使退行性变比较轻，也可出现压迫症状而发病。

2. 分型　根据受压部位及临床表现，一般可将颈椎病分为神经根型颈椎病、脊髓型颈椎病、椎动脉型颈椎病和交感神经型颈椎病四型。而临床上常有两种或多种类型颈椎病表现的患者，称为"复合型颈椎病"，但多以某种类型的表现为主，伴有其他类型的部分表现。

（1）神经根型颈椎病：此型最常见，占 50%～60%，由颈椎退行性病变，压迫、牵拉颈神经根所致。

（2）脊髓型颈椎病：此型占 10%～15%，由髓核中央型后突、椎体后缘骨赘增生、黄韧带肥厚、后纵韧带钙化等使脊髓受压所致。

（3）椎动脉型颈椎病：由颈椎横突孔的狭窄、上关节突增生肥大及颈椎不稳等直接刺激、牵拉或压迫椎动脉所致。当患者有动脉硬化等血管疾病时则更容易发生。

（4）交感神经型颈椎病：临床症状复杂，多见于中年妇女，由颈椎结构退行性变刺激或压迫颈交感神经所致。

（二）护理评估

1. 健康史　了解患者的年龄；有无先天性畸形；有无颈椎急慢性损伤史等。

2. 临床表现　根据受累组织不同，临床表现有所不同。

（1）神经根型：主要表现为颈肩部痛，可向上肢放射，颈部僵硬、上肢麻木。体征可见颈肌痉挛，颈部、肩部有压痛，颈关节、肩关节活动受限，受累神经根支配区皮肤感觉减退或过敏、肌力减弱。上肢牵拉试验阳性，压头试验也可阳性（图 19-56、图 19-57）。

（2）脊髓型：此型症状最为严重。据受压部位、程度不同，产生不同的临床表现，如上肢有手部麻木、活动不灵、精细活动失调，握力减退；下肢麻木无力，步态不稳，有踩棉花感，躯干可有紧束感。随着病情加重发生自下而上的上运动神经元性瘫痪，并出现排便、排尿功能障碍。检查时有感觉障碍平面，全身肌张力增加、肌力减退、腱反射亢进而浅反射减弱或消失，出现病理征。

（3）椎动脉型：此型颈椎病主要表现为椎动脉供血不足引起的症状，如眩晕、头痛、视觉障碍、耳鸣、听力下降及猝倒等。本型多在头部突然旋转或屈伸时发生，但意识清醒，倒地后再站起来即可继续正常活动。

（4）交感神经型：表现多样，主要有：①交感神经兴奋症状，如头痛或偏头痛、头晕；恶心、呕吐等胃肠道症状；视物模糊、视力下降、畏光、流泪、瞳孔扩大或缩小、眼睑下垂或眼后部胀痛；心率加快、心律失常、心前区疼痛和血压升高；头颈及上肢出汗异常、面部麻木、耳鸣、听力下降、发音障碍等。②交感神经抑制症状,如头昏眼花、流泪、鼻塞、心动过缓、血压下降及胃肠胀气等。

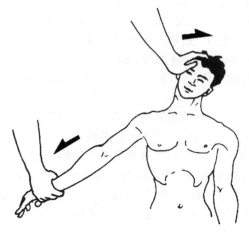
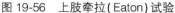
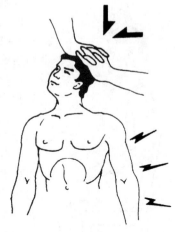

图 19-56　上肢牵拉(Eaton)试验　　　　　图 19-57　压头试验(Spurling 征)

3. 心理状况　各类颈椎病对患者造成严重不适,且呈慢性病程,影响患者学习、工作及生活,重则难以坚持工作或生活不能自理,从而引起患者焦虑。多数患者对手术治疗的危险性、预后存在担忧。

4. 辅助检查

(1) X 线平片:显示颈椎生理前凸变小或消失,椎间隙变窄,椎体前后缘骨质增生,钩椎关节、关节突关节增生及椎间孔狭窄及脊髓受压情况。

(2) CT、MRI:可见椎间盘突出及神经、脊髓受压情况。

(3) 椎动脉造影:可示椎动脉局部受压、狭窄、血流不畅等。

(三) 治疗要点

颈椎病早期可采用非手术治疗,包括颌枕带牵引、颈围制动、理疗、推拿按摩、药物治疗等,但脊髓型颈椎病一般不宜采用牵引及推拿按摩治疗,防止损伤脊髓。诊断明确经非手术治疗无效者或脊髓型颈椎病压迫症状进行性加重者,应采取手术治疗,目的是解除脊髓压迫和使颈椎获得稳定。根据手术的入路途径不同,可分为前路手术、前外侧手术及后路手术。

考点:颈椎病治疗的注意事项

(四) 主要护理诊断及合作性问题

1. 焦虑和恐惧　与颈肩部不适及担心手术有关。

2. 疼痛　与脊神经、血管受压或刺激有关。

3. 躯体移动障碍　与神经受压或手术有关。

4. 知识缺乏　缺乏疾病防治及功能锻炼的相关知识。

5. 潜在并发症:失用性肌萎缩、术后出血、呼吸困难等。

(五) 护理措施

1. 非手术治疗及术前准备

(1) 心理护理:向患者及家属解释不同类型颈椎病治疗方法和过程,使患者有积极的心态配合治疗护理,鼓励患者坚持治疗,达到最大程度的康复。

(2) 避免颈部劳累:注意纠正不良的工作和睡眠姿势,睡眠时避免枕头过高,工作时定时活动颈部等有助于缓解症状,如明显眩晕则应卧床休息和颈部制动。

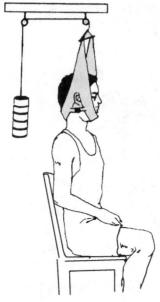

图 19-58　坐位颌枕带牵引法

（3）颌枕带牵引的护理：目的是解除颈部肌肉痉挛，增大椎间隙以解除椎间盘对神经根的压迫，减轻神经根的水肿，减轻疼痛，增加舒适。头微前倾，取坐位、卧位均可，牵引重量一般为 4~6kg，每天 1 次，每次 1 小时；也可做持续牵引，每日 6~8 小时，2 周为一疗程。牵引期间观察效果，防止过度牵引造成颈髓损伤（图 19-44、图 19-58）。

（4）颈托和围领的护理：主要用于限制颈椎过度活动，避免神经损伤。

（5）推拿按摩：可减轻肌肉痉挛，改善局部血液循环。应由专业医护人员轻柔操作，以免增加损伤。

（6）术前准备：遵医嘱完善各项检查，做好备皮。前路手术患者需进行推移气管训练，即右手拇指将气管自右向左推过中线，开始为 15~20 分/次，以后逐渐增至 30~60 分/次。后路手术患者需俯卧位练习，以适应术中体位。

2. 手术后护理

（1）卧位和活动：颈椎手术后患者需卧床休息，颈部制动。卧床期间注意肢体活动，防止并发症的发生。一般手术当日麻醉清醒后可行肌肉收缩及深呼吸训练，翻身时注意保持头部与躯干长轴一致，避免过度屈伸、旋转；术后 1 日可行关节活动，颈椎不稳者肩关节外展不宜超过 90°；术后 3~5 日无异常者可离床活动，离床活动时必须有专人陪护，戴好颈托限制颈部活动，保持颈部的绝对固定，离床活动必须循序渐进，以患者不感疲劳为原则，病情较重或体质虚弱者不可勉强。

（2）病情观察：术后应密切观察患者生命体征和四肢活动，前路手术后 1~3 日应特别注意患者的呼吸情况，出现异常时应及时向医师报告。观察伤口有无渗血及引流情况，引流条一般于术后 2~3 日拔除。

（3）保持呼吸道通畅：术后 2~3 日做超声雾化吸入，减轻喉头水肿；鼓励患者深呼吸、咳嗽、咳痰；对植骨手术的患者，在咳嗽、打喷嚏或用力排便时应注意自我保护，轻按伤口，防止植骨块脱落移位压迫气管或脊髓，引起窒息或瘫痪。术后床头常规备气管切开包，如伤口出血形成血肿压迫气管时应及时拆除缝线，清除血肿，必要时气管切开。

（4）预防并发症：如切口感染、压疮、肺部感染等。

（六）健康指导

1. 纠正日常生活、工作、休息时头部、颈部、肩部的不良姿势，保持颈部平直。长期伏案工作者，要定时改变姿势，劳逸结合，减轻颈部肌肉疲劳。

2. 选择高低适当的枕头，保证颈部及脊柱正常的生理弯曲，避免颈部长期悬空、屈曲或仰伸。枕高以头颈部压下后一拳头高为宜。

3. 加强颈部及上肢活动，使颈部及肩部肌放松，改善局部血液循环。

二、腰椎间盘突出症患者的护理

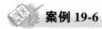　**案例 19-6**

患者，男性，35 岁。3 日前抬重物时不慎扭伤腰部，感腰部疼痛，并向左下肢放射，大小便正常。体格检查：腰椎右凸畸形，L₄、L₅ 椎体左侧有压痛并放射至左小腿，左下肢直腿抬高试验阳性、小腿前外

侧、足背及趾部感觉迟钝。腰椎平片提示腰椎右凸,其余无异常;CT检查示 $L_4 \sim L_5$ 椎间隙椎体左后见软组织阴影 1.0cm×0.5cm,左神经根受压。

问题:1. 该患者的主要病因是什么?

2. 该患者主要的护理问题有哪些?

3. 怎样对该患者进行健康教育?

❀◦❀

腰椎间盘突出症是指腰椎间盘变性后纤维环破裂,髓核突出刺激或压迫神经根、马尾神经而引起的一种综合征,是腰腿痛最常见的原因之一。本病可发生在任何成年人,多见于中年人,20~50岁多发,男性多于女性。由于下腰椎负重和活动范围大,腰椎间盘突出多发生在 $L_4 \sim L_5$、$L_5 \sim S_1$ 间隙发病率最高。

考点:腰椎间盘突出症的好发部位

(一) 概述

1. **病因** 椎间盘退行性变是腰椎间盘突出的基础,积累伤则是主要诱发因素。

(1) 椎间盘退行性变:椎间盘由位于中心的髓核、四周的纤维环及上下软骨板组成。随着年龄增长,髓核和纤维环含水量减少,椎间盘变薄。同时胶原沉积、低分子量糖蛋白增加等使髓核弹性降低,椎间盘结构松弛,抗震荡能力下降而易发生损伤。

考点:腰椎间盘突出症的病因

(2) 急慢性损伤:如提取重物、暴力撞击等可造成椎间盘突出,反复弯腰、扭转等慢性积累伤是椎间盘突出的主要诱发因素。

(3) 其他:如从事驾驶、重体力劳动或运动职业者,因腰椎负荷过重造成椎间盘早期严重退变;妊娠期椎间韧带处于松弛状态,使椎间盘易于膨出;腰骶椎先天异常,使下腰椎承受异常应力,造成椎间盘突出;有色人种发病率明显低于其他人种的发病率。

2. **病理分型**

(1) 椎间盘膨隆:纤维环部分破裂,但表层完整,髓核因压力而向椎管局限性膨出。

(2) 椎间盘突出:纤维环完全破裂,髓核突入椎管,仅有后纵韧带或一层纤维膜覆盖,表面高低不平。

(3) 脱垂游离型椎间盘:破裂、突出的椎间盘组织游离于椎管内,可引起神经根症状,且易压迫马尾神经。

(4) Schmorl 结节及经骨突出型:前者是髓核经上下软骨板裂隙突入椎体松质骨内;后者是髓核沿锥体软骨终板和椎体间的血管通道向前韧带方向突出,形成椎体前缘的游离骨块。此两型无神经根症状。

(二) 护理评估

1. **健康史** 了解患者的年龄与性别;有无腰部急慢性损伤、治疗经过及效果;有无腰骶椎先天异常等。

2. **临床表现**

(1) 症状

考点:腰椎间盘突出症的临床表现

1) 腰痛:常最早出现,可为急性剧痛或慢性隐痛。由于髓核突出、压迫和刺激纤维环外层及后纵韧带所致。

2) 坐骨神经痛:由于大多数患者发生 $L_4 \sim L_5$、$L_5 \sim S_1$ 椎间盘突出,故患者多有坐骨神经痛。坐骨神经痛多为逐渐发生,其典型表现是从下腰部向臀部、大腿后方、小腿外侧放射至足背或足外侧,可伴麻木感;当腹内压增高如弯腰、咳嗽、排便、打喷嚏时可使疼痛加重。后期常表现为坐骨神经痛重于腰痛或仅有坐骨神经痛。

3) 马尾神经受压症状:如压迫马尾神经可出现大小便和性功能障碍,鞍区感觉迟钝。

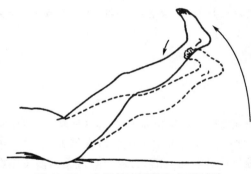

图 19-59　直腿抬高试验与加强试验

（2）体征

1）腰椎检查：脊柱正常生理弯曲消失，呈现腰椎侧凸、前凸或后凸，腰椎各方向的活动受限，病变部位棘突旁有压痛并沿坐骨神经放射。

2）直腿抬高试验及加强试验阳性：患者仰卧、伸膝，被动抬高患肢。正常人下肢抬高到 60°～70° 始感腘窝不适。本病患者抬高在 60° 以内即出现坐骨神经痛，称直腿抬高试验阳性。此时，缓慢下降患肢高度，待放射疼痛消失，再被动背屈患肢踝关节以牵拉坐骨神经，又出现坐骨神经疼痛称加强试验阳性（图 19-59）。

3）感觉、肌力和腱反射改变：神经根受压时，受压神经支配的相应部位出现感觉异常、肌力减退，部分患者可有膝反射或跟腱反射减弱或消失。

3. 辅助检查

（1）X 线检查：显示腰椎生理性弯曲减小或消失，腰椎侧凸，椎间隙狭窄，椎体边缘骨质增生等退行性改变。

（2）CT 检查：可了解骨性椎管形态，椎间盘突出的部位、大小和方向，对神经根和硬膜囊压迫的程度。

（3）MRI 检查：可以清晰、全面地了解髓核突出的程度和位置，与脊髓、神经根和马尾神经之间的关系，并进一步了解脊髓本身是否存在病变。

4. 心理状况　腰椎间盘突出症患者忍受较重的疼痛长时间卧床，限制活动，影响学习、工作及日常生活；如需手术则对手术效果有顾虑，均可导致患者严重焦虑情绪。

考点：*腰椎间盘突出症的治疗要点*

（三）治疗要点

1. 非手术治疗　适用于年轻、初次发作或病程较短者以及休息后可缓解、X 线检查无椎管狭窄的患者。多数患者经非手术治疗，症状可缓解或治愈。主要方法包括绝对卧床休息、持续骨盆水平牵引、药物治疗（包括硬膜外封闭、髓核化学溶解）、推拿按摩等。推拿按摩适用于中央型以外的椎间盘突出患者，操作时还应注意选择正确手法，以免引起不必要的损伤。

2. 手术治疗　适用于经严格非手术治疗无效或马尾神经受压者。主要手术有髓核摘除术、椎间盘切除术、脊柱融合术等。

（四）主要护理诊断及合作性问题

1. 焦虑　与反复的疼痛、影响工作和生活、担心手术效果等有关。

2. 疼痛　与腰部肌肉痉挛、神经压迫有关。

3. 躯体移动障碍　与腰背部疼痛有关。

4. 潜在并发症：肌肉萎缩、神经根粘连、椎间隙感染等。

考点：*腰椎间盘突出症的护理要点*

（五）护理措施

1. 非手术治疗及术前护理

（1）心理护理：了解患者心理变化，耐心解释本病发生发展情况及治疗护理方法措施，减轻患者的焦虑不安情绪。

（2）体位和休息：急性期应绝对卧硬板床休息 3～4 周，卧床有利于减轻脊柱负荷，放松背部肌肉，缓解疼痛。症状缓解后戴腰围下床活动，3 个月内不做弯腰持物活动。

（3）骨盆持续牵引的护理：持续骨盆水平牵引可增宽脊椎间隙，减轻椎间盘内压力，扩大椎管容量，从而减轻对神经根的刺激或压迫。根据个体情况，牵引重量在 7～15kg，床足抬高 15～30cm 以做反牵引，持续 2 周（图 19-60）；也可选择间断牵引，每日 2

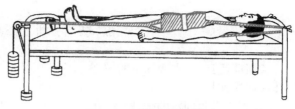

图 19-60　骨盆水平牵引

次，每次 1～2 小时，但间断牵引效果不如持续牵引。牵引过程中要经常检查牵引带的位置，了解受压局部皮肤、软组织情况，防止压疮。孕妇、高血压、心脏病患者禁用骨盆牵引治疗。

（4）用药和理疗护理：疼痛严重者遵医嘱给予非甾体类消炎镇痛药。局部按摩及热疗等理疗措施可促进局部血液循环，缓解肌肉痉挛，也可缓解疼痛。

（5）功能锻炼：急性期后，根据患者年龄和体力，指导其循序渐进地进行飞燕式、五点式、三点式和四点式锻炼腰背肌，以增强脊柱稳定性。但腰椎有破坏性改变、感染性疾病、内固定物植入、年老体弱及心肺功能障碍的患者不宜进行腰背肌锻炼。

（6）术前准备：完善术前检查，指导患者进行正确翻身、练习床上大小便等。

2. 术后护理

（1）体位和活动：手术后去枕平卧硬板床 1～2 周，每 2 小时给轴式翻身一次。2 周后带腰围起床活动，以防神经根粘连。

（2）伤口及引流护理：注意观察伤口渗血、渗液及引流情况。一般术后 24～48 小时内拔出引流管。

（3）功能锻炼：术后 1 日开始指导患者做主动或被动直腿抬高运动，预防神经根粘连。5～7 日后根据患者情况锻炼腰背肌，以防止肌肉萎缩。

（4）预防并发症：椎间隙感染是椎间盘术后较严重的并发症之一。表现为术后腰痛消失，10 日后再次出现剧烈腰痛并向臀部、腹部、髂嵴、腹股沟及上腹部等放射，但不向双下肢放射。查体可见腰肌反射性紧张，体温不高。主要预防措施：保持手术切口有效引流，防止积血；保持切口敷料干燥；合理使用抗生素；预防身体其他部位感染。一旦出现椎间隙感染，应绝对卧床休息，腰部制动，加强抗感染治疗，同时稳定情绪，佩戴腰围 3～4 个月直至红细胞沉降率恢复正常。

（六）健康教育

1. 生活和工作中注意坐、立、卧、行及劳动姿势，避免久坐、弯腰，注意腰部保暖，卧硬板床。

2. 坚持锻炼腰背肌，要循序渐进，以增强腰背肌的力量，增加脊柱的稳定性。

3. 超重或肥胖者在必要时应控制饮食量和减轻体重。

4. 从事腰部劳动强度大者，劳动时可佩戴腰围保护腰部；参加剧烈运动前应充分做好腰部准备活动；有脊髓受压者应带腰围 3～6 个月，直至神经压迫症状解除。

案例 19-6 分析

1. 该患者由腰部外伤致腰椎间盘突出症。

2. 该患者存在的主要护理问题　疼痛、躯体移动障碍。

3. 健康教育　指导患者绝对卧硬板床休息 3～4 周，疼痛缓解后可带腰围下床活动，3 个月内不做弯腰和持物动作；疼痛严重时可服用布洛芬等非甾体类解热镇痛药；在日常生活和工作中注意坐、立、行及劳动姿势，避免久坐、弯腰、闪挫、受凉，注意腰部保暖、卧硬板床。坚持腰背肌锻炼，增加脊柱的稳定性，定时来医院复诊。

护理实训园地 18

【实训项目】 小夹板固定的护理

【实训目标】

1. 掌握小夹板固定的护理。

2. 熟悉小夹板固定的步骤、目的。

3. 了解小夹板固定的用物。

4. 能够协助医师进行小夹板固定,具有一定的宣教能力和实践操作能力。

【实训用物】 各种规格的小夹板、衬垫、固定垫、布带。

【实训方法】

1. 集中讲解,示教实训内容。

2. 播放电教片,分组实训。

3. 学生代表演示,学生自评、互评,教师点评。

【操作步骤】

1. 核对患者的床号、姓名;了解骨折的部位及类型。

2. 评估患肢末梢色泽、温度、感觉、运动、肿胀、骨折部位的皮肤等情况,以评估皮肤有无破溃、挫裂伤、炎症、肿胀等异常情况,清洁皮肤。

3. 向患者说明小夹板固定的目的和方法,取得患者的理解和配合。

4. 协助患者根据需要摆好体位,暴露需固定的肢体。

5. 放好衬垫及加压垫,根据骨折部位选择相应规格的小夹板。将布带均衡的缠绕在小夹板外,在侧边打带结,松紧适宜。

6. 协助患者取舒适体位,抬高患肢,高于心脏约 20cm,以利于静脉血液和淋巴液回流。

7. 严密观察患肢末梢色泽、温度、感觉、运动、肿胀、疼痛等情况。

8. 健康宣教。

9. 清理用物,洗手,做好护理记录。

【注意事项】

1. 所选择夹板长短、宽窄应当合适。太宽不能固定牢靠,太窄容易引起皮肤坏死。夹板应占肢体周径 4/5。

2. 应合理放置固定垫,并且位置要准确。

3. 多数小夹板固定治疗骨折不包括骨折临近关节,仅少数近关节部位骨折使用超关节固定。

4. 应用小夹板固定前应准确判断患者神经、血管等损伤情况,避免再次损伤。

5. 先扎骨折端,然后向两端等距离捆扎。缚扎要松紧合适,缚后所打的结可以上下移动 1cm。

6. 有计划指导患者进行功能锻炼,并嘱患者随时复诊。每周 X 线复查及调整布带松紧度,直到骨折愈合。

7. 开放性骨折、皮肤广泛擦伤、骨折移位严重、肥胖不易固定、局部加压可加重神经症状者,禁用小夹板固定。

护理实训园地 19

【实训项目】 石膏固定的护理

【实训目标】

1. 掌握石膏固定的护理。

2. 熟悉石膏固定的步骤、目的。

3. 了解石膏固定的用物。

4. 能够协助医师进行石膏固定,具有一定的沟通交流能力和实践操作能力。

【实训用物】　石膏绷带数卷、医用绷带、石膏刀、石膏剪、衬垫、水盆、一次性手套、围裙、记号笔等,根据皮肤情况备换药用物。

【实训方法】

1. 集中讲解,示教实训内容。

2. 播放电教片,分组实训。

3. 学生代表演示,学生自评、互评,教师点评。

【操作步骤】

1. 核对患者的床号、姓名,评估病情及活动能力,需石膏固定部位的皮肤情况并清洁皮肤。向患者说明石膏固定的目的和方法,取得患者的理解和配合。

2. 操作者衣帽整洁,再次核对患者姓名等,转运患者至石膏操作间,协助患者摆好体位,暴露需固定的肢体。

3. 覆盖衬垫　需石膏固定处皮肤表面覆盖衬垫,注意骨隆突处加以保护,预防压疮。

4. 浸透石膏　将石膏卷放于盛有40℃的温水盆中,待其气泡排尽,完全浸透后,持两端向中间轻挤出多余水分。

5. 包扎石膏　戴手套,将石膏由肢体的远端向近端以滚动或交叠方式进行缠绕。缠绕石膏时注意松紧适宜,以免造成血液循环障碍;助手在托扶患肢时要用手掌托起,不得用手指压迫使局部凹陷而引起压迫性溃疡。

6. 捏塑　石膏未定型前,要根据肢体的解剖特点适当捏塑及整理。捏塑时注意关节部位,使之贴合体表。

7. 包边　将衬垫从内面向外拉出少许,包住石膏边缘,抹上石膏糊,使边缘光滑。

8. 开窗及标记　若行躯干石膏固定,在石膏未干固前需用石膏刀行腹部开窗便于呼吸和饮食;管型石膏内若有伤口需换药者也需开窗;用记号笔标记石膏固定的日期及预定拆石膏的日期。

9. 协助患者至病房,抬高患肢高于心脏20cm,以利于静脉血液和淋巴回流。整理床单位,协助患者取舒适体位,注意保暖。

10. 严密观察患肢末梢色泽、温度、感觉、运动、肿胀等情况;躯干石膏固定者观察呼吸,观察有无胸闷、腹痛、呕吐等情况。

11. 健康宣教,记录石膏固定的时间、类型及患肢末梢循环情况。

12. 清理用物,洗手,做好护理记录。

【注意事项】

1. 石膏固定操作时注意保暖、贴胸位石膏及躯干石膏等,应注意保护患者的隐私。

2. 缠绕石膏时注意松紧适宜,四肢石膏绷带包扎时应露出远端指(趾),以便观察肢体末端感觉、运动及血液循环情况,注明包扎日期。

3. 石膏干固前注意通风,若温度低、湿度大,可用烤灯或电吹风烘干,但要注意间断烘烤。

4. 髋"人"字形石膏、石膏腰围、石膏床等躯干石膏及长腿石膏易被大小便污染应加强保护,若变形、严重污染、折断应及时更换。

5. 石膏长时间固定时,可引起肢体肌肉萎缩、关节僵硬及骨质疏松等并发症,应注意加强功能锻炼,按时拆除石膏。

护理实训园地 20

【实训项目】 骨牵引固定的护理

【实训目标】

1. 掌握骨牵引固定的护理。

2. 熟悉骨牵引的操作步骤。

3. 了解骨牵引的用物。

4. 能够配合医师进行骨牵引术,具有无菌观念及爱伤精神。

【实训用物】 骨牵引器械包(骨圆针及克氏针数枚、手摇钻、颅骨牵引钳、骨锤、止血钳数把、弯盘、卵圆钳、治疗巾数条)、切开包、牵引床(图 19-61)、牵引弓(图 19-62)、牵引架(图 19-63)、牵引重锤、牵引绳、老虎钳、碘伏、2% 利多卡因注射液 5 ~ 10ml、棉签、胶布、床脚垫。

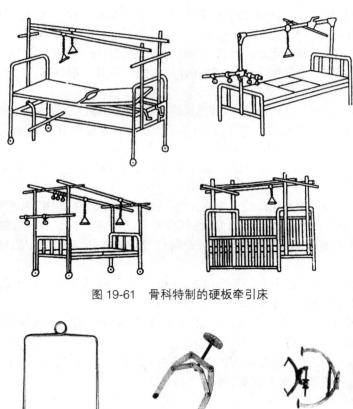

图 19-61 骨科特制的硬板牵引床

图 19-62 牵引弓
A. 普通牵引弓;B. 张力牵引弓;C. 颅骨牵引弓

【实训方法】

1. 集中讲解,示教实训内容。

2. 播放电教片,分组实训。

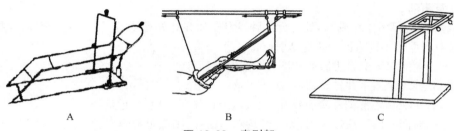

图 19-63　牵引架

A. 布朗架；B. 托马斯架；C. 双下肢悬吊牵引架

3. 学生代表演示，学生自评、互评，教师点评。

【操作步骤】

1. 核对床号、姓名，评估患者生命体征及合作程度。解释骨牵引的目的和方法，取得配合。

2. 操作者衣帽整洁，洗手，戴口罩，携用物至床旁，再次核对。

3. 根据牵引部位不同协助医师摆体位，剃除头发或汗毛，清洗并擦干局部皮肤。

4. 选择进针部位，如尺骨鹰嘴或股骨髁上或胫骨结节（图 19-64）或跟骨或颅骨。

5. 局部皮肤消毒、铺巾、局麻。做皮肤小切口，协助医师用手摇钻将牵引针钻入骨质，并穿过骨质从对侧皮肤穿出；颅骨牵引：用安全钻头钻穿颅骨外板，将牵引弓两侧的钉尖插入此孔，旋紧固定螺丝，拧紧固定，以防滑脱。针孔处皮肤用乙醇纱布覆盖。

6. 安装相应的牵引弓，系上牵引绳，通过滑车，加上所需重量进行牵引。

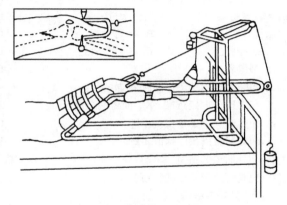

图 19-64　胫骨结节骨牵引

7. 牵引针的两端套上软木塞或有胶皮盖的小瓶，防止刺伤皮肤或划破被褥。

8. 床头或床尾（即牵引床端）抬高 15～30cm，以保持对抗牵引。

9. 观察患者生命体征及患肢末梢的感觉、运动及血液循环情况。

10. 观察牵引针孔有无渗血渗液。

11. 观察牵引是否有效：牵引重锤保持悬空；牵引重量不可随意增减或移去；牵引绳上不可放置任何物品且始终在滑槽内；牵引的方向和肢体纵轴保持一致；始终保持正确体位。

12. 每日测量牵引肢体的长度，防止过度牵引。

13. 牵引针孔处保持清洁、干燥，每日用 75% 乙醇消毒 2 次，或按换药处理，防止牵引针孔感染。

14. 按摩骨隆突处，协助患者抬臀、更换体位，预防压疮。

15. 指导并协助患者进行功能锻炼，加强疾病相关知识的宣教，预防足下垂、坠积性肺炎、泌尿系统感染、便秘、肌肉萎缩、关节僵硬、下肢深静脉血栓形成等并发症。

16. 整理床单位，协助患者取舒适卧位。

17. 清理用物，洗手，做好护理记录。

18. 健康教育。

【注意事项】

1. 经常检查牵引针(或钉)处有无红肿、渗出,如穿针处有感染,要及时处理,应保持皮肤干燥;感染严重时应拔除钢针改变牵引位置。

2. 牵引期间每天测量患肢的长度,防止过度牵引。

3. 每日检查牵引弓并拧紧螺母,防止滑落。

4. 每日用75%乙醇消毒牵引针孔处2次,或按换药处理,防止感染。

5. 牵引时间一般不超过8周,如需继续牵引治疗,则应更换牵引针(或钉)的部位或改用皮肤牵引。

6. 牵引过程中指导并鼓励患者进行功能锻炼,防止肌肉萎缩及关节僵硬的等并发症。

目标检测

A₁ / A₂型题

1. 新鲜骨折是指骨折时间在(　　　)
   - A. 1 周之内的骨折
   - B. 2 周之内的骨折
   - C. 3 周之内的骨折
   - D. 4 周之内的骨折
   - E. 5 周之内的骨折

2. 下列骨折类型中属于不完全骨折的是(　　　)
   - A. 横行骨折
   - B. 斜行骨折
   - C. 压缩骨折
   - D. 粉碎性骨折
   - E. 裂缝骨折

3. 石膏绷带包扎固定技术中,错误的是(　　　)
   - A. 包扎时先固定远端,然后向近端缠绕
   - B. 包扎时宜用手掌安抚妥帖
   - C. 包扎时应露出手指或足趾
   - D. 包扎时松紧适宜,每周重叠 1/3
   - E. 包扎时禁用手指扶托石膏型

4. 骨折中期功能锻炼指(　　　)
   - A. 卧床不动
   - B. 以患肢肌肉舒缩活动为主
   - C. 参加重体力劳动
   - D. 以重点关节为主的全面功能锻炼
   - E. 以骨折处远、近侧关节活动为主,活动范围逐渐扩大

5. 肢体长期石膏固定,未进行功能锻炼,易导致的并发症是(　　　)
   - A. 骨折延期愈合
   - B. 骨化性肌炎
   - C. 关节僵硬
   - D. 缺血性肌挛缩
   - E. 创伤性关节炎

6. 颈椎骨折进行颅骨牵引时,应采用哪种体位(　　　)
   - A. 平卧位
   - B. 俯卧位
   - C. 端坐位
   - D. 头低足高位
   - E. 头高足低位

7. 骨折牵引术的作用不包括(　　　)
   - A. 骨折复位
   - B. 骨折固定
   - C. 防止骨质脱钙
   - D. 矫正畸形
   - E. 解除肌肉痉挛

8. 骨折现场急救措施,下列哪项错误(　　　)
   - A. 重点检查有无内脏损伤
   - B. 开放性骨折应现场复位
   - C. 就地取材固定伤肢
   - D. 用清洁布类包扎伤口
   - E. 平托法搬运脊柱骨折患者

9. 一般骨折患者首选的检查项目是(　　　)
   - A. X 线摄片
   - B. CT 检查
   - C. B 超
   - D. 血常规
   - E. 磁共振成像

10. 缺血性肌挛缩最多见于(　　　)
    - A. 肩关节脱位
    - B. 肘关节脱位
    - C. 桡骨远端骨折
    - D. 肱骨髁上骨折
    - E. 锁骨骨折

11. "餐叉状"畸形见于(　　　)
    - A. 肱骨髁上骨折
    - B. 桡骨远端骨折
    - C. 尺骨骨折
    - D. 桡骨上端骨折
    - E. 肱骨干骨折

12. 腓骨上端骨折易伤及(　　　)
    - A. 坐骨神经
    - B. 闭孔神经
    - C. 股神经
    - D. 腓总神经
    - E. 胫神经

13. 骨折愈合过程中,直接骨化形成桥梁骨痂的是(　　　)
    - A. 软骨
    - B. 血肿
    - C. 骨膜
    - D. 结缔组织
    - E. 血管

14. 骨折患者两骨折端接触面和两骨折端在纵轴线上的关系完全良好,为(　　　)
    - A. 手法复位
    - B. 复位

  C. 骨性愈合　　　　D. 功能复位

  E. 解剖复位

15. 下列属于骨折晚期并发症的是(　　)

  A. 关节僵硬　　　　B. 血管损伤

  C. 脂肪栓塞　　　　D. 感染

  E. 骨筋膜室综合征

16. 下列关于脊髓休克的描述不正确的是(　　)

  A. 组织形态学上无病理变化

  B. 脊髓仍保持完整

  C. 脊髓损伤中最轻的一种

  D. 只是暂时性的功能障碍

  E. 脊髓的连续性中断

17. 脊椎骨折按暴力作用方向分类,最多见的是
(　　)

  A. 屈曲型骨折　　　B. 过伸型骨折

  C. 屈曲牵拉型骨折　D. 垂直压缩型骨折

  E. 稳定型骨折

18. 截瘫患者的并发症可除外(　　)

  A. 肺部感染　　　　B. 泌尿系统感染

  C. 高血压　　　　　D. 尿路结石

  E. 压疮

19. 颈椎病的常见类型(　　)

  A. 神经根型　　　　B. 椎动脉型

  C. 交感神经型　　　D. 脊髓型

  E. 食管型

20. 外伤性截瘫患者建立自律性膀胱的护理措施
是(　　)

  A. 留置导尿管,定时开放引流

  B. 每周更换导尿管

  C. 每2小时更换体位

  D. 抬高床头,多饮水

  E. 每日膀胱冲洗1次

21. 患者,男性,53岁,脊髓损伤致截瘫,护理过程
中患者足底置一床架,其作用是(　　)

  A. 便于功能活动

  B. 便于整理床铺

  C. 便于观察血运

  D. 便于保持肢体功能位

  E. 便于预防压疮

22. 患者,女性,30岁,汽车撞伤左侧大腿,致股骨
中段闭合性骨折,行骨牵引复位固定。牵引术
后,下列哪项护理能防止牵引过度(　　)

  A. 将床尾抬高15～30cm

  B. 每日用70%乙醇滴牵引孔

  C. 定时测定肢体长度

  D. 保持有效的牵引作用

  E. 鼓励功能锻炼

23. 患者,男性,35岁,C_5～C_6骨折合并四肢瘫痪,
无感染灶,出现高热,下列措施中哪项不适宜
(　　)

  A. 冰水灌肠　　　　B. 冰水擦浴

  C. 通风　　　　　　D. 药物降温

  E. 调节室温

24. 患者,男性,36岁,2小时前与他人抬举重物
时,不慎重物滑脱,砸在患者左半身上,急诊入
院。查:患者意识清楚,面色苍白,左上、下肢
明显肿胀、淤血、压痛、不能自主活动。X线片
提示:左肱骨、左股骨颈骨折。此时护理中应
特别注意观察的并发症是(　　)

  A. 缺血性骨坏死　　B. 神经损伤

  C. 骨髓炎　　　　　D. 骨筋膜室综合征

  E. 休克

25. 患者,男性,28岁,车祸致小腿胫腓骨骨折,行
石膏管型固定后4小时患者诉患肢剧痛。体
格检查:肢端苍白,触之发凉、足趾活动受限,
应考虑(　　)

  A. 血管受压　　　　B. 骨折断端移位

  C. 患者卧位不当　　D. 伤口疼痛

  E. 继发感染

26. 患者,女性,30岁,车祸后造成高位截瘫,现在
下肢肌肉瘫痪。感觉减退,尿失禁,大便尚能
控制,其截瘫指数是(　　)

  A. 1　　　　　　　　B. 2

  C. 3　　　　　　　　D. 4

  E. 5

27. 患者,男性,12岁,肱骨髁上骨折,给予闭合复
位,石膏绷带包扎固定,错误的是(　　)

  A. 患肢保持功能位

  B. 包扎处用手指扶托肢体

  C. 动作敏捷、用力均匀

  D. 边缘部分应予修齐

  E. 伤口部位在未干固前开窗

28. 患者,男性,35岁,因股骨干骨折给予持续骨
牵引,牵引术后护理错误的是(　　)

  A. 注意保持反牵引力

  B. 维持牵引肢体的固定、整复位置

  C. 鼓励功能锻炼

  D. 骨牵引应避免牵引针左右移动,每日1～2
次用70%乙醇滴于牵引针孔,除去血痂

  E. 皮肤牵引注意胶布有无松弛、滑脱,预防腓

总神经损伤

29. 患者,女性,45 岁,左胫腓骨下 1/3 开放性骨折,行清创缝合石膏固定治疗,3 个月后局部仍有压痛,X 线显示骨折线尚存在,有少量外骨痂,骨折对位良好,下列哪项是影响骨折延迟愈合的主要因素( )

A. 年龄大   B. 开放性骨折

C. 骨折部血液供应差   D. 软组织损伤

E. 石膏固定

30. 患者,男性,23 岁,车祸致右小腿开放性骨折,有活动性出血。应用橡胶止血带止血正确的是( )

A. 记录时间,每 20 分钟放松 1~2 分钟

B. 记录时间,每 30 分钟放松 2~3 分钟

C. 记录时间,每 45 分钟放松 2~3 分钟

D. 记录时间,每 60 分钟放松 2~3 分钟

E. 记录时间,每 120 分钟放松 2~3 分钟

31. 患者,男性,18 岁,车祸致右小腿开放性骨折,手术后护理人员指导患者早期功能锻炼正确的是( )

A. 卧床不动

B. 以患肢肌肉舒缩活动为主

C. 参加重体力劳动

D. 重点关节为主的全面功能锻炼

E. 以骨折处远近侧关节活动为主,活动范围逐渐扩大

32. 患者,男性,35 岁,遭遇车祸,怀疑脊柱骨折,正确的搬运方法是( )

A. 一人背起患者搬运

B. 三人同时平托患者搬运

C. 一人抬头,一人抬腿搬运

D. 一人抱起患者搬运

E. 以上均可

33. 关节脱位复位后,外固定时间一般需( )

A. 1 周   B. 2~3 周

C. 3~4 周   D. 4~5 周

E. 4~8 周

34. 肘关节脱位后的特征表现是( )

A. 活动障碍   B. 疼痛

C. 肿胀及淤血   D. 肘后三点关系失常

E. 尺神经麻痹

35. 急性血源性骨髓炎早期诊断有最有意义的检查是( )

A. 血细菌培养   B. X 线检查

C. 血常规   D. CT

E. 局部分层穿刺

36. 急性血源性骨髓炎护理中不妥的是( )

A. 体温正常后可下床活动

B. 体温正常后,还应继续用抗生素

C. 高蛋白质、高糖、高纤维素饮食

D. 物理降温、预防惊厥

E. 患肢必须给予固定

37. 急性血源性骨髓炎的好发部位是( )

A. 长骨干骺端   B. 髋关节

C. 膝关节   D. 脊柱

E. 肩关节

38. 关于急性血源性骨髓炎术后切口引流管的护理,错误的是( )

A. 保持引流通畅

B. 滴入瓶应高于床面 60~70cm

C. 引流瓶应低于床面 50cm

D. 观察引流液的颜色及量

E. 术后第 1 日引流速度宜慢,以后逐渐加快

39. 化脓性关节炎好发于( )

A. 肩关节和肘关节   B. 肘关节和腕关节

C. 腕关节和髋关节   D. 髋关节和膝关节

E. 膝关节和踝关节

40. 下列哪项不是骨肉瘤表现( )

A. 多见于青少年

B. 进行性加重的疼痛

C. 局部肿胀

D. 局部皮温升高

E. X 线呈"肥皂泡"样膨胀而无骨膜反应

41. 骨巨细胞瘤好发年龄为( )

A. 12 岁以下   B. 12~18 岁

C. 18~20 岁   D. 20~40 岁

E. 40 岁以上中老年

42. 患者,男性,1 岁,左小腿上段肿胀疼痛 2 个月。近 1 个月肿胀增长较快,夜间痛明显。体格检查:左胫骨上端肿胀严重,压痛明显,浅静脉怒张,扪及 6cm×8cm 硬性肿块,固定、边界不清。X 线示左胫骨上端呈虫蚀状溶骨性破坏,骨膜反应明显。可见 Codman 三角。最可能的诊断是( )

A. 左胫骨慢性骨髓炎

B. 左胫骨骨肉瘤

C. 左胫骨骨干结核

D. 左胫骨骨巨细胞瘤恶变

E. 左胫骨骨软骨瘤恶变

43. 腰椎间盘突出最多见的椎间隙是( )

A. $L_1 \sim L_2$ 　　　　B. $L_2 \sim L_3$

C. $L_3 \sim L_4$ 　　　　D. $L_4 \sim L_5$

E. $L_5 \sim S_1$

44. 腰椎间盘突出时下列哪种试验阳性(　　)

A. 压头试验　　　　B. 上肢牵拉试验

C. 托马斯征　　　　D. "4"字试验

E. 直腿抬高试验及加强试验

45. 患者,女性,45岁,双下肢无力3个月,继而行走困难,双手持物力弱。查体:肌张力增高,肌力弱,有不规则型感觉减弱区。可能为(　　)

A. 神经根型颈椎病

B. 椎动脉型颈椎病

C. 原发性神经炎

D. 脊髓型颈椎病

E. 脊髓空洞症

A₃/ A₄型题

(46~48题共用题干)

患者,女性,65岁,行走时不慎滑倒,左臀部着地,左髋部疼痛,不能站立、行走。体格检查:左臀部肿胀,有压痛,左下肢短缩、外旋、屈曲畸形。入院后给予皮牵引治疗。

46. 该患者的诊断是(　　)

A. 左股骨干骨折　　B. 左股骨颈骨折

C. 左胫腓骨骨折　　D. 盆骨骨折

E. 尾骨骨折

47. 最有诊断意义的表现是(　　)

A. 左髋部疼痛

B. 局部肿胀

C. 局部压痛

D. 患侧肢体短缩、外旋、屈曲畸形

E. 不能行走

48. 皮牵引护理中,错误的一项是(　　)

A. 保持有效牵引

B. 绷带包扎的松紧适宜

C. 牵引重量应酌情增减

D. 定时测量肢体长度

E. 密切观察肢端血液循环

(49~51题共用题干)

患者,男性,70岁,脊柱骨折手术后卧床2周,出现右小腿疼痛、紧束感,并逐渐出现水肿。

49. 应考虑到此人出现的术后并发症可能是(　　)

A. 肌肉萎缩　　　　B. 水电解质紊乱

C. 关节炎　　　　　D. 切口感染

E. 下肢静脉血栓形成

50. 在护理此患者时,应注意要禁止(　　)

A. 抬高患肢　　　　B. 热敷

C. 理疗

D. 按摩患肢

E. 应用抗生素

51. 预防该并发症的主要护理措施是(　　)

A. 早期下床活动

B. 定时观察,早期发现

C. 预防性应用抗生素

D. 抬高患肢

E. 热敷、理疗

(52~54题共用题干)

患者,女性,32岁,在交通事故中右小腿被车压伤,在当地医院给予石膏固定,第2日出现右小腿持续性剧痛,急转入院。拆除外固定的石膏检查见:右小腿严重肿胀,畸形,右足趾发绀呈屈曲状态,压痛,被动活动时剧痛,足背动脉搏动消失。X线示右胫腓骨中段粉碎性骨折。

52. 该患者出现的并发症是(　　)

A. 休克　　　　　　B. 缺血性肌挛缩

C. 神经损伤　　　　D. 骨筋膜室综合征

E. 脂肪栓塞综合征

53. 该并发症的主要原因是(　　)

A. 骨折端移位影响血液循环

B. 骨折端刺破局部血管

C. 骨折端损伤腓总神经

D. 局部血肿压迫

E. 骨折端血肿及周围软组织水肿导致骨筋膜室压力增高

54. 最适当的处理是(　　)

A. 急诊手术复位、内固定

B. 立即切开深筋膜、肌间隔减压

C. 抬高患肢

D. 高压氧治疗

E. 跟骨牵引

(55~58题共用题干)

患儿,女性,7岁,不慎跌倒时以手掌撑地,倒地后自觉右肘上部剧烈疼痛,大哭,被立即送往医院。体检可见上臂成角畸形,轻度肿胀,肘后三角关系正常,不敢用右手取物。

55. 该患者最可能出现(　　)

A. 肘关节脱位　　　B. 桡骨上端骨折

C. 尺骨上端骨折　　D. 肱骨髁上骨折

E. 肘部软组织挫伤

56. 患者受伤的病因为(　　)

A. 直接暴力　　　　B. 间接暴力

C. 肌肉牵拉　　　　D. 骨骼劳损

E. 骨骼疾病

57. 除了 X 线片外,做出骨折诊断的主要依据是
( )
   A. 局部剧烈疼痛　　B. 上臂成角畸形
   C. 肘部轻度肿胀　　D. 不敢用右手取物
   E. 跌倒时以手掌撑地

58. 对该患儿的观察重点为是否合并( )
   A. 伤口感染　　　　B. 皮肤划伤
   C. 肌腱断裂　　　　D. 软组织损伤
   E. 肱动脉损伤

(59~65 题共用题干)

患者,男性,55 岁,高处坠落后出现严重呼吸困难,四肢不能活动。查体:颈部压痛,四肢瘫痪,高热,有较重痰鸣音。X 线摄片提示:C_4~C_5骨折,合并脱位。

59. 对该患者应首先采取下列哪项措施( )
   A. 手术复位固定　　B. 使用呼吸兴奋剂
   C. 气管切开　　　　D. 吸氧
   E. 吸痰

60. 若患者行颅骨牵引,出现感染迹象时应及时采取的措施是( )
   A. 针眼或牵引弓部位涂抗生素药膏
   B. 观察牵引针眼或牵引弓部位有无皮肤破溃
   C. 局部再次手术治疗
   D. 静脉输入大量抗生素
   E. 每周用生理盐水清洁消毒针眼或牵引弓部位 2 次

61. 导致其呼吸困难的最主要原因为( )
   A. 腹胀引起膈肌上移
   B. 呼吸机麻痹

C. 水肿压迫呼吸中枢
D. 痰液堵塞气道
E. 气管受压

62. 应如何搬运患者( )
   A. 一人背起患者搬运
   B. 一人抱起患者搬运
   C. 二人搬运,其中一人抬头,一人抬腿
   D. 三人将患者平托到木板上搬运
   E. 四人搬运,三人将患者平托到木板上,一人固定头颈部

63. 减轻脊髓水肿和继发性损伤应可采取( )
   A. 地塞米松 10~20mg,口服,每日 3 次,维持 2 周左右
   B. 20% 甘露醇 250ml,静脉滴注,每日 2 次,连续 5~7 日
   C. 输液或输血,维持动脉血压在 90mmHg 以上
   D. 卧硬板床
   E. 枕颌吊带卧位牵引

64. 脊髓出现下列哪项改变会造成不可逆性瘫痪
( )
   A. 脊髓休克　　　　B. 脊髓震荡
   C. 脊髓断裂　　　　D. 脊柱骨折
   E. 脊椎脱位

65. 若为预防该患者因气道分泌物阻塞而并发坠积性肺炎及肺不张的措施不包括( )
   A. 翻身叩背　　　　B. 辅助咳嗽排痰
   C. 吸痰　　　　　　D. 人工机械通气
   E. 雾化吸入

(郭书芹　何美林)

参 考 文 献

岑晓勇,姚文山.2010.外科护理学.西安:第四军医大学出版社

陈孝平,汪建平.2013.外科学.第78版.北京:人民卫生出版社

党世明.2012.外科护理学.第2版.北京:人民卫生出版社

范保兴,田玉凤.2011.外科护理学.第2版.北京:科学出版社

胡颖辉.2013.外科护理学.北京:科学出版社

李军改,杨玉南.2010.外科护理学.第2版.北京:科学出版社

李乐之,路潜.2013.外科护理学.第5版.北京:人民卫生出版社

李召,马晓飞.2011.国家护理人员执业资格考试考点精讲与综合训练:外科护理学.第2版.西安:第四军医大学出版社

梁力建.2009.外科学.第6版.北京:人民卫生出版社

刘纯艳.2008.器官移植护理学.北京:人民卫生出版社

闵小松,孙倩.2012.外科护理学.北京:科学出版社

唐少兰,赖青.2011.外科护理.北京:科学出版社

王兴华,张庆明.2013.国家护理人员执业资格考试试题精选.北京:科学出版社

吴在德,吴肇汉.2010.外科学.第7版.北京:人民卫生出版社

许红璐,肖萍,黄天文.2013.临床骨科专科护理指引.广州:广东科技出版社

严鹏霄,王玉升.2013.外科护理.北京:人民卫生出版社

严鹏霄,禹海波.2009.外科护理学.北京:科学出版社

杨玉南,阎国刚.2013.外科护理学.北京:人民卫生出版社

中华人民共和国卫生部医政司.2010.外科手术部位感染预防与控制指南

周春兰.2011.外科护理学.北京:中国协和医科大学出版社

庄一平,杨玉南.2013.外科护理学.第2版.北京:科学出版社

Lynda Juall Carpenito.李宁译.2001.护理诊断手册.北京:科学技术文献出版社

外科护理学教学大纲

一、课程性质和任务

　　《外科护理学》是五年制高职护理课程体系中的一门重要核心课程,是基于医学基础课程、护理学基础和健康评估的临床综合课程,是以现代护理观为指导,以护理程序为框架对外科患者实施整体护理的专业课程。

　　主要任务是使学生通过教师课堂讲授、自学讨论、技能实训、网络音像教学、临床见习等活动,构建外科护理知识与技能,能运用护理程序的科学方法,对外科患者进行整体护理,为职业生涯的发展奠定基础。

二、课程教学目标

(一)知识教学目标

　　1. 了解外科常见疾病的基本医学知识,包括疾病概念、病因及病理等。

　　2. 熟悉外科常见疾病的治疗要点、辅助检查和健康教育。

　　3. 掌握外科常见疾病的临床表现、主要护理问题、护理措施及急危重症的抢救原则。

(二)能力培养目标

　　1. 具有对外科常见疾病患者实施整体护理的能力。

　　2. 具有对外科常见疾病患者的病情进行观察、监护和初步分析的能力,对外科常见急危重症患者进行初步应急处理和抢救配合能力,以及向个体、家庭、社区开展健康教育的能力。

　　3. 具有实施外科常用诊疗护理操作技术的能力。

(三)素质教育目标

　　1. 树立全心全意为患者服务的思想,以高度责任心关心、爱护、尊重患者。

　　2. 养成按照护理程序的思维方式,认真热情、积极主动地实施整体护理的工作意识。

　　3. 培养刻苦勤奋学习的态度、理论联系实际的学习风气、严谨求实的工作作风、团结协作的团队精神、稳定良好的心理素质,在学习和实训中培养良好的敬业精神、职业道德和环境适应能力、创新意识。

三、教学内容和要求

　　本课程的教学内容主要包括理论模块和实践模块。其中序号前带"※"号的部分章节为选学内容,供各校可根据实际情况使用。根据外科护理课程职业教育的要求,提倡实际教学中理论与实践教学相互渗透,推进理实一体教学。教学大纲序号后带"＊"为实践模块教学中"学会"内容,"#"为"掌握"内容,"△"为"熟练掌握"内容。因此,教学大纲中"理论模块"也并非传统的单纯理论教学。

教学内容	理论模块教学要求			教学活动参考	教学内容	理论模块教学要求			教学活动参考
	了解	理解	掌握			了解	理解	掌握	
一、绪论				课堂讲授	4. 呼吸性碱中毒患者的护理	√			
（一）外科护理学的定义与研究范畴			√	多媒体演示	三、外科休克患者的护理				课堂讲授
（二）外科护理学发展简史	√				（一）休克概述				多媒体演示
（三）外科护理人员的素质要求	√				1. 病因与分类			√	病案讨论
（四）怎样学好外科护理学	√				2. 病理生理	√			
二、水、电解质紊乱和酸碱平衡失调患者的护理				课堂讲授	（二）外科常见休克				
（一）正常体液平衡				多媒体演示	1. 低血容量性休克			√	
1. 水的平衡	√			病案讨论	2. 感染性休克			√	
2. 电解质平衡	√			临床见习	（三）休克患者的护理				
3. 酸碱平衡	√				1. 护理评估			√	
（二）水和钠代谢紊乱患者的护理					2. 治疗要点		√		
1. 概述	√				3. 主要护理问题		√		
2. 护理评估			√		4. 护理措施			√	
3. 治疗要点		√			5. 健康教育	√			
4. 主要护理诊断及合作性问题			√		四、外科营养支持患者的护理				课堂讲授
5. 护理措施		√			（一）营养支持概述				多媒体演示
6. 健康教育	√				1. 营养代谢	√			病案讨论
（三）钾代谢异常患者的护理					2. 营养不良的分类及评定	√			
1. #低钾血症患者的护理			√		3. 营养支持的指征	√			
2. 高钾血症患者的护理		√			（二）肠内营养				
（四）酸碱平衡失调患者的护理					1. 适应证和禁忌证		√		
1. 代谢性酸中毒患者的护理			√		2. 肠内营养的途径		√		
2. 代谢性碱中毒患者的护理	√				3. 肠内营养液的配制			√	
3. 呼吸性酸中毒患者的护理	√				4. 肠内营养的护理要点			√	
					（三）肠外营养				
					1. 适应证和禁忌证		√		
					2. 肠外营养的途径	√			
					3. 肠外营养液的配制	√			
					4. 肠外营养的护理要点			√	
					五、麻醉患者的护理				课堂讲授

续表

教学内容	理论模块教学要求			教学活动参考	教学内容	理论模块教学要求			教学活动参考
	了解	理解	掌握			了解	理解	掌握	
(一)麻醉概述	✓			多媒体演示	2. 手术室的布局	✓			技能实训
(二)麻醉前患者的护理				技能实训	3. 手术室的分区	✓			
1. 护理评估		✓		临床见习	(二)*手术室管理				
2. 主要护理诊断及合作性问题	✓				1. 手术室工作制度	✓			
3. 护理措施			✓		2. 接送患者制度	✓			
4. 健康教育		✓			3. 手术安全核查制度	✓			
(三)各类麻醉患者的护理					4. 手术室参观制度	✓			
1. 局部麻醉		✓			5. 手术间清洁消毒制度	✓			
2. 椎管内麻醉			✓		(三)*手术常用物品和器械				
3. #全身麻醉		✓			1. 布类物品	✓			
六、围术期患者的护理				课堂讲授	2. 手术敷料	✓			
(一)手术前准备和护理				多媒体演示	3. 常用手术器械	✓			
1. 护理评估			✓	临床见习	4. 缝合线	✓			
2. 主要护理诊断及合作性问题		✓			5. 引流物	✓			
3. △护理措施			✓		(四)△常用消毒和灭菌方法				
(二)手术后患者的护理					1. 物理和消毒灭菌法		✓		
1. 护理评估			✓		2. 化学消毒和灭菌法		✓		
2. 主要护理诊断及合作性问题		✓			(五)△手术人员及患者术前准备				
3. 护理措施			✓		1. 手术人员准备				
(三)术后不适及并发症的预防和护理					2. 患者准备				
1. 术后常见不适与护理		✓			(六)手术室的无菌操作原则及术中配合				
2. 术后常见并发症及护理			✓		1. △手术室无菌原则		✓		
3. 健康教育	✓				2. #手术室护理人员分工与职责		✓		
七、手术室护理工作				课堂讲授	八、肿瘤患者的护理				课堂讲授
(一)*手术室环境	✓			多媒体演示	(一)#肿瘤概述				多媒体演示
1. 手术室的位置	✓			临床见习	1. 病因及发病机制	✓			病案讨论
					2. 病理	✓			
					3. 临床表现		✓		

续表

教学内容	了解	理解	掌握	教学活动参考	教学内容	了解	理解	掌握	教学活动参考
4. 辅助检查	√				1. #破伤风				
5. 治疗要点	√				（1）概述		√		
（二）肿瘤患者的常规护理					（2）护理评估			√	
1. 护理评估					（3）治疗要点			√	
（1）健康史		√			（4）主要护理诊断及合作性问题	√			
（2）临床表现			√		（5）护理措施			√	
（3）心理状况			√		（6）健康教育			√	网络学习
（4）辅助检查	√				※2. 气性坏疽	√			
2. 主要护理诊断和合作性问题					十、损伤患者的护理				课常讲授
3. 护理措施		√			（一）机械性损伤患者的护理				多媒体演示
4. 健康教育		√			1. 概述	√			病例讨论
九、外科感染患者的护理				课堂讲授	2. 护理评估		√		临床见习
（一）感染概述				多媒体演示	3. 急救和治疗要点	√			技能实训
1. 分类	√			病例讨论	4. 主要护理诊断及合作性问题	√			
2. 常见的化脓性致病菌				临床见习	5. 护理措施			√	
3. 病理和转归		√			6. 健康教育	√			
（二）浅表软组织急性化脓性感染患者的护理					（二）#烧伤患者的护理				
1. 常见浅表软组织急性化脓性感染			√		1. 概述		√		
2. 常见浅表软组织急性化脓性感染患者的护理			√		2. 护理评估			√	
（三）全身化脓性感染患者的护理					3. 急救和治疗要点		√		
1. 概述	√				4. 主要护理诊断及合作性问题	√			
2. 护理评估		√			5. 护理措施			√	
3. 治疗要点		√			6. 健康教育	√			
4. 主要护理诊断和合作性问题	√				（三）其他损伤患者的护理				
5. 护理措施			√		1. 毒蛇咬伤患者的护理		√		
6. 健康教育	√				※2. 冷伤患者的护理	√			
（四）特异性感染患者的护理					（四）#清创术与换药术				
					1. 清创术				
					2. 换药术				

续表

教学内容	了解	理解	掌握	教学活动参考	教学内容	了解	理解	掌握	教学活动参考
十一、微创外科患者的护理				网络学习	2. 护理评估		√		
※(一)微创外科概述	√				3. 治疗要点	√			
※(二)腹腔镜基本技术与护理		√			4. 主要护理问题	√			
※(三)膀胱镜基本技术与护理		√			5. 护理措施		√		
※(四)关节镜基本技术与护理		√			6. 健康教育	√			
十二、移植患者的护理				课堂讲授 多媒体演示 网络学习	※(四)脑脓肿患者的护理	√			
※(一)移植概述	√				※(五)脑血管疾病患者的护理	√			网络学习
※(二)皮肤移植患者的护理	√				十四、颈部疾病患者的护理				课堂讲授 多媒体演示 病例讨论 临床见习
※(三)断肢(指)再植患者的护理		√			(一)甲状腺的解剖与生理	√			
(四)肾移植患者的护理		√			(二)甲状腺功能亢进症患者的外科治疗与护理				
(五)肝移植患者的护理		√			1. 概述	√			
十三、颅脑疾病患者的护理				课堂讲授 多媒体演示 病例讨论 临床见习 技能实训	2. 护理评估			√	
(一)#颅内压增高患者的护理					3. 治疗要点			√	
1. 概述	√				4. 主要护理诊断及合作性问题		√		
2. 护理评估	√				5. 护理措施				
3. 治疗要点		√			6. 健康教育			√	
4. 主要护理问题	√				(三)甲状腺肿瘤患者的护理				
5. 护理措施			√		1. 护理评估	√			
6. 健康教育	√				2. 治疗要点				
(二)颅脑损伤患者的护理					3. 主要护理诊断及合作性问题				
1. 头皮损伤	√				4. 护理措施				
2. 颅骨骨折		√			5. 健康教育		√		
3. △脑损伤			√		十五、胸部疾病患者的护理				课堂讲授 多媒体演示 病例讨论 临床见习
(三)颅内肿瘤患者的护理					(一)乳房疾病患者的护理				
1. 概述	√				1. 急性乳腺炎患者的护理			√	
					2. #乳腺癌患者的护理			√	

续表

教学内容	理论模块教学要求			教学活动参考	教学内容	理论模块教学要求			教学活动参考
	了解	理解	掌握			了解	理解	掌握	
(二)胸部损伤患者的护理				技能实训	1. 概述		√		病例讨论
1. 概述	√				2. 护理评估			√	临床见习
2. 肋骨骨折患者的护理			√		3. 治疗要点		√		技能实训
3. 损伤性气胸患者的护理			√		4. 主要护理问题	√			
4. 损伤性血胸患者的护理		√			5. 护理措施			√	
5. △胸膜腔闭式引流患者的护理					6. 健康教育		√		
(三)脓胸患者的护理					(二)急性腹膜炎患者的护理				
1. 概述	√				1. 概述	√			
2. 护理评估		√			2. 护理评估			√	
3. 治疗要点	√				3. 治疗要点		√		
4. 主要护理问题	√				4. 常见腹腔脓肿	√			
5. 护理措施		√			5. 主要护理问题		√		
6. 健康教育	√				6. △护理措施			√	
(四)肺癌患者的护理					7. 健康教育	√			
1. 概述	√				(三)腹部损伤患者的护理				
2. 护理评估			√		1. 概述	√			
3. 治疗要点	√				2. 护理评估			√	
4. 主要护理问题	√				3. 治疗要点		√		
5. 护理措施			√		4. 主要护理问题	√			
6. 健康教育		√			5. 护理措施			√	
(五)食管癌患者的护理					6. 健康教育	√			
1. 概述		√			(四)胃、十二指肠溃疡患者的外科治疗与护理				
2. 护理评估			√		1. 概述		√		
3. 治疗要点	√				2. 护理评估			√	
4. 主要护理问题	√				3. 治疗要点		√		
5. 护理措施			√		4. △主要护理问题	√			
6. 健康教育		√			5. 护理措施			√	
十六、腹部疾病患者的护理				课堂讲授	6. 健康教育	√			
(一)#腹外疝患者的护理				多媒体演示	(五)胃癌患者的护理				
					1. 概述	√			
					2. 护理评估			√	
					3. 治疗要点		√		

续表

教学内容	了解	理解	掌握	教学活动参考	教学内容	了解	理解	掌握	教学活动参考
4. 主要护理问题	√				（十一）#胆道疾病患者的护理				
5. 护理措施			√		1. 解剖生理概述	√			
6. 健康教育	√				2. 胆道疾病的特殊检查和护理		√		
（六）#肠梗阻患者的护理					3. △胆石症			√	
1. 概述			√		4. 胆道感染			√	
2. 护理评估			√		（十二）门静脉高压症患者的护理				
3. 治疗要点		√			1. 概述		√		
4. 主要护理问题		√			2. 护理评估			√	
5. 护理措施			√		3. 治疗要点		√		
6. 健康教育	√				4. 主要护理问题	√			
（七）#阑尾炎患者的护理					5. 护理措施			√	
1. 概述		√			6. 健康教育	√			
2. 护理评估			√		（十三）急性胰腺炎患者的护理				
3. 治疗要点		√			1. 概述		√		
4. 主要护理问题			√		2. 护理评估			√	
5. 护理措施			√		3. 治疗要点		√		
6. 健康教育	√				4. 主要护理问题		√		
（八）#大肠癌患者的护理					5. 护理措施			√	
1. 概述		√			6. 健康教育		√		
2. 护理评估			√		※（十四）胰腺癌及壶腹部癌患者的护理	√			
3. 治疗要点		√			（十五）#外科急腹症患者的护理				
4. 主要护理问题	√				1. 概述	√			
5. △护理措施			√		2. 护理评估		√		
6. 健康教育	√				3. 治疗要点		√		
（九）直肠肛管疾病患者的护理					4. 主要护理问题	√			
1. 概述		√			5. 护理措施		√		
2. △护理			√		6. 健康教育		√		
（十）肝脏疾病患者的护理					十七、周围血管疾病患者的护理				课堂讲授
1. 肝脓肿患者的护理		√			（一）下肢浅静脉曲张患者的护理				多媒体演示
2. 原发性肝癌患者的护理			√						

教学内容	了解	理解	掌握	教学活动参考
1. 概述	√			病例讨论 临床见习
2. 护理评估		√		
3. 治疗要点		√		
4. 主要护理问题	√			
5. 护理措施		√		
6. 健康教育	√			
(二)血栓闭塞性脉管炎患者的护理				
1. 概述		√		
2. 护理评估			√	
3. 治疗要点		√		
4. 主要护理问题	√			
5. 护理措施			√	
6. 健康教育		√		
十八、泌尿及男性生殖系统疾病患者的护理				课堂讲授
(一)泌尿系统损伤患者的护理				多媒体演示
1. 肾损伤		√		病例讨论
2. 膀胱损伤		√		临床见习
3. 尿道损伤			√	
(二)#泌尿系统结石患者的护理				
1. 概述	√			
2. 护理评估			√	
3. 治疗要点		√		
4. 主要护理问题	√			
5. 护理措施			√	
6. 健康教育	√			
(三)泌尿系统肿瘤患者的护理				
1. 肾肿瘤		√		
2. 膀胱肿瘤		√		
(四)泌尿及男性生殖系统结核患者的护理	√			

教学内容	了解	理解	掌握	教学活动参考
(五)良性前列腺增生症患者的护理				
1. 概述	√			
2. 护理评估		√		
3. 治疗要点	√			
4. △主要护理问题	√			
5. 护理措施		√		
6. 健康教育	√			
*(六)男性节育的护理	√			
*(七)常见泌尿及男性生殖系统先天性畸形	√			
十九、运动系统疾病患者的护理				课堂讲授 多媒体演示 病例讨论 临床见习 技能实训
(一)骨折概述				
1. 概述		√		
2. 护理评估			√	
3. 骨折的现场急救	√			
4. △骨折的治疗原则		√		
5. 主要护理问题	√			
6. △护理措施			√	
7. 健康教育	√			
(二)常见四肢骨折患者的护理				
1. 肱骨髁上骨折		√		
2. 尺桡骨干双骨折		√		
3. 桡骨远端伸直型骨折		√		
4. 股骨颈骨折		√		
5. 股骨干骨折		√		
6. 胫腓骨骨折		√		
(三)骨盆骨折患者的护理				
1. 概述	√			
2. 护理评估		√		
3. 治疗要点	√			

续表

教学内容	理论模块教学要求			教学活动参考	教学内容	理论模块教学要求			教学活动参考
	了解	理解	掌握			了解	理解	掌握	
4. 主要护理问题	√				2. 骨和关节结核患者的护理	√			
5. 护理措施		√			（七）骨肿瘤患者的护理				
6. 健康教育	√				1. 概述	√			
（四）脊柱骨折及骨髓损伤患者的护理					2. 护理评估		√		
1. 脊柱骨折	√				3. 治疗要点	√			
2. 脊髓损伤		√			4. 主要护理问题	√			
（五）#关节脱位患者的护理					5. 护理措施			√	
1. 概述		√			6. 健康教育	√			
2. 常见关节脱位		√			（八）颈肩痛与腰腿痛患者的护理				
（六）骨和关节感染患者的护理					1. 颈椎病患者的护理		√		
1. 骨和关节化脓性感染患者的护理		√			2. 腰椎间盘突出症患者的护理		√		

四、教学大纲说明

（一）适用对象与参考学时

本教学大纲供全国高等职业技术学校五年制护理、助产等专业使用,总学时200学时,其中理论130学时,实践70学时,理论与实践教学学时比例接近2:1。

（二）教学要求

1. 本大纲对知识的教学要求分为三个层次:①了解,能记住知识的内容;②熟悉,能领会概念的含义,理解知识的内容;③掌握,能深刻认识、分析知识的联系和区别,并能灵活地综合运用所学知识分析和解决临床护理问题。

2. 本课程对实践教学要求分为两个层次:①学会,在教师指导下,能正确地进行护理操作,能收集患者资料、列出护理诊断、制订护理措施;②掌握,能按照教学素材正确地进行护理技能操作,并熟知注意事项;③熟练掌握,能在不同病案中灵活运用与正确进行护理技能操作,能运用护理程序对患者实施整体护理。

（三）教学建议

1. 本课程是高职(五年制)护理专业核心课程,其突出特点是实践性非常强。在教学过程中切实做到以学生为中心、让学生做教学的主人,充分发挥教师的主导作用和学生的主体作用。注重理论联系实际,并组织学生开展必要的临床案例分析讨论,以培养学生分析问题和解决问题的能力,使学生加深对教学内容的理解和掌握。

2. 实践教学要充分利用教学资源,增加临床见习课时、案例分析讨论等教学形式,充分调动学生学习的积极性和主观能动性,强化学生的动手能力和专业实践技能操作。

3. 教学评价应通过课堂提问、布置作业、单元目标测试、案例分析讨论、操作技能考核、期末考试等多种形式,对学生进行学习能力、实践能力和应用新知识能力的综合考核,以期达到教学目标提出的各项任务。

(四)学时分配建议(200 学时)

序号	教学内容	学时数		
		理论	实践	合计
1	绪论	2		2
2	水、电解质紊乱和酸碱平衡失调患者的护理	4	2	6
3	外科休克患者的护理	4	2	6
4	外科营养支持患者的护理	4		4
5	麻醉患者的护理	4	2	6
6	围术期患者的护理	6	2	8
7	手术室护理工作	4	18	22
8	肿瘤患者的护理	4	2	6
9	外科感染患者的护理	6	2	8
10	损伤患者的护理	8	4	12
11	微创外科患者的护理	4		6
12	移植患者的护理	4		4
13	颅脑疾病患者的护理	8	4	12
14	颈部疾病患者的护理	4	2	6
15	胸部疾病患者的护理	12	4	16
16	腹部疾病患者的护理	30	12	40
17	周围血管疾病患者的护理	4		4
18	泌尿及男性生殖系统疾病患者的护理	8	4	12
19	运动系统疾病患者的护理	10	10	20
合计		130	70	200

目标检测选择题参考答案

第1章
1. E　2. E　3. D　4. A　5. D　6. C　7. D
8. E　9. E
第2章
1. A　2. E　3. E　4. E　5. D　6. E　7. D
8. A　9. B　10. C　11. B　12. B　13. D
14. D　15. B　16. C　17. C　18. E　19. E
20. C　21. B
第3章
1. A　2. C　3. D　4. D　5. B　6. C　7. A
8. D　9. D　10. A　11. C　12. C　13. D
14. A　15. B　16. C　17. D　18. E　19. B
第4章
1. B　2. E　3. E　4. B　5. E　6. B　7. D
8. A　9. E　10. C　11. C　12. B　13. D
14. A　15. E　16. D
第5章
1. B　2. B　3. E　4. D　5. D　6. E　7. C

8. C　9. A　10. E　11. A　12. E　13. D
14. D　15. D　16. C　17. B　18. E　19. A
20. A　21. B　22. D　23. D　24. E　25. A
26. B　27. A　28. B　29. A　30. E　31. C
32. D　33. E　34. B　35. C　36. D　37. C
第6章
1. A　2. B　3. E　4. A　5. A　6. A　7. E
8. C　9. B　10. D　11. C　12. A　13. D
14. E　15. C　16. E　17. A　18. D　19. C
20. D　21. D　22. B　23. C　24. D　25. C
26. D　27. C　28. E　29. A　30. D　31. E
32. C　33. E　34. C　35. C　36. B　37. A
38. B　39. E　40. D　41. A
第7章
1. E　2. E　3. A　4. B　5. E　6. E　7. E
8. E　9. B　10. E　11. C　12. A　13. C
14. C　15. D　16. E　17. E　18. C　19. A
20. C　21. E　22. C　23. D　24. C　25. B

26. A 27. D 28. D

第8章

1. E 2. B 3. E 4. B 5. E 6. B 7. D
8. E 9. E 10. D 11. C 12. D

第9章

1. E 2. D 3. C 4. D 5. C 6. E 7. B
8. A 9. D 10. C 11. C 12. A 13. B
14. A 15. C 16. A 17. C 18. B 19. B 20. E

第10章

1. B 2. E 3. E 4. A 5. A 6. E 7. A
8. B 9. C 10. D 11. C 12. C 13. C
14. D 15. B 16. E 17. A 18. C 19. C
20. E 21. A 22. B 23. E 24. A 25. B
26. C 27. D 28. E 29. D 30. C 31. E
32. E 33. C 34. D 35. A 36. B 37. C
38. E 39. B 40. E 41. E 42. B 43. A
44. B 45. D 46. E 47. A 48. A 49. E
50. D 51. C 52. D

第11章

1. E 2. E 3. D 4. E

第12章

1. D 2. B 3. C 4. C 5. C 6. A

第13章

1. C 2. B 3. D 4. C 5. A 6. A 7. C
8. C 9. D 10. A 11. C 12. B 13. B
14. B 15. A 16. B 17. E 18. C 19. C
20. D 21. A 22. B 23. E 24. D 25. C

第14章

1. A 2. E 3. D 4. D 5. A 6. B 7. D
8. A 9. D 10. A 11. E 12. C 13. C
14. C 15. D 16. C

第15章

1. D 2. A 3. C 4. D 5. A 6. D 7. B
8. E 9. C 10. D 11. E 12. A 13. E
14. C 15. A 16. C 17. B 18. A 19. E
20. A 21. A 22. A 23. B 24. C 25. D
26. D 27. D 28. D 29. D 30. D 31. C
32. D 33. A 34. C 35. A 36. C 37. D
38. C 39. A 40. C 41. C 42. D

第16章

1. E 2. B 3. B 4. D 5. A 6. B 7. E
8. A 9. D 10. E 11. C 12. C 13. D
14. D 15. E 16. C 17. A 18. E 19. E
20. A 21. C 22. E 23. D 24. D 25. A
26. B 27. D 28. A 29. D 30. A 31. E
32. D 33. D 34. D 35. C 36. B 37. B
38. E 39. A 40. B 41. A 42. C 43. C
44. B 45. A 46. A 47. E 48. C 49. E

50. C 51. A 52. C 53. D 54. C 55. A
56. E 57. C 58. A 59. B 60. A 61. C
62. A 63. C 64. C 65. D 66. B 67. D
68. E 69. C 70. B 71. A 72. C 73. D
74. A 75. C 76. D 77. C 78. D 79. A
80. A 81. B 82. B 83. E 84. C 85. A
86. A 87. C 88. C 89. B 90. E 91. C
92. E 93. B 94. B 95. C 96. A 97. D
98. B 99. C 100. D 101. D 102. A
103. A 104. E 105. B 106. C 107. B
108. B 109. D 110. D 111. D 112. A
113. C 114. D 115. B 116. A 117. D
118. A 119. D 120. B 121. C 122. C
123. B 124. E 125. D 126. A 127. E
128. C 129. E 130. D 131. B 132. E
133. D 134. A 135. C 136. D 137. A
138. E 139. C 140. D 141. B 142. B
143. C 144. B 145. A 146. A 147. D
148. D 149. B 150. E 151. E 152. C
153. D 154. A 155. C 156. C 157. D
158. C 159. A 160. C 161. D 162. C
163. A 164. C 165. B 166. C 167. A 168. C

第17章

1. A 2. B 3. B 4. D 5. A 6. D 7. C
8. E 9. D 10. D 11. B 12. C 13. E
14. C 15. D 16. D 17. A 18. C 19. A
20. C 21. B 22. D 23. C 24. A

第18章

1. A 2. D 3. C 4. A 5. C 6. E 7. D
8. C 9. C 10. A 11. D 12. A 13. C
14. A 15. E 16. E 17. E 18. D 19. A
20. D 21. C 22. C 23. A 24. D 25. C
26. B 27. B 28. E 29. C 30. E 31. E 32. B

第19章

1. B 2. E 3. A 4. E 5. C 6. E 7. C
8. B 9. A 10. D 11. B 12. D 13. B
14. E 15. A 16. C 17. B 18. C 19. A
20. A 21. D 22. C 23. C 24. B 25. A
26. D 27. B 28. B 29. C 30. D 31. B
32. B 33. B 34. D 35. D 36. A 37. A
38. E 39. D 40. E 41. D 42. B 43. D
44. E 45. D 46. E 47. D 48. C 49. E
50. D 51. A 52. D 53. E 54. B 55. D
56. B 57. B 58. E 59. E 60. A 61. D
62. E 63. B 64. C 65. D